# Male Infertility

## Contemporary Clinical Approaches, Andrology, ART and Antioxidants

# 男性不育

## 当代临床治疗方案、男科学、辅助生殖技术和抗氧化剂


原著 ［美］西乔·杰·帕拉卡蒂尔
［巴西］桑德罗·埃斯特韦斯
［美］阿肖克·阿加瓦尔

主审 商学军 王成增

主译 王 瑞 郭海彬 张云山



陕西新华出版
陕西科学技术出版社
Shaanxi Science and Technology Press
西 安

**图书在版编目（CIP）数据**

男性不育：当代临床治疗方案、男科学、辅助生殖技术和抗氧化剂 /(美) 西乔·杰·帕拉卡蒂尔，(巴西) 桑德罗·埃斯特韦斯，(美) 阿肖克·阿加瓦尔主编；王瑞，郭海彬，张云山主译．– 西安：陕西科学技术出版社，2023.1

书名原文：Male Infertility: Contemporary Clinical Approaches, Andrology, ART and Antioxidants, Second Edition

ISBN 978–7–5369–8626–8

Ⅰ.①男… Ⅱ.①西… ②桑… ③阿… ④王… ⑤郭… ⑥张… Ⅲ.①男性不育—诊疗 Ⅳ.① R698

**中国国家版本馆 CIP 数据核字 (2023) 第 021355 号**

著作权合同登记号：25-2023-209



---

**男性不育：当代临床治疗方案、男科学、辅助生殖技术和抗氧化剂**

**NANXING BUYU DANGDAI LINCHUANG ZHILIAO FANGAN NANKEXUE FUZHU SHENGZHI JISHU HE KANGYANGHUAJI**

王　瑞　郭海彬　张云山　**主译**

---

**策　　划** 曹高腾
**责任编辑** 潘晓洁
**封面设计** 段成凤

---

**出 版 者** 陕西科学技术出版社
西安市曲江新区登高路 1388 号陕西新华出版传媒产业大厦 B 座
电话（029）81205187　传真（029）81205155 邮编 710061
http://www.snstp.com
**发 行 者** 陕西科学技术出版社
电话（029）81205180 81206809
**印　　刷** 运河（唐山）印务有限公司
**规　　格** 889 mm × 1194 mm　16 开本
**印　　张** 49.5
**字　　数** 1220 千字
**版　　次** 2023 年 1 月第 1 版
2023 年 1 月第 1 次印刷
**书　　号** ISBN 978–7–5369–8626–8
**定　　价** 398.00 元

---

# 译者名单


**主　审：** 商学军　中国人民解放军东部战区总医院

王成增　郑州大学第一附属医院

**主　译：** 王　瑞　郑州大学第一附属医院

郭海彬　河南省人民医院

张云山　广东医科大学附属医院

**副主译：**（以姓氏笔画为序）

石红林　河南省人民医院

周　青　湖南中医药大学第一附属医院

姜宏卫　河南科技大学第一附属医院

李云龙　昆山市第一人民医院

洪志明　广州中医药大学第四临床医学院

谢俊明　浙江中医药大学附属第一医院

**译　者：**（以姓氏笔画为序）

万　锋　河南省人民医院

王　欢　湖南省岳阳市中心医院

计成永　深圳市光明区妇幼保健院

冯　科　河南省人民医院

吕坤龙　郑州大学第一附属医院

朱汝健　复旦大学附属浦东医院

李付军　河南省人民医院豫东分院

宋焱鑫　洛阳市妇幼保健院

张天标　郑州大学第一附属医院

杨　帆　郑州大学第一附属医院

南永浩　郑州大学第一附属医院

夏彦清　河南省人民医院

琚杰昌　郑州大学附属郑州中心医院

穆　强　郑州市第二人民医院

王胜杰　广州中医药大学第四临床医学院

王亦然　郑州大学第一附属医院

田二坡　成都西囡妇科医院

曲晓伟　河南省人民医院

孙洋洋　郑州大学第一附属医院

李　锐　郑州大学第一附属医院

李　燕　株洲市中心医院

余宏亮　河南省生殖健康科学技术研究院

林思伟　广西中医药大学第一附属医院

周其赵　南方医科大学第三附属医院

郑　涛　郑州大学第一附属医院

龚同欣　河南省漯河市中心医院

廉　靖　郑州大学第一附属医院

薛云婧　上海市第十人民医院

# 主审简介

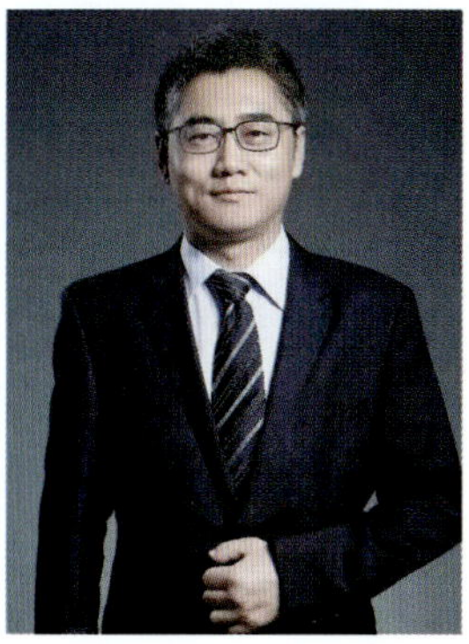

商学军，主任医师、教授，博士生导师，博士后联系导师，国家重点研发计划项目首席科学家。任《中华男科学杂志》主编，中华医学会男科学分会候任主任委员，江苏省医学会男科学分会主任委员，江苏省医师协会男科医师分会候任会长，南京医学会男科学分会前任主任委员。主要从事精子发生调控，男性性功能障碍，男性生殖道感染，环境与基因交互作用对人群生殖能力影响的临床及基础研究。注重“中西并重”，在中西医结合诊疗男科疾病方面经验丰富；重视临床经验的成果转化，结合临床实践，申请了多项发明专利及实用新型专利；注重基础研究向临床应用的转化。作为项目负责人主持国家重点研发计划项目 1 项，国家自然科学基金项目 3 项，省部级课题多项。

# 主审简介

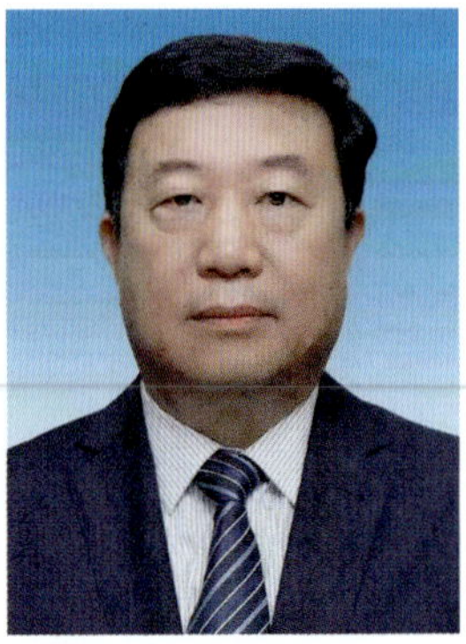

王成增，管理学博士，主任医师，硕士研究生导师，现任郑州大学第一附属医院党委书记、院长，中国研究型医院学会第二届理事会常务理事，“公立医院高质量发展医疗服务能力提升项目”第一届专家委员会副主任委员，长期从事卫生健康领域的管理和研究工作。曾任河南省医学会秘书长，河南省卫生厅学会办公室主任，河南省肿瘤医院党委书记、院长，第九批省援疆工作前方指挥部党委副书记，新疆生产建设兵团第十三师党委常委、副师长，河南省卫健委党组成员、副主任等职务。

荣获全国优秀院长、全国医药卫生系统创先争优活动先进个人、全省卫生系统先进工作者、河南省五一劳动奖章、河南省先进工作者等荣誉。曾兼任中华医学会健康管理分会常委、中国抗癌协会常务理事、中国医院协会理事及肿瘤医院管理分会常委、中国医师协会自律维权工作委员会委员、河南省医院协会副会长、河南省医师协会副会长、河南省抗癌协会副理事长、河南省医学会健康管理分会主任委员、河南省超声医学工程学会理事副会长、河南省健康管理学会理事长等。

# 主译简介

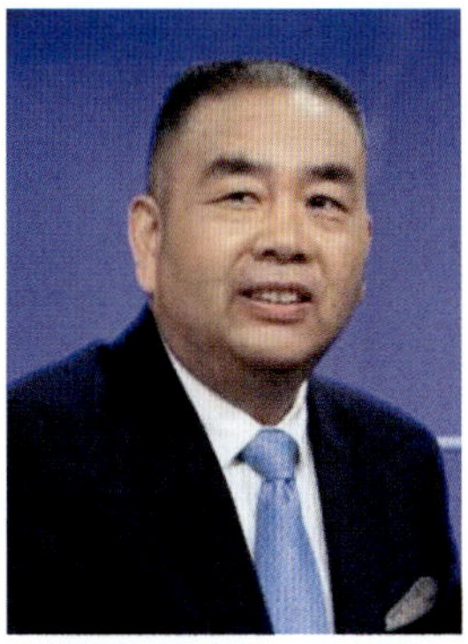

王瑞，教授，主任医师，硕士生导师，郑州大学第一附属医院男科主任，中国医师协会男科医师分会常务委员，河南省医师协会男科医师分会会长，中国中药学会男科药物专委会副主委，中国医师协会男科医师分会男性外生殖器整形与康复专委副主任委员，《Andrology（中文版）》副主编，《中华男科学杂志》编委，郑州大学第一附属医院男科研究所所长。从事泌尿男科临床工作30余年，采用中西医结合方法治疗男性不育、前列腺炎、性功能障碍取得显著成绩；在显微镜下输精管附睾吻合术、输精管端端吻合术、精索静脉低位结扎术等方面有着丰富的经验；运用精囊镜技术有效地治疗梗阻性无精子症、顽固性血精症；率先采用三件套可膨胀支撑体治疗勃起功能障碍；另外在阴茎整形、小儿性腺发育不良、遗传咨询方面颇有造诣。已发表专业学术论文约115篇，获省部级科研成果10项，出版了《肾上腺外科学》《性功能障碍的诊断与治疗》《实用中西医诊疗男科学》《实用男科学》等专著。

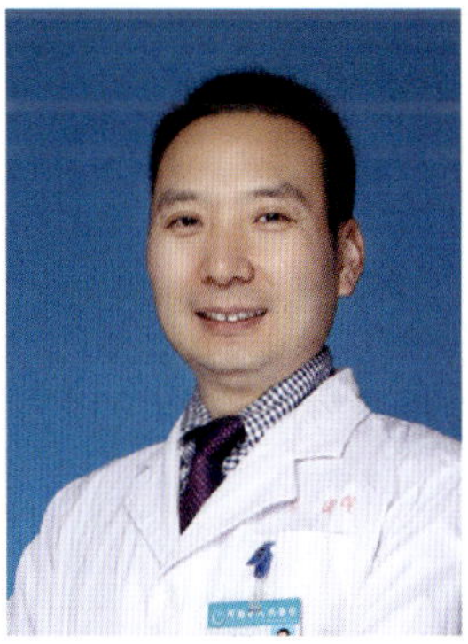

郭海彬，医学博士，主任医师，硕士生导师，河南省人民医院生殖中心（河南省生殖医院）男科主任，先后赴美国维克森林大学再生医学研究所、美国康奈尔大学纽约长老会医院男性生殖医学与显微外科中心访问学习。目前担任中华医学会男科学分会第七届委员会青年委员，中国医师协会男科与性医学医师分会第二届委员会委员，中国医师协会生殖医学分会生殖男科学组委员，中国医师协会青春期医学专业委员会第二届委员会男科学组委员，中华中医药学会生殖医学分会第二届委员会委员，中国妇幼保健协会辅助生殖技术监测与评估专业委员会委员，中国妇幼保健协会辅助生殖技术监测与评估专业委员会精子库与生殖男科学组成员，河南省医学会生殖医学分会常务常委，河南省医师协会首届男科医师分会常委，河南省医师协会生殖医学医师分会常委及首届生殖男科学组组长，河南省中西医结合学会男科学分会常委，河南省中西医结合学会生殖医学分会常委，河南省医学会男科学会委员，《中华男科学杂志》通讯编委，《中国生育健康杂志》编委。曾主持多项省科技攻关项目、省医学科技攻关项目、省卫健委5451出国研修项目，发表SCI及中文论文30余篇，获得省医学新技术引进奖2次。在河南省率先开展非梗阻性无精子症显微取精手术，并出生了河南省首例睾丸显微取精试管婴儿。擅长男性不育症、男性性功能障碍、慢性前列腺炎等疾病的诊断和治疗。

# 主译简介

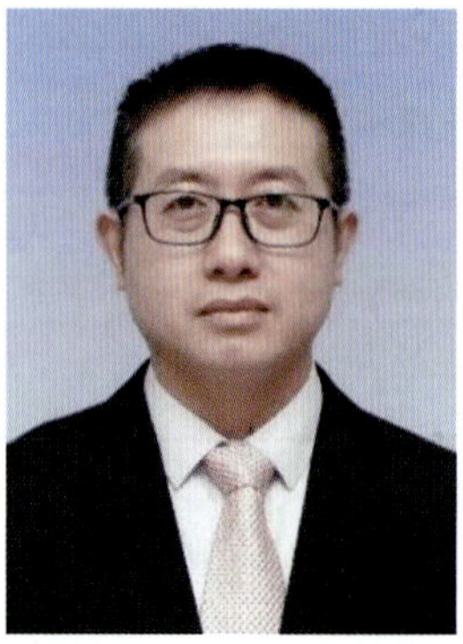

张云山，主任医师，硕士生导师，广东医科大学附属医院生殖医学科男科医生，从事男科学及性医学的临床、教学及科研工作。对男性不育症、性功能障碍、生殖内分泌疾病、复发性流产男性因素诊治及辅助生殖技术的应用有丰富的临床经验。

学术兼职：广东省医师协会男科医师分会常务委员，广东省泌尿生殖协会电生理医学分会副主任委员，广东省泌尿生殖协会男性生殖医学分会常务委员，广东省泌尿生殖协会男性病学分会委员，粤港澳大湾区男科医师联盟成员，广东省医学会生殖医学分会男科学组成员，广东省医学会男科学分会青年委员、内分泌学组成员，广东省健康管理学会男性健康委员会委员，湛江市医学会生殖医学分会副主任委员、男科学分会委员，湛江市医师协会生殖医学医师分会常务委员。

主要研究方向：男性不育症的相关基础和临床研究（无精子症的病因学及治疗学研究），不明原因复发性流产男性因素研究（表观遗传修饰），男性性功能障碍的基础与临床研究。

# 序言 I

世界卫生组织已经将不孕不育症列入了 21 世纪人类三大疾病之一，发病率仅次于肿瘤和心脑血管疾病。过去 10 年，中国人口年度增长率从 0.48% 放缓至 0.31%。第七次全国人口普查数据表明，2020 年我国育龄妇女生育率仅为 1.3，已经处于较低水平。目前我国平均每 6 对夫妇中，就有 1 对存在不孕不育问题，且不孕不育的群体还在扩大。在不孕不育的夫妇中，男方因素约占一半左右。

作为男科学从业人员，我们有义务投入更多的精力关注生育问题。为有生育意愿的不孕夫妇排忧解难，为千家万户带来幸福，有助于社会和谐和安定。

这本《男性不育：当代临床治疗方案、男科学、辅助生殖技术和抗氧化剂》的特点是，内容丰富，观点权威，文笔流畅。本书内容涵盖了男性不育的理论基础、临床实践、伦理问题、科研方向，引用了大量男性不育方面的最新临床总结和研究进展，并绘制了大量的图表以利于读者对内容的深刻理解。

本书由郑州大学第一附属医院王瑞教授，河南省人民医院郭海彬教授，广东医科大学附属医院张云山教授担任主译，联合众多国内专家、学者共同翻译，同时在翻译润色的过程中结合国情，在不影响原文意思的前提下进行了语法、文字方面的修改，并修正了一些明显的错误。本书的推出或许可以成为广大男科、生殖医学、泌尿外科研究生、科研人员爱不释手的工具书，有助于男科从业人员更好地了解男性不育，有助于男性不育患者早日摆脱疾病的困扰，有助于我国男科学事业更快、更好地发展。

中国人民解放军东部战区总医院

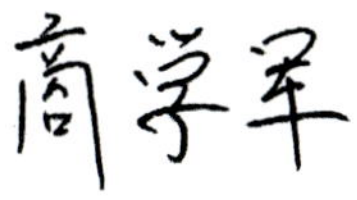

# 序言Ⅱ

随着生活节奏的加快，工业化进程的加速，国人在适应日益变化的社会形态时，不孕不育的发生率也逐年增高，新生儿的出生率呈断崖式下降，人口年度增长率仅为 0.31%。每六对夫妻中就有一对存在着不孕不育，这其中，男性不育的因素高达 40%~60%，因而，世界卫生组织也将不孕不育列入了 21 世纪威胁人类健康的三大疾病之一。重视男性生殖健康，解决男性不育或已成为国人生殖健康的一个重要方面。

近年来，郑州大学第一附属医院男科开展了显微镜下精索静脉曲张分流、输精管附睾吻合等一系列男科复杂疑难手术，在精囊腺镜治疗梗阻性不育方面进行了大量的临床研究和技术创新，在睾丸生精功能评估方面形成了基于性激素促卵泡激素指标的评估体系，在中西医结合治疗方面积极探索对男性不育的中医阴阳状态的特征进行量化分析，为中医现代化做出了贡献。

郑州大学第一附属医院男科王瑞教授邀请和组织国内数十家医院的 30 余位知名男科专家和学者，精心翻译了由 Springer · Nature 出版、美国南湖医院和奥兰多医院 Sijo J. Parekattil 教授主编的 *Male Infertility: Contemporary Clinical Approaches, Andrology, ART and Antioxidants, second edition* 专著，本书共有 72 章节，全面系统地阐述了男性不育的生理基础和造成男性不育的生活因素、环境因素、遗传因素、病理因素，以及近年来男性不育治疗方面的新进展和辅助生育技术的新成就。该书具有权威性和临床实用性，且对男性不育治疗的发展和趋势进行了详细的阐述。由于参与本书编译的专家和学者均为临床一线，也使本书更接地气，更符合国人阅读习惯。

总之，本书是一部基础理论和临床实践相结合的实用著作，全面反映了男性不育诊疗的最新进展和发展趋势，希望本书能对从事男性不育的医务工作者有所裨益。

郑州大学第一附属医院

# 原著序

在过去的几十年里，尤其是意识到男性伴侣在不孕不育治疗中的重要作用后，男性不育症的临床实践发生了巨大的变化，男性不育症的诊断和治疗方面也取得了一些突破性的进展。男性不育领域需要多专业的协作，来有效诊断和管理此类疾病，从最初可能从生殖内分泌科医生或妇科医生转诊到男性不育症泌尿科医生或男科医生，包括医生、护士、胚胎学家、技术人员、研究人员和替代医学专家在内的多学科的专家，需要作为一个有凝聚力的团队工作，为我们的患者提供最有效的和最高质量的治疗。

鉴于本书第一版在2012年取得的成功，我们决定在2018年着手编写第二版，目标是推出一本男性不育症诊疗方面的医学教科书，可以作为男性不育症诊疗方面最可靠的、准确的信息来源，并提供相关诊疗技术进展的准确信息。这本书试图聚集来自这些领域的专家，并提出一个综合管理方法，详细描述从最初的临床诊断、管理、新的治疗选择和各种诊疗方法的科学合理性等主题。这本书最初侧重于男性不育症的临床方面，然后深入探讨抗氧化剂作为辅助疗法的使用以及抗氧化剂研究的现状。在第二版中，共包括72个章节，7个部分，增加了超过20个新的章节以增强本书的吸引力，包括引入男性不育领域的最新进展。此外，该版本还具有一些新的特点，包括说明一些最引人入胜的男性不育症治疗方式的视频剪辑，以及关于男性不育症和抗氧化剂方面最新的指南，以启发读者如何以最佳方式管理男性不育症患者。为了更广泛地涉猎相关技术和方法，本书共召集了来自来6大洲18个国家的先进机构的129位作者参与编写。此版本新增的内容是每章中专门设置的关键点和审查标准，精心编排的介绍性和结论性内容为男性不育症的最新进展奠定了基础。我们希望这本术可以成为男性不育相关专家的参考指南，以进一步加强我们多学科间的对话、讨论和改进。

我们要感谢所有作者的贡献，也要感谢我们家人的耐心，允许我们共同完成这个项目。我们要感谢克利夫兰诊所基金会的 Glickman 泌尿和肾脏研究所、中佛罗里达大学的 PUR 诊所和 Androfert 生育中心对这项工作的支持。我们感谢高级编辑 Kristopher Spring 的支持和建议，感谢策划编辑 Michael D. Sova 审阅和编辑稿件的不懈努力。我们希望这本书能为男性不育症及相关问题的解决提供全面的、综合的参考。

Clermont, FL, USA　　Sijo J. Parekattil

Campinas, Brazil　　Sandro C. Esteves

Cleveland, OH, USA　　Ashok Agarwal

# 中文版前言

随着社会经济的发展、人口政策的调整以及人们生育观念和生活方式的改变，中国人口出生率逐年下降、女性生育年龄不断后延，不孕症已成为困扰许多育龄夫妇的重大生殖疾病之一。目前世界范围不孕不育症发生率达到 15%~20%，发达国家 5%~8% 的育龄夫妇可能存在不孕不育问题，而发展中国家的某些地区可高达 30%。2007—2020 年间，我国不孕发病率已从 12% 升至 18%，其中男性因素占 40%~60%，男性不育已经成为影响我国男性生殖健康的重要疾病。

在男性不育发生率逐年升高的同时，我国男科医生的队伍也在逐渐壮大，国内同道在对男性不育症进行规范化诊疗的同时，也有接受新知识、新理念的需求。目前关于男性不育的实用性专著较少，部分专著内容略显陈旧，不能完全满足男科医生知识更新的需求。他山之石，可以攻玉。通过翻译出版国外最新的男性不育方面的实用性专著，介绍男性不育症诊疗的新技术、新理念，以期提高国内同道的男性不育症诊疗水平，对我国男科事业的发展具有重要意义。

由美国 Sijo J. Parekattil 等教授共同编写的《男性不育：当代临床治疗方案、男科学、辅助生殖技术和抗氧化剂》一书，内容包罗万象，实用新颖。不仅对处理男性不育患者临床工作中可能遇到的各种问题进行了详尽的论述，还对精子生理学等男性不育的基础知识进行了深刻的剖析，对影响男性生殖的各种因素进行了系统性的分析，对男性不育诊疗领域的新技术进行了展望。文中引用了大量的参考文献，内容翔实可靠；绘制了大量的图表，使文中内容简洁易懂，有助于读者快速掌握相关知识。读者如果有志于对男性不育的诊断和治疗及男性不育相关的问题有更深入透彻的认识，可把本书作为重要的学习材料。

为了更好地服务男科临床医生，我们组织了国内多名专家、学者翻译了这本书，以期推动我国男性不育症的诊疗水平。科学技术的发展一日千里，本书翻译过程中难免会有纰漏，恳请各位同道不吝赐教。

郑州大学第一附属医院

# 原著前言

我一直在热切地等待本书第二版的发布，《男性不育：当代临床治疗方案、男科学、辅助生殖技术和抗氧化剂》由生殖领域的三位杰出人物—— Sijo J. Parekattil 医学博士、Sandro C. Esteves 医学博士和 Ashok Agarwal 博士主编。本书的第一版为我们这些进行不育症诊疗的医生提供了宝贵的资源，也为研究生育障碍的病理生理学的科研工作者提供了宝贵的资源。同样，第二版以第一版共享的重要原则为基础，但也包括随后在基础科学和临床文献中报道的新的重要见解。

主编们组建了非常出色的编写专家组，这些专家同时也是出色的作家。每一章都包含丰富的、重要的内容，但同时读起来也很有趣。此外，虽然每一章都是“独立”的学术著作，但总的来说，这些章节相互依存，为读者提供真正 360 度的、最先进的男科、辅助生殖技术和抗氧化剂方面的知识。

在生殖医学的临床和研究重点往往仅以辅助生殖技术为中心的时代，本书对男科、辅助生殖技术和抗氧化剂的作用等方面的内容做了全面和详尽的梳理。临床医生将是这本书的最大受益者，通过对本书的学习，他们可以为患者提供更优质的诊疗服务，同时，患者也将成为本书的受益者。我们要祝贺本书作者热情地编写了这部重要的学术著作，毫无疑问，无数夫妇将从本书生殖临床医生和科学家们传授的集体知识和灵感中受益。

Chicago, IL, USA　　　　Robert E. Brannigan, MD

contents

# 目 录

## 第一部分　男性不育症的诊断与治疗

# 第二部分　精子生理与代谢

## 第三部分　影响男性生殖健康的常见条件和因素

## 第四部分　营养、生活方式和抗氧化剂对男性生殖健康的作用

# 第五部分　辅助生殖技术在男性生育中的应用

## 第六部分　男性不育和抗氧化剂指南和最佳实践

## 第七部分　专题

**补充说明**

本书所有的参考文献条目已上传至网络，有需要的读者可自行扫码查阅。

# 第一部分

# 男性不育症的诊断与治疗

**Male Infertility Diagnosis and Management**

# 第一章　男性不育症的病因

**要点：**

- 男性不育症的大多数病因是可以预防和治疗的。
- 男性不育症的睾丸前病因通过使产生精子的激素环境紊乱来发挥其负面影响。性功能也会受到负面影响，表现在勃起功能、射精功能和性欲等方面。
- 精索静脉曲张是男性不育症常见的可改变病因，通过氧化应激对睾丸整体功能产生负面影响。
- 严重的少精子症或无精子症需要进行基因筛查，因为它们与 Klinefelter 综合征、核型异常和 Y 染色体微缺失相关的患病率很高。
- 男性不育症的多种睾丸病因（辐射、毒素、环境因素、生殖道炎症、精索静脉曲张、睾丸高温）直接导致精子的 DNA 损伤。

## 第一节　介　绍

在所有性行为活跃的夫妇中，有 12%~15% 是不孕不育的，其中单独或与女性因素合并的男性因素占 50%[1, 2]。之前美国男性生育诊所进行的一项研究分析了 1430 名患者，得出不育症从最常见到罕见的病因：精索静脉曲张、特发性、梗阻性、女性因素、隐睾、免疫学因素、射精功能障碍、睾丸衰竭、药物影响 / 放（辐）射、内分泌学因素和其他[3]。然而，尽管最近在技术和诊断方面取得了进步，但特发性不育症仍然是一种常见的诊断，大约 25% 的患者没有可识别的不育原因[4, 5]。无论如何，男性不育的许多可识别的原因是可以治疗或预防的。因此，对这些情况的深刻理解仍然是至关重要的。本章将概述男性不育症的原因，分为睾丸前、睾丸后病因。

## 第二节　男性不育症的病因

### 一、睾丸前病因

#### （一）低促性腺素性功能减退症

低促性腺素性功能减退症（促性腺激素减少或缺乏）在多个水平上影响生育。缺乏睾酮（低 LH）和 FSH 导致对支持 / 生殖细胞复合体的刺激作用缺乏，对精子的产生具有有害影响。性腺功能减退也可能通过对性功能的影响表现出来，包括性欲、勃起和射精功能障碍。低促性腺素性功能减退症的病因有很多种。最常见的包括催乳素升高、药物、非法毒品和垂体损伤。特发性低促性腺素性功能减退症，包括 Kallmann 综合征，是另一个少见的低促性腺素性功能减退症的病因。

### （二）催乳素升高

催乳素升高可能通过抑制 GnRH 的释放而引起性腺功能低下。性腺功能低下的症状，特别是勃起功能障碍和性欲丧失，是高催乳素血症男性最常见的临床表现，尽管溢乳和女性型乳房发育也可能很明显 [6]。

催乳素升高可能继发于各种病因。其中最常见的是催乳素瘤，它通常起源于脑垂体。因为男性的催乳素瘤更有可能通过占位效应表现出来，所以视觉障碍和头痛可能很常见 [7]。正常催乳素水平在 2~23 ng/mL 之间。在催乳素瘤的病人中，催乳素水平经常与肿瘤大小相对应。具体地说，微腺瘤的水平通常在 50~300 ng/mL 之间，但大腺瘤患者（最大直径大于 1 cm）的水平可能高达 5000 ng/mL[8, 9]。

高催乳素血症还有其他重要原因。催乳素升高可能与常见的内科疾病有关，如肾功能衰竭、甲状腺功能减退和肝硬化。某些系统性疾病，如系统性红斑狼疮、类风湿性关节炎、乳糜泻和系统性硬化症，催乳素水平也可能升高。许多药物可提高催乳素水平，特别是那些阻断多巴胺效应的药物，如抗精神病药物 [10]。

### （三）药物

各种药物可能导致低促性腺素性功能减退症。雌激素和孕激素可能通过对下丘脑 - 垂体 - 性腺（HPG）轴的负反馈导致睾酮水平下降。众所周知，大麻可通过作用于下丘脑 - 垂体轴多个水平的内源性大麻素受体来降低睾酮水平 [11]。乙醇和大麻素都在下丘脑水平上抑制促性腺激素释放激素（GnRH）的分泌。在垂体中已经发现了内源性大麻素受体，因此也可能在该水平上影响下丘脑 - 垂体轴 [12]。

LHRH 激动剂和拮抗剂用于治疗前列腺癌、性早熟和变性手术。这些药物会产生一种强直性刺激状态，与正常 LHRH 刺激的生理昼夜节律不同，它会减少 LH 和 FSH 的分泌。

阿片类药物也可能产生严重的性功能减退。这些药物与下丘脑中的 μ 受体结合，抑制促性腺激素释放激素的产生和释放 [13]。值得注意的是，阿片类药物也可能直接抑制睾丸中精子的产生，而且慢性阿片类药物使用者已被证明存在精子密度和精子活动率的降低，并增加了 DNA 碎片率 [14, 15]。

另一种越来越常见的导致不育症的原因是用于治疗性腺功能减退的外源性睾酮替代疗法。睾酮下调 HPG 轴，导致精子生成减少 [16]。尽管这种对生育的影响已经得到确定，但许多医生，包括泌尿外科医生，仍然给性腺功能低下的不育男性患者使用睾酮。事实上，最近的一项调查发现，在这一特定的患者队列中，25% 的泌尿外科医生给患者使用了睾酮 [17]。

### （四）特发性低促性腺素性功能减退症和 Kallmann 综合征

特发性低促性腺素性功能减退症（IHH）是一种罕见的疾病，在原本正常的 HPG 轴的设定下，由促性腺激素释放激素缺陷［包括其作用和（或）释放］引起 [18]。虽然出现症状的年龄和严重程度可能有所不同，但最常见的患者出现在青春期，并且没有正常度过青春期。其他症状可能包括嗅觉障碍、腭裂和听力损伤 [19]。存在嗅觉缺失时，IHH 被称为 Kallmann 综合征，每 8000~10000 名男性中就有一人受到影响 [20, 21]。病因可能是遗传性的，多个基因已被确认在发病机制中起作用，包括 KAL-1[22, 23]。这些最常见的表现机制与促性腺激素释放激素（GnRH）分泌神经元不能迁移到下丘脑的机制相同。下丘脑缺乏这些神经元会导致 GnRH 分泌不足，从而导致性腺功能减退。

## （五）睾丸

### 1. 精索静脉曲张

精索静脉曲张是蔓状静脉丛的扩张，很可能是由于精索内静脉的静脉瓣膜缺失或功能不全引起的。精索静脉曲张长期以来一直与不孕不育有关。第一个书面描述归功于 Celsius，他注意到精索静脉曲张和睾丸萎缩之间的联系[24]。在 19 世纪，手术矫正被认为可以改善精液质量。这是男性不育最常见的手术矫正原因。大约 12% 的男性患有精索静脉曲张，但在患有不育症的男性中，这一数字跃升至 35%~40%[25, 26]。

精索静脉曲张可能会影响多项精液参数，包括精子总数、精子活动率和精子形态[27, 28]。关于精索静脉曲张不育症的潜在病理生理学机制有许多理论，其中温度、肾脏代谢物和激素异常都起作用。然而，大多数人一致认为，睾丸逆流热交换机制的破坏，导致体温过高，是最有可能的机制。大量研究指出，阴囊温度升高时，精子的产生受损，精液质量下降[29–34]。一项研究表明，阴囊皮肤温度一天中有超过 75% 的时间在 35℃以上的男性精子密度为 $33 \times 10^6$/mL，而阴囊皮肤温度一天中少于 50% 的时间超过 35℃的男性精子密度为 $92 \times 10^6$/mL[33]。

人们对高温导致精子数量减少的机制知之甚少，但有一种假设是，温度升高会提高睾丸和附睾精子的代谢率。无论如何，精索静脉曲张患者表现出活性氧增加和抗氧化能力降低，这可能会改变精子 DNA 并影响精子成熟[35–37]。此外，有数据表明，较重精索静脉曲张可能与更严重的氧化应激有关[38, 39]。

精索静脉曲张的治疗有一个颇具争议的领域，它与激素异常有关。有人假设，与精子生成相关的病理生理学可能也适用于间质细胞和睾酮的合成[40, 41]。越来越多的数据支持这一假设，即所有的睾丸功能障碍患者，通过精索静脉曲张的修复，睾酮水平可能会改善[42, 43]。事实上，2012 年的一项荟萃分析发现，睾酮水平平均改善到 97.5 ng/dL[44]。然而，关于改善的程度，证据有点复杂，最近的几项前瞻性研究表明，睾酮的增加较为温和[45–47]。因此，精索静脉曲张的临床意义及其对性腺功能减退的影响仍然存在一定的争议。

### 2. 隐睾

众所周知，隐睾会影响生育能力。其对生育能力的影响的严重程度与隐睾的严重程度成正比，双侧隐睾的影响比单侧更严重，高位睾丸的功能比低位睾丸差[48–51]。

同样，睾丸固定术已被证明可以提高生育能力，在幼年时固定效果最好，特别是在 1 岁之前[52]。10 岁以后进行的固定可能不能提高生育能力，或者只能适度地改善生育能力，这表明处于异常位置的睾丸会受到永久性和渐进性的损害，这一点得到了组织学研究的支持[53, 54]。在单侧隐睾接受睾丸固定术的男性中，实际成为父亲的概率为 89%，略低于非隐睾组，后者为 94%，而双侧隐睾男性在睾丸固定术后成为父亲的概率明显较低，为 62%[50, 51]。

隐睾的病理生理学是复杂的，腹腔的高温可能起到部分但重要的作用[55, 56]。许多其他因素也可能起作用，包括潜在的遗传学、激素环境和最初导致隐睾的环境暴露[57–59]。

### 3. 睾丸癌

睾丸癌与不育症密切相关。睾丸癌可以通过多种方式导致生育能力下降。睾丸癌和生精功能低下可能与胚胎性睾丸发育不全有关。睾丸发育不全综合征是一系列疾病，可能涉及隐睾、尿道下裂、精子生成减少和睾丸癌。对于该综合征，所有这些都被认为与胎儿睾丸发育异常有关。作为这种发育异常的结果，这些表现中的任何一种都可能出现在男孩身上[60]。睾丸肿瘤也可能通过分泌激素直接导致不育，激素可以降低对侧睾丸的精子产量[61–64]。这种情况并不常见，但已存在于间质细胞瘤、支持细胞瘤以及精原细胞瘤中。肿瘤可能通过占位效应、内分泌级联改变或肿瘤炎症反应的影响直接干扰精子发生[65]。

在报告中，大约 10% 的男性是无精子症，约 50% 的男性是少精子症。虽然睾丸切除术会使这些男性中约 90% 的精液参数改善[66]，但手术、化疗或放疗的辅助治疗可能会进一步降低生育能力。

### （六）电离辐射

关于电离辐射影响的数据来自二项类似的研究，这二项研究不太可能重复。这些研究中的研究人员前瞻性地用高达 600cGy 的单剂量或多剂量辐射照射囚犯的睾丸[67, 68]。对精子计数进行跟踪，并进行系列睾丸活检。这些研究表明，当睾丸受到辐射时，精子数量会下降，而且这种下降与剂量有关。在低剂量 ~7.5cGy 时，精子数量轻度下降，30~40cGy 时下降增加到重度少精子症，78cGy 时出现无精子症。恢复的时间也被认为是剂量依赖性的，接受 20cGy 的人在照射后 6 个月开始恢复精子数量，接受 100cGy 的人在 7 个月时开始恢复精子数量，接受 200cGy 的人在 11 个月时开始恢复精子数量，而接受 600cGy 的人在 24 个月时开始恢复精子数量。男性完全康复的百分比和完全康复的时间也随着辐射剂量的增加而下降。

精子数量下降到最低点大约需要 64 天，大致相当于精原细胞产生精子细胞所需的时间。辐射剂量越高，下降越快，这表明对正在进行精子生成的高度分化的细胞损害增加。这些研究的活检结果表明，精原细胞数量在高剂量辐射下达到的最低值的水平要低得多，而且这些比那些接受低剂量辐射的精原细胞数量达到最低值所需的时间更长。

这些研究为辐射对健康年轻男性睾丸中精子生成的影响的生物学研究提供了极好的信息。然而，在临床上，考虑到辐射的环境，接受放射治疗的癌症患者，所观察到的影响往往更为明显。分次辐射已被证明比单剂量辐射更具破坏性[69]。一份报告显示，总剂量为 200cGy 的分次辐射可能导致永久性无精子症[70]。

### （七）化学疗法

化疗通常针对快速分裂的细胞，因此对生发上皮有深远的影响。因此，急性化疗的预期结果是精子生成量下降，这一点自 20 世纪 40 年代末以来就有记录[71]。化疗降低生育率和恢复率的机制与药物和剂量有关[72–75]。此外，应该注意的是，化疗后生精功能的恢复不可预测。

烷化剂，如环磷酰胺和顺铂，可能是细胞毒性最强的药物，具有延长无精子症的最大风险[76]。精液参数的下降通常发生在开始治疗的 1~2 个月内，而无精子症可以在 2 个月后出现。在发生无精子症的男性中，2 年内恢复的概率最高，5 年后很少发生[77]。

此外，有一些药物，如蒽环类药物和微管蛋白活性抑制剂，虽然毒性不像上述化疗药物那样高，但与高风险药物配伍时，可能会对性腺毒性产生相加作用。其他化疗药物，如拓扑异构酶抑制剂和代谢抑制剂（甲氨蝶呤和 5- 氟尿嘧啶）对分化的精原细胞有毒性，但对睾丸生殖细胞的毒性较小。这通常只会导致精子数量的一过性下降[77]。

### （八）遗传性少精子症 / 无精子症

据估计，2%~8% 的不育男性有潜在的基因异常，在无精子症男性中，这一数字上升到 15%[78]。虽然大多数男性不育症没有可识别的遗传原因，但 Y 染色体微缺失和核型异常是 2 个潜在的原因。2 种最常见的核型异常是 Klinefelter 综合征（47, XXY）和染色体易位。

Y 染色体微缺失发生在大约 10% 的无精子症或严重少精子症男性中[79]。研究集中在 Yq11 的 Y 染色体长臂上的无精子因子（AZF）区域。这个区域本身包含 3 个独立的区域，AZFa、AZFb 和 AZFc，这些区域的微缺失导致表型略有不同[80]。AZFa 和 AZFb 区域的缺失都会导致无精子症，但它们在组织学上与 AZFa 缺失不同，AZFa 缺失导致唯支持细胞综合征，AZFb 缺失导致初级精母细胞阶段精子的生成停止[78]。AZFc 缺失是最常见的 Y 染色体微缺失，在 5%~7% 的少精子症男性中发现[80]。与 AZFa/AZFb 缺失不同的是，它们不会单一地导致无精子症；相反，在正常精子的男性中发现了部分缺失，从少精子症到无精子症的患者中发现了完全缺失[78]。在接受带有 ACFC 缺失的显微睾丸取精的男性中，报告的成功率为 35%~72%[81–84] 为

经典和嵌合的 Klinefelter 综合征是在不育男性中发现的常见的核型异常。Klinefelter 综合征的患病率为 1/660，在 15% 的非梗阻性无精子症男性中发现。因此，它是导致男性不育的最常见的染色体原因[85–88]。Klinefelter 综合征通过 2 条途径影响生育能力：对精子生成的直接影响和对精子生成的间接激素影响[85, 89, 90]。这些男性均表现为睾丸非常小，促性腺激素增加，性腺机能减退。有趣的是，性激素水平在青春期之前是正常的。在青春期，它们可能会上升到正常的低水平，但处于平台期。到成年时，血清睾酮水平通常低于正常水平。组织学研究显示随着发育，睾丸逐渐退化，伴有功能不良的间质细胞增生[91]。

就精子发生改变而言，许多 Klinefelter 综合征的患者确实产生了精子，显微睾丸取精恢复率为 55%~65%[84, 92]。此外，一份报告发现，8% 的嵌合性 Klinefelter 综合征患者射出的精液中存在精子[84]。然而，产生的精子数量通常非常低。Klinefelter 综合征睾丸的活检研究表明，在绝大多数非整倍体细胞中，前粗线期精子生成停止，减数分裂主要见于核型正常的细胞[90]。

罗伯逊易位是导致不育的第 3 个重要遗传原因。它们在 0.8% 的不育男性中发生，而在少精子症男性中这个数字上升到 1.6%[93]。考虑到重组的可能性，表型是高度可变的[78]。

### （九）生活方式因素

体温过高被认为是精索静脉曲张和隐睾男性不育症的主要致病因素。随后，人们可能会推断，其他生活方式因素，如内裤类型、加热汽车座椅或职业暴露，也可能有类似的影响。然而，这些情况在现有的研究中并不明显。内裤类型在男性不育中的作用已经被研究。一项对 14 名精子正常的男性进行的小型研究显示，当白天和晚上佩戴紧凑的聚酯阴囊支架时，所有男性可以在平均 140 d 的时间内患上无精子症。去除阴囊支架后，所有男性功能恢复的平均时间为 157 d[94]。然而，正常的内裤（即拳击内裤或短内裤）并没有显示出对精液参数有显著影响[95]。其他类型的热暴露，如一组焊工的职业热暴露，已被证明会降低精液质量[96]。久坐的姿势、加热的汽车座椅、桑拿和热水浴缸的使用都是提高阴囊温度的生活方式因素，并可能导致生育率下降[97]。

手机被认为可能在降低男性生育能力方面发挥作用，几项研究表明，这一理论可能有一定的基础。

一项观察性研究评估了 361 名到不育症诊所就诊的男性的精液参数和手机使用情况。在这项研究中，约 60% 的男性每天使用手机的时间超过 2 h，其中 30% 的男性每天使用手机的时间超过 4 h。他们发现，随着手机使用量的增加，精子数量、活动率、存活率和形态都会恶化 [98]。手机影响精液参数的机制尚未阐明，但有一种假说认为，手机产生的电磁辐射（CPEMR）改变了线粒体的功能，增加了活性氧的产生。这在一定程度上得到了一项研究的证实，该研究观察了 CPEMR 对精液参数的影响，发现暴露于 CPEMR 的精子中活性氧水平增加，精子活力下降 [99]。

烟草的使用与许多癌症和内科疾病的发病机制有关。虽然烟草的使用对女性生育能力有很大影响，但它对男性生育能力的影响就不那么明显了。精液参数，包括精子密度、活动率和形态，都被证明随着烟草的使用而恶化 [100–103]。然而，生育率的显著下降尚未得到证实。

另一种对生育产生负面影响的日益普遍的情况是肥胖。2006 年一项针对 20000 多个家庭的研究发现，体重指数增加与男性生育能力恶化有关 [104]。进一步的研究证实了这一发现，表明肥胖男性的精液参数更差，DNA 碎片率增加，可能还有基因改变 [105–108]。其机制是多方面的。肥胖男性性腺功能低下的风险增加，其原因是睾酮分泌减少和对 LH 的反应减少，以及睾酮对雌二醇的外周芳构化增加 [109, 110]。此外，肥胖男性患心血管疾病和糖尿病的风险增加，这可能会加剧这些负面影响 [111]。

### （十）睾丸损伤

睾丸损伤可以是直接的，也可以是间接的。对睾丸的直接损伤通常是通过清创失活的生精小管和关闭包膜产生的 [112]。由此导致的生精小管体积的丧失和瘢痕形成障碍可能是生育力下降的一个原因。有关双侧创伤后睾丸挽救的报道表明，保留睾丸体积是保持生育能力的关键 [112–117]。

睾丸的间接损伤可能是由于暴露在感染或炎症中造成的。虽然在发达国家很少见，但导致不孕不育的典型感染源是腮腺炎。腮腺炎引起炎性的机制是压力萎缩。感染腮腺炎病毒的睾丸会发生炎症和肿胀，这受到包膜的限制，进而导致萎缩 [118]。大约 1.5% 患有腮腺炎的青春期后的男性可能会因为这种疾病而不育 [119]。

最常见的是，其他细菌和病毒病原体也可能导致睾丸层面的不育，这是从附睾传播感染的结果 [120, 121]。在这些病例中，不育症的机制可能是持续性炎症，抑制睾丸功能或继发于硬化性的梗阻。

### （十一）原发性纤毛运动障碍

影响精子活力的超微结构缺陷被归为原发性纤毛运动障碍（PCD）。PCD 是一种罕见的异质性遗传病，每 20000~60000 人中就有一人患病 [122]。纤毛和鞭毛的许多成分受到影响，尽管在超过 80% 的病例中发现动力蛋白缺陷 [123]。关键的临床表现是慢性呼吸道感染导致的支气管扩张。当除其他成分外还存在内翻位时，称为 Kartagener 综合征。精子运动障碍继发的男性不育与精子鞭毛尾部功能障碍有关。表型的异质性是一个普遍的发现，尽管不是很常见。

### （十二）抗精子抗体

在正常男性中，精子驻留在免疫豁免部位。血 - 睾丸屏障阻止精子中的蛋白质与免疫系统相互作用，并对它们产生免疫反应。创伤、感染和炎症都可能破坏这一屏障，导致对生发上皮和精子的免疫。

抗精子抗体（ASA）非常常见，不育症患者中有 8%~17% 的男性和 1%~22% 的女性血清抗精子抗体（ASA）呈阳性 [124, 125]。正如预期的那样，ASA 在其结合位点上是异质性的，因此对精子功能有广泛的影响。一些 ASA 不会显著影响生育能力，0.9%~2.5% 的育龄男子血清 ASA 检测呈阳性 [126, 127]。针对头部区域蛋白质的 ASA 更有可能影响小带结合和精子穿透，而针对精子尾部的 ASA 更有可能降低活力和宫颈黏液穿透，并导致精子凝集 [128]。虽然 ASA 在某些情况下可能会明显影响生育能力，但血清 ASA 阳性并不是不孕不育的有力预测因素。

## 二、睾丸后病因

### （一）输精管缺如

先天性双侧输精管缺如（CBAVD）是一种与囊性纤维化（CF）密切相关的疾病，CFTR 的相同基因突变通常导致 2 种疾病的过程 [129]。虽然患有 CF 的男性不一定患有 CBAVD，但大多数患有 CBAVD 的男性确实存在 CFTR 突变 [130–132]。因此，在大多数病例中，CBAVD 的病理生理学明显涉及氯化物转运的改变，并且，类似于 CF 所见的呼吸和胰腺后遗症，有证据表明所见的生殖器异常和病理是一种进行性疾病。也就是说，故意流产的 CF 胎儿显示输精管正常，尽管其管腔内充满了分泌物。这表明当存在 CFTR 突变时，CBAVD 的机制是闭锁，而不是发育不全 [133]。这个病例的一个有趣的后遗症是肾发育不全与 CBAVD 无关 [134]。

先天性单侧输精管缺如（CUAVD）是完全不同的疾病 [135]。虽然在患有 CUAVD 的男性中仍有相当高的 CFTR 突变率，特别是当存在梗阻性无精子症时 [129]，但大多数 CUAVD 是胚胎学 Wolffian 管异常的结果 [136]。因此，肾发育不全常见于 CUAVD，尽管 CUAVD 并不总是见于单侧肾发育不全的男性，因为还有许多其他胚胎学上的异常可能导致肾发育不全。在单侧肾发育不全的患者中，CUAVD 的发生率只有 20%，而在 CUAVD 的男性中，单侧肾发育不全的发生率为 79%。由于 CUAVD 通常与 CFTR 突变无关，是一种单侧的孤立现象，因此通常可以保留生育能力。

### （二）央氏综合征

央氏综合征是一种罕见的疾病，临床表现为梗阻性无精子症和慢性鼻窦肺部感染 [137]。因此，临床上很难与囊性纤维化变异型和原发性纤毛发育不良进行鉴别。事实上，央氏综合征的明确诊断需要 CFTR 阴性基因测试和纤毛超微结构检查来排除原发性纤毛运动障碍 [138]。梗阻性无精子症是由于输精管分泌物浓缩所致，可以看到正常精子生成。

央氏综合征的病因尚不清楚，儿童时期接触汞在过去被认为是一种病因 [139]。从 20 世纪 80 年代的大约每 500 人中就有一人患病，到今日对央氏综合征的存在提出质疑的病例报告和文章的发表，可见央氏综合征的发病率在明显下降，这是十分有趣的 [140]。过去 50 年发病率的下降与汞使用和中毒的减少不谋而合，这一观察结果因我们的遗传学知识迅速进步的事实而有所缓和。因此，央氏综合征发病率的降低更可能是由于 CF 谱系疾病基因诊断正确率的提高。

### （三）EjDO/ 精囊功能障碍

射精管梗阻是男性不育的常见病因，发生在 1%~5% 的男性不育症患者中 [141]。射精管阻塞的原因很多，包括囊性纤维谱性疾病，Wolffian 或 Mullerian 起源的囊肿、钙化、结核，其他尿路感染、结石和尿路器械 [142, 143]。此外，慢性射精管梗阻可能会影响精囊，其影响方式类似于膀胱出口梗阻对膀胱的影响。也就是说，长期的梗阻可能导致精囊失去收缩性，解剖梗阻的解决可能不会改善射精过程中精囊的排空。

### （四）神经损伤

影响射精的神经损伤可发生在多个层面，病因多种多样，从脊髓损伤到腹膜后或盆腔手术中的神经损伤，再到全身性疾病引起的神经病变，不一而足。90% 的脊髓损伤患者存在射精功能障碍 [144]。射精功能障碍的类型和严重程度取决于损伤的级别和范围。高位的脊髓损伤，T10 或以上，通常会存在完整的反射弧，这允许阴茎振动刺激来诱导射精。有骶骨损伤或传出副交感神经损伤的男性通常对阴茎振动刺激没有反应，可能需要直肠内电刺激来诱导射精 [140, 145]。这些人可能在启动勃起方面也有困难，因为这一水平的损伤可能会中断反射性勃起的反射弧 [146]。

虽然脊髓损伤男性的精子密度基本保持正常，但许多人的精子活动率和存活率较低 [147, 148]。这种现象的确切原因尚不清楚，但可能是活动能力降低、排尿功能障碍、副腺功能障碍和（或）炎症改变的结果 [146, 149]。值得注意的是，在 25%~50% 的脊髓损伤男性患者中发现一个有趣的生理现象：棕色精液，其病因可能与精囊功能障碍有关 [150]。这一现象的确切原因尚不清楚，棕色不是由血红素产生的，也与精液淤滞本身无关。

睾丸癌的腹膜后淋巴结清扫术（RPLND）导致射精功能障碍的发生率很高，直到人们提出了避免交感神经损伤的方法。射精和膀胱颈收缩都是由交感神经系统介导的，交感神经和覆盖在大血管上的腹下神经丛的损伤导致了重度的射精功能障碍。在过去，RPLND 发生射精功能障碍的概率为 55%~60%[151, 152]。改良的手术有助于降低逆行射精率，一项研究显示改良的单侧手术顺行射精率为 82%[153]。另一项使用改良的双侧手术的研究显示，顺行射精的保存率为 88%[154]。

20 世纪 80 年代末开发的保留神经的 RPLND 将逆行射精的发生率进一步降低到 0%~7%[155, 156]。保留神经的 RPLND 也可以在化疗后进行，尽管与一个系列的标准 RPLND 相比，341 名男性中只有 136 人符合这种方法 [157]。射精功能障碍的比率也较高，为 21%。

### （五）药物

药物可通过调控肾上腺素能信号以影响射精。这种情况在 α1 受体拮抗剂中最为明显。特别是坦索罗辛和西洛多辛，已知确实会导致射精功能障碍 [158, 159]。此前，该病例被认为是逆行射精。最近的研究表明，α1 受体拮抗剂引起的射精功能障碍实际上是射精失败 [160, 161]。

长期以来，抗精神病药物一直与性功能障碍有关，包括射精功能障碍。抗精神病药物对许多不同的神经递质有影响，包括多巴胺、去甲肾上腺素、乙酰胆碱和 5- 羟色胺。可以预见，使用抗精神病药物后射精功能的改变与抗精神病药物的抗肾上腺素作用相关 [162]。甚至非典型的抗精神病药物如利培酮也可能影响射精 [163, 164]。

### （六）性行为

不正常的性行为会干扰精液在阴道内运输，或在女性生殖周期，可能会在不育症中发挥作用。同样，勃起功能障碍和阴茎畸形，如尿道下裂和阴茎下弯，可能会干扰精液运输，因此可能会导致不育。

润滑剂在不孕不育夫妇中常用，许多阴道润滑剂已被证明对生育能力有负面影响。许多合成润滑剂不仅会影响精子的活力，而且还会增加碎片率。在一项研究中，FemGlide、Replens 和 Astroglide 都会影响精子的活力，而 FemGlide 和 K-Y 胶会增加 DNA 碎片。一种尚未被证明对精子活力或 DNA 碎片率有显著影响的润滑剂是 Pre-Seed[165]。另一项研究也有类似的发现，暴露在 K-Y 胶和接触中的精子活力降低。精子暴露于 Replens 和 Astroglide 中可观察到无活力精子，这与精子暴露于杀精剂壬基酚 -9 时的无活力现象相当[166]。在这项研究中，没有发现菜籽油会影响精子的活力或存活率。另一项研究表明，K-Y 胶、唾液和橄榄油都会降低精子的活力，而润肤油对精子活力没有显著影响[167]。

## 第三节　结　论

男性不育症的病因多种多样。必须记住，大多数男性不育的原因要么是可以预防的，要么是可以治疗的。越来越多的证据表明，不孕不育可能会对整体健康产生影响，突显了对所有难以怀孕的夫妇的男性伴侣进行评估的重要性。虽然特发性不育症仍然占被评估为生殖问题的男性的很大一部分，但随着科学的进步，特别是在遗传学领域，这一比例在未来可能会继续下降。至关重要的是，生殖泌尿科医生必须了解男性不育的原因，以便为难以怀孕的夫妇提供最佳的医学管理（见表 1.1）。

**表 1.1　汇总表**

| | | 病理生理学 |
|---|---|---|
| 睾丸前病因 | 低促性腺素性功能减退症 | 缺乏对支持 / 生殖细胞复合体的刺激 |
| | 催乳素升高 | 促性腺激素释放激素（GnRH）的抑制 |
| | 药物 | HPG 轴下调 |
| | 特发性低促性腺素性功能减退症 | GnRH 的释放缺陷 |
| 睾丸病因 | 精索静脉曲张 | 睾丸逆流热交换机制紊乱引起睾丸高热 |
| | 隐睾 | 睾丸温度过高，遗传和（或）环境因素可能发挥作用 |
| | 睾丸癌 | 胚胎性睾丸发育不全、占位效应、炎症、内分泌级联改变 |
| | 辐射 | 直接细胞毒作用对精子生成的影响 |
| | 化疗 | 睾丸生殖细胞损伤，睾丸间质纤维化 |
| | 遗传因素 | YCMD- 纯睾丸唯支持细胞综合征或初级精母细胞期停滞（AZFa 或 AZFb 缺失），定量精子生成障碍（AZFc 缺失），Klinefelter 对精子生成的非直接影响和激素对精子生成的间接影响 |
| | 生活方式 | 睾丸温度过高，DNA 碎片率增加，和（或）遗传改变 |
| | 损伤 | 生精小管丢失，瘢痕形成导致梗阻 |
| | 原发性纤毛运动障碍 | 精子鞭毛尾部功能障碍 |
| | 抗精子抗体 | 精子活力和（或）穿透性受损 |
| 睾丸后病因 | 输精管缺如 | CFTR 突变导致血管或精囊闭锁，胚胎学 Wolffian 管畸形 |
| | 央氏综合征 | 输精管分泌物浓缩 |
| | 射精管梗阻 | 射精管阻塞和（或）由此导致的精囊收缩性丧失 |
| | 神经损伤 | 射精功能障碍 |
| | 药物 | 肾上腺素能信号改变导致射精障碍 |
| | 性行为 | 干扰精液在阴道内沉积，润滑剂可能会损害精液参数 |

## 第四节　审查标准

在 Medline 检索 1980 年 1 月至 2018 年 11 月发表的英文文章。摘要和论文的重点是男性不育症的病因。此外，还参考了这些文章的参考章节，以及不孕症教科书的相关章节。

（Graham Luke Machen 和 Jay I.Sandlow 著；洪志明 译）

2

# 第二章　男性不育症的流行病学思考

**要点：**

- 在西方国家，夫妇终生不孕的发病率为 15%，只有 3%~5% 的夫妇不育。
- 如果故意控制与排卵相关的性交时间，那么每月怀孕的可能性接近 40%；然而，人类平均每月受孕概率是 20%。
- 缺乏男性不育的黄金标准检测是一个根本问题，阻碍了对其流行病学和用于诊断的检测的预测价值的准确了解。
- 精子浓度达到 $40\times10^6$/mL 时，精子浓度与受孕概率相关，但精子浓度较高时，不会增加怀孕的可能性。
- 在 20 世纪，精液质量下降被认为可能是由于精子数量的区域差异造成的偏差。
- 经济分析表明，男性不育症的对症治疗通常比直接辅助生殖技术成本效益更高。

## 第一节　介　绍

本章主要探讨不育症与男性生殖力之间的流行病学关系。它将详细关注精液研究的准确性和诊断价值。关于 21 世纪精子数量下降有争议的报告也将被讨论，随后将回顾与男性不育症管理相关的卫生保健资源利用和成本分析模型的趋势。

男性不育的抗氧化治疗有流行病学基础，因为人们了解到活性氧（ROS）会导致精子损伤，并且在不育男性的精液中存在较高水平[1-4]。然而，考虑到辅助生殖技术（ART）的日益普及和使用，在现代社会遇到有关治疗男性不育的流行病学调查还是可能令人惊讶。对于无精子症和严重少精子症患者，手术取精相对容易，这似乎使男性不育的综合评估和治疗变得不那么重要[5]。即使这样的评估可以确定不孕不育的一个或多个可改变的风险因素（包括潜在的、严重潜在或并存的疾病和基因异常），以病理为导向的治疗结果可能需要更长的时间才能实现。

然而，ART 的使用也伴随着风险和不确定性。成本效益研究表明，在许多涉及男性不育的情况下，直接接受 ART 治疗的方法效率低于病理导向治疗。因此，人们重新强调干预的病例，以纠正可改变的男性风险因素[6]。

## 第二节　女性不孕症的流行病学研究

将生殖能力与实际的生殖表现或结果区分开来是很重要的[7, 8]。不孕不育的最终定义是无生育（即无子女），但“男性不育”是男性生殖能力相对受损的诊断。在更详细地讨论男性不育症之前，我们先回顾一下不孕症的流行病学。

### 一、世界发达国家女性不孕症的发病率和流行率

据观察，在发达国家，约有 10% 的夫妇在长期婚姻中没有子女[9]。这一数字代表了对生殖结果的一个衡量标准，但它并不排除那些在生育阶段自愿无子女或没有定期性交的夫妇。

世界卫生组织（WHO）将不孕不育定义为“在常规的无保护措施的性交 12 个月或更长时间后未能实现临床怀孕”，这抓住了生殖能力受损的概念[10]。根据这一标准，在西方国家的夫妇中，不孕不育的终生发病率约为 15%[11]。这些病例中有 2/3 是原发性的，也就是说，在从未怀孕的夫妇身上，有 1/3 的病例是继发性的[9]。

以其他持续时间定义不孕不育的情况并不少见，如 2 年或 5 年。此外，尽管世界卫生组织的定义关注的结果是受孕，但其他人更愿意将不孕不育视为没有生育[7, 8]。这一区别很重要，因为 10%~25% 的怀孕是以流产告终的[12]。

2015 年，美国 15~44 岁已婚女性的不孕不育年患病率为 6.7%，从 1965 年的 11.2%，1982 年的 8.5%，下降到 2002 年的 7.4%[13, 14]。这一趋势可能反映了生殖能力的改善，也许是因为人们对理想的性交时机有了更好的认识，这可能归因于家庭排卵测试。然而，也可能涉及其他因素，如更多的夫妇在达到纳入该比率分子所需的 12 个月阈值之前就接受不孕治疗。社会经济收入较低阶层的结婚率下降也可能会不成比例地将不孕风险更大的女性排除在平均标准之外[13]。一个普遍的误解是不孕不育是不育的同义词，或者几乎是不育的近义词[8]。事实上，只有 3%~5% 的夫妇是不育的[9, 15]。

**表 2.1　2010 年各区域高收入国家和低收入或中等收入国家寻求子女妇女 5 年不孕不育率**

| | 原发性或继发性不孕症 /% | 原发性不孕症 /% | 继发性不孕症 /% |
|---|---|---|---|
| 高收入国家 | 9.9 | 1.8 | 8.1 |
| 拉丁美洲 / 加勒比 | 8.8 | 1.5 | 7.3 |
| 中东 / 北非 | 9.1 | 2.6 | 6.5 |
| 撒哈拉以南非洲 | 11.8 | 2.0 | 9.8 |
| 东亚 / 太平洋 | 12.4 | 1.6 | 10.8[a] |
| 南亚 | 13.7 | 2.4 | 11.3 |
| 中欧 / 东欧和中亚 | 20.2 | 2.3 | 17.9 |

注：a 估计不包括中国。

### 二、发展中国家的不孕不育

2002 年，世卫组织估计，发展中国家 16%~30% 的已婚妇女经历了至少 5 年的不孕不育，其中绝大多数是继发性不孕[16]。最近的一项针对生育要求女性的研究将这些估计值降低到 9%~20%（表

2.1）[17]。有趣的是，这项研究发现，某些地区的高收入国家和低收入或中等收入国家之间的不孕不育患病率几乎没有差异[18]。

在发展中国家，超过育龄的有过性生活的妇女的无子女比率约为3%[16]。这一数字与西方社会估计的不孕不育流行率相当。高昂的费用是大多数发展中国家获得不孕症治疗，特别是辅助生殖技术的重要障碍[18]。因此，进一步鉴定可避免的性腺毒素，以及肯定成本较低的治疗方法的作用，将在那里特别受欢迎[19]。

### 三、生殖——一个偶然的问题：不孕症的自然史

生殖被描述为“一个偶然问题，取决于复杂的、大多鲜为人知的连续过程的成败之间的微妙平衡，这些过程可能会导致怀孕，并最终生下一个健康的孩子”[15]。一对夫妇不能生育是一个独特的医学问题，因为它发生在个体之间，而不是个体内部[7]。

个体的生殖能力是一个连续的变量，而不是一分为二的变量。它反映了包括年龄在内的许多因素的影响。30岁以上的男性和女性的生殖能力都会下降，但女性年龄对受孕的可能性影响更大[20, 21]。由于一对夫妇的生殖能力是其个体成员生殖能力的组合，所以它也是一个连续的变量。男性生殖能力的受损可能会被其女性伴侣的生殖能力补偿或加剧，反之亦然。与少精子症男性的伴侣相比，无精子症男性的伴侣使用捐献精液进行人工授精的成功率更高[22]，这一事实说明了这一概念。

夫妻每月受孕的可能性，或者说周期性受孕的可能性会随着概率的变化而下降。这被称为受孕率或每月生育率（MFR）。有规律同房无避孕措施的人类夫妇的平均MFR约为20%，人类MFR的总体分布被认为在0%~60%之间[23, 24]。计算了具有不同MFR的夫妇在6个月、12个月、24个月和60个月时怀孕的可变可能性（图2.1）。基于这些数值，构建了一个假设模型，即在特定的不孕期之后，具有不同程度生殖能力（MFR）的夫妇在剩余的未怀孕夫妇中所占的比例（图2.2）[25]。

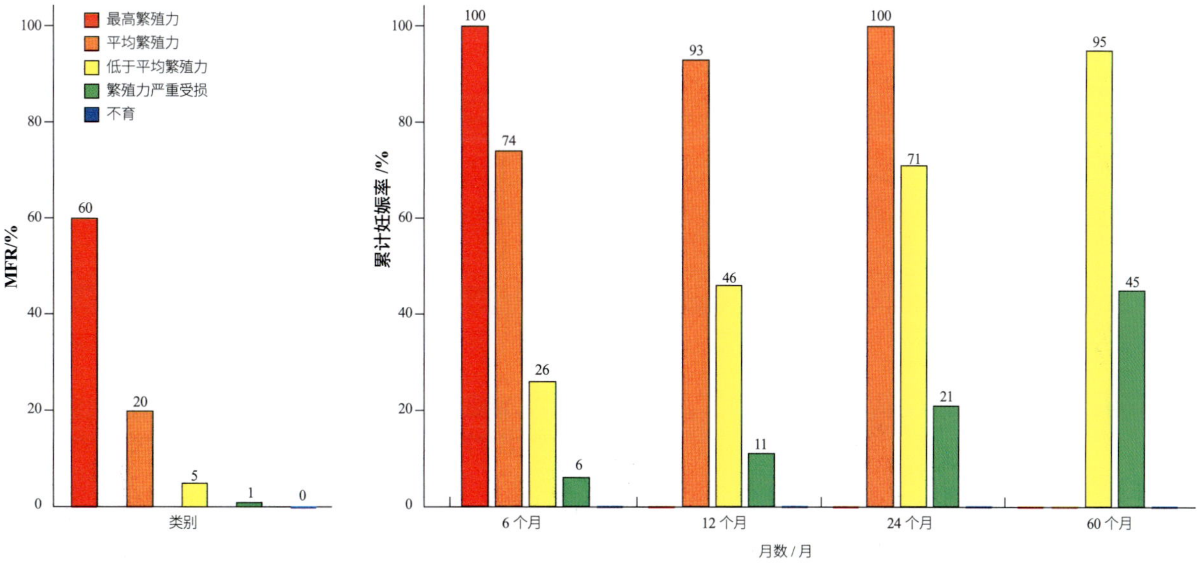


**图2.1**　5种假定生育潜力类别的夫妇累计自然妊娠率[22]。MFR：每月生育率；累计怀孕率 = 1-（1-Mfr）月数

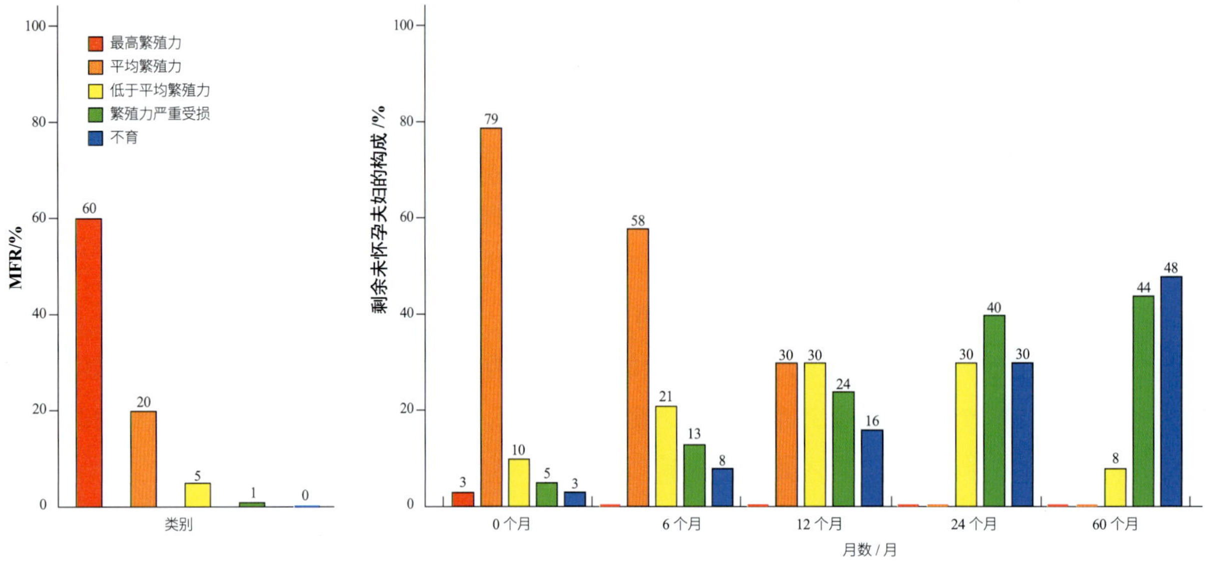


**图 2.2** 生育潜力不同程度的夫妇在剩余人口中所占比例的假设模型，取决于不孕不育的持续时间[22]（MFR：每月生育率）

图 2.1 显示，具有平均受孕能力的夫妇在 12 个月内受孕的可能性高于 90%。然而，在 12 个月内未怀孕的夫妇中，仍有 30% 的夫妇具有平均生育潜能（图 2.2）。基于人群的研究发现，12 个月后不育的夫妇在 24 个月前实现自然妊娠可能性约为 50%[26]。此后，受孕概率急剧下降，如图 2.3 所示。不孕不育夫妇的比例随着不孕不育时间的延长而增加。决定生殖能力的一个明显但仍然至关重要的因素是相对于排卵的性交时间（图 2.4）[27]。在 340 对接受了旨在改善性交时机的自然计划生育教育的德国夫妇的队列中，每个月怀孕的概率平均为 38%，明显高于人类平均 MFR 的 20%[28]。

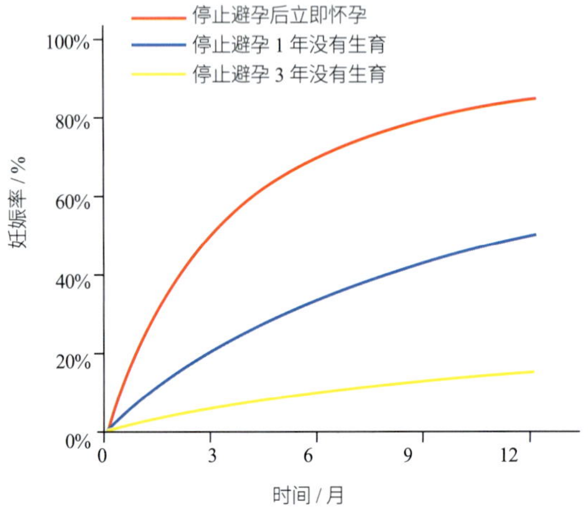


**图 2.3** 无保护性行为夫妇的累计受孕概率[15]

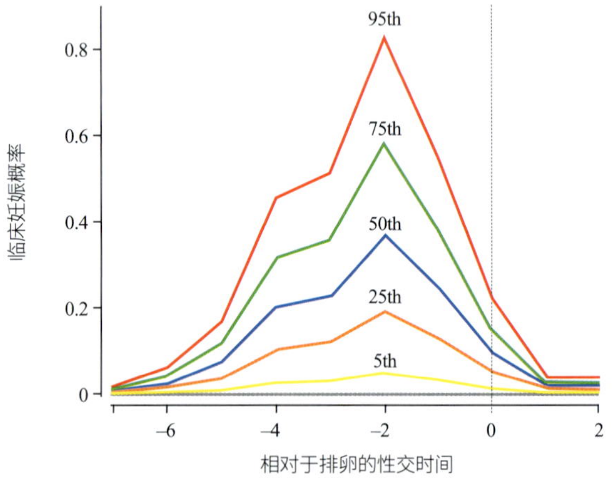


**图 2.4** 按照生殖潜力人口分布所占特定百分位数的夫妇在特定日期（排卵期）性交后相对于排卵（第 0 天）的临床怀孕概率[27]

## 第三节 精液研究的诊断准确性和实用性

在接受不育症评估的夫妇中，约有 50% 的人被诊断为男性不育症[11]。基础精液分析仍然是最广泛使用的一项实验室研究。然而，我们应该清楚地认识到精液分析的局限性。精液分析通常评估的参数包括射精量、精子密度（浓度）、精子活动率和精子形态。根据射出的精液量、浓度和活动量百分比，计算总精子数和总活动量。精液的 pH 值、黏度、白细胞浓度和精子凝集度也可能被报告[29]。

在个案基础上进行的更专门的研究包括精子活力的评估、抗精子抗体和功能分析，如评估精子 - 宫颈黏液接触试验、获能和去透明带仓鼠卵 - 精子穿透试验[30]。相对较新的发展包括引入精液活性氧水平和精子 DNA 碎片的测试[31,32]。初步研究还表明，精子表观遗传学未来可能会在男性不育的评估中发挥作用。H19 基因是一个共同的研究目标，在一项 meta 分析中，该基因与不育男性的关联系数为 9.9%[33]。表观遗传学研究仍然是探索性的，并受到可供研究的可能基因靶点的广泛数量的限制。

## 一、精液参数与男性不育的关系

精液分析明确了男性不育的因素，这些男性被发现具有异常的精液特征，即无精子症、不活动精子或最严重的畸精症病例。然而，在参加不育症评估的男性中，只有一小部分人有这样的发现[11]。本节探讨男性不育与整体精液质量的关系。自 1980 年以来，世界卫生组织已经公布了人类精液参数的参考值。这些值已定期更改（表 2.2）[34]。截至 2010 年，他们代表了来自已明确生育能力的男性人群精液参数分布的第 5 个比例[35]。他们没有提供关于不育男性精液参数分布的信息。虽然世界卫生组织的标准通常被用作男性不育的阈值，但在临床环境中的诊断情况要复杂得多。这种情况是因为已生育的男性和女性伴侣生育能力评估正常的不育症男性的精液特征分布有很大的重叠（图 2.5）。

**表 2.2　世界卫生组织精液参数分析参考值**

| 参数 | 手册（第 5 版）[a] | 手册（第 6 版） |
|---|---|---|
| 精液体积（mL） | 1.5 | 1.4 |
| 精子浓度（$\times 10^6$/mL） | 15 | 16 |
| 精子总数（$\times 10^6$/ 一次射精） | 39 | 39 |
| 总活力（%） | 40 | 42 |
| 前向运动率（%） | 32 | 30 |
| 存活率（%） | 58 | 54 |
| 正常形态率（%） | 4 | 4 |

[a] 示 WHO 手册（第 5 版）中精液参数值分布的第 5 个百分位数描述为参考值下限；WHO 示世界卫生组织

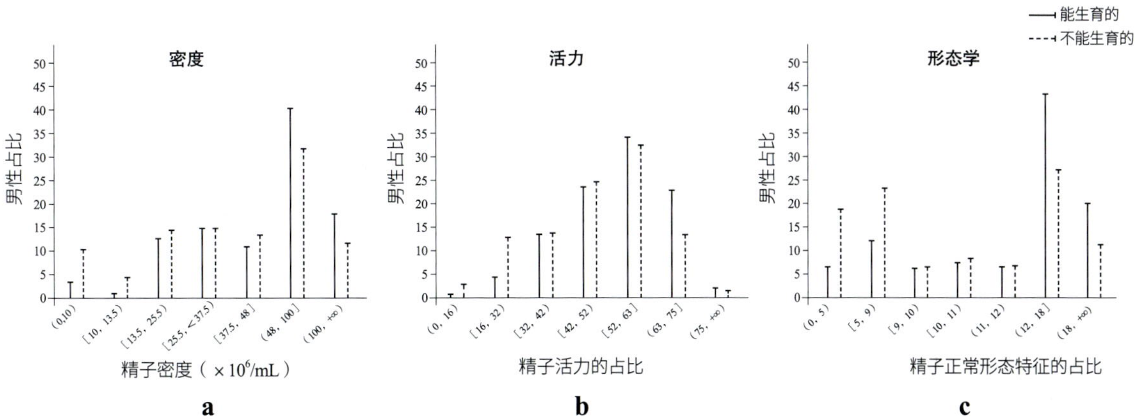


**图 2.5**　频率直方图描绘了精子密度（a）、精子活力（b）和精子形态（c）在特定范围内的可生育（实线）和不育（虚线）夫妇中男性的百分比。数据来自 696 名有生育能力的男性和 765 名不孕不育的夫妇，这些夫妇的女性伴侣进行了保密的生育评估[36]

精液分析等检测的基本性能指标包括其灵敏度和特异性的计算。表 2.3 和 2.4 说明了这些概念。如果精子浓度低于 $15 \times 10^6$/mL 是“阳性”结果的标准（即诊断为男性不育），那么真正有生育能力的男性将有 95% 的概率被正确分类。也就是说，$15 \times 10^6$/mL 的门槛有 95% 的特异性。然而，85% 的不育男性的精子浓度也在 $15 \times 10^6$/mL 以上。因此，这一阈值的检测灵敏度只有 15%[36]。许多生殖能力受损的男性不会被认为是这样的。如果我们假设在接受不孕症评估的夫妇中有 50% 是男性因素，那么阳性结果的预测值（即其正确的可能性）将是 75%，阴性或正常结果的预测值将只有 53%（表 2.4）。

**表 2.3　200 名参加不育症评估的假设人口的实际生育状况与使用 2010 年世卫组织精子浓度参考值作为诊断男性不育阈值的测试结果**

| | | 实际生育状况 | |
|---|---|---|---|
| | | 不能生育 | 可生育 |
| 试验结果 | 异常 | 15（TP） | 5（FP） |
| | 正常 | 85（FN） | 95（TN） |

注：TP 真阳性、FP 假阳性、FN 假阴性、TN 真阴性。

**表 2.4　基于表 2.3 的精确度指标，使用 2010 年世卫组织精子浓度参考值（1500 万 /mL）作为诊断男性不育的阈值**

| 精确度度量 | 计算公式 | 结果 /% |
|---|---|---|
| 敏感性 | TP/（TP+FN） | 15 |
| 特异性 | TN/（TN+FP） | 95 |
| 阳性预测值 | TP/（TP+FP） | 75 |
| 阴性预测值 | TN/（TN+FN） | 53 |
| 分类准确率 | （TP+TN）/N | 55 |

注：TP 真阳性、FP 假阳性、FN 假阴性、TN 真阴性，$N$= 总数。

当然，诊断阈值是可以更改的。如果它们增加，敏感度就会提高，但特异度反而会下降，反之亦然。评估所有阈值测试诊断准确性的一种方法是通过接收器工作特性（ROC）曲线[28, 34]。ROC 曲线是通过绘制在每个阈值检测真阳性（灵敏度）与检测假阳性（1- 特异性）的概率来构建的。

某一特定测试的 ROC 曲线下的总面积（AUC）代表其总体判别能力。完美测试的 AUC 为 1.0，而如果在每个阈值上真阳性的可能性与假阳性的可能性匹配，则测试是无用的，从而产生从（0,0）到（1,1）的无区分线，AUC 为 0.5。测试的 ROC 曲线偏离的量来自这条线路的 ES- 并且延伸到它的 AUC 超过 0.5- 是它对诊断有帮助的程度。超过 0.9 的 AUC 被认为是优秀的，而低于 0.7 的 AUC 被认为是差的。

图 2.6 是 MacLeod 关于生育和不育男性精子浓度的数据生成了 ROC 曲线的一个例子[37]。其 AUC 仅为 0.59，表明精子浓度诊断男性不育的总体准确率仅略高于随机概率。在 Guzick 的研究中，如图 2.5 所示，精子密度、活动率和形态的 AUC 分别为 0.60、0.59 和 0.66[38]。

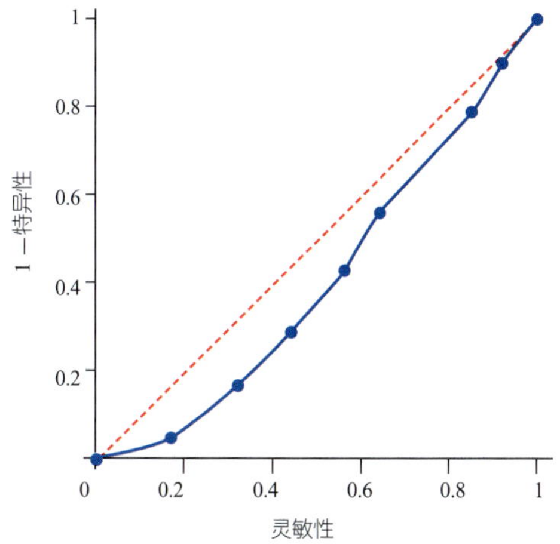


**图 2.6**　精子浓度（以 $\times 10^6$/mL 为单位）指定阈值时男性不育诊断的受试者工作特性（ROC）曲线（数据来自［37, 38］）

ROC 曲线本身并不能提供有关特定患者的阳性或阴性检测结果正确的可能性的信息。这一概率取决于测试表现和相关人群中的疾病流行率。如前所述，在来自不育夫妇的男性人群中，基于精子浓度低于 $15\times10^6$/mL 的男性不育诊断可能有 75% 的概率是正确的。在这一人群中，不孕不育的假阳性结果相对较少。相比之下，如果对普通人群中的男性进行精液分析（例如，评估没有生育史的精子捐赠者），其阳性预测价值将大大降低，因为男性不育症的患病率要低得多。

其他研究报告了 AUC 对精子密度、活动率和形态的影响 [39–43]。总的来说，运动能力和形态学表现出比精子浓度更大的辨别能力。尽管这些研究的作者报告了区分生育和不育男性的“最佳阈值”，但其中一些阈值被批评为在不育人群中具有不可接受的低阳性预测值 [44]。

Guzick 及其同事采用了一种不同的方法来选择诊断阈值，使用分类和回归树（CART）分析为每个参数确定 2 个阈值，这 2 个参数定义了介于生育和不育范围之间的不确定范围的上下限。不幸的是，大量进行不育症评估的男性属于不确定的范围，留下了他们是否需要对可改变的风险因素进行干预的问题。如果多个精液参数在不育范围内，男性不育的概率会成倍增加 [36]，但只有 1% 的男性未能满足世卫组织关于射精量、总精子数、精子浓度、活动率和形态学的全部 5 个参考标准 [45]。

## 二、精液参数是否能预测生育和辅助生殖技术的结果？

只有少数研究试图前瞻性地确定与男性生殖能力相关的变量。一个这样的项目包括 200 对夫妇，他们中的一些人以前曾怀孕过 [46]。在停止避孕后，这些夫妇被跟踪了长达 12 个月。大约 78% 的人在研究期间受孕，精子活力和形态都与生育能力显著相关。生育夫妇和不育夫妇之间的精子浓度差异在统计学上仍然不显著。Bonde 和他的同事调查了 430 对年龄在 20~35 岁之间的丹麦夫妇，这些夫妇以前从未或试图怀孕，在避孕停止后对他们进行了长达 6 个月经周期的跟踪调查 [47]。大约 60% 的夫妇怀孕了。受孕概率增加到 $40\times10^6$/mL 的标准精子浓度，但在较高的精子密度下没有额外的怀孕可能性（图 2.7）。这一发现使得一些生殖专家认为，诊断男性不育的合适的精

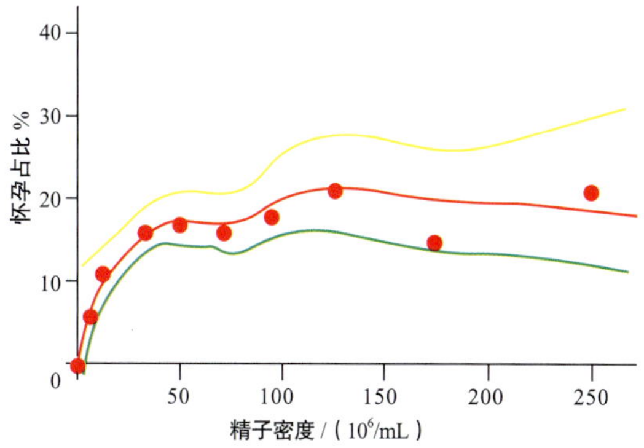


**图 2.7**　与精子浓度相关的每个月经周期怀孕概率 [47]

子浓度阈值应该是 $40 \times 10^6$/mL 而不是 $15 \times 10^6$/mL[48]。然而，这种改变也会增加假阳性诊断的数量，促使不必要的评估和治疗。

Leushuis 和他的同事发表了一篇精辟的生殖医学预测模型综述，其中包括几种使用一种或多种精液特征来预测不孕夫妇受孕的模型[49]。其中一个模型已经在排除了活动精子总数低于 300 万的男性的人群中进行了外部验证，该模型考虑了精子的活动性、女性伴侣的特征以及夫妇不育的持续时间。另一种模型利用输入的精子浓度、活力、形态和低渗肿胀来评估怀孕的可能性，据报道准确率超过 85%[40]。然而，值得注意的是，本研究中每个变量的 AUC 都大大超过了其他报告中公布的数值，预测模型还有待验证。精子质量也会影响辅助生殖技术的结果，至少在一定程度上是这样。一些研究表明，精液特性（包括 ROS 水平）与体外受精 / 卵母细胞质内单精子注射（IVF/ICSI）成功率呈正相关，但与临床妊娠率无明显关联[51, 52]。相比之下，宫腔内人工授精（IUI）的研究表明，成功的结局与精子浓度、活动率和形态之间存在相关性[44, 53–55]。

### 三、诊断男性不育的新方法

男科医生经常抱怨缺乏更准确的男性不育症诊断研究。一些测试目前处于不同的发展阶段，包括基因组分析、表观基因组分析、蛋白质组分析、糖组分析、脂组分析和代谢组学分析[56, 57]。在一项对 105 名患者的研究中发现，精液 ROS 水平检测的 AUC 为 0.82[58]。在更大的患者队列中进行进一步评估是必要的。精子 DNA 断裂或损伤也可能具有诊断价值。DNA 断裂的原因似乎是多因素的，包括精子发育过程中累积的缺陷、暴露在氧化应激下、外源性毒性（如吸烟）和温度升高（如继发于精索静脉曲张）[59]。DNA 断裂的程度可能对辅助生殖技术的成功有一定的影响。对 1633 个 IVF 和 ICSI 周期的评估发现，在碎片率较高的情况下，IVF 后活产的可能性明显较低。根据精子染色质结构分析（SCSA）和 DNA 片段化指数（DFI），当 DFI > 20% 时，IVF 后活产的优势比为 0.61（95%*CI* 为 0.38~0.97，$P = 0.04$）。这一下降被认为是由于受精障碍，因为 DNA 碎裂与 ICSI 后较低的出生率无关[60]。然而，不同 DNA 片段分析的诊断准确性和预测价值仍然存在疑问。Cissen 和他的同事对评估 DNA 片段化的各种技术进行了 meta 分析，发现只有缺口末端标记能够预测 IVF/ICSI 的结果[61]。

## 第四节　精子数量在下降吗

在过去的 30 年里，生殖医学中最有争议的问题之一是据称在 20 世纪精液质量会下降。1992 年，Carlsen 及其同事对 61 项研究进行的 meta 分析结果显示，全球平均精子浓度从 1940 年的 $113 \times 10^6$/mL 下降到 1990 年的 $66 \times 10^6$/mL[62]。这份报告得到了其他出版物的响应，提出了暴露于环境毒素，如己烯雌酚（DES）等雌激素化合物，是否会对睾丸功能产生不利影响的问题[63, 64]。

Carlsen 和同事们分析了许多研究，发现一些研究的质量存在重要的方法论缺陷[65, 66]。地理差异是精子密度差异很主要的原因[67]。回顾中的所有 1970 年之前的研究都是在美国进行的；然而，由于美国的研究通常报告的精子浓度高于其他地方进行的研究，因此回顾偏向于通过纳入 1970 年后的国际研究而导致精子浓度的明显下降。在随后的调查中，Fisch 和他的同事们没有发现美国精子密度下降的证据，尽管他们确实发现了来自不同州的男性平均精子数量之间的实质性差异[68, 69]。Fisch 和他的同事们还得出结论，世界范围内的研究并没有显示出全球精液质量的下降，尽管更有限，但不能排除局部地区的趋势[65]。

最近，Levine 和他的同事发表了一项大型的 meta 回归分析，对全球 185 项研究（包括近 43000 名男性）进行了研究，这些研究报告了 1973—2011 年间的精子密度和精子总数[70]。他们发现，在西方国家（北美、欧洲、澳大利亚和新西兰），精子密度下降了 52%，精子总数下降了 59%，但在非西方国家，这 2 个参数都没有明显下降。不过，这种下降并没有得到统一的报道。一项针对近 5000 名丹麦男性的关键研究发现，从 1996—2000 年，2006—2010 年，精子密度、精子总数和总正常形态略有增加[71]。

## 第五节　男性不育医疗资源利用

对男性不育的医疗干预可以采取门诊、外科手术和 ART 的形式。2007 年发表第一份报告的美国泌尿系统疾病项目（UDA）促进了对美国男性不育医疗资源利用范围的更好了解。

### 一、门诊和门诊手术病例

根据 UDA 项目报告中总结的全国非住院医疗保健调查（NAMCS）的数据，1992 年至 2000 年期间，美国每年因男性不育而就诊的人数超过 15 万人，变化不大[72]。然而，从 2002 年到 2006 年，门诊就诊人数下降了 29%，男性不育症门诊就诊人数下降了 23%。导致这一趋势的原因尚不清楚，但可能包括优先使用 ART。就年龄而言，2002 年至 2006 年期，男性不育症医疗服务利用率最高的是 35~39 岁的男性[73]。精索静脉曲张是最常见的疾病，占诊所就诊人数的 53% 和门诊手术人数的 67%。

NAMCS 的其他数据显示，用于治疗男性不育症的医疗资源，不同区域的利用率差异很大。居住在美国东北部的男性门诊手术就诊率为每 10 万人中有 227 人被诊断为不育，而中西部、南部和西部的男性就诊率分别为每 10 万人中只有 110.9、128.9 和 119.2 人。从 2002 年到 2006 年，东北和西部的门诊就诊人数下降幅度不成比例，分别下降了 36% 和 32%。南部和中西部的门诊就诊人数减少了 17%。对这种差异的解释可能是多因素的，反映了患者需求和服务可获得性的组合。

### 二、辅助生殖技术

2015 年，美国大约开展了 231936 个 ART 周期，比 2007 年的 142435 个周期和 1998 年的 81438 个周期有所增加[74]。这些周期共生产了 60778 例活产，累积成功率为 26.2%。大约 33% 的 ART 周期与男性因素不育症的诊断有关，17% 与男性和女性因素的组合有关。每个 ART 周期活产的总体可能性为 34.4%。涉及使用 ICSI 的辅助生殖技术的比例稳步上升，从 2006 年的 71% 上升到 2015 年的 79%[74]。虽然 ICSI 最初是专门为治疗严重的少精子症或无精子症而开发的，但现在即使没有发现男性因素，也有近 70% 的 ART 周期使用 ICSI[74]。

### 三、男性不育治疗费用

男性不育症医疗保健的整体经济负担很难准确估计。虽然 NAMCS 报告的 2000 年办公室和门诊手术费用为 1700 万美元，但这一数字不包括 IVF/ICSI 或自付费用[75]。如果假设每个试管授精周期的成本为 15715 美元，那么考虑到涉及男性因素不育症诊断的 ART 程序的百分比，2015 年仅 ART 一项用于男性不育症的支出就超过了18亿美元[74, 76]。就个人而言，从2003年到2006年，私人保险的不育男性平均每年的医疗支出为11437美元，而非不育男性的年平均医疗支出为6942美元。支出的差异随着患者年龄的增加而增加，从18~34岁男性的2249美元增加到55~64岁男性的8127美元，这可能是因为更昂贵的体外受精技术的使用增加了[73]。各国在使用辅助生殖技术的费用上存在明显差异，2009年，美国一个标准试管授精周期的平均费用为12513美元，而加拿大为8500美元，英国为6534美元，日本为3956美元[77]。

## 第六节　男性不育症治疗管理的成本分析模型

当确定男性不育的危险因素时，这对夫妇经常面临着使用ART还是接受药物治疗的选择。评价这些替代方案的经济效益是成本分析的领域。

成本分析只对先前已被证明有效的治疗有意义。我们编写这一章的意图不是回顾那些已经确立了在这里讨论的干预措施的有效性的研究，或者在某些情况下，围绕这些干预措施的争议。相反，我们的重点仅限于对成本分析研究的简要介绍，因为它们与男性不育有关。

生殖医学中使用了2种类型的成本分析：成本最小化分析和成本效益分析。第一种是成本最小化分析，也称为成本识别。它涉及对与特定治疗相关的成本的评估和比较。可以考虑直接和（或）间接成本，直接成本是医疗保健支出，间接成本是“下游”负担，如交通费、工资损失等。在进行效益的经济分析时，未来的成本应该适当折现到现值，每年的折现率为3%~5%。

当替代干预措施的结果不相等时，成本效益分析对比较它们是有用的，因为它不仅涉及确定累积成本，而且还涉及用相对于特定结果的概率来表达这些成本（如每次怀孕或活产的费用）。

成本效益的比较已经应用于男性生殖医学中可能遇到的几种治疗方案[78]，包括精索静脉曲张治疗与立即ART（有或无手术取精），输精管结扎术与ART，激素治疗与ART治疗低促性腺素性功能减退症。病理学指导下的干预几乎总是被发现比直接接受ART治疗更具成本效益[79, 80]。一个例外是在非梗阻性无精子症患者中出现精索静脉曲张，在这种情况下，显微手术睾丸精子提取（TESE）用于ICSI比精索静脉曲张切除术更具成本效益[81]。

男性不育领域的每一项成本效益分析都对治疗费用、成功率和并发症发生率以及对一线干预失败的夫妇的后续管理等假设很敏感[82, 83]。临床症状的精确描述是非常重要的，在确定结果的概括性时应该加以考虑。例如，女性伴侣的年龄对输精管结扎术和ART的相对成本效益有显著影响[75]。

## 第七节　结　论

本章研究了一些在不育症流行病学方面通常被误解和（或）歪曲的问题，特别是男性不育症。首先，不应将不孕症与不育甚至低于平均生育能力混淆。大约10%有平均生育能力的夫妇在无保护性交后12个月内不会怀孕，因此被认定为不育。这类夫妇可能占不孕症评估者的很大一部分（图2.2）。他们自发的、无辅助的受孕概率仍然很高。

从临床的角度来看，最理想的是能够筛选出生殖能力低于平均水平的男性，然而，虽然精液分析是用于这一目的最常见的测试，但它的实用性受到经验上有生育能力的男性和不育男性的精液特征分布之间的大量重叠的限制。使用相对较低的诊断阈值，如 2010 年世卫组织参考值，具有高特异性的优势，在不孕不育门诊的设置中可能具有相对较好的阳性预测值；遗憾的是，阴性预测值仅略高于掷硬币的结果。

精液分析的诊断不准确是一个基本问题，还有其他几个原因。从流行病学的角度来看，缺乏男性不育的黄金标准检测意味着，我们充其量只能不确定其实际患病率，更不用说它与可能的危险因素，如精索静脉曲张、隐睾、性传播感染等的联系。此外，如果男性不育的真实患病率尚不清楚，那么用于诊断的测试的预测价值也是如此。

最后，还有一个问题是，如何回答精液参数超过诊断阈值的不育男性问题。鉴于这些“阴性”结果的预测价值很差，我们是否应该建议考虑进一步评估和治疗在这些个体中发现的可改变的风险因素？对这一问题的肯定回答可能会带来不必要的治疗和费用的风险，而另一种选择可能会剥夺一些夫妇在促进自然受孕的生殖能力方面的改善，允许使用人工授精而不是试管授精，或者增加 IVF/ICSI 成功的概率[84]。有必要用精心设计的研究来解决这个问题。

## 第八节 审查标准

对男性不育症的流行病学、诊断和治疗进行了广泛的研究。使用了 MEDLINE（Ovid）、PubMed 和谷歌 Scholar 等搜索引擎。第二版的重点放在了 2010 年至 2018 年发表的研究。搜索关键词包括男性不育、发病率、流行病学、精子数量、精液参数、预测、成本分析、DNA 片段、IVF、ART 和 ICSI。资料摘自美国疾病预防控制中心（英文：Centers for Disease Control and Prevention，简称：CDC）出版物，包括全国门诊医疗保健调查和 CDC 的 ART 全国摘要报告，以及美国国家糖尿病、消化和肾脏疾病研究所（英文：National Institute of Diabetes and Digestive and Kidney Disease，简称：NIDDK）发布的美国泌尿系统疾病报告。不考虑用英语以外的语言发表的文章。网站和书籍章节引用只提供概念性内容。作者感谢 Kelli M. Mulder 和 rana N. Sweis 对本章早期版本的评论。Jonathan L. Faasse 和 Kristin M. Faasse 在数据方面提供了宝贵的帮助。

（Samuel J. Ohlander，Whitney R. Halgrimson 和 Mark A. Faasse 著；洪志明 译）

3

# 第三章　男性不育症的实验室证据

**要点：**

- 世界卫生组织手册目前处于第5版，并更新了参考值。参考值的下调可提供更大范围的“正常”参数。
- 无精子症是指在2次相距2周以上的独立精液样本检查中，离心沉淀后未发现精子。
- 健康的精子DNA与鱼精蛋白结合并紧密包装，以防止在通过女性生殖道运输过程中受到压力和破坏。
- TUNEL分析通过将荧光核苷酸掺入损伤部位来识别DNA的“缺口”或自由端。它既具有高度的特异性，又具有较高的阳性预测值，从而来量化精子DNA碎片化（SDF）。
- AZFa或AZFb Y微缺失获得精子的概率很低。但是，单独AZFc缺失的患者获得精子的概率高达80%。

## 第一节　介　绍

精液分析一直是评估男性不育的主要指标，直接反映了男性在过去74天的生育能力和整体健康状况[1]。精液分析首先从1678年显微镜的问世开始，Van Leeuwenhoek首次在射精中描述了精子或“精液动物”[2]。但是，直到1951年精液在生殖中的整体作用才变得明显。MacLeod里程碑式的研究中比较了1000名自然受孕男性和800名被认为不育男性的精液参数，为现代精液分析铺平了道路[3]。MacLeod在直方图上绘制了精液参数，并将该图分为两组男性的四分位数。他认为，处于最低四分位数的男人将是不育的，而超过此阈值的男人则可能是可育的。该数据对制定开发1980年第一版世界卫生组织（WHO）手册中使用的精液参数提供了参考范围[4]。从那时起，辅助生殖技术（ART）的进步已为不育和不育男性实现生育提供了更多选择。这种变化需要对不育症男性进行更全面的和方法学的评估。本章的目的是讨论现代实验室检查和技术，以用于成功评估和治疗男性因素不育症。

## 第二节　WHO精液样本评估指南

自1980年以来，世界卫生组织一直致力于标准化实验室在全球范围内分析和报告精液参数的方式。WHO手册目前是第5版，于2010年出版[5]。第5版旨在提供基于人口研究的循证参考范围。

新的参考范围明显低于以前的手册（表 3.1）[5, 6]。Cooper 等人分析了来自四大洲 14 个不同国家的 4000 多名男性的精液样本，并从在 12 个月内与伴侣自然孕育的男性中计算出参考值[7]。制定了精液量、浓度、活动率、活力和形态的第 95 个百分位数，并以第 5 个百分位数作为下限参考值。然而，这项研究有几个局限性，包括显著的群体偏见。具体地说，队列中的大多数人来自欧洲，只有 10% 的研究人群来自南半球。此外，该数据仅来自有生育能力的队列，没有与不育人群进行比较，因此，无法确定不育男性和可生育男性之间的“分界点”[8]。由于较低的参考值，使用旧参考值被归类为具有异常参数的男性现在被归类为具有正常参数。Murray 和他的同事们发现，在使用第 4 版的参考值时，有一个或多个异常参数的男性中大约有 15% 的人被归类为所有参数都在正常的第 5 版参考范围内[9]。第 5 版手册为临床医生提供了一个表格，回顾 12 个月内与伴侣自然受孕的男性的个人精液参数在 2.5~97.5 个百分位数之间（表 3.2）[5, 7]。当男性在诊室检查精液分析参数时，这些信息可能是有用的。

**表 3.1　世卫组织手册精液分析参考值第 4 版和第 5 版的评估**

| 参数 | 第 4 版参考值 | 第 5 版参考下限第 5 个百分位数（95%*CI*） |
|---|---|---|
| 精液量 /mL | 2.0 | 1.5（1.4~1.7） |
| 精子总数 /（$10^6$/ 一次射出的精液） | 40 | 39（33~46） |
| 精子浓度 /（$10^6$/mL） | 20 | 15（12~16） |
| 活动率 /% | 50 | 40（38~42） |
| 前向运动 /% | 25 | 32（31~34） |
| 精子正常形态 /% | 没有给出，但暗示可能是 15 | 4（3~4） |
| 存活率（活精子） | 50 | 58（55~63） |
| 过氧化物酶阳性白细胞 /（$10^6$/mL） | ＜ 1.0 | ＜ 1.0 |

**表 3.2　伴侣受孕时间≤ 12 个月男性精液分析百分位数的回顾**

| | 百分位数 | | | | | | | | |
|---|---|---|---|---|---|---|---|---|---|
| 参数 | 第 2.5 | 第 5 | 第 10 | 第 25 | 第 50 | 第 75 | 第 90 | 第 95 | 第 97.5 |
| 精液量 /mL | 1.2 | 1.5 | 2.0 | 2.7 | 3.7 | 4.8 | 6.0 | 6.8 | 7.6 |
| 精子总数 /（$10^6$/ 一次射出的精液） | 23 | 39 | 69 | 142 | 255 | 422 | 647 | 802 | 928 |
| 精子浓度 /（$10^6$/mL） | 9 | 15 | 22 | 41 | 73 | 116 | 169 | 213 | 259 |
| 活动率 /% | 34 | 40 | 45 | 53 | 61 | 69 | 75 | 78 | 81 |
| 前向运动 /% | 28 | 32 | 39 | 47 | 55 | 62 | 69 | 72 | 75 |
| 精子正常形态 /% | 3 | 4 | 5.5 | 9 | 15 | 24.5 | 36 | 44 | 48 |

# 第三节　男性不育症实验室评估

## 一、精液常规分析

自然受孕的过程错综复杂，最终是健康精子与健康卵子的融合。精液分析为临床医生和患者提供了有价值的信息，但仅代表男性的生育能力，不能保证男性的生育结局。目前尚不清楚为什么精液分析结果“正常”的某些男性患有不育症，而精液分析结果“异常”的男性为何仍能生育[8]。在许多夫妻中，生殖能力也受到女性因素的强烈影响，应酌情进行评估。为了适当地评估男性因素的不育，应该进行彻底的病史和体格检查。理想情况下，应获得 2 次精液分析，并相隔 1 个月进行 1 次。临床医生应适当建议男性患者正确的精液采集方式，并最终解释其结果[9]。

## 二、采集

通常建议在发热性疾病或应激性生活事件后至少 3 个月收集精液标本。WHO 建议在戒酒 2~7 d 后提供精液样本[5]。但是，最佳的禁欲间隔可能是 2~4 d，因为研究表明 4 d 后总精子浓度和运动能力相对改善[10]。较长的禁欲间隔与精子 DNA 损伤增加有关[11]。最好在家里或实验室通过手淫在无菌杯中获得标本。但是，也可以利用不损害精子的特殊收集避孕套进行性交获得标本。应避免使用润滑剂，因为它们可能会影响精子活力[12]。精液标本应在采集后的一个小时内进行检测，然后在室温或体温下保存。临床实验室改进修正案（CLIA）有具体的指导原则，实验室应遵守这些指导原则以确保精液分析结果的质量和准确性[13]。一旦精液液化，通常在 20~60 min 内，对精液样本进行宏观评估，包括体积、pH、颜色和黏度。随后，利用显微镜检查来计算浓度、活动率、形态和活力[14]。

## 三、体积

精囊提供了超过 70% 的精液量，目前 WHO 正常精液量的标准是＞ 1.5 mL[5]。适当的禁欲间隔和精子完整收集后，精液量低可能表明部分逆行射精、射精管阻塞（EDO）、先天性输精管缺如或严重性腺功能减退。长期禁欲的情况下，精液量较高（＞ 4 mL）。

## 四、液化和黏稠度

纤溶酶是一种由前列腺分泌的蛋白水解酶，有助于精液从凝固状态（30~60 min）液化。精液不液化可能表明 EDO 或前列腺纤维蛋白溶酶分泌不足。精液黏稠度与样本的流体性质有关，可以通过使用 1.5 mm 的移液器将精液样本滴入杯中并检查形成的拉丝的长度来确定。拉丝长度＞ 2 cm 被认为异常黏稠。人们担心黏度的增加会损害精子的运动能力，进而损害生育能力，但这是有争议的[8]。“不液化”和“高黏稠度”是 2 个不同的条件，通常不适当地互换。“不液化”是精液保持凝固状态的结果。“高黏稠度”是指精液样本呈稠密的液体，而不是滴状。这与前列腺或精囊功能减退、感染或白细胞精子症有关[15]。胰蛋白酶可用于在额外检测前处理高黏稠精液样本。

## 五、pH（正常＞ 7.2）

pH 值的测量主要由碱性精囊液和酸性前列腺液的平衡决定。精液 pH 值的正常范围通常在 7.2 至 8.0 之间。酸性 pH 与先天性输精管缺如、射精管阻塞或精囊发育不全有关[12, 13]。碱性 pH ＞ 8.0 可能与潜在的感染有关[8, 12]。

## 六、浓度

正常精子浓度定义为精子浓度＞ $15 \times 10^6$/mL，是用涂片法制备进行仔细的光学显微镜检查后确定的[5]。通常，利用网格模式内的计数池对至少 200 个精子进行计数以进行准确评估。然后计算浓度并报告。Alvarez 等证明与其他精子参数（数量、形态、运动性和体积）相比，精子浓度具有最高的观察者自身的误差[16]。少精子症定义为精子浓度＜ $15 \times 10^6$/mL，但在做出此诊断之前，应排除收集不完整或禁欲期短的情况。无精子症是指在 2 次相距 2 周以上的独立精液样本检查、离心沉淀后未发现精子。EDO、射精功能障碍和精子发生异常是无精子症的潜在原因。

最近，研究表明，与单纯的浓度、活动率和体积相比，总活动精子数（体积 × 浓度 × 运动性）更能预测不育[17, 18]。与精液参数正常的不育男性相比，活动精子总数（TMSC）少于 $1 \times 10^6$ 的男性的自然妊娠率降低了 83%，而 TMSC（10~20）$\times 10^6$ 的男性的自然妊娠率降低了 55%[18]。出乎意料的是，在 TMSC（0~1）$\times 10^6$ 的男性中，有 23% 能够在 3 年内自然怀孕，这进一步凸显了精液分析的预测和诊断局限性[18]。最新研究表明，与世界卫生组织的标准相比，TMSC 比精子总数更能预测胞浆内单精子在注射术（ICSI）的结果[19]。在临床上，TMSC 在为夫妇提供包括辅助生殖技术在内的适当治疗方案的咨询时，有助于决策。

计算机辅助精液分析（CASA）是一种确定精子参数的自动化方法，与手动精液分析相比具有许多优势。具体而言，可以由 CASA 更精确地测量操作员手动评估的基本参数（浓度、运动性和形态）。CASA 还提供有用的运动信息。然而，CASA 系统还面临其他挑战，如昂贵的设备、更复杂的程序以及低浓度精子的性能较差[20]。

## 七、活力与活动率

精子活力是通过评估精子的运动轨迹来确定的，并且是精子功能的关键指标。液化后应立即进行分析，以避免温度变化和脱水。WHO 认为正常的活动率＞ 40%，并取决于精子穿过附睾并发育成熟的能力[5]。活动率＜ 5%~10% 可归因于生殖道的超微结构缺陷。由于实验室技术人员的高度可变性和不准确性，以前使用的 WHO 将活力分为快和慢的分类已不再受欢迎。目前，活力简单地分为：①前向运动；②非前向运动；③不运动或静止的运动[6]。

弱精子症（精子活动率＜ 40%）也可能是由于标本采集不良，可能接触过橡胶套、润滑剂或杀精剂所致。散在的凝集性精子团通常不在考虑范围。但是，出现时间超过 10%~15% 的精子凝结与抗精子抗体（ASA）有关。ASA 可能会损害精子的活力，并引发异常的“摆动模式”，从而阻碍精子通过宫颈黏液的转运。长期禁欲、感染、部分 EDO、超微结构缺陷和精索静脉曲张被认为是少精子症的潜在原因[12, 16]。

## 八、形态

随着时间的流逝，精子形态的分类发生了重大变化，这引起了争议。正常形态参考值已从 WHO 第 1 版的≥ 80.5% 转变为 WHO 第 5 版的≥ 4%[5, 21]。更严格的方法以及技术人员培训中缺乏标准化可能是导致这些变化的原因[21, 22]。为了对形态进行适当的分类，应该定期对精子进行固定、风干和染色的精液涂片检查。世卫组织批准了 Shorr、Papanicolaou 或 Diff-Quik 涂片染色。仅这一过程就牵涉到形态外观[23, 24]。正常精子通常由光滑的椭圆形头部组成，顶体区域明显覆盖精子头部的 40%~70%。

正常形态尺寸定义为精子头长 3~5 μm，宽 2~3 μm。此外，精子应该没有头部、中段或尾部缺陷[25]。以下为头部、中段或尾部缺陷定义：①头畸形包括小头或大头、锥形头、顶体缺失（圆头精子症）、不定型头以及双头或多头；②中段缺陷包括异常插入或无尾插入，中段变粗、变细，弯曲或拉长都是异常的；③尾巴缺陷包括卷曲（与渗透压有关）、多次弯曲、锐角弯曲、直角弯曲或断尾。

男性不育的精子形态，实验室评估报告为射精中存在的非典型形式的百分比，并根据 WHO 标准或克鲁格严格标准进行分类。世卫组织将畸形精子症定义为< 4% 正常形态。早期研究表明，形态学正常的精子最有可能在女性生殖道中领先并使卵子受精[26, 27]。最近的数据表明，异常形态不应阻止子宫内授精（IUI）或要求夫妇立即进行体外男性不育实验室评估：受精 / 胞浆内单精子注射（IVF/ICSI）[28–30]。美国泌尿科协会（AUA）建议不要利用严格形态学中孤立的异常情况来为夫妻提供治疗决定[31]。

### 九、凝集

显微镜检查可以识别精子凝集或聚集，其特征是精子相互黏附，没有其他细胞或碎片。精子凝集可能是抗精子抗体（ASA）的征兆。然而，如果有精子、细胞和碎片的聚集，很可能是凝集的结果。聚集体通常只由死精子组成，而 ASA 的凝集则由一定比例的活动精子组成。临床医生应该意识到，少量的凝集可能并不显著[6]。然而，当出现显著的凝集时，建议采用 ASA 检测和（或）精液培养的附加检测[12, 31]。

### 十、白细胞精子症

白细胞精子症定义为精液中白细胞> $1 \times 10^6$/mL，通常与特发性男性不育有关[32]。避免将未成熟的精子（精子和精母细胞，以圆细胞的形式出现）作为精液白细胞，这一点很重要。白细胞的主要来源是前列腺、精囊、输精管和附睾。它们不太可能由睾丸产生，继发于血睾屏障[33]。如果每个高倍镜视野（HPF）有> 5 个圆细胞，建议进一步研究。免疫细胞组化是金标准，但是由于成本和标准化单克隆抗体的困难，大多数实验室通常不进行免疫细胞组化。过氧化物酶染色或 Endtz 试验是可靠的替代方法，可正确识别白细胞并将其与未成熟的精子区分开[34]。

尽管白细胞精子症可以指示感染过程（男性附属腺体感染），但最近的研究确定白细胞可以在没有感染或免疫反应的情况下存在[35]。此外，白细胞精子症还涉及通过形成活性氧（ROS）负面影响精子功能[35, 36]。Sharma 及其同事发现，即使白细胞精子水平< $0.2 \times 10^6$/mL，ROS 水平也会增加，这表明低于 WHO 临界值的白细胞水平是有害的[37]。

Athayde 等研究表明，Endtz 检验正常的男性有 24% 的自然受孕机会，而白细胞精子水平低于 $10^6$/mL 的男性在 12 个月的随访中自然受孕率降低至 16%[38]。不幸的是，在许多男科实验室中，鉴定白细胞精子症不是标准操作，或者必须与基本精液分析分开。如果发现白细胞精子症，应进行尿常规和精液培养。目前用于治疗白细胞精子症的疗法包括抗炎药、抗氧化剂和抗组胺药。抗生素用于治疗并发的临床感染。

## 第四节　逆行或射精后尿液分析（PEUA）

有逆行射精（精液逆向进入膀胱）、收集不全、EDO、先天性双侧输精管缺如（CBAVD）、性腺功能减退或无排精的男性在精液分析中可能出现低容量射精。PEUA 是一种常规的实验室检查，用于区分逆行射精和上述情况。美国泌尿协会建议临床医生对射精量< 1.0 mL 且无 CBAVD 或性腺功能减退的患者实施 PEUA[31]。PEUA 是在至少 300g 离心约 10 min 后，在 400 倍的显微镜下评估。在被诊断为无精子症的患者中，在 PEUA 上发现任何精子都有逆行射精的迹象。然而，在低容量精子患者中，为了诊断逆行射精，应该在 PEUA 上确认“大量”精子。对于 PEUA 中精子的“显著数量”，专家们并没有达成一致意见。

## 第五节　活性氧（ROS）检测

越来越多的证据表明，ROS 水平升高在男性不育症的病因中起着独立的作用[39, 40]。ROS 是由白细胞和异常精子产生的，是代谢途径的天然副产物。实际上，需要少量的 ROS 来确保正常的精子生成、成功的获能和顶体反应[40, 41]。与抗氧化剂相比，ROS 含量过高可能会导致氧化应激（OS），这已被证实会损害精子的生成以及精子的动力学[41]。线粒体已被确定为精子 ROS 产生的重要组成部分，其主要是通过电子传输链中形成超氧化物来介导的[42]。氧化应激已显示出通过多种途径对精子的生理和功能产生负面影响：DNA 碎片率增加[43]，精子活力下降[44]和精子质量降低[45]。在 25%~80% 的不育男性中，精子 ROS 水平升高，但在可育人群中 ROS 水平显著降低，目前尚不清楚这种情况是否主要与不育具有相关性或因果关系[46, 47]。在临床上，对精子氧化应激的测量可以确定氧化应激与不育症有关的男性，并确定可以从抗氧化剂补充中受益的患者[46]。

ROS 检测的理想方法是有争议的，可能是因为实验室之间在参考值、设备和技术方面缺乏标准化。目前，有多种直接和间接的 ROS 检测方法用于确定精液 OS。然而，最可靠、最准确的方法是基于鲁米诺的化学发光法。这项技术准确地测量了细胞内和细胞外的 ROS。鲁米诺还能与各种形式的活性氧反应，包括过氧化氢、羟基自由基和超氧化物阴离子。需要足够的精液样本（$> 1 \times 10^6$/mL）进行这项测试，并在采集后 1 h 内进行分析。鲁米诺附着在自由基上，产生光信号，发光计将光信号转换为电信号。产生的自由基的数量是以相对光单位（RLU）/s/$10^6$ 来测量的。Agarwal 和他的同事[48]确定，在精液参数正常的健康对照组中，生理活性氧水平为 102.2 RLU/s/$10^6$。超过这个阈值的男性可以被认为是氧化应激阳性，应该给予适当的咨询。

实验室诊断的最新进展是男性不育氧化系统（MiOXSYS）。它允许通过氧化还原电位（ORP）轻松而准确地测量 ROS。ORP 或氧化还原平衡，测量各种生物样本中还原剂和氧化剂之间的动态平衡。几项研究已经验证了 MiOXSYS 在测量男性不育患者精液标本中 ORP 水平的重复性和可靠性[49, 50]。与标准的化学发光分析相比，MiOXSYS 有几个优点，包括易于使用，样品体积更小（30 μL 比 400 μL），以及更宽松的测量方案（样品生产后 120 min）[50]。

虽然 ROS 测量不被常规推荐用于男性不育的初步评估，但它在临床上是进一步评估精索静脉曲张、生活方式因素（如吸烟）和特发性不育患者的有用工具[12, 31]。

## 第六节　顶体反应检测

顶体反应是成功受精的重要步骤。顶体是一种改良的高尔基体，占精子头部的 40%~70%。顶体反应的主要功能是释放溶解酶类顶体酶和透明质酸酶来消化透明带，最终使精子与卵母细胞融合。许多实验室并不常规进行顶体反应试验，但当头部形态存在实质性不规则或反复体外受精失败时，可考虑进行顶体反应试验。顶体状态可以通过透射电子显微镜、光学显微镜、流式细胞术和荧光标记的凝集素的三重染色来检查 [51–55]。

## 第七节　抗精子抗体（ASA）检测

包括睾丸癌、睾丸扭转以及睾丸的外伤性或手术性破坏在内的许多泌尿系统疾病均可侵犯血睾屏障 [56]。血睾屏障的破坏可能使男性对 ASA 形式的精子产生免疫反应。ASA 被认为是影响妊娠率的重要因素，在不育男性中大约为 10%，而在可育男性中则为 2%[57, 58]。广泛的精子凝集是 ASA 的结果，它可以通过抑制宫颈黏液的精子渗透并阻止精子与卵母细胞融合而损害受精过程。ASA 的存在也显示精子浓度和活力较低 [12, 56]。

混合抗球蛋白反应（MAR）和免疫珠测试是用于检测 IgA 和 IgM 精子抗体的定性实验室测试。如果≥ 50% 的活动精子被抗体结合，则这些测试被认为是异常的 [5]。ASA 检测的临床效用各不相同，但对于孤立的弱精子症且正常浓度或精子凝集明显的男性，应考虑进行 ASA 检测 [12, 31]。

## 第八节　精子存活率检测

精子存活率试验或活力测定是一种实验室测试，可用于在低活动率（＜ 25%）的情况下识别活精子。在要用 IVF/ICSI 的低活力或不活动精子的精液标本中，有必要区分死精子（死精）和不动精子（静止精子）。通过评估在活精子中精子细胞膜的完整性来完成。世卫组织第 5 版存活率参考参数≥ 58%[5]。细胞膜完整性可以通过低渗膨胀试验（HOS 试验）和染色排除试验进行评估。

染色排除测试取决于抵抗特定染料吸收的活精子的完整细胞膜。伊红 Y 和苯胺黑是最常用的 2 种染料。苯胺黑特别有用，因为它会使背景变黑并为精子评估提供良好的对比度。如果死亡，伊红 Y 会使精子头染成红色或深粉红色。它将使活的精子头染成白色或浅粉红色。HOS 测试取决于在低渗溶液中活精子（完整细胞膜）膨胀的能力。由于 HOS 测试能够快速评估坏死性精子症而不损害活精子，因此比染色排除测试更受青睐 [31]。因此，用于 HOS 检查的精子仍可用于随后的 IVF/ICSI[58, 59]。

# 第九节 高级精液检测

## 一、精子 DNA 碎片化（SDF）

精子 DNA 完整性的评估已发展成为全面评估男性不育症的重要工具。精子 DNA 与鱼精蛋白结合并紧密包装，以防止在通过女性生殖道的运输过程中受到压力和破坏。DNA 损伤的原因可能是多因素的（如吸烟、吸毒、环境暴露、恶性肿瘤、化疗和精索静脉曲张）[60]。在大约 8% 的精液参数正常的不育男性中发现了 SDF 升高 [61]。精子 DNA 的完整性已通过影响受精能力、正常的胚胎发育、着床和妊娠而影响夫妻的生育能力 [62]。已经引入了几种精子 DNA 完整性检测方法来评估 SDF 的程度。通常，开发这些分析方法是为了帮助临床医生针对特定的临床情况实施早期有效的管理计划。这些情况包括复发性流产的夫妇，特发性不育、ART 失败和精索静脉曲张切除术的患者。表 3.3 总结了评估 SDF 的常用方法。

表 3.3 评估精子 DNA 损伤的方法

| 测定 | 测量 | 方法 |
|---|---|---|
| 精子染色质结构分析（SCSA） | 精子 DNA 对热或低 pH 变性的敏感性 | 基于流式细胞术的 |
| 末端转移酶介导的 dUTP 末端标记法（TUNEL） | 单链和双链 DNA 断裂 | 荧光显微镜或流式细胞术 |
| 单细胞凝胶电泳分析（彗星试验） | 单链和双链 DNA 断裂改变的碱基 | 客观定量的荧光显微镜 |
| 精子染色质扩散（SCD） | 没有精子 DNA 损伤光晕 | 基于流式细胞术的 |

## 二、精子染色质结构分析（SCSA）

SCSA 基于热或酸会使染色质结构异常的精子变性的原理。具体而言，SCSA 是使用流式细胞术对精子 DNA 对酸或热变性的敏感性的量度 [63]。使用流式细胞仪测量从绿色到红色荧光的变色转变。具有红色荧光（红色 - 红色 + 绿色荧光）的精子百分比表示为 DNA 碎片指数（DFI）。DFI 的临床阈值< 30%。DFI > 30% 的夫妇自然性交和 ART 治疗的受孕率较低。这是一种非常敏感的测定方法，据报道是检测暴露于环境有毒物质的男性中剂量反应关系的极佳工具 [64]。SCSA 可以快速评估超过 10000 个细胞，并具有标准化的协议，从而最大程度地减少了实验室间的差异。主要缺点是昂贵的仪器（流式细胞仪）和熟练的技术人员。

## 三、末端转移酶介导的 dUTP 末端标记法（TUNEL）

TUNEL 分析通过将荧光核苷酸掺入损伤位点来鉴定 DNA 的“缺口”或自由端 [65]。单链和双链 DNA 损伤可通过荧光显微镜或流式细胞术检测。TUNEL 测定法的优点包括经验证的可靠性、准确性和易用性，且实验室间差异低 [66]。此外，通过利用 SDF 的 16.8% 阈值，TUNEL 测定既具有高度的特异性，又具有较高的阳性预测值，将有助于其临床应用 [67]。

## 四、单细胞凝胶电泳分析（彗星试验）

彗星试验提供了一种客观定量的检测每个精子 DNA 损伤程度的方法 [68]。彗星试验不仅能够检测单链和双链断裂，而且还能检测无碱基位点。精子在高 pH 下进行电泳，在荧光显微镜下观察到的结构类似于彗星。DNA 断裂的数量由彗尾相对于头部的强度来量化。该测定法的优点是仅需 5000 个精子即可评估 SDF，在严重少精子症的情况下特别有用[69]。

## 五、精子染色质扩散（SCD）

SCD 测试或 Halosperm 测试的独特之处在于它可以衡量是否存在 SDF。SCD 测试产生的精子核仁具有中央核和分散的 DNA 环的外围光晕。具有 DNA 完整性的精子将表现出特征性的光晕，但是具有 DNA 完整性受损的精子在荧光显微镜下将产生非常小的光晕或没有光晕。尽管 SCD 测试易于使用，但实验室间的高度差异已阻碍了广泛的标准化使用[12]。

## 六、内分泌评估

约有 3% 的不育男性会因荷尔蒙失调而导致内分泌失调[70]。2011 年 AUA 建议对精液分析异常（精子浓度$< 10 \times 10^6$/mL）、性功能减弱、睾丸小而硬或男性特征改变的男性，进行内分泌学评估。下丘脑分泌促性腺激素释放激素（GnRH），该激素穿过垂体门脉系统到达垂体前叶并刺激 FSH 和 LH 的释放。这些促性腺激素以搏动的方式在睾丸上发挥作用。在正常情况下，LH 刺激睾丸间质细胞产生睾酮。睾酮通过抑制 GnRH 释放向下丘脑提供负反馈。FSH 刺激睾丸支持细胞促进精子发生并分泌抑制素 B 和激活素。抑制素 B 通过抑制垂体前叶释放 FSH 而引起负反馈，而激活素则刺激垂体前叶释放 FSH。这些激素之间的关系可以帮助确定低生育力的根本原因。

至少，最初的内分泌学检查应该包括测量血清卵泡刺激素（FSH）和血清睾酮（T）水平。建议早晨采集血液进行激素测试，因为睾丸激素水平在一天中都有正常的生理下降。如果睾酮水平较低，则应重复测量总睾酮和游离睾酮。此外，还建议测定血清催乳素（PRL）和黄体生成素（LH）。

虽然正常的血清 FSH 水平不能保证活跃的精子发生，但较高或“高临界值”的 FSH 水平表示精子发生异常，例如高促性腺素性腺功能减退症（原发性睾丸功能衰竭）。原发性睾丸衰竭的原因包括克氏综合征、Noonan 综合征和睾丸功能不全（即隐睾症、睾丸萎缩或睾丸扭转）。梗阻性无精子症通常表现为正常的睾酮水平和 FSH/LH 水平。当血清睾酮水平低而促性腺激素水平也低或“不适当地正常”时，低促性腺素性腺功能减退症（继发性睾丸衰竭）可能是原因。催乳素水平升高、使用阿片类药物、垂体 / 下丘脑损害或遗传状况（即卡尔曼综合征）与低促性腺素性腺功能低下有关。如果诊断为低促性腺素性腺功能减退症或症状提示垂体瘤，则应检测血清催乳素。由于明显的生理变异性，如果最初异常，应重复血清催乳素水平测定。血清催乳激素的轻微升高（$< 50$ ng/mL）可能与压力、肾脏疾病、某些药物或自然特发性疾病有关。但是，如果血清催乳素异常升高，则应进行磁共振成像（MRI）以评估垂体瘤。肥胖男性的荷尔蒙芳香酶活性增强，这种酶是在脂肪中发现的一种将睾酮转化为雌激素的酶。雌激素过多与性欲减退、男性勃起功能障碍和性腺功能减退有关。肥胖不育的男性或有暗示雌激素过多症状的男性应进行雌激素评估。

## 七、基因评估

基因检测是男性不育评估的重要组成部分。它提供了必要的信息来确定不孕症的原因，确定临床上有意义的医学并存情况，并评估某些生育治疗方案（显微取精或精索静脉曲张结扎术）成功的可能性。此外，它还允许临床医生就遗传疾病传染给未来后代的潜在风险向伴侣提供咨询。男性不育最常见的遗传原因是囊性纤维化跨膜传导调节因子（CFTR）基因突变、Y 染色体微缺失和染色体异常。CFTR 基因位于 7 号染色体上，与囊性纤维化（CF）、CBAVD 和单侧输精管缺如相关。几乎所有的 CF 男性都有 CFTR 突变和 CBAVD。然而，目前并不是所有的 CFTR 突变都被检测到，最好假设患有 CBAVD 的男性有 CFTR 突变，并且可能是 CF 的携带者。因此，在进行 ART 治疗之前，必须评估女性伴侣的 CFTR 携带者情况。

染色体核型评估和 Y 染色体微缺失是遗传测试的常用手段，用于评估患有严重少精子症（$< 5 \times 10^6$/mL）或非梗阻性无精子症（NOA）的患者。在大约 7% 的不育男性中存在数量或结构性染色体异常，并且不育程度与染色体异常的存在呈负相关（表 3.4）。克氏综合征是不育男性中最常见的染色体异常，占不育检查中染色体异常的 60% 以上。应该向夫妇提供有关父亲可能遗传染色体异常的建议，因为它可能导致流产、先天缺陷和其他遗传综合征。

**表 3.4　不育男性的核型异常发生频率**

| 无精子症 | 少精子症 | 正常 | 所有男性不育症患者 |
| --- | --- | --- | --- |
| 10%~15% | 5% | < 1% | 7% |

在 10%~15% 患有严重少精子症或 NOA 的男性中发现了 Y 染色体微缺失[71, 72]。通常，微缺失发生在 Y 染色体长臂（正常精子发生所需的几个基因的位点）上的 AZF 区（AZFa、AZFb 和 AZFc 中）。Y 染色体内的缺失不一定会导致不育，但是 AZFa 或 AZFb 缺失，精子生成很少成功。而患有单个 AZFc 缺失的患者精子生成率高达 80%。尚不清楚是否与 Y 染色体微缺失有关的任何医疗状况，但所有男性后代都会出现遗传异常，因此建议进行适当的遗传咨询。

### 八、结论

对男性不育的实验室评估远远超出了基本的精液分析。临床医生的任务是识别和治疗可能提高男性生育能力的可逆性疾病，甚至可能检测到有害的潜在疾病。生育能力评估必须辅之以全面的病史和体格检查，了解导致男性不育的遗传和内分泌状况。精子功能测试的进展已经被开发出来，为夫妇提供更早和更个性化的治疗[73, 74]。蛋白质组学领域正在进行的研究将继续帮助开发更成功的治疗方案，并为经历不孕不育的夫妇提供更多的帮助。

## 第十节　审查标准

我们在 Google Scholar、PubMed、Medline、Clinical Key 和 Science Direct 上广泛搜索了关于精液分析、男性不育、高级精子检测、激素和基因评估的文章。我们从 2018 年 9 月开始文献检索，到 2018 年 11 月完成。在我们的搜索中使用了以下关键词：“精液分析”“精子 DNA 碎裂”“氧化应激”“世卫组织手册”“TUNEL”“氧化还原潜力”“计算机辅助精液分析”。我们只审阅了英文文章。表格是在 Microsoft Excel 的帮助下创建的。

（Neel Parekh 和 Ashok Agarwal 著；洪志明 译）

4

# 第四章　影像学检查在男性不育症治疗中的应用

**要点：**

- 睾丸磁共振波谱在评估生精功能正常和精子生成显著减少的睾丸之间的代谢完整性和分化方面很有前景，需要进一步的临床研究来评估其全面的诊断和治疗能力。
- 显微外科技术仍然是精索静脉曲张结扎术的金标准，但术中配合使用的多普勒应被认真考虑作为一种改善手术结果和安全性的工具。
- 对于表现为无精子症和继发睾丸损害的患者，特别是那些有单一睾丸和双侧肿瘤的患者，可以考虑保留器官的显微外科切除加睾丸显微取精术和组织冷冻保存。
- 对于睾丸微石症，如果伴有其他潜在的癌前特征，建议每年进行超声随访。具有睾丸发育不全综合征特征的患者，如不育症，可能有更高发生生精小管内生殖细胞肿瘤的风险。

## 第一节　介　绍

不孕不育影响了约15%的育龄期夫妇，而男性不育因素几乎占了其中一半。辅助生殖技术（ART）越来越多地被用于治疗多种精子缺陷，由于其有效性，一些人建议把它作为所有因素引起的男性不育症的治疗方法，而不考虑病因。虽然这些技术的使用可能会使不孕夫妇迅速怀孕，但高成本、潜在的安全问题以及对侵入性治疗给健康女性带来的不必要的负担的担忧等因素严重拖累了这一治疗的选择。成像诊断技术可以作为完整的男性生育能力评估的一部分。生殖治疗只有在完成彻底的评估之后才能开始，该评估始于详细的病史和体检。由于新的影像学手段的引入和提升，临床检查可以获得可靠的辅助手段来诊断各种男性不育原因，包括精索静脉曲张、附睾梗阻、睾丸微石症（TM）、精囊发育不全（SV）和射精障碍。影像学在评价少精子症或无精子症患者中起着关键作用。它可以检测到可纠正的异常，这可以引导成功的受孕。它还可以在不孕症评估过程中发现潜在的危及生命的疾病，如睾丸肿瘤。本章的目的是为读者提供一个全面评估男性伴侣和新兴技术的基础，这些技术可以改善男性不育的可逆性原因的治疗。

# 第二节　睾丸组织成像技术在引导取精中的应用

## 一、多普勒双向血流成像

睾丸活检是一种对可能患有非梗阻性无精子症（NOA）的男性进行的手术，有时也适用于曾行输精管结扎术的男性（不想复通的人）和脊髓损伤的男性（电促射精或振动射精失败）。最近的研究表明，在睾丸内血液供应良好的区域很可能发现活动的精子生成。Nowroozi 等人[1]还对 130 名无精子症［非梗阻性无精子症（NOA）和梗阻性无精子症（OA）］患者进行了前瞻性研究。OA 患者有输精管结扎史、输精管吻合术或附睾吻合术失败史（21/24 例），4 例因尿路感染复发而梗阻，1 例先天性双侧输精管缺如，1 例前列腺囊肿手术治疗失败。所有患者术前均行彩色多普勒超声检查，记录血管位置和数目，记录睾丸动脉阻力指数（RI）。睾丸实质定位于上、中、下段，根据多普勒可见血管：1 级无可见血管，2 级 1~3 条可见血管，3 级 3 条以上可见血管。所有 OA 患者均获成功的细针穿刺。NOA 患者中仅 4 例抽吸成功，均为 3 级灌注成像。对所有其他 NOA 患者进行睾丸显微取精。OA 患者睾丸内灌注明显高于 NOA，多普勒可见血管与取精成功率相关。在 3 级睾丸灌注的患者中，60% 的患者需要少于 3 次活检，而 82% 的 1 级灌注患者需要 3 次以上的活检，差异有统计学意义。通过 ROC 曲线分析，FSH 或睾丸动脉 RI 没有可接受的临界值，不能用这些孤立的参数区分 NOA 或 OA。多普勒引导下的取精适合于提高 NOA 患者的成功率和减少所需的活检次数。睾丸活检时用手持式多普勒相移血流图评估，似乎更有希望检测到精子发生的区域。然而，现在对更多患者的进一步数据分析表明，预测值并不像我们最初预期的那样高，所以在这方面还需要做更多的工作，才能就这项技术的应用做出结论。

## 二、MRI 波谱成像

特发性少精子症或无精子症患者，尤其是血清促性腺激素正常和体检正常的患者，其 MRI 波谱成像总是呈现出诊断上的两难境地。这 2 种情况都可以代表管道阻塞或睾丸功能衰竭，但它们的预后完全不同。目前评估睾丸功能的方法不够直接，主要通过精液参数和激素分析。组织学分析，包括通过组织活检或手术探查获得标本，可以直接评估睾丸组织。但由于睾丸功能可能受到损害，且具有侵入性，因此不能广泛应用于临床。Eliveld 等人[2]最近进行了一项关于 TESE 引起的性腺功能减退的 15 项研究的荟萃分析。作者强调了总睾酮的下降虽然是暂时的，但却是显著的。患者通常在 18~26 个月内恢复到基线水平。不幸的是，就性腺功能减退症状而言，可用的数据有限。然而，睾丸组织的异质性也限制了广泛的活检诊断指征，因为随机的组织样本可能不能反映全部实质。在接下来的程序中获取精子的可能性可能只是估计的。理想情况下，体内睾丸功能的非侵入性技术可以在不造成手术不便的情况下进行更好的评估，并有可能指导治疗[3]。超声是最初用于评估睾丸的放射学方法。然而，磁共振成像（MRI）可用性的提高使得这种非侵入性诊断工具能够进一步评估睾丸功能。这项技术已经在许多关于睾丸的实验研究中使用[3, 4]。在人体上，很少有磁共振波谱（MRS）的报道。一份报告描述了它在睾丸非霍奇金淋巴瘤患者身上的应用，以监测对辐射的反应[5]，另一份报告揭示了睾丸原位癌患者的活体组织特征[6]。同时，在正常健康睾丸和表现为少精子症或无精子症（完全没有精子生成）

的精子生成率显著降低的睾丸之间也进行了区分 [7, 8]。MRI 波谱成像是一种非侵入性的技术，可以根据脂质和胆碱水平峰值比率的不同从活组织中获取代谢信息 [9]。这些代谢物可用于评估生育状态和研究缺血再灌注损伤。最近，在活体中，使用模拟回声采集模式测量的氢磁共振波谱以较短的回声时间进行，改善了对低分子代谢物（包括谷氨酸、胆碱、肌酐和甘氨酸）信号的检测，不仅在正常状态下，而且在缺血等疾病条件下也是如此 [10]。除了这些代谢物外，在缺血的睾丸中还可以观察到乳酸信号。氢谱中乳酸信号的存在可以用来区分正常和缺血睾丸 [10]。最近的其他研究描述了 MRS 用于精子生成的鉴定。Aaronson 等人 [11] 在有生育能力的患者中，观察到唯支持细胞的患者样本中的磷酸胆碱浓度显著降低。磷酸胆碱参与了膜的合成，可能是细胞增殖活跃的标志。Storey 等人 [12] 进行了一项 3T 质子磁共振波谱（$^{1}$H-MRS）定量的研究，以比较不育男性和有生育能力的对照组的睾丸代谢物浓度。与以前的研究一致，波谱中最突出的谱峰是胆碱类化合物。研究人员还观察到较低浓度的肌酸和肌醇。肌酸和磷酸肌酸参与细胞能量代谢，这在精子等高能量要求的细胞中至关重要。肌醇与精子活力有关。队列的异质性和大小限制了在适当验证之前的直接临床应用。然而，它代表着向非侵入性技术的潜在转变。代谢物浓度较高的患者将是手术取精的最佳人选。磁共振波谱是评估睾丸代谢完整性和区分正常睾丸与精子发生明显减少的睾丸的灵敏工具。在表现为非梗阻性无精子症的男性睾丸取精过程中，MRS 可以通过更好地识别孤立的生精病灶来提高取精率。睾丸磁共振波谱可能是一种很有潜力的新方法，值得进一步的临床研究来评估其诊断和治疗能力。

### 三、精索静脉曲张手术中的睾丸动脉标测

目前的数据支持在对照研究中，精索静脉曲张结扎术在选定的纳入的患者中确实具有逆转精索静脉曲张对睾丸功能的有害影响进而改善精液参数的有益效果 [13]。各种开放性外科技术已经被用来修复这种情况，包括腹膜后、腹股沟和腹股沟下。最近，开放的腹股沟或腹股沟下精索静脉曲张切除术被证明比传统的不育男性精索静脉曲张切除术具有更高的自然妊娠率、更少的复发和术后并发症 [14]。腹股沟下入路的原理与腹股沟入路相同，但通过腹股沟外侧下方的切口进行，不需要切开外斜肌的腱膜，术后疼痛较少。显微外科腹股沟下精索静脉曲张切除术是大多数专家首选的手术方式。一方面，使用手术显微镜可以保留睾丸动脉和淋巴管，从而降低术后复发率和鞘膜积液 [15]；另一方面，腹股沟下的精索有更多的精索内静脉，遇到多条精索动脉的可能性增加 [16]。以前的研究报道，在腹股沟下的显微手术精索切除术中，大约 40% 的精索中发现了多条精索动脉 [16, 17]。对精索主动脉的识别可以通过明确的搏动和（或）有顺行、脉搏搏动、轻微抬高的血流和血管部分闭塞的证据来确认。然而，细小的二级动脉的识别并不总是显而易见的，在这一点上已经使用了与 9.3 MHz VTI 手术多普勒超声相连的术中无菌探头和一次性探头流量检测器（美国血管技术公司）[18]。因此，无意间未被识别的小精索内动脉结扎可能比报道的更常见 [19]。以下一些原因可以解释损害是如何发生的。首先，动脉的直径可能很小，很难识别脉动。其次，在解剖过程中对血管的剧烈操作可能会导致痉挛，使识别动脉搏动变得困难。第三，动脉往往非常接近或埋在复杂的静脉分支下 [19]。在所有这些情况下，使用血管多普勒可能有助于保存动脉分支（图 4.1）。尽管在精索静脉曲张手术中保留所有睾丸动脉分支的必要性没有达成一致 [20, 21]，但在某些情况下，不这样做可能导致精液参数改善不佳 [22]。最近的一项研究表明，在腹股沟下精索静脉曲张切除术中同时使用血管多普勒可以识别更多的动脉分支，因

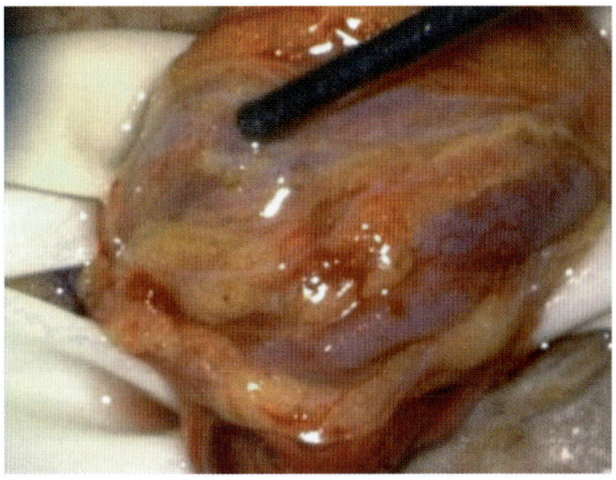

**图 4.1** 精索静脉曲张结扎术中使用血管多普勒探头保留所有睾丸动脉支

此可以保留[23]。使用多普勒血管装置和不使用多普勒血管装置的手术资料显示，精索中发现单支动脉分别为 45.5% 和 69.5%，发现 2 支动脉的分别为 43.5% 和 28.5%，发现 3 支或 3 支以上动脉的分别为 11% 和 2%。此外，作者报告说，当使用多普勒时，精索内静脉结扎的数量更多。使用腹股沟下入路时，术中多普勒的使用使外科医生在解剖动脉周围致密的粘连静脉复合体时更有信心，95% 的病例使用腹股沟下入路[16]。意外的动脉结扎记录为结扎的血管残端在放大情况下搏动性抽搐，在应用多普勒时较少见[23]。这些发现的临床意义可以由最近的研究支持，研究表明结扎静脉的总数与总精子活动率和精子浓度的改善显著正相关[24, 25]。这些结果表明，结扎更多的静脉应该会减少返流，这反过来会减少对精子生成的伤害。最近，郭等人[26]进行了一项前瞻性随机研究，比较了使用和不使用多普勒超声的腹股沟下显微精索静脉曲张切除术的结果。严格选择 172 例患者，随机分为 2 组，即单纯显微精索静脉曲张切除术和术中血管多普勒超声辅助显微精索静脉曲张切除术，每组指定一名外科医生。手术在同一家医院进行，使用相同的技术，由接受过显微外科和男性不育症培训的外科医生进行。2 组的不同之处仅在于术中多普勒组在结扎前系统地使用多普勒来识别所有血管。多普勒辅助组手术中结扎的精索内静脉数和保留的精索 内动脉数均有统计学意义上的增加。作者将手术时间的缩短归因于术中多普勒对血管的快速准确识别。未见睾丸萎缩。结果显示，从随访的第 3 个月开始，精液参数有所改善，并在 6 个月和 12 个月时持续存在，多普勒辅助组的精子活动率明显高于对照组。可能由于样本量的限制，研究中比较的 2 组受孕率没有差异。

## 第三节 不育患者睾丸病变的处理

### 一、保留器官的显微外科手术切除不育患者的睾丸肿瘤

过去 20 年来，流行病学研究关注到睾丸癌发病率在全球范围内可能增加，特别是在工业化的发达国家[27]。这种睾丸病变发病率增加的可能解释之一是超声作为筛查方法广泛应用于医疗实践的所有领域，包括泌尿外科的阴囊超声检查[28, 29]。

在出现双侧肿瘤（图 4.2）或单侧睾丸肿瘤的患者中，金标准的程序是进行根治性睾丸切除术，这会导致永久性不育，终身依赖雄激素替代疗法，以及年轻时出现阉割的心理问题[30]。因此，据报道，

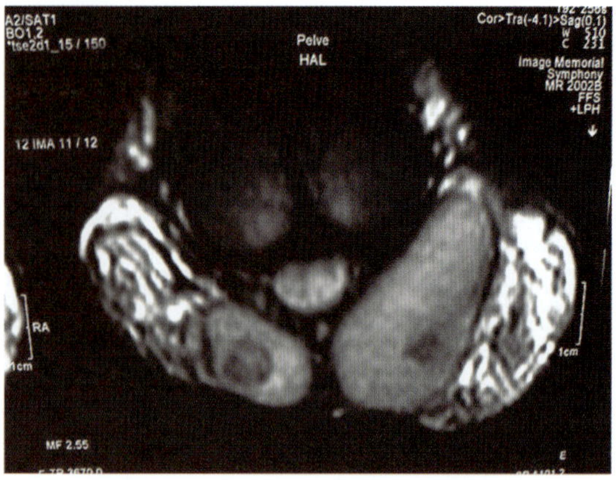


**图 4.2** 磁共振显示双侧睾丸实质病变

在纳入的患者中，保留器官的手术是一种安全的手术，特别是对于希望保留生育能力的不育男性[31–33]。德国睾丸癌研究小组制定了睾丸肿瘤保留器官手术指南，包括精索夹闭期间的冷缺血、限制未浸润睾丸网的小于 20 mm 的器官受限性肿瘤的手术，对肿瘤组织进行多次活检，以及应用辅助局部放射治疗以根除原位癌和避免局部复发[33]。睾丸生殖细胞肿瘤（TGCTs）是育龄期最常见的恶性肿瘤[34, 35]。然而，由于在男科调查期间进行的阴囊超声检查中诊断出的标记为阴性的偶发睾丸不可触及病变大多显示为组织学的良性病变，因此手术方法必须对睾丸实质尽可能保留[36]。在这种情况下，最重要的一步是确认由经验丰富的病理学家进行的冷冻切片分析是评估小的睾丸偶发肿瘤的一种有用的方法[37]。在切除睾丸肿块的过程中，通过冰冻切片分析所获得的高度的肿瘤学效率支持了器官保留入路，从而减少了术中面临困难时决定的机会[38]。

由于显微外科技术的进步，部分睾丸切除术被指定为不育男性的一线治疗方法，即使是对不可触及的小睾丸病变也是如此[31, 39, 40]。此外，表现为无精子症和偶发性睾丸病变的不育患者现在有机会成为自己的基因后代的父亲[37]。器官保留手术、TESE 显微解剖、冷冻保存和辅助生殖技术相结合，是保存生育能力的有力工具，即使对于无精子症男性也是如此[41]。Hallak 等人对整个过程进行了细致的描述，内容如下[39]：在手术过程中，睾丸可以通过腹股沟切口分离出来，考虑到肿瘤手术的原则，以避免任何潜在的肿瘤细胞溢出。必须小心地将输精管与精索隔离，并用精索上放置的精细血管夹中断血液循环（图 4.3）。块状冰块可用于防止热缺血，远离肿瘤部位插入的温度探头可将温度控制在 12~15℃（图 4.4 和 4.5）。15 MHz 的线性超声换能器引导术中实时将 30cm 长的立体定位钩状针（导向标记系统，日本东京 Hakko）放置在肿瘤附近，以指导显微手术切除（图 4.6 和 4.7）。使用外科手术显微镜，肿瘤可以与邻近的实质组织一起被轻轻地解剖和切除（图 4.8）。必须进行冰冻切片检查，如果证实是恶性的，则必须对肿瘤腔边缘和剩余的实质进行活检，以确保没有残留肿瘤。根据 Schlegel[41] 的报告，在送活组织做冰冻切片后，必须仔细地对睾丸实质进行显微解剖，以确定有功能的生精小管。在切除了特定的大而不透明的小管后，80% 的病例可以取出存活的精子进行超低温保存[39]。这项手术综合了在男性不育领域积累的现代技术，结合了睾丸血管解剖学、肿瘤学、显微外科、器官保存、组织准备和精子冷冻保存方面的知识。

最近，De Stefani 等人[42] 提出对 20 例睾丸小肿块行显微手术的患者进行回顾性分析。作者报告了使用类似的技术获取不育症精子的过程，如前所述，也使用引导针进行肿瘤识别和冰冻切片检查。使用不育症患者的睾丸，研究人员能够保留睾丸实质，并避免触及血管增多的区域。术中超声用于较小的病灶，即使有显微增强也难以定位。没有发现术后临床性腺功能减退症，尽管这一系列是回顾性的。作者强调一个有经验的病理学家和一个相对大容量的中心对于足够的手术入路的重要性。

利用冷冻保存的睾丸精子进行卵胞浆内单精子注射（ICSI）的可能性使不育的无精子症男性有机

会拥有自己的基因后代[43]。正如之前强调的那样，这种方法只适合那些在患者要求保留生育力的前提下治疗睾丸癌有着丰富临床经验的医疗中心，这一点非常重要。

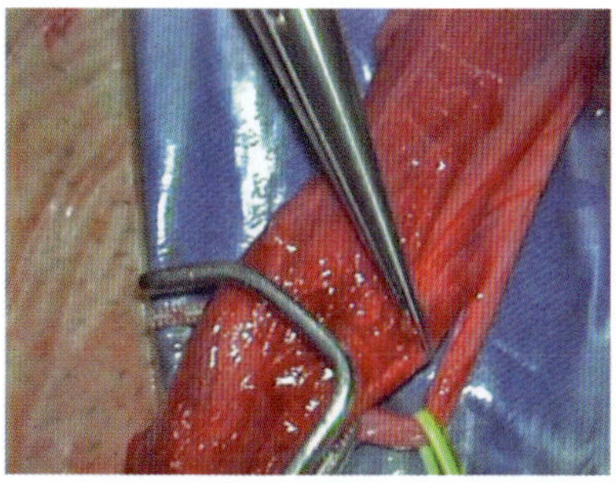

**图 4.3**　输精管仔细分离后，精索上放置的微细血管夹中断了血液循环

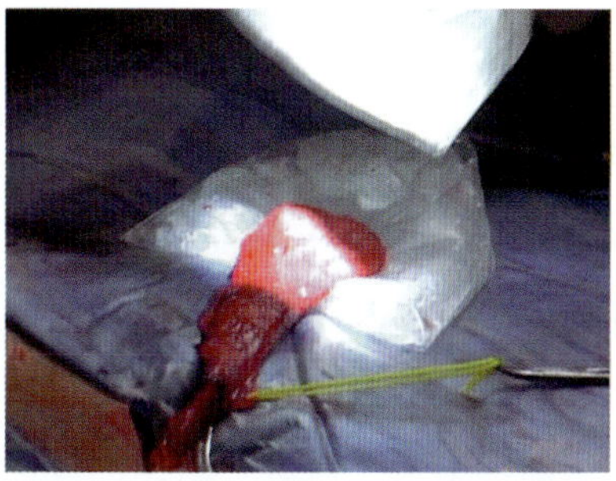

**图 4.4**　块状冰包裹睾丸，从而防止热缺血

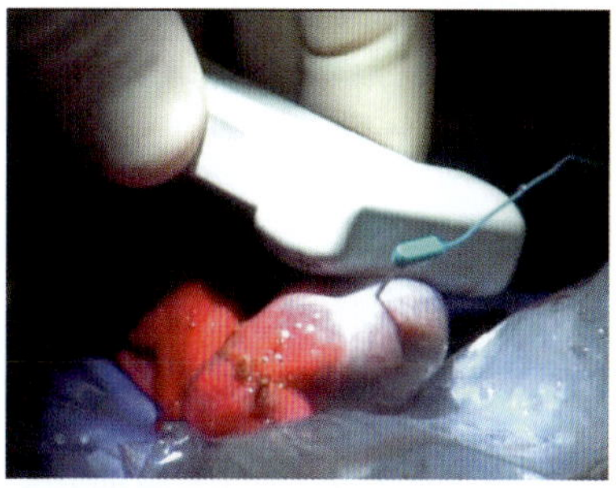

**图 4.5**　在远离肿瘤位置的睾丸上极插入温度探头

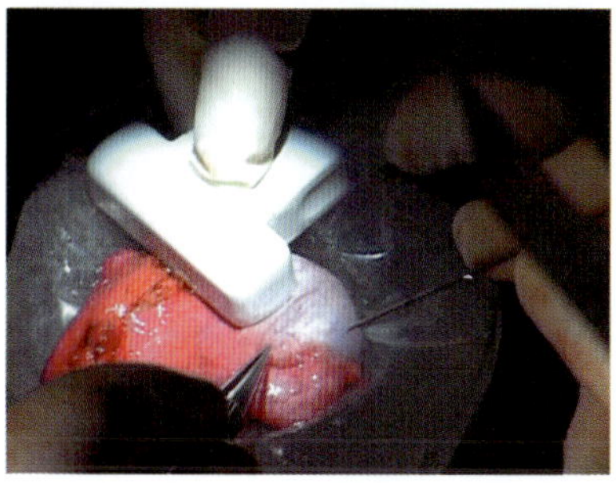

**图 4.6**　15MHz 线性超声探头引导术中立体定位钩形针在结节附近的实时放置。一种 30 号的立体定位钩状针，允许钩子完全包含在针腔内并穿过针腔。因此，导入针可以在接合钩子之前最佳地定位。钩被弹出并从针尖释放，重塑到钩上，并锚定在肿瘤附近的组织中

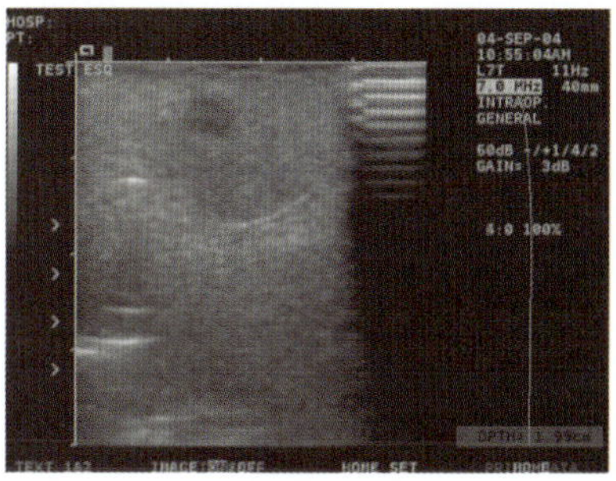

**图 4.7**　术中超声图像显示不可触及的睾丸内低回声病变以指导实时置针

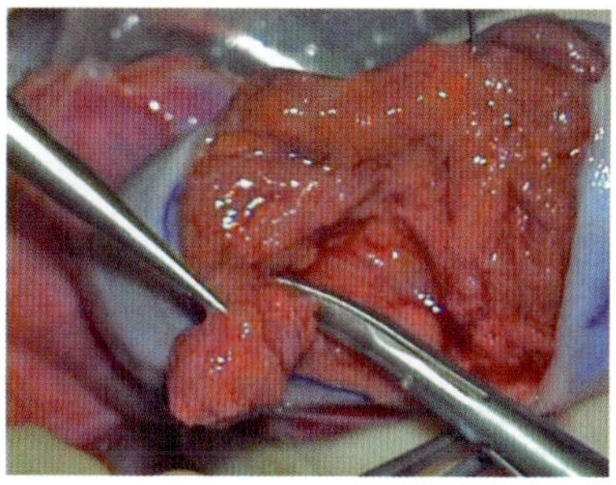

**图 4.8**　用手术显微镜在无血管区切开白膜后，解剖睾丸小叶和动脉。随着针头的钝性解剖仔细地分离生精小管，直到发现使用显微仪器切除的病变，在结节周围留下 2~3 mm 的边界作为安全边缘

## 二、睾丸微石症

睾丸微石症（TM）以睾丸精曲小管内钙化形成为特征，具体病因尚不明确。阴囊超声检查有临床指征的成年男性中有 0.6% 检测到 TM[44]。最近，微石症虽然不常见，但已被认为是睾丸发育不全综合征的一个特征。这个定义不清的实体是基于胎儿发育过程中睾丸发育不全的假设[45]。一系列睾丸和男性生殖问题可能出现或与微石症相关，如克氏综合征、隐睾、精索静脉曲张、睾丸萎缩、睾丸扭转、睾丸肿瘤和不育[46-49]。小结石与这些实体中的任何一个的关联强度一直很难准确确定。在不育症方面，微石症影响精子生成的确切机制尚不清楚[49]。阴囊超声具有诊断性，通常有小的回声灶（1~3 mm）。TM 的临床意义是有争议的，因为文献中存在不一致之处。因此，对于睾丸微石症患者后续监测的适当间隔和持续时间，或者即使与 TM 和癌症有明确的关联，也有相互矛盾的建议[50]。然而，人们普遍认为，具有微结石和睾丸发育不全综合征特征的患者，如不育症，可能有更高的风险患上未分型的小管内生殖细胞肿瘤（ITGCNU）[45]。因此，此时的随访应该更多地基于发生睾丸癌的危险因素，而不是 TM 的存在[46]。Casteren 等人建议在至少有一个附加睾丸生殖细胞肿瘤危险因素的特定患者群体中进行睾丸活检[51]。这将是睾丸生殖细胞肿瘤（TGCT）风险特别高的患者的情况：性

腺发育不全和隐睾。对于这些患者，在 18 岁时进行早期活检将有利于早期诊断 [45]。最后，没有确凿的证据表明 TM 本身会导致不孕。精液功能下降可能不是由 TM 直接引起的，而是由于潜在的睾丸异常或相关的条件，如隐睾 [52]。

## 三、精囊和射精管成像

精囊和输精管是重要和必要的泌尿生殖器官。在胚胎学上，它们与肾脏和输尿管有着密切的关系。虽然发育不全和发育不良都很少见，但单侧精囊和输精管发育不全以及精囊囊肿可能与单侧肾发育不全有关，双侧精囊发育不全可能与囊性纤维化的诊断有关。一方面，先天性双侧输精管发育不全通常与精囊发育不全有关；另一方面，射精管阻塞（EDO）通常与扩张的精囊有关 [53]。

超声、计算机断层扫描和磁共振都是用来评估这些结构的成像方式。这些结构的胚胎学和解剖学知识对于正确的解释是必不可少的 [54]。MRI 的优点是可以显示输精管的腹内段。T1 和 T2 中的低强度的管状结构可以从内环追踪到射精管区域，在那里可以检测到一小部分腔内液体 [55]。精囊在 T1 加权像上呈低信号，在 T2 加权像上呈高信号，为细长结构，间隔薄，充满液体。除了识别精囊的存在和解剖外，MRI 还有助于识别其他实体，如先天性获得性囊肿（缪勒氏囊肿、副正中前列腺 Wolffian 囊肿）、膀胱炎以及原发性和继发性肿瘤 [54]。

Chen 等人 [56] 对 30 例同时行 TRUS 和 MRI 检查的精囊发育不全或精囊缺如的患者进行前瞻性研究，2 种影像学检查均诊断出 22 例精囊先天缺陷，符合率为 73.3%。作者建议，TRUS 不能确定的应该进一步采用 MRI 研究。相比之下，蒋等人 [55] 同时进行了 CUAVD 和 CBAVD 的前瞻性研究，与 MRI 相比，TRUS 的敏感性和特异性分别为 0.62 和 0.25。作者强调了研究数据与以前发表的文章的不同之处。射精量低（$<1$ mL）、精液 pH 酸性的患者，当双侧可触及输精管时，通常怀疑射精管阻塞。当精囊扩张（内径$>1.5$ cm）、输精管壶腹部扩张或前列腺中线囊肿时，使用 TRUS 有助于诊断 [53]。射精管也用 MRI 进行了研究，为了提高解剖精确度，我们设计使用了直肠内窥镜线圈。虽然 MRI 可以提供有用的图像，但 MRI 在患者硬件或设备的要求方面存在限制。然而，比较 MRI 和 TRUS 诊断射精管异常的证据显示有争议的结果 [57]。Engin 等人 [58] 通过比较这 2 种技术，得出了类似的精囊成像结论：TRUS 是一种更便宜和更容易获得的工具，当最初的 TRUS 不确定时，MRI 可能会更准确地指示。

Turek 等人提出了一种用直肠血管动力学技术（精囊压力流量研究）来评估部分射精管梗阻（EDO）。我们一直在探索使用 3D 经直肠超声成像和探针靶向系统进行血管动力学治疗部分 EDO 引起的坏死精子症（Target Scan Touch，Envisioneering，密苏里州圣路易斯市）。2008 年 1 月，通过使用三维经直肠超声针引导系统（Target Scan™，Envisioneering）对一名死精子症（精子存活染色）和射精量低（$<0.5$ cm³）的患者进行了血管动力学检查，以评估 EDO。在血管动力学检查过程中，这个系统被用来插入和维持精囊（SV）内的针头。对射精管实施经尿道（TUR）去顶术的选择将基于在血管动力学过程中获得的压力读数。患者左侧 SV 未见，右侧 SV 扩张（$>1.5$ cm³）。该系统提供了一个简单、稳定的引导平台，以便在右侧 SV 内放置和保持灵活的针头。通过延迟排空右侧 SV（同时对尿道内的射精导管进行膀胱镜检查），压力读数达到 41 cm$H_2O$。行经尿道右射精管去顶术，术后 SV 压力降至 31 cm$H_2O$，膀胱镜检查发现右侧 SV 迅速引流。手术后，患者最初出现逆行射精。术后 1 年，患者射精量为 1 mL，精子数为 $70 \times 10^6$/hpf，活动率为 64%。使用三维经直肠超声针导引系统进行血管动力学检查，对于死精症和部分 EDO 患者的治疗是可行的，并且提高了外科医生进行血管动力学检查的简便性。还需要进一步的测试和评估。

## 第四节 结 论

本章的目的是探讨影像学检查在男性不育治疗中的潜在作用。所讨论的先进技术不仅可以提供新的治疗选择，还可以减少对不育原因没有明确诊断的夫妇数量。毫无疑问，所有的技术进步，如本章中解释的那些，都将推动男科医生对不育男性管理的开创性方法的发展。一方面，影像学可能有助于诊断可逆的不育症原因，并对其进行治疗，以实现精液质量改善和怀孕；另一方面，影像在不孕不育领域的使用不再仅仅是为了诊断，而是作为如上所述提供更精确手术程序的武器库的一部分。与放射科医生的合作为探索和扩大泌尿外科手术中使用的影像技术提供了丰富的机会。由于各种成像和组织图像化方式的不断改进，外科医生将拥有越来越多的工具来改变术中的手术决策。然而，只有通过循证评估的应用，才会对这些新技术对泌尿外科领域的真正影响有一个明确的认识。然而，还需要进一步的研究来证实这些技术是否能演变成广泛的临床实践。

## 第五节 审查标准

本章基于 Pubmed/MEDLINE 数据库的电子搜索和 2018 年 11 月至 2019 年 1 月期间执行的识别文章的参考文献。在搜索引擎上使用了以下关键词："男性生育能力成像""多普勒血流成像""超声波""射精管成像""睾丸微石症""核磁共振光谱成像"。

（Marcello Cocuzza, Joao Paulo Cardoso 和 Sijo J. Parekattil 著；洪志明 译）

5

# 第五章　内分泌疾病

**要点：**

- 低促性腺素性腺功能减退症，特征是促性腺激素（FSH和LH）分泌不足，导致睾酮水平低，可由先天性或后天性原因引起。
- 克氏综合征男性染色体核型为47,XXY，表现为高促性腺素性腺功能减退，精子发生受损或缺失。
- 雄激素过多，通常是由于使用外源性睾酮或合成代谢类固醇所引起，这些药物会抑制睾丸内睾酮的产生，从而导致部分或完全抑制精子生成。
- 雌激素过多，通常与肥胖有关，是由于脂肪组织中的芳香化酶将睾酮转化为雌二醇，从而睾酮水平降低。
- 枸橼酸氯米芬和人绒毛膜促性腺激素（hCG）都被用于治疗睾酮缺乏症（超适应证用药），可促进睾丸内睾酮的产生和精子的生成。

## 第一节　介　绍

精子的生成取决于中枢神经系统和睾丸中多种激素复杂的相互作用。在中枢神经系统，下丘脑释放促性腺激素释放激素（GnRH），作用于垂体前叶，引起黄体生成素（LH）和卵泡刺激素（FSH）的分泌。在睾丸水平，FSH作用于支持细胞，诱导精原细胞的成熟过程。LH作用于睾丸间质细胞，刺激睾酮的产生。有效的精子生成需要睾丸内睾酮浓度远远高于血清睾酮浓度。睾丸内睾酮通过作用于支持细胞间接刺激生殖细胞成熟[1]。

虽然内分泌疾病只占男性不育症的一小部分，为1%~2%[2]，但对这些疾病的治疗为男性不育患者提供了一种针对性的治疗策略。内分泌疾病的广义分类包括两大类，即激素缺乏和激素过量。

在这一章中，我们对引起激素失调，影响生育能力的疾病进行概述。讨论每种疾病的病因和临床表现，提供标准诊断过程和最佳治疗方法，并将探讨这一领域的未来研究方向。

# 第二节　激素缺乏性疾病

## 一、低促性腺素性腺功能减退症

顾名思义，低促性腺素性腺功能减退症是一种与促性腺激素（FSH 和 LH）低于正常水平相关的睾酮缺乏状态。低促性腺素性腺功能减退症的病因很多，分为先天性和后天性。

卡尔曼综合征是一种已经明确的可以导致低促性腺素性腺功能减退症的先天性疾病。卡尔曼综合征是 X 连锁隐性遗传病，可由多种突变引起，其中最常见的是 KAL-1 基因突变。卡尔曼综合征的特征包括性腺功能减退、嗅觉丧失、面部缺陷、肾脏发育不全和神经系统异常[3]。性腺功能减退和相关的临床后遗症（青春期发育延迟、不育）是由于分泌 GnRH 的神经元迁移失败造成的。这种迁移的失败导致 GnRH 分泌的缺失，进而导致 LH 和 FSH 分泌的缺失[2]。

低促性腺素性腺功能减退症也可以是后天性的，如由肿瘤、手术、梗死或浸润性疾病引起的垂体功能不全。但不管是什么原因导致低促性腺素性腺功能减退症，根本因素都是促性腺激素水平低下，可以通过药物替代治疗。

治疗低促性腺素性腺功能减退症需要应用促性腺激素来替代缺乏的激素。用于治疗的药物包括人绒毛膜促性腺激素（hCG）、人绝经期促性腺激素（hMG）和重组卵泡刺激素（rFSH）。hCG 作为 LH 类似物，可以作用于睾丸间质细胞刺激雄激素分泌。hMG 是从绝经后妇女的尿液中提纯的产物，含有 LH 和 FSH。低促性腺素性腺功能减退症男性的促性腺激素治疗方案通常从单独使用 hCG 开始，持续 3~6 个月。剂量范围从 1000 到 1500 IU，每周 3 次肌肉注射或皮下注射。治疗的充分性可以通过测量血清睾酮水平来评估，目的是维持正常水平。虽然足够的睾丸内睾酮浓度是精子生成的必要条件，但在促性腺激素替代治疗中通常不评估该值。睾丸内睾酮水平与 hCG 给药剂量呈线性相关[4]。通常在 hCG 单药治疗 3~6 个月，达到并维持正常睾酮水平后，开始 FSH 替代治疗。FSH 替代的一种方法是 hMG 75~150 IU 肌肉注射或皮下注射，每周 3 次。另外，也可以使用 rFSH，剂量为 150 IU 皮下注射，每周 3 次[5]。在接受体外受精的女性中，对 hMG 与 rFSH 的相对疗效已进行了一定程度的研究，但在男性患者中的应用数据相对缺乏。以这种方式替代促性腺激素已显示出良好的效果，因为 90% 以上的接受治疗的男性都产生了精子[2]。产生精子的时间差别很大，平均 6~9 个月。有些患者在产生精子之前可能需要长达 1~2 年的治疗，而不幸的是，有些人对这种治疗没有反应[6]。澳大利亚一项对 38 名低促性腺素性腺功能减退症男性的研究发现，射精中第一次出现精子的中位时间为 7.1 个月，而受孕的中位时间为 28.2 个月[7]。

虽然大多数患者经过治疗都产生了精子，但通过促性腺激素治疗达到的精子浓度有时仍低于目标范围（$< 20 \times 10^6$/mL）。尽管如此，促性腺激素治疗的效果还是很好的。在一项对 24 名患有低促性腺素性腺功能减退症的男性进行的研究中，22 名男性尽管平均精子浓度为 $16.7 \times 10^6$/mL，但伴侣都成功受孕[8]。一项对日本男性的回顾性研究发现，在睾丸大小大于青春期前（$>$ 4mL）的情况下，71% 的男性接受 hCG（3000IU）和 hMG（75IU）治疗后产生精子[9]。最近沙特阿拉伯发表的一篇论文研究了 87 名患有低促性腺素性腺功能减退症的不育男性，肌肉注射促性腺激素治疗了平均 26 个月，主要终点事件为生育。最终，87 例患者中有 35 例（40%）能够成功生育[10]。

最新研究的一个重要领域是确定促性腺激素疗效的预测因子。上述对日本男性的长期研究发现治疗前睾丸体积与促性腺激素治疗的疗效之间存在相关性。睾丸＞ 4 mL 的男性中有 71% 会对促性腺激素治疗产生反应，而睾丸小于 4 mL 的男性只有 36% 对治疗产生反应[9]。此外，上述沙特阿拉伯的研究发现，只有治疗前睾丸体积才能预测患者伴侣是否能成功受孕。对治疗有反应者的治疗前睾丸体积平均为（9.0 ± 3.6）mL，而无反应者的治疗前睾丸体积仅为（5.7 ± 2.0）mL。有趣的是，先天性和获得性的低促性腺素性腺功能减退症男性的配偶受孕率没有显著差异[10]。治疗前睾丸体积也被证明是促性腺激素治疗反应时间的一个独立预测因子。治疗后睾丸体积＞ 20 mL 可使精子参数恢复正常的概率和使配偶怀孕的概率至少增加 2 倍[7]。值得注意的是，在这些研究中一些患者的精子浓度较低，甚至低于不育症治疗的传统目标，但这些患者也可以通过辅助生育技术生育，如人工授精或试管婴儿。此外，促性腺激素治疗可以提高手术取精（如睾丸穿刺或显微取精）的效果。

另一种治疗低促性腺素性腺功能减退症的方法是使用抗雌激素药物。这些药物可以与下丘脑中的雌激素受体位点竞争性结合。正常情况下，雌二醇通过对这些位点的负反馈作用抑制促性腺激素的分泌。通过结合这些位点，抗雌激素药物阻断雌二醇对下丘脑的负反馈抑制，从而增加下丘脑 GnRH 的分泌。GnRH 分泌的增加促进垂体促性腺激素的分泌，从而刺激睾酮分泌的增加。这类药物中最常用的是枸橼酸氯米芬，类似的药物还有他莫昔芬、雷洛昔芬和托瑞米芬。这些药物以前在特发性不育症的经验疗法中进行过研究，结果是好坏参半[6]。然而，在已确诊的低促性腺素性腺功能减退症患者中直接使用氯米芬已被证明在一些情况下是有效的。美国的一项研究使用氯米芬（50 mg 每周 3 次）治疗 4 名低促性腺素性腺功能减退症患者，结果发现其中 3 名患者的睾酮水平和精液参数有所改善。随后，这 3 名男性中有 2 人成功生育[11]。一些使用氯米芬的病例报道虽然治疗目标不是改善生育能力，但也描述了其对睾丸水平的显著改善[12, 13]。最近对 31 名男性进行的一项回顾性研究将氯米芬与睾酮疗法进行了比较，注射睾酮组血清睾酮水平最高，接受局部睾酮和氯米芬治疗组血清睾酮水平较低。但是 ADAM 问卷（中老年男子雄激素缺乏自测表）结果显示所有组的治疗满意度是相似的[14]。氯米芬治疗男性不育症可能会导致某些副作用，比如视觉障碍、胃肠功能紊乱、体重增加、过度紧张和失眠等[6]。

虽然不推荐使用睾酮疗法来改善精子生成，但仍有相当数量的研究者使用这种方法。最近的一项研究发现，接受调查的泌尿科医生中，约有四分之一的人曾开过睾酮处方以试图改善精子生成[15]。然而，外源性睾酮实际上对精子生成有不利影响。外源性睾酮水平的增加负反馈抑制下丘脑，导致 GnRH、促性腺激素水平的降低，最终导致睾丸内睾酮水平的降低。先前的研究表明，睾丸内睾酮水平降至 20 ng/mL 以下，将会严重损害正常的精子生成[16]。

值得注意的是，外源性 GnRH 治疗是低促性腺素性腺功能减退症的另一种药物治疗途径。合成的 GnRH 类似物可用于刺激促性腺激素的分泌。然而，这些药物的半衰期较短，再加上恢复正常生理所必需的脉冲释放，因此需要频繁给药，如频繁注射、鼻腔喷雾剂或植入式泵。这些方法显然不太方便。而且，进一步的研究没有显示这种治疗对低促性腺素性腺功能减退症有更好的疗效[1]。

## 二、高促性腺素性腺功能减退症

在高促性腺素性腺功能减退症中，主要的问题是睾丸功能不足或缺失。由于缺乏来自睾丸的雌二醇、睾酮和抑制素 B 的负反馈，下丘脑分泌的促性腺激素相应升高。没有适当的雄激素分泌，精子生成就会受到损害。这些男性通常有明显的睾丸萎缩和纤维化、生殖细胞数量明显减少，导致睾丸生精能力非常低。高促性腺素性腺功能减退症可由先天性疾病（例如克氏综合征）或后天性疾病引起。获得性高促性腺素性腺功能减退症的病因主要是化疗、放疗、外伤、流行性腮腺炎伴发的睾丸炎或老年男性雄激素下降造成的正常性腺组织破坏。无生育要求的高促性腺素性腺功能减退症患者可以使用外源性睾酮来治疗，但有生育要求的男性一般不应该使用外源性睾酮。对有生育要求的高促性腺素性腺功能减退症患者，目前还没有很好的治疗方法。芳香化酶抑制剂已被建议用于治疗患有克氏综合征的男性[4]。一组接受芳香化酶抑制剂治疗的克氏综合征患者显示治疗后雄激素明显改善，但是该研究没有对这些患者的精液参数发表评论。对这部分患者来说，在改善激素水平方面，睾内酯治疗比阿那曲唑更有效[17]。

对于克氏综合征患者，在药物治疗后进行睾丸显微取精是很有必要的，睾丸显微取精成功率高达 50%[18]。Ramasamy 等回顾性研究了 68 名患有克氏综合征的无精子症男性，在这 68 名男性中，有 56 人因为睾酮水平较低（< 300 ng/dL）在进行睾丸显微取精前接受联合药物（芳香化酶抑制剂、hCG、氯米芬）治疗。在这 56 例男性中，28 人单独应用睾内酯治疗，12 人应用睾酮内酯和 hCG 治疗，9 人单独应用阿那曲唑治疗，1 人应用阿那曲唑和 hCG 治疗，4 人单独应用 hCG 治疗，3 人应用氯米芬治疗。虽然不同的药物在提高取精成功率方面没有差异，但当患者对这些药物治疗有反应，治疗后睾酮> 250 ng/dL 时，这些药物方案共同提高了取精成功率。更具体地说，治疗后睾酮> 250 ng/dL 的男性取精成功率为 77%，而治疗后睾酮< 250 ng/dL 的男性取精成功率为 55%[18]。

最常见的是，在青春期，当黄体生成素水平高于正常水平时，就开始补充雄激素。尽管缺乏相关数据，但正在进行的研究可能有助于为制定有关雄激素补充时间表的循证指南奠定基础。最近的一项回顾性研究发现，接受睾酮治疗的克氏综合征婴儿在 3 岁和 6 岁时有较好的认知发育，但由于缺乏主观性和盲目性，这些发现的普遍性受到质疑[19]。到目前为止，还没有关于补充睾酮治疗克氏综合征儿童的随机对照试验的文章发表，但是科罗拉多州儿童医院的一项研究正在进行中。另一项关于青春期早期克氏综合征的随机对照试验也在招募过程中，其目的是评估外用睾酮对患者的社会心理影响[20]。

克氏综合征的诊断率在未来几年内可能会大幅增加，因为在不久的将来，对克氏综合征的产前检查可能会纳入产前常规检查。这一变化将导致对这一疾病的诊断率增加到目前的 5 倍[21]。因此，较高的诊断率可能会潜在地促使研究团队分配更多的精力和资源以患者为中心来研究克氏综合征的健康和治疗效果。

## 三、甲状腺功能减退症

甲状腺激素在器官发育和日常代谢中是必不可少的。然而，很少有研究评估人类甲状腺功能减退和男性生殖。人们在大鼠身上进行了大量研究，以研究甲状腺功能减退与男性生育能力之间的关系。与对照大鼠相比，药物诱导的甲状腺功能减退大鼠的生精小管更少更小，睾丸更轻，睾丸生殖细胞更少，精子参数受损[22–24]。

在人类中，甲状腺功能减退一直与性欲减退和勃起功能障碍有关[25]。此外，Meeker 等最近的一项研究发现，甲状腺素（T4）水平与精子浓度存在相关性，T4 水平越高，精子浓度越高[26]。精子浓度可能不是唯一受影响的参数。Krassas 等人的研究表明，甲状腺功能减退的男性中形态正常的精子比例低于正常，精子活力受损，射精量减少。纠正甲状腺功能减退后，76% 的患者精子形态正常[27]。总的来说，有关甲状腺功能减退和精液参数的数据相对较少。尽管如此，这些研究确实表明甲状腺功能和精子生成之间存在联系。

## 第三节　激素过多

### 一、雄激素过多

在下丘脑 - 垂体 - 睾丸轴内，睾酮对下丘脑 GnRH 分泌产生负反馈抑制。这种作用是间接的，被认为是通过睾酮芳构化为雌二醇而发生的。以这种方式，循环中过量的睾酮会抑制该轴并抑制精子生成。

睾酮过多可能是由于补充外源性睾酮或内源性睾酮产生过多导致。治疗性用药会无意中导致睾酮过多，但合成代谢类固醇的非法使用也会导致睾酮过多。不管原因是什么，外源性睾酮通常会抑制促性腺激素的分泌，从而导致睾丸内睾酮水平的降低和精子生成的减少。雄激素过多的诊断依据是促性腺激素水平降低，血清睾酮水平正常或升高。治疗雄激素过多的第一步是消除外源性睾酮。生精功能的恢复通常需要 4 个月，有时需要长达 3 年[28, 29]。如果精子参数不能充分改善或改善缓慢，可以应用促性腺激素治疗，有证据表明促性腺激素治疗对改善睾丸内睾酮水平有良好的效果[29,30]。如果在试用促性腺激素治疗后效果仍然不理想，可以试用氯米芬，有限的证据表明使用氯米芬有可能恢复下丘脑 - 垂体 - 睾丸轴[31]。

尽管合成代谢雄激素类固醇的滥用并不是主流医学关注的焦点，但最近的一项综述揭示了这个问题对美国年轻男性健康的影响。对 6000 多名患者的回顾性分析显示，1/3 以上严重性腺功能减退患者的病因是类固醇滥用，也许更令人不安的是，大约 1/5 因症状性性腺功能减退而接受治疗的男性报告曾使用合成代谢雄激素类固醇[32]。考虑到类固醇滥用发生率的上升，越来越多的精神病学家接受合成代谢雄激素类固醇依赖作为诊断名称[33]。为合成代谢类固醇相关性腺功能减退患者提供咨询并了解患者使用的动机是至关重要的，这有助于防止未来的滥用以及识别患者可能患有的其他疾病（如原发性性腺功能减退）。

雄激素过多也可由内源性雄激素产生过多造成。虽然功能性肿瘤（肾上腺或睾丸）和雄激素不敏感综合征也可引起，但最常见的内源性来源是先天性肾上腺增生[2]。虽然先天性肾上腺增生症通常在女性不育中被讨论，但已有多项研究将该疾病与男性生育能力下降联系在一起[34, 35]。在其中一项研究中，尝试生育的先天性肾上腺增生男性中只有 2/3 获得成功[36]。在治疗方面，许多方法已经被研究证明是有效的，包括 hCG 与 FSH 联合应用、氯米芬和胞浆内精子注射[37–39]。

## 二、雌激素过量

如前所述，睾酮抑制下丘脑 GnRH 分泌的能力是通过转化为雌激素介导的。过量的雌激素可以起到类似的作用，抑制下丘脑 - 垂体 - 睾丸轴，从而导致生育能力下降。虽然雌激素与睾酮一起在睾丸中产生，但男性雌激素主要是外周血中的睾酮通过脂肪组织中的芳香化酶转化而来。在我们的社会中，越来越普遍的肥胖使更多的男性处于雌激素过量的风险之中。目前，睾酮与雌二醇的比率（T∶E2）是衡量雌激素过量的重要指标，许多临床医生认为目标比率为＞10∶1。Pavlovich 等人检查了一组不育男性，发现与生育对照组相比，不育男性中 T∶E2 比值显著降低（6.9 比 14.5）[40]。

应用芳香化酶抑制剂治疗雌激素相对过量。芳香化酶抑制剂主要有 2 类：甾体类药物（如睾内酯）和非甾体类药物（如阿那曲唑）。两者在治疗睾酮与雌二醇比值（T∶E2）低的不育男性中均显示出效用。上述 Pavlovich 等人的研究用睾内酯（50~100 mg 每日 2 次）治疗了 63 名男性不育和 T∶E2 比值低的男性，治疗可有效改善 T∶E2 比率、精子浓度和精子活力[40]。Raman 和 Schlegel 最近的一项研究用睾内酯（每天 100~200 mg）或阿那曲唑（每天 1 mg）治疗了 140 名 T∶E2 比值异常的不育男性。2 个治疗组 T∶E2 比值、精子浓度和精子活力均有改善。此外，该研究显示 2 类芳香化酶抑制剂之间在激素水平或精液质量改善方面都没有任何显著差异，但在克氏综合征的病人中，睾内酯在治疗异常的 T∶E2 比率上优于其他药物[17]。这些研究表明芳香化酶抑制剂在 T∶E2 比值异常的不育男性中具有明确的作用。对于肥胖患者，这种治疗策略可能具有重要意义[41]。

## 三、甲状腺激素过量

如前所述，甲状腺激素在精子生成中的作用尚不完全清楚。然而，甲状腺功能亢进似乎会对精液参数产生不利影响。Abalovich 等人发现，与对照组相比，甲状腺功能亢进患者的生物可利用睾酮水平较低，性激素结合球蛋白较高，LH 水平较高[42]。据报道，甲状腺功能亢进患者的精液参数明显受损，包括低运动性、低射精量、低精子浓度和形态异常。作者指出，在甲状腺功能恢复正常后 7~19 个月进行精液检测，85% 的精液异常恢复正常。最近的一项研究也发现甲状腺功能亢进会损害精子参数[43]。该研究的作者报道甲状腺功能亢进患者的精子活力明显低于对照组。经甲状腺消融治疗，甲状腺功能恢复正常后，精子活力得到改善。与甲状腺功能减退一样，关于甲状腺功能亢进和精子生成关系的资料也很缺乏。然而，现有的研究似乎表明甲状腺功能亢进症会对精液参数产生不利影响。

## 四、催乳素过量

高催乳素血症，即催乳素过量，是男性不育的另一个激素病因。诊断相对简单，因为可以通过常规血清检验检测到高催乳素血症，但确定特定病因可能更具挑战性。甲状腺功能减退、肝脏疾病、压力、使用某些药物（即吩噻嗪、三环类抗抑郁药）和功能性垂体腺瘤（催乳素瘤）时，可能会发生高催乳素血症。高催乳素血症临床表现多样，一些患者无明显症状，一些患者表现为溢乳或雄激素低下状态（即性欲低下、勃起功能障碍等），在这些情况下，要高度怀疑催乳素过多。垂体腺瘤患者除催乳素过多外，也可能出现双颞侧视野缺损，这种状态被称为双侧偏盲，是垂体腺瘤与视交叉在解剖学上接近的结果，垂体瘤的生长压迫视神经，导致视野缺损。

高催乳素血症可通过对下丘脑的抑制作用而引起男性不育。高水平的催乳素抑制了下丘脑中 GnRH 的分泌，进而损害促性腺激素的释放、睾酮的产生和精子的形成。对下丘脑 - 垂体 - 睾丸轴的多重影响可导致患者出现性欲减退、无法勃起和精液参数异常等多种症状。

一旦被诊断为高催乳素血症，医生应重视进行脑垂体的 MRI 检查。如果发现催乳素瘤，则可以根据其大小和外观来确定其特性。病变< 10 mm 的微腺瘤和病变> 10 mm 的大腺瘤具有明显的差异。如果发现催乳素瘤，医学治疗的重点是通过使用多巴胺激动剂阻断催乳素的分泌。这些药物包括溴隐亭、卡麦角林、培高利特和喹高利特，其中最典型的药物是溴隐亭和卡麦角林。这些激动剂利用多巴胺对催乳素分泌的天然抑制作用，这实际上会导致肿瘤的缩小，尽管这一过程通常要持续数月。多巴胺激动剂可能的副作用包括恶心、呕吐和直立性低血压。虽然抑制过多的催乳素分泌可以防止下丘脑 - 垂体轴的破坏，但很少有研究明确阐明这些多巴胺激动剂对精子生成和生育能力的影响。1974 年的一项研究用溴隐亭治疗功能性催乳素瘤和性腺功能减退的男性，发现精子活力没有增加 [44]。然而，最近 DeRosa 和同事在这类患者中比较了溴隐亭和卡麦角林，在治疗的 6 个月内，2 种治疗都显示了精子数量、活力、快速运动精子比率和形态的全面改善 [45]。同一机构的后续研究比较了催乳素瘤患者和健康对照组男性的精液参数，卡麦角林治疗 24 个月后（初始剂量 0.5 mg 每周，随后根据 PRL 水平调整），2/3 的男性与健康对照男性相比性腺功能恢复 [46]。

比较卡麦角林和溴隐亭，卡麦角林在催乳素水平正常化和降低肿瘤负荷方面更有效 [47]。此外，与溴隐亭相比，更大比例的患者对卡麦角林表现出临床反应。最后，与溴隐亭相比，卡麦角林有更高的永久缓解率和更少的副作用 [47]。考虑到所有这些发现，卡麦角林通常是治疗男性催乳素瘤的首选疗法。

虽然用多巴胺激动剂治疗催乳素瘤在许多情况下是有效的，但仍有相当大比例的男性可能持续存在促性腺激素低下。最近的研究表明，氯米芬可能对这些患者有效。Ribiero 和 Abucham 用氯米芬（50 mg/d，持续 12 周）治疗了 14 名持续性性腺功能低下的男性，发现睾酮水平和精子活力都有所改善 [48]。

催乳素瘤的消融治疗（放射治疗或经蝶窦切除术）也可行。药物治疗效果差的患者可以考虑消融治疗。消融治疗通过去除催乳素的来源，从而消除对 GnRH 分泌的抑制作用。治疗后监测患者的促性腺激素水平仍然很重要，因为有可能需要进一步使用外源性促性腺激素，以优化治疗效益。

男性不育症的医学治疗在传统上以经验性治疗为主。在过去的 20 年里，对男性不育症的病理生理学和经验性治疗相关的结果有了更好的认识。因此，“经验疗法”的使用频率比 20 年前更少。许多药物被用来优化激素环境，从而优化精子生成。这确实是本章的重点。然而，许多其他药物通常用于处理导致男性不育的其他特定病理生理状况。这些药物包括抗菌药物、抗炎药物和交感神经激动剂。这些药物中的每一种都有明确的适应证，可用于特定的不育男性亚群，它们在本文的其他具体章节中都有描述。

近年来文献中明确描述的一个重要观点是，经验医学疗法在治疗不育男性方面的效用和效益普遍有限。尽管随机、双盲、安慰剂对照研究在时间和金钱上都代价很大，但它们仍然是有效医学疗法的试验田。近年来不止一个实验没有通过这个测试，但这是一件好事。虽然治疗男性不育症可用药物有限，但这一事实应促使我们更加努力地了解导致男性生殖能力下降的病理生理机制。随着对导致男性不育症的根本问题的深入了解，我们将开发其他有效的医学疗法。

## 第四节 结 论

男性的生育能力取决于复杂的激素平衡，因此一些激素的缺乏或过剩都会导致生育能力受损。这种失衡可通过影响下丘脑 - 垂体轴或导致睾丸内的失调而影响生育能力。在睾丸内，LH 和 FSH 分别作用于支持细胞和间质细胞，以刺激精原细胞成熟。尽管涉及内分泌疾病的不育症病例的比例很低，但进一步研究对于更好地理解不育症的病因学和机制是至关重要的，因为这可能会加强对内分泌疾病引起的不育症的进一步治疗。随着我国代谢性疾病发病率持续上升，解决激素失衡对男性生育能力的影响将在改善患者生活质量方面发挥越来越重要的作用。

## 第五节 审查标准

使用 PubMed 和 MEDLINE 搜索引擎对与男性不育症相关的内分泌疾病的研究进行了细致的搜索。这些搜索的开始和结束日期分别是 2018 年 11 月和 2018 年 12 月。发表在学术会议纪要上的稿件不包括在内。研究识别和数据提取的总体策略是基于以下关键词：“男性不育”“精子发生”“内分泌病”“促性腺功能减退”“促性腺功能亢进”“高催乳素血症”“甲状腺功能亢进”“雄激素过多”和“雌激素过多”。

（Sam Haywood, Isaac Lam, Eric L. Laborde 和 Robert Brannigan 著；郑涛和余宏亮 译）

6

# 第六章 氧化应激及其与男性不育症的关系

**要点：**

- 活性氧（ROS）介导了正常男性生殖功能所需的一些必需的细胞内信号级联。
- 过量 ROS 的产生会导致氧化还原失衡和氧化应激，从而对精子造成氧化损伤。
- ROS 可通过脂质过氧化、精子 DNA 断裂、生殖细胞凋亡以及对 ART 培养基产生不利影响来损害男性生殖功能。
- 男性不育症 ROS 的实验室评估包括间接方法（脂质过氧化标记物、TAC 和精液 ORP 检测）和直接方法（化学发光测定）。

## 第一节 概 述

不孕不育症是全球医学和社会关注的一个重要问题，男性病因占整体不孕不育症的一半[1]。男性生育能力受多种致病因素影响，但其机制尚不完全清楚。男性生殖科学领域的研究进展可能会识别一些导致男性不育的最有害的因素，包括生理、环境、遗传和表观遗传等因素。在分子水平上，这些因素大多通过氧化应激（OS）即活性氧（ROS）的生成和抗氧化能力的不平衡来干扰正常的男性生殖功能[2]。

ROS 是氧代谢衍生物。它们是一组有毒代谢物，同时在正常男性生殖功能中也具有重要的生理作用[3]。在正常生理水平下，ROS 参与必需的细胞内信号级联，以确保适当的生殖功能，如精子的获能和超活化，以及顶体反应（AR）[3, 4]。相反，ROS 和抗氧化水平之间的不平衡导致氧化还原失衡，这对包括碳水化合物、脂质、蛋白质和核酸在内的细胞小分子和大分子产生有害影响[5]。精子很容易受到氧化应激的影响，因为它们缺乏适当的细胞修复机制，而且抗氧化能力不足[6]。精子的这些缺陷与其具有较小的细胞质含量这种结构特点有关。由于细胞膜中多不饱和脂肪酸含量高，精子极易受到氧化应激诱导的脂质过氧化（LPO）的影响。由于脂质过氧化，精子失去膜通透性，导致必需的 ATP 外流，从而因鞭毛运动中断而损害其自身的运动能力[7, 8]。OS 损害精子的结构和功能，包括精子生成、精子活力和与卵子结合的能力[9]。

本章对以下几个方面做了简明的概述：①男性生殖道中 ROS 的产生和来源；② ROS 在男性生殖功能中的生理作用；③ ROS 在引起男性不育中的病理作用；④ OS 引起的男性不育症的评估和管理。本章旨在从生理和临床角度更好地理解活性氧与男性不育的关系。

## 第二节　OS 的生物化学

活性氧（ROS）是由细胞生理代谢产生的。生物能量的产生主要是通过氧与线粒体内其他生物分子的酶促反应进行的氧化磷酸化[10]。在这些酶还原分子氧产生能量的过程中，自由基形成[11]。自由基是指在分子轨道上有一个或几个未配对电子的氧分子。超氧阴离子自由基（$O_2^{\bullet-}$）是初级 ROS 分子，是通过将电子掺入 $O_2$ 分子而产生的。该初级产物通过直接或间接转化，然后转化为二级 ROS 产物，即过氧自由基（$ROO^{\bullet}$）、羟基自由基（$OH^{\bullet}$）或过氧化氢（$H_2O_2$）[8]。其中，$H_2O_2$ 不能被归类为自由基，因为它没有任何未配对的电子。来自氮（活性氮或 RNS）的活性物种也具有重要的生理和病理意义。氧化亚氮（$N_2O$）、过氧亚硝酸根（$ONOO^-$）、过氧亚硝酸（HOONO）、二氧化氮（$NO_2$）和三氧化二氮（$N_2O_3$）等[10, 12]。

精子通过 2 种机制产生 ROS：①在精子质膜中，ROS 是由烟酰胺腺嘌呤二核苷酸磷酸（NADP）氧化酶系统产生；②在精子线粒体中，ROS 可以通过 NAD 依赖的氧化还原反应产生。由于精子持续运动需要能量，因此精子细胞具有丰富的线粒体[13]。功能失调的精子数量的增加会触发精液中较高的 ROS 产生，进而影响精子的线粒体功能和运动能力。正如前面所讨论的，人类精子中的主要活性氧是 $O_2^{\bullet-}$，它通过分解反应与自身反应生成 $H_2O_2$。在过渡金属（$Fe^{2+}$ 和 $Cu^{2+}$）的存在下，$H_2O_2$ 和 $O_2^{\bullet-}$ 可以通过 Haber-Weiss 反应产生最具反应性的 $OH^{\bullet}$，从而启动 LPO 级联，破坏膜的流动性，损害精子的功能[14, 15]。

## 第三节　男性生殖道中 ROS 的来源

### 一、内源性

#### （一）白细胞

相当比例的精液样本中含有来自前列腺和精囊的过氧化物酶阳性白细胞（多形核白细胞，主要是中性粒细胞，50%~60%）和巨噬细胞（20%~30%）。白细胞增多症也是一种损害精子的疾病，其特征是存在$>1\times10^6$WBC/mL 精液[16]。任何感染或炎症反应都会触发这些细胞产生比正常高 100 倍的 ROS 作为防御机制，还可通过己糖单磷酸（HMP）分流促进 NADPH 的产生[14, 15]。ROS 的产生是白细胞诱导免疫防御的主要机制之一，白细胞是相当强的 OS 诱导细胞[15]。此外，炎症反应中促炎介质（主要是 IL-6、IL-8 和 TNF-α）的升高和抗氧化剂的减少会导致呼吸爆发，导致 OS[17]。

#### （二）不成熟的精子

在正常情况下，细胞质从成熟精子中排出，为受精做好准备。精子生成过程的任何中断都可能导致精子中出现过多的残留细胞质（ERC），就像未成熟的畸形精子一样（图 6.1）。这些 ERC 含有相当多的酶来调节葡萄糖代谢，即葡萄糖 -6- 磷酸脱氢酶（G6PD）。它们还通过 HMP 分流介导细胞内 β- 烟酰胺腺嘌呤二核苷酸磷酸（NADPH）的产生，这是通过位于精子膜内的 NADPH 氧化酶产生 ROS 的主要燃料[18]。因此，与形态正常的精子相比，畸形精子产生更多的 ROS。精子中存在的钙依赖性 NADPH 氧化酶（NOX5）与白细胞中存在的不同，因为精子特异性 NOX5 活性不依赖于蛋白激酶 C[19]。然而，在 OS 诱导的不育症中，精子中 NOX5 过表达的相关性仍然存在争议。

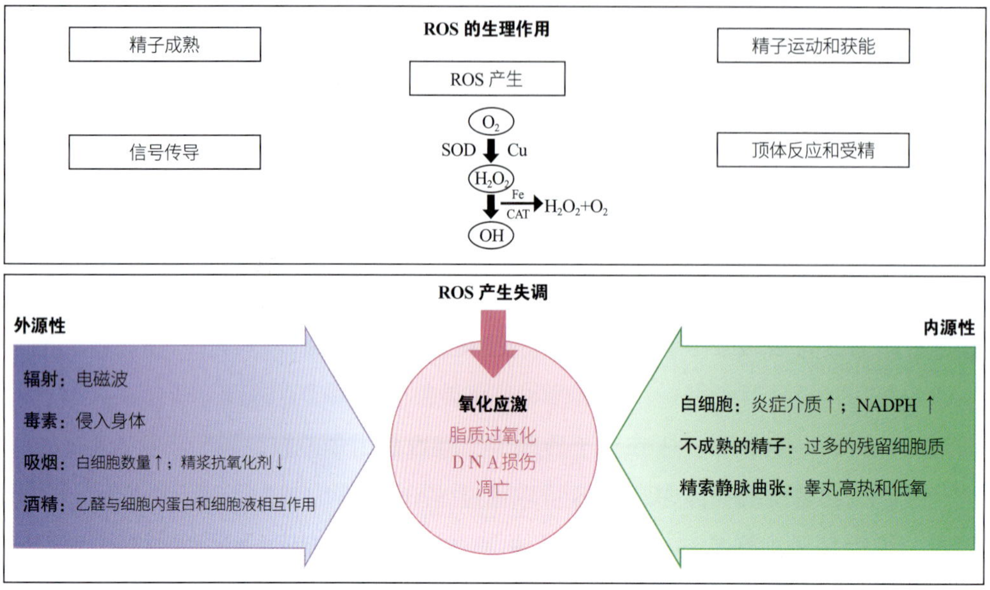


**图 6.1** 外源性和内源性 ROS 的生理作用和过量 ROS 的产生

## （三）感染、自身免疫 / 炎症性疾病

### 1. 泌尿生殖道感染

前列腺炎可能影响全球多达 50% 的男性，其中 10% 为慢性前列腺炎[20]。引起前列腺感染的细菌来源于尿路和（或）通过性传播[21, 22]。不通过性传播的细菌主要有革兰氏阴性菌（大肠杆菌、奇异变形杆菌）、链球菌（草绿色链球菌和化脓性链球菌）、不典型支原体（解脲支原体和和人型支原体）和凝固酶阴性葡萄球菌（表皮葡萄球菌、溶血性葡萄球菌）。这些病原体通常通过促进白细胞流入男性生殖道并最终触发 ROS 产生而导致急性炎症反应[13]。巨细胞病毒、单纯疱疹病毒（HSV）、EB 病毒等病毒感染也会对精子产生氧化损伤。在 4%~50% 不育男性的精液中发现了单纯疱疹病毒 DNA[23]，HSV-IgM 抗体增加了 10 倍[24]。

### 2. 全身感染

一些慢性全身感染与男性生殖系统 OS 增加有关。人类免疫缺陷病毒（HIV）感染与精液中白细胞数的升高有关[25]。乙型肝炎和丙型肝炎感染也与明显的肝脏和精液 OS 有关[26, 27]。结核病[28]、麻风病[29]、疟疾[30]和南美锥虫病[31]等慢性感染都与全身和男性生殖系统 OS 的升高有关。

### 3. 自身免疫 / 炎症性疾病

慢性非细菌性（非感染性）前列腺炎是慢性前列腺炎的一种特殊类型，与精液中的 OS 显著升高有关[32]。慢性非细菌性前列腺炎占所有慢性前列腺炎的 90% 以上，影响 10% 的男性[20]。据报道，大多数病例对精液或前列腺抗原有不利的自身免疫反应，导致精液促炎介质和产生 ROS 的白细胞升高[32, 33]。诱导这种反应的具体机制尚不清楚，但一个可能的原因是 $T_H$-2 细胞因子 IL-10 的多态性[34]。因此，IL-10 的减少可能将免疫反应转向 $T_H$-1 机制，诱导 T 淋巴细胞对抗前列腺抗原。参与这种调节的主要细胞因子是 IFN-γ、TNF-α 和 IL-1b，它们激发白细胞的趋化和活化，从而诱导精浆 OS[33]。如前所述，OS 导致精子质量和精子膜的完整性显著降低[35]。由于血睾屏障的破坏，OS 也会导致输精管结扎术后复通的男性不育。原因是睾丸免疫豁免功能的丧失和针对精子的免疫反应的启动[36]，如精浆白细胞、炎性细胞因子的升高和自由基的产生[36, 37]。

#### 4. 精索静脉曲张和隐睾症

在所有不育夫妇中，约 40% 的男性伴侣可检测到精索静脉曲张，其特征是精索蔓状静脉丛异常扩张。精索静脉曲张是男性因素不育的主要原因[38]。在精索静脉曲张的病理生理学中已经提出了许多机制。睾丸高温和缺氧导致 OS 诱导的睾丸功能障碍是最普遍接受的理论[38, 39]（图 6.1）。最近的研究证实，与正常生育男性相比，精索静脉曲张不育患者精液样本中存在显著升高的 OS 参数，如 ROS 和脂质过氧化[38, 40]。精索静脉曲张诱导的 ROS 生成的增加与精子 DNA 完整性的降低密切相关[41]。据报道，精液的 ROS 水平与精索静脉曲张的严重程度直接相关[42]。

隐睾症是男性不育的另一个重要病因。隐睾症患者睾丸生精功能低下，生殖细胞无法成熟到 A 型精原细胞[43]。隐睾症患者可以在幼年时期行睾丸固定术治疗，但他们的精子 ROS 生成和 DNA 碎片化将继续增加[40]。

精索扭转也与男性不育有关。缺血再灌注损伤所致的 OS 可导致对侧睾丸的损伤和扭转。手术后或睾丸血流自发恢复后缺血期延长。这导致激活的白细胞突然涌入睾丸[1, 40]加速了自由基[6]的产生。

#### 5. 其他慢性疾病

糖尿病是最常见的慢性疾病之一，它损害男性的生殖功能，影响精子生成和阴茎勃起过程。糖尿病男性与正常男性相比，OS 诱导的精子 DNA 断裂率更高[43]。在患有慢性肾脏疾病的男性中也发现了慢性炎症和 OS[44]。患有血红蛋白病（如 β- 地中海贫血）的男性具有全身性 OS[45]，由于多次输血导致的铁超载，可能对精子造成氧化损伤[46]。同型半胱氨酸也可以通过累积毒素导致生殖功能障碍和 OS[46]。高同型半胱氨酸血症通常通过甲基四氢叶酸还原酶（MTHFR）将次优的同型半胱氨酸重新甲基化为甲硫氨酸而发生。这是由膳食叶酸缺乏或 MTHFR 基因中的单核苷酸多态性（SNP）引起的[47]。在不育男性中，MTHFR 基因中的 SNP 更常见[48–50]，使这些男性患同型半胱氨酸诱导的 OS 风险升高。

## 二、外源性

### （一）辐射

手机辐射会增加精浆中 ROS 的产生，对精液质量造成有害影响。它诱导精子 DNA 损伤，影响精子活力和精子数量[6, 51]。由于细胞溶质带电分子，射频电磁波会干扰细胞内电子沿细胞膜的转移，从而干扰正常的生殖细胞功能[52–54]。射频波通过热和非热机制影响男性生育能力（图 6.1）。由于睾丸的温度调节主要依靠皮肤传导，因此它比任何其他主要依靠血流进行温度控制的器官更容易受到电磁能的损害。辐射可能会升高阴囊温度，即使增加 1℃，正常精子的生成也会受到影响。辐射的非热效应包括诱导氧化应激或细胞膜电位改变，从而破坏生殖细胞的增殖并触发细胞凋亡。辐射也可能导致精子 DNA 断裂和表观遗传改变。长期暴露于辐射严重破坏类固醇生成，并导致睾丸间质细胞退化[52–54]。

### （二）生活方式因素

吸烟破坏了足够的抗氧化防御产生的 ROS 的平衡。据报道，吸烟可使精浆白细胞的浓度提高 48%，导致精浆 ROS 增加 107%。这导致精浆抗氧化能力下降，随后 8-OHdG 浓度（一种有效的氧化损伤生物标志物）上升[52]。此外，吸烟会提高血液和精液中镉和铅的浓度。这又会增加 ROS 的产生，并损害精子的活力[52]。在吸烟者中，可发生生殖细胞凋亡和 DNA 损伤，从而损害男性的生育能力[55]。

酒精是另一个诱发因素，导致不受控制的精浆 ROS 产生和抗氧化能力的恶化。乙醛是乙醇代谢的副产物，通过与精子细胞成分的反应产生 ROS。这显著降低了功能性精子的百分比[56]。

### （三）毒素

工业化和家庭的复杂化导致在个人直接接触的环境中产生大量的环境毒素和内分泌干扰物。这些侵入体内可能导致睾丸 ROS 的生成过多（图 6.1）。ROS 损害精子的形态和功能。暴露于环境毒素会导致 ROS 诱导的生殖细胞凋亡[55]。塑料使用的增加导致了对有毒金属（铅、锰、镉、铬和汞等）和邻苯二甲酸盐的暴露增加，影响精子生成和精子的质量、数量和精子生成[52, 57]。

## 第四节　ROS 的生理作用

生理水平的 ROS 对精子发生的各个阶段都至关重要，如它们的成熟、获能、超活化和最终的顶体反应（图 6.1）。ROS 作为信号分子的效能归因于其尺寸较小、细胞中生成较多和半衰期较短[58]。半胱氨酸残基的氧化还原调节是 ROS 影响大部分信号级联的关键调控步骤。值得一提的是，任何特定酶的活性都是由其硫醇基团的氧化还原状态决定的。ROS 通过激活腺苷酸环化酶（AC）发挥作用，使细胞内 cAMP 的产生增加，启动蛋白激酶 A（PKA），从而激活精子成熟状态特有的下游信使[59]。

### 一、精子获能

获能是精子最终的功能成熟的过程，这对于使卵子受精至关重要。精子成熟主要发生在附睾。它涉及细胞膜重组、表面蛋白再分布以及核成分和酶的改变[3, 59]。ROS 通过调节重要细胞信号级联反应介导精子成熟[59, 60]。人类精子的染色体 DNA 中含有比组蛋白更小的蛋白质。染色质稳定性是通过 ROS 辅助的鱼精蛋白半胱氨酸残基之间的二硫键实现的。因此，ROS 有助于赋予染色质稳定性和防止 DNA 损伤。ROS 还通过参与由二硫键结合的蛋白质形成的“线粒体囊”的发育来保护线粒体免受蛋白水解破坏[3, 61]。ROS 通过信号级联增加细胞内 cAMP 水平促进精子获能。这激活了蛋白激酶 A，随后 MEK（细胞外信号调节激酶）样蛋白、鞘蛋白和苏氨酸 - 谷氨酸 - 酪氨酸磷酸化[18, 62]。这种细胞通路最终导致精子获能，这是顶体反应的先决条件[52, 63]。

### 二、超活化

超活化是指精子活力增加、振幅增强、精子鞭毛运动不对称的状态。它赋予了精子的非线性运动，增加了精子头部的侧移[64]。这个过程是在获能之后，或者可以被认为是获能的后期部分。确定精子真正的穿透到卵子透明带中才能成功受精。该过程的启动是由钙离子内流介导的，它与 ROS 一起激活腺苷酸环化酶（AC），诱导 cAMP 的产生和 PKA 的激活。这会触发 NADPH 氧化酶进一步诱导 ROS 的产生[60]。PKA 触发蛋白酪氨酸激酶（PTK）并磷酸化存在于轴索纤维鞘和鞭毛细胞骨架中的酪氨酸残基。ROS 通过影响 PTK 的激活和磷酸酪氨酸磷酸酶（PTPase）的失活来诱导酪氨酸的磷酸化[3, 52]。

### 三、顶体反应

超活化的精子穿过卵丘，附着在卵子的透明带上。随后，通过精子胞吐作用释放蛋白水解酶，在卵子的透明带细胞外基质中形成孔隙[61]。这些反应使精子附着和进入卵子，共同被称为顶体反应。这些反应是由膜蛋白酪氨酸残基的磷酸化引发，在 ROS 调节的细胞信号通路的帮助下完成的。前面部分讨论的主要途径包括 $Ca^{2+}$ 内流、细胞内 cAMP 的升高和 PKA 的激活[3, 59]。

### 四、受精

ROS 还通过增强膜流动性来促进精子、卵子融合，从而协助完成受精过程[52]。ROS 抑制蛋白酪氨酸磷酸酶的活性，从而防止磷脂酶 A2（PLA2）失活。之后，活化的 PLA2 裂解存在于膜中的二级脂肪酸以有效增强膜流动性[65]。

## 第五节　ROS 介导的男性不育机制

### 一、脂质过氧化

精子质膜中含有较高的脂质成分。它们主要以在亚甲基中主要以具有不共轭双键的多不饱和脂肪酸形式存在，这削弱了碳和氢之间的甲基键，因此，氢变得容易受到氧化攻击。细胞内 ROS 不受控制的上升启动了渐进式反应级联并触发 LPO[39, 66, 67]。LPO 是一种自我传播的自催化反应，它破坏了几乎 60% 的膜脂肪酸，影响其流动性。它还导致膜的非特异性通透性，破坏了膜受体和酶，严重损害受精能力[52, 66, 68]。

氧化损伤一旦启动，就会进行稳定的传播，直到终止为止。“启动”的标志是从碳 - 碳键中分离出氢原子，然后产生自由基和脂质自由基。这与氧反应生成过氧自由基[66]。这些过氧自由基进一步从脂质中提取氢原子（由于铜和铁等金属的存在而增强的作用）。这触发了自催化反应链。氧化损伤的“传播”是指现有自由基与后续脂质反应的破坏反应继续进行，通过氢过氧化物降解产生有毒醛（图 6.2）[15, 18, 66]。细胞毒性过氧自由基和烷基自由基以循环方式产生，直到产生稳定的终产物丙二醛（MDA）以终止反应[66]。因此，MDA 作为预测对精子造成的过氧化损伤水平的标志物具有重要意义。LPO 的另一种有害产物是亲水性 4- 羟基壬烯醛，它严重损害精子功能，影响其蛋白质组学和基因组构成[52]。

### 二、精子 DNA 碎片化

ROS 通过精子 DNA 碎片化（SDF）、诱导染色质交联、随机修饰碱基配对和染色体微缺失对精子核 DNA 产生不利影响（图 6.2）[52, 66, 69]。ROS 还通过启动 LPO 来帮助去除腺嘌呤和吡啶核苷酸[52, 69]。在男性 SDF 的发病机制中，存在许多内在和外在因素，包括感染、精索静脉曲张、老年男性、生活方式因素、热应激、环境毒素、辐射等，有时甚至仍然是特发性的[43, 70]。上述几种病因是由不受控制的 ROS 生成介导的，导致 SDF 增加[71]。睾丸 SDF 的特点是未成功的生殖细胞凋亡[72]和精子成熟缺陷[73]。由于 ROS 的产生（通过睾丸缺氧、代谢物回流、内分泌紊乱和阴囊高温）和保护性抗氧化能力之间的不平衡，形成了 OS 的状态。这会导致患有 SDF 病因的不育男性的脂质过氧化产物升高[74]。此外，用抗氧化剂治疗这种病理状态似乎可有效地同时减少 ROS[75] 和 SDF[76]。

### 三、精子凋亡

ROS 能够破坏线粒体内膜和外膜，释放细胞色素 C。这种细胞色素 C 依次激活凋亡的半胱氨酸蛋白酶[52, 62]。ROS 通过提高细胞色素 C 水平诱导精子凋亡，这在不育男性的精浆分析中已有报道（图 6.2）。精浆中细胞色素 C 水平升高是精子线粒体严重损伤的指标[6, 52]。除了精子染色质致密化的缺陷外，在 SDF 的发病机制中还有许多内在和外在因素被报道，包括精索静脉曲张、感染、高龄男性、热应激、生活方式因素、环境毒素、电离和非电离辐射以及特发性因素等[43, 70]。上述许多病因（但不是全部）由 ROS 介导，导致高 SDF[71]。不完全凋亡[72] 和成熟缺陷[73] 理论已被提出，以关联内在因素在睾丸 SDF 中的作用。此外，有证据表明附睾精子和射精精子中的 DNA 碎片高于睾丸精子，这表明了大多数患者受到外部因素的影响[77]。质膜中存在大量的多不饱和脂肪酸（PUFA），使精子容易受到 ROS 诱导的损伤[78]。

从临床上各级别精索静脉曲张的病因病理也可以看出 ROS 和 SDF 之间的密切关系。ROS（由睾丸缺氧、阴囊高温、代谢产物回流、内分泌紊乱所产生）和保护性抗氧化系统失衡的结果表明，精索静脉曲张不育男性的 ROS 和脂质过氧化产物水平高于无精索静脉曲张的不育男性[74]。此外，治疗精索静脉曲张可有效降低 ROS[75] 和 SDF[76]。

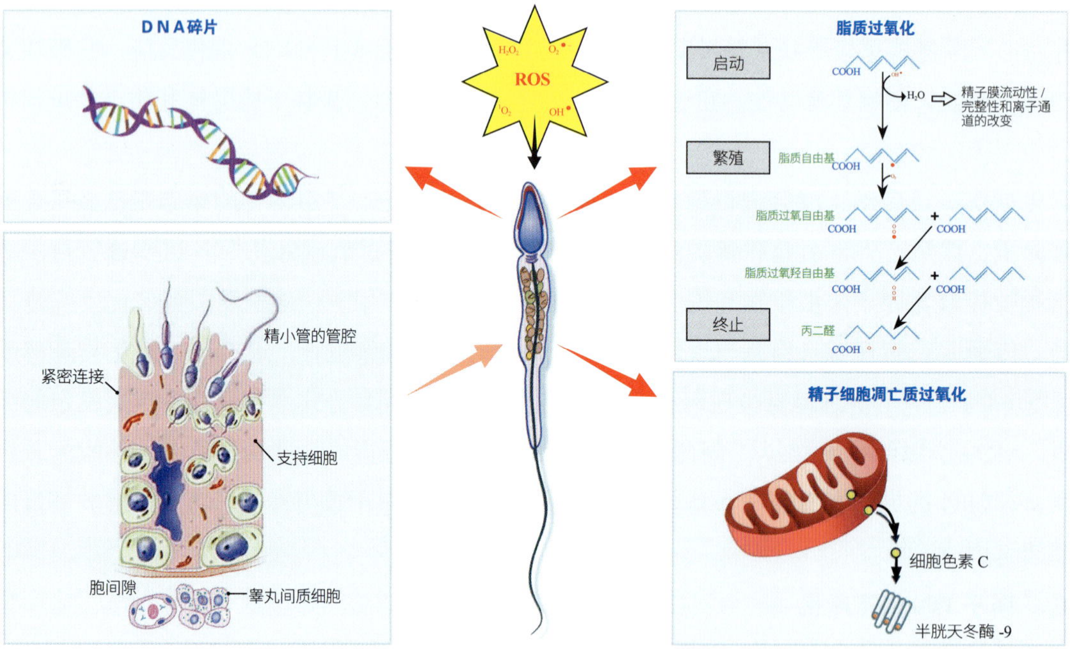


**图 6.2** ROS 诱导精子功能损伤的机制

## 第六节 辅助生殖中的 ROS

ROS 已被证明在受精中具有重要作用。卵母细胞代谢产生 ROS，但它实际上缺乏足够的保护性抗氧化机制[79]，从而导致 OS。此外，植入前的胚胎发育在细胞能量学上需要优先调控[80]。因此，所建立的 OS 是一个有益的状态，其中的氧化磷酸化可以作为植入前胚胎发育的能量来源。这种氧化磷酸化依赖性转变为糖酵解以增加能量产生[80, 81]。氧可以将 ADP 氧化磷酸化为 ATP，ATP 用于卵泡生成和卵母细胞成熟。如果这些使用氧的反应发生任何改变，则会导致 ROS 的产生过量，从而对胚胎发育产生不利影响[81]。

在常规 IVF 和 ICSI 的情况下，ROS 的来源不同[82]。用于 ICSI 的卵母细胞缺乏卵丘细胞，使卵母细胞和注入的精子成为培养基环境中唯一潜在的 ROS 来源[81, 83]。在 IVF 中，ROS 由每个培养皿的几个卵母细胞、大量卵丘细胞以及受精精子产生。此外，与 IVF 不同的是，在 ICSI 中，没有精子卵母细胞接触，因此限制了有缺陷的精子产生 ROS 的规模[59]。这解释了为什么体外培养基中精子浓度越低，正确受精、着床和怀孕的可能性越高[84]。ICSI 一次使用单个精子，因此是减少 OS 的更好的方法。

在 IVF 或 ICSI 中，培养基和外部环境都会影响最终结果[8]。这些程序的主要区别在于，ICSI 的孵育时间更短，从而减少了对调节性外部环境因素的暴露[83, 85]。预计孵育时间的最佳范围为 1~2h，这会产生更好的 ART 结果。在 IVF 和 ICSI 中，ROS 是由配子、胚胎产生的，也可能由外部因素间接产生，如卵丘细胞、白细胞等。由于在体内受精和胚胎发育是在低氧张力下进行的，体外环境中的 OS 状态肯定会导致 ART 的高失败率。因此，为了改善 ART 结果，应模拟体内条件，尽量减少暴露于导致过量 ROS 生成的因素[83, 86]。

## 第七节　OS 的检测

ROS 引起的精子损伤是男性不育的主要原因（几乎占特发性男性不育的 30%~80%）[87]。因此，评估不育男性的 ROS 水平对其治疗和管理至关重要。然而，ROS 评估的困难来自成本高、筛选不便和缺乏公认的特定分析方法等。随着研究和技术的发展，最近出现了 30 多种不同的 ROS 测量方法，可以预测不育男性的 OS 水平[52]。

### 一、常规精液分析对精子 OS 的评价

常规精液分析（精子计数、形态和活力）为临床医生提供了诊断线索，弱精子症是一个主要的 OS 标志[88, 89]。精浆高黏度提示 MDA 升高，精浆抗氧化水平降低[88]。此外，精液中解脲支原体感染也会增加精液黏度，并可能与精液 ROS 增高有关[88]。圆形精子细胞的存在可能会诊断出白细胞精子症，这也是 ROS 的一个重要来源。然而，需要确定圆形细胞实际上不是未成熟的精子。为此，还需要进行其他几项测试，例如过氧化物酶测试、精液弹性蛋白酶测量或 CD45（跨膜糖蛋白）抗体染色。从精子形态的破坏和异常精子的细胞质液滴也可以推测 OS 状态。通过低渗肿胀试验（HOST）诊断出精子膜完整性差，也与 OS 的状态有关[52]。

### 二、总抗氧化能力（TAC）

据报道，抗氧化能力检测可以为判断不育男性的预后提供更多的信息。鲁米诺（Luminol），又名发光氨，是一种人工合成的有机化合物，与特定氧化剂反应时表现出化学发光，被广泛用于测定精液的总抗氧化能力（TAC）。与维生素 E 类似物“Trolox”（一种水溶性生育酚）相比，它是可以量

化的。其检测结果记为“ROS-TAC 评分”，有助于推断所有精液成分（如维生素、脂质和蛋白质）共同产生的总抗氧化水平[89]。

### 三、脂质过氧化标志物

精子往往携带累积的作为最终产物产生的脂质过氧化物。这些代谢物，包括羟基壬烯醛、MDA、2-丙烯醛（丙烯醛）和异前列烷等，可以作为 OS 指标[66]。硫代巴比妥酸（TBA）测定用于 MDA 的测定，其原理是将 MDA 与 TBA 结合产生 1∶2 加合物，这是一种可以用荧光法或分光光度法测量的有色物质[52, 89]。

### 四、精液氧化 - 还原电位（ORP）

氧化还原电位（ORP）测量不同化学物质之间电子转移的电位[90, 91]。ORP 有助于推断氧化剂和抗氧化剂之间的联系，从而提示 OS 的水平。最近，基于恒电流电子测量开发了一种新方法来评估创伤患者的 OS 变化[92, 93]。

使用 MiOXSYS 系统（AytuBioScience，美国）有效评估精液 ORP，是一种标准化、可重复且可靠的方法。它为在科研和临床环境中评估 OS 提供了更广泛的应用[94, 95]。

### 五、OS 的直接实验室评估

精液 ROS 可用化学发光分析法直接测定。该过程涉及光度计和化学发光探针，如鲁米诺（Luminol）（5- 氨基 -2,3,- 二氢 -1,4- 酞嗪二酮）。鲁米诺可测量细胞外和细胞内的 ROS。精液样品中含有的自由基与鲁米诺反应产生光信号，由光度计将其转化为电信号（光子），结果以相对光单位 /（s・$10^{-6}$ 精子）表示。洗涤精子悬浮液中正常的 ROS 水平范围为 0.10~1.03 相对光单位 /（s・$10^{-6}$ 精子）[89]。

## 第八节　OS 相关男性不育症的管理

OS 管理的主要步骤包括揭示其根本原因，然后进行有效的治疗。

### 一、生活方式管理方法

压力来自个人采用的生活方式以及竞争性的职业负担。不良的习惯，如滥用药物、酗酒、吸烟或咀嚼烟草以及不平衡的饮食都是导致 OS 的主要因素。因此，尽量减少可避免的不良生活方式可能有助于防止 OS[52, 96]。

暴露于内分泌和生殖干扰物，包括污染物、重金属和其他毒素，在很大程度上是 OS 发展的原因。剧烈运动、热水浴、长时间驾驶、久坐办公室工作等会导致阴囊温度升高，诱发热应激，从而产生 OS[39, 87, 97]。

### 二、补充维生素和抗氧化剂

补充抗氧化剂可以消除过量的 ROS 或减少其产生，以阻止有害的氧化链式反应。一方面，预防性抗氧化剂，如金属螯合剂或结合蛋白，例如转铁蛋白和乳铁蛋白，通过限制 ROS 生成来阻止 OS[98]；另一方面，清除性抗氧化剂（维生素 C 和维生素 E）通过减轻过量的 ROS 来对抗 OS[99]。

抗氧化剂可分为酶促抗氧化剂和非酶促抗氧化剂。天然抗氧化剂主要是酶促抗氧化剂，包括超氧化物歧化酶（SOD）、过氧化氢酶和谷胱甘肽还原酶（GSH）。非酶促抗氧化剂包括维生素 B、维生素 C 和维生素 E、肉碱、类胡萝卜素、半胱氨酸、己酮可可碱、牛磺酸、亚牛磺酸、白蛋白和一些金属，它们也可以从某些食物和食品补充剂中获得[52, 100, 101]。

现有报告表明，补充抗氧化剂是 OS 引起的男性不育症的一种有效治疗方案，可以减少精子 DNA 损伤，改善精液参数[102–107]。据报道，特定的抗氧化剂，如维生素 C、维生素 E、N- 乙酰半胱氨酸、硒和锌，有助于治疗 OS 引起的男性不育症[108]。

### 三、手术

手术可以有效纠正精索静脉曲张患者的静脉异常，减少精液 ROS，从而防止进一步的氧化损伤[87]。手术可以改善精液参数，并已被证明可以提高妊娠率[52, 75]。据报道，成功进行精索静脉结扎术后，炎症和 OS 标志物如 MDA、$H_2O_2$ 和 NO 减少，而抗氧化剂水平提高[109]。这种情况表明，精索静脉结扎术可以降低精液 ROS 水平，增加 TAC，从而恢复精索静脉曲张患者的男性生殖功能[109, 110]。

## 第九节　结　论

OS 源于 ROS 产生和消除之间的平衡失调。在生理水平上，ROS 有助于精子的成熟和正常的精子功能，而过多的精液 ROS 会导致 OS，从而损害精子的质量和功能。这种有害的氧化反应链会导致不育。通过适当的评估和管理策略以及健康的生活方式实践，有可能提高 OS 引起的不育男性的生殖潜力。

## 第十节　审查标准

使用 Science Direct、OVID、Google Scholar、PubMed 和 MEDLINE 等搜索引擎进行了广泛的文献搜索，以发现氧化应激与男性不育之间的关系。研究识别和数据提取的总体策略基于以下关键词："氧化应激""活性氧""不育男性""不育""精液参数""辅助生殖"，以及相关氧化应激标志物的名称和特定的 ROS 评估方法。还考虑了以英语以外的语言发表的文章。仅在会议或会议记录、网站或书籍中发布的数据不包括在内。网站和书籍章节引文仅提供概念性内容。

（Ashok Agarwal 和 Pallav Sengupta 著；郭海彬，冯科和廉静 译）

7

# 第七章　精子和精液中氧化应激的测定

**要点：**

- 异常精子和白细胞是活性氧（ROS）的主要产生者。
- 生理水平的活性氧（ROS）对精子功能有重要作用，病理水平导致氧化应激。
- 有许多直接和间接的检测可用于测量氧化应激。每种检测只能测量氧化应激的单点状态，从而概括出给定生物系统中的整体氧化应激状态。这些检测无法提供真实氧化应激状态环境的完整图像，只反映单个点的氧化还原状态。
- 目前的氧化应激标记物陈旧、耗时且对时间要求高。
- 氧化还原电位（ORP）是一种新的直接反映氧化应激的指标。它提供了氧化剂和还原剂（抗氧化剂）的相对比例，它们存在于给定的生物系统中的任何给定时间。氧化还原电位（ORP）可作为基本精液分析的辅助工具，用于所有不育症患者的精液分析。它可以提供有关精子功能和男性受精能力的有价值的信息。

## 第一节　介　绍

不孕症的定义是在无保护的性交后 12 个月仍未达到临床妊娠。虽然男性不育占总病例的 50%，但仅 20%~30% 的不孕病例由男性导致 [1]。全世界约有 7% 的男性不育 [2]。当遇到男性不育时，实验室评估的第一步是精液常规分析。近 15% 的不育男性精液参数在正常参考范围内 [3]，属于特发性不孕症。因此，评估男性的生育能力不仅取决于精子的总体物理参数，还取决于其功能。

男性不育与人类精液中过量的活性氧（ROS）密切相关 [3–6]。细胞环境中的微妙平衡是通过酶和非酶抗氧化途径的清除系统来维持的。生理水平的活性氧是正常细胞代谢、精子生成、精子成熟、获能、过度激活、顶体反应和精子卵母细胞融合所必需的 [7]。然而，当活性氧阈值打破氧化剂和抗氧化剂之间的平衡时，细胞遭受氧化应激（OS），这可能通过脂质过氧化、蛋白质构象变化和 DNA 完整性导致细胞功能障碍（图 7.1）[8]。由于其对细胞的负面影响，除了导致不育外，氧化应激还与许多病理状况有关 [7, 9–14]。

有缺陷的精子和活化的白细胞是人类精液中活性氧的主要来源 [5]。OS（氧化应激）是导致 30%~80% 不育男性的最常见病因之一 [3, 15]，尤其是那些有不明原因和特发性男性不育症的患者 [16]。OS 还可能通过降低睾酮或 LH 的数量从而导致男性不育 [17]。

OS 增加对精子 DNA 的损害，并可能损害父系对胚胎的基因组的贡献[18]。许多研究报告称精子 DNA 碎片化（SDF）与受精率降低有关[19–23]。有学者提出了几个假说来理解精子 DNA 片段的起源[19, 24, 25]。第一个假说描述了核酸内切酶介导的 DNA 断裂，也称为流产性凋亡。当 DNA 受损的精子逃离正常程序化的细胞死亡时，就会发生这种情况[19]。第二个假说涉及氧化应激引起的 DNA 链断裂[24]。第三个假说的特点是在精子发生过程中扭转应力的增加，这反过来又会增加内源性核酸内切酶的活性，这可能会引起 DNA 断裂[19]。由于这些特点，男性不育患者的 OS 如果不及时控制，可能会导致严重的健康风险，如心血管疾病和糖尿病[26–29]。

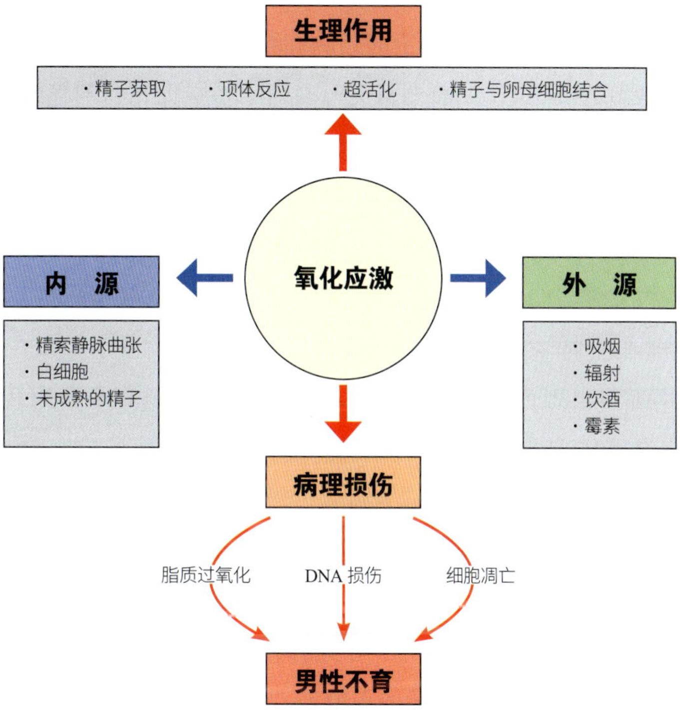


**图 7.1**　杆状细胞、外源性和内源性 ROS 源的生理和病理作用导致氧化应激和男性不育

## 第二节　精子活性氧和抗氧化剂的生理和病理作用

### 一、生理作用

活性氧是由氧代谢产生的高度活性的自由分子或非自由基。自由基是一种分子，在其外壳中至少含有一个不成对的价电子，使其具有高反应性和短活性[5]。在所有的活性氧中，最常见的是超氧阴离子（$O_2^{\cdot-}$）、过氧化氢（$H_2O_2$）和羟基自由基（$OH^{\cdot}$）。活性氮物种（RNS）是 ROS（活性氧）的一个亚类，含有氮化合物[30]。活性氮物种常见的有一氧化氮（NO）、脂质过氧（$LOO^-$）、巯基（RS）和过氧亚硝酸基阴离子（$ONOO^-$）。ROS/RNS 是在正常的细胞和精子线粒体代谢过程中形成的，其正常水平对于执行许多生理过程至关重要，包括激活免疫系统[31]。它们也由正常细胞呼吸过程中的精子线粒体产生[32, 33]，调节不同的细胞间信号通路，促进生殖系统的正常成熟和受精[16, 34–37]。

## 二、病理性 ROS 与氧化应激

导致氧化应激的因素包括泌尿生殖系统感染、精索静脉曲张、慢性炎症(炎症性肠病)代谢综合征、吸烟、酗酒、娱乐性药物滥用、电离辐射、使用手机、心理压力、剧烈运动、脊髓损伤，以及环境污染[3, 38–42]。主要的外源性来源包括生活方式因素（吸烟、饮酒、营养、肥胖、压力、药物、环境）、污染物、杀虫剂、异种雌激素、手机辐射[27, 43–48]。而内源性 ROS 活性氧产生的主要因素包括未成熟和病理性的精子，鞭毛中部有过多的残留细胞质[49]和浸润的白细胞（尤其是粒细胞）[4, 16, 50]（图 7.1）。

精浆中白细胞的数量随着生殖道感染和（或）炎症（即附睾炎、前列腺炎）而增加。过氧化物酶阳性的白细胞通过磷酸己糖分流术提高烟酰胺腺嘌呤二核苷酸磷酸（NADPH）的产生，可以产生大约 1000 倍的活性氧[51]。这些细胞主要来源于前列腺和精囊[52]。精液中的 ROS 水平与男性副腺感染（MAGI）的发病率有着密切的关系，如前列腺炎、前列腺膀胱炎和前列腺膀胱附睾炎[16]。

## 三、氧化应激与男性不育

高浓度的活性氧对精子浓度[53–58]、精子活动性[7, 56, 57]、精子形态[7, 52, 55]以及精子 DNA 的损伤增加[53, 59]，细胞凋亡[59, 60]，精子功能整体下降[6, 18]等方面具有不利影响。此外，氧化应激通过改变精子膜的通透性、流动性和关键功能而破坏精子膜。它还影响自然生殖和辅助生殖的结果，据报道，活性氧水平高的男性怀孕率低[61, 62]。

精子容易发生氧化应激，因为它们的质膜中含有异常高比例的多不饱和脂肪酸（PUFA），这些脂肪酸容易发生脂质过氧化[53]。脂质过氧化的特征是由于氧化应激[63]，当来自质膜脂质的电子被 ROS 剥离时，多不饱和脂肪酸（PUFA）分解为脂质过氧化物[63]。这会导致一系列氧化还原反应，最终产生高度诱变性和遗传毒性的亲电醛，如丙二醛（MDA）、4- 羟基壬烯醛（4-HNE）和丙烯醛[64]。与自由基相比，这些醛类产物相对稳定，能够自由移动，并与 DNA、蛋白质和脂质等分子发生反应。

氧化应激是导致 DNA 单链断裂的原因[52, 65]。此外，氧化应激也可以引起细胞凋亡，并可以导致 DNA 断裂。多项研究表明，不育男性有大量的单链或双链精子 DNA 片段（SDF）[23, 66–71]。这些男性可能存在的一些致病因素包括吸烟、辐照、化疗、白细胞增多症、精索静脉曲张、癌症、ROS 水平升高、染色质合成过程中的异常以及已经证实的老龄精子 DNA[7, 18, 60, 65, 72–74]。ROS 水平升高与生育能力下降有关，胚胎发育受损导致流产或妊娠损失增加[20–23, 75–80]。

基于这些原因，测量氧化应激标记物（特别是 ROS）的准确水平非常重要，可以作为诊断试验或筛选试验来区分可生育人群和不孕症患者或不明原因 / 特发性不育症的男性[81]。

## 四、氧化应激测量样品类型

可用于测量 OS 水平的精液样本类型包括未经处理的精液、简单的洗涤和再灌注样本以及通过上游法或密度梯度离心法处理的样本[52]。精液不仅包括精子，还包括前列腺、精囊、其他附属腺体和细胞成分（如圆形细胞、白细胞和上皮细胞）的所有及其分泌物。活性氧水平反映了样品中活性氧的新状态。在一个简单的清洗和再悬浮的样本中，精浆被去除，然而，白细胞、圆形细胞和碎片仍然留在样本中。在上游法制备的样本中，主动活动精子与非活动精子和碎片分离，而在密度梯度分离中，精子根据其密度和活动性进行分离，从而分离出活跃的精子和生理正常的精子[52]。

### 五、氧化应激标志物及其评价

许多单独的标记物被用来反映氧化应激。用于测量 OS 的各种实验室技术的原理是直接测量 ROS 或通过 ROS 产生的氧化产物间接测量。直接实验室技术测量 OS 或自由基，如 ROS 和活性氮。直接实验室技术包括化学发光、硝基四氮唑蓝（NBT）、细胞色素 C 还原试验、荧光素探针、电子自旋。间接实验室技术测量脂质过氧化、抗氧化剂、辅助因子，或其他产生活性氧的最终产物。更具体地说，间接测量可能是由活性氧来源产生的氧化产物的累积结果，例如精子中烟酰胺腺嘌呤二核苷酸（NADPH）氧化酶的氧化形式，线粒体中 NAD（NADH）依赖性氧化还原酶的还原形式，或白细胞精子症[82]。间接实验室技术包括 Endtz 试验、脂质过氧化、趋化因子、抗氧化剂 / 微量营养素 / 维生素、抗坏血酸、总抗氧化能力（TAC）或 DNA 损伤（表 7.1）。

## 第三节　测量氧化应激的常用方法

### 一、硝基蓝四氮唑试验

硝基蓝四氮唑试验，或 NBT 试验，是基于使用复合硝基四氮唑检测精子和白细胞产生的活性氧。NBT 是一种黄色的水溶性硝基取代的芳香族四氮唑化合物，与超氧离子反应生成甲臜衍生物，可通过光谱法进行监测[83]。该实验基于以下原理：即当异质样本如射出的精液被 NBT 染色时，由于 NBT 的还原，会形成有色的甲臜溶液。这已被证明与精子功能受损有关[83]。NBT 是一种电子受体，存在游离氧自由基时被还原，形成一种蓝黑色化合物，甲臜[84]。含有甲臜的精子可以在显微镜下进行组织化学染色和评分。精子评分如下：甲臜占细胞质的 50% 或更少记为（+），占细胞质的 50% 以上记为（++）[84]。白细胞的评分为：无可检测到的甲臜（–），散在或很少有甲臜颗粒（+），中等密度（++），细胞充满甲臜（+++）。NBT 试验反映了细胞质中 ROS（活性氧）生成的活性，因此有助于确定精液中 ROS 活性氧的细胞来源[85]。该方法的优点是简单，价格低廉，灵敏度高。它通过白细胞和异常精子产生活性氧的不同，进而辨别活性氧的细胞来源[84]。本试验的主要局限性是其他细胞还原酶的存在也可能降低 NBT。此外，各种氧化还原酶细胞含量的变化也可能改变 NBT 的还原率[85, 86]。

**表 7.1　直接和间接测定精液中 ROS 的优缺点**

| 方法 | 原理 | 仪器 | 样本类型 | 优势 | 劣势 |
|---|---|---|---|---|---|
| 直接法 | | | | | |
| 化学发光 | 鲁米诺荧光素 | 发光计 | 细胞外和<br>细胞内<br>细胞外 | 稳定，高灵敏度和特异性 | 1. 耗时，大型和昂贵的设备<br>2. 干扰变量<br>3. 要求高样本容量 |
| 硝基蓝四氮唑（NBT） | NBT 被超氧化物离子还原成甲臜 | 分光光度计 | 细胞外 | 1. 性价比高，用户体验良好<br>2. 中性粒细胞的检测浓度为 $0.5 \times 10^6$/mL 或更高 | 中性粒细胞阳性与阴性的主观解释 |
| 细胞色素 C 还原试验 | 高铁细胞色素 C | 分光光度计 | 细胞外 | 1. 量化中性粒细胞呼吸爆发或分离酶释放的氧气<br>2. 有利于高水平的 ROS 产生 | 1. 如果酶活性较低，对检测 NADPH 氧化酶活性相对不敏感<br>2. 无法检测细胞内氧 |
| 荧光素探针 | 2',7'- 二氯双氢荧光素二乙酸酯（DCFH-DA） | 流式细胞术 | 精子 | | 2',7'- 二氯双氢荧光素二乙酸酯 |

续表

| 方法 | 原理 | 仪器 | 样本类型 | 优势 | 劣势 |
|---|---|---|---|---|---|
| 氧化诱导荧光探针 | 超氧化物阴离子荧光探针（DHE） | 显微镜 | 精子 | | |
| 荧光素异硫氰酸酯（FITC）标记的凝集素 | | | | 检测顶体状态 | 1. 很难区分真假顶体反应<br>2. 不可能在一张照片中检测到精子活力和顶体状态<br>3. 荧光信号会随着时间的推移而消失 |
| 电子自旋共振 | 顺磁性物种 | 电子自旋共振光谱学 | 细胞内和细胞外 | 细胞外和细胞内 | 1. 限制自由基与除自旋诱捕剂以外的分子立即反应<br>2. 推断因素，如可能的中和反应 |
| 间接法 | | | | | |
| 髓过氧化物酶或Endtz 试验 | 过氧化物酶活性 | 色度计 | 精子 | 明确区分白细胞，尤其是产生 ROS 的颗粒细胞与精液中的其他未成熟生殖细胞 | 不能用来检测精子产生 ROS |
| 脂质过氧化水平 | 硫代巴比妥酸反应物 | 色度计 | 精浆中的氧化成分 | 1. 丙二醛是一种有色物质，可以用荧光法或分光光度法测定<br>2. 低精子浓度丙二醛可通过灵敏的高压液相色谱设备或铁基促进剂的荧光分光光度法测定 | 目前还没有广泛应用于临床实践 |
| 趋化因子 | 特异性抗体 ELISA | 酶联免疫吸附仪 | 精浆 | 由于活性氧引起的炎症而产生的 | 需要大量的生物材料（培养上清液＞ 0.5 L） |
| 抗氧化剂、微量营养素、维生素（维生素 E、维生素 C、抗坏血酸） | 柱色谱法 | 高效液相色谱法 | 精浆 | ROS 酶促反应的辅因子 | 评估继发于其他未知病理过程的终末状态 |
| 抗氧化剂总抗氧化能力（TAC） | 2,2'- 叠氮二 -（3- 乙基苯并噻唑啉磺酸盐）（ABTS） | 光度计 | 精浆 | 1. 快速比色法<br>2. 精浆总抗氧化物测定 | 1. 不测量酶促抗氧化剂或单个抗氧化剂<br>2. 需要昂贵的分析试剂盒和微孔板阅读器 |
| DNA 损伤 | 末端脱氧核苷酸转移酶脱氧尿苷三磷酸（dUTP）缺口端标记检测<br>精子染色质结构检测<br>彗星实验<br>精子染色质分散 | 流式细胞仪 | 精子 | 1. 稳定灵敏的方法<br>2. 有多种方法可用于测量 DNA 片段，如精子染色质结构分析（SCSA）、精子染色质分散度、TUNEL、彗星实验精子染色质分散度分析、核蛋白组成、精子核成熟度测试和 8-OHdG | 1. DNA 的可及性（TUNEL）<br>2. 观察者间、观察者内 + 测定间和测定内变异性。缺乏标准化的参考 |

## 二、化学发光分析

化学发光法是检测精液样本中 ROS 最常用的方法之一[87-89]。通过使用光度计测量化学反应产生的光进行检测。2 种主要类型的光度计包括光子计数光度计和直流光度计。光子计数光度计测量单个光子，而直流光度计计数测量通过光度计的电流。它们分别以每分钟光子数或相对光单位来计量[7]。化学发光的基本原理是测量由于化学试剂与生成的活性氧发生化学反应而发出的光。下面的方程显示了 2 个反应物 A 和 B 在一个激发的中间物［◊］的存在下产生光发射。这种激发态［◊］衰变到一个较低的能级会导致发光。

$$[\mathbf{A}] + [\mathbf{B}] \rightarrow [\Diamond] \rightarrow [\text{产物}] + \text{光}$$

化学发光中有 2 种主要的探针类型，包括用于 ROS 整体测量的鲁米诺和用于测量超氧阴离子的荧光素[82, 89, 90]。

用于 ROS 整体测量的试剂有储备鲁米诺探针（100 mM）、鲁米诺工作液（5 mM）和二甲基亚砜（DMSO）溶液[81, 91]。这个测试是感光的，在弱光下进行。将光度计连接到计算机上。共使用 11 个试管，包括 3 个只含有磷酸盐缓冲液（PBS）的空白管，3 个含有 PBS+ 鲁米诺（工作溶液）的阴性对照品，2 个装有病人样本 + 鲁米诺的试管，以及 3 个含有 PBS+ 过氧化氢（50 μL）+ 鲁米诺的阳性对照品（图 7.2）。将试管装入光度计（Berthold，Autolumat Plus LB 953），并在计算机监视器上显示和分析每个样品中产生的 ROS 水平的实时图[91]。

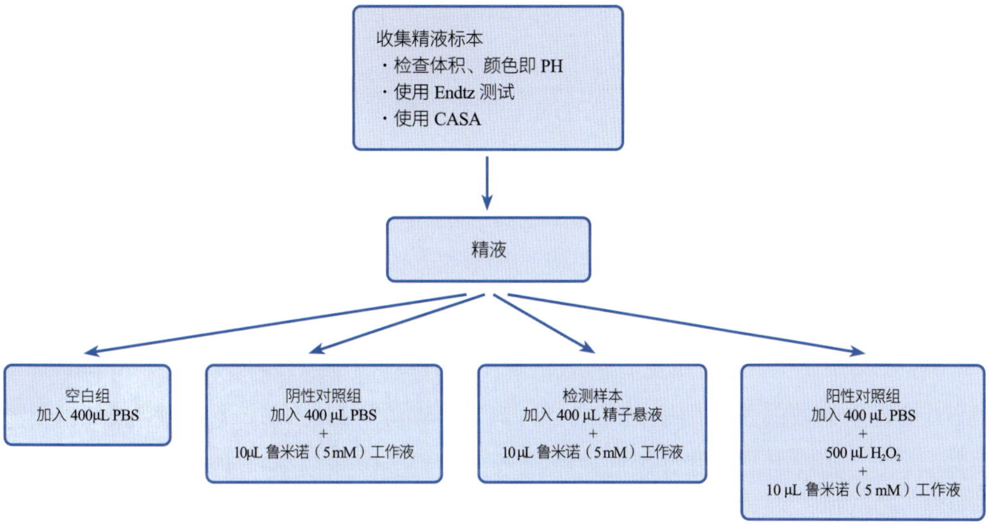


**图 7.2** 设置测量 ROS 的管。从 S1~S11 标记共 11 支管：空白、阴性对照、检测样和阳性对照。鲁米诺被添加到所有的管除了空白组。过氧化氢只被添加到阳性对照中

## 三、影响 ROS 测量的因素

精液年龄、黏度、重复离心、含白蛋白的培养基的使用能产生虚假信号峰和鲁米诺对 pH 变化的敏感性是影响 ROS 产生的潜在变量。影响 ROS 测量的其他因素有：①光度计校准；②灵敏度和动态范围以及使用的单位；③浓度和所用探针的类型；④所用精液的浓度和体积；⑤测量时仪器的温度。

这项测试使用 ROS 截止值有效地区分了可育和不育人群。ROS 水平＞ 102 RLU/（s・$10^{-6}$ 精子）被视为异常。在这个临界点，ROS 敏感性为 76.4%，特异性为 53.3%，阳性预测值为 82.1%，阴性预测值为 44.5%，用于区分不育男性与对照组[81]。当对照组完全由已怀孕的个体构成时，其临界值略低于 93 RLU/（s・$10^{-6}$ 精子）。敏感度提高到 93.8%，表明该测试可以区分有生育能力的人和没有生育能力的人。ROS 水平＞ 102 RLU/（s・$10^{-6}$ 精子）是病理性的[7]。

这种方法的主要优点包括高特异性和高灵敏度，以及它能够测量细胞内和细胞外的总体活性氧[81]。主要缺点是：①不能同时测量多个标记物；②由于 ROS 半衰期较短，ROS 水平随射精时间的延长而下降，因此对时间高度敏感。

## 四、细胞内活性氧的测定

流式细胞术通过使用二氢荧光素二乙酸酯（DCFH）检测细胞内过氧化氢自由基，进而测量细胞内

ROS 水平。这种染料被氧化为强荧光衍生物二氯荧光素（DCF），可通过流式细胞仪进行检测[11, 92, 93]。核酸的复染剂（碘化丙啶）被用来排除凋亡的精子[72]。二氢乙胺（DE）可用于检测细胞内超氧阴离子的水平[11, 72, 92, 94]。通过荧光精子的百分比确定试验结果[72]。

## 五、DNA 断裂的测量

既往已经引入了一些实验来测量精子 DNA 损伤[7, 19, 20, 66, 95–103]。在这些试验中研究精子 DNA 损伤的方法多种多样。一些测实验量精子染色质的异常，而另一些实验则直接测量 DNA 链是否断裂。在这些实验中，最常用于测量 DNA 碎片的是精子染色质结构分析（SCSA）和末端脱氧核苷酰转移酶 dUTP 末端标记（TUNEL）、彗星试验和精子染色质分散分析[71, 73, 97, 99, 104–106]。表 7.2 描述了精子 DNA 片段化的各种测试的优缺点，而单独的测试细节如下所述。

## 六、精子染色质结构分析（SCSA）

精子染色质结构分析（SCSA）是基于 DNA 断裂对酸变性的敏感性[66, 107, 108]，利用吖啶橙染色精子的流式细胞术检测精子 DNA。低 pH 值处理会在断裂处打开 DNA 链。吖啶橙染色是一种高度精确、重复性好、新鲜和冷冻样品可比较的染色方法。DNA 损伤是由暴露在变性条件下引起的。该试验利用吖啶橙的异染特性来区分单链 / 红色荧光和双链 / 天然 DNA/ 绿色荧光[66, 72, 103]。这项试验的结果表示为 DNA 片段化指数（DFI），即显示红色荧光的精子百分比与总荧光（红色 + 绿色）的比率[11, 66]。SCSA 还测量了 DNA 稳定度较高的精子（%HDS），这与未成熟精子中保留的核组蛋白有关，并被证明是妊娠失败的预测因素[103]。目前的临床阈值为 25%DFI，它将患者分为以下几类：①自然妊娠时间较长；②宫内节育器妊娠的概率较低；③流产次数较多；④未怀孕[103]。这个测试是精确和可重复的，能得到一个使男性面临不育风险的 DNA 断裂阈值。

**表 7.2 DNA 片段测定表**

| 化验 | 优势 | 缺点 |
|---|---|---|
| SCSA | | |
| 单股和双股 DNA<br>1. 弱酸处理使 DNA 变性，出现单链或双链断裂<br>2. 吖啶橙与 DNA 结合双链 DNA（未变性）荧光绿，单链 DNA（变性）荧光红<br>3. 流式细胞仪计数 10000 个细胞。<br>4. DNA 断裂指数（DFI）：红色荧光与（红色+绿色）荧光比值大于主要细胞群 | 1. 直接客观<br>2. 确定的临床阈值<br>3. 许多细胞被快速检查<br>4. 高重复性<br>5. 新鲜或冷冻样品<br>6. 大多数发表的研究都是可重复的 | 1. 专有方法<br>2. 不提供商用套件<br>3. 昂贵的设备<br>4. 酸致变性<br>5. 实验室条件的微小变化会影响结果<br>6. 计算涉及定性决策<br>7. 很少有实验室进行这种分析 |
| COMET | | |
| 对于单链和双链 DNA<br>1. 单精子电泳<br>2. DNA 片段形成尾巴<br>3. 完整的 DNA 留在头部<br>碱性彗星<br>1. 碱性条件下，使所有 DNA 变性<br>2. 识别单股和双股断裂<br>中性彗星<br>1. 不能使 DNA 变性<br>2. 标识双中断 | 1. 间接测定，主观<br>2. 重复性差<br>3. 高灵敏度<br>4. 仅新鲜样品<br>5. 与精液参数相关<br>6. 所需电池数量少<br>7. 通用型（碱性或中性） | 1. 可变协议<br>2. 阈值不明确<br>3. 不提供商用套件<br>4. 时间和劳动密集型<br>5. 检测到少量细胞<br>6. 主观<br>7. 与生育能力缺乏相关性<br>8. 需要特殊成像软件 |

续表

| 化验 | 优势 | 缺点 |
|---|---|---|
| SCD 试验 | | |
| 1. 单个细胞浸泡在琼脂糖中<br>2. 酸变性后溶解<br>3. 正常精子产生光环 | 1. 简单<br>2. 可使用亮视野显微镜 | 1.SCD 阈值不明确为不明原因不孕的男性建立的<br>2. 低密度核仁模糊，产生对比度较低的图像<br>3. 很少有研究表明精子 DNA 损伤与 ART 结果之间存在相关性<br>4. 不能在精子水平上区分 DNA 碎片的类型或量化 DNA 损伤的数量 |
| TUNEL | | |
| 1. 在游离 DNA 末端添加标记的核苷酸<br>2. 个别模板<br>3. 单股和双股断裂的标签<br>4. 用标记的 DNA 测量细胞百分比 | 1. 直接目标<br>2. 对少量精子（10000 个）进行<br>3. 高重复性<br>4. 客观、高灵敏度（流式细胞仪）<br>5. 新鲜或冷冻样品<br>6. 表明细胞凋亡<br>7. 与精液参数相关<br>8. 与生育有关<br>9. 提供商用套件 | 1. 门槛不规范<br>2. 可变分析方案<br>3. 不是专门为精子设计的<br>4. 需要特殊设备（流式细胞仪）<br>5. 独立于模板<br>6. 需要适当的控制 |

## 七、末端脱氧核苷酸转移酶缺口末端标记法（TUNEL）分析

TUNEL 利用了一种称为末端脱氧核苷酸转移酶（TdT）的不依赖模板 DNA 的聚合酶，它将脱氧核糖核酸添加到 3'- 羟基（OH）单链和双链 DNA 中。脱氧尿苷三磷酸（dUTP）是由 TdT 酶添加到 DNA 游离 3'- 羟基断裂端的底物 [23, 99, 109]。

DNA 链断裂位点越多，细胞内的标记就越多，这可以识别原位 DNA 断裂。3' 羟基自由端使用荧光标记进行标记，通过流式细胞仪产生荧光，荧光与链断裂的数量成正比 [99, 110]。DNA 损伤可通过 TUNEL 法检测，如异硫氰酸荧光素标记的 dUTP 系统和凋亡检测试剂盒。DNA 碎片可以用台式流式细胞仪测量。约 $2.5 \times 10^6$ 个精子被 3.57% 的多聚甲醛固定和渗透。在 37℃的黑暗环境中染色 1h，然后冲洗并用碘化丙二钠染色。检测试剂盒对照品（阳性和阴性对照品）以及已知 DNA 片段的内部对照品都包括在测试样本中。阴性对照组省略 TdT，阳性对照组用 2% 过氧化氢在 50℃下处理 1h。根据采集和比对策略，计算每个样本中 DNA 碎片的百分比。

该实验具有高敏感性和特异性 [99,110]。该实验测量了一个明确的结果，该结果能够更好地预测胚胎着床的潜在性 [23, 70, 71, 79, 104, 111]。

研究报道显示，通过 TUNEL 试验测量的 DNA 片段在 12%~36.5% 之间，其中，无显微镜和流式细胞仪可以检测出生育情况 [99,109,112-118]。近期报道出了一个阈值，为 16.7%，显示特异性为 91.6%，阳性预测值为 91.4%[99]。如果只包括已确定生育的男性作为对照，这种特异性可以进一步提高。高特异性和阳性预测值很重要，特别是在特发性和原因不明的不育。

## 八、吖啶橙染料荧光法

吖啶橙是一种核酸特异性荧光阳离子染料。它通过嵌入 RNA 或单链 DNA 产生的静电而与 DNA

发生相互作用。在预培养阶段，暴露于酸环境下可使不稳定的 DNA 变性，发生单 链或双链断裂，通过紫外线光激发后，将吖啶橙嵌入其中，可产生红色或绿色荧光。在预培养阶段，暴露于酸环境下可使不稳定的 DNA 变性，发生单链或双链断裂，通过紫外线光激发后，将吖啶橙嵌入其中，可产生红色或绿色荧光。精子染成绿色表明精子有 DNA 碎片。这种技术方法相对快速、简单、廉价，其主要缺点是载玻片的染色不均匀和褪色。

### 九、Comet 试验

Comet 试验是一种测量 DNA 断裂的单细胞凝胶电泳方法[119]。电泳用于分离蛋白质裂解后产生的 DNA 片段。该方法基于一个共识的理念，即 DNA 断裂产生的 DNA 片段，由于片段大小不等，其在电泳场中具有不同的迁移率。当在荧光显微镜下检查时，由于 DNA 片段在内的细胞核之间的形态差异，可以观测到一个由头部和尾部染色质组成的图像“彗星尾”。彗星尾越大，代表 DNA 断裂的程度就越高[95, 119–122]。

检测可以在中性和碱性缓冲液中进行。在中性缓冲液中，可以测量双链 DNA 损伤，而在碱性缓冲液中，DNA 发生变性；由于 DNA 链的松开，可以测量单链（SS）和双链（DS）DNA 损伤[123, 124]。在电场的作用下，断裂的 DNA 链被分离（SS 和 DS）[122, 125–128]。因此，可以使用荧光显微镜或细胞仪来测量带有更多 DNA 断裂并显示强烈彗星尾巴的精子[95, 124]。彗星的尾巴长度和荧光强度与 DNA 断裂程度成正比[71, 122, 129]。

### 十、精子染色质扩散（SCD）试验

精子染色质扩散（SCD）试验使用 Halosperm 试剂盒来区分未断裂和断裂的精子 DNA[95]。该试验是基于可控的生物特异性的 DNA 变性，在任何 DNA 断裂处可产生单链 DNA，再加上可控的 DNA 损耗[101, 130–133]。这种测试通常用于没有流式细胞仪的实验室，因为它可以用明视野显微镜或荧光显微镜进行评估。该过程包括：①将精子样本整合到预处理载玻片上的惰性琼脂糖微凝胶中；②控制 DNA 的酸变性；③控制蛋白质的消耗。

正常精子在致密的核周围产生分散的染色质晕。相反，断裂的 DNA 不会产生分散的染色质晕[76, 132, 134]。“晕”可根据其形态进一步分类，并可根据已建立的截止标准对每个患者的结果进行分析。结果显示，当与 DNA 损伤的间接评估（如 SCSA 或彗星试验）相比，这一结果显示出强烈的相关性[95, 135]。

## 第四节　总抗氧化能力的测定

总抗氧化能力（TAC）是一个参数，可通过评估精液中存在的各种抗氧化剂（如过氧化氢）的还原能力，及对底物的影响来测量[136, 137]。应用透明的精浆进行化验。根据底物的不同，可以用分光光度计或色度计测量反应。大多数用于估计 TAC 的技术都是测量低分子量的断链抗氧化剂，不包括抗氧化酶（谷胱甘肽酶、过氧化氢酶和超氧化物歧化酶）和金属结合蛋白的作用。TAC 可通过 2 种方式测量：

### 一、比色分析

抗氧化剂检测基于精浆标本中的水和脂质抗氧化剂抑制 2,20- 叠氮二 -（3- 乙基苯并噻唑啉磺酸

盐）（ABTS）氧化为 $ABTS^+$ 的原理。在所使用的反应条件下，精浆中的抗氧化剂会抑制 750 nm 处的吸光度，其程度与它们的浓度成正比，从而产生稳定的蓝绿色[136-138]。将样品中存在的抗氧化剂抑制 ABTS 氧化的能力与标准 Trolox 一种水溶性生育酚类似物（6- 羟基 -2,5,7,8- 四甲基苯并二氢吡喃 -2- 羧酸）进行比较。

向所有标准 / 样品孔中添加 10 μL 高铁肌红蛋白和 150 μL 色原，通过早期添加 40 μL 过氧化氢来启动反应。将试剂盒在室温下在水平振荡器上温育 5 min，并使用微孔板读取器在 750 nm 处监测吸光度。通过将每个样品的平均吸光度值代入方程式，可使用标准曲线线性回归得到的方程式计算每个样品的总抗氧化剂浓度：

**抗氧化剂（μM）=（未知平均吸光度— Y 轴截距 × 稀释数 ×1000）/ 斜率**

结果报告为 Trolox 当量的微摩尔数。精浆 1947mm Trolox 的诊断临界值将不育患者与健康男性区分开来，其敏感性为 59.5%，特异性为 63.0%[138]。

### 二、ROS-TAC 评分

ROS-TAC 评分是由 ROS 浓度和精液 TAC 组成的一个新参数。它优于单独的 ROS 和 TAC，因为它能够区分可育和不育男性[139]。应用 ROS 和 TAC 值创建这 2 个变量的标度，作为对照组的参考值[14, 140, 141]。在将 ROS 转换为 ROS+1 的对数后，这 2 个值都是标准化的。logROS+1 和 TAC 都被标准化为 Z 分数（平均值 = 0，SD = 1），因此两者都具有相同的可变性。标准化得分的计算方法是从个体观察值中减去对照组的平均值，然后除以对照组的标准差。ROS 和 TAC 的标准值采用主成分分析法进行分析，主成分分析提供了线性组合或加权和，这些组合或加权和解释了相关变量之间的大部分可变性[14]。有男性因素或特发性诊断的男性不育患者的 ROS-TAC 评分较低。ROS-TAC 评分较高的不育男性与那些得分较低且妊娠失败的男性相比生育能力更高[14]。

## 第五节　脂质过氧化测定

脂质过氧化终产物是公认的氧化应激标志物。其测量的常用方法如下：

### 一、TBARS 分析

丙二醛（MDA）是脂质过氧化的最终产物[142]中的一种反应性化合物。硫代巴比妥酸（TBA）法是评价丙二醛（MDA）浓度的常用方法之一。该方法通过分光光度法、高效液相色谱法（HPLC）、比色法或分光光度法检测 TBA 反应性物质（TBARS）[143]。在这个反应中，在酸性条件下和高温（90~100℃）下，MDA 和 TBA 一起反应形成 MDA–TBA 加合物。在 530~540 nm 处用比色法测量该加合物的形成，或在 530 nm 的激发波长和 550 nm 的发射波长下用荧光法测量[144]。精子中的脂质过氧化反应用 nmol MDA $10^{-7}$ 精子表示[145]。

### 二、4- 羟基壬烯醛 - 组氨酸加合物酶联免疫吸附试验

4- 羟基壬烯醛组氨酸（HNE-His）加合酶联免疫吸附试验（ELISA）是一种检测 HNE 与蛋白质结合的方法。该免疫分析法用于定量和快速检测 HNE-His 蛋白加合物。4-HNE 可与蛋白质中的赖氨酸、

组氨酸或半胱氨酸残基反应形成加合物。酶联免疫吸附法（ELISA）取蛋白量为 200 μg/mL，吸附量为 0 μg/mL。用一级抗体（抗 HNE-His 抗体）检测标准品或样品中存在的 HNE 蛋白加合物。随后加入 HRP 结合的二级抗体。根据预先确定的 HNE-BSA 标准制备的标准曲线用于比较和量化未知样品中 HNE 蛋白加合物的含量。使用 450 nm 的主波长，在微板阅读器上读取每个孔的吸光度，结果以 pmol/mg 为单位[146]。

### 三、异前列烷（IsoP）法

脂质过氧化的另一个重要的生物标志物是 8- 异前列烷（IsoP），以 ng/mL 为计量单位[147]。它是属于二十烷酸家族的一种特殊终产物，来源于多不饱和脂肪酸的非酶过氧化反应[37]。使用 IsoP 标记具有稳定性好，在精浆中易于定量，不需要由花生四烯酸的环加氧酶和脂氧合等酶途径产生的优点[147]。各种脂质过氧化方法的优缺点见表 7.3。

**表 7.3 测量脂质过氧化的各种技术**

| 技术 | 原则 | 优势 | 劣势 |
|---|---|---|---|
| 硫代巴比妥酸测定（TBARS） | 比色法或荧光透视法检测 MDA-TBA 加合物 | 简单但不具体 | 需要严格的控制 |
| 异前列烷 | EIA/ 液相色谱 - 串联质谱法 | 特异性，稳定化合物 | 劳动密集，设备费用高 |
| HNE-His 加合酶联免疫吸附试验 | 酶联免疫吸附试验 | 快速，无创 | 交叉反应的可能性 |

注：MDA：丙二醛；TBA：硫代巴比妥酸；HNE-His：羟基壬烯醛组氨酸。

## 第六节 ROS 诱导的蛋白翻译后修饰的测量

活性氧可以修饰蛋白质，从而改变功能，如激活或抑制转录因子、信号转导和酶[148, 149]。这导致特定蛋白质结构和功能完整性的改变。大多数氧化剂会与几种氨基酸反应生成多种产物。ROS 诱导蛋白质翻译后修饰的 3 种主要类型包括 S- 谷胱甘肽化（GSS-R）、羰基化和硝基酪氨酸修饰（Nitro-Y）。蛋白质的羰基化、硝化和亚硫酰化是导致蛋白质功能障碍的最常见的翻译后修饰[149–151]。

活性羰基是通过脂质过氧化和甘氨酸共氧化以及 Amadori 产物氧化降解过程中产生的低或高分子量二羰基（Lys、Arg 和 Cys 的修饰）直接蛋白质氧化（在 Trp、Lys、Arg、Pro 和 Thr 上氧化）产生的。蛋白质羰基等氧化产物可用于检测和估计精液样本中的 ROS 水平[150]。蛋白质羰基化合物化学性质稳定，更可靠，是蛋白质氧化的常用标志物[150, 152]。

酶联免疫吸附法可同时测定亚硝化和羰基化。将 BSA 标准品或蛋白质样品（10 μg/mL）在 37℃下吸附在 96 孔板上 2 h，可检测或定量精子蛋白质的羰基修饰。样品或标准中的蛋白质羰基衍生为 DNP 腙，首先用抗 DNP 抗体进行探测，然后用 HRP 结合的二级抗体进行探测。未知样品中的蛋白质羰基含量通过与预先确定的还原和氧化的牛血清白蛋白标准曲线进行比较来测定。

硝基酪氨酸是过氧亚硝酸盐或 NO 供体与酪氨酸残基反应生成的。它可以由精细胞通过超氧化物与 NO 反应产生。亚硝基松香蛋白修饰可引起蛋白质功能或结构的改变。在运动障碍（弱精子血症）或精索静脉曲张患者中发现了较高数量的硝基酪氨酸[150–155]。

竞争性 ELISA 试剂盒可用于硝基酪氨酸定量。在本试验中，首先将未知蛋白质硝基酪氨酸样品或硝化后的牛血清白蛋白标准品加入硝化后的牛血清白蛋白预吸收 EIA 板中。短暂培养后，加入抗硝基酪氨酸抗体，随后加入 HRP 结合的二级抗体。未知样品中的蛋白质硝基酪氨酸含量通过与预先确定的硝化牛血清白蛋白标准曲线进行比较来测定。

## 第七节　ROS 诱导蛋白质变化的测量：蛋白质组学分析

蛋白质组学和生物信息学工具可以用来了解由于精子暴露在活性氧或氧化应激下而引起的蛋白质变化。它也有助于证明翻译后修饰（如磷酸化、蛋白水解裂解、糖基化和突变）如何导致精子生理功能的改变。在氧化应激条件下，人类精子和精浆的蛋白质组谱发生整体变化[12, 156, 157]。

据报道，不育患者的蛋白质表达存在差异性调节，ROS 水平的变化可从整体蛋白质组学分析中得到证实[12]。精子和精浆蛋白质组都会影响具有不同活性氧水平或氧化应激的不育男性的受精和着床[12, 156–158]。了解精子特异性蛋白质最常用的技术包括 2D 聚丙烯酰胺凝胶电泳（2D PAGE）、差异凝胶电泳（DIGE）和液相色谱 - 质谱法，或 LC-MS/MS。整体蛋白质组学分析包括对集合或单个测试样本的分析（从表现出氧化应激的不育男性精液样本中提取的精子或精浆）。精子蛋白质组、参与生物分子代谢、蛋白质折叠和蛋白质降解的蛋白质在暴露于低、中、高 ROS 的不育患者中受到不同程度的调节[12]。同样，在精浆蛋白质组中，与可育对照组相比，高 ROS 组中涉及蛋白质翻译后修饰、蛋白质折叠（热休克蛋白、分子伴侣）和发育障碍的途径过度表达[155, 158]。

## 第八节　当前氧化应激标记物的局限性

氧化应激的所有标记物，如通过化学发光法测定 ROS[81, 87, 159]，通过比色法测定抗氧化剂[11, 136, 160–162]，通过硫代巴比妥酸测定氧化产物或通过 4- 羟基壬烯醛（4-HNE）[144, 146] 测量氧化产物的脂质，凋亡标记物如膜联蛋白 V[163, 164]，通过 TUNEL、SCSA、彗星或 SCD 测定 DNA 片段，以及使用蛋白质组学工具进行氧化修饰的蛋白质改变[12, 81, 158]。以上是单一的方法。每种方法都只代表氧化应激的单一维度，进而概括出给定生物系统中的整体氧化应激状态。因此，这些方法无法提供真实的氧化应激状态的完整图像。它们只反映单个点的氧化还原状态。此外，这些方法陈旧、耗时，并且对时间要求严格，如通过化学发光或蛋白质组学测量活性氧。因此，重要的是要确定一种包括 OS 所有成分的测试，有助于我们了解给定精液样本中的实时氧化还原状态，从而改善对这些患者的管理。这是由氧化还原电位标记完成的，氧化还原电位如下所述。

## 第九节　什么是氧化还原电位

测量氧化还原电位（ORP）是确定氧化应激最新的标志物，其对男性不育的诊断有重要价值。

ORP，也被称为氧化还原平衡，提供了在给定的生物系统中存在于任何给定时间的氧化剂（ROS）和还原剂（抗氧化剂）的相对比例。它是电子从一种化学物质移动到另一种化学物质的电位的量度。为了消除氧化剂的破坏作用，抗氧化剂提供电子，从而减少氧化剂从邻近细胞获取电子并造成损害的机会。该试验最初用于测量水处理工业中的 ORP，以确定氧化剂的活性是否足够高以杀死细菌和其他微生物[165]。后来，它被用来测量生物液体中的 ORP，比如脑损伤、创伤和中风患者的血浆[166–170]。2016 年，ORP 测试作为人类精液中 OS 的可靠标志物被引入男科领域[171, 172]。

## 一、使用 MiOXSYS 测量氧化还原电位

男性不育氧化应激系统（MiOXSYS）的发展和精液样本中 ORP 的测定是一种非常有价值的临床工具，它避免了复杂的氧化应激试验。MiOXSYS 系统是一种对精液样本进行氧化应激评测的技术，其克服了其他技术复杂和昂贵的弊端。人类精液样本中的 ORP 可以通过使用 MiOXSYS 系统（一种基于恒流器的技术）实时测量[173]。MiOXSYS 系统设计用于捕获样品中电子从还原剂到氧化剂的转移，并基于 Nernst 方程[174]。

$$ORP = E° - RT/nF\ \ln([Red]/[Ox])$$

E° = 标准还原电位

$R$ = 通用气体常数

$T$ = 绝对温度（以开氏度为单位）

$n$ = 交换的电子数（以摩尔为单位）

$F$ = 法拉第常数

[Red] = 还原剂浓度（以摩尔为单位）

[Ox] = 氧化剂浓度（以摩尔为单位）

MiOXSYS 系统由 MiOXSYS 分析仪和 MiOXSYS 传感器组成。分析仪使用恒定的低电流，测量氧化剂和还原剂之间的电子被动交换。这也被称为氧化剂和抗氧化剂之间的静态、被动或电流活动状态。静态 ORP（以下简称 ORP）表示给定样品中的实际氧化还原平衡，以毫伏（mV）为单位。ORP 越高，氧化应激越强烈，反映了氧化还原系统中有利于氧化剂活性的不平衡。因此，监测精液中 ORP 水平有助于预测不育症患者的治疗效果。较高的 ORP 水平预示着不育症有较好的预后。

## 二、测量氧化还原电位的方案

为了测量给定精液样本中的 ORP，MiOXSYS 传感器放置在 MiOXSYS 端口上，传感器电极朝向分析仪。使用移液管，将少量（0~30 μL）液化纯精液样本添加到预插入传感器上。通过将 ORP 除以精子浓度，将结果标准化为在精子中表达 ORP，并以毫伏（mV）/（$10^6$ 精子·$mL^{-1}$）代表 ORP，可实时提供氧化还原平衡，具有耗时短、与精子浓度无关且与其他复杂的方法相比（如 ROS）易操作的优点[171, 172]。ORP 已经证明了良好的内部和观察者间的可靠性，已证实检测是高度可重复的，样品不需要重复或多次进行测试[175]。

## 三、新鲜和冷冻精液及精浆中 ORP 值

MiOXSYS 系统可以测量新鲜和冷冻样本的精液和精浆中的 ORP 水平 [172, 176]，也不受精液年龄的影响 [172]。精液 ORP 水平与精浆 ORP 水平在 0、120min 时均呈显著正相关，与精液参数尤其是浓度呈极显著负相关。在 0 和 120 min 时，ORP 与精子参数之间也存在类似的负相关。精液样本中的 ORP 水平稳定且不受时间影响长达 2 h，这使得 ORP 技术很容易应用于临床 [172]。ORP 测量也可以在新鲜和冷冻精液样本中进行 [172]。

## 四、应用氧化还原电位评估精液质量和生育能力

从不孕不育夫妇的男性的精液中测得的 ORP 水平表明，个体精液参数正常的不育男性的 ORP 水平明显较低 [177]。

Agarwal 等人，结合 2010 年世界卫生组织指南，根据精液参数将 106 名不育男性和 51 名健康男性分为正常和异常 [178, 179]。在对照组和患者中，ORP 与精液参数之间存在极强的负相关关系，尤其是精子浓度（$r = -0.823$，$P < 0.001$）、精子总数（$r = -0.728$，$P < 0.001$）、活动度（$r = -0.048$，$P < 0.001$），以及 ORP 和对照组之间仅在精子浓度（$r = -0.688$，$P < 0.001$）方面呈显著负相关，精子总数（$r = -0.540$，$P < 0.001$）、活动度（$r = -0.255$，$P < 0.001$）。患者组的 ORP 水平较高，与精子浓度（$r = -0.846$，$P < 0.001$）、精子总数（$r = -0.765$，$P < 0.001$）、活动性（$r = -0.445$，$P < 0.001$）和形态学（$r = -0.226$，$P < 0.020$）[175] 呈负相关。

在一项由 293 名不育男性和 15 名可生育男性组成的研究中，ORP 与精子浓度（$r = -0.840$）、运动能力（$r = -0.429$）呈显著负相关（$P < 0.0001$），与形态学（$r = -0.288$）呈弱相关 [176]。Arafa 等人 [180] 检查了 365 名不育男性和 50 名生育男性的精液参数和 ORP 水平。这些作者报告了精液参数（精子总数、活动性、形态）异常的不育男性的 ORP 水平明显高于精液参数正常的男性。此外，不育男性的 ORP 值［平均值 ± SE；5.00 ± 0.56 mV/（$10^6$ 精子・$mL^{-1}$）］高于男性（1.26 ± 0.15）（$P < 0.001$）。ORP 与精子浓度（$r = -0.909$，$P < 0.001$）、精子总数（$r = -0.799$，P $< 0.001$）和运动能力（$r = -0.554$，$P < 0.001$）[180] 呈负相关。

此外，Agarwal 和 Wang 检查了 194 名不育男性，包括 28 名接受重复精液分析和 ORP 测量的男性。他们报告说，与弱精子症或畸形精子症患者相比，少精子症患者的 ORP 水平似乎最高 [177]。这些作者还报道了精液参数正常的不育男性（$n = 42$）的 ORP 值显著低于 152 名精液参数异常的不育男性［3.76（1.19,16.4），$P < 0.001$］[177]。在第一次评估中精子参数明显较差且 ORP 水平较高的患者，在 16.8 ± 7.7 周后进行重复精液测试后，精子浓度和活动力显著改善，ORP 降低 [177]。

在最近的研究中，Majzoub 等人研究了 1168 名不育男性和 100 名生育男性的精液参数和 ORP 水平 [181]。报告指出，不育男性的精子参数，包括计数（$P < 0.001$）、总运动能力（$P < 0.001$）、总形态（$P < 0.001$）与可生育男性相比明显较差。此外，不育男性的 ORP 水平显著高于生育男性（1.18 ± 0.94）（$P < 0.001$）。同样，当检查精子正常形态（0%~4%）的各种临界值时，精子形态正常的样本中 ORP 水平最高［13.12 ± 1.84 mV/（$10^6$ 精子・$mL^{-1}$）］，而形态正常> 4% 的样本中 ORP 水平最高［1.99 ± 0.26 mV/（$10^6$ 精子・$mL^{-1}$）］[181]。

## 五、氧化还原电位：建立参考值

较高的 ORP 值表明氧化应激反应更强。在健康男性和不育男性中进行的 ORP 研究的数据强化了氧化应激与精液质量不良相关的证据 [7, 13, 54, 61, 141, 182, 183]。

在首次报告精液和精浆中 ORP 参考值的研究中 [172]，临界值为 1.48 mV/（$10^6$ 精子・$mL^{-1}$）和 2.09 mV/（$10^6$ 精子・$mL^{-1}$）。在这些临界点上，ORP 还能够根据精液和精浆中的良好（≥ 40%）和较差（≤ 40%）来区分精液质量。

在一项由 106 名不育男性和 51 名精液参数正常的健康男性组成的研究中，1.36 mV/（$10^6$ 精子・$mL^{-1}$）的临界值能够区分正常健康男性和不育男性，其灵敏度为 69.6%，特异度为 83.1%[175]。

在 Agarwal 等人 [176] 的一项研究中，在 293 名患者和 15 名对照者中测量了 ORP，并根据 WHO 标准将其分为正常、少、弱、畸形和少弱畸形精子症。当受试者根据浓度（活动度）、形态学或这些因素的组合进行分组时，ROC 曲线下面积、灵敏度、特异度、阳性预测值和 ORP 临界值有显著差异。ROC 曲线能够区分可育对照组和不育男性及其他类型。ORP 临界值也能够区分不同类别的受试者和任何 2 个精液参数。

在另一项研究中，ORP 在 1.57 mV/（$10^6$ 精子・$mL^{-1}$）的临界值下能够检测到至少 1 个异常精子参数，灵敏度为 70.4%，特异度为 88.1%[177]。同样，ORP 在 2.59 mV/（$10^6$ 精子・$mL^{-1}$）的临界值检测少精子症的预测值最高，灵敏度为 88%，特异度为 91.2%[177]。在 Majzoub 等人 [181] 的另一项研究中，包括 1168 名不育男性和 100 名确认生育能力的男性，使用 4% 正常形态的临界值来确定是否存在畸形精子。结果表明，ORP 截止值为 1.73 mV/（$10^6$ 精子・$mL^{-1}$），灵敏度为 76%，特异度为 72%，阳性预测值为 69.32%，阴性预测值为 78.6%，准确率为 73.9%[181]。

Arafa 等人 [184] 报告了 1.38 mV/（$10^6$ 精子・$mL^{-1}$）的截止值，敏感性为 63.3%，特异性为 87.8%，PPV 为 97.6%，NPV 为 23.2%，准确率为 66%。这个截止点能够区分和识别精子质量异常的精液样本，如精子活力、各种形态异常、ORP 和精子 DNA 碎片。sORP 值大于 1.38 mV/（$10^6$ 精子・$mL^{-1}$）的精液样本质量异常的优势比为 10.05（$P < 0.001$）[184]。

## 六、氧化还原电位研究进展：多中心研究结果

在美国克利夫兰诊所和卡塔尔多哈进行的一项多中心研究中 [175]，对 2 个实验室的精液分析和 ORP 测量进行了比较。美国的数据集包括 194 名患者和 51 名有生育能力的捐献者，而卡塔尔的数据集包括 400 名患者和 50 名可生育捐赠者。在个体数据集和综合数据集中，不育男性的精子浓度、总的和向前活动度及形态都明显较低。此外，不育男性 ORP 水平与可育男性比较有显著性差异（$P < 0.05$）。来自美国的数据和多哈数据的 ORP 临界值分别为 2.26 mV/（$10^6$ 精子・$mL^{-1}$）、1.42 mV/（$10^6$ 精子・$mL^{-1}$）。综合数据集显示，在区分不育患者和健康对照组时，临界值为 1.42 mV/（$10^6$ 精子・$mL^{-1}$）。表 7.4 显示了在 ORP 上发表的所有研究的 ROC 特征，包括临界值、灵敏度、特异度、曲线下面积、准确度、阳性预测值、阴性预测值。研究结果表明，尽管 2 个中心的精液参数存在显著差异，但 ORP 水平在 2 个数据集中是一致的，表明 ORP 的可重复性和可靠性 [175]。

**表 7.4 回顾检查受试者手术特征曲线的研究，以确定 ORP 标准，最好地预测正常和异常精液参数，并区分正常健康对照组与男性因素不育患者**

| No. | 参考 | 研究人群 | 临界值 | 灵敏度（95%CI） | 特异性（95%CI） | PPV | NPV | 准确率（95%CI） | AUC |
|---|---|---|---|---|---|---|---|---|---|
| 1 | Agarwal 等人[172] | 对照组（$n=26$）<br>不育男性（$n=33$） | | | | | | | |
| | | 精液 | 1.48 | 60.0%（32.3~83.7） | 75.0%（59.7~86.8） | 45.0%（23.1~68.5） | 84.6%（69.5~94.1） | 71.2%（57.9~82.2） | 0.648 |
| | | 精浆 | 2.09 | 46.7%（21.3~73.4） | 81.8%（67.3~91.8） | 46.7%（21.3~73.4） | 81.8%（67.3~91.8） | 72.9%（59.7~83.6） | 0.615 |
| 2 | Agarwal 等人[171] | 对照组：$n=51$（证实可生育：$n=15$，未证实生育能力：$n=36$）<br>不育男性（$n=106$；精索静脉曲张：$n=36$；特发性：$n=13$；类别不明：$n=55$） | 1.36 | 69.6%（59.1~78.7） | 83.1%（71.7~92.4） | 85.3%（75.3~92.4） | 65.9%（54.6~76.0） | 75.2%（67.6~81.7） | 0.770 |
| 3 | Agarwal 和王[177] | 健康对照组（$n=49$）；不育男性（$n=194$）<br>分为三组： | | | | | | | |
| | | 少精子（$n=92$） | 2.59 | 88.0%（79.6~93.9） | 91.2%（83.9~95.9） | 90.0%（81.9~95.3） | 89.4%（81.9~94.6） | 89.7%（84.5~93.6） | 0.754 |
| | | 弱精子症（$n=102$） | 6.08 | 52.0%（41.8~62.0） | 91.2%（83.4~96.1） | 86.9%（75.8~94.2） | 62.9%（54.0~76.8） | 70.5%（63.5~76.8） | 0.751 |
| | | 畸胎精子（$n=95$） | 1.57 | 65.3%（54.8~74.7） | 62.0%（50.4~72.7） | 67.4%（56.8~76.8） | 59.8%（48.3~70.4） | 63.8%（56.2~70.9） | 0.693 |
| | | 检测至少一个精子参数（$n=152$） | 1.57 | 70.4%（62.5~77.5） | 88.1%（74.4~96.0） | 95.5%（89.9~98.5） | 45.1%（34.1~56.5） | 74.2%（67.5~80.2） | 0.809 |
| 4 | Arafa 等人[180] | 有生育能力（$n=50$）；不育（$n=365$）<br>精液质量正常和异常的样本 | 1.38 | 63.35% | 87.8% | 97.6% | 23.2% | 66% | — |
| | | 有生育能力（$n=50$）；不育（$n=365$）<br>区分有生育能力和不育的样本 | 1.41 | 57.3%（52.0~62.4） | 78.0%（64.0~88.5） | 95.0%（91.2~97.5） | 20.0%（14.6~26.3） | 60% | — |
| 5 | Majzoub 等人[181] | 可育（$n=100$）<br>不育（$n=1168$）<br>区分正常（≥ 4%）和异常精子形态（≤ 4%） | 1.73 | 76% | 72% | 69.2% | 78.6% | 73.9% | 0/804 |
| 6 | Agarwal 等人[175] | 美国数据集<br>生育控制（$n=50$）；<br>不育男性（$n=194$） | 2.26 | 49.0%（41.7~56.2） | 84.3%（74.4~93.0） | 92.2%（85.3~96.6） | 30.3%（22.9~38.5） | 56.3%（49.9~62.6） | 0.699 |
| | | 卡塔尔数据集生育控制（$n=51$）；<br>不育男性（$n=400$） | 1.42 | 60.8%（55.8~65.6） | 78.0%（64.0~88.5） | 95.7%（92.4~97.8） | 19.9%（14.5~26.2） | 62.7%（58.0~67.2） | 0.706 |
| | | 美国和卡塔尔联合数据集<br>可生育（$n=101$）；不育男性（$n=594$） | 1.42 | 60.6%（56.5~64.6） | 74.3%（64.6~82.4） | 93.3%（90.3~95.6） | 24.3%（19.6~29.4） | 62.6%（58.9~66.2） | 0.703 |
| 7 | Agarwal 等人[176] | 生育控制（$n=15$）；不育男性（$n=293$）<br>能够区分对照组和患者 | ＞ 2.63 | 40.4% | 93.3% | 99.2% | 7.4% | — | 0.596 |
| | | 少精子与非少精子症 | ＞ 2.63 | 81.5% | 92.7% | 89.1% | 87.2% | — | 0.919 |
| | | 弱精子与非弱精子症 | ＞ 5.2 | 46.9% | 86.3% | 75.3% | 64.7% | — | 0.685 |
| | | 精子畸形与无畸形精子 | ＞ 1.4 | 65.7% | 65.3% | 64.3% | 66.7% | — | 0.655 |
| | | 少弱精子与非少弱精子 | ＞ 5.3 | 69.0% | 87.4% | 58.8% | 91.5% | — | 0.822 |
| | | 有 2 种精液的受试者异常 | ＞ 2.7 | 64.6% | 83.9% | 75.7% | 75.4% | — | 0.803 |

注：PPV：阳性预测值；NPV：阴性预测值；AUC：曲线下面积。

## 七、氧化还原电位在男性不育中的临床应用

在临床实践中应用 ORP 测量可以使精索静脉曲张、感染、炎症、脊髓损伤和严重少精子症的不育男性受益 [178, 180, 181]。作为氧化剂和可用抗氧化剂储备的单一标记物，低温保存精液样本中 ORP 的测量能力非常重要，因为它有助于预测辅助生殖技术的成功 [185]。结合精子参数和先进的测试，如 DNA 片段，可以帮助识别出有形态异常但具有生殖潜力的精子 [181, 186]。这将为进一步开发新的精子选择技术提供依据。ORP 也可以作为一种筛选工具，以确定哪些患者更有可能从各种复杂的测试和治疗中获益 [172, 181, 187]。

## 八、氧化还原电位：替代测试还是结合精液分析进行测试?

所有报告的研究都表明，单个精液参数不能很好地预测精子不育 [188, 189]。将 ORP 与精子参数结合，更有利于解读精液分析。据报道，不育和可生育男性的个体精子参数有明显的重叠 [3]。由于精子向前活动度的评估是主观的，其作为生育标志物的可靠性引起质疑。而且在已证实的可育供体中，精子总的和向前活动度都较低 [190]，这表明精子活动度和不育之间的关系更为复杂。

ORP 是氧化应激的一种测量方法，氧化应激影响精子数量、活动度和形态 [7, 54, 183, 191]。ORP 不受精液年龄或 BMI 的影响 [184]。ORP 的变化反映了氧化应激的特定部位的变化，因为睾丸是免疫豁免部位 [183, 192]。因此，在精子发生和成熟的部位，氧化应激的升高更有可能引起精液和精子质量的变化，但是这些变化可能不会反映在系统性改变中。因此，通过专注于测量精液中微小的位点特异性改变的能力，ORP 可以帮助我们明确氧化应激、精液质量和男性不育之间的关系。

## 九、OS 标记物与其他精子功能测试的临床相关性

我们强调了最近的几项研究，这些研究测量了 ORP 与精子功能参数的相关性。研究结果指出了氧化应激与精液参数之间的关系，特别是精子数量、活动度和形态。结合受试者的工作特征曲线，已报道各种 ORP 临界值，可以帮助区分不育者和健康男性。在高 SDF 组［（4.03 ± 0.61）mV/（$10^6$ 个精子 · $mL^{-1}$）］和低 SDF 组［分别为（2.14 ± 0.14）mV/（$10^6$ 个精子 · $mL^{-1}$），$P < 0.001$］中，ORP 与 SDF 呈负相关。与正常对照组相比，不育男性精液 ORP 升高了 5 倍（$P < 0.0001$）。不育患者（54%）的头部缺陷明显高于生育对照组（48%）（$P < 0.001$）。

Majzoub 等人 [187] 还报道了 ORP 与异常形态，特别是精子头部异常的正相关（$P < 0.001$）[180, 181, 184]。Ayaz 等人 [193] 报道低 ORP 组［< 1.36 mV/（$10^6$ 精子 · $mL^{-1}$）］的妊娠率高于高 ORP 组［> 1.36 mV/（$10^6$ 精子 · $mL^{-1}$）］（$P = 0.006$）[193]。在 ART 监测中，ORP 可以更好地准备和选择精子，因为它不仅可以检测到氧化应激相关的损伤，还可以为预后和个人的临床健康提供重要线索。据报道，精索静脉曲张不育患者精子参数较差（$P < 0.001$）[175, 184, 194]。与特发性不育男性相比，精索静脉曲张患者的精子浓度显著降低，形态正常的精子较少，ORP 水平更高（$P < 0.005$）[194]。最后，泌尿生殖道感染是氧化应激导致男性不育的主要原因。Sikka 等人 [195] 建议监测 ORP 作为白细胞精子症氧化应激的指标，ORP 水平也被证明与某些活性炎症生物标志物类似，如 Toll 样受体 -4 和环氧合酶 [195]。

# 第十节 未来方向

目前的文献强烈推荐使用 ORP 作为所有不育症患者基本精液分析的辅助工具，因为 ORP 可以提供关于精子功能和男性受精能力的有价值的信息。ORP 也可以作为一个重要的辅助工具来评估男性不育和评估患者的初始氧化应激状态。来自其他中心的一些研究以及在精液基本分析评估中越来越多地使用 ORP，将进一步帮助建立 ORP 在不育症评估中的临床应用。这有助于指导临床医生进行适当的治疗干预。ORP 在精索静脉曲张切除术前后、特发性不育症和生活方式改变后的监测方面需要进行研究。未来的研究也应着眼于检验 ORP 在纵向研究中的价值，以监测特定临床条件下患者的病情进展。

# 第十一节 结 论

氧化应激是男性不育的一个重要因素。因此，在实验室评估氧化应激所致男性不育时，准确的评估至关重要。在本章中，我们描述了各种用于测量活性氧或其最终产物的简单的技术，如亚硝蓝四氮唑试验，化学发光分析法测量 ROS，测量抗氧化剂或氧化应激的最终产物，如脂质过氧化，DNA 损伤，或蛋白质修饰。我们强调了蛋白质组学等新工具在识别氧化修饰蛋白质和验证这些蛋白质方面的价值。最终目标是识别氧化应激的潜在标志物，以帮助阐明氧化应激相关精子功能障碍最终导致男性不育的潜在机制，并帮助临床医生管理这些患者。

我们使用了一种新的方法（MiOXSYS 系统的 ORP 分析）来测量精液和精浆中的氧化应激，得到了目前最新文献的支持。ORP 为氧化应激提供了一种高灵敏度和特异度的综合测量方法。使用便携的 MiOXSYS 系统测量 ORP 可以快速评估新鲜和冷冻精液及精浆中少量样品的精液氧化应激。它为氧化应激测量在临床和研究应用中提供了更广泛的环境。MiOXSYS 系统为精液常规分析提供了一种新的诊断方法。这是一个有价值的工具，以确定哪些患者将从治疗中受益。它是一种先进的、独立的精液质量检测方法，适用于男性不育筛查，有助于临床医生对患者的管理。对于高氧化应激患者，可推荐适当的治疗策略。

# 第十二节 审查标准

使用 Google Scholar 和 PubMed 等搜索引擎对氧化应激与男性不育之间关系的研究进行了广泛的搜索。这些搜索的开始和结束日期分别是 1996 年 9 月和 2018 年 9 月。研究识别和数据提取的总体策略基于以下关键词：“男性不育”“氧化应激”“活性氧”“不育男性”“抗氧化剂”“DNA 断裂”“氧化还原潜能”“妊娠率”以及特定氧化应激标志物的名称。会议或会议记录、网站或书籍中发布的数据也包括在内，以英语以外的语言发表的文章除外。

（Rakesh Sharma 和 Ashok Agarwal 著；孙洋洋和王瑞 译）

8

# 第八章　精子染色质完整性检测和适应证

**要点：**

- 精子染色质完整性的评估很重要。它为特发性不育症，以及化疗/放疗后寻求辅助生殖的患者提供了有价值的信息。
- 病理性增加的精子 DNA 碎片（SDF）是反复 ART 失败的一个父源性病因。
- 在精液样本用于辅助生殖之前，SDF 的评估是很重要的，特别是对于精子有多处形态异常的男性。
- 有多种方法可用于评估精子染色质和 SDF。
- 评估 DNA 损伤的真正原因并提供适当的治疗策略非常重要。
- 一些研究表明精子 DNA 片段化与体外受精的妊娠结局相关。
- SDF 检测对 IVF/ICSI 结果的预测价值存在争议。
- 一些学者强烈建议将精子 DNA 片段纳入不育男性的评估中。

## 第一节　介　绍

实验室精液分析是男性不育因素的基础评估[1]。由于异常的精液参数不能预测生育能力，所以，精液分析无法鉴别男性是否可育。早期的研究表明，男性不育不仅和常规精液参数异常有关，还与 DNA 完整性受损相关[3]。人类精子 DNA 结构复杂，很容易受到损伤，引起染色质结构和质量的缺陷而导致不育。精子 DNA 损伤的主要原因之一是活性氧（ROS）[4]。ROS 可诱导精子质膜脂质过氧化，这是精子 DNA 碎片（SDF）的主要原因。高水平的 SDF 已经被证明对精液参数和生殖能力有负面影响。这种异常在常规精液分析中无法检测到。

目前已开发了许多检测 SDF 的方法，最常用的 SDF 检测方法有末端脱氧核苷酸转移酶缺口末端标记法（TUNEL）、精子染色质结构分析（SCSA）和精子染色质扩散（SCD）试验[5]。一个由全球生殖专家组成的小组广泛研究了检测精子 DNA 碎片作为不育男性评估的一部分的效用[6]。基于临床实践的建议，对患有精索静脉曲张（精液参数正常的重度精索静脉曲张或精液参数异常的轻度精索静脉曲张）、原因不明的不育症、反复妊娠失败、反复宫腔内人工授精（IUI）失败、暴露于环境污染物、药物、辐射、吸烟、发热、高龄和肥胖的男性进行 SDF 检测，这些患者进行 SDF 受精（IVF）和卵胞浆内单精子注射（ICSI）失败的概率增加[6]。尽管 SDF 测试对评估不育男性的作用很大，但许多生殖协会，如美国生殖医学协会（ASRM）、欧洲泌尿外科协会（EAU）、美国泌尿外科协会（AUA）和国家临床优化研究所（NICE）都不建议将其作为男性不育的常规检测。应开展科学的方法进行研究，以确定染色质包装缺陷以及 SDF 测试在评估不育男性中的临床应用价值。在这一章中，我们描述了与精子染色质结构、异常染色质结构的相关因素，并探讨了分析精子 DNA 染色质和 DNA 完整性的方法。

## 第二节　精液分析的局限性

精液分析仍然是男性不育症实验室评估的基础，但是其诊断男性生育能力有限。精液分析提供了有关精子发生、精子生成、精子形成、精液各个成分及其功能的重要信息，但是在可育性和不育性精液参数（如浓度、活力和形态）有明显的重叠[7]。尽管精子活力、浓度和形态都是提供精子生成效率重要信息的参数，但寻找传统精液分析之外的检测也很重要[8]。

最新版《世卫组织 2010 年实验室手册》从统计学上得出了第 5 个百分位精液参考值下限。传统的精液分析在识别分子和细胞机制的潜在变化方面能力有限，而分子和细胞机制在受精和生育中起着关键作用。精液参数的标准测量不能提供有关影响生育力的细微精子缺陷的信息。精子头部必须包含在精子形成过程中正确组装及分解的 DNA，并与女性 DNA（正确重组）配对，最终形成新的基因组。中段必须包含线粒体以提供能量，且有鞭毛来传递能量以提供运动。精准的检测有助于减轻患者的精神压力和经济负担[9, 10]。改良的自动精液分析仪、智能手机精液检测、微流体技术和蛋白质组学的引入都是可能提供有用信息的平台[11–14]，但这项技术离 100% 准确地预测并正确诊断还有很长的路要走。

因此，有必要结合其他辅助检查以区分男性生育能力，预测女性能否正常妊娠，同时预判不良生殖事件发生的风险。也许 DNA 完整性评估是最有可能被纳入的候选检测。

## 第三节　精子 DNA 的完整性

精子染色质异常作为男性不育的一个原因已被广泛研究。随着辅助生殖技术（ART），特别是 ICSI 技术日益广泛的应用，人们开始关注男性配子（精子）基因组的完整性和受损 DNA 的传递，卵母细胞修复 DNA 损伤的能力有限，过度的（严重的）DNA 损伤引起了人们对 ICSI 出生儿童潜在的染色体异常、先天性畸形和发育异常的担忧[15–18]。精子基因组的破坏与精子在体内、体外的生育能力均呈负相关[19–27]。无论精液参数是否正常，精子 DNA 损伤都导致男性不育[28, 29]。精子 DNA 高度断裂会影响胚胎质量，导致 ART 后的流产[23]。随着越来越多的文献报道精子 DNA 碎片与妊娠的关系，有学者强烈建议将精子 DNA 片段纳入男性不育的评估[30]。

精子染色质在染色质包装上与体细胞不同[31, 32]。组蛋白被精蛋白取代，使精子细胞核高度致密[33]。而在小鼠中，95% 的核蛋白是由鱼精蛋白组成的，其核体积比正常体细胞核小 40%[34]。人类精子细胞核与其他物种（如公牛、种马、仓鼠和小鼠）的精子核相比，保留了约 15% 的组蛋白，并且含有少量的精蛋白（85%）[35, 36]。哺乳动物精子染色质的特殊组装称为环面，由 50~60 kb 通过二硫键交联组成[37, 38]。这种浓缩的、不可溶解的和高度组织化的结构在父系基因组通过雄性和雌性生殖道运输的过程中赋予了遗传完整性，确保了雄性和雌性基因组的正确融合，并在发育的胚胎中正确表达了遗传信息[30, 39, 40]。

与仅包含一种类型鱼精蛋白（P1）的其他物种相反，人和小鼠的精子含有一种称为 P2 的第二种鱼精蛋白，该蛋白缺乏半胱氨酸残基[31]。P2 缺乏负责稳定组装的二硫代交联，使精子核的紧密度降低，更容易受到 DNA 链断裂的影响[41]。此外，P1/P2 比值的改变和 P2 的缺乏与男性生育问题有关[42–46]。据报道，可育男性和不育男性的 P1/P2 比值存在明显差异，P1/P2 比值与精子 DNA 碎片有关[47]。P1/P2 比值的改变被证明是精子发生障碍和导致男性不育的重要指标[48]。

## 第四节　男性不育中精子 DNA 完整性检测的适应证和重要性

评估精子染色质完整性是具有挑战性的，不仅很难把它和已知的生理机制联系起来，而且在临床实践中的作用存在争议，尤其是在辅助生殖技术中的作用[49–51]。评估精子染色质结构是一个复杂的过程，需要不同的方法来评估。一些因素使检测结果有争议，如缺乏标准化的操作、有效的参考范围和各种精子 DNA 测试的分析原则。并非所有的 DNA 损伤都是不可逆的，卵母细胞有修复精子 DNA 损伤的能力。DNA 受损的精子虽然能使卵子受精，但会导致胚胎发育停止、流产或儿童畸形[52–56]。许多研究表明，不育男性和可育男性的精子 DNA 损伤水平存在显著差异[49, 57–61]。一些病因与精子 DNA 损害有关，包括环境和生活方式、精索静脉曲张、男性生殖腺感染、高龄和全身性疾病[5, 52, 62–66]。

精索静脉曲张已被证明是 SDF 的不利因素[67]。与有生育能力的男性相比，精索静脉曲张男性的 SDF 更高[68]。另一项研究表明，不育男性合并精索静脉曲张的 SDF 高于无精索静脉曲张的患者[69]。该研究同时表明，可育男性合并精索静脉曲张的 SDF 高于无精索静脉曲张的患者[69]。在 Esteves 等人的一项研究中，通过使用 SCD 技术计算出精子降解率，即降解精子在 DNA 片段化精子群中所占比例。依据精子降解率识别精索静脉曲张的准确率达 94%，精索静脉曲张患者精子降解率是正常捐精者的 8 倍[62]。当精索静脉曲张患者存在氧化应激时，SDF 也会增加[70–72]。一些患者通过精索静脉曲张结扎术使精液质量得到提升[73]，精索静脉曲张结扎术已被证明可以降低 SDF，增加自然受孕的概率[67]。由 6 组研究组成的一项荟萃分析评估了精索静脉曲张结扎术对 SDF 的影响，结果发现 SDF 总体降低，平均差异为 –3.37%（95%$CI$ –4.09~–2.65，$P < 0.00001$）[68]。在行低位精索静脉曲张结扎术前后，分别检测了患者的精液参数和 SDF[74]。SDF 术后明显改善，其平均值由术前的 42.6% 降到术后的 20.5%（$P < 0.001$），Smit 等人评估了 49 例精索静脉曲张、少精子症和原发性男性不育症[75]，在行精索静脉曲张结扎术后 SDF 明显降低，并且有报道称通过 ART 可以提高自然受孕成功率。对于反复流产、不明原因的不孕症、ART 及正在接受放疗、化疗的有生育需求的癌症患者，均需要行 DNA 碎片检测[6]。

# 第五节 精子 DNA 完整性与 ART 结果的临床相关性

精子染色质完整性对遗传信息的有效传递至关重要。异常的精子染色质影响自然生育和 ART 结果 [70, 73, 76–80]。SCSA 检测的高 SDF 可导致流产，比值为 7.01%（95%*CI* 3.68~13.36）[81]。高 SDF 也会导致无任何不孕史的夫妇首次怀孕时间延长 [82, 83]。SCD 和 TUNEL 均能预测自然妊娠，其灵敏度和特异度均超过 80%[84, 85]。高水平的 SDF 也与宫腔内人工授精（IUI）结果差有关 [86, 87]。一项包含 8068 个治疗周期的荟萃分析也证实了高 SDF 对 IVF 和 ICSI 临床妊娠的显著不利影响 [86]。另一项包含 2969 对夫妇的荟萃分析显示，当高 SDF 精液标本用于 ICSI 时，流产的风险是 2.2 倍（95%*CI* 1.54~03.03，$P < 0.00001$）[88]。另一项荟萃分析研究包含了 14 项研究的数据，异常高的 SDF 与 ICSI 周期中较高的流产率相关（*OR* 2.68；95CVI：1.40~5.14，$P = 0.003$）[89]。此外，与生育对照组相比，反复流产夫妇的 SDF 更高（18.8% ± 7.0%：12.8% ± 5.3%，$P < -0.9001$）[90]。所有这些研究表明，较高的 SDF 是影响自然妊娠和 ART 结果的不良因素。

# 第六节 现代精子染色质完整性检测

不同的方法，如苯胺蓝染色、吖啶橙染色、SCSA、8-羟基-2-脱氧鸟苷（8-OHdG）检测、彗星试验、精子染色质扩散（SCD）试验和 TUNEL 法可用于评价精子染色质和 DNA 完整性。下面将对此进行描述。

## 一、苯胺蓝染色

酸性染料苯胺蓝因残余组蛋白，对疏松或非浓缩的蛋白质的结合具有很强的亲和力。苯胺蓝既不测量 SDF，也不测量 DNA 特征。苯胺蓝只是染色质凝结的一种测量方法，可以区分富含赖氨酸的组蛋白和富含精氨酸 / 半胱氨酸的鱼精蛋白核。未成熟的精子细胞核蛋白成分为组蛋白，富含赖氨酸，而被染成蓝色。成熟精子的细胞核单倍成分为鱼精蛋白，富含精氨酸和胱氨酸，而不会被染成蓝色。因此，该技术能够区分排出精子中的未成熟精子和成熟精子 [91]。

该技术将排出或洗涤后的精子涂片在 3% 戊二醛磷酸盐缓冲盐水（PBS）中固定 30 min，固定载玻片在 5% 苯胺蓝酸性（pH 3.5）水溶液中染色 5 min，于明视野显微镜下对 200 个精子进行计数。用苯胺蓝染色的精子百分数应不超过 25%[92]。未成熟、非浓缩的精子细胞核染成浅蓝色（图 8.1）。一种改进的方法是将苯胺蓝与 0.5% 伊红 Y 复染 1 min[93]。

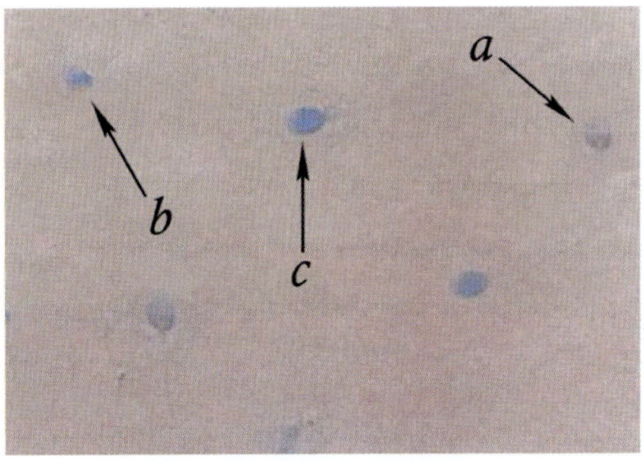


**图 8.1** 反复流产患者精子染色质的苯胺蓝染色显示：（a）正常精子，（b）有中度组蛋白的精子，（c）有大量组蛋白的精子 [96]（转载自 Kazerooni 等 [96]。获得施普林格国际出版公司授权）

这种技术的优点是简单和廉价，只需要一个简单的明视野显微镜。缺点是染色不均匀。据报道，在精索静脉曲张、特发性不育症和单侧隐睾患者中，有高比例的精子核不稳定而被苯胺蓝染色[94]。虽然苯胺蓝染色的精子与其他精子参数的相关性存在争议，但其可以显示出正常的精子数量、活力和形态[95, 96]。虽然不能确定未成熟精子染色质与弱精子症样本中的异常形态模式是否相关[91, 97]，但是曾有报道苯胺蓝染色观察到的染色质凝结是体外受精结果的一个很好的预测因子[93, 94]。苯胺蓝试验可作为评估男性不育的精液分析的补充试验之一[96, 98]。

## 二、甲苯胺蓝染色

甲苯胺蓝是一种碱性噻嗪异色染料，可选择性地与组织的酸性成分结合。它与未成熟细胞核的精子 DNA 中的磷酸盐残基有很高的亲和力[6, 99, 100]。将风干的精子涂片在 4℃的乙醇 - 丙酮（1∶1）中固定 30 min，在 4℃的 0.1 mol/L HCl 中水解 5 min，然后在蒸馏水中漂洗 3 次。涂片用 30% 柠檬酸磷酸盐或 pH 为 3.5 的 Mcllvlain 缓冲液制备的 0.05% 甲苯胺蓝染色 5 min。永久性制剂在叔丁醇中脱水 2 次，每次 3 min，再用二甲苯脱水 2 次，每次 3 min。用光学显微镜观察染色情况，正常的精子头染色为浅蓝色，而 DNA 异常的精子头部由于异染性改变而呈紫色或紫罗兰[101, 102]。因此，它是具有 DNA 结构和包装的灵敏探针。甲苯胺蓝染色可用于评估男性生育力，当阈值设置为 45% 时，其特异度为 95%，灵敏度为 42%[103, 104]。它是一种简单、廉价的染色剂，已用于通过光学显微镜进行形态评估。它也被证明与精子 DNA 碎片化的其他高级测试相关，如 SCSA 和 TUNEL[102, 105]。

## 三、色霉素 A3

色霉素 A3（CMA3）是一种间接测定精子 DNA 中鱼精蛋白缺乏症的方法，它只是染色质凝结的一种测量方法。CMA3 是一种鸟嘌呤胞嘧啶特异性荧光色素，它与鱼精蛋白竞争结合到 DNA 的小沟，从而揭示了染色质结构异常[106]。低精蛋白化的精子显示高 CMA3 结合[107]。该技术将精子于固定液（甲醇 - 冰乙酸为 3∶1）在干燥空气中固定 20 min。用 Mcllvlain 缓冲液配制的 CMA3 溶液加 10 mmol/L $MgCl_2$ 处理载玻片 20 min。在缓冲液中冲洗载玻片，并用 PBS 甘油（1∶1 体积 / 体积）固定，在 4℃下保存过夜。

荧光显微镜下观察染色，每片计数精子 200 个。CMA3 阳性的精子表示精化不良，呈亮黄色或亮绿色，而 CMA3 阴性的精子提示高度精化，呈淡黄色或暗绿色[96, 108, 109]（图 8.2）。CMA3 染色显示出 73% 的灵敏度和 75% 的特异度，是体外受精成功的良好鉴别指标[110, 111]。CMA3 结果显示与精子浓度、活力（尤其是形态）呈反比。精子形态较差的男性表现出更大程度的鱼精蛋白缺乏和 DNA 损伤[112, 113]。此外，圆头精子症患者 CMA3 染色明显更高[114]。CMA3 染色与苯胺蓝染色在灵敏度与特异度方面密切相关[108]。然而，由于观察者之间的主观性，该测定法受到限制。

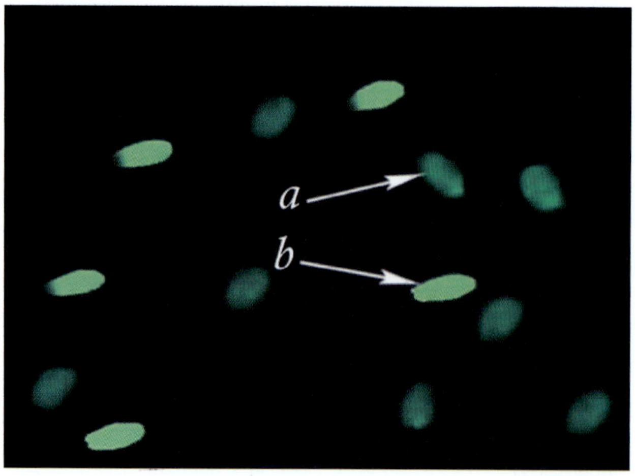


**图 8.2** 色霉素 A3 染色男子精子染色质显示：（a）反复流产男子精子染色质染色显示正常精子，（b）鱼精蛋白缺乏精子（转载自 Kazerooni 等[96]。获得施普林格国际出版公司授权）

## 四、吖啶橙染色

吖啶橙是一种氟铬染料，用于测量精子细胞核 DNA 对酸诱导变性的灵敏度。它作为单体嵌入到双链 DNA 中，并作为聚集体与单链 DNA 结合。吖啶橙与正常 DNA 结合时发出绿色荧光，而在变性 DNA 中，单链的吖啶橙发出红色荧光[115, 116]。吖啶橙用于荧光显微镜和流式细胞术。在荧光显微镜下，浓密的精液涂片在 Carnoy 的固定液（甲醇：乙酸为 1：3）中固定 2 h，并在吖啶橙中染色 5 min。在去离子水中冲洗后，检查大约 200 个精子的完整（绿色）和受损的 DNA（黄色、橙色、红色）[96]（见图 8.3a-c）。DNA 破碎指数是通过测量（黄色、红色）/（绿色、黄色、红色）荧光比值来计算的[115]。

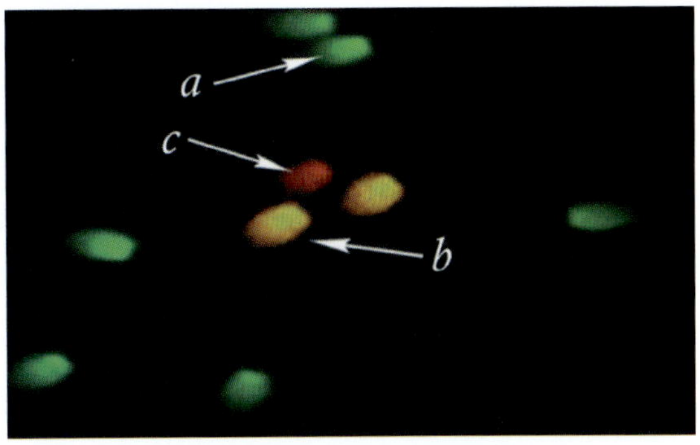

**图 8.3**　反复流产患者精子染色质的吖啶橙染色显示：（a）正常（b）轻度变性（c）完全变性（转载自 Kazerooni 等[96]。获得施普林格国际出版公司授权）

对于流式细胞术，将含有约 $1\times10^6$ 精子的 25~100 μL 样品悬浮在 pH 值为 7.4 的冰冷 PBS 中，并在 600 g 下离心 5 min。将颗粒重新悬浮在冰冷的 TNE（0.01 mmol/L Tris-HCl、0.15 mol/L NaCl 和 1 mmol/L EDTA，pH 7.4）中，600 g 离心 5 min。去除上清液后，再将颗粒重悬于含 10% 甘油的 TNE 中，并在 70% 乙醇中固定 30 min。固定样品用 Triton-X 100 溶液（0.15 mol/L NaCl 和 0.08 N HCl，pH 1.2）处理 30 s。添加吖啶橙（6 μg/mL，37 mmol/L 柠檬酸，126 mmol/L $Na_2HPO_4$，1 mmol/L EDTA 和 0.15 mol/L NaCl，pH 6.0）。使用 488 nm 激发光源，通过流式细胞仪至少检测 5000 个细胞。计算 513~530 nm 处吖啶橙与完整双链 DNA 荧光绿结合的比率，以及吖啶橙与受损单链 DNA 荧光红结合的比值（630 nm）[117]。

与吖啶橙阴性的精子相比，吖啶橙阳性细胞更有可能出现结构异常[118]。在不育男性中，吖啶橙技术显示不育男性的 DNA 损伤明显高于精索静脉曲张对照组。精索静脉曲张结扎术后，DNA 损伤明显减少，证明了这项技术的临床实用性[104, 119]。已证实吖啶橙染色法和其他用于测量单链 DNA 的技术（如 TUNEL 测定法）之间的强正相关[120]。区分可育和不育男性的界限在 20%~50% 之间[109, 121, 122]。单链的 DNA 染色也显示出与传统体外受精和较低的妊娠率呈负相关[116, 122–125]。

## 五、精子染色质结构分析

精子染色质结构测定（SCCA）通过吖啶橙（AO）荧光染色检测原位 DNA 对酸性诱导的构象螺旋 - 螺旋的敏感性。

通过测量 AO 荧光从绿色（健康 DNA）到红色（变性或松弛的 DNA）的异色差位移来确定酸洗或热处理后原位构象转变的程度。SCSA 酸法比热处理法更容易使用。SCSA 定义的 DNA 损伤由 DNA 碎片指数（DFI）表示[121]。

使用 TNE 缓冲液（0.01 M Tris-HCl、0.15 M NaCl 和 1 mM EDTA，pH 7.4）未加工的精液（13~70 μL）稀释至（1~2）$\times10^6$ 精子 /mL 的浓度。使用含有 0.1%Triton X-100、0.15 mol/L NaCl 和 0.08 mol/L HCl 的酸性洗涤液（pH = 1.2）处理该细胞悬液 30 s，然后用 6 mg/L 纯化 AO 在 pH 6.0 的柠檬酸磷酸盐缓冲液中染色。将染色后样本放入流式细胞仪样本室[121]。DNA 片段化的程度是以精子中 DNA 片段的百分比来衡量的，称为 DNA 片段化指数（DFI），它是红色荧光与总荧光（红色 + 绿色荧光）的比值。

正常（双链）或完整的精子发出绿色荧光，精子 DNA 碎片（单链 DNA）发出红色荧光。由于 SCSA 在较长时间内比世界卫生组织（WHO）常规精液参数更稳定，因此它广泛用于男性不育的流行病学研究[126]。未发现 DFI 与年龄显著相关[127]。SCSA 在人类不孕不育诊所中明确确立了实用的临床阈值[128]。在临床应用中，SCSA 参数可以区分可育男性和不育男性。此外，这些参数还可以根据体内受孕水平对男性进行分类，即高生育率（不到 3 个月受孕）、中等生育率（4~12 个月内受孕）和无生育能力（12 个月内没有受孕）。此外，DFI 阈值小于 30% 可以识别与体内妊娠兼容的样本（＜30%）[25, 86, 129–131]。

SCSA 可以预测 ART 的各种结果。但是 SCSA 仅适用于纯精液[132]，包括受精率和着床率[22, 86, 133, 134]，但这与 Lin 的一项研究结果不相符[135]，他们报告高 DFI（＞27%）组流产率增加。研究表明，DFI 可作为接受 IUI 的夫妇生育能力的独立预测因子[22]，但 SCSA 结果与 IVF 和 ICSI 结果之间的关联性不够强[136]。也有人建议，所有不育男性都应进行 SCSA 检测，作为标准精液分析的补充[137]。最近的数据表明，当 DFI 超过 30% 时，应首选 ICSI 方法[86]。

SCSA 准确地评估了 DNA 损伤精子的百分比，并有一个临界点（30%DFI）来区分可育和不育样本[22, 129]。然而，它需要昂贵的仪器（流式细胞仪）和高技能的技术人员。当采用 Spearman 秩相关时，SCSA DFI 与 TUNEL 分析结果有显著相关性，但回归和一致性相关结果表明这些方法不具有可比性。SCSA 测量的是 DNA 损伤对 DNA 变性的灵敏度，而 TUNEL 测量的是“真实的”DNA 损伤[138]。

### 六、8- 羟基 -2- 脱氧鸟苷

本试验测定 8- 羟基 -2- 脱氧鸟苷（8-OHdG）的水平，这是精子中 DNA 氧化损伤的副产物。它是 DNA 氧化损伤最常用的生物标志物。在各种氧化型 DNA 加合物中，8-OHdG 是 DNA 氧化损伤的代表[139]，具有特异性高、致突变性强、DNA 相对丰度高等特点。

该技术包括 3 个步骤：第一步：精子洗涤缓冲液（10 mmol/L Tris-HCl，10 mmol/L EDTA，1 mol/L NaCl，pH 7.0）洗涤后，用氯仿：异戊醇（12：1 体积 / 体积）提取 DNA，用 0.9%SDS、0.5 mg/mL 蛋白酶 K 和 0.04 mol/L 二硫苏糖醇（DTT）在 55℃下溶解细胞 1h。第二步：用 3 种酶进行 DNA 酶切：DNA 酶 Ⅰ、核酸酶 P1 和碱性磷酸酶。最后的溶液在低温和压力下干燥，并重新溶解在蒸馏水和去离子水中，用于高效液相色谱分析。第三步使用高效液相色谱分析，包括泵、Partisphere C18 液相色谱柱、电化学检测器、紫外检测器、自动进样器和积分器。流动相由 20 mmol/L $NH_4H_2PO_4$、1mmol/l EDTA 和 4% 甲醇（pH 4.7）组成。用标准 8-OHdG 建立了 8-OHdG 的标定曲线，结果用 8-OHdG/$10^4$-dG 表示[97]。8-oxoG 也可以使用氧化试剂盒中的特异性荧光探针（8-oxoG）进行测定。

通过对 8-OHdG 的测定，表明精子 DNA 氧化性损伤与男性不育有关，研究发现不育患者精子中的 8-OHdG 水平明显高于可育对照组，且与精子浓度呈负相关[97]。TUNEL 评估的 8-OHdG 形成和精子 DNA 碎片之间存在高度相关性[140]。8-OHdG 水平也与染色质重塑的破坏高度相关[141]。吸烟者精子 DNA 中的 8-OHdG 水平升高，并且与维生素 C 的摄入量和精浆浓度呈负相关。精索静脉曲张不育患者睾丸中 8-OHdG 的表达增加，这与精子生成不足有关[142]。如果不加以修复，8-OHdG 修饰的 DNA 会致突变，并可能导致流产、胎儿畸形或儿童癌症。此外，8-OHdG 修饰可以作为精子中 OS 的标记，这可能对精子功能产生负面影响[143, 144]。

## 七、彗星试验

彗星试验或单细胞凝胶电泳是基于DNA裂解片段的渗透和电泳迁移的原理。在中性彗星试验中，来自受损细胞的双链DNA环以尾巴的形式从松弛的超级卷曲的细胞核中释放出来。这种松开与细胞所受到的损伤成正比。这使得在使用DNA染色的荧光显微镜下看到带有尾巴的彗星的特征外观。

后来Singh等人对该检测进行了修改[145]，使用碱性电泳缓冲液以暴露DNA上的碱基不稳定位点，并提高检测单链和双链DNA的灵敏度。单链和双链DNA断裂也可通过改良的双尾彗星试验进行评估[146, 147]。劣质染色质与某些生育问题密切相关。目前有许多方法可以用来评估精子中的DNA断裂，但它们都不能区分同一精子细胞中的单链DNA断裂（SSB）和双链DNA断裂（DSB）。

双尾彗星试验（又称2T彗星试验）操作对原来的彗星试验进行了改进，克服了这一限制，可以用于同时评估人类精子中的DNA SSB和DSB。在这项试验中，DNA损伤是通过测量细胞核或彗星头部的遗传物质和由此产生的尾巴之间的位移来量化的。尾部长度被用作损伤的一个指标。此外，“尾矩”是尾巴长度和强度的乘积，或者说是尾巴中总DNA的比例的乘积。也可以定义为类似于尾部的扭转力矩[148]。

彗星试验是一种简单、通用、灵敏和快速的测定方法，并已证明与SCSA和TUNEL等其他分析方法有一定的相关性[149]。该测定基于荧光显微镜，因此需要专门的方法来进行结果解释。双尾彗星试验是一种快速、灵敏、可靠的精子DNA损伤定量和定性方法[150]。

彗星试验被用于评估低温保存后的DNA损伤[151]。它可以预测IVF和ICSI后的胚胎发育，特别是有不明原因不孕的夫妇[152, 153]。虽然已经建立了诊断不孕症和预测体外受精结果的临床阈值[154–157]，但并不是所有的研究都证实了这种相关性[158]。

## 八、精子染色质扩散试验（Halosperm Assay）

精子染色质扩散（SCD）试验产生的精子核苷由DNA环的释放引起的中央或核心和外围光环组成，这表明DNA未断裂。当在裂解缓冲液之前用酸溶液处理精子时，DNA片段化的精子会产生完全缺失或微小的光晕，DNA完整的精子会出现明显的光晕[159]。当DNA未断裂的精子浸入琼脂糖基质中并直接暴露于裂解液中时，产生的去蛋白核（类核苷酸）会显示出DNA扩散的晕环，可以通过明视野显微镜或荧光显微镜观察到。DNA断裂的存在促进了类核苷酸晕环的扩展[80, 160–165]。

该试验用PBS稀释制备浓度为500万~1000万/mL的精子。样品在37℃与1%低熔点的水琼脂糖中混合（得到0.7%的最终琼脂糖浓度），将50 μL混合物移入预涂有0.65% 80℃烘干的标准琼脂糖的载玻片上，盖上盖玻片，并在4℃下固化4 min。然后小心地除去盖玻片，立即将玻片水平浸入新鲜制备的酸变性溶液（0.08 mol/L HCl）的托盘中，在22℃的黑暗中放置7 min，得到从DNA断裂中产生的限制单链DNA（ssDNA）基序。然后停止变性，将载玻片转移到带有中和液和溶解液1（0.4 mol/L Tris，0.8 mol/L DTT，1%SDS和50 mmol/L EDTA，pH 7.5）的托盘中除去蛋白质，在室温下放置10 min。然后将载玻片在中和液和溶解液2（0.4 mol/l Tris，2 mol/L NaCl和1%SDS，pH 7.5）中于室温孵育5 min。将载玻片在三硼酸盐EDTA缓冲液（0.09 mol/L三硼酸盐和0.002 mol/l EDTA，pH 7.5）中彻底洗涤2 min依次在70%、90%和100%乙醇浴中脱水（每次2 min），然后风干。为了在改进的SCD测试（Halosperm® 试剂盒）中进行明视野显微镜检查，将载玻片用混合的Wright染色溶液水平覆盖。细胞也可以用 DAPI（4',6- 二脒基 -2- 苯基吲哚）（2 μg/ mL）进行荧光显微镜检查[109, 159]。

SCD 测试简单、快速、重复性好，其结果可与 SCSA[162, 164] 和 TUNEL[166] 结果相当。目前可用明视野显微镜进行操作，因为它大大降低了设备成本。该试验已成功应用于临床研究中检测精子 DNA 损伤[167]，并可与荧光原位杂交（SCD-FISH）试验同时检测精子细胞的非整倍性[168]。这是唯一允许在同一细胞中通过 FISH 检测精子 DNA 断裂和染色体非整倍性的测试。通过结合 SCD 和 8- 氧鸟嘌呤 DNA 探针，也可以同时测定同一精子细胞中的 DNA 氧化性损伤[169]。一种商用的 Halosperm 试剂盒可用于进行该测试[170]。有报道表明，SCD 检测报告的精子 DNA 断裂与 IVF/ICSI 中的受精率和胚胎质量呈负相关，但与临床妊娠率或出生数无关[162, 171]。

## 九、末端脱氧核苷酸转移酶缺口末端标记法（TUNEL）

该单步染色方法使用 FITC-dUTP 标记 DNA 断裂，然后进行流式细胞分析。TUNEL 利用了一种称为末端脱氧核苷酸转移酶（TdT）的与模板无关的 DNA 聚合酶，该聚合酶非优先将脱氧核糖核苷酸添加到 3'- 羟基单链和双链 DNA 上。脱氧尿苷三磷酸（dUTP）是 TdT 酶添加到 DNA 游离的 3'- 羟基断裂端上的底物[172–174]。DNA 片段可以通过常规或台式流式细胞术进行量化[172]。

TUNEL 利用了一种不依赖于模板的 DNA 聚合酶末端脱氧核苷酸转移酶（TdT），这种酶非优先将脱氧核糖核酸添加到 3'- 羟基（OH）单链和双链 DNA 上。脱氧尿苷三磷酸（dUTP）是由 TdT 酶添加到 DNA 游离的 3'-OH 断裂端的底物。使用 Apo-Direct 试剂盒（BD Pharmingen，CA）来评估 TUNEL 的 DNA 片段。它包含反应缓冲液、TdT、FITC-dUTP 和碘化丙啶 /RNase 染色剂。该试剂盒还包括非精子细胞的阴性和阳性对照。约 $2.5 \times 10^6$ 精子用 3.7% 多聚甲醛在 4℃下固定至少 30 min。样品在 300 g 下离心 7 min。

将样品以 300 g 离心 7 min 以除去多聚甲醛。去除上清液，并用 1 mL 冰冻的乙醇（70% 体积 / 体积）重悬沉淀。将试管在 –20℃下保持至少 30 min。为了产生阴性的精子对照，从反应混合物中去掉了酶末端转移酶。为了建立阳性精子对照，将样品用 2%（体积 / 体积）的过氧化氢进行预处理，并在 50℃ 下孵育 1 h。加入 50 μL 的染色剂并孵育 1 h。用 1 mL 的"冲洗缓冲液"洗涤 2 次后，添加 PI/RNase 染色剂并孵育 30 min。对于流式细胞术，由固体蓝光激光器提供的 2 个波长为 488 nm 的激光激发，由 20 mW 的蓝激光器 14.7 mW 二极管红激光器提供功率为 640 nm。在 FL-1 通道中测量了绿色荧光（480~530 nm），在 FL-2 通道中测量了红色荧光（640 nm）。阳性细胞百分比（TUNEL 阳性）是通过流式细胞仪软件以 1023 通道为单位计算的（图 8.4）。在 C6 和 C6 Plus 流式细胞仪上以类似策略进行分析，并通过 BD Accuri 软件（BD Biosciences，美国密歇根州安阿伯市）生成点图[173]。从标准（C6）流式细胞仪获得的 SDF 的 TUNEL 结果已与同一仪器（C6 Plus）的较新版本进行了比较，并对临界值、灵敏度、无需校准（调整）和调整后的特异度进行了检查。为评估结果一致性的程度，使用相同的精子制备、匹配的采集设置，对 2 个流式细胞仪和 2 个观察员的性能进行了检查[175]。调整设置后，总体一致性很高，2 个细胞仪显示 100% 的阳性和阴性预测值，曲线下面积为 100%。在 C6 和 C6 Plus 之间观察到的总体相关系数非常显著（$P < 0.0001$；$r = 0.992$；95%$CI$ 0.982~0.997）。调整后，2 个细胞仪显示出非常高的准确度，达到 98%，准确度＞ 99%。2 位观察员对 C6 流式细胞仪的观察员之间的共识是 $0.801 \pm 0.062$ 和 C6 Plus 的 $0.746 \pm 0.044$。校准后，在 2 个流式细胞仪上测

试的样品之间显示出很强的一致性，并明确了 2 种仪器的稳定性 [175]。

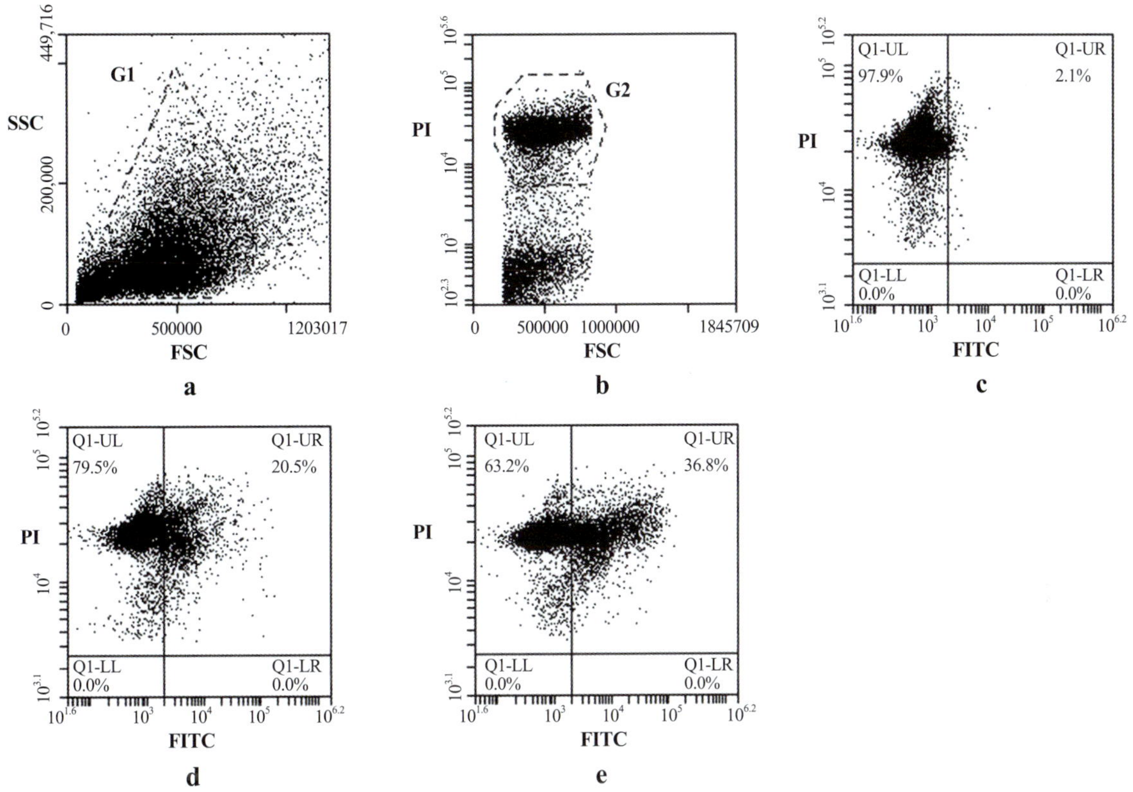


**图 8.4**　Accuri C6 工作空间和门控策略的例子在 2 个实验室用于 TUNEL 数据分析。（a）显示精子选择门的 FSC/SSC 图（G1）。（b）PI/FSC 图，门控 PI 阳性（G2）。（c）阴性对照样品 PI/FITC 图（省略 TdT 酶）。（d）标准样品 PI/FITC 图。（e）阳性对照标本 PI/FITC 图。FSC 正向散射，SSC 侧散射，PI 碘化丙啶荧光，FITC 荧光 - 异硫氰酸酯荧光，Q1-UL 左上象限，Q1- UR 右上象限，Q1-LL 左下象限，Q1-LR 右下象限

通过将精子细胞在 2 mL 二硫苏糖醇（DTT）溶液中孵育 45 min，然后再用甲醛固定，可以改进标准 TUNEL 分析，使其对 DNA 断裂更加敏感。这种改进版的 TUNEL 分析被证明能显著提高其灵敏度。Mitchell 等人修改了 TUNEL，将精子与 LIVE/DEAD 可固定死细胞染色剂（深红色）在 37℃下孵育 30 min。然后在用 DTT 孵育之前，将细胞用培养基洗涤 3 遍，从而可以同时评估 DNA 的完整性和活力 [176]。

TUNEL 已广泛用于与精子 DNA 断裂有关的男性不育研究。研究发现，精子 DNA 断裂的百分比与精子的活力、形态和浓度之间呈负相关 [120, 177]。它也可能潜在地用于预测 IUI 妊娠率、IVF 胚胎分裂率和 ICSI 受精率 [19]。此外，它为复发性流产的病因提供了依据 [149, 177–179]。有生育能力的男性和不育男性之间的预测阈值为 19.2%，灵敏度为 64.9%，特异性为 100% [57, 149]。这高于 IUI 程序演示的结果（12%）[179]。据报道，在临界值为 16.8% 时具有很高的特异性（91.6%）和阳性预测值（90%）。TUNEL 检测的高特异性有助于正确识别没有精子 DNA 断裂的不育患者 [172, 180]。其高阳性预测值，该检测能够确认检测呈阳性的男性可能因精子 DNA 断裂而不育。据报道，TUNEL 也有类似的特异性（91%）[181]。计算的临界值是合理的，因为任何超过这个阈值的值都与不孕密切相关。

TUNEL 测定法相对昂贵并且费时费力。同样，许多因素也会显著影响测定结果，包括固定剂的

种类和浓度、固定样品的保存时间、标记 DNA 断裂的荧光色素以及流式细胞术数据分析的方法[182]。流式细胞术评估方法通常比荧光显微镜更准确、更可靠，但它也更复杂、更昂贵，并且对精子 DNA 断裂测量的准确性和可重复性方面存在局限性[182]。使用台式流式细胞仪进行荧光 TUNEL 测定，已经证明了相当好的质量控制参数，并且观察者间和观察者内的差异最小（$<$ 8%）[180, 183]。

## 第七节　实验室操作的局限性

对 SDF 测试的缺点之一是缺乏标准化[184]。虽然 SDF 的某些方法确实存在实验室间差异较大的事实，但为了使方法标准化，已经对其他试验进行了广泛研究。为此，建议在配备适当仪器、合格技术人员以及内部和外部质量控制措施的设施中进行 SDF 测试[185]。例如，在一项盲法研究中，2 名经验丰富的观察者使用台式流式细胞仪对 TUNEL 分析进行观察者间和观察者内的变化[183]。一位观察者的平均 TUNEL 分析测量值仅限于 2 位观察者的平均测量值，在 80% 的病例中，绝对差值为 1.73%，百分差值为 6.68%。另外，一个观察者的一次 TUNEL 分析测量同样限于 2 个观察者的平均测量，在 90% 的情况下绝对差值为 3%，而在 80% 的情况下百分比差值为 9.68%。在另一项研究中，2 个参考实验室对 SDF 测试方法的标准化进行了评估[183]。重复结果之间无显著差异。每个测试中心内重复读数之间的平均差异为 0.5%，而相关性显示了示范性结果（$r = 0.75{\sim}0.95$）。

有 3 类方法可以直接或间接测量 SDF[184]，包括染色质紧密度的测试，DNA 变性前后 DNA 断裂的测试，以及通过在损伤位点插入 DNA 探针或修饰核苷酸来测量 SDF 的测试。一种 SDF 测试测得的结果与其他测试获得的结果没有必然的相关性[186]。在一项针对 20 名不明原因的不育男性的前瞻性对比实验研究中，SCD 试验测得的 SDF 明显高于 TUNEL 试验（20.6% ± 14.0% 比 11.5% ± 7.3%，$P < 0.05$）[165]。但由于两种检测方法的 SDF 检测方法不同，两者相关性较差（$r = 0.29$）[165]。

就目前而言，SDF 测试仍然没有明确的临界值。Sharma 等人提供了使用 TUNEL 对 95 例对照组和 261 例不育男性精液标本进行 SDF 测量的详细方案和质量控制步骤[172]。阳性预测值为 91.4%，阴性预测值为 33.1%。基于这些发现，SDF 水平升高的男性最有可能出现生育能力下降。Wewak 等人[84]确定精子脱氧核糖核酸碎片指数（DFI）为 26.1%，作为使用 SCD 分析区分不育男性和可生育男性的临界值[84]。在此临界值时，男性不育症患病率达 2.84%，这是男性是否可育的标志。Lopez 等人的另一项报告指出，在 152 对不育夫妇中，DFI 达到 25.5% 时可以鉴别 IVF 或 ICSI 妊娠是否成功。SCSA 用于检测 DNA 断裂与 ART 结果的关系[59]。当 DFI 值为 27% 时，IUI 妊娠的概率明显较高。另外，在 DFI 低于 27% 的人群中，IVF 和 ICSI 的结果无显著性差异。在另一项研究中，531 对接受自体 ICSI（$n = 416$）、捐赠卵子手术（$n = 39$）和 IUI（$n = 76$）的夫妇检查了精子 DFI 对妊娠结果和流产的影响，DFI 的临界值 27% 与妊娠结果相关[187]。

当前的 SDF 测试方法无法识别 DNA 损伤的类型和 DNA 断裂的位置[188]。并非所有 SDF 测试都测量相同的 DNA 损伤。苯胺蓝和甲苯胺蓝可确定染色质的解聚程度，而 TUNEL、SCD 和 SCSA 则可测量 DNA 断裂[184]。与 ART 中使用的精液样品不同，SDF 测量是使用未处理的精液进行的[189]。Bungum 等人通过密度梯度离心（DGC）评估了 510 个 ART 周期中精液样品中 SCSA 测定的效果[132]。

在临床妊娠结果中，在纯精液中进行的 SCSA 与在 DGC 后进行的 SCSA 没有显著差异。在另一项由 44 名非无精子不育男性和 9 名可育男性组成的前瞻性观察研究中，经 SCSA 测定的 DFI 在 DGC 后的不育男性中显著增加（25% 比 15%，$P < 0.01$）[190]。这可能反映了精子加工对精子 DNA 完整性的潜在不利影响。在 223 对试管授精的夫妇也得到了类似的结果，他们在经过精子上游法置备后，通过 SCSA 对 SDF 测量进行了分析[191]。DFI 异常（> 27%）的健康胚胎率较低（13.2% 比 27.5%，$P < 0.05$），但受精率、临床妊娠率和分娩率无显著差异。Zini 等人比较了 2 种精子处理方法对 22 例非无精子不育男性精液样本中精子 DNA 完整性的影响[192]。与通过上游法处理的样品相比，Percoll 处理的精子中的 SDF 显著增高（10.1% 比 4.8%，$P < 0.0001$）。2 种方法均能显著改善平均精子活力（$P < 0.005$）[192]。

## 第八节　精子 DNA 碎片的争论

对于可触及的精索静脉曲张和精液参数异常的男性，建议进行精索静脉曲张结扎术[1]。在最近由 Agarwal 等人提出的指南中，伴随 SDF 检测水平的提高，生殖专家对精液参数正常，但伴有精索静脉曲张的患者手术方式的观点将发生显著改变[193]。对于精液常规参数正常、伴有重度精索静脉曲张的不育患者，或精液常规参数异常、伴有轻度精索静脉曲张的患者可进行精索静脉曲张结扎术。多项研究已经确定，那些精液常规参数正常的精索静脉曲张患者，也可以检测到 SDF 升高[63, 194]。精索静脉曲张结扎术后 SDF 显著降低[195]。在一项对 60 名精索静脉曲张和精液参数异常的男性的前瞻性研究中，精索静脉曲张结扎术后 3~6 个月 DFI 显著改善（从 29.49% 降低到 18.78%，$P < 0.001$）[196]。精索静脉曲张结扎术后 ROS 降低（$P < 0.001$），总非酶抗氧化能力（TAC）显著增加（$P < 0.001$）。在另一项对 72 例精索静脉曲张和少精子症不育男性的前瞻性研究中，发现精索静脉曲张结扎术后 DFI 显著降低（从 34.5% 降至 28.2%，$P = 0.024$）[197]。此外，其他精液参数，如总精子数、精子浓度、前向精子运动百分比、正常形态百分比也有显著改善。在最近的 157 例精索静脉曲张精液标本中，SCSA 检测的精子 DFI 升高超过 30% 与精子活力和存活率差显著相关（$P < 0.01$）。同样，在 DFI 高的男性中发现精子浓度异常（24.5% 比 33.5%，$P < 0.05$）[198]。SDF 测试可以帮助医生预测精索静脉曲张的不育男性。尽管精索静脉曲张结扎术后 SDF 有所改善，但仍存在许多不清楚的因素[199]。进一步的研究有助于全面了解精索静脉曲张不育患者 SDF 的确切机制。

对于不明原因的不孕症、反复流产、IUI 失败，进行 SDF 筛查有益的证据有限[184]。不明原因不孕的患者通常表现为 DNA 损伤。Vandekerckhove 等人检查了既往不明原因不孕且接受人工授精的夫妇中 SDF 的发生率[200]，经 SCD 检验，DFI 为 20%，SDF 发生率为 42.9%。

对于 SDF 检测 IVF 和 ICSI 治疗结果的预测价值仍存在争议。由于影响 ART 结果的因素很多，单凭 SDF 无法预测妊娠结果[184]。尽管 SDF 升高对常规 IVF 妊娠结果的负面影响已经得到了充分的研究，但其与 ICSI 的相关性尚未清楚地证明[6]。Lin 等人研究了 SDF 与 IVF 和 ICSI 结果之间的关系[135]，在 233 对接受 ART 的夫妇中（IVF = 137，ICSI = 86），即使在低 DFI 和高 DFI（> 27%）的情况下，两组在受精率、优胚率和妊娠率上也没有显著差异。另外，精子的总活力和精子前向运动度与高 DFI 呈负相关[201, 202]。由于高 DFI 会影响妊娠结果，着床后胚胎的质量和自然流产应引起关注[88, 203]。Cissen

等人对 30 个可提取的 SDF 数据和医学辅助生殖的临床结果进行了系统回顾和荟萃分析 [204]。TUNEL 试验、SCD 试验和彗星试验对 IVF 和 ICSI 结果没有预测价值。由于现有证据的显著局限性，需要进一步研究以确定 SDF 对医学辅助生殖后生殖结果的影响。与最近的系统评价和荟萃分析相反，Simon 提供了充分的证据，证明 SDF 对 ART 手术后的生殖结果有负面影响 [205]。SDF 对 IVF（$OR = 1.65$；95%$CI$ 1.34~2.04，$P < 0.0001$）和 ICSI（$OR = 1.31$；95%$CI$ 1.08~1.59，$P = 0.0068$）术后临床妊娠有显著影响。

许多因素不仅影响男人的生育能力，而且影响妇女的生育能力。这就是为什么在评估不育夫妇的生育状况时，应该同时对他们的伴侣进行评估。女性因素在男性 SDF 患者的管理中的作用应该得到解决 [206]。Jin 等人研究了 2865 例卵巢储备不同的妇女行 ART 术后 SDF 的影响 [207]。当 DFI 大于 27.3% 时，卵巢储备减少的妇女活产率和着床率显著降低。相反，在相同的 DFI 值下，卵巢储备正常的女性在临床妊娠、活产率和着床率方面没有显著意义。Carlini 对 114 名意大利不孕男性进行了一项男性因素的研究，这些男性的妻子在自然受孕后有反复流产 [90]。不育男性的 SDF 值明显高于对照组（18.8% 比 12.8%，$P < 0.001$）。

临床医生可根据 SDF 检测结果，建议不育男性采取措施减少 SDF。然而，缺乏证据证明改变生活方式可以改善常规精液分析处于异常或正常边缘的男性的 SDF[184]。改善饮食模式可降低 336 名精子浓度正常或轻度少精子症男性的 DFI（$P = 0.05$）。此外，精子浓度和血清睾酮水平也明显升高。抗氧化剂的使用也显示出对基本精液参数、高级功能、ART 手术结果和活产率的有益影响 [208]。

在一项安慰剂对照、双盲、随机研究中，对 77 名 DFI 超过 25% 的不育男性进行了研究，在服用抗氧化剂 6 个月的男性中没有统计学上的显著差异。在 3 个月（$P = 0.028$）和 6 个月（$P = 0.053$）服用抗氧化剂治疗后精子浓度显著提高 [209]。治疗 90 d 后，摄入抗氧化剂（含锌和硒的维生素）可导致 SDF 显著降低（–19.1%，$P < 0.0004$）。在另一项研究中，Greco 评估了 38 名 DFI 超过 15% 的男性，且他们的妻子有一次 ICSI 尝试失败 [210]。抗氧化剂（维生素 C 1 g/d，维生素 E 1 g/d）治疗 2 个月后，临床妊娠（48.2% 比 6.9%）和着床率（19.6% 比 2.2%）均有显著改善。尽管有这些发现，但有必要进行进一步的研究，采用适当的方法设计，以确定抗氧化剂治疗 SDF 的益处。抗氧化剂治疗仍是治疗不育男性的合理选择 [211]。

## 第九节　通过 TUNEL 和流式细胞术（直接和间接方法）测量 DNA 片段的常用实验室操作

精子 DNA 的完整性是维持男性生殖潜能的基础。由于人工授精技术（ART）的普及，使 DNA 不完整的精子也可进行授精。在细胞程序性死亡过程中被激活的内切酶最初将精子染色质降解为片段（30 kb），然后降解为更小的片段（50 kb）[180]。在此过程中产生的 DNA 片段可用 TUNEL 检测。TUNEL 分析通过流式细胞术和荧光显微镜可以鉴别 DNA 链是否断裂 [28, 212]。

TUNEL 是测量 SDF 最有前景的方法之一。它既可以测量单链和双链 DNA 断裂，又可直接量化 DNA 损伤，而其他测试则通过检测其对酸碱变性的敏感性来间接评估 DNA 完整性。TUNEL 通过流式细胞仪检测，可以对 SDF 进行可靠的评估[173, 183, 213]。修饰后的 dUTP 既可以直接用荧光素 -dUTP 标记，也可以通过标记的抗体或链霉亲和素间接标记。TUNEL 分析通过流式细胞仪进行定量，可对每个样本 1 万多个精子进行快速评估。这与碘化丙啶（PI）对细胞核的染色相结合，以排除精液样本中的凋亡小体，从而在 2 种不同强度的精子中提供了附加的诊断能力。具有正常 DNA 完整性的精子只会显示背景染色。另外，那些含有多个染色质 3'- 羟基末端的精子 DNA 片段会发出明亮的荧光[117]。

该方案必须经过标准化的试验和验证，才能用于临床实践。Sharma 等人报道了早期 TUNEL 试验的详细标准化步骤[180]，观察者间和观察者内的变异性以及试验间的变异性均小于 10%。以 19.25% 的临界值可以区分有 SDF 的不育男性和可育男性，其灵敏度为 64.9%，特异度为 100%。在最新的 TUNEL 检测标准化研究中，临界值为 16.8%，特异度为 91.6%，灵敏度为 32.6，阳性预测值为 91.4%，阴性预测值为 33.1%。SDF 在此阈值时，强烈提示其可能是男性生殖能力丧失的原因[172]。

## 第十节　TUNEL 分析法间接测量 DNA 完整性的挑战

Ribeiro 等人比较了间接抗体标记系统和直接标记系统的效果[214]。2 种标记系统在活精子中显示出相似的染色能力。与直接标记系统相比，TUNEL 间接标记系统对 SDF 的检测效能较差，差异在 19.2%~85.3% 之间（$P < 0.05$）。这些差异在精子总活力小于 40% 或应用碘化丙啶染色的弱精子（PI 二聚体精子）高于 14% 时更为明显。在死精子染色中的结果有显著性差异（40.1% 比 65.7%，$P < 0.05$）。2 种标记系统之间的差异强度与不动精子数目之间存在相关性。间接 TUNEL 标记 PI 二聚体精子的数量较少。与直接标记相比，间接标记只对少量的 PI 碘化丙啶染色精子（90.6% 比 17.9%）。总体而言，直接 TUNEL 标记系统染色的精子总数中只有 30%~100% 被间接方法染色。在本研究中，2 种标记系统染色效率不同的最可能的原因是抗体在与 BrdUTP 结合过程中存在空间位阻。此外，死精子中染色质结构的浓缩也导致了染色差异。

在早期的研究中，TUNEL 测定与精子活力高度相关[176, 215]。间接标记法与直接标记法相比，其对死精子的染色效率存在显著差异（40.1% 比 65.7%，$P < 0.05$）。但 2 种 TUNEL 标记方法染色活精子的效率没有发现显著差异（8.9% 比 8.3%，$P > 0.05$）[214]。TUNEL 检测应在专业的实验室进行标准化检测。这将有助于临床医生治疗方案的制定，尤其是那些治疗选择高度依赖于 SDF 测试结果的不育男性。

## 第十一节　测量 DNA 完整性的常用直接方法

除了 TUNEL 试验外，彗星试验也是一种直接测量 SDF 的方法。它量化了每个精子的 DNA 损伤程度。SDF 的程度与精子头部流出的 DNA 片段的强度和长度成正比。这代表了在荧光显微镜和 DNA 染色下观察时，迁移的 DNA 看起来像一个有尾巴的彗星。这种检测方法对精子数低至 5000 个的严重少精子症的男性有益[216]。彗星试验除了鉴定 DNA 链断裂外，还可以检测 DNA 碱基的改变。由于需要高度专业的人员来进行检测，所以彗星试验并不是一个快捷的试验。

## 第十二节　目前在精子染色质完整性测试中的挑战

知名专业协会不推荐常规使用 SDF 检测来评估存在生育问题的男性患者[217]。这是由于其缺乏高质量的方法学研究来支持在临床试验中的应用。虽然系统回顾和 meta 分析在内的大量证据表明 SDF 检测对生殖结果的有益影响，但是不同的专业协会仍然不推荐常规使用 SDF 检测来评估男性不育[1, 217, 218]。Esteves 等人对 SDF 测试的临床效用进行了优势 - 劣势 - 机会 - 威胁（SWOT）分析，58 名生育专家参与者中有 51 人支持临床实践指南提出的建议，30 名参与者对 SDF 测试的技术弱点表示了担忧[184]。

据报道，SDF 测试的成本为 170.4 ± 122.9 美元（范围为 0~450 美元）。在一项调查中，46.9% 的临床医生表示他们因为患者的检测费用高而不愿意使用这些测试[219]。Majzoub 制定了一份问卷，就 SDF 检测的主要方面对生育专家进行调查[219]。来自 19 个不同国家的 49 名受邀学者完成了调查问卷，其中大部分是泌尿科医生（44.9%）。大多数参与者（79.6%）通常要求将 SDF 测试作为不育男性评估的一部分，常用 TUNEL（30.6%）和 SCSA（30.6%）分析 SDF。61.2% 的参与者使用 30% 的 DFI 作为阈值。要求进行 SDF 检测最常见的指征是常规体外受精的反复失败或常规体外受精后的流产（91.8%）。评估低级别精索静脉曲张和精液参数低于正常值的患者（46.9%），不推荐进行 SDF 测试。检测费用高（46.9%）和缺乏验证（36.7%）是不要求 SDF 测试的主要因素。

## 第十三节　未来方向

在转化医学协会（Society for Translational Medicine）的支持下，要认可不育男性评估中 SDF 检测的临床实践指南建议，其他专业协会可能会重新评估这种专业检测的潜在益处[193]。应该有一份扩大的适应证列表，明确哪些患者受益，而不仅仅限于实践建议。应该进行良好的方法学研究，以确定 SDF 测试在评估男性不育中的积极临床效用[220]。随着更多的研究，未来使用 SDF 测试的坚实的循证基础将使那些生育能力降低的男性受益，因为这可能是他们生育孩子的唯一希望。

## 第十四节　结　论

在本章中，我们强调了评估精子染色质完整性的重要性。精子染色质完整性的评估为男性特发性不育症和寻求辅助生殖的夫妇提供了有用的信息。有多种方法可以用来评估精子染色质。每种分析方法都有优点和局限性。选择正确的化验方法很重要，这取决于设备成本、是否有男科实验室以及有无经验丰富的技术人员等因素。重要的是确定 DNA 损伤的根本原因并提供适当的治疗方法，然后再尝试进行 ART 治疗以最大程度地降低对后代的潜在副作用。在 ART 中设计选择 DNA 未受损精子的方法非常重要，特别是在 ICSI 中，精子 DNA 损伤的评估可以成为在精液样本用于辅助生殖之前的潜在评估工具。可以选择 DNA 完整或 DNA 损伤最小的精子用于辅助受孕。它提供了比标准精子参数更好的诊断和预测能力，用于评估男性生育潜力。大量的数据支持将精子 DNA 片段纳入不育男性的评估中。

## 第十五节　审查标准

使用 Google Scholar 和 PubMed 等搜索引擎对精子染色质和精子 DNA 碎片与男性不育和 ART 结果之间关系的研究进行了广泛的搜索。这些搜索的开始和结束日期分别是 1996 年 9 月和 2018 年 9 月。研究鉴定和数据提取的总体策略基于以下关键词："男性不育""精子染色质""活性氧物种""不育男性""DNA 片段化""精子染色质评估标记""精子 DNA 片段化直接和间接标记""精子 DNA 片段化与男性不育""精子 DNA 片段化与 ART 失败"。不包括以英语以外的语言发表的文章。会议或会议记录、网站或书籍中发布的数据也被排除在外。

（Rakesh Sharma，Marlon P. Martinez，和 Ashok Agarwal 著；孙洋洋和王瑞 译）

9

# 第九章 男性不育的蛋白质组学和代谢组学

**要点：**

- 精液蛋白质组学能够为精子的病理生理状态提供有价值的信息。
- 在临床实验室中整合蛋白质组学作为男性不育症诊断的一个组成部分，有助于解释与特定不育症相关的潜在分子水平的病因。
- 代谢组学可以用于区分有生育能力的男性和不育男性患者，或区分2种不同的不育相关疾病。
- 男性不育相关疾病可能具有特定的代谢特征，这有助于男性不育的无创诊断。
- 使用组学策略识别的特定蛋白或代谢物可能作为一种特定男性不育症的潜在生物标记物，并用于开发新的治疗模式。

## 第一节 介 绍

在目前情况下，不孕不育是育龄夫妇的一个主要问题，全球发病率为9%。在这些夫妇中，27%的不孕不育是由男女因素共同造成的，38%是由女性单独造成的，20%是由男性因素造成的。其余15%的不孕（不育）问题是特发性[1]。总的来说，50%的病例是由男性因素造成的[2]。男性不育症是一种多因素疾病，其评估是基于精液分析测试的结果。常规精液分析被认为是诊断男性不育症的基础。它提供精液参数的信息，如精子浓度、活力、形态。世界卫生组织（WHO）为精液参数提供了完善的参考值，以区分有生育能力的男性和不育男性[3]。此外，在进行基本精液分析的同时，还进行了高级测试，以确定氧化应激和精子DNA损伤的水平，这是导致受精失败或男性不育的主要原因[4,5]。然而，在精子亚细胞水平上仍有其他潜在的机制，仅靠常规精液分析的结果是无法解释的。

另外，组学研究能够用不同的方法解释男性不育的分子机制。组学的4个主要分支包括基因组学、转录组学、蛋白质组学和代谢组学（图9.1）。在这些组学研究中，蛋白质组学和代谢组学被广泛应用于男性不育领域。精液蛋白质组学和代谢组学被用来理解与正常配子发生有关的细胞途径和代谢途径，以及蛋白质和代谢物在受精过程中的作用。此外，蛋白质组学和代谢组学分析，结合生物信息工具和代谢组学分析以及化学计量学，在男性不育症的诊断和治疗生物标志物的识别方面是一个很有前途的工具。

近年来，先进的蛋白质组学和代谢组学工具的可用性增加了对男性不育原因的认识和了解。本章简要概述了在不育男性精子和精浆研究中使用的高级蛋白质组学和代谢组学技术。它强调了在这些组学方法中涉及的一般步骤，包括蛋白质组数据的生物合成分析。此外，还详细讨论了基于蛋白质组学和代谢组学的精子和精浆研究，以及生物标记物在男性不育预后和诊断中的潜在作用。

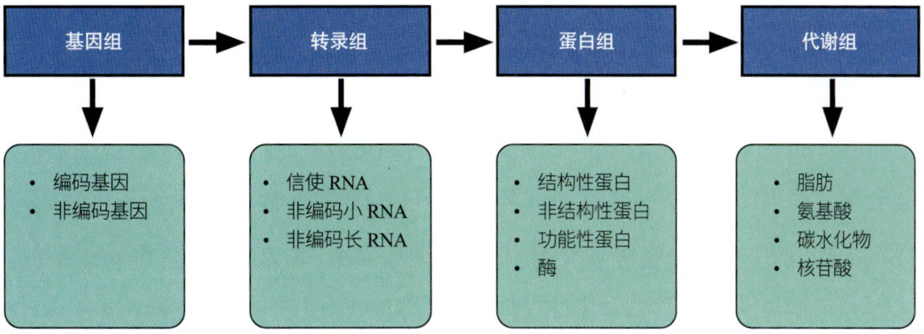


**图 9.1** 使用不同的组学技术在精子中检测到的不同类别的生物分子

## 第二节 男性不育的蛋白质组学研究

蛋白质组学是指从组织或细胞中提取的蛋白质的完整图谱。最常用的蛋白质组学方法，如鸟枪法或自下而上法，可以在短时间内识别 1000 多种蛋白质。精液被认为是诊断男性不育症的生物液体。精液的细胞成分由精子（5%）和精浆（95%）组成。精子在转录和翻译上是惰性的配子，其功能活性依赖于蛋白质。目前，蛋白质学被广泛应用于男性不育领域，研究精子和精浆中的蛋白谱 [6–8]。高通量平台，如基质辅助激光解吸 / 电离飞行时间（MALDI-TOF）、质谱联用液相色谱（LC-MS/MS）用于测定精子和精浆中最大数量的蛋白质 [9]。

先进的蛋白质组学工具被用来鉴定超过 6000 种精了蛋白质。利用数据挖掘方法，对 30 项蛋白质组学研究进行了分析，在精子中总共鉴定了 6198 种前体蛋白 [10]。Jodar 等人使用类似的方法鉴定了精浆中的 2064 种蛋白 [7]。精子或精浆蛋白质组的任何改变都可能对精子的正常生理功能产生不利影响。多项蛋白质组学研究发现，精子和精浆蛋白质组的改变与男性不育相关，如精索静脉曲张 [11–16]、特发性不育症 [17–19]、原因不明的不育 [20–23]、氧化应激升高 [24–26] 和睾丸癌 [27, 28]。此外，与精子功能相关的关键蛋白，如获能、超活化、顶体反应和受精过程，被确定为潜在的非侵入性生物标志物，用以区分不育男性和正常健康的可生育男性。

### 一、蛋白质组学的一般方法

不同的蛋白质组学技术被用于精子蛋白的检测和鉴定。传统的方法包括使用提取的精子或精浆蛋白进行二维凝胶电泳。根据肽的等电聚焦特性和分子量，分离出样品中存在的蛋白质。Martinez-Heredia 等人使用 2D 凝胶电泳与 MALDI-TOF 技术鉴定了人类精子中总共 98 种不同的蛋白质。这些蛋白质中的大多数主要参与能量产生、蛋白质合成和转录过程 [29]。一种 2D 凝胶电泳技术的改进版本，称为差异凝胶电泳（DIGE），用于识别差异表达蛋白（DEPs），最小误差小于 10%[30]。根据不同染色染料（Cy3 和 Cy5）的染色强度，利用自动图像分析软件在同一凝胶上测定 DEPs 的表达。

传统的蛋白质组学技术有一些局限性，如灵敏度低，在给定的样品中检测到的蛋白质数量较少，以及在检测到的蛋白质数量较少时容易遗漏。研究人员通过使用复杂的仪器，如 MALDI-TOF 和 LC-

MS/MS，克服了这些限制。这些仪器甚至可以在低浓度的样品中检测到较大数量的蛋白质。利用凝胶内消化的 LC-MS/MS 方法，Johnston 等鉴定了 1760 种精子蛋白，并报道了大量的 26S 蛋白酶体复合物[31]。随后，其他一些研究也采用了基于 LC-MS/MS 的男性不育精子蛋白组学分析[22, 28, 32–34]。

## 二、精子和精浆评估：方法和工具、分析、生物信息学

蛋白质组学分析首先从精子或精浆中提取蛋白质开始。精浆含有丰富的蛋白质，不需要经过任何纯化过程，就可以进行技术试验。然而，在提取蛋白质之前，精子要经过几个提纯和加工步骤。首先，通过离心技术将精子从精浆中分离出来。除了精子，精液还含有其他细胞，如圆形细胞和未成熟的生殖细胞。圆形细胞包括生精细胞和非生精细胞。研究人员提出，使用带有圆形细胞的精子可能会污染精子原体。因此，密度梯度离心步骤被推荐用于单纯的精子分离进行蛋白质组学分析[35–39]。最近，Paneer Selvam 等人进行了 2 项蛋白质组学研究，以了解圆形细胞蛋白污染在精子蛋白质组中的作用，及其对与精子功能相关的生物学途径的影响。圆形细胞蛋白的存在被精子蛋白质组所掩盖，而非生精性圆形细胞蛋白的影响可以忽略或不显著[40]。此外，这些圆形细胞和白细胞蛋白的存在对精子功能相关的分子通路没有任何影响（图 9.1、图 9.2）[41]。

分离的精子至少要用磷酸盐缓冲盐水常规清洗 3~4 次，以清除精浆残留物。未受任何污染的精子颗粒与放射免疫沉淀测定（RIPA）缓冲液混合，留置过夜。这导致精子完全溶解并对悬浮在等渗介质中的精子进行超声处理，以提取精子蛋白质。检查提取的精子蛋白质的纯度和浓度，然后提取到一维聚丙烯酰胺凝胶电泳。用胰蛋白酶对电泳分离的蛋白质进行酶切。消化的蛋白质和肽被洗脱并注射到质谱（MS）系统中。MS 采用无偏倚的方法检测肽和蛋白质[42]。根据蛋白质的质量 / 电荷比（m/z），这些蛋白质的错误发现率非常低。为了鉴定翻译后修饰，如在精子蛋白质组中的乙酰化、甲基化和磷酸化，建议使用浓缩剂。此外，质谱联用高效液相色谱（HPLC）可以简化复杂蛋白的检测。其他技术，如 MALDI-TOF 和 SELDI-TOF（表面增强激光解吸 / 电离飞行时间）也被成功用于检测精子蛋白[43, 44]。图 9.2 精子的 LC-MS/MS 分析表明纯精液样本用于蛋白质组学 / 生物信息学分析。

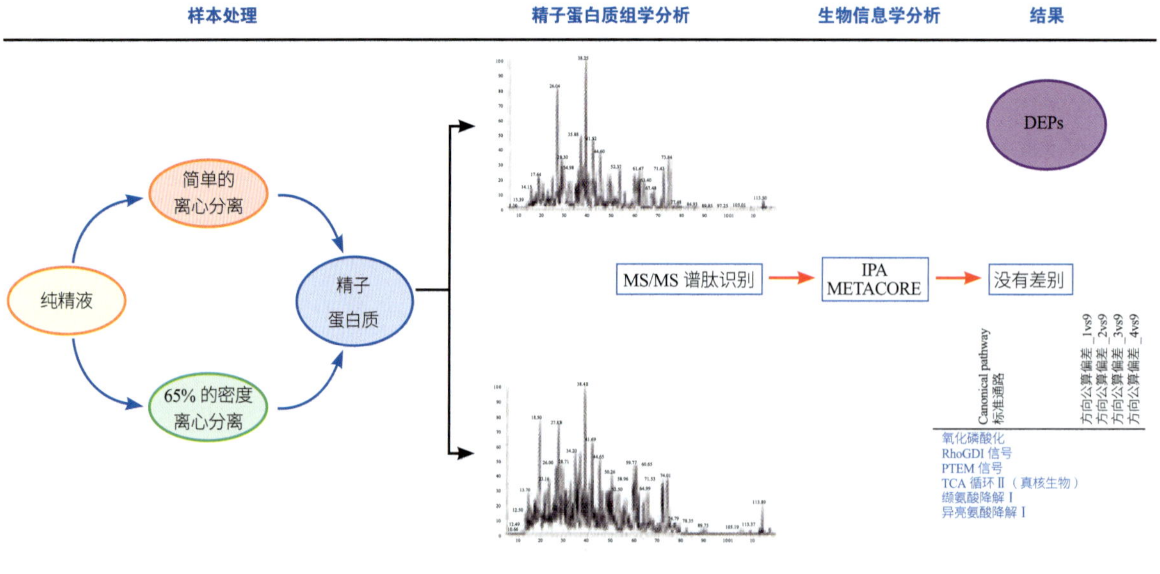


**图 9.2** 精子的 LC-MS/MS 分析显示了在蛋白质组学 / 生物信息分析中使用干净的精液样本

最初，MS 检测到的肽段的完整扫描与预先注释和测序的蛋白质组成的全球数据库进行比较。计算软件如 SEQUEST、Mascot、X！用不同的算法串联操作可以显示完整的蛋白质列表 [45]。此外，这些蛋白质根据光谱计数和每种蛋白质的量被分类为 DEPs。这些 DEPs 被用于下游生物信息学分析，以了解蛋白质在分子通路中的作用 [46]。基因本体论（GO）分析提供了蛋白质的定位和分布等附加信息。免费的生物信息学工具如 STRING（检索相互作用基因 / 蛋白的搜索工具）用于了解蛋白质之间的相互作用 [47]。此外，商用复杂软件，如独创性路径分析（IPA）和 Metacore ™用于获得蛋白质和调节其表达的转录因子之间相互作用的完整图片 [47]。

## 三、精子蛋白质组学

任何病理状态都会改变体内平衡，并对组织或细胞的蛋白质组产生直接影响。精子蛋白质组含量的变化可能对精子的受精能力产生有害影响。一些研究已经确认了与男性不育相关的蛋白表达的变化。

对弱精子症不育男性进行精子蛋白质组学分析 [48]。在弱精子症患者中共鉴定出 667 种精子蛋白。这些蛋白被发现影响细胞途径，如糖酵解、糖异生、轴丝激活和核小体组装 [48]。Cao 等证明，参与精子活力的蛋白如细胞色素 C 氧化酶亚基 6B（COX6B）、外致密纤维 2（ODF）和微管蛋白 2B（TUBB2B）等蛋白质存在差异表达 [32]。同样，在另一项关于弱精子症样本的研究中，Siva 等人发现，与能量和代谢、运动和组织有关的蛋白，以及蛋白周转、折叠和应激反应相关的蛋白的表达水平显著改变 [49]。除了与精子活力相关的蛋白质外，蛋白酶体复合物的其他蛋白复合物也有差异表达 [50, 51]。此外，对弱精子样品的磷蛋白质组分析表明，这些蛋白质组学的调节异常会导致细胞骨架、纤维鞘和能量代谢异常 [52]。

圆头精子症是一种与男性不育有关的精子异常。对圆头精子症相关精子的蛋白质组学分析显示，共有 35 个 DEPs 在精子生成、细胞骨架、代谢和精子活力中发挥重要作用 [53]。此外，核周膜（PT）蛋白表达不足，这些蛋白参与顶体的生物生成，从而影响圆头精子症患者 [54] 的顶体功能。对精子样本的蛋白质组学分析已经确定了与精索静脉曲张相关的潜在变化或分子病理学。单侧精索静脉曲张患者精子蛋白的 LC-MS/MS 分析显示 114 种蛋白过度表达，97 种蛋白表达不足。这些 DEPs 参与了精子的成熟、活力、获能、顶体反应和受精 [11]。生物信息学分析表明，单侧精索静脉曲张不育男性的小分子生物化学和翻译后修饰蛋白途径受到影响 [11]。Agarwal 等人使用双侧精索静脉曲张患者的精子样本进行了一项前瞻性研究。共鉴定出 73 个差异表达蛋白（DEPs），其中大多数 DEPs 参与代谢过程、应激反应和氧化还原酶活性等功能的调节。其余蛋白参与精子功能，如获能、活力和精子透明带结合 [34]。同一研究人员的另一项蛋白质组学研究显示，线粒体蛋白的失调是精索静脉曲张患者不育的一个原因 [16, 34]。表 9.1 列出了在不同精索静脉曲张研究中确定为生物标志物的关键 DEPs。

睾丸癌对精子计数和精子的受精潜能有有害影响。美国癌症协会估计，将有 9310 例新病例和 400 例死亡病例与睾丸癌有关 [55]。一些蛋白质组学研究已经被用于睾丸癌的诊断 [56–58]。然而，这些研究并没有检查睾丸癌患者在癌症治疗前精子的蛋白质组学。最近，Dias 等人利用 LC-MS/MS 平台分析了非精原细胞瘤睾丸癌（NSTC）患者的精子蛋白质组学。他们在研究中总共发现并鉴定了 189 个 DEPs。在已鉴定的 DEPs 中，NADH：泛醌氧化还原酶核心亚基 S1（NDUFS1）、泛醌细胞色素 C

还原酶核心蛋白 2（UQCRC2）和睾丸特异性钠 / 钾转运 ATP 酶亚基 α-4（ATP1A4）被认为是 NSTC 患者的潜在生物标记物。此外，线粒体功能障碍被认为是精子浓度和活性下降的主要原因[28]。

### 四、精浆蛋白质组学

除了精子蛋白外，精浆蛋白对精子保护、成熟和受精过程也是必不可少的。男性不育如无精子症、少弱畸形精子症（OAT）和精索静脉曲张患者的精浆蛋白发生改变[59]。

无精子症可以是梗阻性的，也可以是非梗阻性的。无精子症受试者的精浆蛋白质组学显示，细胞外基质蛋白 1（ECM1）是区分阻塞性无精子症（OA）和非阻塞性无精子症（NOA）的生物标记物，睾丸表达蛋白 101（TEX101）在不同的 NOA 亚型中表达差异[60, 61]。Yamakawa 等人的一项蛋白质组学研究分别提出了 4 种 NOA 和 1 种 OA 的生物标记物。NPC2 蛋白被认为是 OA 患者的潜在生物标志物[62]。

少弱畸形精子症（OAT）是一种与男性不育相关的精液异常状况。对少弱畸形精子症[19]患者的精浆进行蛋白质组学分析，共暴露了 2489 种蛋白质。24 种主要参与代谢、炎症、防御和应激反应的蛋白在特发性少弱畸形精子症（iOAT）中高表达。对少弱精子和正常精子精浆的比较染色体分析显示，在 iOAT 中，附睾分泌蛋白 E1（NPC2）和半乳糖蛋白 3 结合蛋白（M2BP）低表达[33]，而脂蛋白 -1 和催乳素诱导蛋白过度表达。最近的一项比较蛋白质组学分析发现 DEPs 参与多种生物学功能，如结合活性（乳糖转铁蛋白，LTF；催乳素诱导的蛋白质，PIP；细胞外基质蛋白 1,ECM1）、转运蛋白活性（人附睾特异性蛋白 1，HE1；前列腺素 D2 合酶，PTGDS）、免疫活性（CD177）和水解酶活性（前列腺特异性抗原）在少弱畸形精子症受试者的精浆中存在差异表达[63]。

精索静脉曲张患者的精浆蛋白也进行了研究。首次报道在吸烟的成人精索静脉曲张患者精浆蛋白中鉴定出 95 个 DEPs。精索静脉曲张患者中参与精子成熟和精卵融合的精浆蛋白表达异常[64]。然而，精索静脉曲张青少年的精浆中与精子活力和获能相关的蛋白表达发生了改变[65]。Belardin 等研究报道，胰岛素样生长因子结合蛋白 7（IGFBP7）和脱氧核糖核酸酶 -1（DNASE1）作为精索静脉曲张青少年的精浆生物标志物参与了细胞凋亡的调节[15]。精索静脉曲张结扎术前后的精浆蛋白组学特征也有所不同。在精索静脉曲张手术后，细胞通路如氧化应激和蛋白稳定性得到了强化。精索静脉结扎术后，与稳态功能相关的蛋白如 DJ-1、S100-A9、SOD、ANXA1、G3P 和 MDH 上调，与氧化应激相关的蛋白（如 NELFE）下调[65]。表 9.1 中列出了识别与各种男性不育症相关的 DEPs 的蛋白质组学研究。

**表 9.1 在与男性不育相关的各种临床条件下鉴定的关键差异表达蛋白（DEPs）**

| 疾病 | 样本 | 方法 | DEPs | 参考 |
|---|---|---|---|---|
| 精索静脉曲张 | 精子 | 1D PAGE LC-MS | TEKT3、TCP11 | Agarwal 等（2016）[13] |
| | 精子 | 1D PAGE LC-MS | PKAR1A、AK7、CCT6B、HSPA2、ODF2 | Agarwal 等（2016）[34] |
| | 精子 | 1D PAGE LC-MS/MS | GSTM3、SPANXB1、PARK7、PSMA8、DLD、SEMG1、SEMG2 | Agarwal 等（2015）[11] |
| | 精子 | LC-MS/MS | LETM1、EFHC、MIC60、PGAM5、ISOC2,TOM22、NDFSU1、UQCRC2、COX5B、ATPase1A4、HSPA2、SPA17、APOA1 | Samanta 等（2018）[16] |

续表

| 疾病 | 样本 | 方法 | DEPs | 参考 |
|---|---|---|---|---|
| | 精浆 | 2D- LC-MS/MS | ZA2G、KCRB、ALBU、NPC2、FINC、PIP、SEMG1、SEMG2、KLK3、TRFL、PPAP、ANXA3、CATB、EP3B、PTGDS、SODE、A1AT、ASAH1、CALM、CRIS1 | Fariello 等（2012）[64] |
| | 精浆 | 2D- LC-MS/MS | IBP-3、SMG1、BRE1B、NPC2、IDH、E3-beta | Zylbersztejn 等（2013）[65] |
| 睾丸癌 | 精子 | 1D PAGE MS | NDUFS1、UQCRC2、ATP1A4、ACR、ANXA 2 | Diasetal.（2018）[28] |
| 无精子症 | 精浆 | | ECM1、TEX101 | Drabovich 等（2013）[60] |
| | 精浆 | 2D DIGE LC-MS/MS | STAB2、CP135、GNRP、PIP、NPC2 | Yamakawa 等（2017）[62] |
| 弱精症 | 精子和精浆 | UPLC-MS | PLXNB2、POTEKP、NIN、PHF3、DYNLL1、PROCA1、FASCIN-3、LRRC37B、PLC | Saraswat 等（2017）[48] |
| | 精子 | 2D PAGE MALDI MS/MS） | TPIS、GKP2、OXCT1、TUBB2C、TEKT1、PSMA3、HSPA2 | Siva 等（2010）[49] |
| | 精子 | UPLC-MS（E） | GRP78、HSP70-2、TUBA4A、TUBA3C、TUBA8、ODF1、AKAP3、AKAP4、GAPDHS、ROPN1B、SPANXB、CLU、PIP、ATP5B | Parte 等（2012）[52] |
| 少弱精子症 | 精浆 | 1D PAGE/LC-MS/MS | AACT、TBCB、ALDR | Herwig 等（2013）[19] |
| | 精浆 | 2D PAGE LC-MS/MS | NPC2、M2BP、LCN1、PIP | Giacomini 等（2015）[33] |
| | 精浆 | 二维色谱法 LC-MALDI | LTF、PIP、ECM1、HE1、PTGDS、CD177、PSA | Liu 等（2018）[63] |
| 圆头精子症 | 精子 | 2D DIGE MALDI-TOF/TOF MS | SAMP1、ODF2、SPANXa/d、TUBA2、TPI1、PIP | Liao 等（2009）[53] |

# 第三节　男性不育的代谢组学研究

代谢组学是组学技术中最新的一种，在过去的十年里，它在男性不育症的研究中得到了广泛的关注。代谢组学包括对生物系统中所有低分子量代谢物（$<$ 1 kDa）的无差别鉴定和定量。由此产生的代谢组由下列一系列代谢物所组成，其中包括次级代谢物以及存在于生物样本中的激素和其他信号分子[66]。代谢组学可应用于各种生物样本，包括体液（如尿液、血浆或血清、精液、卵泡或子宫内膜液）和体内各种组织[67, 68]。由于细胞内代谢体与灌注这些细胞的生物液中的代谢物处于动态平衡状态，因此，生物液的组成可以为了解人体目前的代谢状态提供有用的指标[69]。

此外，代谢组学的研究相对来说不太复杂，提供了更多的实时信息，并能对某种情况 / 刺激对人体产生直接的影响。例如，虽然基因和 mRNA 转录本的数量可能高达数十万，蛋白质的数量可能高达数百万，而代谢的下游产物（即代谢物），在人体代谢体中只有几千个[44]。这些代谢物比转录组和蛋白质组更接近细胞当前的表型状态。这是因为在基因表达之后，会发生转录后和翻译后的修饰，与转录组或蛋白质组相比，这些改变在代谢组中相对增强[70]。因此，特定生物液或组织的代谢组学分析可以揭示个体当前的健康状况[71]。

## 一、代谢组学的一般方法

在将代谢组学策略应用到生物样品时，可以使用几种方法。代谢组学指纹图谱提供了高通量、全面和快速的生化分析，可以作为一种筛选工具来区分健康对照组和患者的样本[66]。从正常样本中检测到的患者样本的变化与疾病的严重程度相关联，或用于评估干预的效果。另外，代谢组学分析涉及识别和量化特定代谢途径中特定数量的预定义代谢体[66]，而非靶向代谢组学分析通常用于对照组和治疗组之间的比较分析。代谢组学指纹图谱和特征分析都已被应用于不育男性的研究。另一种方法是代谢组学，它用来处理对疾病、治疗或遗传修饰反应的代谢物的定量分析。无论采用何种方法，所有代谢组学策略都包括代谢物的识别和定量[72]。

在人类代谢组学研究中，代谢物的检测可以采用靶向或非靶向方法（Agin 等人对此进行了综述[73]）。采用定向方法去研究有某个假设的特定的生化途径。因此，我们采用预先确定的代谢特异性信号和分析标准来精确、准确地量化特定数量已知代谢产物的浓度。另外，全球的方法旨在不知道代谢物的性质的前提下测量和比较尽可能多的信号。因此，复杂的数据集和代谢物一起生成，这些代谢物尚待研究完善。全球代谢组学研究仅提供定性和半定量数据，但这些研究有助于识别未知的代谢物、新的途径和生成假设[74–77]。代谢物的研究是多学科的，涉及分析化学、化学计量学和生物学等学科。分析化学在样品制备、代谢谱的生成和代谢结构的阐明中是非常有用的。化学计量学需要从生成的大数据集中提取最相关的信息，例如，在使用代谢指纹策略的研究中。生物学对于理解观察、潜在的作用机制和代谢组学途径是必要的[78]。

## 二、代谢组学分析

代谢组学分析一般分为 4 个主要阶段：样品的收集（取样、淬火和储存）、样品的制备（代谢产物的提取、稀释和清理）、数据采集，以及分析数据以生成代谢谱[78, 79]。用于男性不育研究的样本包括睾丸组织、精浆、精子、血清、血浆以及尿液（表 9.2）。为某一特定研究选择的样本受样本类型的影响，该样本类型能够为拟进行的研究提供最多的信息、其可行性以及收集的方便性[80]。此外，每种生物液都能提供不同类型的信息。例如，尿液中的水溶性分子含量最高，而血液成分的变化比尿液小[81]。

在样本采集之后，样品须被稳定，以便它能代表样本采集时的实际代谢组成。这是通过代谢猝灭步骤来完成的，目的是停止进一步可能产生或降解代谢物的代谢组学反应。为此，样品在液氮中迅速冷冻，并保存在 −80℃[82]。然后，根据协议对样品进行预处理。例如，固体基质通过萃取步骤将代谢组化合物转移到液相，而将通过气相色谱（GC）分析的低挥发性分析物将通过衍生化反应步骤（如烷基化、酰化、硅化）来增加其挥发性并降低其极性[83, 84]。

代谢组学的分析可以通过几种技术进行，包括核磁共振光谱（NMR）、傅里叶变换红外光谱复制（FTIR）、近红外光谱（NIR）、拉曼光谱学、液体色谱或气相色谱结合质谱联用（分别为 LC-MS 或 GC-MS）等。每一种技术都有其各自的优点和缺点，这些已经在其他地方讨论过了[66, 68]。所获得的数据使用软件工具进行处理，并使用适当的统计技术进行分析，以分离较少的、相关的代谢物（即潜在的生物标记物 / 差异代谢物），可能区分所比较的亚群。接下来的试验将关注潜在的生物标志物代谢物和对观察到的变化的解释[78]。

### 三、精子代谢组学

早在 2009 年，Huser 的研究小组利用微拉曼光谱技术对健康男性的单个精子细胞进行了研究，以检测填充在正常或异常形状精子细胞头部的精子染色质的拉曼光谱是否与其蛋白质含量和 DNA 构象存在相关性[85]。虽然形态正常和异常精子在 DNA 包装效率和每个细胞内相对蛋白含量上存在差异，但该研究也强调了形态正常的精子细胞内在蛋白质含量和 DNA 包装上存在显著差异[85]。

几年后，Paiva 和同事首次通过使用 2 种互补的非靶向代谢组学策略：质子核磁共振波谱（$^1$H-NMR）和 GC-MS，在正常精子和弱精子样品中获得了成熟人类精子的全面代谢组学概况[86]（表 9.2）。NMR 和 GC-MS 技术分别鉴定了 42 种和 27 种内源性代谢物，其中有 4 种代谢物重叠。大部分已鉴定的代谢物属于超类氨基酸、肽、类似物、有机酸和脂质[86]。NMR 和 MS 策略提供了互补的结果，可用于完成成熟的人类精子细胞代谢组学。

利用质子核磁共振波谱（$^1$H-MRS）技术，Reynolds 等人测定了健康志愿者精子的分子组成[87]。通过简单的离心或密度梯度离心（DGC）进行 1 次或 2 次洗涤，从精液中获得精子。DGC 产生 40% 或 80% 的精子数量，然后利用这些精子获得 $^1$H-MRS 光谱。在 40% 和 80% 精子群体的 $^1$H 波谱中，乳酸、脂质和胆碱 / 甘油磷酸酯（GPC）的峰值差异显著，而 40% 精子群体的波谱差异更大，更有可能存在更大的结构缺陷[87]。

Zhao 和他的同事是第一个利用 GC-MS 光谱技术进行非靶向代谢组学研究的，比较特发性弱精子症和健康男性的精子代谢谱[88]（表 9.2）。本探索性研究结果显示，与健康男性相比，特发性弱精子症患者在氨基酸和核苷酸代谢途径上的存在失调以及糖酵解、三羧酸循环和能量代谢紊乱。在弱精子症患者中，不仅发现氨基酸（如半胱氨酸、亮氨酸、色氨酸和谷氨酸）水平下调，鸟苷和胞苷水平也显著降低[88]。

**表 9.2 男性生育 / 不育的代谢组学研究**

| 研究人群 | 人体体液 / 组织 | 分析技术 | 主要研究结果 | 参考 |
|---|---|---|---|---|
| 生精障碍；梗阻性无精子症；少弱精子性不育症 | 精浆 | 质子核磁共振（$^1$H-NMR）波谱） | $^1$H-NMR 可用于鉴别 OA 和 NOA<br>无精子男性的精浆中 GPC、柠檬酸和乳酸的峰值区较小<br>柠檬酸：乳酸和 GPC：乳酸的峰区比在对照组、生精失败组，OA 组中出现变化<br>在生精失败受试者和 OA 受试者中，GPE:GPC 的峰强度比不同 | Hamamah 等（1993）[89] |
| 非梗阻性无精子症 | 精浆 | 气相色谱 - 质谱法 | 提出了一种利用精浆代谢物 TIC 数据诊断非梗阻性无精子症患者的新方法<br>36 种代谢物被鉴定为非梗阻性无精子症患者中不同组的潜在鉴别生物标志物 | Gilany 等（2017）[91] |
| 非梗阻性无精子症 | 精浆 | 拉曼光谱 | 精浆代谢组学可用于检测非梗阻性无精子症患者的精子生成<br>该代谢组学技术可用于检测非梗阻性无精子症睾丸取精成功和失败的患者中精浆的主要代谢组学改变，与睾丸取精成功的患者相比，睾丸取精失败的患者精浆代谢存在严重的氧化失衡 | Gilany 等（2018）[92] |

**续表**

| 研究人群 | 人体体液 / 组织 | 分析技术 | 主要研究结果 | 参考 |
|---|---|---|---|---|
| 非梗阻性无精子症（仅限于成熟停滞或唯支持细胞综合征）、正常精子症（输精管复通术） | 睾丸组织 | 质子核磁共振（$^{1}$H-NMR）波谱） | 正常睾丸组织和唯支持细胞患者睾丸组织的睾丸磷酸胆碱和牛磺酸浓度存在显著差异<br>精子生成过程中的睾丸组织的磷酸胆碱浓度显著升高<br>质子核磁共振（$^{1}$H-NMR）波谱可用于识别精子生成的独特代谢特征，从而有助于无创性诊断非梗阻性无精子症患者的精子 | Aaronson 等（2010）[96] |
| 非梗阻性无精子症与梗阻性无精子症 | 睾丸组织 | 拉曼光谱、气相色谱 / 飞行时间质谱 | 拉曼光谱可用于区分非梗阻性无精子症和梗阻性无精子症患者睾丸组织样本。拉曼光谱可用于非侵入性区分生精完全和不完全的生精小管<br>将非梗阻性无精子症和梗阻性无精子症患者进行试验，其中 12 种代谢物的水平发生改变（增加：顺式植物醇、谷氨酰胺；减少：S- 羧甲基半胱氨酸、果糖、花生四烯酸等） | Liu 等（2014）[97] |
| 非梗阻性无精子症 | 血清 | HPLC-MS/MS（高效液相色谱 - 串联质谱法） | 血清代谢谱可用于区分非梗阻性无精子症患者和生育男性<br>24 种代谢物被鉴定为潜在的标记物，其中许多与精子生成过程中的能量产生、氧化应激和细胞凋亡有关<br>非梗阻性无精子症雄性大鼠的糖代谢、脂代谢和氨基酸代谢途径被破坏<br>血清代谢紊乱可能是非梗阻性无精子症的病因之一 | Zhang 等（2017）[115] |
| 少精子症、精子正常性不育症 | 精浆 | 质子核磁共振（$^{1}$H-NMR）波谱 | $^{1}$H-NMR 波谱可能被用于区分正常精子症和少精子症<br>检测到 10 个生物标志物<br>丙氨酸、柠檬酸盐、GPC、酪氨酸、苯丙氨酸可用于 MI 的筛选 | Gupta 等（2011）[102] |
| 少精子症 | 尿液 | LC/QTOF-MS | 根据尿液代谢组学的改变，可以将少精子症不育男性与生育对照组区分开来<br>少精子症似乎与精子形成过程中的能量消耗和抗氧化防御有关<br>乙酰肉碱、肉碱 C3:1 和天冬氨酸的组合模式为少精子症不育提供了中等的诊断能力 | Zhang 等（2014）[95] |
| 弱精（子）症 | 精浆 | 拉曼光谱 | 代谢物指纹图谱可用于区分弱精子症和正常精子症的男性 | Gilany 等（2014）[90] |
| 弱精子症 | 精浆 | 质子核磁共振（$^{1}$H-NMR）波谱 | 19 种代谢物要么上调，要么下调<br>检测与弱精子症相关的脂质、磷脂（胆碱）、胆固醇、核苷、三羧酸循环和能量代谢途径代谢产物的变化<br>弱精子症患者精浆中的氧化甾醇（5α- 胆固醇和 7- 酮胆固醇）升高<br>氧化应激是弱精子症发生的潜在机制 | Zhang 等（2015）[93] |
| 弱精子症 | 精浆 | 气相色谱 - 质谱法 | 在鉴定出的 25 种代谢物中，有 7 种在弱精子症样本中与对照组有显著差异<br>弱精子症患者的精浆中油酸和软脂酸含量较高，这可能意味着精子膜代谢紊乱<br>弱精子症患者的精浆中缬氨酸的缺乏可能导致精子活力低下 | Tang 等（2017）[116] |

**续表**

| 研究人群 | 人体体液 / 组织 | 分析技术 | 主要研究结果 | 参考 |
|---|---|---|---|---|
| 弱精子症 | 精子 | 质子核磁共振（$^1$H-NMR）波谱和（或）GC-TOF/MS | 在人类精子提取物中鉴定出 69 种代谢物：NMR 鉴定出 42 种，GC-MS 鉴定出 27 种，两种方法都有 4 种（肉碱、L- 苏氨酸、γ- 氨基丁酸、氧戊二酸）<br>鉴定的大多数代谢物属于氨基酸、肽和类似物 | Paiva 等（2015）[86] |
| 特发性弱精子症 | 精子 | 气相色谱 - 质谱法 | 在精子中发现 33 种代谢物<br>相比对照组，IAS 组中有 27 代谢物降低（例如：三磷酸甘油酸酯、柠檬酸、谷氨酸、色氨酸、亮氨酸、半胱氨酸、鸟苷、胞苷）<br>与对照组相比，IAS 组的 6 种代谢物增加（例如：酵母甾醇、二硫赤藓糖醇、乳酸、丁三醇、苯甲酸、乙醇胺）<br>在 IAS 中，核苷、氨基酸和能量代谢途径以及 Krebs 循环或上调或下调 | Zhao 等（2018）[88] |
| 特发性不育症、少精子症、弱精子症、畸形精子症和无精子症 | 精浆 | 核磁共振光谱学 | 不育男性与可育男性的精浆代谢组学差异显著<br>特发性不育男性的代谢组学与可育对照组和其他不育组明显分离<br>由于赖氨酸、果糖、精氨酸、酪氨酸、枸橼酸和脯氨酸的上调或下调，特发性不育患者的生物标志物特征与其他组不同 | Jayaraman 等（2014）[109] |
| 原因不明的男性不育 | 精浆 | 拉曼光谱 | 代谢组学指纹可作为诊断男性不育症的筛选工具和研究氧化应激<br>不明原因不育的男性有氧化应激失衡，氧化应激生物标志物增加，缺乏功能性抗氧化剂 | Jafarzadeh 等（2015）[94] |
| 原因不明的男性不育 | 精浆 | 气相色谱 - 质谱法 | 在原因不明性不育受试者的精浆中鉴定出 153 个代谢物，其中 44 个代谢物在原因不明性不育中与可育对照组有差异表达<br>色氨酸、苯丙氨酸、甘氨酸、丝氨酸、苏氨酸、异亮氨酸、脯氨酸和缬氨酸显著下降；精浆中尿素和谷氨酰胺含量显著升高，而精浆主要代谢特征是各种氨基酸分解代谢的增加<br>4- 羟基苯乙酸是区分原因不明性不育和对照组的关键代谢物，其精浆浓度与精子数量呈正相关 | Qiao 等（2017）[108] |
| 特发性精子正常性不育症 | 尿液 | LC/MicrOTOF-Q Ⅱ质谱 | 尿代谢谱可用于区分正常精子不育男性和可育对照组<br>37 个潜在的生物标志物被鉴定为在精子形成过程中的能量产生、抗氧化和激素调节方面具有功能作用<br>前 5 个阴性生物标志物（即黄嘌呤、白三烯 E4、甲氧基色氨酸、3- 羟基棕榈基肉碱和天门冬氨酸）在检测正常精子不育方面具有最好的诊断价值 | Zhang 等（2014）[95] |
| 脊髓损伤性不育症 | 精浆 | 飞行时间质谱 | 有生育能力和无生育能力的男性精浆中存在 85 种不同的离子<br>所鉴定的脂质主要为甘油酯，与 CTP（三磷酸胞苷）、UTP（三磷酸尿苷）和 GTP（三磷酸鸟苷）的生物合成途径有关<br>其他涉及的代谢途径包括甾醇生物合成、花生四烯酸代谢以及对过氧化氢、类固醇激素和维生素的反应<br>患有脊髓损伤性不育症的男性可能改变了信号转导 | Da Silva 等（2011）[117] |

续表

| 研究人群 | 人体体液/组织 | 分析技术 | 主要研究结果 | 参考 |
|---|---|---|---|---|
| 肾阳虚勃起功能障碍/早泄、射精乏力/性高潮障碍、少精子症、弱精子症 | 精浆 | LC/QTOF-MS | 在可育男性和肾阳虚型不育症患者的精浆中，有41种代谢物存在差异<br>7种代谢物与5种潜在的代谢途径相关<br>芳香族氨基酸生物合成代谢途径、柠檬酸循环和鞘磷脂代谢的改变可能是导致肾阳虚型不育症的原因之一 | Chen 等（2015）[118] |
| 肾阳虚型不育症（勃起功能障碍/早泄、少精子症、弱精子症、无精子症、畸形精子症） | 血浆 | 气相色谱-质谱法 | 对患有肾阳虚型不育症的男性进行代谢组学分析<br>10种潜在的生物标志物（如1,5-脱水葡糖醇、羟基戊酸）和6种代谢途径（半乳糖葡糖醇、苯丙氨酸、谷氨酸、1-异亮氨酸、鸟氨酸、赖氨酸）可用于区别不育男性与健康对照组<br>男性肾阳虚型不育症可能与能量消耗和抗氧化防御有关 | Zheng 等（2017）[119] |
| 勃起功能障碍、精液异常 | 血浆 | 气相色谱-质谱法 | 根据血浆代谢组学的改变，勃起功能障碍和精液异常的男性可以与生育对照组区别开来<br>1,5-脱水山梨醇和α-羟基异戊酸是区分不育男性和可育男性的潜在生物标记物<br>乳酸、谷氨酸和胆固醇可用于区分患有勃起功能障碍或精液异常的受试者 | Zhou 等（2016）[120] |
| 呈现不同精子浓度的丹麦年轻男性：<br>低＜（0~20）$\times 10^6$/mL，<br>中等（45~75）$\times 10^6$/mL<br>或高＞$100 \times 10^6$/mL | 血清 | 液相色谱-质谱法 | 不同精子浓度的雄鼠（男性的）血清代谢谱存在显著差异<br>代谢产物主要为氨基酸和羧酸<br>与蛋白质补体C3f相关的肽（参与先天免疫）在低精子浓度的男性中被下调，可能作为生育能力的潜在标记物 | Courant 等（2013）[78] |

## 四、精浆代谢组学

一项25年前对不育男性精浆的生化探索性研究利用 $^1$H-NMR 方法，测量了人精浆中甘油磷酸化酰胆碱（GPC）、甘氨酸磷酸化乙醇胺（GPE）、柠檬酸盐和乳酸的峰值面积，以确定这些代谢物是否可以作为区分无精子症男性和正常精子的男性的生物标记物[89]（表9.2）。研究表明，与对照组相比，无精子症患者精浆中GPC、柠檬酸盐和乳酸的峰值区域明显变小，而生精失败和梗阻性无精子症患者的GPE与GPC峰值强度比差异显著[89]。

Gilany 等人将拉曼光谱与化学计量学相结合来区分弱精子症和正常精子症患者的精浆代谢组学特征[90]（表9.2）。根据从2组中获得的拉曼光谱，研究人员提出了一个诊断二次模型，该模型能够预测正常和弱精子样本之间的差异，有效性为83%[90]。Gilany 的研究团队继续使用2种不同的策略检测非梗阻性无精子症患者的精浆代谢组学，使用GC-MS和高级化学计量学进行非靶向代谢谱分析[91]，以及使用拉曼光谱法进行代谢指纹分析[92]（表9.2）。通常情况下，患有非梗阻性无精子症的男性会进行侵入性睾丸精子提取（TESE）以检测其睾丸中的精子。然而，在非靶向代谢分析研究中，研究人员提出使用多变量模型作为一种新的无创诊断方法，以区分TESE阳性或TESE阴性的可生育男性和非梗阻性无精子症男性[91]。他们2018年的研究还提出使用精浆代谢物作为一种无创方法来检测 TESE 阳性或阴性（非梗阻性无精子症）男性的精子形成。他们还发现，与 TESE 阳性的男性相比，TESE 阴性的患者具有更高的活性氧（ROS）水平[92]。

同样，张的研究小组使用 $^1$H-NMR 波谱方法对弱精子症雄鼠的精浆进行了非靶向代谢组学分析研究。他们发现这些病人体内的氧化甾醇（即 5α- 胆固醇、7- 酮胆固醇）升高。这表明氧化应激是其弱精子症的潜在机制[93]。氧化应激的作用在原因不明的男性不育中也很明显，Jafarzadeh 和他的团队们在不明原因男性不育患者精浆的拉曼光谱报告中得到证实，即不明原因男性不育患者精浆代谢物 -CH 官能团（一种氧化应激生物标志物）增加，同时 -SH 组（功能抗氧化剂）缺乏[94]（表 9.2）。

### 五、尿液代谢组学

在其他研究中，尿液样本被用于对健康男性和患者进行鉴别诊断。例如，精子正常性不育症患者的尿代谢物已被用于区分精子正常性不育症男性和可育对照组[95]（表 9.2）。该研究小组提出，精子形成过程中柠檬酸循环和激素活性的潜在负性变化以及氧化应激是可能导致精子正常性不育的潜在事件[95]。

在另一项研究中，Zhang 的研究小组显示，精子浓度$<20\times10^6$/mL 的少精子症患者的尿代谢谱与正常精子患者的尿代谢谱有显著差异[95]（表 9.2）。当与精子浓度和侧头位移幅度相关的生物标志物发生改变时，少精子症的风险似乎更大。此外，少精子症在大多数男性不育的情况下，是可能与精子形成中脂肪酸代谢破坏和抗氧化防御系统的破坏有关[95]。

### 六、睾丸组织代谢组学

睾丸组织的代谢组学研究提出了一种非侵入性方法，用于诊断非梗阻性无精子症患者是否存在精子生成[96]，或区分精子生成周期完整或不完整的生精小管[97]（表 9.2）。在后者中，来自无精子症男性的睾丸组织（限于成熟阻滞或唯支持细胞）被快速冷冻并经受 $^1$H-MRS。该方法可能是睾丸活检的替代方法，作为检测无精子症男性中正常或异常精子发生的诊断试验[96]。在前一项研究中，拉曼光谱用于扫描梗阻性无精子症和非梗阻性无精子症患者新鲜睾丸组织内的生精小管，灵敏度为 90%，特异性为 85.71%，以便区分生精周期完整的生精小管和未完成生精周期的生精小管[97]。

## 第四节 男性不育症的潜在生物标记

根据定义，生物标志物是一种特征性的生物标记，它代表一种状况、事件或过程，可以被定量评估、测量和研究[98]。该生物标志物应高度敏感、特异性强，理想情况下易于获取，以尽量减少对不育男性进行侵入性且往往不方便的检测的需要。此外，这种生物分子应该有助于对不育男性患者进行更详细和精确的分类[99]。基因组学、蛋白质组学和代谢组学领域的研究进展可能会导致新的男性不育生物标志物的开发[100]。

衡量男性生育能力最常用的生物标志物是精液分析，尽管精液分析提供了关键的基础信息，但它的变数很大，因此不能很好地预测生育能力[101]。事实上，一些人推断，尽管一些不育男性生育能力较差，但他们的精液参数正常[102]。由于单靠精液分析显然不足以诊断男性不育，蛋白质组学和代谢组学技术正迅速成为识别用于（男性不育）诊断、预后和治疗男性不育的合适生物标记物的潜在重要工具[103, 104]。此外，组学中生物信息学和分析技术的进步进一步帮助蛋白质和代谢物谱分析，其将成为发现生物标志物的有用工具[59, 105]。

精液主要由精浆和少量精子组成。精浆具有不同的分子组成，并含有高浓度的组织特异性蛋白质，这些蛋白在男性生殖能力评估中可作为丰富的潜在生物标志物[61, 100]。睾丸特异性 TKTL1（转酮醇酶样蛋白 1）、LDHC（乳酸脱氢酶 C）和 PGK2（磷酸甘油酸激酶 2）等蛋白似乎能够作为一种生物标志物，将可育和不育男性的精液区分开来[106]。TEX101 是一种由睾丸生殖细胞特异性表达的细胞膜蛋白，是最有前途的男性不育生物标志物之一[107]。TEX101（睾丸表达蛋白 101）可以作为一个生物标志物来预测睾丸取精的结果，并区分唯支持细胞综合征和其他非梗阻性无精子症亚型（成熟阻滞、免疫性生精障碍）。此外，附睾表达蛋白 ECM1（细胞外基质蛋白 1）似乎能够区分非梗阻性无精子症和梗阻性无精子症[60]。其他可作为不育男性中潜在生物标志物的 DEPs 例子，见表 9.1。

代谢组学在男性不育疾病诊断中也显示出巨大的潜力[108]。代谢组学分析被认为是检测特发性不育症的一种工具，因为使用 $^1$H-NMR 检测精浆中的赖氨酸浓度可以很好地指示特发性不育症[109]。乔的研究小组报告说，不明原因的男性不育症患者的几种氨基酸分解代谢增加，可能影响男性生殖。利用基于 GC-MS 的代谢物分析平台，本研究发现 4- 羟基苯乙酸是精浆中重要的代谢物，有助于区分不明原因的不育男性和健康男性[108]。在弱精子症患者中，缬氨酸缺乏以及精浆中通过 GM-MS 检测到的高水平油酸和棕榈酸可作为弱精子症的潜在生物标志物[108]。在比较精子正常性不育男性和可生育男性的尿液代谢物时，我们发现了 37 个潜在的生物标记物，如黄嘌呤核苷、白三烯 E4、甲氧基色氨酸、3- 羟基棕榈酰肉碱和天冬氨酸等[95]。

## 第五节　当前的挑战和未来展望

迄今为止，对不育男性进行的蛋白质组学和代谢组学研究已经确定了许多与男性不育相关的各种疾病的假定生物标记物，可用于区分健康的可生育男性和有特定的不育症的患者[6, 68]。利用组学方法鉴定的生物标志物可能与疾病发病机制有关，因此可能为疾病的管理提供新的治疗靶点[110]。希望这些组学研究能够最终为开发诊断和治疗男性不育症的生物标志物在分子层面提供依据[100]。事实上，生物标志物的组合比单一生物标志物具有更高的预测能力[95, 111]。

尽管不同的蛋白质组学和代谢组学研究已经确定了大量的精子蛋白和代谢物，它们在不育男性中以不同的数量或状态存在，但在将其实际用于临床之前，还需要进一步研究[7, 68, 112]。获得的所有数据集的一个内在挑战是开发临床相关的生物标志物[112]。在发现潜在的生物标记物之后，必须进行分析验证和临床效用评估，然后才能真正应用于临床[113]。尽管研究数量不断增加以及生物标记发现策略和分析方法快速进步，但这些生物标记物从实验室到临床的转化仍然很慢[114]。然而，随着组学研究技术和分析方法的改进，人们希望进行更大规模的组学研究的成本也能同时变得更便宜，从而促进人类生育生物学知识的更大进步。

## 第六节　结　论

造成男性不育的原因有很多至今仍未被发现。需要对支撑男性生育潜力的分子和遗传机制有更深入的了解，以确定管理低生育能力男性的可能的干预策略。除了有助于确定不育患者氧化应激和DNA断裂的先进测试外，生物标志物的发现为男性不育相关疾病的无创诊断提供了一种可行的替代方法。蛋白质组学和代谢组学策略是快速发展的分析工具，在发现男性不育症的生物标记物的目标方面相互补充。这些生物标记可能有助于评估男性生育潜能，区分各种不育症的病因，甚至可能有助于预测辅助生殖技术的成功应用。利用组学方法和生物信息学的研究结果，最终将有助于更好地理解精子形成过程、精子功能以及受精后的事件。了解男性不育症的分子和遗传基础，将极大地帮助临床医师管理男性不育症。

## 第七节　审查标准

使用PubMed、MEDLINE、OVID、Science Direct和Google Scholar等搜索引擎对蛋白质组学和代谢组学与男性不育之间的关系进行了广泛的研究搜索。这些搜索的开始和结束时间分别是2018年7月和2018年12月。研究鉴定和数据提取的总体策略是基于以下关键词："组学""前组学""蛋白质""代谢组学""代谢物""男性不育""不育""精子""精子生成""精浆""精液""尿液""血清""血液""睾丸组织""生物标志物""生物信息学"。以英语以外的语言发表的文章也被考虑，只要摘要是英文的。仅在会议或会议记录、网站或书籍中发表的数据不包括在内。

（Manesh Kumar Panner Selvam, Damayanthi Durairajanayagam和Ashok Agarwal著；杨帆和王瑞译）

10

# 第十章　表观遗传学与男性不育

**要点：**

- 表观遗传学是在不改变 DNA 序列的情况下研究 DNA 表达的变化，现在被认为是包括不育（症）在内的许多人类疾病的基础。
- 所有 4 种已知的表观遗传机制，DNA 甲基化、组蛋白修饰和印迹、非编码 RNA 和染色质重塑，都被认为在精子生成过程中起作用。
- 精子表观遗传学有可能为现在所谓的“不明原因”不育症以及少精子症和精子生殖能力下降提供根本原因。
- 在父系高龄的精子中发生的表观遗传变化似乎是非随机的，可能会增加后代患神经发育疾病的风险。
- 由于精子表观遗传模式是可遗传的，其对后代的意义远不止是单纯的不育症，还包括家族和新生疾病传播。

## 第一节　介　绍

### 一、表观遗传学的概念

表观遗传学是研究基因表达中不改变潜在 DNA 序列的可遗传变化。通过改变基因的读取方式，表型的改变可以在不改变基因型的情况下发生。尽管个体中的每个细胞在基因型上是相同的，但在表观遗传学上，每个细胞的表观遗传特征是不同的，从而促进器官特异性分化。这就是为什么鼻子不是眼睛，反之亦然，尽管它们有相同的 DNA 拷贝。表观遗传变化是自然和常见的现象，并受年龄、环境、生活方式和疾病的影响。表观遗传修饰既是正常发育的基础，也是癌症和自身免疫等病理性疾病的基础（表 10.1）[17]。

**表 10.1　提出表观遗传机制的疾病**

| 分类 | 参考 |
|---|---|
| **恶性肿瘤** | |
| 结直肠 | Feinberg 和 Vogelstein[1] |
| 乳房 | Pasculli 等[2] |

续表

| 分类 | 参考 |
|---|---|
| 胰腺 | Sato 和 Goggins[3] |
| 前列腺 | Ngollo 等[4] |
| **智力残疾** | |
| 伴 α 地中海贫血 X 连锁智力低下综合征 | Schenkel 等[5] |
| 脆性 X 综合征 | Kraan 等[6] |
| 雷特综合征 | Kubota 等[7] |
| 伯 - 韦综合征 | Soejima 和 Higashimoto[8] |
| 普拉德 - 威利综合征 | Butler[9] |
| 天使综合征 | Lalande 和 Calciano, 2007[10] |
| **神经变性病** | |
| 精神分裂症 | Akbarian[11] |
| 双相情感障碍 | Ludwig 和 Dwivedi[12] |
| 孤独症 | Loke 等[13] |
| 阿尔兹海默病 | Sanchez-Mut 和 Gräff[14] |
| **免疫** | |
| 系统性红斑狼疮 | Xiao 和 Zuo[15] |
| 类风湿关节炎 | Ai 等[16] |

## 二、表观遗传学的历史

“表观遗传学”一词最早是由 Waddington 在 1942 年从他对果蝇的研究中提出[18]。他用“表观遗传学”这个词来描述环境压力导致表型特征的遗传“同化”的分子过程。虽然 Waddington 在概念上提炼出了环境可以影响遗传，后天培养可以改变自然的观点，实际上，它的起源可以追溯到 18 世纪法国博物学家 Jean Baptiste Lamarck。他的“软遗传”概念比达尔文的进化论早了 50 年。尽管达尔文认为进化是以相当大的一代人的“步骤”发生的，而 Lamarck 早些时候曾提出，后代继承的是父母在一生中获得的较小的、由环境引起的变化。从本质上讲，拉马克勾勒出了一条进化之路，它涉及通过简单生活和生存获得的特征或“后天特征的遗传”，这是对我们现在所说的表观遗传学的恰当描述。具有讽刺意味的是，尽管拉马克在历史上一直被认为是在描述进化机制时“弄错了”的人，但我们现在认为，某些遗传模式用拉马克的理论来描述更贴切。

在过去的 25 年里，我们对表观遗传学的认识有了突飞猛进的发展。如表 10.1 所示，我们现在知道表观遗传学是许多正常细胞和组织功能的基础，也是癌症生物学、自身免疫、精神疾病和智力障碍的基础[1, 19]。然而，它作为不育症的原因或后果才刚刚开始被了解。不过，在该领域有一种强烈的感觉，即表观遗传学对人类正常的生育能力至关重要。使表观遗传性不育症研究复杂化的因素有：所涉及的变量基本上是连续的，表观遗传学可以随着年龄的增长而改变，严重缺乏明确的“正常”细胞特征，以及存在的各种表观遗传学标记测量方法。

## 第二节　表观遗传学机制

描述了 4 种常见的表观遗传修饰。所有这些都被认为在精子中是活跃的。

### 一、DNA 甲基化

DNA 甲基化是最古老和最具特征的表观遗传机制之一，于 1969 年首次被描述[20]。DNA 甲基化是指将甲基（$CH_3$）基团加到 DNA 链上，通常是加到胞嘧啶环的碳原子上。它将基因固定在“关闭”的位置，对胚胎发育、X 染色体失活、基因组印记、基因抑制、癌变和染色体稳定等细胞过程非常重要。DNA 甲基化异常与几种人类疾病有关，包括狼疮、癌症、肌营养不良和先天性缺陷[19]。例如，相对于健康细胞，癌细胞基因组往往表现出整体的低甲基化（即被激活），这在一定程度上解释了它们的恶性行为。

### 二、染色质重塑

染色质是用来描述包装在细胞核内的 DNA 及其相关蛋白的术语。DNA 紧密结合时会形成染色质浓缩并包裹在称为组蛋白的核蛋白周围。DNA- 组蛋白复合体称为核小体。当 DNA 紧密堆积在核小体中时，转录因子相对不易接触到 DNA，因此无法进行转录。在这种状态下，DNA 被称为“异染色质”。当 DNA 包装得更松散，且易于转录时，它被称为“常染色质”。

### 三、组蛋白修饰

对组蛋白的表观遗传修饰，也称为组蛋白修饰，通常通过甲基化、磷酸化、乙酰化、泛素化和糖基化发生。这些修饰可以通过显著或轻微地改变组蛋白结构来改变基因表达，并被认为是转录激活、染色体包装和 DNA 损伤修复等生物学过程的基础。这一过程提供了另一个具有遗传潜力的可修改基因调控层。

### 四、非编码 RNA

非编码 RNA 是一种功能性 RNA，从 DNA 转录而来，但不翻译成蛋白质。被认为具有表观遗传功能的非编码 RNA 包括 microRNA（miRNA）、短干扰 RNA（siRNA）、piwi 相互作用 RNA（piRNA）和长非编码 RNA（lncRNA）。一般来说，非编码 RNA 在转录和转录后水平调节基因表达，并在异染色质形成、染色质和组蛋白修饰、DNA 甲基化靶向和基因沉默中发挥作用。

### 五、基因组印记

基因组印记是一种表观遗传过程，涉及生物体生殖系（精子或卵细胞）内的 DNA 甲基化和组蛋白甲基化。受精后，尽管在发育早期进行了广泛的表观遗传重编程，但这些标记仍保留在早期胚胎中。这会在基因组中产生的亲本等位基因上存在一个 DNA 甲基化但另一个等位基因上却不存在。然后，通过有丝分裂细胞在个体的体细胞中以亲本特有的方式保持印记区域。已知的印记基因的确切数量存在争议，一些研究声称已经确定了 1000 多个印记基因[21]。数据缺乏一致性主要是由于不同组织和物种被筛选的结果。已知的是，某些基因的不适当已经印记到几种疾病中，包括精子发生缺陷。

# 第三节　精子表观遗传学

精子表观遗传学程序是独特定制的，以满足这种高度专业化细胞的需要。精子染色质结构是真核生物基因组中最复杂的结构之一。精子必须通过男性和女性生殖道运输其基因组，这就需要一个比体细胞核小体结合 DNA 密度高 6~20 倍的染色质结构[22, 23]。精子头部的极度紧凑也被认为可以增强精子的活力，并在缺乏强有力的 DNA 修复能力的细胞环境中保护 DNA 免受损伤[24]。为了获得这种独特紧凑的染色质结构，首先用过渡蛋白取代典型的组蛋白。随后，2 种形式的鱼精蛋白（P1 和 P2）取代了人类 DNA 中的过渡蛋白。这一过程实质上“阻止”了 DNA 的任何表观遗传变化或基因转录，考虑到在通过男性和女性生殖道运输过程中保存精子基因组的需要，这是有意义的。事实上，在成熟精子中，P1∶P2 的比例严格控制在 1∶1，这一比例的异常与不育症和卵子受精不良有关[25–28]。

更有趣的是，用鱼精蛋白代替精子组蛋白通常是不完整的，染色质中有 5%~15% 的染色质仍然是组蛋白核小体结合的。此外，不完全的替代似乎并没有反映随机的低效率，而是在有意的位点发生的有目的程序化过程[29, 30]。因此，组蛋白保留被认为允许对胚胎重要的基因进行表观遗传修饰，包括发育基因启动子、microRNAs 和印记位点[29]。最近的这些发现表明，精子表观基因组，以前被认为是沉默的和不可接近的，实际上对早期胚胎发育的调节至关重要[31]。

## 一、目前用于评估精子表观遗传学的技术

精子 DNA 甲基化图谱的评估通常基于提取的精子 DNA 的亚硫酸氢盐转化，通常通过 3 种方法来评估：使用阵列、全基因组亚硫酸氢盐测序和靶向亚硫酸氢盐测序。筛选人类 DNA 甲基化特征的最流行的技术之一是 850K（EPIC）甲基化阵列（美国加利福尼亚州圣地亚哥 Illumina）。该阵列评估了超过 850000 个 CpG 的甲基化量或甲基化缺乏量，并将这些甲基化特征作为强度值报告。由于强度值反映了精子数量的平均值，因此该值实际上代表了每个 CpG 位点的“部分甲基化”。这些数据的信息分析通常包括区域评估（如“滑动窗口”分析）和点数据分析（评估 DNA 甲基化的单个基因组位点）。这种相对简单的格式允许快速可靠地筛选大多数已知的、注释良好的基因启动子、CpG 岛、多增强子和具有令人印象深刻的单碱基对分辨率的基因体甲基化位点。对 DNA 甲基化最全面的评估是以全基因组亚硫酸氢盐测序的形式进行的。这项技术相当可靠，可以覆盖整个基因组，但也有缺点，包括每个样本的成本很高，而且可能会失去识别微小甲基化变化的敏感度。这项技术的一个创新变体被称为还原亚硫酸氢盐测序（RRBS），它提供类似的高质量数据，覆盖范围更广，成本更低。此外，RRBS 可以根据研究目标定制以覆盖特定的基因组区域。除了 DNA 甲基化的评估外，新技术在评估精子 RNA 方面显示出巨大的前景。因为精子在转录水平上是静止的，所以很难对 RNA 进行评估，因为它们的转录数非常低。然而，从体细胞试验和改进的 RNA 测序方法可以有效地用于评估精子 RNA。这些技术包括 DropSeq（哈佛医学院麦卡罗尔实验室）和 10 × Genomics（加利福尼亚州旧金山）平台，在体细胞 RNA 的评估中表现出了优异的性能。希望他们不久也能对单个精子 RNA 进行评估。精子染色质、精蛋白和组蛋白修饰已经用几种技术进行了研究，包括简单的染色。包括 ATAC-Seq 或 ChIP-Seq 在内的更先进的技术不仅可以确定单个组蛋白的存在量，还可以确定精

确的基因组位置。

## 二、精子表观遗传学在男性不育评估中的价值

众所周知，标准精液分析无法预测男性生殖潜力[32]，这一点毋庸强调。事实上，精液分析可以告诉我们潜在的生育问题，但并不构成正式的诊断。它预测妊娠结局或指导临床决策的能力是有限的。精液之间在质量上的巨大差异使精液分析预测“生育能力”的潜力进一步复杂化。相反，对不育男性的DNA研究发现，对精子表观基因组的研究不仅能够提高对生育能力的预测，而且能为潜在的精子发生障碍的根本原因提供线索。此外，精子成熟过程中的DNA甲基化特征在精子生成过程中非常稳定，这为精子的更可靠和相关的诊断试验提供了基础。体细胞的数据混淆给精子表观遗传学评估带来局限性，这在技术上是可以克服的，但不育症本质上是一种夫妇现象，这使得在大多数情况下很难分离出男性或女性因素。

## 三、精子表观遗传与生育表型

越来越多的技术能够可靠且相对廉价地以高分辨率筛选表观基因组，这有助于我们理解精子表观基因组与生育表型之间的关系。例如，RNA测序可以用来评估精子中的非编码RNA、miRNA和mRNA[33, 34]。虽然我们知道精子中的总RNA含量非常低，而且大部分RNA似乎是精子生成过程中的“残余物”，但似乎存在一些形式的RNA，它们不仅在精子发育中起作用，而且在胚胎生成中也起作用[34-37]。迄今为止，已发表的研究已将精子RNA含量与以下生育表型相关：体外受精（IVF）成功率降低[34]和人工授精（IUI）成功率降低[38]。类似地，成熟精子甲基化模式中似乎有一些信号可以预测个体需要体外受精受孕的可能性，或者微创治疗干预是否有效[39]。

### （一）精液分析异常

关于表观遗传学和精液参数之间关系的最早研究集中在印记位点上，并测量了一个或几个基因序列的甲基化[40]。Marques等人（2004）检查了不同精子浓度男性的H19印记位点，观察到0.13%的正常精子男性，17%的中度少精子症患者，30%的重度少精子症患者存在异常甲基化。在一项针对畸形精子症或精子形态异常男性的研究中，19名患者中有11名表现出IGF2或IGF2和H19基因组位点的甲基化缺失[40]。此外，多项研究证实，在少精子症的男性中，异常甲基化模式发生在父系（低甲基化）和母系（高甲基化）基因组位点[40-43]。Kobayashi等人（2007）研究了不育男性精子DNA中7个印记基因的甲基化状态，发现当母系和父系的DNA都异常甲基化时，严重少精子症的发现更为常见。因此，与母系和父系来源的几个印记基因相关的异常甲基化模式似乎与精子浓度低和精子形态异常有关。目前，尚不清楚印记基因中的异常DNA甲基化是由于从头甲基化还是对原有甲基化的不适当擦除引起的，尽管后者似乎是一种更简单的机制[44]。

随后，随着甲基化阵列的出现，DNA甲基化的测量方法得到了改进，现在可以在整个基因组中检测成百上千个不同的甲基化标记。在第一个使用更广泛的甲基化方法的研究中，人们在不育男性劣质精子DNA中发现大量序列甲基化水平升高[44]。高通量分析针对数百个DNA甲基化靶点，揭示了35个基因序列中甲基化水平与精子浓度、活力或形态之间的显著相关性。在NTF3、MT1A、PAX8和PLAGL1四个基因序列中，甲基化水平与精液3个参数的异常之间存在显著的相关性。值得注意的是，这项研究首次证明非印记基因甲基化异常也与精液参数异常有关。

### （二）原因不明的不育症

对精子中 DNA 甲基化模式的分析也发现了与生育能力下降相关的候选基因位点。在对 2 个月内使伴侣怀孕的男性和 12 个月内无法使伴侣怀孕的男性的精液样本进行配对分析时，发现 2 个基因组区域在队列中具有显著不同的甲基化模式[45]。有趣的是，在常规精液分析测试中，2 组之间的精液量、精子浓度或形态没有差异。甲基化与生育力下降相关的 2 个位点是已知在精子中表达密切相关的基因：HSPA1L 和 HSPA1B。这些观察结果表明，精子中异常的表观遗传模式可能与精子功能、卵子受精或胚胎发育有关，此外它们还与精液参数有关。

最近的一项研究扩展了精子表观遗传模式与自然受精和试管授精成功相关的概念。Aston 等人[39]研究了全基因组精子 DNA 甲基化模式是否可以用来预测男性生育能力和体外受精成功率。如图 10.1 所示，将来自 54 名精液质量正常、生育能力正常的男性对照组的精液样本与精液参数正常的 127 名不育男性进行比较，这些男性的伴侣被判定为无（或）轻度女性因素不孕，并正在接受体外受精。不育男性进一步分为 2 组：一组是伴侣在体外受精时产生高质量胚胎并多次确认怀孕的男性（$n$ = 55 名男性），另一组是伴侣产生质量普遍较差的胚胎，怀孕次数少得多的男性（$n$ = 72 名男性）。进行全基因组精子 DNA 甲基化分析，以测量基因组中 485 000 个以上位点的甲基化。值得注意的是，我们观察到精子 DNA 甲基化模式在每个个体的精液样本中非常稳定，并在不同个体间保持一致的甲基化模式差异。他们观察到了特定的精子甲基化模式，这些模式可以高度预测生育状况，并在一定程度上预测了试管授精胚胎的质量。基于聚类分析生成的预测模型能够正确对男性生育状况（可育或不育）进行分类，具有 82% 的敏感性和 99% 的阳性预测值。此外，对产生劣质胚胎不育夫妇的精子甲基化模式进行聚类分析，获得了 94% 的阳性预测值。最后，对可生育男性和不育男性的精子甲基基因组进行比较，发现有超过 8500 个 CpG 存在显著差异。在研究甲基化差异的特定基因时，涉及几类基因，包括细胞黏附、细胞形态生成和分化以及印记基因。这项研究是第一次使用大规模阵列检查精子 DNA 甲基化模式，也是第一次利用精子甲基化数据建立生育状况预测模型。它还作为商业化的流程、基于精子的男性生育潜力测试（Episona Seed® 分析）的基础，该测试从 2016 年到 2018 年在美国上市，由于测试成本高而停止。

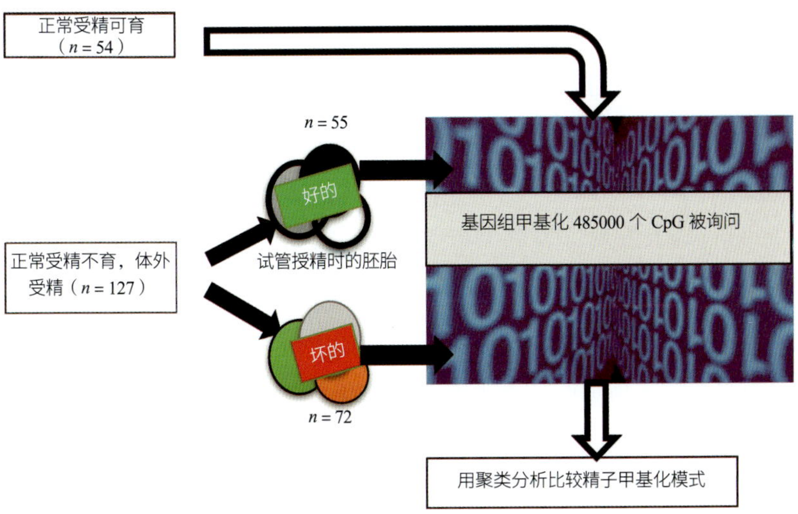


**图 10.1** 预测男性生育和体外受精成功的（全基因组精子 DNA 甲基化模式）研究设计示意图。将来自 54 名精液质量正常、生育能力正常的男性对照组的精液样本与精液参数正常的 127 名不育男性进行比较，这些男性的伴侣被判定为无女性因素不孕，正在接受体外受精。全基因组精子 DNA 甲基化分析用于测量基因组中 485000 个以上位点的甲基化。[对照组（54 名男性）精液质量正常，生育能力正常，其精液样本与接受体外受精的精液参数正常、无或轻度女性因素的不育男性（127 名）进行比较。进行全基因组精子 DNA 甲基化分析，以测量基因组中 > 485000 个位点的甲基化]

### （三）胚胎发育与流产

如果精子表观基因组确实影响了体外受精的成功，它是否会改变胚胎发育并影响流产率？Denomme 等人[46]的一项研究提供了早期证据，支持精子甲基组的完整性与胚胎能力相关的概念。这项研究比较了 128 对因男性因素少弱精子症而接受 IVF 治疗的夫妇的囊胚、甲基体和转录体，并与 72 例来自非男性因素患者的多余囊胚进行了比较。虽然未检测精子甲基体，但重要的是所有的囊胚都进行了整倍体活检，以消除母体或父系染色体异常对胚胎发育和妊娠率的影响。尽管男性因素和非男性因素胚胎移植后的临床妊娠率相似，但男性因素患者的后续流产率高出 7 倍（14.7% 比 2.2%，$P<0.05$）。此外，2 个队列的胚胎甲基组（1111 个 CpG）和转录组（469 个转录本）分析存在显著差异。虽然这些数据并没有明确的证据表明来自严重男性因素精子的囊胚存在遗传性表观遗传失调，但它确实表明男性因素不育症对胚胎发生和流产率的表观遗传后果。精子 DNA 甲基化模式与体外受精结局（包括流产）之间关系的基础已经被认识到，值得进一步研究。

### （四）精子表观遗传学与父系年龄

高龄产妇年龄与妊娠结局之间的关系是毋庸置疑的[47]。自从表观遗传学研究出现以来，人们越来越担心父系年龄与精子表观基因组的非随机变化有关，这不仅可能影响父亲的生育潜力，也可能影响后代的健康。精子中的一些表观遗传改变，特别是 DNA 甲基化缺陷，最近被认为与（高龄）父亲的年龄有关[48]。随着父系年龄的增长，精子似乎积累了成百上千的 DNA 甲基化缺陷，这些缺陷定位于特定的基因组位点，如 CpG 区域[48–50]。值得注意的是，其中许多 DNA 甲基化缺陷存在于调节或启动子区域，并控制着神经、精神和行为障碍，包括精神分裂症、双相情感障碍、孤独症和情绪障碍[48–50]。

最近的一项研究分析了与年龄相关的精子 DNA 甲基化模式[48, 51]。除了描述 DNA 甲基化变化的类型和程度外，该分析还检查了是否有任何特定的基因组区域随着年龄的增长而持续受到影响。如图 10.2 所示，已知生育能力男性的精液样本在其一生中的 2 个时间点进行检查：当他们“年轻”（平均年龄 37.7 岁）和“年长”（平均年龄 50.3 岁）时。通过焦磷酸测序法测定甲基化模式，并进行高水平的 CpG 水平阵列分析和亚硫酸氢盐靶向测序。总体而言，随着父亲年龄的增长，精子中存在明显的全局高甲基化以及局部的低甲基化区域，这与在体细胞组织中发现的 DNA 甲基化模式（即整体低甲基化和局部高甲基化）形成鲜明对比[52]。作者计算出，精子中高甲基化区域和低甲基化区域的平均甲基化变化分别为 0.3% 和 0.28%，这 2 个数值都远远高于体细胞 DNA 甲基化随年龄增长估计的每年 0.15% 的变化[52]。

同样或更耐人寻味的是，研究发现精子 DNA 甲基化的改变区域与特定疾病相关的基因有联系（图 10.2）。在 2014 年的一项研究中，Jenkins 等人发现，表现出与年龄相关的高甲基化或低甲基化的基因组位点似乎在与双相情感障碍和精神分裂症相关的基因中富集。这一发现表明，精子 DNA 甲基化变化随父亲年龄的变化并不是随机分布在基因组中，而是在神经发育基因集中更频繁地发生。这一观察结果在老年父亲的后代中神经精神障碍发病率增加的背景下尤其引人注目。

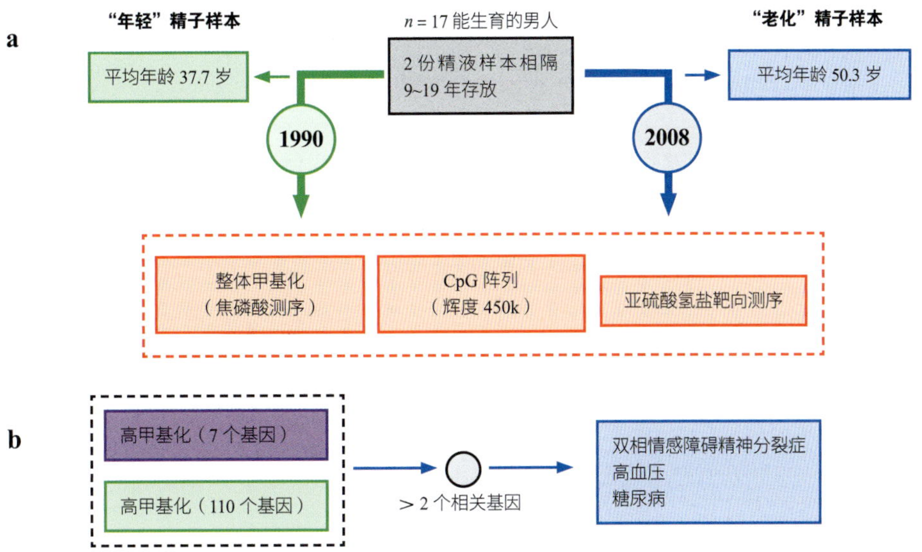


**图 10.2**　人精子 DNA 甲基化与年龄关系的研究。（a）精子的研究设计和表观遗传学研究示意图。精子样本间受试者年龄的平均差异为 12.6 岁。（b）研究结果示意图。在与父亲年龄相关的 DNA 甲基化改变相关的疾病中，只有双相情感障碍具有统计学意义 [59]

### （五）生活方式和环境对精子表观遗传学的影响

不仅父亲的年龄，营养状况（肥胖）和体力活动水平也与人类精子的动态表观遗传变化有关 [53, 54]。尽管在环境对精子表观遗传学影响的研究中混杂着大量潜在的科学因素，包括环境刺激的时间和类型、甲基化方法和基因组位点的选择、生物信息学分析的类型、体细胞污染以及精子的来源、纯化和分离精子 [55]，但迄今为止的研究高度显示，生活方式因素显著调节精子的表观遗传健康。

### （六）精子表观遗传学的遗传性

精子的表观遗传变异是解释表型可塑性如何在不涉及正式基因突变的情况下跨代传播的一种可行方法 [55]。这也为拉马克在 200 多年前提出的后天特征遗传模式提供了分子机制。父系遗传的动物模型表明，父母的饮食因素可以通过表观遗传影响后代的新陈代谢 [56, 57]。人类流行病学研究也有新的证据表明，一代人的生活方式可以通过现在所谓的"父母效应"来改变后代患慢性病的风险 [58]。这种改变必须通过精子或卵子传播。目前，最好的证据是，人类表观遗传的大部分本质上是父系遗传 [57]，但这种说法可能为时过早，因为对卵母细胞表观基因组（至少在人类中）的研究在伦理和技术上远比研究精子表观基因组更具挑战性。

## 第四节　结　论

表观遗传学的现代研究是基于最近发现的分子基础上的一个旧观念。精子表观遗传学是一个迅速发展的领域，它与人类正常和异常的生殖活动密切相关。异常的精子表观遗传学不仅与精液分析参数有关，而且与由胚胎质量和流产率定义的生殖能力相关。精子的表观遗传特征也会随着父亲的年龄的变化而改变，并受到父亲生活方式选择的影响。由于精子的表观遗传模式是唯一可遗传的，其意义在研究疾病向后代的跨代传播中占据中心地位。

## 第五节　审查标准

按照重要性排序，随机对照试验、科学研究、荟萃分析、病例对照队列研究以及 1942 年至 2018 年发表的评论被用于本研究。审议了以英文以外的语言发表的文章。来自会议或会议记录、网站或书籍的数据不包括在内。

（Timothy G. Jenkins 和 Paul J. Turek 著；杨帆和王瑞 译）

# 11

# 第十一章　男性不育的遗传学问题

**要点：**

- 男性生殖系统的发育和成熟有无数的基因参与，任何一个途径出现问题都可能导致男性不育。
- 染色体异常在不育男性中更为常见，因此，建议在严重少精子症患者中采用标准核型检查。此外，Y 染色体微缺失检测可能会帮助人们通过显微外科技术成功提取精子。
- 囊性纤维化跨膜传导调节因子（CFTR）基因突变检测在 CBAVD 输精管缺如病例中被推荐，同时也建议对意向参与者进行检测。商业 CFTR 检测可能会遗漏这些患者的新突变。
- 男性不育与睾丸生殖细胞肿瘤的风险增加有关。
- 对男性不育基因起源的研究进展迅速。线粒体 DNA 突变、表观遗传学改变、复制数量改变和人工配子产生是男性不育的新兴研究领域，但尚未达到临床应用的水平。

## 第一节　介　绍

尽管我们对男性不育原因的认识有所进步，但大多数病例仍然是特发性的[1]。随着对涉及男性生殖道发育、性腺发育和精子生成的基因和基因组调控更好的理解和描述，人们将对男性生殖健康有新的认识。据估计，基因异常可能占男性因素不育的 15%~30%[1]。由于不育症的遗传原因不仅对患者本身，而且对他们未来的孩子都具有重要的临床意义，因此有必要评估目前关于男性生殖系统疾病遗传基础的信息，并了解该领域的未来发展。

## 第二节　男性性发育的基因组调控

由于生物体进化成功的关键是能够繁殖，所以男性的性发育处在非常精确并且通常是冗余的基因控制之下。任何支配男性性腺发育和成熟的序列的扰乱都会对患者最终的生殖潜力产生深远的影响。从妊娠第四周到第六周，特定性别的发育依赖于原始生殖细胞沿着卵黄囊迁移的过程，这些细胞迁移到一个主要由中肾起源的间质和底层细胞组成的区域，称为生殖嵴。男性发育途径依赖于一个男性决定基因的存在和正确的功能，该基因位于 Y 染色体上，被恰当地命名为 Sry（性别决定区域 Y）。该基因的主要蛋白产物作用于一组特定的生殖嵴细胞，以刺激分化为支持细胞，支持细胞与生殖细胞相互作用，培育生殖细胞。支持细胞在协调睾丸形成所需的其他细胞类型的分化方面发挥作用，如生殖细胞和类固醇激素产生细胞[2]。重要的是，支持细胞是抗米勒管激素（AMH）的来源，而AMH会导致米勒管退化。在没有Sry功能的情况下，发育途径转向女性分化，尽管在现实中，性发育更为复杂，涉及多个分子信号网络，这些途径的脆弱性反映了以下事实，即性发育障碍是最常见的出生缺陷之一。这些疾病范围可以从尿道下裂到性别模糊和性反转，这些都通常与不育症有关。

## 一、睾丸发育

在睾丸发育之前，早期形成无差别的生殖嵴是必需的。在老鼠身上的研究表明，这个过程需要几个转录因子基因。这些基因包括空通气孔同源框2（Emx2）、GATA结合蛋白-4（GATA4）、LIM同源框蛋白9（Lhx9）、类固醇生成因子-1（SF-1/NR5A1）、剂量敏感性性反转、肾上腺发育不良临界区、X染色体上的基因1（DAX-1/Nr0b1）和Wilms肿瘤基因1（WT-1）[3-8]。WT-1和SF-1对人类生殖嵴的形成至关重要。此外，它们在特定性别的性腺发育中也很重要[9, 10]。另外，DAX-1水平和表达阈值对于男性与女性的功能发育都非常重要[8]。

适时表达Sry（性别决定区域Y）对睾丸发育至关重要[11]。Sry在空间上的动态表达开始于生殖嵴内的波动，在短时间内达到峰值，然后下降，正如在小鼠中所显示的[12, 13]。但是人们没能掌握Sry的这种特殊而严密的调控机制。在WT-1、GATA4、GATA家族（FOG2）和胰岛素受体家族[2, 14]的剪接变异突变体的存在下，Sry的表达降低。Sry的延迟表达与XY性反转、单侧或双侧卵巢以及睾丸发育延迟有关[13, 15]。人们认为Sry在支持细胞前体细胞中的表达必须在特定的时间窗内达到一定的阈值，才能保证睾丸的正常发育。Sry编码的核高迁移率基团（HMG）结构域蛋白，可结合和弯曲DNA。

在Sry基因的下游，Sry盒基因9（SOX9）、SOX8、DAX-1和成纤维细胞生长因子9（FGF9）等其他因子在支持细胞分化和功能中起重要作用[16]。其中SOX9被认为是男性发育途径的早期作用和重要组成部分。

睾丸管周肌样细胞是睾丸索发育和完整所必需的。这些细胞的分化与支持细胞特异性分泌的沙漠刺猬因子（DHH）有关。DHH受体补丁（PTC）在小鼠肾小管周肌样细胞和间质细胞上表达，已有研究表明DHH无义突变会引起小鼠肾小管周肌样细胞和间质细胞分化障碍，导致雄性雌性化[16, 17]。人类DHH突变导致部分或完全XY性腺发育不全，并伴有精索形成障碍和睾酮水平降低[17, 18]。

胎儿间质细胞的发育对男性的性别分化至关重要。ARX同源盒基因、X连锁的α-地中海贫血/智力低下综合征（ATRX）和血小板衍生生长因子（PDGFs）及其受体PDGFRA[19, 20]作为候选基因，在间质细胞分化中起重要作用。

原始生殖细胞起源于胚胎后部，通过后肠迁移到生殖嵴，在那里它们与体细胞相互作用，形成原始的性索。干扰素诱导的跨膜蛋白1和3（IFITM1和IFITM3）促进生殖细胞迁移[21]。基质细胞衍生因子1（SDF1）及其受体CXCR4在生殖嵴的定植中发挥作用[22]。一些关于睾丸发育的文献中不断出现新的感兴趣的基因，只有时间能够证明它们是否具有临床意义。

## 二、睾丸下降

睾丸下降分为2个阶段。其中经腹阶段发生在怀孕8~15周之间，由睾丸间质细胞产生的胰岛素样因子3（INSL3）控制，通过其受体LGR8（也称为GREAT）发挥作用[23]。而腹股沟-阴囊期通常在妊娠35周左右完成，在雄激素的影响下，生殖股神经释放降钙素基因相关肽（CGRP或CALCA），促进该期的完成。与雄激素信号有关的基因突变和那些编码转录因子同源盒 A10（HOXA10）、HOXA11 的基因突变，以及发育和性发育迟缓和暂时性免疫异常（DESRT），会导致睾丸下降的第二阶段停滞[24]。

## 三、精子生成

据估计，超过 2300 个基因在精子生成中发挥作用[25]。例如，仅精子特异性膜蛋白的数量估计就大于 200 个[26]。一项研究表明，1652 个基因的表达随着减数分裂的开始而增加，其中 351 个基因只在雄性胚系中表达[27]，还有许多基因参与了 DNA 凝聚、精子成熟、黏附和运动。在无精子症患者中，Yq 基因缺失区域已引起临床关注。无精子症（DAZ）Y 染色体上基因的缺失属于 3 个成员家族：DAZ、BOULE、DAZ-like。它们的蛋白质含有高度保守的 RNA 结合基序[28]。DAZ 蛋白与 RNA 结合，可能参与 mRNA 表达的转录后调控[29]。DAZ 基因家族只在生殖细胞中表达。

在一些男性不育病例中，Y 染色体上会出现多种形式的部分缺失[30]。这些与不育症相关的缺失不被认为是遗传性的[31]，而且大多数不育男性在 Yq 上没有表现出任何突变或缺失。大多数与精子发生有关的基因位于常染色体上[32, 33]。例如，在日本 1/300~1/200 的男性不育病例中发现了位于常染色体上的鱼精蛋白（PRM）和转换蛋白（TPN）的基因突变[33]，这个突变与组蛋白到鱼精蛋白的替换有关。

正如在小鼠中显示的那样，在减数分裂前和减数分裂后的生殖细胞中，X 染色体富含生精基因[34]。在人类中，X 染色体上在精子生成中具有重要作用的基因包括 Xp11.22-p11.21 上的染色体结构维持基因 1A（减数分裂凝聚复合物的组成部分，SMC1A）和 Xq13.1 上的睾丸表达 11（结合蛋白仅在男性生殖细胞中表达，TEX11）。X 染色体似乎在哺乳动物精子生成的减数分裂前阶段发挥着更重要的作用。

## 四、男性生殖道发育

沃尔夫（中肾）管（WDs）充分分化形成成熟的雄性生殖道。泌尿生殖窦通过前列腺的发育从而促成生殖道的发育。在 XY 胚胎中，米勒管在支持细胞分泌的抗米勒管激素（AMH）促进下发生退化。抗米勒管激素（AMH）与米勒管间充质细胞表面的 AMHR2 受体结合，诱导米勒管上皮细胞分泌基质金属蛋白酶 2（MMP2），导致米勒管上皮细胞凋亡[35]。人类的这一过程的失败会导致持续性米勒管综合征（PMDS），这是一种常染色体隐性遗传疾病，可导致男性不育[36, 37]。

在局部高浓度睾酮的重要影响下，沃尔夫管分化为附睾、输精管和精囊[38]。缺乏雄激素受体（AR）的小鼠表现出沃尔夫管结构发育不全。骨形态发生蛋白 4（BMP4）、BMP7、BMP8、HOXA10 和 HOXA11 基因在附睾发育过程中起重要作用。此外，成纤维细胞生长因子 10（FGF10）和生长分化因子 7（GDF7）对于精囊的正常发育是至关重要的[2, 33]。

## 五、男性外生殖器发育

在表型上，男性外生殖器在很大程度上依赖于 5α- 还原酶在生殖结节间充质中的表达，其将睾酮转化为 AR 最有效的配体 5α- 双氢睾酮（DHT），5α- 还原酶的突变会导致男性外生殖器和前列腺发育的异常。

X 连锁 AR 基因突变可引起完全型雄激素不敏感综合征，这可导致完全的外生殖器女性表型，但不完全型雄激素不敏感可有从外生殖器模糊到男性不育的各种表型。其他在男性外生殖器发育中发挥重要作用的介质包括细胞表面分子，如肾上腺素及其受体（Ephs）、Wnts、FGFs、BMP、Noggin 和 Hox 基因[2, 39]。

尿道融合缺损可导致尿道下裂。在手足生殖器综合征中报道的 HOXA13 和 HOXD13 基因突变表明，这些基因在尿道下裂的发病机制中起重要作用[40]。

## 第三节　与男性不育相关的遗传缺陷

不育男性的染色体异常患病率比有生育能力的男性高出 8~10 倍[41]。染色体异常在约 5% 的不育男性中被检测到，在无精子症男性中上升到约 15%[1]。在涉及 9766 名无精子症和严重少精子症男性的研究综述中，性染色体和常染色体异常在不育男性中分别为 4.2% 和 1.5%，而在对照人群中分别为 0.14% 和 0.25%[42]。还应指出，报道中有 0.37% 的精子参数正常的捐精者发生了染色体易位[43]。

非整倍体是不育男性染色体异常中最常见的错误[44]。虽然涉及很多常染色体和性染色体，但最常见的是 Klinefelter 综合征、XYY 综合征、XX 男性综合征、混合性腺发育不全、常染色体易位和 Y 染色体微缺失。非梗阻性无精子症男性的非整倍体发生率最高，可达 13.7%（主要是数量或结构缺陷）[45]。据报道，在少精子症男性中，常染色体易位和倒位的患病率为 4.6%[46]。在不育男性中观察到的染色体异常中，大约 2/3[47] 是由性染色体非整倍体引起的。

## 第四节　Klinefelter 综合征

Klinefelter 综合征在男性活产儿中约占 0.2%，是导致无精子症的最常见的已知遗传因素，占所有病例的 14%[1]。它是由 X 染色体非整倍体引起的，其中 90% 的病例携带额外的 X 染色体（47, XXY），10% 的病例是嵌合体，即 47XXY/46XY。在大约一半的 Klinefelter 综合征病例中，额外的 X 染色体来自父系。该综合征的典型三联症包括小而硬的睾丸、无精子症和女性型乳房发育。它还与身高增加、智商评分低、静脉曲张、肥胖、糖尿病、性腺外生殖细胞肿瘤、白血病和乳腺癌发病率高的无睾丸体质相关。这些表型变异很大，许多患者可能不会有这些经典的表现。无镶嵌型唯一不变的是睾丸体积小（2~4 mL），实验室检查表现为严重少精子症或无精子症，睾酮水平降低，LH 和 FSH 升高，睾丸组织病理学与生精小管硬化和玻璃化相一致，有时仅表现为支持细胞。在某些情况下，可以观察到显著的生精小岛，为获得睾丸精子创造了机会[48, 49]。

这种综合征的嵌合型与自然生育有关。卵胞浆内单精子注射（ICSI）结合睾丸精子提取（TESE）已经成功地实现了非嵌合型妊娠。在这些病例中，睾丸精子提取 TESE 的成功率从 27% 到 69% 不等[49, 50]。有趣的是，从 47XXY 患者获得的成熟精子中，80%~100% 显示正常的单倍染色体，为 X 或 Y[51, 52]。这可能是体细胞 - 生殖系嵌合现象，或者是减数分裂停滞导致不正常的生殖细胞不能发育。然而，非整倍体精子的比率虽然绝对值很低，但在患有 Klinefelter 综合征的男性中是增加的，由于非整倍体胚胎（性染色体和常染色体）的存在，使得遗传和胚胎植入前遗传测试（PGT）咨询成为管理的重要组成部分[53–55]。

## 第五节　XYY 综合征

这种综合征在男性活产儿中占 0.1%。表型特征包括身高增加，智力下降，患某些恶性肿瘤（如白血病）的风险更高，以及攻击性或反社会行为[1]。XYY 综合征与 FSH 升高但睾酮和 LH 水平正常的严重少精子症或无精子症有关。睾丸活检符合发现精子成熟阻滞或唯支持细胞。与 Klinefelter 综合征相似，从这些患者获得的大多数精子显示正常的单倍性染色体，但据报道 47，XYY 男性的性染色体和常染色体不平衡率更高[56, 57]。

## 第六节　XX 男性综合征

其主要特征是青春期男性乳房发育症和无精子症。它的发生频率低于 Klinefelter 或 XYY 综合征，为男性活产儿的 1/20000。患者通常表现为卵泡刺激素（FSH）和黄体生成素（LH）水平升高，睾酮水平降低。睾丸组织学显示生精功能缺失，曲细精管玻璃化、纤维化和间质细胞聚集[1]。人们认为 Sry 易位到 X 染色体会导致睾丸发育，然而，由于 Yq 完全缺失，所以没有精子生成[58]。因此，任何手术或药物治疗都不能成功生育。这些患者可能需要睾酮治疗性腺功能减退。

## 第七节　混合性性腺发育不全

这是另一种罕见的男性或女性表型，通常表现为单侧睾丸和对侧条纹性腺。患者可能有不明确的生殖器和腹部睾丸，显示仅存在支持细胞。性腺易患恶性生殖细胞肿瘤，需要在青春期前切除。核型可能是 45X/46XY 或 46XY。在 Sry 下游有一些可疑基因，在大多数病例中都没有检测到 Sry 的突变[1]。

## 第八节　易位和倒位

常染色体易位或倒位在活产儿中的概率为 1/1000~1/600。在减数分裂过程中，染色体之间的交换可能会在断裂点中断重要基因，或者可能会干扰正常的染色体配对。在不育男性中，涉及 13 号、14 号、15 号、21 号和 22 号染色体的罗伯逊易位和相互易位的发生率至少高出 8 倍[1]。

在 2 条近端着丝粒染色体融合并失去短臂物质时，会发生罗伯逊易位。因此，染色体数量将是 45。它们是人类最常见的染色体异常，见于 0.1% 的新生儿。最常涉及染色体（13;14）和（14;21）（图 11.1）。罗伯逊易位可见于 1.5% 的少精子症男性和

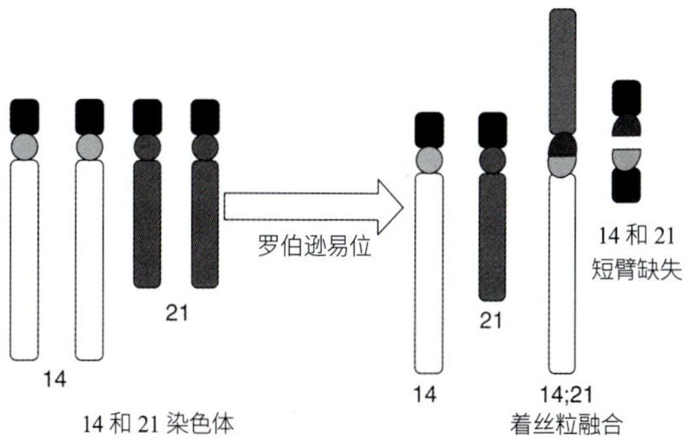


**图 11.1**　罗伯逊易位涉及端着丝粒染色体长臂的着丝粒融合，而短臂丢失

0.2% 的无精子症男性[1, 59, 60]。此外，罗伯逊易位携带者有流产或先天畸形的风险。有趣的是，在一些家庭中，尽管 t（13;14）（q10;q10）有相同的明显易位，但生育力并未受到影响[43]。这些患者产生的精子中，大多数具有正常的平衡染色体组成，但 4%~40% 的精子可能存在不平衡的核型[61, 62]。因此，三体或单亲二体的风险增加。由于罗伯逊易位携带者可能会将不平衡的染色体异常易位传递给后代，如果使用射精或睾丸取到的精子进行卵胞浆内单精子注射（ICSI），建议进行遗传咨询和胚胎植入前遗传测试（PGT）。

相互易位是由于常染色体之间或 X/Y 染色体与常染色体之间的物质交换造成的，0.7% 的严重少精子症或无精子症男性会发生这种易位[63]。染色体数目是正常的，染色体和断裂点可能是涉及的特定家族所独有的。丢失的染色体物质不同，表型可能会有所不同。当精子产生时，超过 50% 的精子是染色体不平衡的[61, 64]，这使得遗传咨询变得更加重要。

染色体倒位可能涉及着丝粒（臂间倒位）或染色体的外围片段（臂内倒位）。虽然许多倒位可能并不引起临床症状，但根据染色体和所涉及的位置，它们可能有病理意义。例如，9 号染色体的倒位在不育男性中更常见。由于在染色体配对过程中形成异常环，可能会发生染色体失衡，这可能会影响精子发生或由此产生的胚胎[61, 65]。

## 第九节　Y 染色体

与常染色体相比，人类 Y 染色体的长度为 60 兆碱基，基因数量最少，但重复序列的拷贝数最高[66]。大约 104 个基因共编码大约 48 个蛋白质。在这些蛋白质中，在无精子因子（AZF）区域发现了 16 种蛋白质[67]。在减数分裂过程中与 X 染色体配对的小得多的拟常染色体区段（PAR1 26 Mb 和 PAR2 320 bp）位于 Y 染色体的两端。拟常染色体区段（PAR）外的区域，以前被称为 Y 染色体的非重组区域（NRY），现在被称为 Y 染色体的男性特异性区域（MSY），它占染色体长度的 95%。研究还表明，在男性减数分裂过程中，MSY 也可能在某种程度上参与 XY 交换，而 MSY 的两侧由 PARs 组成[68]。但同样，绝大多数 Y 染色体，包括 MSY，重组较少，并以单一区块的形式代代相传，功能变异和中性多态性相互关联[67]。

MSY 由三类富含基因的常染色质序列（X- 转座、X- 退化和扩增区）和异染色质序列组成。MSY 编码约 27 个蛋白质，在 MSY 中，仅编码 2 个基因（3.4Mb）的 X- 转座序列与 Xq21 中的 DNA 序列有 99% 的同源性[67]。X- 退化序列是古代常染色体的幸存遗迹，编码 MSY 的 16 种蛋白质。扩增区编码 9 种蛋白，是阅读方向相同或相反，但序列几乎相同的重复序列。扩增区中的基因可以通过重复序列之间的重组来复制。在睾丸中表达的大多数 Y 染色体基因都在扩增区域。Yp（Yp11）和 Yq 近端（Yq11 又分为 Yq11.1、Yq11.21、Yq11.22、Yq11.23）由常染色质组成，而 Yq 远端由异染色质组成，异染色质占 Yq（Yq12）的 1/2~2/3[68, 69]（图 11.1）。Y 染色体上的微缺失与严重少精子症或非梗阻性无精子症有关，被认为与精子的产生和分化有关。相应地，在 Yp 和 Yq 上都描述了 7 个缺失间隔[70]。

男性不育症影响 5% 的男性，其中原发性生精障碍约占 50%[70]。在生精障碍的男性中，5%~15%

的人检测到 Yq 微缺失。更具体地说，这些缺失发生在 6%~8% 的严重少精子症男性和 3%~15% 的无精子症男性中[70]。这些缺失包括总的 Yq12 异染色质区块和 Yq11.23 的 Yq 部分。因此，推测至少有一个精子发生所必需的遗传 Y 因子位于 Yq11 的远端，称为无精子因子（AZF）。值得注意的是，大约有 6% 的严重少精子症病例存在 AZF 区域之外的缺失[69]。

## 第十节　AZF 区

Yq 上的 AZF 区域是人类研究最彻底的男性生育位点[29]。AZF 区域进一步划分为 AZFa、AZFb 和 AZFc 3 个区域[71]。AZFa 区是单独分开的，AZFb 和 AZFc 区彼此重叠，但是在 Yq 上有不同方向上的更长的延伸[28]。在 Yq11 中，AZF 微缺失被认为是由同源重复序列之间的染色体内重组引起的[28]。由于在基因组中没有 MSY 的有丝分裂配对和减数分裂重组的对应物，这种重复的回文序列结构可能是为了通过允许 MSY 与自身配对和自我修复来保护 Y 染色体的长期遗传完整性。然而，在极少数情况下，当 2 个空间上分离的扩增区域在 Y 染色体复制过程中永久粘连在一起，导致中间部分的所有染色体物质丢失时，这种非等位基因同源重组可能会出错。在某些情况下，这可能是由于 DNA 修复所需的酶缺乏所致。P8~P1 代表 Yq 常着丝粒区内距着丝粒最近到最远的 8 个回文序列。P5~P1 区由于其独特的分子结构，在统计学上更容易发生非等位同源重组[72]。

### 一、AZFa

1% 患有非梗阻性无精子症的男性存在 AZFa 微缺失。AZFa 区没有回文，全长 792kb，位于 Yq 近端。AZFa 区的候选基因包括 USP9Y（泛素特异性蛋白酶 9，Y 染色体）或 DFFRY（果蝇脂肪小眼面相关 Y）、DBY（Y 上的 DEAD 盒）和 UTY（Y 上普遍存在的 TPR 基序）[68, 71, 73–75]。在 AZFa 缺失中，最常见的表现是唯支持细胞综合征（SCO）。SCO 分为 2 个亚型，在 SCO Ⅰ 型病例中，生精小管内没有生殖细胞。在 SCO Ⅱ 型中，伴随着 AZFa 的部分缺失，可以看到一些生殖细胞分化不完全、成熟和退化现象。

### 二、AZFb

AZFb 微缺失长 6.2Mb，起始于 P5 回文，终止于 P1 的近端，因此命名为 P5/ 近端 P1 微缺失。AZFb/AZFc 微缺失被称为 P5/ 远端 P1 微缺失，因为它始于 P5，跨越 7.7Mb 的较大区域，结束于远端 P1。在 1%~2% 的非梗阻性无精子症男性中观察到 AZFb 或 AZFb/AZFc 微缺失。AZFb 候选基因包括 EIF1Y（真核翻译起始因子 1A，Y 亚型）和 RBMY（Y 上 RNA 结合基序）。对于前者，没有具体 EIE1Y 缺失的报告。AZFb 的完全缺失与初级精母细胞或精子细胞阶段的成熟阻滞有关。

### 三、AZFc

AZFc 区从 P3 回文的远端延伸到 P1 的远端，长度为 3.5Mb。最初认为 AZFb 和 AZFc 是不重叠的区域，但后来的研究证明 AZFb 和 AZFb/AZFc 区都与 AZFc 区重叠。AZFc 微缺失（3.5Mb）也被称为 b2/b4，因为它在 P3~P1 中的 b2 和 b4 扩增子之间发生非等位同源重组，丢失了所有中间物质[29]。AZFc 微缺失是在非梗阻性无精子症男性中发现的最常见的微缺失，在高达 13% 的无精子症和 6% 的严重少精子症患者中发生。所谓的“无精子症缺失”（DAZ）簇是 AZFc 区的主要候选基因。除 DAZ 外，该区域还定位了 CDY1（染色域 Y1）、BPY2（碱性蛋白 Y2）、PRY（PTA-BL 相关 Y）和 TTY2（睾丸转录本 Y2）等基因。AZFc 缺失与多种情况有关，从无精子症到不同程度的少精子症。反映在睾丸组织学上时，与生精不足或 SCO Ⅱ一致，后者更有可能找到精子发生的集中区域。

在所有 Yq 微缺失的病例中，涉及 DAZ 的缺失似乎是最常见的。一些报告表明，DAZ 缺失在所有男性不育病例中占比高达 13%[28]。DAZ 被认为是通过 Y 染色体获得的，来自 3p24 上的常染色体同源物 DAZL（DAZ-like），该染色体显示单一的 DAZ 重复。Y 染色体上的 DAZ 基因簇由 7 个 DAZ 拷贝组成，其中 4 个拷贝在 Yq11 的缺失区间内距离较近。DAZ 编码一种 RNA 结合蛋白，仅在早期生殖细胞中表达，被认为是减数分裂前阶段沉默 mRNA 激活的原因。据报道，AZFc 可能不是减数分裂重组的关键，而 AZFc 区域的缺失会导致偶线期的延长和染色体凝聚的减少[69]。虽然大多数缺失涉及所有 4 个 DAZ 基因，但只有 2 个缺失时也与精子发生缺陷有关[28]。

虽然报告了不同种族的各种表型结果[76, 77]，但是在 AZFc 区检测到的其他一些部分微缺失，如 b2/b3、b1/b3 和 gr/gr，似乎没有任何临床意义。值得注意的是，在荷兰、西班牙、中国和意大利人中，AZFc 的微缺失可能会导致生精功能障碍。然而，AZFc 缺失在健康的法国人、德国人和汉族人中存在，这对其在男性不育中的重要性提出了质疑[78, 79]。部分 AZFc 微缺失，如 gr/gr，可以从父亲传给儿子，但其临床意义仍然存在争议[80]。虽然在男性不育病例中 DAZ 基因簇的频繁缺失表明其在精子发生中的重要作用，但 AZFc 基因缺失的可变外显率通常表明其功能上存在一些冗余。也许微缺失不是一个独立的事件，而是通过基因复制或剂量补偿来激活其他基因[67]。

## 第十一节　临床实践中的 Yq 微缺失

对于患有非梗阻性无精子症或严重少精子症的不育男性，在睾丸取精（TESE）和 ICSI 之前了解 Y 染色体微缺失分析的结果是至关重要的。简而言之，完全的 AZFa、AZFb 和 AZFb/AZFc 微缺失预示 TESE 可能因找不到精子而失败，而且目前尚无有效的治疗方法[1]。患有 Y 染色体微缺失的男性的精子密度很少超过 500 万 /mL。绝大多数 AZFc 微缺失是新发的，这意味着患者的父亲没有受到影响。即使这样，也有罕见的自然传播病例报告[28]。

如上所述，人们认为在 AZFa 和 AZFb 完全缺失中发现射精精子非常困难[30]。包含 AZFb 在内的 2 个或多个区域的联合缺失与 SCO 或成熟阻滞组织学相关。AZFc 缺失的患者预后最好，在 TESE 中可发现睾丸精子。许多报告显示，50%~60% 的无精子 AZFc 缺失的男性拥有的睾丸精子足够进行 ICSI[30]。即使存在可能，在 AZFa 或 AZFb 完全缺失的患者中，在 TESE 过程中尝试找到精子的概率也是极低的。在涉及一个或多个并且包括 AZFa 或 AZFb 区域缺失的情况下，TESE 通常不可能成功。

当 AZF 缺失的男性 ICSI 助孕时，一些小型研究并没有清楚地指出 ICSI 的结果。一些研究指出该类患者可能有正常的受精率，但与没有 AZF 缺失的人相比，胚胎质量较差，另一些人的受精率和妊娠率与之相当[1]。也有证据表明，携带 AZFc 基因微缺失的男性可能会表现出精子产量随时间而下降的现象。因此，指导患者进行精子冷冻保存以备将来使用是非常必要的。

患有 AZF 缺失的男性如果通过辅助生殖受孕，很可能会将 Yq 缺失遗传给男性后代[81]。然而，由睾丸精子孕育的孩子似乎身体健康，没有证据表明他们的 AZFc 缺失发生了改变，尽管预计男性后代也会存在类似的精子生成缺陷。

由于常规的细胞遗传学方法不能检测到微缺失，因此通过聚合酶链反应（PCR）对外周血淋巴细胞进行 Yq 分析，其中使用各种中心特异性引物来扩增 DNA 的序列标记位点（STSs），这给数据评估带来了挑战。应用 PCR 扩增每一个被审查的 AZF 区域特异的 STSs，可以识别一个或多个扩增产物的缺失。

## 第十二节　Y 染色体的其他情况

人类 Y 染色体中的大量回文含有精子生成所必需的镜像基因对。这些基因对通过回文臂维持着臂重组。等臂双着丝粒 Y 染色体（idicY）可能是由姐妹染色单体中回文的相对臂之间的同源交叉形成的。这一事件通常与 45X 细胞株的镶嵌事件有关，其核型为 45X/46XidicY。这些患者保留了 2 个 Yp 和 2 个 Sry，尽管后者可能因为有丝分裂不稳定而不能发挥作用，进而产生女性表型。在男性表型的病例中，最终可能由于断点处 Yq 片段的丢失导致无精子症 [82]。在这些情况下，是否能通过 PGD 成功地进行 TESE 和 ICSI 仍然是难以预料的。

Y 染色体的短臂也含有与精子生成有关的基因。TSPY 基因就是其中一个在 Yq 上也有拷贝的基因 [83]。一项对 TSPY 拷贝数变异的研究表明，在不育男性中发现了更多的拷贝 [84]。

## 第十三节　X 染色体

许多 X 染色体基因影响男性不育。来自啮齿动物的研究表明，X 染色体可能在哺乳动物精子发生的减数分裂前阶段发挥重要作用 [34]。X 染色体的缺失、易位和倒位可能导致严重的不育症和无精子症 [85-87]。例如，涉及 Xq12-25 或 Xp 部分缺失的臂内倒位可能导致与 Klinefelter 综合征一致的表型。据报道，在患有少精子症或无精子症的不育男性中，有几个 X 连锁基因突变。

雄激素受体（AR）基因位于 Xq11-12。基因敲除的小鼠研究表明，支持细胞中的 AR 信号在精子生成过程中的减数分裂 I 期中起重要作用 [88]。间质细胞缺乏 AR 可能导致圆形精子细胞期的生精停止 [89]。然而，生殖细胞中的功能性 AR 在精子生成中并不是必不可少的 [90]。因此，雄激素控制精子生成，但生殖细胞本身并不表达功能性 AR。雄激素的调节被认为是由支持细胞和管周肌样细胞介导的 [91]。虽然 AR 基因完全突变与女性表型的雄激素不敏感综合征相关，但不完全形式的 AR 基因突变在不育男性中更常见 [92]。

X 连锁脊髓延髓肌肉萎缩症或肯尼迪病是由 AR 基因第一外显子中 CAG 重复序列的扩增引起的。CAG 重复序列编码 AR 蛋白中的一条聚谷氨酰胺链。CAG 重复扩增越大，聚谷氨酰胺重复扩增越大，发病越早，疾病表现越严重 [93]。AR 基因第一外显子（polyQ 区）的谷氨酰胺重复序列在普通人群中具有多态性，重复数为 10~36 个。在肯尼迪病中，polyQ 区域扩大到 40~62 次 [93]。

AR 基因的 CAG 重复扩增突变不影响性别分化。重复序列扩增可能会导致突变的 AR 在运动神经元的细胞核和细胞质中毒性积累，导致它们的退化和丢失[94]。这个问题的一个重要观点与完全雄激素不敏感综合征的患者有关。雄激素不敏感的患者像肯尼迪病患者一样，没有雄激素受体功能，区别在于没有神经问题，因为没有神经元毒性损害的问题。患者出现肌萎缩性、近端或远端肌无力，面部、延髓（吞咽困难、构音障碍）和四肢肌肉萎缩，偶尔出现感觉障碍和内分泌障碍，如雄激素抵抗、男性乳房发育、睾酮升高，以及由于精子发生缺陷和睾丸萎缩而导致的生育力下降。神经症状出现在30~50岁之间。与这些观察结果相平行的是，CAG重复序列多态性已被列为男性不育的可能原因[95]。然而，CAG重复次数的延长或缩短是否与精子质量的提高或降低有关仍存在争议[96–98]。

卡尔曼综合征的X连锁形式与X染色体短臂KAL-1基因（Xp22.32）缺失有关。该基因编码细胞黏附蛋白anosmin-1，在胚胎发育过程中参与促性腺激素释放激素（GnRH）神经元的迁移。这种情况与促性腺激素释放激素（GnRH）缺乏引起的性腺激素减退症伴性幼稚、嗅球和嗅束缺乏或发育不全引起的嗅觉缺失或减退、认知和视觉异常有关，甚至与面中部裂隙和肾发育不全有关[99]。X连锁KAL-1突变占该病的30%~70%，其余病例与8号染色体成纤维细胞生长因子受体1（FGFR1）基因缺失有关，该基因表现为常染色体显性遗传[100]。通过治疗，除了第二性征成熟外，还可以获得良好的生殖结果。

## 一、先天性双侧输精管缺如（CBAVD）和囊性纤维化

据估计，CBAVD发生率为1/10000~1/1000，可能在1%~2%的男性不育病例中发生。在梗阻性无精子症中的检出率为9.6%[101]，虽然目前尚不清楚输精管缺如是否总是先天性的[101]，但仍被认为是中肾管（WD）发育异常的结果。远端WD衍生物的缺失可能与这些导管早期被黏性分泌物阻塞有关，而不是胚胎发育缺陷。大约80%的CBAVD病例是由囊性纤维化跨膜传导调节基因（CFTR）的2个等位基因突变引起的。CBAVD通常与附睾的体和尾、输精管和精囊的缺失有关，但附睾头是完整的（表11.1）。

**表11.1　CFTR突变相关CBAVD血管病的临床检测**

| |
|---|
| 精子缺乏 |
| 精液量低（< 2.0 mL） |
| 精液生化特征：pH值< 7.2 h，无果糖或果糖减少，α-1，4-葡萄糖苷酶（分别代表功能正常的精囊和附睾的标志物） |
| 没有可触及的输精管 |
| 经直肠超声检查：腹内无输精管、大球和不同程度的精囊发育不良 |
| 正常血浆卵泡刺激素（FSH）、黄体生成素（LH）和睾酮水平 |
| 正常核型 |
| 正常睾丸大小 |

基于参考文献[108]中的数据。

鉴于几乎所有的囊性纤维化（CF）男性患者都是由CBAVD引起的，我们调查了CFTR是否也仅因为CBAVD而导致不育症。在较早的一项小型研究中，报告发现41%患有CBAVD的无精子症男性F508del CFTR突变为杂合子，而人群风险为2.8%[102]。后来，在CBAVD病例中也发现了更高

频率的 R117H 突变[103]。在最近的一项大型研究中，对 CFTR 基因 7420 个等位基因的分析显示，在 78.9% 的 CBAVD 患者中可以发现 CFTR 突变，而在法国男性 CBAVD 患者中，约 71% 在 2 个 CFTR 基因上都有突变，约 16% 有 1 个 CFTR 基因突变，其余 13% 没有突变[104]。

在 20% 的 CBAVD 患者中，输精管缺失与肾脏畸形有关[105]。虽然少数 CBAVD 患者可能有轻微的肺部疾病或汗液试验阳性，但大多数 CBAVD 患者没有肺部疾病。具有部分氯通道活性的 CFTR 蛋白的轻度突变体有可能维持正常的非病态表型，而不能保证输精管发育后正确的功能运作和维持[106]。

CFTR 基因跨度约 190kb，包含 27 个外显子（染色体 7q31）。CFTR 蛋白是一种糖基化的跨膜蛋白，起到氯离子通道的功能。目前在不同地理位置和种族的人群中报道了 CFTR 基因中的 2061 个序列变异[107]。这些都存在于 CF 和相关的被称为 CFTR 相关疾病（CFTR-RD）的表型中。这些是临床上有 CFTR 功能障碍的疾病，不能确诊为 CF。这些实际上包括 CBAVD、弥散性支气管扩张、慢性胰腺炎和慢性鼻窦炎[108]。由于 CF 是以隐性方式遗传的，当 2 个 CFTR 等位基因都发生有害突变时，就会发展为 CF。如果突变只发生在 1 个等位基因上，则该个体是 CF 携带者。每 2500 名新生儿中就有 1 名患有 CF，每 25 名白种人中就有 1 名是 CF 携带者[106]（图 11.2）。

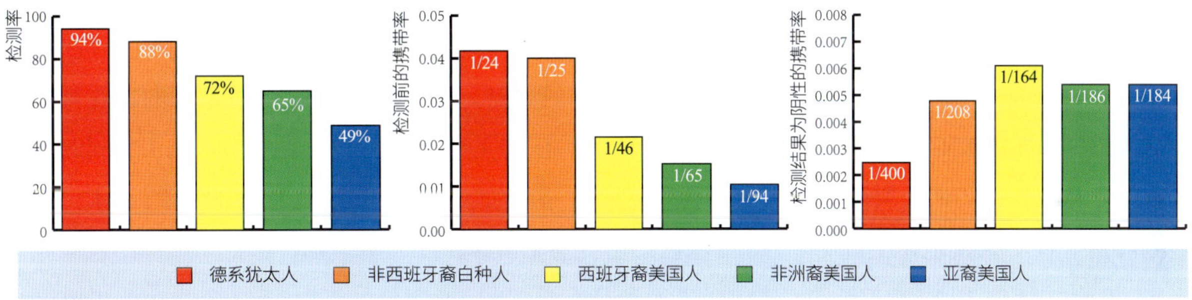


**图 11.2**　检测前后囊性纤维化的携带率

目前已鉴定出 1200 多种引起 CF 的 CFTR 突变。CF 患者可能携带 2 个相同或不同的突变，后一种情况称为 2 个 CFTR 突变的复合杂合子。大多数突变是点突变，这些突变的分布因种族而异。最常见的突变 F508del 在 70% 的北欧人群中可见，但在南欧人中频率较低[106]。CF 患者中有 1%~5% 的突变仍未确定，在临床表现不典型的患者中更多，因为未检测到的突变可能存在于内含子或调控区内，而这些区域并不被常规分析。此外，从北欧人群到南欧人群，未检测到的突变频率有所增加[108]。除 F508del 外，大多数人群中还存在其他突变，每个突变的频率为 1%~2%，如 G5542X、G551D、R553X、W1282X 和 N1303K。因此，在大多数人群中，这些突变和一些种族特有的突变占所有 CFTR 突变的 85%~95%。剩下的突变很少见，有时可以在单个家庭或人群中发现。根据蛋白受到的影响可以预测临床疾病严重程度，CF 突变可分为几个类别[106]。一项大型研究报告，CF 患者有 2 个严重突变（88%）或 1 个严重突变和 1 个轻度 / 可变突变（12%），而 CBAVD 患者有严重和轻度 / 可变突变（88%）或 2 个轻度 / 可变突变（12%）[104]。

大多数商业化的CFTR突变基因检测只筛选引起CF的较常见的突变，而不筛选较少见的突变，因此导致CBAVD患者的CFTR突变检出率仅为60%左右[104]。在CBAVD患者中发现的表现为轻度表型的最常见的CFTR突变是5T多态性（变体）[101]。

内含子8受体剪接位点的5T剪接变异体被认为是不会导致CF的突变，但它可能与CFTR-RD[108]相关。在内含子8受体剪接位点的多嘧啶束上，根据胸腺嘧啶的数量将其命名为5T、7T和9T，数量越少，外显子9的剪接效率越低。剪接程度与相邻TG重复数进一步相关，TG数越高，剪接效率越低。（TG）13/5T反式伴CF突变的患者可能患有轻度CF，R117H CFTR-RD突变可见于5T或7T顺式突变，R117H/5T被认为是轻度CF突变，但R117H/7T被认为是CFTR-RD突变。如果R117H/5T是一个F508del严重的CF突变的反式，则可能存在CF的表现。R117H/7T在相同结构中的存在已被证明是无症状的[109]。

当在含有CFTR严重突变的，甚至是含有5T的复合杂合子中发现5T时，可以观察到CBAVD。然而，并不是所有含有严重CFTR突变和5T复合杂合子的男性都会发生CBAVD，例如一些CF儿童的父亲[109]，因此5T多态性是一种部分外显的突变。同样，R117H突变可以通过5T或7T等位基因关联而导致CF或CBAVD[109]。它与7T等位基因的关联可能导致CBAVD，而R117H/5T可能导致CF，CF患者中F508del突变的频率高于CBAVD患者，而R117H突变在CBAVD患者中更常见。

最初的CF筛查指南包括25个泛种族突变，这些突变至少存在于0.1%的CF患者中。商业自动化方法使用带有等位基因特异性寡核苷酸引物的PCR[110]。一些筛查panel可能会识别5T、7T和9T变异体，尽管常规CF携带者筛查不提供这些变异体的筛查。如上所述，5T等位基因的存在可能会降低外显子9的mRNA稳定性[65]。由于当5T与R117H错义突变位于同一染色体（cis），同时在另一条染色体上存在CFTR突变的时候可能会引起CF，因此如果在筛查panel中检测到R117H，则5T检测。由于在2条染色体上都有5T等位基因的男性患CBAVD的风险增加，因此CBAVD病例应进行5T检测。具有2个5T变异的CBAVD患者和具有顺式位5T变异的R117H突变的女性需要进行遗传咨询，以讨论生下患有CF的后代的风险。应该注意，通用CF筛查试验的首要目标是以合理的灵敏度检测CF，而不是CBAVD。因此，对于CFTR商业筛查结果为阴性的CF患者和CBAVD患者，有时可能需要通过DNA测序对CFTR基因进行完整的分析。

ICSI计划中使用的CBAVD患者的精子可能会将CFTR突变传递给后代。大多数CBAVD患者可能携带严重的导致CF的CFTR突变，并且传播该突变的可能性为50%。如果白人女性的携带者风险为1/25（0.04），而她自己有50%的机会将基因传递给后代，那么生下患有CF的孩子的风险将是1%（$0.5 \times 0.04 \times 0.5 = 0.01$），而一般人群的风险为1/2500。因此，通过遗传咨询进行伴侣检测是至关重要的。由于商业基因检测在检测中未发现突变的灵敏度约为90%（见表11.1），因此伴侣仍有1/250的风险是未检测到突变的携带者，CBAVD夫妇可能仍有1/1000的风险生下患有CF的孩子[106]。

## 二、参与减数分裂重组的基因

尽管不育男性的染色体异常发生率是普通人群的10倍左右，但大多数不育男性的核型都是正常的。然而，这些患者可能在他们射出的或从睾丸获得的精子中显示非整倍体精子和二倍体精子的发生率增加[111, 112]。研究还表明，精子中非整倍体或二倍体的风险与精子数量的减少和总的前进活力相关[113]。在许多情况下，减数分裂障碍是这些情况的罪魁祸首。

生殖细胞减数分裂重组发生在减数分裂的前期，包括双链 DNA 断裂的诱导，亲本同源染色体的配对，然后以完整的同源染色体为模板修复双链断裂。几项研究表明，不育男性减数分裂重组和染色体联会受损的比率明显降低[114–117]。错误的减数分裂重组也可能导致生育问题，特别是如果减数分裂错误不能纠正的话（例如，减数分裂检查点分子激活凋亡通路导致睾丸衰竭）。此外，据估计，5%~10%的非梗阻性无精子症可能是由于减数分裂停滞导致的[117]。涉及减数分裂重组的基因很多，对这些基因的研究大多与许多癌症的病因学有关[118]。

### 三、与精子功能缺陷相关的基因突变

原发性纤毛运动障碍表现为不游动的活精子，并伴有不同程度的呼吸道功能障碍、全内脏反位（Kartagener 综合征）和脑积水。它在活产儿中的发生频率为 1/60000~1/2000[119]。大多数具有遗传特征的原发性纤毛运动障碍变异体表现在动力蛋白、轴索、重链 5［DNAH5，5p15.2］，动力蛋白、轴索、重链 11［DNAH11，7p21］，动力蛋白、轴索、中间链 1［DNAI1，9p13.3］以及动力蛋白、轴索、中间链 2［DNAI2，17q25］等基因突变上，编码动力蛋白臂成分，此外还有负责纤毛的生成和精子特异性硫氧还蛋白结构域 3（TXNDC3，7p14.1），编码硫氧还蛋白[120]。一些病例可能存在 Xp11.4 上的视网膜色素变性 GTP 酶调节因子（RPGR）基因突变，该基因也与视网膜色素变性相关[121]。患者最初可能出现严重的弱精子症，在这些情况下，应该寻找原发性纤毛运动障碍的其他临床症状。大多数患者的射精液中都有精子，ICSI 已成功应用于这些病例[120]。

### 四、拷贝数量差异（CNVs）

CNVs 是 1kb 或更长的 DNA 片段，个体之间的数量不同，被认为是基因组亚显微水平的重复和（或）缺失[31]。CNVs 可以通过更高分辨率的全基因组微阵列比较基因组杂交分析检测到，并可以通过基于 PCR 的方法进一步确认。CNVs 的复杂性在于它们的存在可能导致明显的疾病和疾病的易感性，或者可能根本没有影响。一般来说，CNVs 可能影响高达 20% 的人类基因组[65]。人们已经在许多医学疾病中研究 CNVs，但是关于男性不育的数据很少，还需要更多的基因组研究。

## 第十四节　线粒体遗传学

线粒体 DNA 是一种双链环状 DNA 分子，编码 2 种 rRNA、22 种 tRNA 和 13 种多肽，是参与氧化磷酸化的呼吸酶复合物所必需的[122]。线粒体 DNA 没有内含子，由于其独特的结构和复制系统，它的突变率比核 DNA 高 10~20 倍[123]。哺乳动物精子的中间部分包含大约 80 个线粒体，每个细胞器都有一个 DNA 拷贝。精子依靠线粒体提供快速前进运动所需的能量。活性氧或自由基引起的氧化损伤会引起的线粒体 DNA 突变，这可能导致男性不育[124]。一般来说，大约 85% 的精子样本可能含有各种线粒体 DNA 缺失，这可能在一定程度上解释了男性生育力随年龄增长而下降的原因。

据报道，多个线粒体突变的存在与少弱畸形精子症相关[125, 126]。参与线粒体 DNA 链延伸和修复的关键核酶是 DNA 聚合酶 γ（POLG）。POLG 催化亚基由染色体 15q24 上的 POLG 基因编码，含有一

个 CAG 重复区[127]。POLG 突变与线粒体基因组突变有关，线粒体基因组突变会影响 ATP 的产生和精子功能。POLG 基因区域扩增的 CAG 重复序列还与多种神经肌肉疾病有关，这些疾病可能也与男性因素不育有关。许多像亨廷顿病这样的疾病是以常染色体显性方式传播的，并且可以表现出遗传预期。

## 第十五节　表观遗传改变

表观遗传学是指在不改变 DNA 核苷酸序列的情况下改变基因表达。表观遗传机制与基因组组装的方式有关，从而影响基因被激活的能力。它主要涉及转录或翻译的调节。

最确定的可通过生殖系遗传的表观遗传机制是 DNA 甲基化。这是一种复制后修饰，其中通过 DNA 甲基转移酶将甲基以共价的方式添加到 DNA 的 CpG（胞嘧啶 - 鸟嘌呤）二核苷酸残基上[128]。其他众所周知的表观遗传机制包括染色质凝聚和组蛋白修饰。染色质的区域可以瞬间浓缩或去浓缩，通过转录抑制因子、功能 RNA 或与各种蛋白质的相互作用导致基因表达的变化[129]。组蛋白会受到影响基因表达的修饰，如磷酸化、乙酰化、甲基化、泛素化、羰化等[130]。小的非编码 RNA，如微 RNA（miRNA）或与 piwi 蛋白互相作用的 RNA（piRNA），是通过转录或翻译调节发挥作用的额外表观遗传机制[131, 132]。

哺乳动物甲基化模式的重新编程通常发生在受精后（植入前阶段）和生殖系的胎儿发育（配子发生）期间，特别是在生殖系分化期间[133]。在生殖细胞系建立期间，甲基化的等位基因差异也被描绘出来，这是印记基因的特征[134]。印记基因的甲基化模式代代相传。因此，如果印迹基因发生甲基化改变，或者在生殖细胞分化或受精后建立新的甲基化位点，可遗传因素可能会减少或持续影响后代的最终表型[135]。大多数内分泌干扰物或环境因素虽然不会促进 DNA 序列突变，但会在不改变核苷酸组成的情况下诱导 DNA 的修饰，即表观遗传变化[128, 136]。

与 Angelman、Prader-Willi、Beckwith-Wiedemann 和 Silver-Russell 综合征相关的印记异常与辅助生殖技术（ART）有关，但相关性很弱。似乎这些印记综合征可能与先前存在的甲基化异常相关的不孕因素有关，而不是 ART 本身[137]。据报道，严重少精子症男性的精子中普遍存在表观遗传学异常[138, 139]，这支持了上述假设。啮齿动物研究还显示，雄性生殖细胞中 DNA 甲基转移酶或 DNA 甲基化的干扰会影响生育能力和精子功能[140]。精子染色质包装异常可能对甲基化模式的正确建立有影响，在不育男性中检测到异常的鱼精蛋白 1 和鱼精蛋白 2 比率（在生育正常男性中 P1∶P2 约等于 1）[141–143]，可能会导致印记基因的变化[144]。许多研究表明 P1∶P2 比率改变（大于或小于 1）会对胚胎质量、发育和整体试管授精结果产生负面影响[44]。有人提出，DNA 甲基化的删除或重置在原始生殖细胞中进行的研究是防止 DNA 甲基化缺陷的重要阶段；然而，在这些信息应用于临床实践之前，这些步骤的效应器和调节器还需要进一步的研究[145]。

## 第十六节　不育男性与遗传紊乱相关的恶性肿瘤风险

多项研究表明，男性不育症与睾丸生殖细胞肿瘤有关，睾丸生殖细胞肿瘤是 15~35 岁男性中最常见的恶性肿瘤[118, 146]。不育症可能先于隐匿性睾丸癌的发展，这种关联表明在不育症和睾丸生殖细胞肿瘤中有共同的遗传和环境因素。这些癌症的风险增加与遗传学和表观遗传学相关的因素有关，这些因素包括隐睾、12 号染色体非整倍体、DNA 错配修复基因缺陷、Y 染色体不稳定，以及通过异常 RNA 干扰导致的干细胞失调[146–148]。隐睾本身可能与 HOXA10、INSL3 和 INSL3 受体 LGR8/GREAT、AR、雌激素受体（ER）α 和 SF-1 基因突变有关[149]。在需要阐明所有这些因素和途径的同时，所有被诊断为不育症的男性都需要进行充分的睾丸肿瘤评估和筛查。

## 第十七节 男性基因检测在临床实践中的应用

生精失败和梗阻性无精子症的许多潜在遗传原因已经被证明，可即使动物数据取得了很大进展[150]，对提交的基因测试的批准依然进展缓慢[151]。因此，目前在评估男性不育时，可推荐的检查数量有限。将严重少精子症定义为精子浓度低于 $5 \times 10^6$/mL，将无精子症定义为精子浓度低于检测下限，建议有这 2 种情况的不育男性接受基因检测。

先天性单侧或双侧输精管缺如的男性应该接受 CFTR 突变检测，其中也包括 5T 变异。几乎所有患有临床 CF 的男性都患有 CBAVD，且至少 2/3 的 CBAVD 男性有 CFTR 基因突变。即使商业测试未能在患有 CBAVD 的男性中识别 CFTR 突变，也不排除突变的存在，因为目前推荐的筛查方式仍无法检测到他们可能含有的突变。甚至有人建议，应该假设 CBAVD 患者具有某种 CFTR 突变[47]。虽然大多数患有 CBAVD 的男性的精子生成正常，但在获取精子进行 ICSI 之前，应当排除 CFTR 突变的携带[47]。此外，约 25% 的单侧输精管缺如男性和 10% 的 CBAVD 男性可能患有单侧肾发育不全，因此也需要腹部超声检查[152]。

对于持续性或严重少精子症（男性表型少于 $10^7$ 或总小于 $5 \times 10^6$/mL）或非梗阻性无精子症的不育男性建议进行核型分析[61]。Yq 缺失在无精子症患者中比严重少精子症患者中更常见。所以，对于非梗阻性无精子症或严重少精子症的男性，需要在获取睾丸精子之前或 ART 前进行常规的 Yq 微缺失 STS-PCR 检测。染色体异常可导致睾丸功能受损，而 Y 染色体微缺失可导致孤立性生精功能障碍。

目前，不推荐在精子分析异常或核型异常的男性中检测精子的非整倍体或倒位，因为缺乏建立异常核型精子百分比阈值水平以帮助临床和 PGT 决策的确切数据集[65]。目前，常规的 CNV 评估和不育男性或其精子的表观遗传学评估在临床实践中找不到任何支持。

## 第十八节 男性不育的基因治疗

无精子症在男性不育患者中占 15%，其中可产生正常精子的梗阻性无精子症占 40%。在剩下的 60% 有精子发生缺陷的病例中，大约一半的人可能有低水平的精子，这些精子可以通过 TESE 技术获得从而用于 ICSI[131, 153]。只有在睾丸中没有任何存活精子的情况下，才可以考虑基因治疗。

男性不育的基因治疗面临着许多挑战。像 Klinefelter 综合征和 Y 染色体缺失这样的核型异常涉及大量 DNA 的增加或缺失，但目前还没有技术来操纵大量 DNA 进行基因治疗。此外，虽然我们在本文中提到了一些男性不育的遗传原因，但许多严重不育的男性即使可能有遗传原因，也没有任何可识别的遗传缺陷。了解所涉及的确切基因对于开展任何基因治疗都是至关重要的[154, 155]。

男性不育症基因治疗的另一个障碍可能涉及需要更复杂方法的体细胞（睾丸支持细胞、睾丸间质细胞）和生殖细胞。在诱导生殖系基因的改变方面存在着严肃的伦理和安全问题，目前，生殖系基因治疗是被禁止的[156]。在体细胞中，利用病毒载体导入野生型基因具有插入突变或癌变的风险，因为技术达不到在选定的位点插入[157]。随着 CRISPR/Cas9（成簇的规则间隔短回文重复序列 /Cas9 核酸酶）系统的引入，基因组编辑现在可以更有效、更精确。尽管伦理问题仍然存在，但这为未来安全的生殖细胞基因组编辑打开了大门[158]。

解决基因治疗限制的其他方法包括使用胚胎干细胞、移植和生产人工配子[159–162]。去核的卵母细胞可以与患者的体细胞核结合，细胞核可以被重新编程，由于含有二倍体染色体，卵母细胞被刺激成为囊胚。然后干细胞可以分化成生殖细胞谱系，这些细胞可以移植回患者的生精小管，或者可以在体外实现生殖细胞的进一步发展，以用于 ICSI。在动物中，已经从生殖系干细胞、诱导多能干细胞和胚胎干细胞创造出人工卵母细胞和人造精子[163]。这些人工配子已经结合在一起，产生了可以存活的动物后代。在人类，已经提出了制造“人造精子”的各种途径[164]。在精原成熟受阻的男性中，在体内或体外诱导这些受阻细胞成熟并随后重新植入可能会重新建立产生正在进行的精子[164]。对于青春期前的患者或那些面临性腺毒性治疗的患者，获取睾丸组织，然后体外成熟，进行自我移植，提供了一条全面保存生育能力的途径。最后，体细胞可以被诱导成多能干细胞，然后分化成成熟的精子细胞，这可以在完全没有精子细胞的男性身上使用。同样，关于这些程序的安全和伦理问题仍然存在。

## 第十九节　结　论

微阵列图谱、比较基因组杂交和突变筛选等方法的不断完善将为理解男性不育的遗传起源开辟新的途径[165–168]。与往常一样，新技术有时会提供大量具有背景“噪声”的海量数据。因此，先进的基因组、蛋白质和代谢组学技术的结果应该通过 PCR、蛋白质印记、流式细胞术、质谱和层析以及蛋白质功能分析来证实。这些方法将为 PGT 带来更好的预见性咨询和更有针对性的方法。未来的方向应该包括继续研究人工配子的创建，以及识别与男性不育相关的单基因缺陷，这些缺陷可能适合于基因编辑。

## 第二十节　审查标准

使用 Science Direct、Ovid、Google Scholar、PubMed 和 MEDLINE 等搜索引擎对检查男性不育基因方面的研究进行了广泛的搜索。这些搜索的开始日期和结束日期分别为 2018 年 11 月和 2019 年 2 月。研究鉴定和数据提取的总体策略基于以下关键词：“男性不育”“男性不育的遗传学”“男性发育的基因组调控”“睾丸发育”“精子发生”“Y 染色体”“AZF 缺失”“男性不育的基因测试”“CBAVD 与男性不育”“拷贝数变异”“线粒体遗传学与男性不育”“表观遗传学与男性不育”“恶性风险与男性不育”和“未来男性不育症的治疗”。用英语以外的语言发表的文章不被考虑。仅在会议记录、网站或书籍中发布的数据不包括在内。

（David Prokai 和 Orhan Bukulmez 著；廉靖和余宏亮 译）

12

# 第十二章　男性不育症的外科治疗

**要点：**

- 对于临床上可触摸到精索静脉曲张且精液参数或精子功能测试异常的不育男性，建议进行精索静脉曲张治疗。总的来说，开放的腹股沟或腹股沟下显微手术技术被认为是最好的治疗方式，因为它比腹腔镜、介入栓塞术和开放腹股沟或腹膜后精索静脉曲张手术技术有更高的妊娠率和更少的复发率、更少的术后并发症。
- 对于精索静脉曲张的成功修复，没有绝对的预测因素。然而，现有证据并不支持治疗患有亚临床型精索静脉曲张的不育男性的建议。
- 精索静脉曲张的手术治疗改善了精液参数、氧化应激和DNA完整性等功能指标。临床精索静脉曲张手术治疗后，自然受孕或辅助受孕成功的机会增加。
- 患有非梗阻性无精子症的不育患者，经精索静脉曲张手术治疗后可以恢复精子发生。睾丸组织病理学可以成功地预测因精子成熟停滞导致精子活力不足的男性更有可能在手术后出现活动精子。此外，对于经治疗的伴有临床精索静脉曲张的非梗阻性无精子症患者，睾丸成功取精进行ICSI的概率增加。
- 患有梗阻性无精子症的男性可以通过外科手术纠正梗阻，使夫妇自然受孕，也可以直接从附睾或睾丸中取出精子，然后在卵泡浆内单精子注射。
- 男性生殖道重建手术的最佳效果是由接受过显微外科训练和具有临床经验的外科医生实现的。理想情况下，手术应该由能同时施行输精管吻合术和输精管附睾吻合术的外科医生进行，因为在许多情况下，无法预料手术是否需要进行输精管附睾吻合术。
- 在经验丰富的外科医生操作下，显微外科输精管复通术的成功率较高。70%~95%的患者术后精子再现，30%~75%的夫妇可以实现自然生育。显微输精管复通术后的通畅和妊娠与输精管结扎术后的梗阻时间长短成反比。其他影响成功率的因素包括术中输精管液的外观、输精管液中精子的存在或缺失及其质量、毗邻附睾的剩余输精管的长度、女性伴侣的年龄和显微外科医生的经验。
- 输精管附睾吻合术应由经验丰富的显微外科医生进行。当治疗需要精准重建男性生殖道时，由于手术有不成功的可能，应考虑冷冻保存术中所获的精子。
- 射精管梗阻是男性不育症的一个潜在可治疗的疾病。经尿道射精管切开术（TURED）是一个有希望的治疗选择，术后50%~75%的男性精子再现，大约20%的夫妇成功怀孕。然而，结果是高度可变的，其取决于梗阻的病因（后天或先天性）和梗阻的类型（部分或完全）。大约 20% 的男性发生末段切开并发症，包括血尿、血精、尿路感染、附睾炎和尿反流导致的水样射精等。

# 第一节 介 绍

将不育作为主诉常见于泌尿外科[1]。根据最近的估测，全世界至少有 3000 万男性不育，其中非洲和东欧的不育率最高[2]。因此，无论是否接受过男性不育症方面的正规培训，泌尿科医生都应该能够诊断、咨询、提供治疗，或推荐患者接受辅助生殖技术（ART）。在男性不育方面接受过正式培训的泌尿科医生也可以加入辅助生殖单位的专业生殖团队，负责上述任务以及在必要时进行手术取精。

2385 对在我们的第三男性生殖中心就诊的不育夫妇中，我们发现 48.4% 的男性[3]患有可以手术纠正的疾病（图 12.1）。在我们的研究中，临床型精索静脉曲张和梗阻性无精子症（OA）是最常见的可以通过手术治疗的疾病。值得注意的是，在上述系列研究中，约 1/3 的患者患有无精子症。虽然约 30% 的无精子男性可以进行重建手术，但一旦参加 ART，大多数人就需要使用精子提取技术。因此，可以为日常实践中的超过 50% 的男性不育人群提供手术治疗。

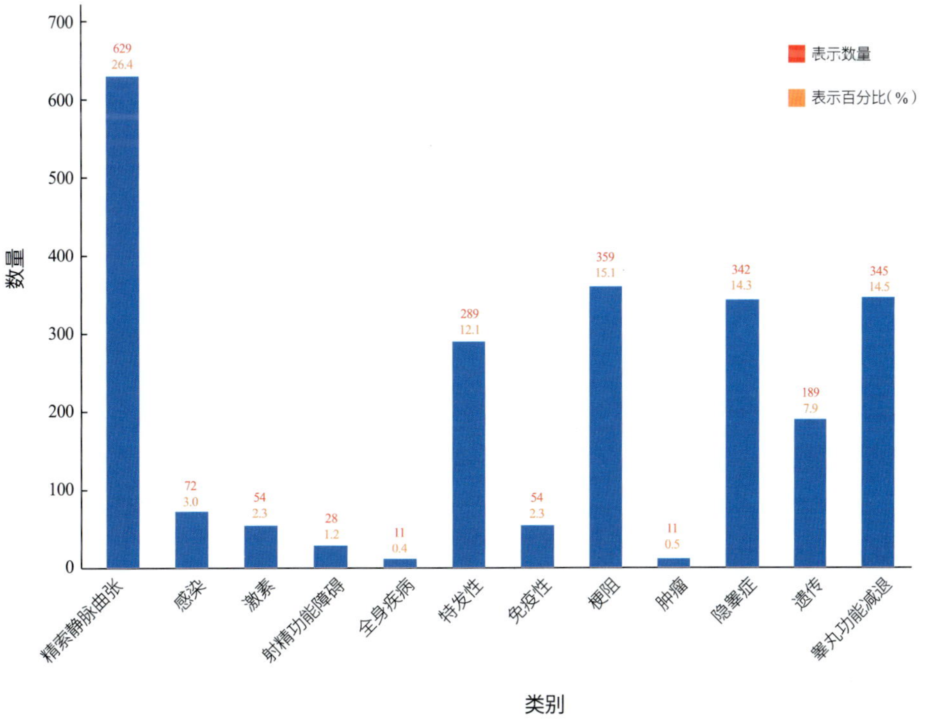


**图 12.1** 男性不育诊所 2383 例不育男性诊断类别的分布

在治疗男性不育症方面至少有2个突破。一是显微外科手术的发展提高了重建生殖道的成功率。二是卵泡浆内单精子显微注射技术（ICSI）的发展，证明从附睾或睾丸中提取的精子能够受精和怀孕[4, 5]。以此为目的，开发了几种提取方法来收集附睾或睾丸的精子，或两者兼有，用于ICSI。显微外科手术也被纳入该治疗中，用于从梗阻性无精子症（OA）患者的附睾或非阻塞性无精子症（NOA）患者的曲细精管中获取精子[4, 6]。

本章重点介绍治疗男性不育症的最常见的外科治疗方法。包括男性生殖系统的修复和重建。精子提取技术超出了本章的范围，将在后面的第50章中讨论。

## 第二节　外科治疗

### 一、精索静脉曲张结扎术

#### （一）适应证

约15%的正常男性和高达35%的男性不育症患者患有精索静脉曲张[1]。精索静脉曲张的病因可能是多因素的。有几种理论试图解释精索静脉曲张对睾丸功能的影响，但均未完全阐明精索静脉曲张对人类精子形成和男性生育能力的可能影响[7–9]。最近，一些研究者强调了活性氧和氧化应激在精索静脉曲张相关不育的病理生理学中所起的重要作用。关于精索静脉曲张病理生理学的详细综述可在其他地方找到[10–12]。

根据ASRM实践委员会报告[13]，对于不育夫妇的男性伴侣，在满足以下条件时，应考虑对精索静脉曲张进行治疗：①体格检查时，在温暖的房间内站姿可触摸到精索静脉的曲张血管；②夫妇已知患有不育症；③女性伴侣有正常的生育能力，或者有可能需要治疗不孕症（并且愿意治疗），受孕时间不急迫的；④至少一个精子参数或精子功能测试有异常[13]。根据ASRM的说法，对于单纯畸形精子症的患者[13]，不建议进行精索静脉曲张修复，因为这种情况的改善是有限的[14]。欧洲泌尿学协会（EAU）也有类似的建议。EAU指出，在夫妇中如果临床上有可触及的精索静脉曲张、少精子症、不育持续2年以上，以及其他不明原因的不育，则建议行精索静脉曲张结扎术[15]。

其他可能需要行精索静脉曲张结扎术的适应证包括：①男性表现为可触及的精索静脉曲张和精液参数改变，希望未来生育但目前不打算生育[16]；②精液参数在正常范围内，但同侧睾丸功能障碍风险增加的年轻男性，例如同时发生精索静脉曲张和睾丸萎缩；③有精索静脉曲张相关性疼痛；④重度精索静脉曲张和有睾酮缺乏症的男性[15]；⑤预防或逆转青春期男性睾丸发育不良；⑥可触及精索静脉曲张的不育男性，精液参数在正常范围内，精子DNA碎片率较高[17–19]；⑦非梗阻性无精子症的不育男性有可触及的精索静脉曲张[20]。

关于精索静脉曲张治疗的建议涉及精索静脉曲张与不育症之间的联系[21]，以及精液参数和睾丸大小的变化[22]。此外，手术治疗临床精索静脉曲张可以改善精液质量，增加怀孕的可能性[23–25]。尽管如此，为什么大多数精索静脉曲张患者仍能保持生育能力，以及为什么治疗并不总是能改善生育状况仍不清楚[11, 26, 27]。

### （二）术前计划

**1. 病人评估**

治疗不育症患者的精索静脉曲张的目的是恢复或改善睾丸功能。必须记录详细的病史，并确定预后因素。病人站在温暖的房间里进行体格检查是首选的诊断方法。通过这种方法鉴别出的精索静脉曲张称为“临床型”，并根据程度进行分级。重度精索静脉曲张（Ⅲ级）是通过阴囊皮肤即可看到迂曲的静脉。中度精索静脉曲张（Ⅱ级）和轻度精索静脉曲张（Ⅰ级）分别在没有和有 Valsalva 动作的情况下可触及曲张的静脉[28]。若双侧均可触及精索静脉曲张，建议在同一手术时间行双侧手术[29]。

对于患有轻度精索静脉曲张和既往有阴囊手术史、合并鞘膜积液或肥胖的患者，体格检查可能无法定论或模棱两可，这时可以借助影像学检查，如静脉造影、多普勒超声、闪烁显像或热成像等检查方式，以确定确诊无明显精索静脉曲张的患者是否存在静脉反流，表明可能存在亚临床型精索静脉曲张[30, 31]。亚临床型精索静脉曲张作为男性不育的原因仍存在争议，目前的研究不支持通过手术来治疗亚临床型精索静脉曲张[32–34]。

尽管如此，最近的研究表明，在患有左侧临床型精索静脉曲张和右侧亚临床型精索静脉曲张的患者中，双侧精索静脉结扎术优于单侧精索静脉结扎术[35]。在 2018 年一项涉及 358 名精索静脉曲张的不育男性的随机对照试验中，双侧手术组在精子浓度、正常精子形态和精子活率方面的改善明显高于单侧组。此外，手术后双侧组的妊娠率在统计学上更高（双侧组：单侧组为 42.5%：26.0%）。

包括血清促卵泡刺激素（FSH）和睾酮水平在内的术前激素水平可能会影响预后。应使用测量仪器（如普拉德睾丸测量仪或测厚仪）评估睾丸体积。根据世界卫生组织（WHO）指南[15, 36, 37]，至少要进行 2 次精液分析后再进行评估。不育男性，无论是术前精液参数较差还是因重度精索静脉曲张，通过行精索静脉结扎术，术后精液参数改善的可能性更大[38]。另外，术前睾丸体积减小、血清 FSH 水平升高、睾酮浓度降低和亚临床型精索静脉曲张是术后生育力改善的负面预测因素[32, 39–44]。

临床表现为无精子症的精索静脉曲张患者可能需要进行精索静脉结扎术。在这种情况下，建议行染色体核型分析及 Y 染色体微缺失（AZFa、AZFb 和 AZFc 区域）的筛查。原因是其基因是否异常值得怀疑，应仔细权衡。对于有精索静脉曲张的无精子症患者，睾丸活检（开放或经皮）可能是有用的，因为睾丸组织学结果似乎是接受治疗的男性精液中出现精子的唯一有效的预后因素[36, 45]。对于有睾丸萎缩、隐睾病史、睾丸外伤、睾丸炎和激素功能障碍的男性，推荐精索静脉曲张手术时也应谨慎，因为这种情况下的精索静脉曲张可能是巧合，而不是导致[45]不育的原因。任何关于精索静脉曲张修复的建议都应与患者建立融洽的关系。此外，对于所有的手术重建程序，建议在进行任何干预之前都要评估女性伴侣的生殖潜力，并应充分讨论精索静脉曲张修复的替代方案。

**2. 手术方面**

（1）麻醉

根据外科医生和病人的喜好，可采用局部麻醉或全麻进行精索静脉曲张手术。在我们的诊所，我们经常在门诊进行显微外科腹股沟下精索静脉结扎术，使用由输液泵输送的丙泊酚进行静脉麻醉，在精索阻滞时我们通常使用 10 mL2% 的盐酸利多卡因[36]。

（2）技巧

精索静脉曲张可通过开放（放大或不放大）或腹腔镜手术治疗。不管采用何种技术，最终的目标都是阻断精索蔓状静脉丛的曲张静脉。腹膜后高位和腹腔镜下手术的目的是结扎精索内静脉，而腹股沟和腹股沟下入路的目的是结扎导致精索静脉曲张的精索内、外和提睾肌静脉。

（3）腹膜后技术

腹膜后高位开放精索静脉曲张结扎手术是在髂前上棘内侧腹股沟内环处切口（图 12.2）。手术将腹外斜肌分开、腹内斜肌上推，推开腹膜。精索内动静脉在腹膜后靠近输尿管处显露。在这个平面，只有 1 个或 2 个精索内静脉，但精索内动脉可能不容易识别。静脉在左肾静脉回流点附近结扎。在腹膜后入路中既不能识别出与精索平行或穿过腹股沟管底的精索外静脉，也不能识别出提睾肌静脉。一些证据表明，这些侧支的存在是导致术后复发率高的因素，如腹膜后高位精索静脉结扎术[46]。右侧的手术入路可能比较困难，因为右侧的生殖静脉回流到下腔静脉。

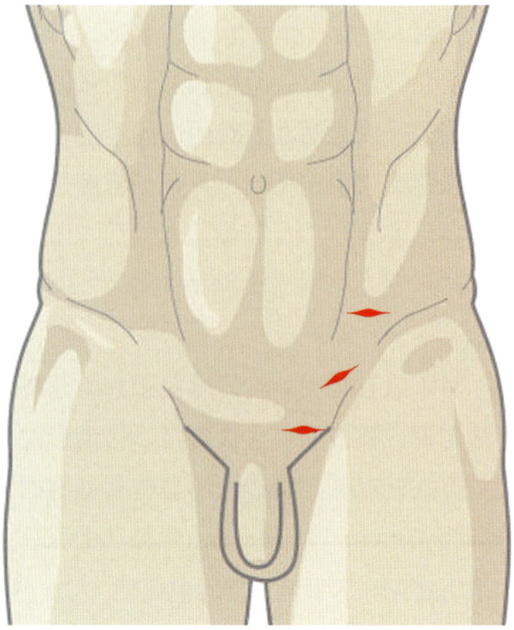

**图 12.2** 切口部位常用于腹股沟、腹股沟下和腹膜后精索静脉曲张的修补

腹腔镜精索静脉结扎术是一种使用高倍放大镜的腹膜后手术方法。精索动脉和淋巴管很容易被发现和排除，侧支静脉也可以被剪断或电凝。然而不能结扎精索外静脉是精索静脉曲张复发的第二大原因，其复发率约为 5%[47]。此外，有人认为腹腔镜精索静脉结扎术比开放手术更具侵入性、成本更高，且并发症发生率更高[47–49]。关于腹腔镜精索静脉结扎术的讨论不在本章讨论范围内，但更多的细节可以在其他章节中找到[50]。

（4）腹股沟和腹股沟下技术

经典的腹股沟精索静脉曲张手术方法包括在腹股沟管上开一个 5~10 cm 的切口，打开腹外斜肌腱膜，游离精索（图 12.2）。解剖和结扎精索内静脉，试图确定和避免损伤睾丸动脉和淋巴管。应识别并结扎与精索平行或穿过腹股沟管底的精索外静脉。虽然精索内静脉和精索外静脉在宏观上均可识别，但放大后有利于精索内动脉和淋巴管的识别和保留，可防止睾丸萎缩和鞘膜积液形成[51]。

显微外科精索静脉结扎术可以通过腹股沟入路或腹股沟下入路进行。腹股沟下入路相对于腹股沟入路的主要优点是，前者无需打开腹外斜肌腱膜，而打开腹外斜肌腱膜通常会导致更多的术后疼痛和较长时间的恢复。在我们的实践中，精索静脉曲张的治疗采用保留睾丸动脉和淋巴管的腹股沟下显微结扎手术（Marmar’s 技术）[24, 36, 50]。简单地说，首先在腹股沟外环下方切一个 2.5 cm 的皮肤切口。然后，分离皮下组织直到暴露精索，用 Babcock 提起精索，结扎和离断后侧的提睾肌静脉。我们在精索下面无张力地放一条 Penrose 引流条。然后打开提睾肌筋膜以暴露精索结构，然后在手术显微镜下放大 6 到 16 倍进行解剖。在筋膜内结扎和离断扩张的提睾肌静脉。直视下辨别清楚淋巴管和动脉，并保护起来。精索动脉的识别可以通过清晰的搏动和（或）在轻轻抬起血管、使血管部分闭合时观察到前进的搏动性血流来确定。虽然盐酸罂粟碱溶液可用于精索以增加动脉搏动，但我们倾向于使用术中微血管多普勒（20 MHz）超声来识别和确定微小动脉。精索内所有扩张的静脉被识别、分离并用血管环标记，然后使用不可吸收缝线结扎并横断。如果血管直径超过 2 mm，我们必须结扎血管，而不仅仅使用硬化剂栓塞小静脉。

这种腹股沟下技术也可以使用达·芬奇 TM（Intuitive Surgical）机器人辅助进行，但目前仍是初步的尝试。在一项涉及 258 例手术的研究中，在术后 3 个月[52]，有 9.6% 的患者通过多普勒检查可检出精索静脉曲张复发。精液参数的改善仅发生在精子浓度中位值增加 37.3%（$P < 0.03$）。治疗不影响精子的运动和形态。在这项研究中，作者没有评估 ICSI 的结果、妊娠率和成本效益。有关机器辅助精索静脉曲张手术的详细资料载于第 21 章[52]。

目前有前瞻性研究支持的证据表明，与上述其他技术相比，腹股沟下显微精索静脉结扎术的并发症更少，复发率更低[15, 53]。

### （三）手术后护理

我们建议术后的 48~72 h 和 1 周分别使用局部敷料和阴囊托。此外，建议在术后 48 h 内进行阴囊冰敷以减少局部水肿。我们建议病人在 2~3 周内限制运动和性交。口服镇痛药通常足以控制术后疼痛。术后随访旨在评估精液参数、并发症以及自然受孕或辅助受孕的改善情况。应每 3 个月进行一次精液分析，直到精液参数稳定或怀孕。

#### 1. 精液改善结果

精索静脉曲张结扎术的研究报告显示，大约 65% 的男性在一个或多个精液参数方面有显著改善[54]。术后精液改善和自然妊娠的平均时间分别约为 5 个月和 7 个月[25, 55]。

2007 年的一项研究使用一种新的荟萃分析方法分析了精索静脉曲张术后的精液改善情况。作者回顾了 17 项研究，其中患者至少有一项精液参数异常且临床上发现单侧或双侧精索静脉曲张行高位结扎或腹股沟显微精索静脉结扎术[10]。显微手术修复后，综合分析显示精子浓度提高了 $9.7 \times 10^6$/mL（95%*CI* 7.3~12.1，$P < 0.00001$），活力增加了 9.9%（95%*CI* 4.9~14.9，$P = 0.0001$）。高位结扎后，精子浓度增加了 $12 \times 10^6$/mL（95%*CI* 5.7~18.3，$P = 0.0002$），活力增加了 11.7%（95%*CI* 4.3~19.1，$P = 0.002$）。2 种方式的形态学均显示出 3.2% 的改善（95%*CI* 0.7~5.6，$P = 0.001$）[10]。比较是针对基线值进行的。

与此同时，Samplaski 等人评估了少精子症男性精索静脉曲张结扎后精子数量的改善率，作者报告了大约 60% 的患者有所改善。基线的总活动精子数由（TMSC）$< 5 \times 10^6$，增加到 $> 5 \times 10^6$，因此术后可以使用宫内人工授精（IUI）甚至自然妊娠[56]。

在 2017 年的一项前瞻性研究中，根据显微手术结扎后的精液参数，比较了 92 例原发性（57 人）和继发性（35 人）不育的精索静脉曲张患者。术前不同的群体之间基线参数差异不明显。术后 2 组患者的平均精液参数均有显著改善[57]，且 2 组患者的精液参数无差异。

Abdel Meguid 等人进行了一项前瞻性 RCT，以比较显微手术结扎精索静脉曲张与不干预之间的差别。1 年随访的结果显示，在治疗组与对照组[58]的观察期比较中，精子浓度、活力和形态均有显著改善。Bryniarski 等人的另一项研究比较了采用显微手术或腹腔镜方法结扎精索静脉曲张后精液参数的改善情况，随访 1 年，2 组参数均有改善[59]。Nasr 等在 1 年的随访中比较了显微外科精索静脉曲张结扎和经皮栓塞术后精子浓度和活力的改善。在他们的研究中，在精子质量[60]方面，2 种方法没有显著差异。表 12.1 和表 12.2 综合了已发表的关于静脉曲张手术及其对自然妊娠率影响的 RCT 和 meta 分析[61–71]。

**表 12.1　精索静脉曲张结扎术随机对照试验及其对自然妊娠率的影响**

| 第一作者和参考文献 | 年份 | 病例 | 干预和随访 | 治疗组 | 对照组 | *P* 值 |
|---|---|---|---|---|---|---|
| Madgar[60] | 1995 | 精液参数异常和临床型精索静脉曲张（任何级别）的 45 名不育男性；没有明显不孕因素的女性伴侣 | 精索内静脉高位结扎并观察；3 年 | PR[c]：60.0% | PR[c]：10.0% | 0.001 |
| Yamamoto[61] | 1996 | 85 名患有亚临床型左精索静脉曲张的不育男性 | 精索内静脉高位结扎及观察；2~5 年 | PR[c]：6.7% | PR[c]：10.0% | 0.96 |
| Nieschlag[62] | 1998 | 125 名不育男性至少有一个精液参数异常[a]的临床型左精索静脉曲张（任何级别） | 栓塞或手术结扎及咨询；12 个月 | PR[c]：29.0% | PR[c]：25.4% | NS |
| Unal[63] | 2001 | 42 名男性亚临床型精索静脉曲张；所有原发性不孕夫妇 | 手术结扎静脉和枸橼酸氯米芬；15 个月 | PR[c]：12.5% | PR[c]：6.7% | 0.589 |
| Krause[64] | 2002 | 有至少一个精液参数异常的 67 名不育男性[a]临床型精索静脉曲张（任何级别） | 逆行硬化剂治疗及观察；12 个月 | CPR[d]：30% | CPR[d]：16.2% | 0.189 |
| Abdel Meguid[58] | 2011 | 至少有一个精液参数异常的 145 名男性[b]临床型精索静脉曲张（任何级别）；所有原发性不孕夫妇 | 腹股沟下显微精索静脉曲张结扎术并观察；12 个月 | PR[c]：32.9% | PR[c]：13.9% | 0.010 |
| Mansour Ghanaie[65] | 2012 | 136 名男性精液参数正常[b]的临床型精索静脉曲张（任何级别）；所有继发性不孕夫妇（反复妊娠失败） | 放大镜辅助腹股沟精索静脉结扎术及观察；12 个月 | CPR[1]：44.1%；流产率[2]：13.3%；LBR[3]：38.2% | CPR[1]：19.0%；流产率[2]：69.2%；LBR[3]：5.9% | 0.003[1]；0.002[2]；0.003[3] |

注：PR 临床妊娠率，PR[c] 怀孕率' LBR 活产率，NR 未见报道，NS 不显著。
[a] 根据卫生组织 1992 年的标准。
[b] 根据卫生组织 1999 年的标准。
[c] 生育和流产率未报告。
[d] 作为治疗组。

**表 12.2　精索静脉曲张结扎术的 mate 分析及其对自然妊娠率的影响**

| 作者，年份和参考文献 | 人数 | 纳入研究 | 干预措施 | 精索静脉曲张结扎术后自然怀孕率 | 备注 |
|---|---|---|---|---|---|
| Evers，2008[38] | 607 对夫妇和男性伴有精索静脉曲张 | 8 个 RCT 怀孕报告作为一个评判结果 | 手术结扎或介入栓塞组和未经治疗组 | 观察到 8 个研究概率是 1.10（95%*CI* 0.73~1.68），表明对因精索静脉曲张导致的生精功能低下的不育夫妻治疗无益是不可思议的 | 2 项涉及临床型精索静脉曲张的试验包括一些精液分析正常的男性。3 项研究专门针对亚临床型精索静脉曲张的男性 |
| Ficarra，2006[39] | 不育男性出现异常结果精液分析和明显的精索静脉曲张 第 1 组：120 个不育精索静脉曲张的男性接受手术治疗；第 2 组：117 名男性未经治疗的精索静脉曲张 | 3 个 RCT 怀孕报告作为一个评判结果 | 手术结扎或介入栓塞和未经治疗组 | 显著增加怀孕率（PR），精索静脉曲张治疗结扎组 36.4%，对照组 20%（*P* = 0.009 | 这项研究是对 Cochrane mate 分析（Evers 等人，2008 年）排除精液分析正常和亚临床型精索静脉曲张 |

续表

| 作者，年份和参考文献 | 人数 | 纳入研究 | 干预措施 | 精索静脉曲张结扎术后自然怀孕率 | 备注 |
|---|---|---|---|---|---|
| Marmar，2007[40] | 不育男性出现异常精液分析结果和明显的精索静脉曲张第一组：396 名男性精索静脉曲张治疗组；第 2 组：174 个未治疗的男性精索静脉曲张不育组 | 2 个 RCT 和 3 个观察组 | 外科精索静脉曲张切结扎 与有明显的精索静脉曲张和至少有一个精液异常参数未手术组相比 | 显著增加怀孕率（PR），经历过精索静脉曲张治疗的患者 33.3%，对照组 15%，精索静脉曲张结扎术后自然怀孕率与未治疗相比是使用 REM 为 2.87（95%*CI* 1.33~6.20）和采用 FEM 法为 2.63（95%*CI* 1.60~4.33） | 需要治疗数是 5.7（95%*CI* 4.4~9.5） |
| Baazeem，2011[12] | 380 名少精子症和明显的精索静脉曲张不育男性 | 4 个怀孕的 RCT 报告来自少精子症的精索静脉曲张治疗人群 | 手术结扎和未经治疗的群体 | 使用随机效应模型，组合 OR 为 2.23（95%*CI* 0.86~5.78，$P=0.091$），表明精索静脉曲张结扎术效果适度优于观察组，但没有统计学意义 | 22、17 和 5 项前瞻性研究报道了精子浓度、总运动能力和进行性运动能力，分别对这三项研究进行临床精索静脉曲张结扎前后评估。REM 显示，每毫升精液中精子的浓度提高了 1232 万个（95%*CI* 9.45~15.19，$P>0.0001$），总运动能力和进行性运动能力分别提高了 10.86%（95%*CI* 7.07~14.65，$P>0.0001$）和 9.69%（95%*CI* 4.86~14.52，$P>0.003$） |
| Kroese，2012[41] | 894 对夫妇和伴有精索静脉曲张的男性 | 10 个 RCT 报告自然怀孕率 | 手术结扎或静脉内介入栓塞治疗和未经治疗的人群 | 组合固定效果 OR 为 1.47（95%*CI* 1.05~2.05，质量很差的证据），更偏爱介入治疗。17 岁开始治疗可以获得额外的有益效果，表明对治疗带有精索静脉曲张生育率低的夫妇人群精索静脉曲张治疗，这是唯一的异常发现 | 排除后的亚组分析包括男性在内的研究正常精液分析和亚临床型精索静脉曲张（5 项研究）显示出有利的治疗作用（组合 *OR* 2.39，95%*CI* 1.56~3.66；高统计异质性 $I^2=67\%$）。若增加其他有益结果需要治疗的数字是 7 |
| Kim，2013[42] | 610 名不明原因不育男性 | 7 个自然怀孕率的 RCT 报告作为评估标准 | 手术结扎组和未治疗组 | 随机效应模型显示 OR 为 1.90（95%*CI* 0.77~4.66，$P=0.1621$）。但是，对于三项研究的子分析其中包括精液参数异常的临床精索静脉曲张，根据固定效应计量模型 OR 是有意义的（OR 为 4.15；95%*CI* 2.31~7.45，$P<0.001$），结果更偏爱精索静脉曲张结扎术 | 研究的标准是有区别的。4 个研究群体包括精索静脉曲张的患者和 3 组亚临床型精索静脉曲张群体。与此同时，4 组人群中只有临床型精索静脉曲张患者影响了精液质量，其他 3 组人群精液质量正常 |

注：OR 概率，REM 随机效应模型，FEM 固定效应模型。

另一项由 Baazeem 等人进行的研究证实了这些发现[53]，研究不仅显示了精子浓度、精子总活力和前向运动的改善，而且还能降低精子氧化应激和精子 DNA 碎片率（SDF）[53]。因此，Roque 和 Esteves[72] 回顾了精索静脉曲张修复对 DNA 断裂率的影响，并在回顾了涉及 1200 多名治疗对象的 20 多项研究后强化了这一观点。尽管采用了不同的 SDF 测定方法、不同的设计和不同的样本量，所有的研究都报告了精索静脉曲张结扎后 3~12 个月的随访期 SDF 显著下降。手术获益的确切比例鲜有报道，但有些学者为 78%~90%[72]。

因此，即使传统的精液参数在精索静脉曲张显微手术结扎后没有明显的改善，但在其他功能性精子测试中已经证明了积极的影响，主要是在更严重的精索静脉曲张患者中[73]。

关于辅助生殖技术（ART）前精索静脉曲张结扎的效果，我们之前的观察表明，临床治疗精索静脉曲张可以改善精索静脉曲张相关不孕[24]夫妇的 ICSI 结果。在这项研究中，在 ICSI[24] 之前对精索静脉曲张进行治疗，实现活产的机会显著增加 1.9 倍，流产的机会减少了约 56.5%。

关于精索静脉曲张结扎在非梗阻性无精子症（NOA）男性中的作用，最近的一项荟萃分析表明，44%（151/344）接受治疗的患者精子恢复[20]。与成熟阻滞相比，这种益处在睾丸组织病理学显示的睾丸发育不良（*OR* 2.35，95%*CI* 1.04~5.29，$P = 0.04$）和纯睾丸支持细胞（*OR* 12.0，95%*CI* 4.34~33.17，$P < 0.001$）的男性中最为明显，该手术可避免手术取精[20, 74]。

### 2. 生育力结果

目前的证据表明精索静脉曲张的结扎可能对怀孕率有积极的影响。然而，文献中仍然缺乏同质人群的随机对照试验来明确地证明此观点正确。

2011 年发表的一项随机临床试验报告显示，接受治疗的男性自然妊娠率为 32.9%，而观察组为 13.9%（*OR* 3.04，95%*CI* 1.33~6.95）[58]。同样，Marmar 等人在一项包括各种设计研究的 meta 分析中显示，精索静脉曲张结扎组自然妊娠的可能性更大（优势比为 2.97，95%*CI* 1.60~4.33）[75]。

另一项研究表明，在显微精索静脉曲张结扎术后 1 年随访中，原发性或继发性不育似乎并不影响生育结果（分别为 42.1% 和 31.4%）。

Cochrane 最新的综述可以追溯到 2012 年，包括 10 项 RCT，涉及 894 名接受不育症治疗的男性[76]。在这篇综述中，作者纳入了 2 项涉及精液分析正常和 3 项涉及亚临床型精索静脉曲张的试验。妊娠结局的综合固定效应 OR 为 1.47（95%*CI* 1.05~2.05，极低质量证据），倾向于干预。额外妊娠需要治疗的人数（NNT）为 17，这表明对于仅发现精索静脉曲张异常的不孕夫妇，精索静脉曲张的治疗优于预期治疗。排除了精液分析正常和亚临床型精索静脉曲张的男性的亚组分析（5 项研究）也支持治疗（综合 *OR* 2.39，95%*CI* 1.56~3.66）。在这种情况下，额外有益的 NNT 值为 7。研究报告没有说明活产率。

至于手术技术，2009 年一项对 4473 名接受显微手术的受试者进行的 meta 分析报告称显微手术有更好的自然妊娠率（41.9%，$P = 0.001$），复发率最低（1.0%，$P = 0.001$），鞘膜积液形成率最低（0.4%，$P = 0.001$）[77]。腹腔镜和显微手术随访 12 个月后的妊娠也有相似的报道（分别为 29.7% 和 40.5%）（$P = 0.34$）[59]。最近发表于 2018 年的一项系统综述和 meta 分析汇编了 23 项研究，包括 1178 名显微外科患者和 1069 名腹腔镜手术患者[78]。作者发现，显微外科精索静脉曲张结扎降低了并发症发生率（RR 0.40，95%*CI* 0.21~0.75）、复发率（RR 0.35，95%*CI* 0.22~0.55）和住院时间（WMD −0.53，95%*CI* −0.85~0.21），而它提高了精子浓度（WMD 3.00，95%*CI* 1.23~4.76）。没有观察到手术时间（SMD 1.61，95%*CI* 0.71~2.51）和精子活力（WMD 2.38，95%*CI* 0.39~4.37）的影响，也没有关于妊娠结局的数据。

最近，2019 年一项前瞻性随机研究评估了保留睾丸动脉的作用，包括 302 名患有严重少精子症和临床型（Ⅱ/Ⅲ级）精索静脉曲张的不育症患者[79]。研究表明，无论是否保留动脉，术后 3 个月和 6 个月的精子密度和活力都有统计学上显著的改善。但保留精索内动脉的患者的精液质量改善更大。随访 1 年，该组自然妊娠率明显高于对照组（40% 比 30%，$P = 0.03$）。精索静脉曲张结扎术中动脉损伤是降低自然妊娠率的独立预测因子（危险风险 HR = 3.2，95%*CI* 1.4~7.1，$P = 0.003$）[79]。

## 二、输精管和附睾吻合术

### （一）适应证

输精管吻合术和输精管附睾吻合术是为绕过影响输精管或附睾梗阻的外科手术方法。在美国，大约 13% 的 15~44 岁已婚男子报告曾做过输精管结扎术[80]。因婚姻状况或生殖目标改变而寻求输精管结扎复通术的男性人数为 2%~6%[81]。在巴西，每年大约进行 200000 例输精管结扎术和 7000 例复通手术[82]，来治疗输精管结扎术继发的梗阻，其中一部分是与腹股沟或阴囊手术有关的医源性损伤，尤其是在儿童早期手术中的损伤，另外是改善输精管结扎术后的疼痛综合征[83]。

### （二）术前计划

#### 1. 病人评估

必须记录详细的病史并确定预后因素。从输精管结扎术到复通术的梗阻间隔对手术结果至关重要。梗阻 15 年以内的通畅率和妊娠率分别约为 74% 和 40%[84]，而梗阻 15 年以上的通畅率和怀孕率较低。此外，输精管长期梗阻会导致附睾梗阻发生率高。结果，可能需要进行输精管附睾吻合术（VE）。

既往有输精管复通术史的并不能排除再次手术。据报道，输精管复通的通畅率和妊娠率分别为 79% 和 31%[85]。显然，当前伴侣的受孕史是成功妊娠的唯一重要预测因子。但是，应引起对医源性意外手术导致梗阻可能的关注（如生殖器 / 腹股沟手术史）。腹股沟管或腹膜后梗阻的修复在技术上可能具有挑战性。

还应进行详细的身体检查。睾丸小而软可能表明生精功能受损。硬结、不规则附睾和鞘膜积液常与梗阻有关，并可能提示需要进行输精管附睾吻合术。输精管中肉芽肿的触诊应被解释为有利的预后体征。它的存在意味着精子已经在输精管切除部位漏出，防止了附睾小管内压过大和破裂[81, 84, 86]。如果发现了输精管断端，我们建议患者可能需要在腹股沟区域进行较大的切口以实现无张力吻合。在进行重建手术之前，无需进行专门的实验室检查。但是，如果在身体检查中怀疑睾丸受损，则血清 FSH 可能会提供有关睾丸储备的信息。抗精子抗体检测的临床实用性仍有争议。有证据表明，复通后晚期失败的可能是技术性的，而不是免疫性的[87, 88]。此外，总体受孕率很高，并且抗精子抗体的存在与手术后的生育能力没有密切相关性[89]。

在提出任何重建建议之前，我们会仔细评估女性伴侣的生育能力。例如，必须评估并考虑输卵管的通畅性和卵巢的储备功能，因为它们会影响怀孕的机会。此外，应告知输精管结扎复通术的替代方案。研究表明，与相同伴侣在一起的男性的复通术结果明显好于与新伴侣在一起者。较短的梗阻间隔以及生育的坚定决心是成功率更高的关键因素[81, 90]。相比之下，女性年龄大于 40 岁似乎是成功的否定指标[91, 92]。

#### 2. 操作方面

（1）麻醉

可以使用局部、区域或全身麻醉进行输精管吻合术和输精管附睾吻合术。在作者的实践中，手术是在门诊进行的。我们首选的麻醉方法是使用异丙酚（2,6- 二异丙基苯酚）进行全身静脉麻醉，并使用盐酸利多卡因溶液行精索封闭。以 2 L/min 的纯氧进行自发或辅助通气时使用氧气面罩，异丙酚的诱导剂量是 3~4 mg/kg，然后输注速度是 60~100 μg/（kg · $min^{-1}$）。外科医生在用 1% 利多卡因（不含肾上腺素）进行皮肤和皮下浸润之前，先给予阿片类药物，如芬太尼（1~2 μg/kg）或阿芬太尼（7~15 μg/kg）。丙泊酚的优势是具有止吐作用，可让患者醒来时感觉良好且精神状态清晰。

**（2）切口**

我们在阴囊的前左右侧各做一个 2 cm 的纵向阴囊切口。在可触及的肉芽肿或确定的输精管间隙上切开阴囊皮肤。仅输精管末端通过皮肤切口暴露。当在阴囊高处进行输精管吻合术，需切除长段输精管或难以进行输精管游离或重建时，切口可能会延伸至腹股沟区域。仅在要进行输精管吻合术或机器人辅助吻合术时才提出睾丸。

**（3）游离输精管**

在先前输精管结扎部位的区域进行显微外科解剖，以使输精管及其血管蒂脱离周围的瘢痕组织。使用双极或电刀止血时要非常小心。游离输精管并切除疤痕末端后，以 24 号钝头导管插入输精管腔注入 20 mL 无菌生理盐水，来确保腹侧输精管的通畅。输精管的末端必须充分游离，以实现完全无张力的吻合。根据外科医生的喜好可以使用显微外科手术夹或缝合线来固定。

**（4）输精管液检查**

我们用肉眼和光学显微镜检查来自睾丸输精管末端的液体是否存在精子。大量、清澈、水样或混浊的液体和活动精子的存在与 94% 的优良通畅率相关，而在输精管中未发现精子时，通畅率只有 60%[81]。浓稠的牙膏状输精管液提示附睾梗阻[81, 93]。输精管液中精子的质量和外科医师的显微外科技能是决定重建成败的最关键因素。通常，输精管切开后出现精子或精子成分，甚至是“干”的输精管，其通畅率为 70%~80%[94, 95]。输精管附睾吻合术是具有挑战性的外科手术，只能由经验丰富的显微外科医师尝试。输精管（管腔直径 300~400 μm）与附睾小管（管腔直径 150~250 μm）的精确吻合需要精细的显微外科技术和高放大倍数。术中可以进行精子采集和冷冻保存[96]。

**（5）输精管吻合术**

对手术细节的关注直接影响显微重建手术的成功。这些包括精确的黏膜对黏膜，水密无张力吻合，保留输精管血液供应和健康组织（黏膜和肌层）以及适当的显微无创伤技术。

**（6）改进的单层技术**

Sharlip 描述的改良单层输精管吻合术也是作者选择的术式[97]。我们的首选是使用安装在锥形针上的 9-0 尼龙缝线，并借助输精管夹（ASSI，目录号 MSPK-3678）进行吻合。外科医生位于患者右侧进行手术。第一条缝线缝在右输精管的内侧表面（零度位置）（图 12.3a）。将该缝合线穿过睾丸侧输精管壁的全层，首先穿过较多的外膜和肌层以及一小部分黏膜，然后将缝线再次穿过腹侧输精管的相应零度位置，再次在黏膜边缘和大部分肌层 / 外膜层边缘缝合。该缝合线打结并剪断多余的线，因此随着手术的进行很容易识别。第二根缝合线的位置在与第一根缝合线相对 180° 处，再次沿整个输精管壁缝合，首先在睾丸侧，然后在腹侧输精管。该缝合线打结并剪断多余的线。将第三条全层缝线缝合在 60° 位置，距离从第一缝线到第二缝线的 1/3。在打结之前，将第四根缝合线缝合在 120° 位置，距离从第一根缝合线到第二根缝合线的 2/3。在仔细检查第三和第四根缝合线的位置合适后，将它们提起来（图 12.3a）。在这 2 个缝线之间以 90° 位置缝合第五条缝线，但仅穿过肌层表面。这样就完成了输精管前部的吻合。此时，已经缝合了 4 根全层和 1 根肌层缝合线，并且闭合了输精管周长的一半。然后将输精管夹旋转 180°，并检查输精管两端后壁缝合线的位置。输精管旋转后，然后将 2 个全层缝合线分别置于 240° 和 300° 位置。这些缝合线在打结之前已检查并补针。将最终缝合线缝合于 270° 位置的肌层中。这便完成了吻合，合计共 8 条缝合线，而不是 Sharlip[97] 所描述的 12 条。吻合完成后，将周围松散的纤维组织缝合在吻合部位，以减轻张力。阴囊切口以常规方式闭合。

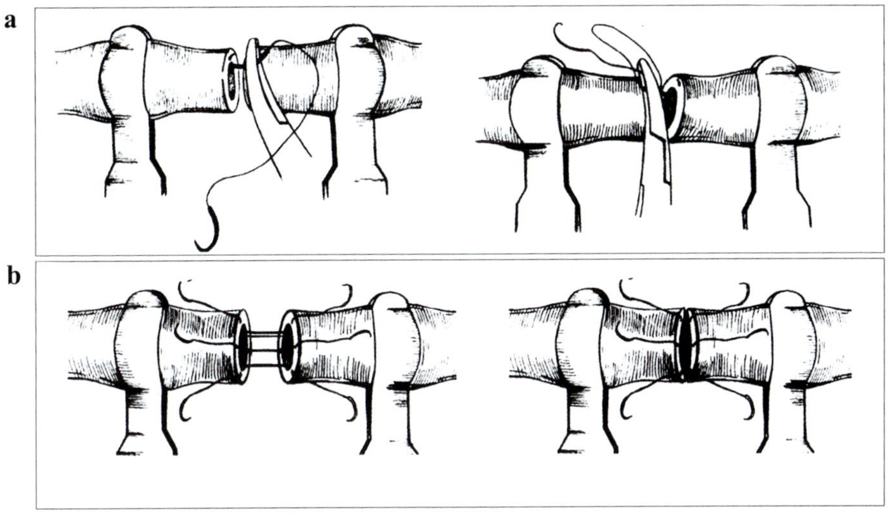

**图 12.3**　显微外科输精管吻合术。改进的一层（a）和改进的两层（b）技术的说明图

（7）双层技术

Belker 描述的这种技术包括在黏膜层间断缝合 5~8 根 10-0 尼龙缝线，在肌层和外膜层缝合 8~10 根 9-0 尼龙缝线[98]。建议使用输精管夹和固定缝合线来固定吻合处的输精管。在缝合开始之前，主刀可直视彼此平行的输精管两端的管腔。缝合时仅接近圆周的 90°，可完全进入黏膜。随着缝合的进行，输精管的横切端彼此相对弯曲，使缝合线无张力地结合在一起。首先将 3 根后肌层缝合线排成一排，使结打在外面，在缝合并打结了 3 个黏膜缝合线之后，然后缝合并打结远角和近角缝合线，直到吻合口的前部仅留有 2~3 根缝合线的空间。然后将这些剩余的缝线缝合好并留置，直到可以安全地缝合另一面为止。小心缝合肌层，观察下面的黏膜层缝合线，以防止外层缝合线穿透管腔。这些缝合线的缝合从助手侧到主刀侧进行更加舒适。阴囊切口的关闭以常规的方式进行。最近的视频详细显示了 Hakki 等人如何操作该技术[99]。

（8）多层缝合技术

该方法最初由 Goldstein 提出，是治疗明显不同管径的输精管的首选方法[100]。输精管末端以 90° 直角切开，亚甲蓝染色可以更好地标记黏膜环，出针点可以用微针尖标记（图 12.4b）。采用聚丙烯单丝 10-0 双针缝合线和直径 70 μm 的圆针吻合。缝合线以由内而外的方式缝合，避免意外损伤后壁的可能性。每次缝合都应包括黏膜和约 1/3 度的肌层，保持输精管两端两侧对称。起初 4 个缝合线缝合在输精管的前部并打结。然后精确地将 3 根 9-0 缝线缝合在先前预置的黏膜缝线之间，恰好在黏膜缝线上方，但不穿过黏膜，密封黏膜缝合线之间的间隙。然后将输精管旋转 180°，再缝合 4 个 10-0缝合线，完成黏膜层的吻合。在打最后一个黏膜结之前，用肝素盐水冲洗输精管以防止血凝块形成。黏膜层完成后，在每条黏膜缝合线之间再次缝合 9-0 缝线，同样避免穿透黏膜层。缝合时，要等到再缝合两三针后才能打结。如有必要，9-0 缝合线应缝合外膜层。最后用 4~6 个 6-0 缝合线关闭输精管鞘。

（9）机器人辅助技术

近年来，有些学者已经展示了使用机器人辅助完成上述经典技术的可能性。机器人可以提供高倍的成像（最大 100 倍放大倍率）和控制生理震颤的优点[101, 102]。使用机器人辅助重建手术治疗男性不育不在本章范围内（更多信息请参阅第 19 章和第 20 章）。

（10）附睾输精管吻合术

该手术首先在阴囊上部做一个纵向切口。通过切口挤出睾丸，并仔细检查睾丸和附睾。梗阻部位通常是附睾从质硬、细小管径过渡到较软、较宽处的区域，阻塞部位通常明显可见。输精管附睾吻合术与输精管吻合术相似，但需要更长的时间才能进行附睾吻合术。吻合是在显微镜下操作的。目前有端对端、端对侧和端对侧套叠技术 3 种吻合方法用于将输精管腔连接到单个附睾小管上。在吻合之前，必须在梗阻水平上方明确识别出扩张的附睾小管。打开小管并检查附睾液中是否存在活动精子。如果未检出精子，则需要在附睾的更近端进行吻合。

（11）端端吻合技术

Silber 首先描述了该技术，端到端 VE 是最具挑战性的吻合术[103, 104]。它涉及单个附睾小管的解剖，完全横断和输精管腔的吻合。将附睾体从睾丸上游离 3~5 cm，以提供足够的长度以实现无张力吻合。最初，将 2 个 9-0 尼龙缝合线缝合在输精管浆肌层表面的 5 点钟和 7 点钟位置，以将远端输精管的切开端固定在附睾上。接下来，将 4 根 70 μm 弧形圆形针的双针 10-0 尼龙缝合线，以 4 个象限的方式缝合在输精管和附睾小管之间（图 12.4a）。在所有缝合线都缝合好之前，这些缝合线不打结。最后通过间断缝合几条 9-0 尼龙缝合线以使输精管的浆肌层接近附睾管，从而完成输精管附睾端端吻合。

（12）端侧吻合技术

由 Thomas 推广的端侧输精管附睾吻合（VE）是通过在梗阻近端附睾小管壁上开一个小窗口，并将输精管末端缝合在打开的窗口上[104]。相对于端到端吻合的优点其具有较少的解剖和出血，因为在开放小管之前止血是安全的。此外，只打开一个小管，使未闭小管的识别更加准确和容易。当小管打开并确认精子存在时，将 3 个或 4 个双针 10-0 尼龙缝合线穿过附睾小管的边缘，沿 4 个象限缝合（图 12.4b）。缝合线缝合在相应的输精管黏膜象限并系紧。附睾鞘膜和输精管的浆膜层之间的吻合是用 9-0 尼龙缝合线完成的。最后，用几个 9-0 尼龙线将输精管固定在睾丸鞘膜上。这些最后的缝合是为了减小吻合口的张力，但要远离输精管附睾吻合部位。

Berger[105] 介绍了输精管附睾端侧吻合技术（后来又被其他人完善[106, 107]）。在本章所述的 3 种技术中，它是最简单和最快的，也是作者所选择的输精管附睾吻合术，其优点是将传统端侧吻合术的精确性与简化的显微缝合技术结合起来。这种方法不是将附睾小管直接拉入输精管，而是将附睾小管套叠入输精管腔。在附睾管上开窗与输精管端侧相对应，2 根 9-0 缝合线将输精管肌层固定在附睾鞘膜上，以避免吻合部位出现张力。3 个双针 10-0 尼龙缝合线以三角形形状等距缝合在将要吻合的附睾小管中（图 12.4c）。然后，用显微剪或显微刀小心地打开附睾小管。一旦附睾液体中确认有精子，缝针由内而外地缝过输精管的管腔。然后将缝合线打结，使附睾小管向输精管腔内凹陷（图 12.4c）。最后，缝合额外的 9-0 尼龙缝合线以将输精管的浆膜层靠近附睾鞘膜。

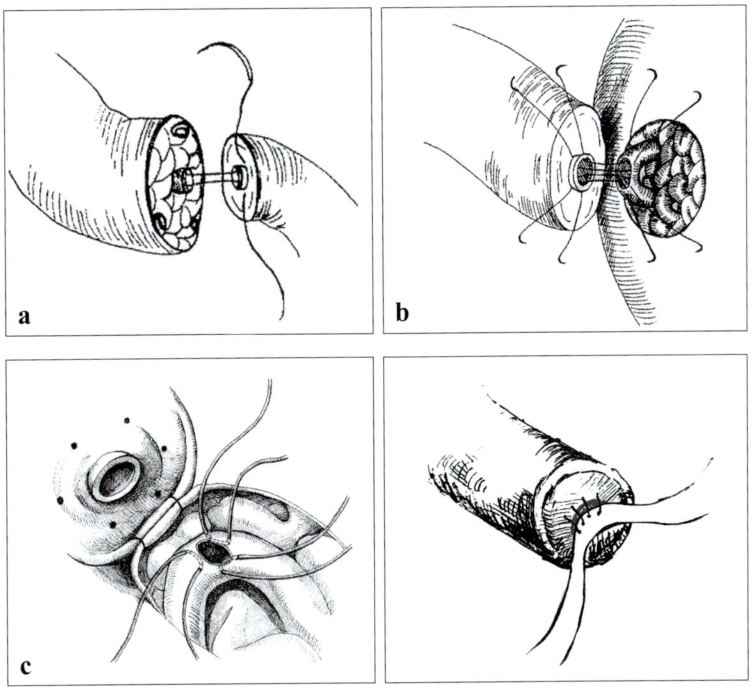


**图 12.4**　显微外科输精管附睾吻合术。端端（a）、端侧（b）和三角端侧（c）吻合说明图

Marmar 描述了一种改进的输精管附睾端侧吻合术[106]。术中，暴露一个附睾小管，2 个双针 10-0 尼龙缝合线，两针平行缝过附睾管，两针之间要有足够的空间让显微刀片的尖端切开。显微持针器同时固定 2 根针，并在保持平行的同时将它们移动到吻合位置。2 根针的尖端同时缝过附睾小管。2 个缝线都向上拉紧，用显微刀在它们之间切开附睾小管。然后，附睾缝合线的 4 根针分别缝入输精管的黏膜腔内，由肌层缝出。针被缝合在左边 8 点钟和 10 点钟的位置，右边 2 点钟和 4 点钟的位置，使附睾小管套叠入输精管腔。输精管肌层和附睾鞘膜通过 9-0 尼龙线缝合 3~4 针完成吻合术。

2014 年，2 个单针 10-0 尼龙缝合线用于纵向套叠输精管附睾吻合术，取得了满意的效果[108, 109]。第一条缝线（长 5 cm）通过输精管的黏膜层以从外到内的方式缝合，然后，用针穿透附睾小管的外侧纵向缝合；第二条缝线（长 5cm）与第一条缝线相同，且平行于附睾小管对侧缝合。在 2 根平行的针之间切开附睾小管，检查附睾液中是否有精子，然后缝针通过输精管的黏膜层入并由内而外缝合，打结缝合线作 4 点固定。在一组 22 例患者中，单侧和双侧的手术时间约为 145 min 和 214 min。复通率为 59%（单侧和双侧分别为 50% 和 70%），妊娠率为 36%[109]。

### （三）手术后护理

术后 48~72 h 和 2 周内分别应用局部敷料和阴囊托。在术后 72 h 内，建议阴囊冰敷以减轻局部水肿。对于输精管吻合和输精管附睾吻合的患者，建议他们分别在 1 个月或 2 个月内限制身体活动和性生活。口服镇痛药通常足以控制术后疼痛。术后随访的目的包括评估精液参数、并发症、自然或辅助受孕的改善情况。术后每 2 个月要求患者提供精液标本进行分析，直至精液参数稳定或发生妊娠。

### （四）结论

对于大多数输精管结扎术后的男性来说，显微手术重建输精管仍然是恢复生育能力的一种经济有效、可靠和有效的方法[110–114]。然而，比较手术重建和精子提取 /ICSI 的数据既不是随机的，也不是单一的。因此，我们建议对影响治疗结果、总费用和与每种治疗方式相关的发病率的因素，以及提供治疗的机构进行适当的了解。由经验丰富的医生手术，男性生殖道的重建是非常成功的。显微外科技术优于开放手术或放大镜辅助吻合术[81, 115]。显微手术后，50%~95% 的患者精子能够再现，而 30%~75% 的夫妇无需接受 ART 即可怀孕。

总的来说，显微外科输精管吻合术和输精管附睾吻合术后的远期通畅率 / 妊娠率分别为 92%/55% 和 78%/40%[75, 81, 84, 90, 93, 95, 103, 104–107, 116–126]（表 12.3 和表 12.4）。最近，Majzoub 等报道了 171 例连续接受输精管结扎复通（VR）治疗的患者的妊娠数据[125]。总体通畅率（射精中出现精子）为 91.8%，49.6% 的夫妇自然妊娠，平均持续时间为 1.3 ± 0.08 年。大多数怀孕发生在术后 24 个月内。妊娠率与输精管结扎和输精管复通所耗费的时间以及女性年龄有关。输精管吻合术后开始妊娠的可能性与梗阻间隔成反比，根据 EAU 关于男性不育症[15]的指南，8 年后估计小于 50%。其他作者报道，30%~40% 的夫妇在梗阻间隔大于 15 年的患者进行重建后成功怀孕，相比之下，50% 的夫妇在更短的间隔内成功怀孕[86, 93]。尽管女性伴侣的年龄不会影响输精管结扎复通（VR）后的通畅率，但它确实会影响妊娠率（> 40 岁的女性为 14%，而小于 39 岁的女性为 56%）[92]。即使经皮附睾穿刺失败的患者，输精管复通术也是可行的。Marmar 等人报道称，在这种情况下，女性伴侣年龄在 37 岁或 37 岁以下的夫妇中，PESA 术后附睾损伤影响不大，且 VR 后怀孕率高达 50%[140]。

**表 12.3　输精管吻合术后结果**

| 作者 | 年份 | *N*（总数） | 技术 | 通畅率 /% | 怀孕率 /% |
|---|---|---|---|---|---|
| Sharlip[116] | 1981 | N/A | 改良单层术 | 100 | 67 |
| | | | 双层 | 100 | 75 |
| Lee[110] | 1986 | 324 | 改良单层术 | 85 | 50 |
| | | | 双层 | 91 | 52 |
| Belker[81] | 1991 | 1247 | 改良单层术 | 89 | 57 |
| | | | 双层 | 86 | 51 |
| Fischer[118] | 2001 | 40 | 改良单层术 | 88 | N/A |
| | | | 双层 | 90 | N/A |
| Boorjian[84] | 2004 | 159 | 双层 | 95 | 83 |
| Chan[90] | 2004 | 1048 | 双层 | 99 | 54 |
| Hsieh[119] | 2005 | 74 | 改良单层术 | 91 | 43 |
| Kolettis[95] | 2006 | 34 | 联合术 | 76 | 35 |
| Schwarzer[120] | 2012 | 958 | 三层 | 89 | 59 |
| VanDongen[121] | 2012 | 162 | 改良单层术 | 91.4 | 43.8 |
| Safarinejad[122] | 2013 | 112 | 双层 | 82.1 | 28.4 |
| Crosnoe[123] | 2014 | 561 | 三层 | 97.0 | NR |

续表

| 作者 | 年份 | *N*（总数） | 技术 | 通畅率 /% | 怀孕率 /% |
|---|---|---|---|---|---|
| Moon[124] | 2015 | 263 | 三层 | 96.8 | NR |
| Majzoub[125] | 2017 | 139 | 改良单层或三层 | 91.8 | 49.6 |
| Marshall[126] | 2017 | 60 | 单层（机器人辅助） | 88.1 | NR |

**表 12.4　输精管附睾吻合术后结果**

| 作者 | 年份 | 患者编号 | 吻合 方式 | 开放率 /% | 怀孕率 /% |
|---|---|---|---|---|---|
| Dubin[127] | 1985 | 46 | 端端 | 39 | 13 |
| Silber[128] | 1989 | 139 | 端端 | 78 | 56 |
| Schlegel[129] | 1993 | 93<br>17 | 端端<br>端侧 | 70 | 31 |
| Berger[130] | 1998 | 12 | 套叠 | 92 | NR |
| Marmar[131] | 2000 | 9 | 套叠 | 78 | 22 |
| Chan[132] | 2005 | 68 | 套叠 | 84 | 40 |
| Schiff[a][93] | 2005 | 153 | 端端<br>端侧<br>3 针缝合<br>2 针缝合 | 73<br>74<br>84<br>80 | |
| Kumar[133] | 2010 | 24 | 套叠 | 48 | N/A |
| Peng[134] | 2012 | 73 | 套叠 | 71.7 | 33.3 |
| Harza[135] | 2014 | 36 | 端侧 | 77.7 | 22.2 |
| Binsaleh[136] | 2014 | 22 | 套叠 | 59 | 36 |
| Hong[137] | 2016 | 62 | 套叠 | 66.1 | 34.1 |
| Peng[138] | 2017 | 198 | 套叠 | 76.3 | 40.9 |
| Yoon[139] | 2019 | 2298 | 端端 | 61.1 | 26.9 |
| | | | 端侧 | | |
| | | | 套叠 | 69.1 | 35.9 |

注：$^aP < 0.05$ 比较手术入路通畅率和妊娠率。

其他影响成功率的因素包括手术时输精管液的外观，输精管液中精子的存在或缺失及其质量，以及毗邻附睾的剩余输精管的长度等。最近，Scovell 等人对平均梗阻间隔 7.1 年的 1293 名受试者进行了系统回顾和 mate 分析，评估在输精管结扎复通过程中从输精管液中发现精子的预后价值。当发现管腔内有精子或精子部分时，术后通畅率高出 4.1 倍（95%*CI* 2.3~7.3）。由于报告不一致，没有分析其他输精管液体特征的一致性[142]。Mazjoub 等人还指出，术中输精管液分析中精子或精子部分的存在是唯一显著影响妊娠率的变量[125]。由于现有手术后的通畅率和妊娠率不能达到100%，且在技术上有很高的要求，因此我们继续努力扩大重建修复的选择范围。除了输精管附睾套叠吻合技术外，新型生物材料/密封剂、可吸收和不可吸收支架的使用以及机器人技术的应用也在尝试中[93, 102, 141–145]。

对传统输精管附睾吻合术正在进行简化改进并加固吻合。在一项前瞻性研究中，Chan等人报道了使用套叠技术的总体通畅率和妊娠率分别为84%和40%[142]。这些研究被Schiff等人证实，他们报道使用简化套叠技术的通畅率和妊娠率分别约为82%和45%[93]。提示采用套叠技术，吻合口的水密性更强，因此，肉芽肿的形成减少。由于输精管附睾吻合术后的妊娠率低于50%，并且大约20%的病例发生晚期失败，因此应该在术中取出精子进行冷冻保存，特别是在重建困难的情况下。在输精管吻合术后1年随访中，约20%患者的精子质量可能恶化到无精子症或极端少精子症的水平，因此，建议根据EAU指南对男性不育症[15]进行精子低温保存。相比之下，一项成本分析研究表明，在输精管结扎术复通过程中，精子采集和低温保存并不划算[96]。

在吻合口周围使用密封胶的基本原理是减少手术时间和简化程序而不影响成功率。纤维蛋白密封胶刺激凝血级联，在吻合口周围产生纤维蛋白密封。当与凝血酶和钙混合时，纤维蛋白原转化为纤维蛋白单体，纤维蛋白单体又转化为稳定的交联纤维蛋白聚合物[143]。Ho等人在平均6.2个月的随访中使用3种穿透性9-0缝合线和纤维蛋白胶，实现了85%的通畅率和23%的妊娠率[143]。然而，由于纤维蛋白胶来源于汇集的血浆，因此存在与输精管腔接触导致梗阻的可能，也存在病毒性疾病传播的担忧[141]。不可吸收聚合物支架的使用已在动物模型上报道。初步结果显示，在39~47周的随访中，患者的通畅率为100%，并且支架植入组的精子总数明显更高[144]。

机器人技术的使用也很新颖。将这项技术添加到现有的设备上的基本原理依赖于生理静态震颤校正、视觉放大（使用数码显微镜时可达100倍）和人体工程学的可能性[145]。动物研究表明，机器人辅助输精管复通术比显微外科复通术更容易实施，妊娠率也更高[146]。在人们的初步经验中，Parekattil等人的报告显示，与显微外科技术相比，机器人辅助输精管复通术的手术时间更短，术后精子数更高[145]。然而，与经验丰富的显微外科医生相比，机器人的优势还有待于在更多的实例中得到证实。

## 三、经尿道射精管切开术

### （一）适应证

射精管梗阻（EDO）是一个潜在的可以手术纠正的男性不育原因。先天性梗阻是由射精管的闭锁或狭窄以及尿囊、苗氏管和沃尔夫管囊肿引起的。获得性梗阻可继发于输精管创伤或感染性病因。射精管的创伤性损伤可能发生在切除精囊囊肿、肛门闭锁的穿刺手术，甚至是长时间的导管或器械放置之后。生殖器或尿道感染和前列腺脓肿也可导致射精管狭窄或完全阻塞[147]。前列腺感染可导致结石形成和继发性梗阻，而结核可造成生殖器破坏。

### （二）术前计划

EDO的诊断通常需结合病史、体格检查、精液分析、经直肠超声等结果。临床表现可能变化很大，除了有不育症病史外，还可能有射精疼痛、血精、会阴和（或）睾丸疼痛等症状。然而，有些患者完全无症状。

体格检查时，直肠指诊可扪及扩大的精囊或肿块。前列腺压痛和（或）附睾增大也可能存在。血清 FSH 和睾酮水平正常。

精液分析显示少精子症或无精子症，精子活力下降，射精量减少。酸性（pH ＜ 7.2）和体积减少性（＜ 1.5 mL）无精子症，伴有果糖阴性，可触及输精管和附睾增粗，以上实际上是一种病征。然而，典型的临床表现可能较为复杂，存在单侧、部分和功能性梗阻[147]。对于射精量少的患者，通常进行射精后尿检以排除逆行射精。

对所有疑似EDO的患者，建议使用5~7 MHz双平面换能器进行高分辨率经直肠超声（TRUS）评估。然而，由于可生育和不育男性的输精管、精囊和射精管的大小和形状均存在显著差异，因此，射精管梗阻的确切定义仍然存在争议。TRUS 常发现精囊扩张（定义为一个横截面的宽度大于 1.5 cm）或射精管增宽（定义为一个内部管道直径大于 2.0 mm），射精管、精阜钙化或结石形成和中线或偏中线的前列腺囊肿[148–150]。经直肠超声引导下的精囊造影可提供射精管极佳的影像学表现[151]。此外，超声引导下精囊穿刺和抽吸液中存在活动精子也可用于诊断。由于精囊不是精子储存库，因此精子的存在提示梗阻[152]。可以进行睾丸活检以记录正常精子发生的存在。作者倾向于在手术前或手术时使用经皮睾丸精子穿刺技术进行对照。活动精子的存在高度提示射精管梗阻。

### （三）手术方面

**（1）麻醉**

经尿道射精管切开术（穿刺）采用局部麻醉或全身麻醉。

**（2）技术**

我们的选择是经尿道射精管切开术（穿刺），最初由 Farley 和 Barnes 提出[153]，后稍作修改[147]。首先，术中行输精管切开和输精管造影术以确定梗阻。取阴囊小切口，游离输精管，生理盐水和造影剂 1∶1 比例混合与亚甲蓝一起通过 30 号输精管造影针直接穿刺输精管，注入输精管的腹侧端[147]。输精管造影检查是确定有无梗阻，而注射亚甲蓝是通过观察穿刺时流出的液体颜色证实是否通畅。输精管肌层用 9-0 尼龙线缝合以关闭输精管切开部位。另外，经直肠超声引导下的精囊穿刺和造影剂灌注也可用于确认梗阻。

TURED 是患者取截石位，使用带有 24-French 环的电切镜切除前列腺底部近端的尿道脊组织，包括部分精阜（图 12.5）。通过观察射精管的扩张部分和染料流出，表明射精管已充分切开。放置 18F 导尿管 24 h，病人第二天出院。

值得注意的是，切除射精管是一个危险的操作。典型的 EDO 患者年轻且前列腺小，而且，在距离膀胱颈、直肠和括约肌非常近的地方进行电切。如果存在中线囊肿，则进行切除以将囊肿完全剥离。如果没有，切除精阜的前列腺组织直到看到射精管的扩张部分。为避免对射精管近端造成热损伤，采用纯电切模式，为防止直肠损伤，我们将手指置于患者直肠内。而手术成功与否则是通过识别经输精管注入的亚甲蓝是否流入尿道。

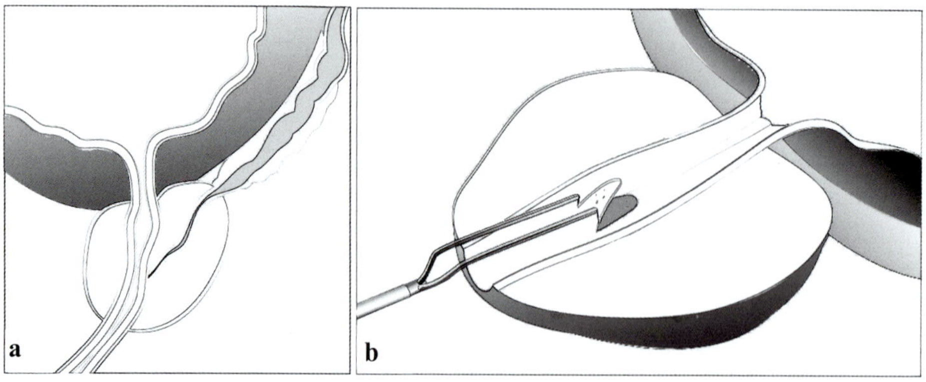


**图 12.5** 经尿道射精管切除术。射精管进入前列腺尿道的示意图（a）。电切环用于切除前列腺底部近端的条状组织，包括部分精阜（b）

### （四）手术后护理

留置尿管 24~48 h，次日患者出院。口服喹诺酮类抗生素和消炎药 5 d。建议使用阴囊托 1 周，以避免因输精管切开术引起的阴囊水肿。嘱患者术后 3~4 周频繁射精，每月进行精液分析检查了解恢复情况。

### （五）结果

射精管梗阻是男性不育症的一个可治疗的原因，但诊断可能很难，特别是在部分梗阻的情况下。经直肠超声是有价值的，但没有特异性。辅助手段如磁共振成像、输精管穿刺造影、精囊抽吸、精囊闪烁造影术和射精管测压术等可用于确诊 EDO[155–157]。经尿道射精管末端切除仍然是最好的选择，但由于手术风险和尿液反流进入精囊的可能性，微创方法使用球囊扩张或不经尿道切开的射精管手术可以有类似的结果和更少的并发症[158, 159]。

此外，已经开始采用输尿管镜治疗 EDO。Wang 等人使用输尿管镜检查精囊腔，取出结石。在这个过程中，射精管内结石可以被清除而不损害精阜[160]。

在我们先前报道的 14 例完全或部分梗阻的病人中，由于梗阻的病因不同（先天性或后天性）而导致不同的结果。在先天性组中，83% 的患者的精液质量（精液量、精子计数和活力）得到改善。66% 的患者在平均 5.7 个月的术后获得自然妊娠。在继发性 EDO 患者组中，仅有 30% 的患者发现精液改善，仅有一例自然妊娠成功。2 个人（每组一个）通过辅助生殖技术受孕。2 组的并发症发生率相似（33%），包括尿液反流至前列腺小囊腔，导致精液参数受损，逆行射精，以及一例附睾炎性梗阻。在我们的病例系列中没有直肠损伤或尿失禁的报道[147]。

El-Assmy 等人对 23 例部分或完全 EDO 继发于中线囊肿或炎症后梗阻的不育症男性进行了回顾性研究。所有部分 EDO 患者和 23.5% 完全 EDO 患者均有显著改善。自然妊娠发生率为 13%。数据表明，由于中线囊肿而发生完全 EDO 的男性与炎症性原因的男性相比，在穿刺后表现更好。另外，在部分 EDO 中，精液结果似乎不受梗阻原因的影响[160]。

## 第三节　结　论

外科干预治疗男性不育症是在受过显微外科和腔内外科训练的泌尿科医师的工作范围内。建议对患有临床型精索静脉曲张的不育男性进行精索静脉结扎术，以提高自然和辅助治疗的生育能力和生殖结果。如果诊断正确，显微手术重建输精管是非常成功的。然而，外科医生的经验是成功的关键因素。输精管附睾吻合术是一项具有挑战性的显微外科手术，必须由具有丰富显微外科技术的泌尿科医生进行。射精管梗阻经尿道射精管切开或膀胱镜检查治疗可获得满意的生育效果，尤其是先天性梗阻。

## 第四节　审查标准

使用 Science Direct、Ovid、Google Scholar、PubMed 和 MEDLINE 等搜索引擎，对精索静脉结扎术、输精管吻合术、输精管附睾吻合术和射精管梗阻在男性不育中的手术技术的使用进行了检索。搜索的开始日期没有指定，结束日期是 2019 年 1 月。该研究基于以下关键词："精索静脉曲张""DNA 片段""精液分析""输精管吻合""输精管附睾造吻合""输精管重建术""男性不育""精索静脉曲张结扎术""不育""精液参数""生育率""手术治疗"和"射精管阻塞"。以英语以外的语言发表的文章不予考虑。仅在会议或会议记录、网站或书籍中发表的数据不包括在内。网站和书的章节引用只提供概念内容。

感谢作者，感谢 Fabiola Bento 夫人对编辑工作的协助，感谢 Jose Eduardo Orosz 医生对精索静脉结扎术和重建手术的麻醉技术所做的个人观察。

（Ricardo Miyaoka 和 Sandro C. Esteves 著；李云龙和张天标 译）

13

# 第十三章　男性不育症的显微手术治疗

**要点：**

- 梗阻性无精子症是一个重要的诊断类别，因为其中一些病例可以手术治疗。
- 不育男性的评估旨在确定可能导致不育的病因、是否具有可逆性和潜在的治疗价值。
- 显微外科手术是为了解决附睾或输精管梗阻和矫正精索静脉曲张。为筛选显微外科手术治疗的适应证达到的成功率，需进行个体化评估和调查。
- 采用 10-0 聚酰胺缝合线的输精管附睾两针套叠吻合术是一种快速、高效的手术方法。纵向缝合比横向有更好的效果。
- 采用简化的 4-6 针缝合技术进行输精管双层吻合术，效果良好。
- 选择合适的患者是显微精索静脉曲张结扎术成功的关键。

## 第一节　介　绍

梗阻性无精子症（OA）是可以纠正的男性不育的原因之一，因此是一个重要的诊断类别[1–3]。不育症的显微手术包括输精管附睾吻合术（VEA）、输精管吻合术和显微外科精索静脉曲张结扎术。1902 年，Martin 首次报道了他的输精管和附睾侧 - 侧重建技术，通过在开放的附睾小管和输精管之间制造瘘管，将附睾鞘膜的外缘与切开的输精管浆肌层吻合起来，显示出 43% 的通畅率[4]。1936 年，Hagner 报告了他使用这种技术的预后，通畅率为 60%[5]。1978 年，随着放大镜的改进，Silber 描述了他的显微外科方法，即端端输精管附睾吻合术，并将输精管末端的黏膜直接吻合到单个附睾小管端[6]。1983 年，Fogdestam、Fall 和 Thomas 描述了将输精管末端与附睾小管侧吻合的输精管附睾端侧吻合术，通畅率为 64%[7, 8]。1998 年，Berger 描述了三角端侧套叠技术，在未切开的附睾小管上缝合 3 条双针 10-0 尼龙缝合线，减少了手术时间，通畅率达到 92%[9]。2000 年，Marmar 改进了这项手术，将 2 根针同时横向穿过未切开的附睾小管，用微刀片在它们之间做一个小的横向小切口（横向切口附睾输精管吻合术，TIVE）[10]。2003 年，Chan 等人发表了一份关于大鼠 3 种不同吻合技术的比较报告，并得出结论：在附睾小管纵向缝合缝线（纵向输精管附睾吻合术，LIVE）具有更高的通畅率[11]。

# 第二节 病因与评估

显微外科手术是为了解决附睾或输精管梗阻和矫正精索静脉曲张。为判断显微外科手术治疗的适应证和最大化成功结果，需进行个体化评估和调查。梗阻的诊断基于 2 个事实：第一，精液中没有精子（无精子症）。第二，FSH 正常的睾丸中精子产生正常（睾丸组织学检查）。对于输精管损伤，输精管和附睾交界处梗阻的患者，可以提供梗阻性无精子症的显微外科重建。

1. 输精管结扎 / 输精管损伤

输精管结扎术作为不育症的原因之一，根据病史和检查很容易诊断，在输精管结扎部位的两侧输精管均可触及结节。精液分析可以确认无精子症，通常不需要额外的检测。鞘膜积液或疝修补术或腹膜后手术过程中的医源性创伤可能会导致 OA。在这种情况下，可能需要输精管造影，以确定梗阻的部位。这项检查应与外科重建手术一起进行。不应进行孤立的诊断性输精管造影，因为它们可能导致输精管瘢痕形成和损伤。

2. 输精管附睾交界处梗阻（VEJO）

感染和不明原因引起的附睾和输精管交界处易梗阻。对于精子产生正常，射精量正常，输精管正常，但射精液中没有精子的男性是一种鉴别诊断。在大多数患者中，VEJO 的病因无法确定，诊断为特发性梗阻（iVEJO）。15% 的男性 OA 患者有睾丸内梗阻，不能重建，但术前无法诊断。后天性形式（炎症后或创伤后）比先天形式更常见，它的诊断很重要，因为 VEJO 是手术可纠正无精子症的病因之一[12]。

**重建与取精及体外受精 / 胞浆内单精子注射（IVF/ICSI）的对比**

与其他患有 OA 的男性一样，患有 iVEJO 的男性可以选择手术取精和 ICSI 体外受精。因此，应针对每对夫妇进行个体化治疗。显微外科重建比取精和体外受精更具成本效益，后者需要双方参与[13]。成功的手术可以在没有进一步干预的情况下怀孕，并避免试管授精并发症的风险，包括卵巢过度刺激、出生缺陷、多胎、早产和低体重儿[14]。

另外，考虑到重建的成功率有限，在配偶年龄较高的夫妇中进行应该谨慎，因为女性生育率随着年龄的增长而显著下降[15]。长时间的梗阻，特别是在输精管结扎后进行重建，常会产生不良后果[16]。伴随有需要干预的女性因素异常，如输卵管阻塞也是取精和试管授精的指征而不是重建（表 13.1）。

当手术取出附睾或睾丸精子进行 IVF/ICSI 时，每注射一次，卵母细胞的总受精率为 45%~75%，妊娠率为 26%~57%[18-24]。

# 第三节 显微外科手术

显微外科重建是在局部或轻度全身麻醉下进行的日间手术。使用外科医生和助手面对面的手术显微镜，以及具有摄像机连接和传输设施的机械臂。多年来，在病例选择和技术方面有了稳步的发展，预后也逐渐改善。

**表 13.1 显微外科重建（输精管结扎复通、输精管附睾吻合术）与体外受精 / 卵母细胞胞浆内单精子注射（IVF/ICSI）的比较**

| | 优点 | 缺点 |
|---|---|---|
| 显微外科重建术（输精管再通术及输精管附睾吻合术） | 1. 允许在受精过程中通过自然交配自然选择最好的精子<br>2. 如果显微手术成功，未来可在不需要额外治疗的情况下受孕<br>3. 成本更低：一次性手术比 IVF/ICSI 单周期的成本低 20%[17]<br>4. 如果显微手术恢复通畅但并没有怀孕，患者可以选择使用射出的精子进行 IUI 和 IVF/ICSI，而不是其他手术取精技术 | 1. 这是泌尿外科中最具挑战性的技术，因此，结果取决于外科医生的显微外科技能、经验和培训<br>2. 手术技术可能会随着时间的推移而改变，这将影响通畅率和妊娠率<br>3. 可能不会在多数医院提供 |
| 体外受精 / 卵母细胞胞浆内单精子注射（IVF/ICSI） | 1. 是治疗睾丸内梗阻、多部位梗阻、先天性双侧输精管发育不全（CBAVD）的唯一方法<br>2. 在高龄产妇中首选，因为女性的生育潜力在 35 岁后下降，40 岁后有限<br>3. 女性输卵管疾病 / 输卵管结扎术，可避免双方进行显微手术<br>4. 男性既往失败的显微外科重建 | 1. 对女性伴侣的风险，如卵巢过度刺激综合征（OHSS）[14]<br>2. 胎儿早产、基因异常和多胎妊娠的风险[14]<br>3. 取卵和精子过程中的并发症<br>4. 携带或传播与男性因素不育有关的基因缺陷的可能性<br>5. 治疗费用增加，需要同时对男性和女性伴侣进行干预 |

## 第四节　输精管附睾吻合术

阴囊探查输精管附睾吻合术是最常见的显微外科手术。几乎所有这样的手术都是在特发性梗阻患者中进行的。在输精管可触及并且睾丸 FNAC（细针穿刺抽吸细胞检查）显示精子发生正常的正常睾丸体积的无精子症患者中，怀疑存在梗阻。这些男性接受阴囊探查和体外受精的咨询。根据年龄、睾丸大小、血清 FSH 和阴囊触诊情况，可以推测重建手术的预后。

20 世纪末的 2 本关于手术方法的出版物构成了我们外科手术入门的基础（表 13.2）。Berger 的关于输精管附睾端侧吻合术、三角吻合技术的论文[9]是这些出版物中的第一篇。吻合内层使用 3 条双针缝合取代多条独立缝合线，再加上我们对手术显微镜的日益熟悉，使我们能够在一些患者身上尝试这项技术，并取得了一定的成功。我们使用这种方法面临的一个主要问题是 10-0 缝合针的大小。我们现有的 10-0 双针聚酰胺缝合线是用 200 μm 针旋压而成的。在小微小的附睾管中缝合 3 个这样的针被证实是困难的，我们通常只能设法将 2 条缝合线缝合到位。

Marmar 在 2000 年发表的关于输精管附睾吻合术双线缝合技术的文章被证明是我们处理这一过程的转折点。它执行起来更简单，并且提供了很好的结果。我们从 2002 年开始使用这项技术，从那时起进行不断地改善。

2003 年，Chan 等人发表了一份关于大鼠 3 种不同吻合技术的比较报告，并得出结论，在附睾小管纵向缝线可以获得更高的通畅率。将较粗的针横向缝合在小管中的难题使我们几乎在同一时间在患者身上进行了改进，我们在回复他们发表的文章时对我们的发现进行了评论[25]。

表 13.2　本中心输精管附睾吻合术的进展

| |
|---|
| 20 世纪 90 年代初：6-0/7-0 缝合，非黏膜吻合术 |
| 显微外科专业知识贫乏 |
| 有限的设备 |
| 20 世纪 90 年代末：Berger 的三角吻合技术 [9] |
| 较粗的针，3 根针的空间不够 |
| 21 世纪初：Marmar 的两端吻合技术 [10] |
| 较粗的针 |
| 细的附睾管 |
| 当前：改良的纵向双针套叠吻合术 [27] |

## 第五节　改进输精管附睾吻合术

我们最初的显微镜有相对较高，因而手术台的高度和显微镜的目镜过高，使得坐着进行操作难以进行。因此，我们所有的显微手术都是在外科医生站着的情况下进行的，这种最初的做法一直在继续，即使在 2009 年将显微镜更换为带 S-88 支架的蔡司 Opmi V Ario®（德国卡尔·蔡司显微成像有限公司）后，我们仍然站着进行所有这类手术。我们的基本显微外科器械套装包括无棘轮的弧形和直形显微持针器、弧形显微剪刀、直形虹膜剪刀、Jeweler 的有齿的和无齿的带辅助缝线平台的显微镊以及 Adson 的有齿的和无齿的镊子。我们不使用夹子夹持附睾或输精管。

患者仰卧位，在阴囊前外侧沿睾丸上端做一个纵向切口。继续分离切口下组织，露出鞘膜，鞘膜被切开后暴露睾丸。对附睾被膜之外的任何粘连都要进行分离，以暴露附睾的浅表面。检查表面是否有钙化 / 结节和明显扩张的小管。在既往鞘膜积液切除术的患者中，附睾层被清除，只有通过感觉来识别附睾，并在附睾上方切开多层组织，以暴露附睾被膜。睾丸后外侧触诊精索，以确认输精管的存在，并在直视下评估输精管直径。偶尔，在较远端梗阻的男性中，可能会感觉到输精管扩张，透过管壁可能可以见到管腔内厚厚的液体。

在切断输精管之前，我们通过观察附睾的被膜检查附睾，以确定扩张的小管。对于小管明显扩张的男性，我们开始准备吻合输精管。但是，如果附睾没有显示任何扩张的小管，并且感觉整个长度松弛，我们就在附睾被膜上切开，在显微镜下观察个别的小管（图 13.1a）。如果仍然怀疑存在梗阻，切开远端的附睾小管，并检查附睾液中是否有精子。

通过钝性分离将输精管从周围结构中分离出来，在其整个长度上保护血管与输精管的系膜。确定了弯曲和直的输精管的交界处，在这个部位将一小段输精管用小的血管钳从其精索膜上提起。使用一把锋利的直刀，在这个水平将输精管半切，并检查是否有提示可能存在更远端阻塞的液体。一个 24G 留置针被小心地插入到远端输精管的管腔中，并用 20 mL 生理盐水缓慢冲洗。将无返流并可注入生理盐水作为远端通畅的指标，完成输精管端的切面（图 13.1b）。如果对盐水流动有阻力，可将 3-0 聚酰胺缝合线穿入管腔以确定阻塞的程度。如果阻塞的距离较短，则将输精管暴露在预期的梗阻部位，在该部位进行新的切断口，并重复该过程。对于较远的阻滞，进行正规的管道造影。

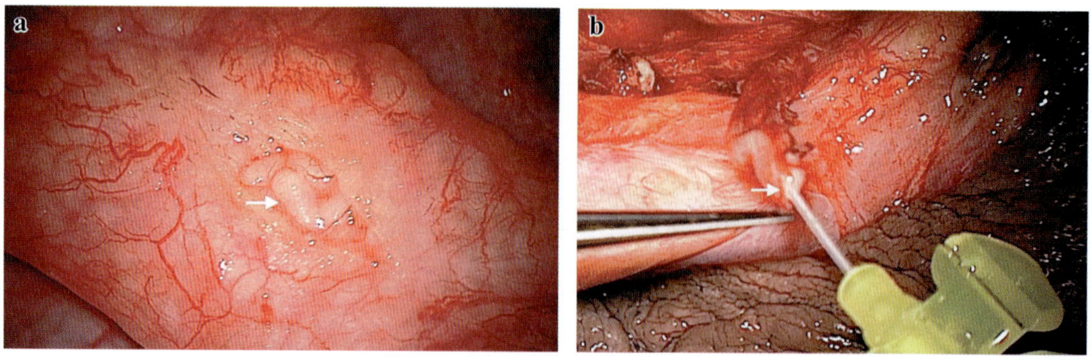


**图 13.1** （a）打开附睾被膜后附睾小管扩张。（b）VAS 输精管从组织中分离并横切，插入 24G 套管针（留置针）并用生理盐水冲洗远端直至通畅

一旦确认输精管远端通畅，就进行进一步的系膜松解术，在管道周围保留大量的组织和血管。用止血钳轻轻钳住外膜组织，直到第一条浆肌线缝合到位。

重新检查附睾，并在最明显扩张的小管上切开附睾的膜。小管与其周围的组织轻轻分开，直到选定的小管凸出到其余组织的上面。在我们之前的病例中，缝合线横向缝合（图 13.2a）[27]，这样它们就可以在不越过缝合线的情况下捆绑在一起[26]。在我们最近的病例中，我们纵向缝合（图 13.2b）[27]，同样是以一种缝合方式，使它们可以相互拉紧在一起，而不会交叉。

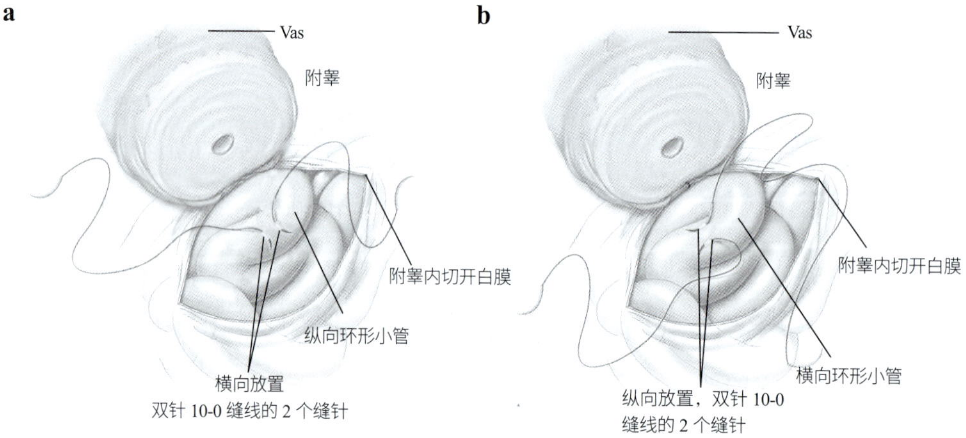


**图 13.2** 在附睾小管内横向和纵向缝合，用于输精管附睾吻合术[26]

将输精管末端移动到附睾管切口的位置。将 8-0 聚酰胺缝合线由外向内缝合在输精管浆肌层的 5 点钟位置。然后将针从内向外穿过附睾被膜并拉紧。在 7 点钟位置再次缝合，重复该过程。这些缝合线的缝合方向很重要，因为沿输精管方向缝合有助于在针进入厚厚的输精管时提供牵引力。将附睾被膜由内向外缝合可使针头将附睾被膜从下面的小管上抬起，防止意外损伤附睾小管（图 13.3a）。

一旦输精管固定在附睾上，便将 10-0 聚酰胺双针缝合线穿入附睾小管腔中。针在更靠近附睾小管的一端穿入，并在另一端出针。根据预设的手术方式，该针可以横向或纵向缝合在附睾管中。缝合第二条类似的缝合线，与第一条平行（图 13.3b）。用微刀片切开 2 根针之间的小管。重要的是要确保这个切口的长度不超过 2 条缝合线的入口点和出口点之间的长度。来自小管的液体直接收集在无菌微载玻片上，以便在光学显微镜下检查。如果在液体中看到精子，则进行进一步的手术。这些针被拉出并保持彼此分开。缝合线的另一端及其针头现在更靠近输精管，并首先穿入输精管腔内。这些针从管腔内膜穿过输精管的 5 点和 7 点位置，穿过肌层，而不是整个输精管壁。然后，将远离输精管的 2 根针经输精管的 1 点钟和 11 点钟方向穿过，以确保 2 条缝合线不会缠绕在一起。7 点钟和 11 点钟方向穿出的针与 5 点钟和 1 点钟方向穿出的针属于同一缝线。

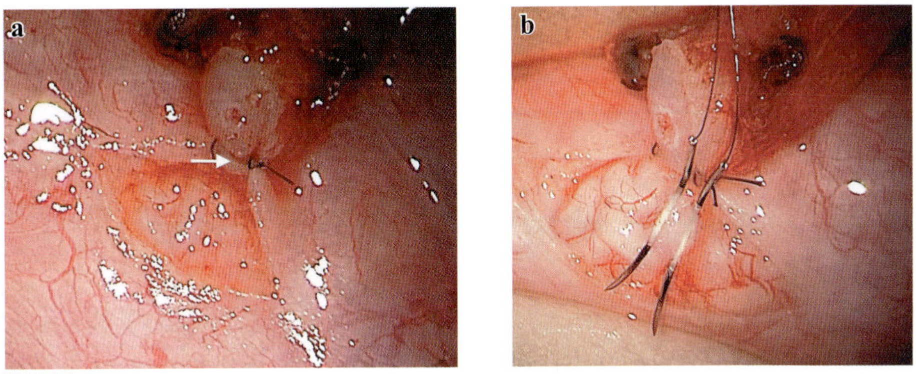

**图 13.3** （a）输精管末端用 8-0 聚酰胺缝合线与附睾被膜固定。（b）用微刀片在 2 根纵向缝合的 10-0 聚酰胺缝合线针之间切开

2 个缝合线的针都固定在一起，并将其向上拉以将小管“连接”到输精管腔中（图 13.4a）。然后，将同一缝合线的两端相互拉紧，将附睾管套入输精管腔内。在输精管的前层和附睾被膜上另外缝合 8-0 聚酰胺缝合线，以确保吻合牢固。在输精管的浆膜层和附睾组织的近端也缝合 2~3 条 8-0 聚酰胺缝合线，以保护吻合口不受肌腱收缩的影响（图 13.4b）。如果附睾液中没有精子，则拆除缝合线，在更近的位置重复这一过程。

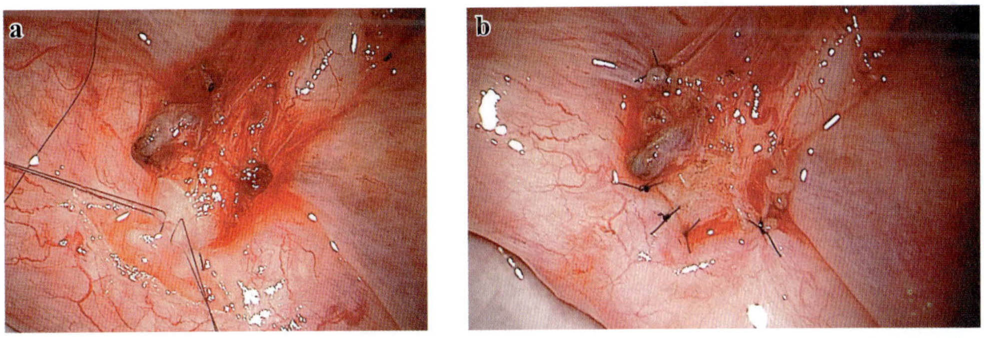

**图 13.4** （a）每条缝合线的两根针拉在一起并钳加，从而将小管套入输精管腔内。（b）输精管附睾吻合术的最后外观方面，将缝合线缝合在输精管和附睾被膜的前层，用 8-0 的缝合线固定，以保证吻合口的牢固

所有患者都接受 3~5 d 的抗生素治疗，并在 1 周后进行拆线检查。精液分析在 6 周后进行，每 3 个月重复一次，直到显示通畅。建议那些一年内未见吻合术成效的患者开始评估体外受精，尽管可能在 18 个月内出现延迟通畅。我们技术的改进情况见表 13.3。

表 13.3　附睾吻合术的改进

| |
|---|
| 1. **在输精管缝合前固定在附睾被膜上**<br>优点：一旦黏膜缝合到位，所需操作有限<br>缺点：如果附睾液中没有精子，则需要取下输精管的缝合线 |
| 2. **黏膜缝合线按顺序缝合，而不是同时缝合**<br>用显微持针器很难将 2 个 200 μm 针夹持在一起 |
| 3. **在 10-0 缝合上使用 200 μm 针代替 70 μm 针**<br>成本和可用性 |
| 4. **用针原位切开小管**<br>避免缝合材料的不慎断裂 |

## 第六节　输精管附睾吻合术的预后

尽管我们对 VEA 有严格的纳入标准，但在所有的探查中，我们只能进行大约 60% 的患者中进行吻合术。即使在能够在附睾内找到精子的男性中，有些人的附睾小管也非常薄，几乎没有扩张。在这种情况下，特别是在精子仅存在于头部小管的情况下，单纯附睾小管黏膜吻合术是不可行的，需要在小管上切开，在输精管和附睾被膜之间进行非黏膜吻合术。

在单纯附睾小管吻合可行的病例中，我们的成功率平均为 50%，通过精液中精子的重现来记录。当使用纵向缝合技术进行双侧手术，以及附睾液中有活动精子的男性，比率更高，约为 80%。此外，手术的技术水平与较高的通畅率相关 [28]。

Yoon 等人在最近输精管附睾吻合术的荟萃分析中，报告了平均通畅率为 64.1%，平均妊娠率为 31.1%[29]。我们的结果与其他中心报告的结果不同的原因有很多（表 13.4）[30, 31]。其中最重要的是梗阻的病因不明。我们的大多数患者都有原发性不育症，而输精管附睾交界处梗阻的诊断是一种排他性诊断。另一个潜在的原因是在缝合线上使用了更粗的针。我们使用的 200 μm 针头比标准的 70 μm 针头便宜 20%，这种差异通常是我们的患者主要担心的问题。

我们曾试图保留一侧附睾进行单侧输精管附睾手术，但我们进行双侧附睾吻合手术的结果要好得多。最后，患者随访时间短是困扰我们所有手术的问题。众所周知，恢复畅通可能在手术几个月后比较明显，但我们的大多数患者在手术后只提供 1 份或至多 2 份精液样本。这也可能与之前讨论的社会压力和需要早日取得成果的问题有关。这些人中的一些人可能在手术后不久就选择辅助生殖，不愿意等待手术成功的结果 [32]。

表 13.4　输精管附睾吻合术的手术效果

| 创始人 | 年份 | 患者数 /n | 吻合技术 | 通畅率 /% | 妊娠率 /% |
|---|---|---|---|---|---|
| Martin 和 Hagner[4] | 1902 | — | 瘘管技术 | 64 | 27 |
| Silber[6] | 1978 | 14 | EE（端端） | 86 | — |
| Thomas[8] | 1987 | 50 | ES（端侧） | 66 | 49 |
| Berger[9] | 1998 | 12 | 三角 | 92 | — |

续表

| 创始人 | 年份 | 患者数 /n | 吻合技术 | 通畅率 /% | 妊娠率 /% |
|---|---|---|---|---|---|
| Marmar[10] | 2000 | 19 | TIVE | 77.7 | — |
| Chan[11] | 2005 | 68 | 三角 | 84 | 42 |
| Schiff[30] | 2005 | 66 | EE | 49 | 20 |
| | | 32 | ES | 37 | 40 |
| | | 38 | TIVE | 68 | 46 |
| | | 17（总计 153） | LIVE | 67 | 44 |
| Kumar[27] | 2006 | 29 | TIVE | 48 | — |
| Kumar[28] | 2010 | 24 | LIVE | 48 | — |
| Peng[31] | 2014 | 73 | LIVE | 72 | 33 |

## 第七节　输精管结扎复通术

输精管结扎术在印度是一种不常见的避孕方式，在所有避孕方法中所占比例不到 5%。接受输精管结扎术的决定通常是经过深思熟虑后做出的，要求复通的情况很少发生。寻求复通的最常见原因是失去了一个孩子 [33]。这个统计数字有 2 个重要的含义。第一，这一组患者对成功的期望可能比那些已经有活着孩子的患者更大。第二，大多数患者对早期疏通感兴趣，在此期间，他们可以在不担心迟发性再梗阻的情况下成为父亲。手术量低也意味着对外科医生的培训不足。这些因素在我们尝试简化输精管结扎复通术中起到了重要作用 [34]。

## 第八节　改进输精管结扎复通术

所有欲行输精管复通术的患者均进行了精液分析，以确认无精子。如果睾丸大小正常且 2 条输精管均可触及，则无需额外检查。在阴囊皮肤上行纵向切口，用于VEA手术。睾丸和精索被分离拉出阴囊，并确定输精管结扎的位置。Babcock 钳用于夹住输精管结扎部位上方和下方的输精管，并游离一小段输精管的外膜组织。远端输精管被长段游离，并用生理盐水冲洗以测试通畅性，这类似于前面描述的输精管附睾吻合术的过程。然后将输精管的近端分开，并检查液体中是否有精子。在没有任何液体的情况下，用生理盐水对近端输精管进行轻柔的灌冲，然后检查这种液体。如果没有明显的液体或精子，检查附睾以寻找二次梗阻，并考虑进行输精管附睾吻合术。

输精管两端的外膜组织用小止血钳的尖端固定，使它们相互对接。将 2 条 8-0 聚酰胺缝合线分别放置在两端浆肌层的 5 点钟和 7 点钟位置并打结。缝合端留长，用橡胶头止血钳夹住。去除应用于外膜的止血剂。将一条双针 10-0 聚酰胺缝合线从内向外 6 点钟缝合于输精管远端黏膜，第二针缝合在近端输精管的相应位置，系好缝合线。在输精管两端黏膜的 3 点钟、9 点钟和 12 点钟位置另外缝合 3 条 10-0 聚酰胺缝合线。一旦全部缝合完毕，这 3 条缝合线就会按顺序打结 [35]。另外 2 条 8-0 聚酰胺缝合线缝合在浆肌层（图 13.5）。可在浆肌层或外膜缝合额外的缝合线以稳定吻合口。术后的建议和随访同输精管附睾吻合术所述。

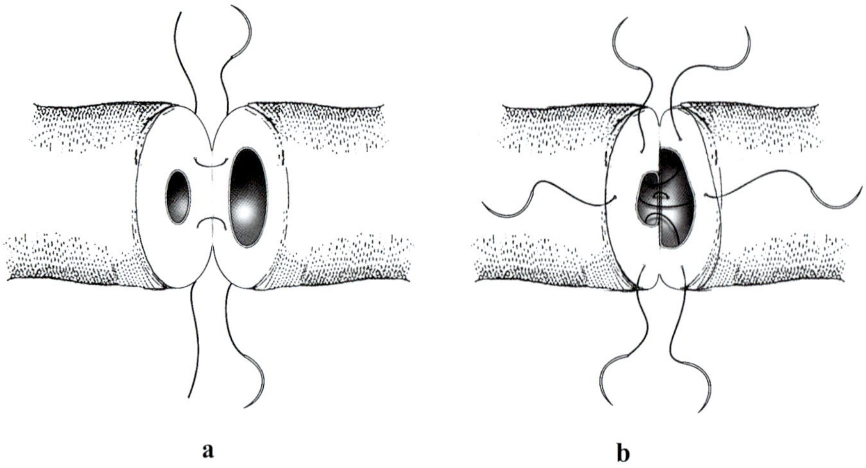


图 13.5　4×4 输精管吻合术的缝合技术[26]

## 第九节　输精管结扎复通术的预后

输精管复通术传统上是一种非常令人满意的手术，通畅率很高，通常在 90% 以上[16]。输精管吻合术的手术结果见表 13.5[36-43]。Namekawa 等人在最近的一篇综述中，报道了为输精管复通所行的显微输精管吻合术和输精管附睾吻合术，总的通畅率为 87%，总的平均妊娠率为 49%[44]。我们自己的输精管复通术每年不到 8~10 例，结果被认为是好的，但没有详细的记录。从 2008 年开始，我们开始完全按照研究方案使用上述 4×4 技术。我们发现这项技术操作简单，效果很好。在我们最近的 8 例患者中都使用了一种具有专利意义的吻合技术。在本报告最后一次累算之后进行的病例也是通畅。这项技术的一个潜在问题是有可能导致精子漏出和迟发性再梗阻。虽然这是一种理论上的可能性，但如前所述，我们的大多数患者都期望立即通畅，对延迟的结果几乎不关注。这一技术很简单，与更困难的显微技术相比，可以由更多的外科医生进行。我们发现这一技术拥有简单性和良好的早期结果，但其存在的未知远期预后可能需与已知远期预后之间权衡利弊。

表 13.5　输精管吻合术结果

| 创始人 | 年份 | 患者数 /n | 吻合技术 | 通畅率 /% | 妊娠率 /% |
|---|---|---|---|---|---|
| Bolduc[36] | 2007 | 747 | 单层 | 86 | 33 |
| Patel[37] | 2008 | 106 | 单 / 双 | 98 | — |
| Kumar[35] | 2010 | 8 | 双层 | 99 | — |
| Schwarzer[38] | 2012 | 1303 | 多层 | 89 | 59 |
| Li[39] | 2013 | 34 | 双层 | 94 | 68 |
| Mui[40] | 2014 | 1229 | 单 / 双 | 84 | — |

续表

| 创始人 | 年份 | 患者数 /n | 吻合技术 | 通畅率 /% | 妊娠率 /% |
|---|---|---|---|---|---|
| Chen[41] | 2015 | 62 | 双层 | 56.5 | 25.8 |
| Nyame[42] | 2016 | 20 | 单层 | 93.3 | — |
| | | 86（总计 106） | 双层 | 89.3 | — |
| Wang[43] | 2018 | 56 | 双层 | 87.5 | 42.5 |

## 第十节　显微外科精索静脉曲张结扎术

我们对精索静脉曲张结扎术的病例有着较严格的适应证选择。只适用于临床上可触及精索静脉曲张的男性。这项标准甚至在 AUA 和 ASRM 指南公布之前就开始了，但这些指南加强了这一标准[45]。在精索静脉曲张的一侧进行手术时，只有在临床检查可疑的情况下才需要阴囊超声多普勒检查。

## 第十一节　显微外科精索静脉曲张结扎术的改进

腹股沟外环是通过阴囊皮肤将手指插入腹股沟区域来识别的。在外环上的皮肤上做一个 2 cm 的横向切口。放大后，这个切口加深，露出精索。分离精索周围和外环上的组织，并在外环上做一个小切口，使其更宽。这个切口是沿着腹股沟管走向的。精索用 Babcock 钳夹住，在显微镜下，从周围的组织中分离出来。然后将精索拉到切口上方。检查是否有任何明显扩张的静脉并进行结扎和离断。将精索固定在止血钳上方的表面上，精索筋膜浅层是纵向分开的，更靠近精索的头端。识别并分离动脉，所有可见的静脉都被单独识别、分离和结扎。然后将精索转到外科医生的非优势手上，并在精索筋膜内外进行检查，以确认所有的主要静脉都已被结扎。我们不从切口提出睾丸，也不结扎引带静脉。

## 第十二节　显微外科精索静脉曲张结扎术的预后

我们以前报告过腹股沟下精索静脉曲张结扎术的结果[46]。简而言之，约 1/3 的患者能够在手术后通过自然受孕成为孩子的父亲，大多数患者的精液参数显示改善。该手术使许多接受过该手术的患者所需的 ART 治疗技术降级[47]。

## 第十三节　培训和培训证书

男科和显微外科手术是为所有患者提供的标准泌尿外科服务的一部分。泌尿外科住院医师在他们 3 年的培训中，被派去协助这些外科手术。没有男性不育症或男科的奖学金计划，也很少有人会回来接受专门的显微外科培训。这导致工作后很少获得技能，甚至无法保持技能，因为基层医院泌尿外科实践中进行的手术数量非常有限，导致男性不育的疾病和在我们中心接受显微外科重建探查的病例可能与大多数西方文献报道的不同。调查的病例中最多的是病因不明的原发性不育症。这导致了患者获得成功结果的比例较低。然而，我国围绕不育症治疗的社会经济因素要求即使在预期结果不佳的情况下也要尝试重建。在有利预后因素的患者中，结果通常是好的。

## 第十四节　结　论

男性不育症以及在我中心进行的微手术重建病例与西方国家文献报道的不同。我们研究的病例绝大多数为未知病因性原发性不育症。这就降低了患者的治疗成功率。然而，在我国，围绕不孕不育管理的社会经济因素决定了即使预期结果很差，也要尝试进行重建。对于具有良好预后因素的患者，通常治疗结果较好。

## 第十五节　审查标准

使用 PubMed、Google Scholar、Science Direct 和 Ovid 等搜索引擎对有关“男性不育显微手术”的研究进行广泛搜索。数据提取的总体策略基于以下关键词：“男性不育症的显微手术”“无精子症”“精索静脉曲张”“输精管附睾吻合术”“显微外科手术和精索静脉曲张结扎术”“输精管吻合术”和“先天性双侧输精管缺如”。只用英文发表的文章被考虑在内。本章的前一个版本已修订。

（Rajeev Kumar 和 Manoj Kumar 著；李云龙和王瑞 译）

# 第十四章　输精管附睾吻合技术进展

**要点：**

- 良好的吻合依赖于健康的组织和吻合术中黏膜与黏膜之间精确的水密性无张力吻合，吻合前的准备是关键。
- 吻合方法包括端端吻合、端侧吻合和端侧套叠吻合。
- 可向附睾端或输精管端或同时向两端游离来增加输精管长度。如果仍不能获得足够长度的输精管，可考虑睾丸固定术，如果单侧睾丸萎缩或缺失，可行跨阴囊中隔的交叉输精管附睾吻合术。
- 我们首选的吻合方法是双线纵向端侧套叠法。
- 我们开发了一种单针版输精管附睾吻合术，在没有双针的情况下非常有用。
- 输精管附睾吻合术是所有显微外科手术中最具挑战性的，只能由受过足够训练和做过足够数量显微外科手术的外科医生进行。

## 第一节　介　绍

宾夕法尼亚大学的 Edward Martin 博士于 1902 年报道了首例输精管附睾吻合术（VE）。他的方法是切开多个附睾小管，用 4 根细银丝将输精管与附睾外膜侧侧吻合[1, 2]。通畅与否取决于瘘管的形成。1909 年，Martin 报告了 11 例附睾梗阻患者的通畅率为 64%，妊娠率为 27%[3]。他证明了输精管附睾吻合术在技术上是可行的，他的方法是后续工作的基础。

随着外科技术的进步和显微外科技术的发展，现代输精管附睾吻合术使我们能够精确地将单个附睾小管的黏膜与输精管管腔的黏膜相吻合[4]。随着精确度的提高，我们能够实现更高的通畅率和妊娠率[5, 6]。然而，在所有的显微外科手术中，输精管附睾吻合术仍然是对技术要求最高的手术。实际上，没有任何其他手术的结果如此依赖于技术的完善。因此，显微输精管附睾吻合术只能由经验丰富且做过足够数量显微手术的显微外科医生进行。

## 第二节　输精管附睾吻合术

输精管附睾吻合术适用于梗阻性无精子症患者，根据术中情况决定行输精管附睾吻合术或输精管吻合术。在输精管结扎后复通术中，切割睾丸端输精管，直到看到未闭的管腔，对管腔内的液体进行粗略评估并借助400倍台式显微镜进一步放大评估。如果管腔液呈浓牙膏样且无精子，或管腔液稀少且无精子肉芽肿，或管腔液稀少且管腔冲洗液中找不到精子，则为进行输精管附睾吻合术的指征。对于非输精管结扎术引起的梗阻，当睾丸活检显示睾丸生精正常，并且即使冲洗睾丸端输精管也未能发现精子时，可进行输精管附睾吻合术。

现代单管输精管附睾吻合术是从Silber描述的端端吻合术、Wagenknecht和Fogdestam描述的端侧吻合术，以及由Berger首先描述的端侧套叠吻合术发展过来的。在所有这些方法中，吻合前的分离暴露和准备流程都是相似的。取阴囊垂直切口长3~4 cm，指向腹股沟管外环方向。如果输精管长度不足，必要时可将切口延伸至外环，切开腹外斜肌腱膜并游离输精管。切开皮肤和肉膜后，提出睾丸，保持睾丸鞘膜完整。使用Babcock夹子帮助游离输精管，并用Penrose引流管提起输精管。通过手术显微镜找到输精管直段与弯曲段连接部并进行游离。然后在手术显微镜下剥脱输精管的鞘膜和血管，露出一段干净的裸露输精管。用15° 超锐刀对裸露的输精管段进行半横切，直到管腔可见。然后取管腔液，与载玻片上的溶液混合，盖上盖玻片，用400倍放大倍数显微镜检查。如果看不到精子，向睾丸端输精管注入0.1~0.2 mL的液体，然后通过挤压睾丸、附睾把管腔内液体挤出来，再次放在显微镜下观察。对于睾丸活检正常或抗精子抗体检测阳性的男性，输精管液镜检无精子可证实附睾梗阻[7]。

这时，通过用24号留置针插入腹侧端输精管并注射1 mL乳酸林格氏溶液来检查腹侧端输精管是否通畅。注射无阻力或无回流说明腹侧端输精管通畅。如果需要进一步确认，可以注射靛蓝胭脂红，插入Foley导管后检查尿液颜色。绿色或蓝色的尿液证实腹侧端输精管和射精管通畅。

一旦证实附睾梗阻并且需要行输精管附睾吻合术，就可使用超锐刀通过2 mm、2.5 mm或3 mm的带槽神经夹切断输精管，来准备腹侧端输精管。切割输精管直到看到健康的输精管组织。用15~25倍放大镜检查睾丸端输精管，横切面3个层次应清晰可见，看起来像靶心。应该能看到一个健康的白色黏膜环，它在温和扩张后立即弹回。这一层被肌层包围，肌层应该看起来光滑和均匀。粗糙的肌层可能表明存在疤痕 / 纤维化。从黏膜的切缘和肌层的表面都应该能看到健康的出血。如果血液供应不足或肌层粗糙，则重新切割输精管直至找到健康组织。用6-0 Vicryl缝合线结扎输精管动脉和静脉。小的出血可用低功率显微双极电凝镊进行止血。然后，打开睾丸鞘膜，检查附睾。

在先前接受过输精管结扎术的患者中，存在一些细微的差异，但总体方法是相似的。在这些患者中，找到并解剖游离睾丸端和腹侧端输精管。横切腹侧端并检查是否通畅。在确认腹侧端通畅后，然后检查并切开睾丸端，并在显微镜下检查管腔液体。如果管腔液体检查显示没有精子，并且管腔冲洗也未发现精子，可以确定需要进行输精管附睾吻合术。在手术显微镜下打开睾丸鞘膜，检查附睾，这时需要进行确定吻合部位。

## 第三节　端端吻合术

这是Silber引入的原始显微外科技术，也是第一种能够进行特定附睾小管与输精管吻合的技术。在这种技术出现时，它远远优于之前的任何方法。在这项技术中，解剖附睾直到它与卷曲输精管的连接处，然后连续横切附睾，直到观察到大量液体涌出（图 14.1），表明梗阻区域已被绕过，找到流出液体的单根附睾管，用 3~5 根 10-0 尼龙缝合线间断缝合，与输精管进行吻合。输精管外膜用 9-0 尼龙线与附睾外膜吻合（图 14.2）。这项技术的优点是，如果存在输精管长度较短的问题，可以游离并旋转附睾，以增加长度。这项技术的一个主要缺点是，附睾膜的外径远远大于输精管的外径，这使得水密闭合变得非常困难。此外，在横切过程中，附睾的血供也总是受到影响。此外，与端侧吻合术相比，获得用于冷冻保存的干净、无血的精子也更加困难。

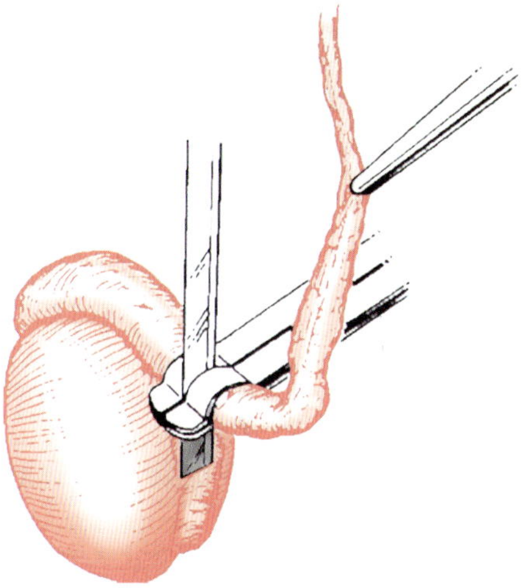

**图 14.1**　端端吻合术中采用的切割方法[25]

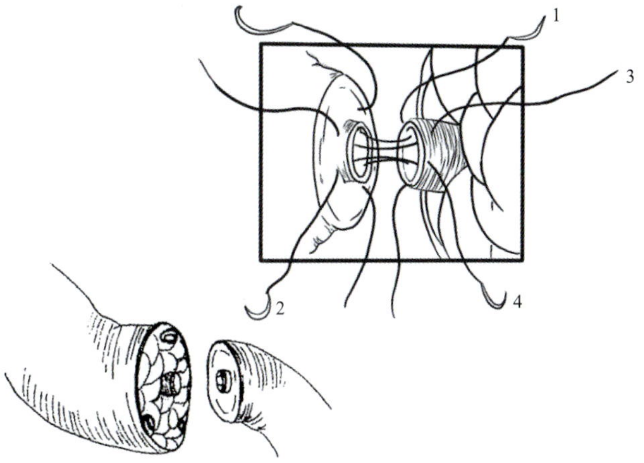



**图 14.2**　端端吻合显示单根附睾管与输精管管腔的吻合。注意输精管外膜与附睾外膜吻合[26]

## 第四节　端侧吻合术

输精管附睾端侧吻合术在端端吻合术的基础上进行了改进，其优点是相对不出血，对脆弱的附睾损伤较小[8–11]。它只需要对附睾小管进行最小限度的解剖，并且外科医生很容易地调整附睾小管开口的大小。此外，这种方法还可以保留睾丸动脉的所有附睾分支。因此，如果还需行输精管吻合术，可以保留输精管相关节段的血液供应。在对睾丸动脉的完整性有疑问的情况下（既往曾行睾丸固定术、非显微精索静脉结扎术或疝修补术），可能需要保留输精管动脉以维持睾丸的血液供应。

与端端吻合相比，端侧吻合在选择吻合点时更为复杂。在输精管准备好后，打开鞘膜，提出睾丸。在手术显微镜下检查附睾，可以发现一个清晰的界限，在这个界限上附睾小管明显扩张，低于这个界限，附睾小管塌陷。通常可见明显的黄色精子肉芽肿，其上方附睾饱满，小管扩张，下方附睾柔软，小管

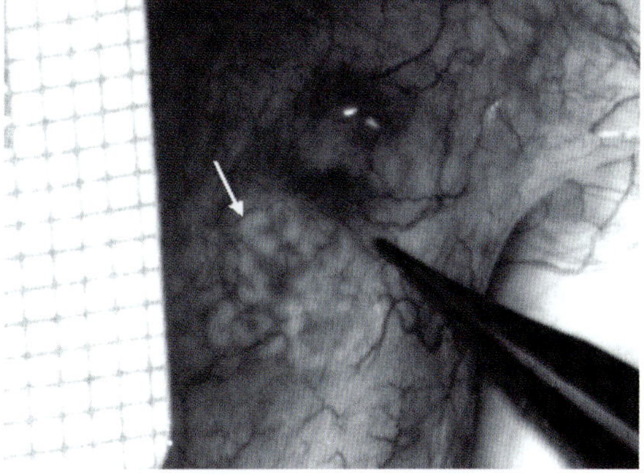

**图 14.3**　手术显微镜下可见扩张的附睾小管

塌陷（图 14.3）。如果梗阻水平不清楚，则用 10-0 尼龙缝合线上的 70 μm 锥形针穿刺附睾小管，尽可能地从远端开始，并从穿刺部位采集附睾液，直到发现精子。在这个水平上，用显微双极电凝镊封闭穿刺口，并在穿刺部位的近端进行吻合术。

吻合点选在附睾小管明显扩张的地方。用显微镊抓住无血管区，提起附睾外膜，使用显微剪剪开 3~4 mm 大小的开口，使之与输精管的外径相匹配。然后轻轻地解剖附睾小管，直到扩张的附睾小管节段清楚地暴露出来。

此时，在鞘膜上开一个口，将输精管末端从中穿过，并用 2~3 条 6-0 Prolene 缝合线将输精管末端间断缝合固定到附睾膜上，以确保输精管管腔到达附睾膜上的开口时不受张力影响，并有一定的备用长度。用 2~3 条双针 9-0 尼龙缝合线将附睾膜的后缘与输精管肌层和外膜的后缘间断缝合在一起。在这一步结束时，输精管管腔应该与选择作为吻合点的附睾小管非常接近。输精管的合理放置及准备是能够进行持续无张力吻合的关键。

## 第五节　吻合方法

一旦吻合前的准备完成，外科医生可以选择不同的吻合方法，这些方法因缝合线数量、缝合顺序和小管套叠方式而异。我们将讨论经典的端侧吻合以及各种套叠方法。

## 第六节　传统端侧吻合

传统的端侧吻合包括沿着选定的附睾小管做一个纵切口。这是在放大 25~32 倍的情况下完成的。用台式显微镜对管内液体进行显微镜检查。如果镜检未发现精子，则用 10-0 缝合线缝合小管，并用 9-0 尼龙缝合线缝合附睾外膜。然后寻找一个更近的位置，并重复吻合的准备。如果在显微镜下发现精子，吻合可以继续进行。将挤出的附睾液吸入玻璃毛细管，然后冲洗到培养基中进行冷冻保存[12]。稀释靛蓝胭脂红涂在视野上，以高光照射附睾小管的边缘以及输精管段的黏膜边缘。值得注意的是，我们之前已经证明了亚甲蓝和射线造影剂对精子是有害的，而稀释的靛蓝胭脂红则无害[13]。因此，我们倾向于使用乳酸林格液稀释的 50% 的靛蓝胭脂红，用于输精管造影和凸显黏膜边缘。

为了保持细微的附睾小管的切口开放并且开口边缘可见，需要用生理盐水或乳酸林格液持续冲洗。附睾小管开口的黏膜后缘与输精管黏膜后缘靠在一起，采用带有直径 70 μm 锥形缝针的双针 10-0 尼龙缝合线间断缝合。在这些黏膜缝合线打结后，前部黏膜吻合通过另外 2~4 根 10-0 缝合线间断缝合完成。将输精管肌层及外膜与附睾外膜靠在一起，用带有直径 100μm 缝针的双针 9-0 尼龙缝合线间断缝合 6~10 针。用 3~5 根 9-0 尼龙缝合线将输精管鞘膜固定在附睾膜上，这样就可以保持输精管呈一条直线而不会扭曲。然后用 5-0 缝合线关闭鞘膜，并用可吸收缝合线缝合肉膜。采取皮下缝合方式关闭皮肤切口。

## 第七节 端侧套叠技术

输精管附睾吻合术的下一个进展随着套叠技术的发展而到来。这种方法最早是由 Berger 在 1998 年提出 [14]。准备过程与传统方法相同。将输精管固定于附睾外膜开口后，在输精管切面上画 6 个微点以标记出针部位。微点标记技术通过精确规划缝合点位置保证了精确缝合。微点法将缝合的规划过程与实施过程分开 [15]。就像工人开始在桥梁上施工之前咨询土木工程师一样，微点法可以让外科医生完全专注于手头上每一项单独的任务。这能大大提高缝合的准确性并能更好地控制缝合线间距。下一步，解剖将要吻合的附睾小管，直到它与周围组织分离暴露出来。用靛蓝胭脂红突显小管。采用带有 70 µm 锥形针的双针 10-0 尼龙缝合线缝合附睾管，缝针穿过附睾管后留在原位，组成一个三角形（图 14.4）。必须记住，10-0 缝和线的缝针直径为 70 µm，而缝合线本身只有 17 µm，因此，如果过早拔出针头，附睾液和精子会立即从针孔渗出，导致小管塌陷，使随后的缝合和小管开口变得更加困难。将针留在原位还可以防止在附睾小管开口时意外割断缝合线。

在摆放好 3 根缝针后，Berger 最初描述的方法是使用 9-0 切割针挑起小管并撕开一个开口。我们倾向于用 15° 微刀切开三角形中心的附睾小管。然后将 3 根针拔出。摆放好 6 根针，以避免缠绕在一起。在显微镜下检查挤出的附睾液是否有精子。如果可以看到精子，将 6 根缝针从内向外通过先前标记的 6 个微点穿过输精管（图 14.5）。然后将缝合线打结，将附睾小管套叠到输精管内，从而形成水密的闭合。套叠还使得液体从附睾小管流入输精管，将附睾小管的边缘挤压到输精管黏膜上，进一步加强了这种吻合的水密性。然后用 9-0 尼龙缝合线间断缝合输精管的边缘（图 14.6）。三角缝合技术的局限性包括需要相对较大的管径才能容纳 3 根针。因此，该技术不适用于输出小管或附睾头部近端等管腔较细部位的吻合。

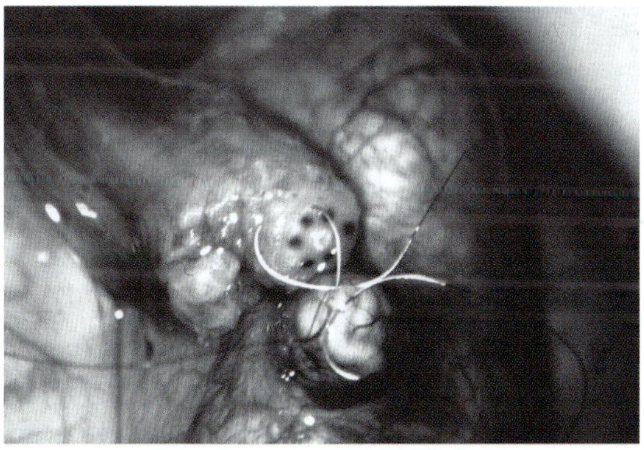

**图 14.4** Berger 发明的三角端侧套叠法中缝针摆成三角形

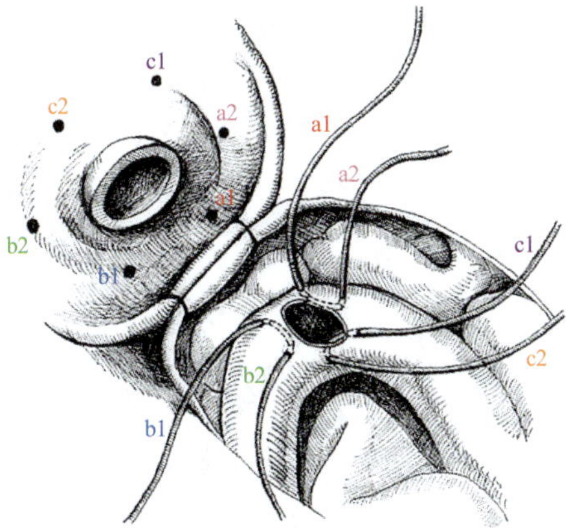


**图 14.5** Berger 发明的三角端侧套叠法 [25]

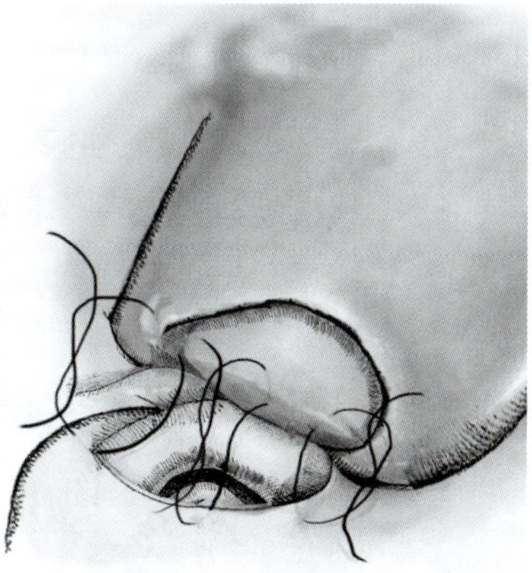

**图 14.6** 使用 9-0 尼龙线关闭附睾外膜，并特别注意不要缝合到下层小管 [26]

## 第八节　两针纵向输精管附睾吻合术（LIVE 法）

两针套叠吻合术是我们目前首选的 VE 方法。在这种方法中，在输精管末端标记 4 个微点。然后将 2 根 10-0 双针缝合线中的 2 根缝合针纵向穿过附睾小管，注意不要将针完全拔出。然后在 2 根针之间用 15° 微型刀切开附睾小管。在显微镜下确认存在精子后，4 根针从内到外通过微点穿过输精管管腔。用 9-0 缝合线将前输精管前壁和外膜拉向附睾小管的开口，使输精管黏膜接近附睾小管的开口。在黏膜缝合线打结之前，用肝素生理盐水冲洗管腔。最后，系紧黏膜缝合线（图 14.7），使得附睾小管套叠进输精管。外层用 9-0 尼龙缝合线间断封闭，当缝合时，小心不要无意中缝到任何附睾小管（图 14.8）。再次强调，在切开小管之前，不要将缝针完全穿过小管，使小管保持饱满状态，这能更加准确可靠地缝合和切开小管。这种方法的另一种形式由 Marmar 提出，即将两个缝针用一个持针器夹住，同时将它们横向穿过小管。

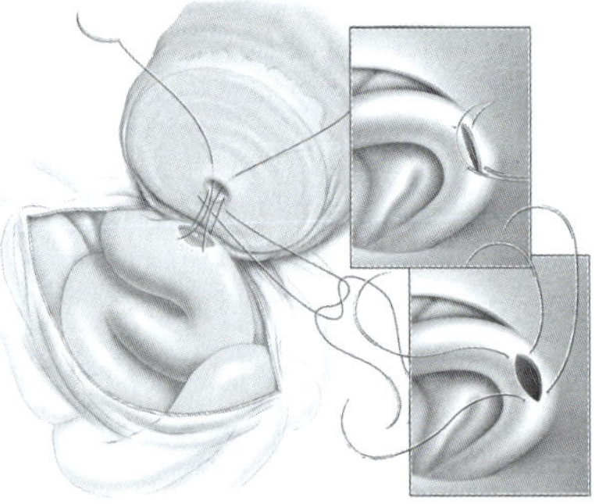

**图 14.7**　纵向套叠输精管附睾吻合术。黏膜缝合线的摆放 [26]

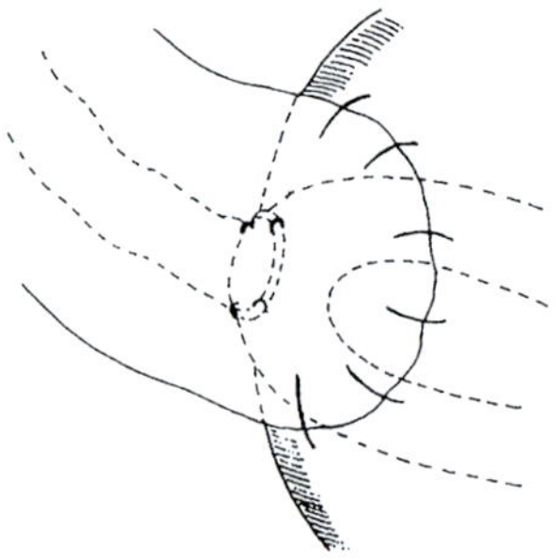

**图 14.8**　纵向套叠法完成吻合 [26]

值得注意的是，双针缝合线的成本可能很高。针对这一点，我们开发了一种单针缝线法 VE，我们发现这种方法的效果与双针缝线法 VE 几乎一样 [16]。它从 VE 的标准准备开始。然后我们在输精管末端标记 4 个微点。然后，2 条 10-0 单针尼龙缝合线穿过微点，离开输精管管腔（从外到内）。在此之后，将相同的 2 条缝合线纵向放置在所选择的小管中，缝针不要完全穿出。切开小管并确认存在精子后，拔出缝针，再穿过输精管腔，从微点穿出（从内到外）（图 14.9）。然后将缝合线打结，使附睾小管套叠进输精管。然后用 2~4 条 9-0 尼龙缝合线将输精管外膜与附睾外膜缝合在一起，消除吻合口的张力。

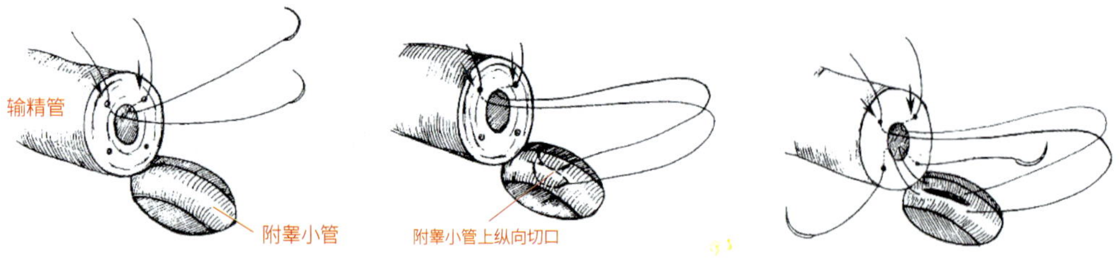


**图 14.9**　单针缝针法输精管附睾吻合术。缝针从外向内穿过输精管。然后，缝针纵向穿过选定的附睾小管，切开附睾小管。从附睾管内拔出缝针，再从里到外穿过输精管 [26]

## 第九节　输精管长度严重不足时的方法

输精管吻合术中最常见的问题之一是输精管长度不足，这通常是由于破坏性的输精管结扎术造成的。当输精管的长度不足以到达扩张的附睾小管时，可采用以下任何一种手术技巧：游离附睾、增加输精管长度，将睾丸固定在阴囊的较高位置，或使用对侧输精管。

为了增加附睾上的长度，可以向下分离附睾尾部和附睾体部直到输精管附睾连接处，然后像端端吻合中那样与睾丸分离。在梗阻水平用小号Penrose引流管环绕附睾，从睾丸上剥离附睾直到梗阻水平，从而获得足够的长度来进行吻合。通常在睾丸白膜与附睾之间可见无血供平面，可避免对附睾血供的损伤。结扎睾丸动脉的附睾下支和附睾中支（如有必要）以释放足够长度的附睾。进入附睾的附睾上支动脉要始终被保留在附睾头部，它为整个附睾提供充足的血液供应。

如果整个附睾都质硬和扩张，分离附睾到输精管附睾交界处。以下操作可使解剖更容易，首先游离输精管卷曲段到输精管附睾连接处，然后用 Penrose 引流管环绕附睾，再游离附睾到输精管附睾连接处。这样，整个输精管附睾连接处就可以得到游离。这能在输精管附睾连接处附近梗阻的情况下保留最大长度的附睾。将附睾从睾丸上剥离并翻转后，可进行之前所描述的两针纵向端侧套叠吻合术。

从精索到腹股沟环广泛钝性游离输精管可以增加输精管长度。如有必要，将外斜肌腱膜切开至腹股沟内环，并用手指进行分离。在极端情况下，输精管可改道至血管内侧，类似于在困难的睾丸固定术中使用的 Prentiss 手法[17]。在腹股沟管底部开一个口，输精管从腹股沟管底的下方和耻骨的上方走行。

也可以进行睾丸固定术，使睾丸水平或倒置，以减少所需长度。必须小心确保精索没有扭转以及缝合线不会影响睾丸的血液供应。

在单侧萎缩睾丸或对侧睾丸缺失的情况下，可以进行跨中隔交叉输精管附睾吻合术。如果同侧做过疝修补术，或存在腹股沟或腹部输精管的第二处梗阻，这就更适合了。在这种方法中，对侧输精管的离断位置要尽可能靠近输精管附睾交界处。如果输精管长度仍然不足，则可以将睾丸固定在对侧阴囊间隔内，以便于无张力吻合。

## 第十节　长期跟踪评估及结果

经验丰富的显微外科医生进行的输精管附睾吻合术能使 50%~85% 的男性的精液中出现精子。传统的端侧吻合或较老的端端吻合的通畅率约为 70%，妊娠率为 43%，随访时间为 2 年[5, 18]。采用套叠技术，通畅率为 70%~90%，妊娠率为 40%~45%[6, 14, 19–22]。不管采用哪种方法，吻合部位越靠近远端，妊娠率越高[23]。因此，应始终努力使吻合部位尽可能靠近附睾远端。我们对所讨论的主要技术的优缺点进行了总结（表 14.1）。

表 14.1　3 种主要的输精管附睾吻合方法的优缺点

| 方法 | 优点 | 缺点 |
|---|---|---|
| 套叠（纵向套叠输精管附睾吻合术） | 吻合出血少，对于扩张的附睾小管来说方法简单 | 无法在吻合前评估是否存在精子 |
| 端侧输精管附睾吻合术 | 能够在吻合前评估是否存在精子，对附睾血供无影响 | 难以缝合塌陷的附睾小管 |
| 端端输精管附睾吻合术 | 内膜吻合方法简单，能够在吻合前评估是否存在精子，能够从睾丸上游离附睾来弥补长度缺失 | 破坏附睾下支动脉，外膜缝合困难，难以找到合适的附睾管进行吻合 |

另一个令人头疼的问题是迟发性吻合失败。使用较老的端端或端侧方法，在手术后 14 个月，最初已经复通的患者中 25% 再次出现梗阻 [12]。使用套叠技术，迟发性梗阻率似乎不到 10%，但尚未见到这些技术的长期随访报道。然而，无论采用哪种方法，我们都建议在术中以及在附睾输精管吻合术后精液中出现活动精子时冻存精子 [24]。对于术后精子数很少或质量较差以及仍无精子的男性，术中冷冻保存的精子可以用于卵胞浆内单精子注射的 IVF。没有冷冻精子的无精子症患者可以选择重做输精管附睾吻合术，也可以选择附睾精子显微抽吸术结合体外受精和卵胞浆内单精子注射。

## 第十一节　结　论

输精管附睾吻合术的现代演变是一段非凡的旅程。自从 Martin 在 100 多年前的第一次尝试以来，我们在改进这项外科技术方面不断取得重大进展。最近，显微外科技术和套叠式输精管附睾吻合术的采用使这一手术逐渐变得更有效。随着两针纵向套叠方法的引入，吻合术变得简单易学，技术错误的风险也降低了。

现代 IVF-ICSI 为那些渴望生育的夫妇提供了生育的机会。这引起了一些人对高级生殖道重建手术必要性的质疑。然而，在经验丰富的显微外科医生手中，输精管附睾吻合术对患者来说是一种安全、有效的重建方法，特别是对于那些不想接受体外受精或想要多个孩子的患者。此外，由于在进行输精管复通术时有可能发现继发性附睾梗阻，因此具备输精管附睾吻合术技能是至关重要的。我们认为，任何施行输精管重建术的生殖外科医生都必须有能力实施输精管附睾吻合术。

虽然输精管附睾吻合术已经取得良好的结果，但我们对未来充满期待。进一步的技术改进很可能集中在简化输精管附睾吻合术上，减少手术时间，使更多的外科医生更容易操作。这些发展将来自显微外科模型和动物模型。此外，多机构合作的数据可能使我们找到更好的术中或围手术期指标来对吻合结果和妊娠结果进行预测。进一步研究需要评估的是吻合点的指标：附睾液质量评估，精子活力的影响，重建过程中精子活率的检测。

## 第十二节　审查标准

2018 年 12 月，使用 PubMed 对人输精管附睾吻合术的相关研究进行了广泛的搜索。研究识别和数据提取的总体策略基于以下关键词："输精管附睾吻合术""附睾输精管吻合术"和"不育症"。只包括用英文发表的文章。仅在会议记录、网站或书籍中发布的数据不包括在内。

（Wayland Hsiao 和 Marc Goldstein 著；吕坤龙和王瑞 译）

15

# 第十五章　输精管复通术中的移植技术

**要点**

- 显微双层吻合术仍然是治疗输精管梗阻的金标准。
- 输精管支架在显微双层吻合术时代的作用是有限的。
- 用于桥接输精管梗阻节段的可生物降解导管仍处于研究阶段，但有重要长远的发展前景。

## 第一节　介　绍

输精管手术重建是为了解除输精管梗阻。梗阻可能存在于输精管的不同部位，造成梗阻的原因包括既往的输精管结扎，先天性异常，继发于泌尿生殖道感染的炎症，创伤，或既往腹股沟、盆腔或阴囊手术中的医源性损伤。虽然美国没有官方的报告系统来监测每年输精管结扎的数量，但 2002 年的一项调查估计这一数字为 526501，这与 1991 年和 1995 年报告的数据大致一致 [1, 2]。据估计，有 2%~6% 的男性和高达 11% 的 20~24 岁男性在接受输精管结扎术后要求进行输精管复通术 [3]。据估计，在美国每年有 30000~80000 例输精管结扎后复通术，但是与输精管结扎术一样，报告要求没有标准化，因此确切的数字不得而知 [4]。

导致输精管梗阻的先天性异常包括先天性输精管缺如，这通常与囊性纤维化有关 [5]。部分输精管发育不全和先天性前列腺囊肿也可能导致输精管梗阻 [6, 7]。Young's 综合征是导致梗阻性无精子症的遗传性疾病之一，其特征是慢性鼻窦炎、支气管扩张以及梗阻性无精子症 [8]。在 Young's 综合征中，由于分泌物浓缩，梗阻通常发生在附睾头部与附睾体部的交界处。在抗生素时代，导致梗阻的炎症原因很少见，包括结核性附睾炎、淋病性尿道炎引起的梗阻性附睾炎，以及衣原体附睾炎 [9]。

输精管结扎后复通的成功取决于几个因素，只有其中一部分可以在手术时控制。与复通方法无关但可能影响后续受孕的因素包括患者伴侣的年龄和生育能力、梗阻时间的长短、抗精子抗体的存在，以及初始梗阻后输精管和附睾内压力的升高 [10–13]。一些影响复通的因素，包括狭窄或疤痕形成率和肉芽肿形成率，与所选择的方法直接相关 [14]。这些特殊并发症最常见的原因是张力吻合，输精管壁的去血管化，或导致精子渗漏的吻合方法 [15]。

目前外科治疗输精管梗阻的金标准是显微镜辅助下的双层输精管吻合术，但并非总是如此 [16, 17]。考虑到这项手术的复杂性和耗时性，新的外科技术在被不断探索，包括机器人技术、技术改进和工具应用。其中一些技术包括使用纤维蛋白胶、激光焊接、可吸收和不可吸收支架，以及添加或不添加特定生长因子的人工导管[18]。本章重点介绍输精管结扎后复通的外科移植技术的发展，包括支架和移植物的使用，以及这些材料的临床应用现状和需要进一步研究的领域。

## 第二节 移植技术在男性生殖道重建中的应用

### 一、支架

如前所述，与输精管结扎术后复通成功相关的几个因素在手术时是可以控制的。从20世纪50年代到70年代中期，使用普通外科方法的输精管吻合术很常见，并被作为金标准。这种方法可以完成输精管的基本吻合，但以今天的标准来看，缺点是通畅率和妊娠率都很低。根据1973年美国泌尿协会（AUA）会员的调查报告，当时输精管吻合术的通畅率为38%，妊娠率为19.5%[19]。今天常用的显微外科技术直到20世纪70年代中期才发展起来，因此，导致输精管部分或完全梗阻的术后吻合口狭窄是那个时期最需要解决的手术并发症。为了解决这种常见的并发症，当时大约90%的泌尿科医生在输精管吻合术中使用了支架，其中银丝或尼龙缝合线最为常见[19]。1973年AUA调查报告中阐明了广泛使用支架的原因。从报告中得知，不用支架的复通术的妊娠率明显较低，为10.9%，而使用支架的妊娠率根据所使用的支架的不同为19.9%~26%。1973年开发了许多技术，使通畅率和妊娠率大大提高。这些技术之间的主要差异是是否使用放大镜进行放大和（或）使用支架[20]。

对于现代泌尿科医生而言，支架通常指在输尿管中用于治疗内源性或外源性输尿管梗阻的中空硅管。而输精管支架从一开始应用就十分不同。这种意义上的支架是指任何异物，通常是一条缝合线，其目的是在普通输精管手术（使用或不使用放大镜）吻合过程中和吻合结束后短期内保持输精管管腔的通畅。支架的简单目的是防止因手术缝合线位置不当造成吻合口阻塞，或防止术后即刻出现狭窄或瘢痕。在这项技术的一个例子中，使用一小段2-0尼龙线作为支架桥接吻合口，而实际上使用6-0 Prolene线完成吻合口缝合[21]。在这种方法中需要在手术结束前移除尼龙缝合线，其目的是确保在手术过程中保持管腔通畅。在Dorsey描述的另一种方法中，将一根中空针从预期的吻合点近端约1 cm处穿入[22]。然后将0号单股缝合线通过中空针送入输精管远端。然后使用6-0 Ethiflex线完成吻合，支架缝合线的近端从阴囊皮肤穿出，在12~14 d内拔除。该技术中支架的目的是确保手术过程中和术后愈合期间吻合口的通畅。据报道，这些手术的成功率超过了80%，这与1973年AUA调查报告的成功率形成了鲜明对比。

尽管临床医生在输精管吻合术中使用支架后，其通畅率和怀孕率都有所提高，但支架仍存在许多已知的缺点，尤其是使用Dorsey所述的外置支架时[20]。从理论上说，支架的出口点是感染源，也是精子离开输精管管腔的位置[20, 23]。此外，Fernandes在一篇出版物中指出，外置支架离开输精管管腔的位置是后续管腔梗阻的常见部位（而不是吻合口本身）[24]。为了避免外置支架的问题，一些研究小组尝试用可吸收的腔内缝合线作为支架来连接吻合口。理论上的优势是这些支架会慢慢溶解，在手术本身和术后愈合期间都保持吻合口的通畅，而不需要取出。在一项犬类模型试验中，Montie等人对3组模型进行了比较：无支架、Dexon管内支架和铬制管内支架[23]。输精管复通术后3~6个月，采用逆行输精管造影确定通畅率。2组可吸收支架组的通畅率均高于对照组（无支架组），其中铬制管组的总通畅率最高，为 70%，Dexon 组为 60%，无支架组为 50%。几年后，Rowland 和他的同事在人临床模型中对这一观点进行验证，他们发现管内可吸收支架（3-0 铬）组比使用外置蚕肠支架组有更高的通畅率（分别为 86% 和 67%）[25]。

1975 年，Silber 首次报道了在人体上应用显微外科输精管吻合术[26]。他与 Owen 引领了现代显微外科双层吻合术的发展[26, 27]。从历史的角度应该注意到，Silber 和他的团队通过组织学和电子显微镜发现，使用普通外科吻合术时出现的狭窄比想象中更为常见[28]。Silber 还推广了双层缝合，因为他观察到，鉴于输精管近端和远端管腔直径的普遍差异，这种技术提供了更好的水密黏膜吻合[29]。这些研究人员开发的技术使显微外科双层输精管吻合术成为输精管复通的金标准，成功率取决于梗阻时间。当梗阻时间小于 3 年时，可能获得高达 97% 的通畅率和 76% 的妊娠率，而梗阻 15 年后的通畅率为 71%，妊娠率为 30%[13]。

这种新技术的可重复性成功导致多年来缺乏对替代技术的研究。尽管取得了成功，Silber 的显微外科技术并不完美。缺点是显微外科吻合是一项耗时的手术，最好由受过专业训练的外科医生使用昂贵的手术显微镜完成。这些缺点促使人们对新技术的研究，使技术简化同时保持高通畅率和妊娠率。1989 年，Flam 等人报道了空心可吸收聚乙醇酸管在大鼠模型上的研究[30]。在他们的试验中，他们将一个 10 mm 长、外径 0.5 mm 的空心支架从吻合处的一侧插入输精管腔，并用单层缝合完成吻合。对照组行标准显微外科吻合。结果显示使用支架的输精管的通畅性有提高的趋势。Flam 在他的论文中强调，应该避免吻合口处的精子渗漏，因为这可能导致继发性狭窄。Rothman 和他的同事在 1996 年[31]进行了一项使用可吸收支架的临床试验。这项随机对照研究比较了传统的双层显微外科吻合术和使用可吸收聚乙醇酸支架（无需腔内缝合）的改良方法（图 15.1）。虽然支架组手术时间明显缩短（118 min：137 min），但支架组的通畅率和妊娠率均较低（分别为 81%：89% 和 22%：51%），作者认为不应使用输精管内支架。

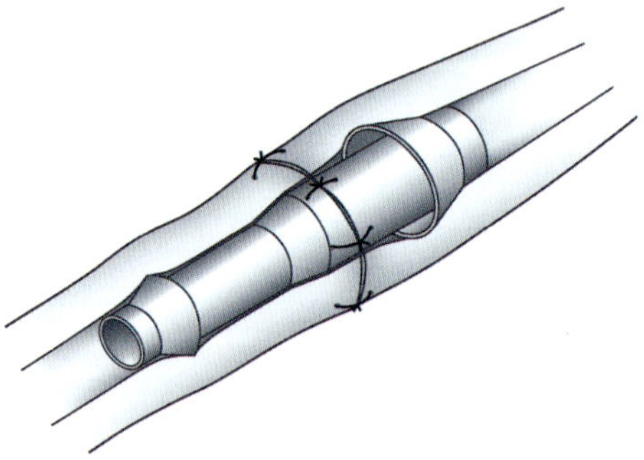

**图 15.1** 可吸收自固性聚乙醇酸支架

最近，Vrijhof 等人在兔模型中报道了一种非吸收性支架[14]。他们的理论是，既往报道的支架具有可吸收的特性，一旦支架溶解，输精管吻合处就会形成血管网，而无反应性的非吸收性支架可以在简化操作的同时避免这个问题。他们的支架是由一种生物相容性材料制成的，这种材料具有亲水性和疏水性。支架也有一个横脊，其设计目的是尽量减少从吻合口的移动（图 15.2）。研究组报告说，在研究结束时（39~47 周）所有的输精管都是通畅的，并且植入支架组的精子总数更高。目前还

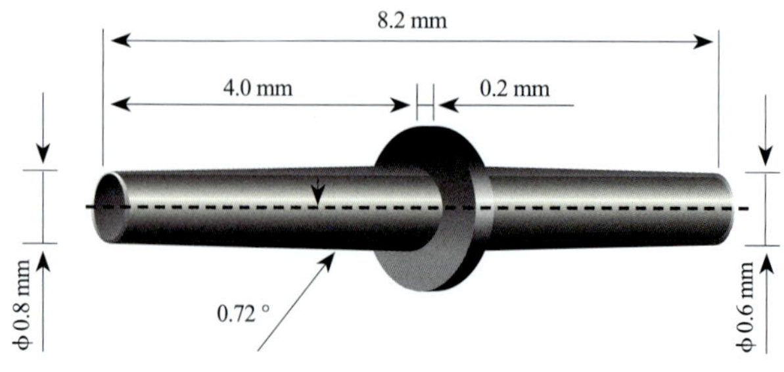


**图 15.2** 具有横脊的非吸收性聚合物支架，可最大程度地减少移动[14]

没有这种支架的人体应用数据。

在注重成本的医疗时代，尤其是当许多患者必须自付输精管吻合术的费用时，进一步努力研究简化现行金标准是应当的，但通畅率和妊娠率不应受到影响。值得注意的是，迄今为止在人体研究中使用的所有可吸收和不可吸收支架都具有良好的耐受性，没有副作用并且几乎没有炎症反应。

综上所述，在普通输精管吻合术时代，支架作为一种提高通畅率的方法被研究，但因手术显微镜在该领域的应用和显微外科双层输精管吻合术的引入而黯然失色。改进和简化使用可吸收支架的显微外科手术的努力并没有提高总体通畅率或妊娠率。最近使用非吸收性支架的研究在动物模型上展现了潜力，但还没有在人体上进行测试，因此其效用仍有待证实。理想的支架至少能维持传统的双层显微外科吻合术所达到的通畅率和妊娠率，同时减少实现这些结果所需的手术时间、培训和成本。

## 二、导管

不管梗阻的原因如何，解决梗阻的优选方法是手术切除或绕过梗阻部分，并使用显微外科双层吻合术重新吻合输精管。手术的目标是达到一种水密的、无张力的、十分通畅的吻合。如前所述，为了在保持其通畅性和妊娠率的同时简化这一过程，人们想出了许多方法。所有前面描述方法的应用前提是输精管可以被充分地游离以达到无张力吻合。不幸的是，在一些病例中梗阻长度过长，输精管不能以水密的、无张力的方式重建。这些病例给临床工作带来了挑战，因为这种梗阻性无精子症理论上是可以手术矫正的。目前，这些患者进行生育的唯一选择是手术取精。从睾丸或附睾取出精子的技术已经被成功地用于治疗不能通过手术矫正的梗阻性无精子症，但这种技术必须结合体外受精[32]。激素应用、手术干预、多胎妊娠的风险以及体外受精增加的经济成本使这一解决方案变得不太理想，并使男性生殖道重建成为一个有吸引力的研究领域。

从理论上讲，男性生殖道移植有 3 种选择方式。第一种选择是使用移植的输精管，但需接受与这种手术相关的所有并发症，无论是技术上的还是免疫学上的。第二种选择是用管状结构代替梗阻的输精管节段，其唯一的目的是让精子从远端通过。在血管外科可以见到类似的临床问题，外科医生经常用内源性移植物（如长的大隐静脉）或外源性移植物（如特氟龙涂层的血管内支架）来替换病变的血管。第三个选择涉及组织工程学。当组织工程学应用于男性生殖系统的重建时，它涉及创建一种人工管道的概念，该管道充当输精管本身再生的支架。在另一个不同的生物系统中，聚合物支架已经被证明可以促进长达 1 cm 的周围神经的再生[33]。不管选择何种方法进行移植来跳过梗阻段的输精管，其目的都是重建男性生殖道的连续性，使精子出现于精液中，从而不再需要进行辅助生殖（ART）。值得注意的是，即使是射出的精子很少，也是一个显著的改善，因为这时可以选择侵入性更小的 ART 形式[34]。

1989 年，Romero Maroto 和他的同事首次报道了用移植物重建男性生殖道的试验[35]。他们成功地将一段带蒂的输精管从一侧移植到对侧。他们报告了良好的通畅率，但没有报告怀孕情况。这种技术的临床应用是有限的，因为这些受试者很可能适合进行交叉输精管吻合术，交叉输精管吻合术很少见但成功率很高[36]，并且获取长段输精管重建对侧的可行性也值得怀疑。

关于移植雄性生殖道的第二种选择，Carringer 等人在 1995 年报道了大鼠在分别获得对侧输精管或来自自身或雌性大鼠的血管移植后的通畅率[37]。在这项研究中，使用了 3 种不同长度的移植物（0.5 cm、1.0 cm 和 1.5 cm），大约相当于整个输精管长度的 10%、20% 和 30%。术后 4 周直接对移植物进行检查，验证是否通畅。作者发现，2 组手术（输精管和血管移植）的总通畅率约为 40%，移植物长度较短的通畅率较高。没有对妊娠率进行评估。目前还没有这 2 种技术的人体临床试验报道。大量人工移植物的长期通畅性问题仍然没有答案，甚至在动物模型中也是如此，这需要进一步的研究。

由于缺乏一种适合人体输精管重建的同种异体移植物，导致了对生物相容性可降解聚合物支架在组织工程中应用前景的研究。如前所述，该模型已成功应用于解决周围神经再生的临床问题 [33]。对这项技术的补充，包括微结构（带沟槽的）内腔以及靶向生长因子，可以提高这项技术的功效 [38, 39]。输精管是一个很好的研究对象，因为它已经被证明在输精管结扎的部位会发生自发的再通 [40]。

支持输精管组织工程的进一步证据是在动物模型中输精管吻合部位显示生长因子水平升高。既往使用实时聚合酶链反应、酶联免疫吸附试验和组织病理学分析对大鼠输精管吻合部位的检查表明，血小板源性生长因子 β 增加了 12 倍，转化生长因子 β 增加了 9 倍 [41]。

以周围神经再生模型为指导，d,l- 丙交酯制成的可降解导管被用来在大鼠模型中重建生殖道 [42]。47 只大鼠在输精管结扎术后植入了内表面有微结构凹槽的可生物降解导管。移植后 8 周，未发现复通的迹象。然而，在 12 周时，在剩余大鼠中发现 3 只复通，其中 1 只出现一条横跨整个 0.5cm 管道的微管，另外 2 只在导管边缘显示明显的上皮化的输精管微管 [42]。

在这个可生物降解的移植物模型证明了输精管的微复通之后，需要尝试找出最大化这种反应的方法（未发表的数据）。在输精管结扎部位生长因子水平升高的基础上，对可生物降解导管模型中局部微颗粒输送生长因子对输精管复通率的影响进行了研究。在一段时间内持续将生长因子输送到身体的某个特定位置并不是一项简单的任务。有选择性地在移植输精管部位有效地补充生长因子可能会受到以下影响：生长因子发挥其功能的能力取决于它们的三级结构，如果不能保护它们免受局部环境的影响，三级结构很容易降解。因此，局部持续浓度的生长因子的输送需要使用微球。微球的目标是隔离生物活性分子，并控制分子持续释放。持续释放的时间取决于所放微球的特性。考虑到这些因素，选择聚（d，l- 丙交酯）材料来构建微球。由于本研究中使用的可生物降解导管是由相同的材料制成的，因此预计非共价结合可使微球保持在导管附近。使用浸有 TGF-β 和 PDGF 微球的生物可降解导管来重建手术造成的输精管缺损，术后 12 周移植物中新的微管数量增加，但长度没有增加。

为了进一步优化输精管复通的条件，对促进重建输精管血管化的方法进行了研究，观察结果表明，在导管至输精管边界处新生血管随时间增加而增加（未发表的数据）。为了促进这种新生血管形成并提高复通率，在可生物降解移植物模型中，研究了口服枸橼酸西地那非对复通的影响。枸橼酸西地那非是一种 5 型磷酸二酯酶抑制剂，已被证明能在其他系统促进血管新生 [43]。在用可降解移植物重建输精管后，大鼠每天口服 5 mg/kg 的枸橼酸西地那非。在 16 周时，服用枸橼酸西地那非的大鼠的微管数量显著增加（29 个对 4 个），尽管微管的平均长度仍为 2 mm。内皮标记物 CD31 的染色增加证实了这一观察结果。一项联合应用口服枸橼酸西地那非和通过微球增加局部 TGF-β 和血小板衍生生长因子浓度的研究正在进行。未来在该领域的研究包括导管自身不同基质的检测，并将生长因子直接嵌入导管中，以使局部浓度最大化。

### 三、自体移植

除了早期的同种异体移植、血管自体移植和血管化（带蒂）的自体输精管移植的研究外，最近的研究还涉及非血管化自体输精管移植的应用。

Kadioglu 等人在大鼠模型中评估了非血管化输精管自体移植的可能性[44]。这项研究以 15 只大鼠为实验对象，以 2.5cm 长的游离输精管段作为双侧自体移植物。在输精管的两个横断端之间采用端到端吻合的方法植入自体移植物。与 Carringer 的研究不同[37]，这项研究还评估了妊娠结果，对生育力、精子活力和移植物存活率进行了评估，并与对照组进行了比较。3 个月后，15 只大鼠中有 9 只（60%）能够成功繁殖，24 只（80%）的输精管移植成功并存活。6 例（20%）自体移植失败，近端吻合部位出现大肉芽肿。在那些能够繁殖的大鼠中，有 6 个（20%）的单侧近端（睾丸端）吻合点出现了微小的液体渗漏。精液分析显示，实验组 76% 的精子具有前向运动能力，对照组为 78%（$P > 0.05$）。自体输精管移植可以在大鼠模型中成功实施并能获得后续繁殖能力[44]。

然而，这些结果与 Nasir 等人的一项比较不同自体移植材料修复大段输精管缺损效果的研究相矛盾。在这项研究中，输精管、动脉和静脉移植物被用来重建占输精管总长度 30% 和 50% 的缺损。结果所有移植物都不通[45]。

除了能避免免疫问题外，孤立的、无血管化的自体输精管移植物可以更灵活地应用于生殖管道的不同位置，而使用血管化（带蒂）的输精管移植物时可能受到限制。这项技术用于重建长段输精管缺损的可能性还需要更多的研究。

## 第三节 结 论

男性生殖道移植是组织工程学中一个令人兴奋的新领域，它可以使输精管梗阻长度较长的患者自然生育。虽然支架在显微外科之前的时代对提高通畅率和妊娠率有重要的作用，但如今在显微外科双层吻合术的时代，它们的作用仍有待确定。到目前为止，如果输精管梗阻可以接受一次水密、无张力吻合术，显微外科非支架技术仍然是金标准。由于梗阻长度太长而不能进行无张力吻合的病例仍然是亟须解决的问题，可植入导管形式的自体移植物和组织工程材料的进一步研究前景十分广阔。

## 第四节 审查标准

使用 Science Direct、Ovid、Google Scholar、PubMed 和 MEDLINE 等搜索引擎对应用于输精管结扎后复通的移植技术的有关研究进行充分搜索。这些搜索的开始日期和结束日期分别为 1973 年和 2019 年 1 月。研究鉴定和数据提取的总体策略基于以下关键词：“移植技术”“输精管梗阻”“输精管结扎后复通”“附睾梗阻”“部分输精管发育不全”和“输精管自体移植”。用英语以外的语言发表的文章也被考虑在内。仅在会议记录、网站或书籍中发布的数据不包括在内。网站和图书章节引用仅提供概念性内容。

（Henry M. Rosevear 和 Moshe Wald 著；吕坤龙和王瑞 译）

16

# 第十六章　应用直视钳穿法输精管结扎术器械和原理行小切口输精管复通术

**要点**

- 输精管复通术是实现输精管结扎后妊娠的安全和可靠的选择。
- 首选显微外科技术以提高管腔通畅率。
- 小切口输精管复通术，术后疼痛减轻，恢复正常活动更快，且不影响结果。
- 单纯小切口输精管结扎术是一种较新的改进，适用于精选的部分患者。

## 第一节　介　绍

输精管复通术有多种技术，这些技术在目前的外科实践中还在不断发展。在多伦多大学，我们利用直视钳穿法输精管结扎术的工具和原理，开发了用于输精管结扎复通的“小切口”。在通常情况下，“单纯小型切口”已经成为固定模式。利用阴囊表面纹理的走形进行微型切口吻合，可以游离足够长的输精管。我们避免采用较长的切口、睾丸游离和广泛的组织剥离等手术步骤，以达到在不影响效果的情况下，减轻术后疼痛和快速恢复日常活动。

## 第二节　输精管结扎术的历史

输精管结扎术作为北美最常见的泌尿外科手术，仅在美国每年就有超过 50 万例患者选择输精管结扎术[1–3]。1974 年，直视钳穿法输精管结扎术被引入，为外科医生提供了一种在不影响患者预后的情况下将不适感和术后并发症发病率降至最低的技术[4–6]。然而，2%~11% 的输精管结扎男性最终会因为各种原因要求复通他们已结扎的输精管，例如新的伴侣或子女的死亡[3]。

与大多数外科手术一样，输精管结扎术后复通技术也在不断发展。输精管结扎术后复通术起源于 1902 年，当时 Martin 为继发于淋病的梗阻性无精子症患者实施了第一例记录在案的输精管附睾吻合术[1]。1909 年，他发表了 11 例无精子症患者的系列报道，病人们接受了输精管附睾吻合术，通畅率为 64%，妊娠率为 27%。Martin 的输精管附睾吻合术被证明是有效的，消除了当时普遍持有的观点，因为技术上的困难和预期的低成功率，这种吻合术不值得推广。Hagner 随后在他的 33 名患者系列中验证了这些结果，报告的通畅率和妊娠率分别为 64% 和 48%。这种输精管附睾吻合术是治疗梗阻性无精子症的有效方法[1]。

Quinby 在 1919 年报告了第一例成功的输精管吻合术，当时病人已经接受输精管结扎术 8 年[1]。Quinby 的前助理 O'Connor 随后发表了一组 14 例男性输精管结扎术后的复通手术，其中 14 例均采用了 Quinby 的技术，总的通畅率为 64%[1]。随着计划生育在后来的几十年里不断发展，输精管结扎率大幅增加，随后必然出现对输精管结扎术后复通需求的增加。

## 第三节　输精管结扎后复通

最初对输精管结扎术后复通的一般外科开放手术，偶有辅以光学放大设备使用的报道。最早描述的技术是使用细银丝进行输精管吻合，最终在 20 世纪 70 年代演变为使用不可吸收的 4-0 到 6-0 缝合线[2]。这些技术的报告通畅率从 79% 到 88% 不等，妊娠率为 34%~50%。当手术显微镜在大多数中心广泛使用时，非显微镜手术在很大程度上被抛弃了。

1977 年，Silber 和 Owen 都被认为是首次在人体上应用显微镜下输精管吻合术，在此之前，他们已经用动物模型验证了这项技术[2]。吻合术在手术显微镜下进行，放大 16~25 倍，9-0 号尼龙缝合线，缝合 1~2 层。

最初的技术有了进一步的发展和改进，到 20 世纪 80 年代，双层缝合技术使用 10-0 尼龙缝合线用于缝合黏膜进行吻合，8-0 或 9-0 尼龙缝合线用于缝合浆肌层。Goldstein 首创引入了微钉输精管对合器和微点缝合线放置技术。这使得输精管末端更稳定，10-0 吻合线的位置更精确，特别是当输精管管腔的口径不同时特别有用[1, 7]。

Lipshultz 等人描述的输精管吻合技术可能是现代显微外科医生中最常用的技术[2]。具体方法为，确定输精管结扎部位，通过一个 4~6 cm 的中线或双侧 4~6 cm 的阴囊旁切口，游离精索、睾丸及输精管结扎处的远端和近端。要注意尽可能保存输精管外膜和输精管血供。在距预定横断点 1~2 cm 的近睾丸端和近腹侧端输精管表面放置 5-0 可吸收支撑缝合线。然后，切断睾丸输精管，立即用 100~400 倍的光学显微镜检查近睾丸端管腔液体。这有助输精管通过确认输精管液中是否存在精子，来确认吻合部位是否通畅。腹侧输精管以同样的方式切断，用向管腔注射生理盐水的方法观察其通畅性（或通过插入 Foley 导尿管中是否有亚甲基蓝观察其通畅性）。止血采用双极电灼法，以减少输精管损伤。

如果术中发现适合输精管吻合术（有丰富的稀薄液体，存在精子或精子部位，正常的输精管造影），2 个输精管断端通过放置输精管对合器或微血管夹，或通过在 6 点钟位置放置 1~2 个外膜固定针来接近和稳定，借助手术显微镜进行两层吻合术。一条双股的 10-0 尼龙黏膜缝合线 6 点钟位置进针，在输精管腔周围另外再缝合 3~5 针 10-0 的黏膜缝合线并打结。将单股 9-0 尼龙缝合线间断沿管周缝合在浆肌层组织完成第二层缝合。

为了尽量减少术后并发症，输精管结扎术的一个改进术式是采用外环口部位输精管结扎[7]。用这项技术，在阴囊上部沿输精管路径 向腹股沟外环切开 4~6 cm 的切口。使得输精管结扎的位置、睾丸和近腹输精管端的游离变得容易。然后以相同的方式进行吻合。

文献中报道的通畅率和妊娠率有较大的差异，是由许多术前、术中和术后的因素决定的，这些因素有的可控，有的不可控。人们普遍认为，与传统吻合术相比，显微外科方法能够更精确地放置更细、更少阻塞的缝合线。从而产生更高的通畅率和妊娠率[3]。尚未发表的数据表明，接受过显微外科培训的外科医生获得了更好的结果，平均通畅率为89%，而没有经验的外科医生平均通畅率为53%[3]。输精管吻合术研究组回顾了1469例当代显微外科输精管吻合术的结果[3, 8]，在输精管结扎后不到3年的男性中，他们显示97%的通畅率和76%的妊娠率。随着输精管结扎间隔的增加，输精管结扎术后15年或更长时间的通畅率为71%，妊娠率为30%。输精管吻合术研究组还发现外科医生的偏好和经验确定单层和双层吻合术在通畅率或妊娠率方面没有统计学上的显著差异[1, 8]。

输精管吻合术的并发症发生率一直没有得到很好的解决，没有文献发表全面比较各种术式的研究。术后疼痛、肿胀、瘀伤和随后的活动受限都是输精管结扎术后常见的并发症，常出现睾丸肿胀和输精管活动受限。大多数男性被建议穿支持性内裤2周，休息1~2周，并限制自己在3~4周内轻度体力运动。

我们已经讨论了许多试图改善手术结果的技术改进，但没有一种技术是专门用于帮助降低手术并发症发病率的。

## 第四节　小切口输精管结扎术（MIVR）

小切口和直视钳穿法的输精管结扎术是大多数泌尿科医生所熟悉的，并且已经被证明在不影响输精管结扎术效果的情况下减少并发症的发生率和减少恢复时间。Jarvi等人在努力研究显微外科输精管吻合术的有效性,并降低术后手术并发症发病率。多伦多大学将也将显微技术应用于输精管吻合术中[4, 9]。

## 第五节　小切口输精管复通术

所需的器械是用于直视钳穿法输精管结扎术和传统输精管结扎术复通器械的组合。关键的补充包括2个环状输精管固定钳和一个锋利的分离钳，以及手术所需的常规显微手术器械。

与直视钳穿法输精管结扎术相同，通过接触确定输精管结扎部位，使用三指技术（图16.1）。重要的是使输精管位于阴囊皮肤较柔韧的部位，使其位于中线外侧至少1 cm。然后使用直视钳穿法的输精管固定钳环夹固定输精管，使其距离之前输精管结扎部位约5 mm，如果可能，可直接放在输精管结扎的部位，以尽量减少输精管损伤（图16.2）。使用环形钳，将近腹端的输精管轻轻抬高到阴囊皮肤的正下方，然后用15号手术刀在阴囊上直接切开1 cm的皮肤切口（图16.3）。这个切口是使用分离钳钝性分离的方法，通过皮肤和皮下层组织，小心不要伤到下面的输精管。一旦显露了输精管，第二个固定钳用来重新抓住切口内显露的输精管，并轻轻地将其从伤口中抬起（图16.4和图16.5）。然后小心翼翼地移出输精管。

用钝性和锐性分离相结合来创建输精管手术窗，长度大约1 cm。注意保护输精管周围外膜内的血管系统。最后用输精管钳固定输精管（图16.6和图16.7）。由于阴囊皮下层的输精管回缩到阴囊后可能很难控制，因此在每一个步骤中，谨慎地止血和谨慎地使用显微双极烧灼是必要的，因为皮下血管收缩到阴囊后可能很难止血。

调整固定输精管腹侧端后，通过确定输精管结扎部位以外的切口触摸输精管睾丸端，并通过阴囊皮肤上相同的小切口再次用环形钳抓取。通过切口轻轻游离输精管，移出并固定，方式与腹侧输精管相同（图 16.8）。使用这种技术，考虑到阴囊皮肤固有的顺应性，相当一部分的输精管可以通过小切口游离（图 16.9）。在睾丸输精管游离中必须小心，因为输精管卷曲部分较长，并且非常容易受伤。5-0 Biosyn 或 PDS 的固定缝合线通过输精管的浅层浆肌层进针，距离腹侧和睾丸侧输精管的预期横断点 5~10 mm。这些留置缝合线有双重功能。它们可以控制输精管末端，帮助对合器定位，防止向切口内回缩，也可以在吻合完成后打结，起到减小张力的作用（图 16.10）。

我们建议每次使用新的 15 号手术刀，使用市售的输精管结扎钳或小血管钳来控制输精管末端，使它们恰好在切口外彼此接近。最后，在输精管末端和输精管固定钳下面放置一个坚固的、高对比度的衬垫，以提高缝合的可视性，同时在显微吻合过程中提供支撑作用（图 16.11）。这种衬垫取材容易，可以用手术室中较常见的塑料制成，例如，刀柄或透热皮套等。

然后在手术显微镜下以标准方式进行吻合术。我们首先将 4 个 10-0 双股尼龙缝合线从黏膜层和平滑肌层由以内向外的方式缝合在 2 条输精管上。一旦 4 条预置缝合线全部缝合完毕，它们就会被连接在一起。第二个全层则通过将 3 个 9-0 单股尼龙缝合线缝合在仅含浆肌层的 10-0 缝合线之间来完成。一旦 9-0 缝合线打结，则旋转输精管对合器以显露输精管的后壁。在放大的情况下，2 个输精管管腔的通畅度很容易在视觉上评估，也可以通过钝头钳轻轻地探查来确认。然后，根据两端之间的管腔大小差异，通过后方黏膜层另外缝合 2~3 条额外的 10-0 尼龙缝合线。一旦它们被连接，在 10-0 缝合线之间另外缝合 3 条 9-0 尼龙浆肌线以完成双层吻合。如前所述，5-0 留置缝合线可以松散地连接在一起，以防止吻合口紧张，也可以在此时将其去除。

然后，将输精管放回阴囊，并将手术显微镜从手术视野移出。皮肤切口边缘和肌层的止血是通过电灼术来处理的。通常情况下，缝合只需要一针。皮肤上的开口通常长 8~10 mm（图 16.12）。术后每 5 $cm^3$ 用 0.25% 布比卡因局部麻醉。所有患者于当天出院回家，预先开 20 片轻度镇痛药，并建议使用阴囊支撑 7 d，2 周内不要性交，3 周内避免剧烈运动和举重。术后随访 4 周，术后 3 个月左右精液分析检查，之后每 3 个月进行一次，直到怀孕。

对于初次或二次输精管结扎术，小切口入路在大多数情况下在技术上是可行的。少数情况下，广泛的瘢痕或非常长的粘连缺陷可能妨碍使用小切口技术的使用。

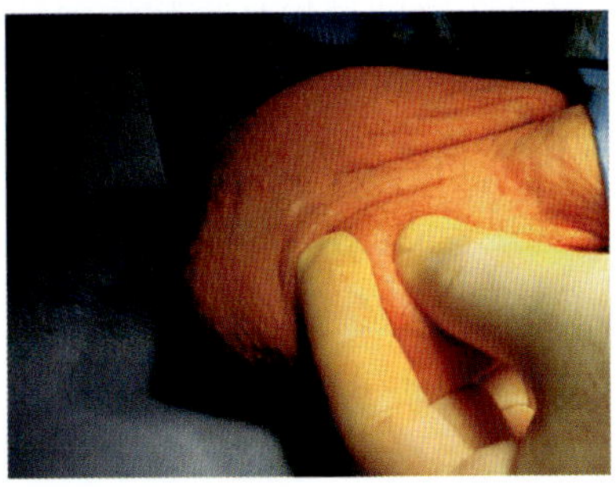

**图 16.1**　使用三指技术识别和固定输精管

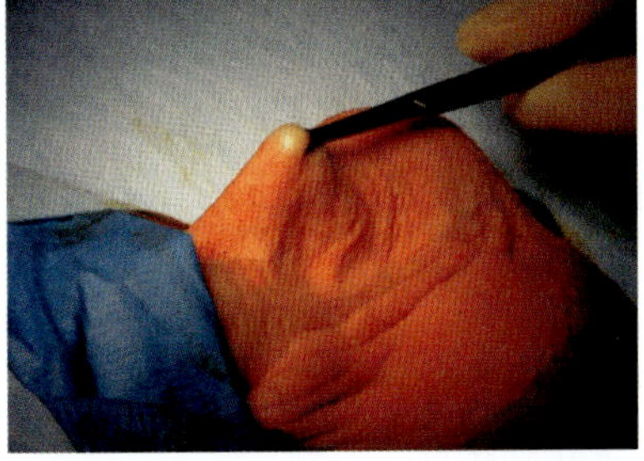

**图 16.2**　用环形输精管结扎钳夹住输精管腹侧末端，距离输精管结扎约 5 mm，然后将夹子抬起

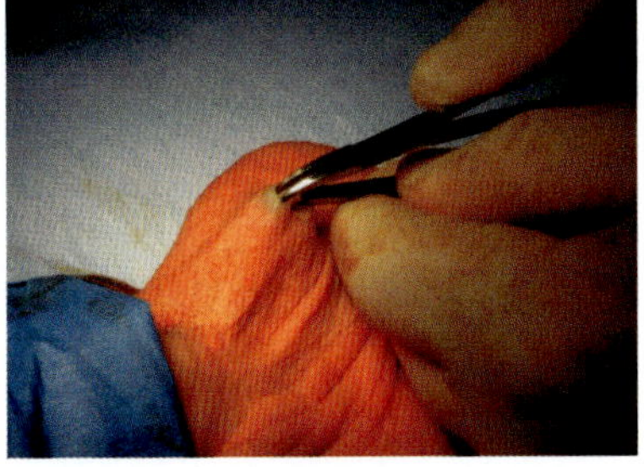

**图 16.3**　用手术刀在输精管上直接切开 8~10 mm 的皮肤和肉膜

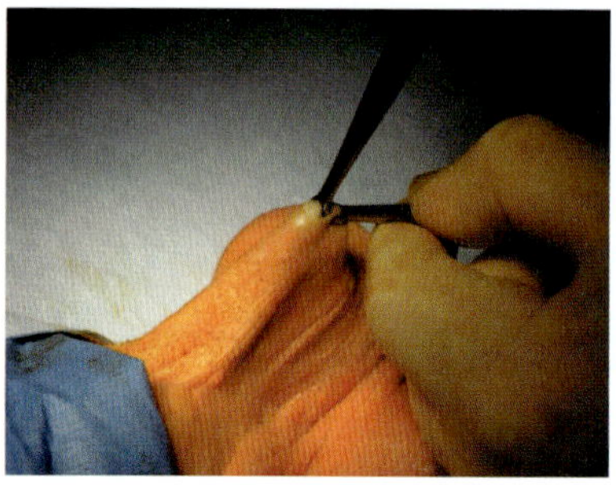

**图 16.4** 用第二个环形输精管结扎钳夹住切口内的输精管

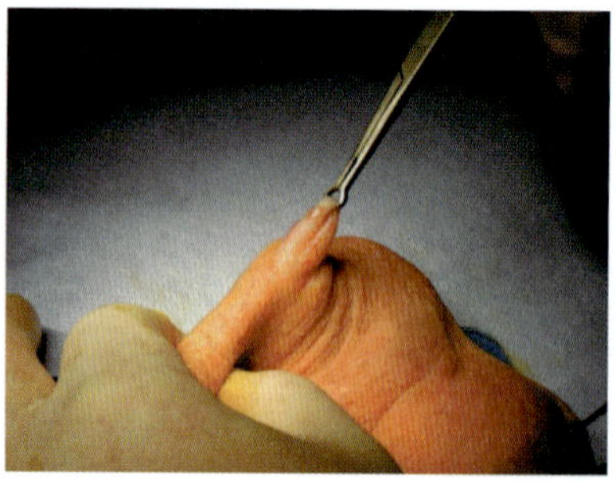

**图 16.5** 输精管腹侧末端通过切口轻轻送出

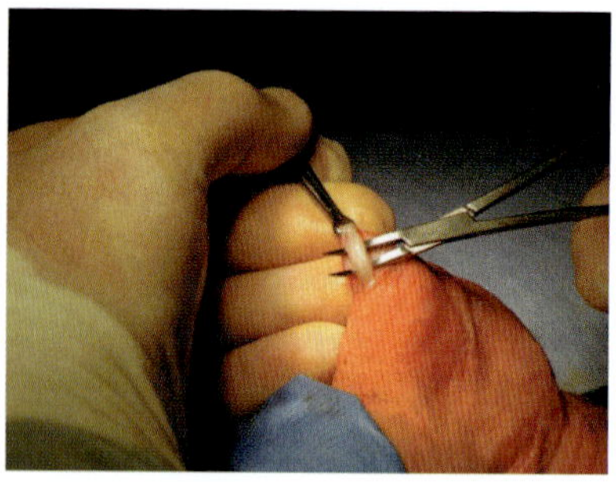

**图 16.6** 用锋利的解剖钳游离 1~1.5cm 的输精管周围组织

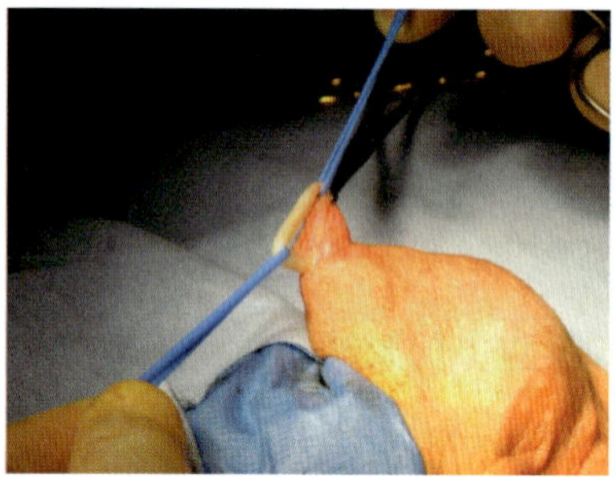

**图 16.7** 输精管腹侧末端用输精管环固定

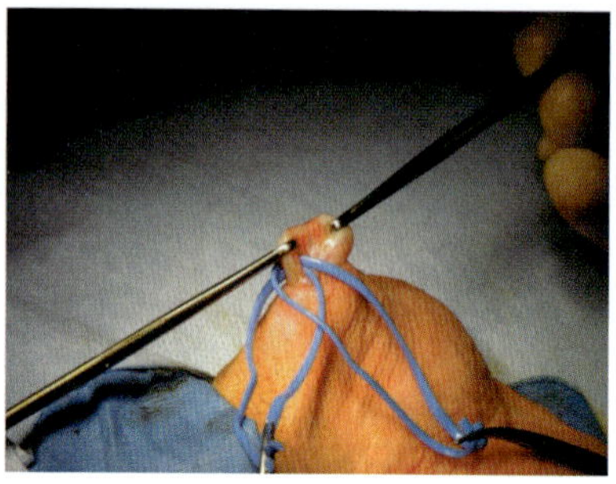

**图 16.8** 在固定了输精管腹端的情况下，输精管的睾丸端通过同一切口提出，并以与腹端相同的方式游离（注意夹子之间的输精管结扎缺损）

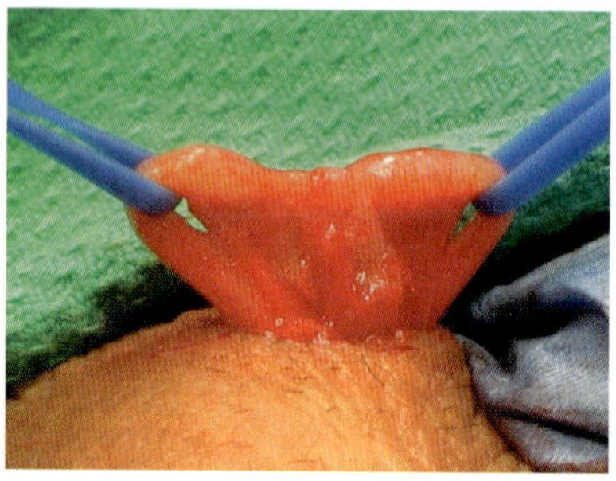

**图 16.9** 2 个输精管末端都可以通过小切口很容易地游离

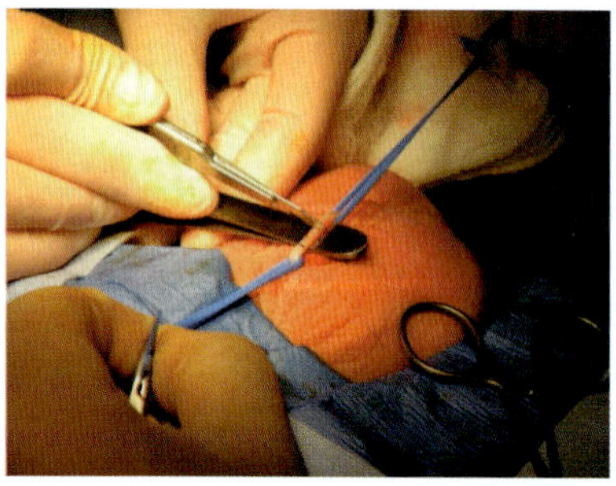

**图 16.10** 将 5-0 Biosyn 或 PDS 的拉力缝线浅层放置在离预定横断点约 1cm 的输精管末端的浆肌层内。然后用手术刀切开两端

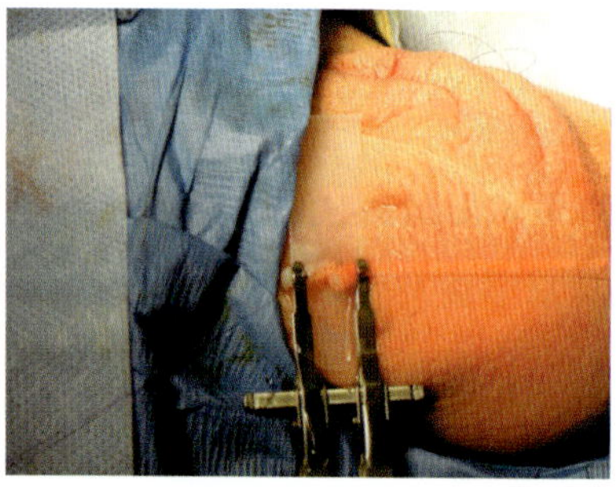

**图 16.11** 输精管末端固定在输精管结扎钳中。在吻合前，在输精管和夹子下面放置一个预置好的塑料背板以稳定

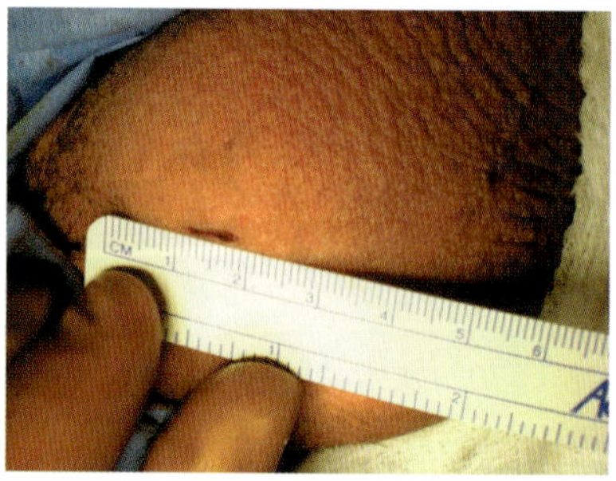

**图 16.12** 最终切口长度小于 1cm

## 第六节 小切口输精管结扎术的疗效

一位外科医生回顾了从 2004 年到 2010 年连续 164 例输精管结扎复通患者的相关数据 [9]。术后随访 4 周，患者被要求量化术后恢复工作和恢复日常活动所需的天数，记录术后并发症。疼痛评分采用有效的输精管切除术后疼痛评分，随后适用于输精管结扎术后复通 [10]。精液分析也在术后 2 个月和 4 个月进行，并根据 WHO 1992 年标准进行评估 [11]。

在 164 名男性中，139 人接受了双侧输精管吻合术，其中 55% 接受了小切口技术。小切口技术的通畅率为 96%，与接受传统切口输精管结扎术复通男性的通畅率没有统计学差异。2 个手术的平均精液参数也没有差异。53 名男性完成了疼痛和恢复评估，其中包括 20 名接受小切口输精管结扎术复通的男性。与使用传统切口进行输精管结扎术复通的男性相比，小切口组在术后 48 h 内报告的疼痛严重程度明显较轻。到 1 周时，疼痛评分在统计学上没有显著差异（图 16.13）。

小切口输精管结扎术复通后的男性与传统切口输精管结扎术复通后的男性相比，患者恢复自我报告的“正常日常活动”的时间提前了 2 d。然而，两组重返工作岗位的时间并没有什么不同，两组的平均时间都是 5 d。到目前为止，多伦多大学的 3 位外科医生已经实施了 3000 多例小切口输精管吻合术，这是输精管吻合术的首选技术（> 98%）。

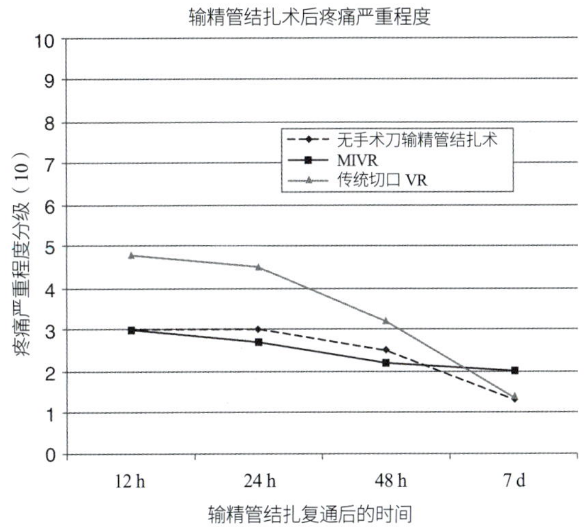


**图 16.13**　接受双侧 MIVR 的患者与接受传统切口 VR 的患者相比，术后 48 h 内的疼痛严重程度较轻

## 第七节　小切口输精管结扎术（SMIVR）

我们对上述技术已更新改进。对于某些阴囊顺应性较好且位置良好的输精管结扎术缺陷的患者，可以对输精管进行集中操作，允许 2 个输精管通过 1 个中线切口进行（图 16.14）。在一项由 320 名患者组成的外科手术研究中[12, 13]，其结果与双侧 MIVR 相当。比较术后疼痛时，SMIVR 组 120 例，BMIVR 组 200 例。SMIVR 患者报告说，术后即刻和术后 1 周的疼痛明显减轻。SMIVR 患者报告说疼痛完全缓解更快，使用止痛药的时间更短，恢复工作的速度更快[13]（图 16.15）。

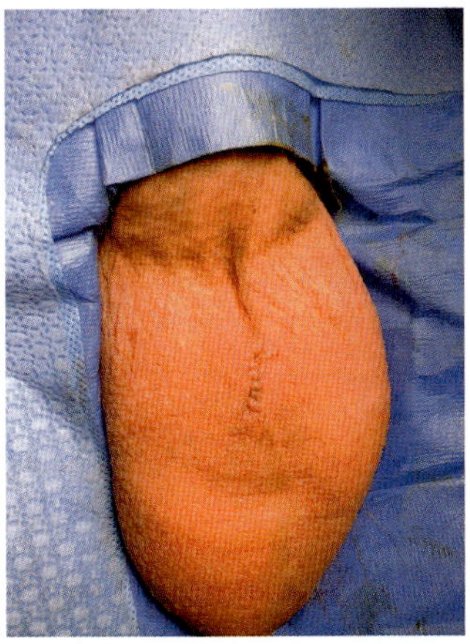

**图 16.14**　单一小切口输精管结扎术后复通

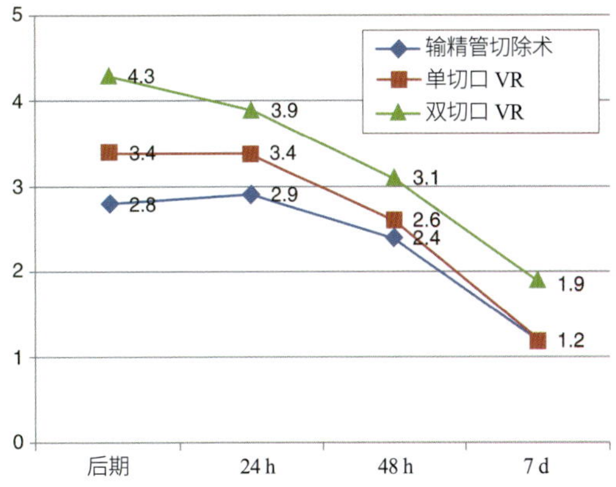


**图 16.15**　疼痛评分和功能恢复情况

## 第八节 结 论

手术技术仍在不断发展，输精管结扎术后复通也不例外。小切口输精管结扎术后复通（MIVR）利用阴囊壁的顺应性和容易获得的手术器械，通过避免游离睾丸和减少相关的组织损伤，在减少术后疼痛和早期恢复正常活动方面有显著的效果。这是在不影响效果的情况下实现的。对于某些解剖结构正常的患者，单纯小切口输精管结扎后复通可能是一种可行的选择。

（Judith Dockray, Keith Jarvi, Ethan D. Grober 和 Kirk C. Lo 著；李云龙和吕坤龙 译）

# 第十七章　门诊局麻下显微手术治疗男性不育症

**要点**

- 男性不育手术可以在门诊安全地进行，不会影响手术效果。与全身麻醉和监护性麻醉相比，局麻具有许多优势，如降低成本、恢复更快、方便、可以与患者实时沟通以及避免全身麻醉并发症。
- MESA、TESE 和精索静脉结扎术可以改善精子 DNA 碎片率，从而提高辅助生殖技术的整体效果。
- 需要对手术步骤进行一些修改，以便在门诊进行 MESA、TESE、精索静脉结扎术和输精管结扎术后复通。
- 通过从手术室手术到门诊手术的过渡，可以缩短在门诊[illegible]育手术的学习曲线。
- [illegible]引起了公众的关注，比体外受精更具成本效益，得到了更多支持。

## 第一节　介　绍

大多数泌尿外科手术涉及腹腔内器官，需要全身麻醉。然而，不育手术是泌尿外科手术中的一个独特的部分，它是围绕外生殖器展开的，局部麻醉就可以完全控制外生殖器的疼痛，因此可以在门诊进行不育手术。

与全身麻醉或监护性麻醉相比，门诊手术具有许多潜在的优势，包括消除心肺并发症的风险、减少术后恢复时间、方便手术过程中与患者沟通、提高成本效益、提高效率、避免全身麻醉药物的副作用，以及增强患者和外科医生的便利性等。

由于减少了麻醉师、辅助人员和设施费用等额外的费用，门诊手术的花费显著降低。随着我们的医疗保健向价值导向型医疗过渡，成本效率已成为临床实践中的一个重要考虑因素，特别是在保险报销减少的情况下。这在男性不育手术中尤其如此，在这种手术中，决定是否继续手术往往是基于免赔额和保险覆盖范围，而不仅仅是医疗必要性。降低成本对男性不育也很重要，因为大多数手术都是现金支付的，夫妻有时会选择不太有效的方法来限制成本。

尽管辅助生殖技术（ART）发展迅速、进步显著，但在许多情况下，活产率并不理想[1]。为了改善治疗结果，最近对男性不育的分子病理生理学的深入研究发现，精子 DNA 碎片率（SDFi）是活产成功的关键因素。SDFi 代表精子中 DNA 断裂的程度，每个精子的 DNA 断裂程度各不相同。一些内在和外在因素，如发育缺陷、氧化应激（精索静脉曲张）、生活方式因素、附睾运输精子过程中长时间的停滞以及全身性的损伤（糖尿病、感染、癌症）都与 SDFi 升高的发病机制有关[2, 3]。临床上，高 SDFi（＞30%）与自然妊娠时间延长、生育潜力降低、宫腔内人工授精（IUI）后妊娠率和分娩率下降以及体外受精（IVF）妊娠率下降有关[4–6]。对于高 SDFi，已经提出了许多治疗方案，其中 2 个相关的方案包括精索静脉结扎术以减少氧化应激，以及直接从睾丸提取精子（睾丸穿刺取精）用于 ART。最近的一项数据分析显示，精索静脉结扎术后 SDFi 降低了 3.4%，这转化为自然妊娠和 ART 妊娠的增加[7]。此外，睾丸精子的 SDFi 比射出的精子低 66.7%~80.0%，据报道睾丸精子比射出的精子有更高的活产率[8, 9]。在门诊提供这 2 种手术可以显著减轻接受 ART 的夫妇的经济和时间负担。

尽管有这些优势，但关于门诊男性不育手术的可用数据有限。这些文献中描述的手术包括输精管结扎术、可膨胀阴茎假体、显微附睾和睾丸精子抽吸术（MESA/TESE）、睾丸切除术、精囊切除术和精索静脉结扎术[1–15]。然而，其中许多是在静脉注射镇静或监护性麻醉和（或）仅限于不发达国家的情况下完成的[10–18]。

本章旨在阐述我们在临床中常用的不育症手术技术，重点介绍临床设施、麻醉应用、手术介绍（包括复杂的输精管附睾吻合术等）、手术风险及其解决办法。

## 第二节　临床设施

### 一、手术间

门诊手术间配有手术显微镜和标准手术台。大部分手术有 2 名护士在场，一名护士处理和传递无菌器械并在手术过程中提供协助，另一名护士负责记录并处理任何非无菌设备。没有麻醉师参与其中。对于所有病例，门诊手术间和手术室之间的器械、缝合线和设备都是相同的。在患者同意的情况下，允许患者的伴侣在场并观察。

### 二、疼痛控制

在开始手术之前，给患者口服止痛药（羟考酮 5 mg 和对乙酰氨基酚 500 mg）和咪达唑仑（5~15 mg，取决于年龄和体格）。这种口服镇静被认为是轻度麻醉，是安全的，不需要麻醉监测。相比之下，咪达唑仑静脉镇静被认为是中度镇静，大多数机构需要加强管理监督。

接受任何形式镇静的患者都需要预先留置静脉通道用于给药。对于时间较长的病例，如输精管复通手术（VR），如果第一剂的效果已经消退或者有必要时，则在手术开始 90 min 后向患者额外提供 5~10 mg 咪达唑仑。一般说来，这些药物的目的是帮助缓解焦虑，最大限度地减少长时间平躺带来的麻烦，而不是增强疼痛控制。

根据我们的经验，脂质丁哌卡因是控制局部疼痛的首选药物，原因有几个：它以 20 mL 小瓶的形式在市场上出售。可以用生理盐水稀释，以达到 80 mL 的最终体积，而不会影响功效。此外，使用后无需延迟一段时间，它具有长达 72 h 的持久镇痛作用（尽管根据我们的经验，最常见的是＜ 36 h）。

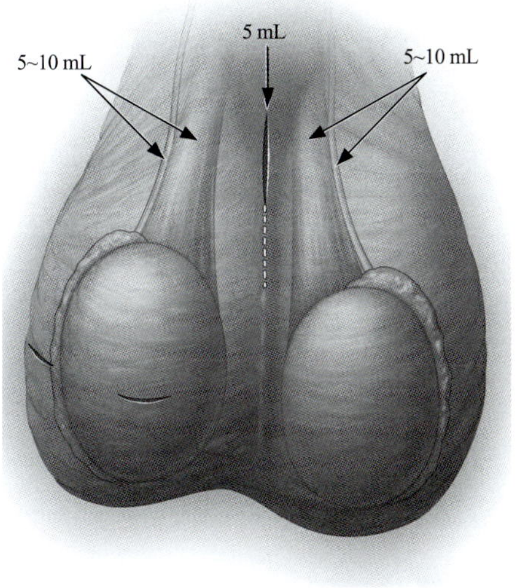


图 17.1　使用麻醉剂的位置和用量[29]

对于 MESA 和 TESE，每侧切口给药（5~10 mL），每侧精索给药（10 mL）。精索静脉曲张直接在精索和腹股沟管外侧注射额外的 5~10 mL。对于 VR，切口使用 5 mL，每个输精管使用 5~10 mL，每根精索索使用 5~10 mL。注射麻醉剂的位置和用量如图 17.1 所示。合理使用很重要，在初次麻醉完成后，最好有≥ 20 mL 的剩余量，以防需要额外的应用。药物剂量和给药总结见表 17.1。

**表 17.1　药物和推荐剂量**

| | 剂量 | 注释 |
|---|---|---|
| **全身**[a] | | |
| 抗生素 | 环丙沙星 500 mg | 在手术开始之前。如果过敏，在手术开始时用复方新诺明或头孢地尼代替 |
| 疼痛控制 | 对乙酰氨基酚 500 mg<br>羟考酮 5 mL | 在手术开始时 |
| 抗焦虑 | 咪达唑仑 5~15 mL | 在手术开始时，年龄＞ 50 = 10 mL，年龄＞ 65 = 5 mL |
| **局部**[b] | | |
| TESE/MESA | 切口用 5~10 mL<br>精索用 10 mL | — |
| 精索静脉结扎术 | 切口用 5~10 mL<br>精索用 10 mL<br>腹股沟外管用 5~10 mL | — |
| VR | 切口用 5~10 mL<br>每根输精管用 5~10 mL<br>每条精索用 5~10 mL | — |

注：a 没有静脉留置针的患者不得使用羟考酮或咪达唑仑。
b 用生理盐水将脂质丁哌卡因稀释至最终体积 80 mL。

# 第三节　手术技术介绍

这些手术以前已经在外科文献中详细描述过，我们在这一节的重点是修改以使其能够在局部麻醉的情况下在门诊手术室进行操作。有关切口位置的图形描述，参见图 17.2。

## 一、TESE

局部麻醉后，阴囊中线切口或横向切口并延长 1~2 cm。抓住并旋转睾丸，使附睾位于后部。切开鞘膜，在鞘膜切口的两侧留置缝合线以牵开切口。在睾丸白膜缝合 2 条平行的缝合线，将睾丸牵拉至切口表面，并在 2 条缝合线之间切开一个 1 cm 的切口（图 17.3）。用锋利的剪刀剪开白膜，并沿切口方向扩大白膜切口，长约 1 cm，挤出并切取曲细精管。将预先留置的缝合线打结，关闭睾丸白膜和鞘膜切口。我们更喜欢这种方法，而不是传统的挤出睾丸的方法，以避免将睾丸回纳入阴囊内正常解剖位置时的不适和压力。

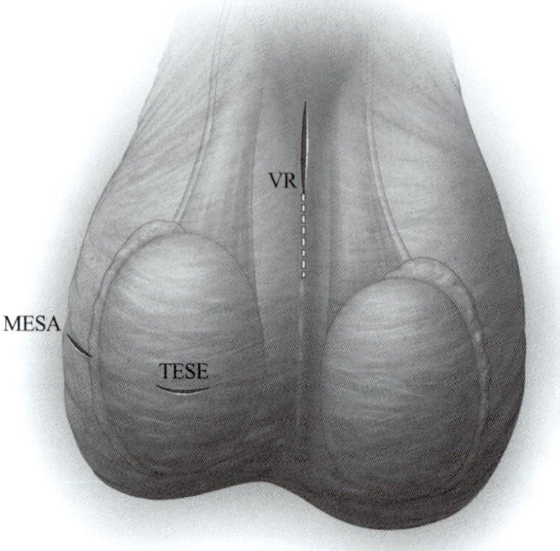


**图 17.2** 切口位置的图形描述 [29]

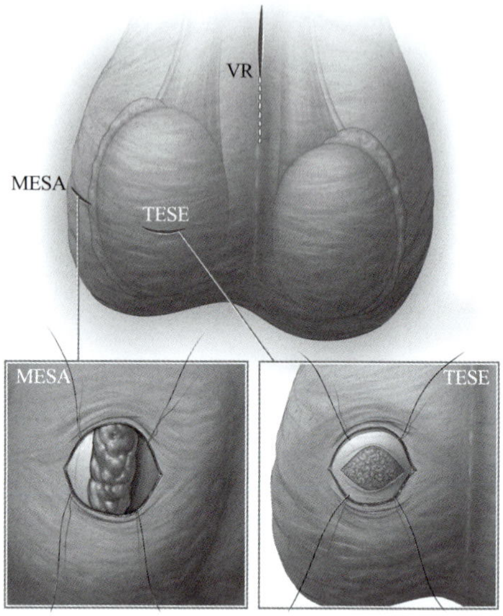


**图 17.3** TESE 和 MESA 预先留置缝线以便于暴露和闭合 [29]

## 二、MESA

传统的 MESA 是将睾丸挤出阴囊，然后进行手术操作，但我们选择使用一种更微创的手术方法，无需挤出睾丸。局部麻醉后，在阴囊外侧做横切口。一旦显露了附睾，就在附睾鞘膜上缝合 2 条平行的缝合线（图 17.3）。可以将眼睑牵开器放入切口以更好地显露术野。或者，可以拉起留置的缝合线以固定附睾的选定部分并使其进入术野。手术的其余部分按常规方式进行。

## 三、精索静脉结扎术

虽然其他方法是可行的，但由于精液分析参数、复发率、鞘膜积液和疝形成等方面的改善，我们更倾向于采用腹股沟下显微精索静脉结扎术 [19–24]。更重要的是，与腹股沟入路相比，门诊局麻下腹股沟显微精索静脉结扎术疼痛更小、恢复更快 [25]。

局部麻醉后，在腹股沟外环处做一个标准的 2 cm 横向皮肤切口。切开 Camper 和 Scarpa 筋膜，显露腹外斜肌腱膜。于耻骨结节附近寻及精索，将其提出切口。在精索下放置一个压舌板，使精索固定在切口上方。切开精索内外筋膜。在手术显微镜下，游离静脉，双重结扎后离断。注意保护动脉，术中在离断任何结构之前使用微型血管超声检测设备确认是否为动脉。然后将精索复位，分两层关闭切口。

## 四、输精管结扎术后复通

与 TESE 相似，局部麻醉后，做一个阴囊中线高位切口（2~3 cm）。将输精管提出切口，分离输精管，在输精管周围筋膜局部浸润麻醉。必须注意避免过度牵拉输精管腹部，以免引起侧腹部、腰部或腹股沟疼痛。这一点很重要，因为即使直接应用局部麻醉也不能解决这种感觉。除肉芽肿外，在解剖输精管近端和远端段时不需要进行过多游离，肉芽肿通常需要在肉芽肿周围额外给予局部麻药。

一旦对输精管进行离断，就要对输精管的近睾端进行取样，以确定是否存在精子。使用带有 24 号针头的注射器将液体注入输精管远睾端以评估输精管通畅情况。应限制注入的液体量，因为注入的液体量大于 1 mL 时可能会产生灼烧感。如果决定进行输精管吻合术（VV），则按常规方式进行。在我们的实践中，我们使用 8-0（外）和 10-0（内）缝合线间断缝合进行双层吻合术，无需特殊修改。如果需要输精管附睾吻合术（VE），则将阴囊切口延长，并将睾丸挤出。如果两侧都需要 VE，我们倾向于一次只挤出一个睾丸。这限制了切口的大小、对远睾端输精管的牵引力、睾丸在体外的时间以及静脉充血的可能性（有助于疼痛控制）。一旦将睾丸挤出阴囊，就应该用注射器在睾丸表面不断滴注生理盐水来保持湿润。根据我们的经验，睾丸外膜的干燥会使睾丸对睾丸压力的感觉敏感，而局部麻醉药不容易控制这种感觉。同样，在显微外科手术中应注意避免压迫睾丸，在完成 VE 后，应使用温和的手法将其送回阴囊。另外，VE 通常采用套叠技术，第一层用 10-0 缝合线平行缝合，第二层用 8-0 缝合线间断缝合。关于输精管结扎术后复通的图示，见图 17.4（右侧为输精管吻合术，左侧为输精管附睾吻合术）。

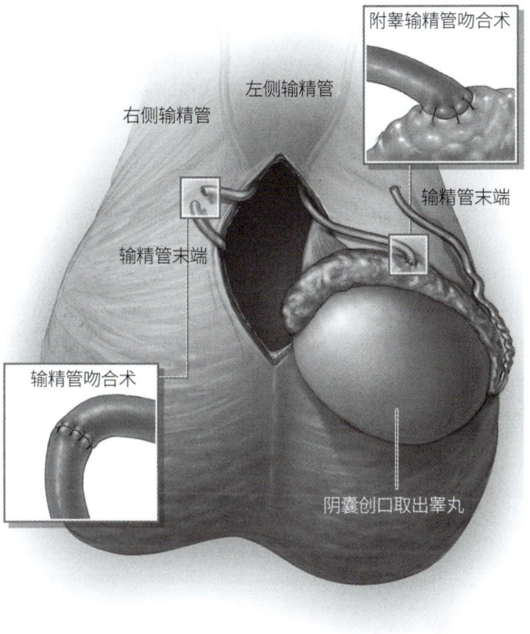


**图 17.4**　输精管结扎术后复通（左侧输精管吻合术，右侧输精管附睾吻合术）的图示[29]

## 第四节　克服学习曲线技巧

在没有监护或全身麻醉的情况下，进行门诊手术有一个明确的学习曲线。学习的关键点集中在适当的组织处理和局部麻醉剂有针对性的应用上。建议有兴趣将他们的手术转移到门诊的术者可以考虑在手术室（OR）进行这些手术，这时麻醉处于待命状态。术者还可以选择从全身麻醉慢慢过渡到监护性麻醉，最后单独使用口服药物。在这种情况下，如果需要更深的麻醉，可以在不重新安排或中断手术的情况下进行。同样，术者可能希望从简单的手术（输精管结扎术）逐步过渡到复杂的手术：MESA/TESE、精索静脉结扎术，最终是 VR。

以下列出了我们在门诊手术的学习曲线中确定的几个关键问题。图 17.5 汇总了这些关键问题以及解决问题的方法。

- 脂质布比卡因给药后会立即起效，因此，如果麻醉充分或需要额外给药，患者可以立即提供反馈。
- 一般来说，我们更喜欢脂质丁哌卡因，因为它的作用持续时间较长，比较适合 VR 手术，而其他制剂如利多卡因的消退太快。

- 脂质丁哌卡因稀释不能超过 60~80 mL，在阴囊和阴茎手术中不会失去效果。
- 麻醉技术对于确保正确地使用局部麻醉剂以避免达到药物毒性限度至关重要。因此，我们建议使用较小的剂量浸润较大的区域，而不是将针头插入一个位置并注入大量药物。特别是对于神经分布较广的精索，反复进退针的扇形浸润更能达到理想的麻醉效果。
- 要使输精管充分麻醉，需要在输精管附近直接注射。在过渡到 VR 之前，可以通过输精管结扎术来练习这种技术。
- 睾丸充分麻醉只能控制解剖鞘膜、输精管和附睾时的疼痛，而不能控制压力过大的感觉。为了减少这种疼痛和感觉，轻柔地处理睾丸和定期润湿睾丸非常重要。
- 对高剂量麻醉剂成瘾和焦虑控制不佳的患者更适合在全身麻醉下进行手术。此外，之前在相关部位接受过多次手术（反复输精管结扎术 /VR、疝修补术）的患者可能已经改变了神经分布和感觉迟钝，这给局部麻醉带来了困难。
- 对于 VR 等时间较长的病例，可以使用带有游戏或电影的 iPad 来娱乐患者。此外，允许他们的伴侣出现在房间里可以分散患者的注意力。
- 在手术的任何重要步骤之前，应充分警告患者即将出现的明显感觉，如应用麻醉药物、抓住阴囊、牵拉远睾端输精管以及将睾丸送回阴囊。

| 问题 | 原因 | 如何预防 | 如何处理 |
|---|---|---|---|
| 皮肤疼痛 | 麻醉时针头穿刺过深 | 局麻药物浸润后皮肤如“风团”样 | 重新更浅表地注射麻醉药物 |
| 游离或牵拉内膜时疼痛 | 麻醉不够，麻醉时针头穿刺太浅或太深，或者需要重新给药 | — | 由于不明原因，在 3~4 h 的手术后，在某些情况下必须在关闭切口之前重新对皮肤进行麻醉 |
| 分离睾丸鞘膜时疼痛 | 精索阻滞不充分（特别是精索的提睾肌纤维） | 进行精索阻滞[a] | 重新进行精索阻滞。如果仍然不够，则直接在将要游离的部位给予小剂量麻药 |
| 睾丸（尖锐）疼痛 | 精索阻滞不充分（特别是提睾肌鞘内容物） | 进行精索阻滞[a] | 重新进行精索阻滞。如果仍然不够，直接在睾丸内注射小剂量（1 mL）麻药 |
| 睾丸压力 | 睾丸干燥，睾丸受压，钳夹白膜，血管充血 | 限制对睾丸的压力，在整个手术过程中保持睾丸湿润，用特殊器械限制对膜的挤压，确保足够的切口大小以限制血管充血 | 消除促成因素 |

**图 17.5** 实现疼痛控制的关键问题和解决问题的措施（[a] 精索阻滞是通过使用反复进退针扇形浸润精索来进行的，并在更多的位置注射少量的药物。包括精索内的输精管在内，以确保整个精索都得到了适当的浸润麻醉）

## 第五节　费用方面的考虑

在我们的实践中，由于门诊手术可以在当天进行，降低了患者的成本（门诊 VR 手术花费 4550 美元），最重要的是没有影响手术效果。节约成本的问题在不孕不育领域尤为重要，因为许多治疗不在保险范围内，夫妇往往根据成本而不是治疗方式的成功率来做出决定。因此，将不育手术改为门诊手术可能会增加原本可能被排除在外的一部分患者的机会。

虽然所有门诊手术都能明显降低成本，但临床上最重要的可能是 VR。多篇文章探讨了 VR 与 IVF 的成本效益比较，确定哪种治疗方式作为首选的影响因素是复杂的，取决于以下因素：间接成本与直接成本、女性伴侣的年龄、输精管结扎后的持续时间、特定 VR 医生和 IVF 诊所的成功率、用于确定成功的随访时间、多胎妊娠率、染色体异常增加的可能性及后续需要的护理、卵巢储备减少的问题以及夫妇的偏好[26-28]。我们之前曾报道，在我们机构采用门诊 VR 手术，花费降低了 62%，这引起新的争议，并为在许多情况下 VR 的成本效益优于 IVF 提供了进一步支持[29]。

## 第六节 结 论

对于寻求不育症手术的男性来说，在局部麻醉下进行的门诊手术是一个可行、安全和经济的选择。我们已经提供了技术改进和要点来克服学习曲线，这可能会让对男性不育症手术感兴趣的外科医生更顺利地过渡到门诊手术。这一过渡为患者提供了便利，降低了全身麻醉 / 监护性麻醉的风险，提高了可用性，并可以更快地恢复。此外，成本效益的提高和关于 SDFi 的新数据重新引发了关于 VR 与 IVF 以及 MESA/TESE 的争议，并就基于成本的最佳治疗方法展开了新的辩论。

## 第七节 审查标准

使用 PubMed、Google Scholar 和 MEDLINE 等搜索引擎对门诊不育手术的相关研究进行了广泛的搜索。研究鉴定和数据提取的总体策略基于以下关键词:“男性不育症”“成本效益”“MESA”“TESE”“精索静脉结扎术”“DNA 碎片”“门诊手术”和“局部麻醉”。只考虑用英文发表的文章。

（Amir Toussi 和 Landon W. Trost 著；李云龙和郑涛 译）

18

# 第十八章　男性不育症和慢性睾丸痛的显微机器人手术

**要点：**

- 在显微外科手术中使用机器人辅助，提高了手术效率，消除了术中震颤，改善了运动范围，增强了成像效果，为显微外科医师提供了许多优势。
- 机器人辅助可能会提高临床效率这一概念得到了初步研究支持。
- 该技术为患有慢性睾丸或腹股沟疼痛的男性提供了新的治疗选择。该技术科学开发的结构化循证平台对于保护患者安全至关重要。像 RAMSES 这样的团体可以提供指导。

## 第一节　介　绍

自从 1975 年在显微外科手术中使用显微镜手术[1]以来，在男性不育和慢性睾丸或腹股沟疼痛的手术治疗中，显微镜手术的应用一直在稳步增加[1–11]。并且关于显微镜手术下血管吻合术的通畅率和生育率有更高的报告[12]，放大的概念已成功地应用于输精管附睾吻合术和精索静脉曲张结扎术。最近，显微镜下精索神经松解术已证明适用于治疗腹股沟和睾丸不适[13, 14]。这些技术需要不同程度的显微外科技术和一系列的辅助技术，而许多泌尿科医生在个人或技术医疗设备方面不具备这两种技术的任何一种。将改进后的可视化技术与可远程操作的人体工程学平台相结合，在睾丸和生殖手术中有着重要的应用。手术过程中的机器人辅助已被广泛应用于具有上述优点的外科领域[15–19]。本章介绍了机器人显微外科平台、机器人显微外科工具的最新发展，以及对男性不育症和慢性睾丸或腹股沟疼痛患者的各种机器人显微外科应用的当前评估。

## 第二节　新型设备

开发新的工具或仪器，使外科医生能够为现有的临床需求创造新的解决方案，这对于任何一个新的领域都是至关重要的。下面介绍一些新产品，它们增强了机器人辅助显微外科手术的能力。

## 第三节　新型机器人手术平台

Intuitive Surgical 公司（美国加利福尼亚州森尼韦尔）现在提供了一个具有增强型四臂的达·芬奇型手术机器人系统，具有高清晰度数字视觉放大，可实现比标准机器人系统更大的放大倍数（高达 10~15 倍）。增强的放大能力允许外科医生将摄像机放置在距离手术野 6~7 cm 的位置，以避免摄像机照明产生的热量对局部组织造成影响（这是旧系统的一个问题，因为显微外科手术，摄像机必须放置在手术野 2~3 cm 的范围内）。这个新系统允许更大的运动范围和更好的显微外科器械处理。增加的第四个手臂改善了运动范围和定位能力，为显微外科手术提供了一个额外的工具。如图 18.1 所示，机器人在显微外科手术中放置在患者右侧。

## 第四节　精密机器人多普勒血流探头

Cocuzza 等人表明，在显微手术腹股沟下精索静脉结扎术中系统使用术中血管多普勒超声可以提高睾丸血供的精确识别和保护[20]。在机器人显微外科手术中，标准的多普勒探头必须由手术助手拿着，不能用机器人抓握器轻易操作。血管技术公司（美国新罕布什尔州纳舒厄）开发了一种新的微多普勒血流探头（MDP），专门用于机器人平台（图 18.2）。这种新的探头可以方便地放置在第四只手臂上，是专门为外科医生在机器人辅助显微精索静脉曲张结扎术（RAVx）和机器人辅助精索显微去神经支配术（RMDSC）等情况下对睾丸动脉进行实时多普勒监测。这使得外科医生在用另外 2 个机械臂解剖静脉和神经的同时，可以探测到睾丸动脉的流动。

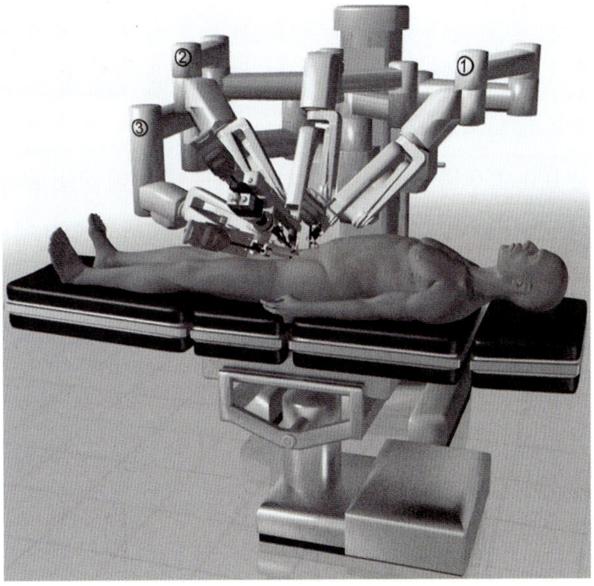


**图 18.1**　显微外科手术机器人平台定位

在 2009 年 7 月至 2010 年 9 月对 273 例显微机器人手术病例进行了一项关于 MDP 的前瞻性随机对照试验，其中 67 例机器人腹股沟下精索静脉曲张结扎术（RVx）和 206 例机器人精索去神经术（RMDSC）。MDP 的使用随机分为 5 个 RVx 和 20 个 RMDSC 程序。主要终点是手术时间，次要终点是外科医生对睾丸动脉定位的容易程度和机器人抓握器的可操作性。MDP 的使用不影响手术时间（$P = 0.5$）。在所有病例中，MDP 都能有效地识别精索内的所有睾丸动脉。MDP 对所有病例精索内的睾丸动脉均有效。由于 MDP 精密的尺寸，使用机器人抓取器的可操作性比标准手持多普勒探头显著提高。MDP 允许机械臂的全范围运动，使外科医生能够轻松地从大范围的角度扫描血管。使用 MDP 无并发症发生。应用机器人显微外科手术的新型微多普勒探头在本研究中发挥了有效作用。

血管技术公司最近开发了一种更小的微探针，可以检测直径约为 0.5 mm 的血管流量（图 18.2）。这只是进一步扩大了这项技术的潜在应用。

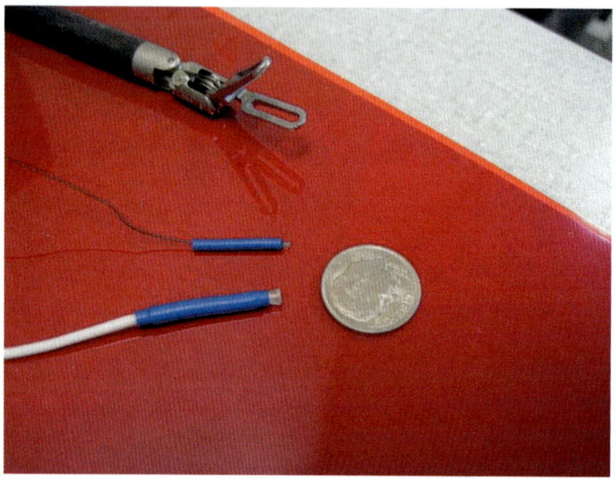

**图 18.2** 机器人微多普勒探头

## 第五节 增强数字视觉放大

先进的数码显微相机（100~250 倍）的小型化和发展使得目前使用的标准机器人（10~15 倍）和显微镜（10~20 倍）的放大倍数变得更大。我们的团队目前正在进行 100 倍数码相机（中国数码公司）的临床试验，该相机可通过使用 TilePro™ 达 · 芬奇型手术机器人系统（Intuitive Surgical 公司，美国加利福尼亚州森尼韦尔），允许外科医生切换或同时使用 100 倍和 10~15 倍可视化。这为外科医生在复杂的显微外科手术中提供了无与伦比的视力。

Karl Storz 公司（美国加利福尼亚州埃尔塞贡多市）还提供了一个机械臂平台，可容纳一个可提供 16~20 倍放大倍数的光学微型显微镜，可在达 · 芬奇型手术机器人机箱中使用，以提供额外的增强放大倍数视图（通过达 · 芬奇控制台进行布线）。

# 第六节　显微机器人外科手术

## 一、机器人辅助下输精管结扎复通术

许多研究小组已经开发了机器人辅助技术，在动物和离体人体模型上执行机器人辅助下输精管结扎复通术（RAVV）[21–25]。一些研究表明，在操作简单和提高通畅率方面，机器人辅助复通可能比显微外科复通具有优势[23, 24]。一些研究小组使用最初的达·芬奇型手术机器人系统（Intuitive Surgical公司，美国加利福尼亚州森尼韦尔）进行了机器人辅助的人类血管吻合手术[26]。

这些努力已经在使用新的达·芬奇型手术机器人系统的人类 RAVV 病例中得到证实[27, 28]。我们小组进行了一项前瞻性对照研究，比较 RAVV 和机器人辅助下输精管附睾吻合术（RAVE）与标准显微外科输精管吻合术（MVV）和显微外科输精管附睾吻合术（MVE）[29, 30]。2007 年 8 月至 2012 年 2 月，由一名接受过专科培训的显微外科医师完成了 155 例输精管结扎复通病例。主要终点是手术时间，次要终点是术后 2 个月、5 个月、9 个月和 12 个月的总活动精子数[30]。病例分类如下：机器人辅助 110 例，单纯显微手术 45 例，双侧 RAVV 66 例，至少一侧 RAVE 44 例，双侧 MVV 28 例，至少一侧 MVE 17 例。方法的选择（机器人和单纯显微镜）是基于病人的选择。两组患者术前特征相似。两种方法使用相同的缝合材料和缝合方法（RAVV 用 10-0、9-0 两层尼龙吻合；RAVE 用 10-0 尼龙双针纵向套叠技术）。

RAVV 病例通畅率为 96%，MVV 病例通畅率为 80%（＞ 100 万精子 / 射精）。两组间通畅率差异有统计学意义（$P = 0.02$）。两组的妊娠率（术后 1 年内）无显著差异，RAVV 组为 65%，MVV 组为 55%。前 10 例 RAVV 的手术时间（从开口到关口）开始时为 150~180 min，但 RAVV 在 97 min（40~180 min）时比 MVV 在 120 min（60~180 min）时的中位手术时间明显缩短，$P = 0.0003$。120 min（60~180 min）时的 RAVE 明显快于 150 min（120 ~ 240 min）时的 MVE，$P = 0.0008$。前 10 例 RAVV 术后缝线断裂和缝针弯折明显减少。与 MVV/MVE 组相比，RAVV/RAVE 组术后平均总活动精子数没有明显升高，但 RAVV/RAVE 组术后精子计数恢复率显著高于 MVV/MVE 组。其他小组也报告了类似的结果[31, 32]。

需要进一步评估和长期随访来评估其临床潜力和真正的成本效益比。

## 二、机器人辅助显微精索静脉曲张结扎术

虽然已有文献报道了机器人辅助腹腔镜下腹腔内静脉曲张结扎术[33]，但也有大量文献认为显微镜下腹股沟下精索静脉结扎术（MVx）可能比腹腔内精索静脉结扎术的疗效更好[34–37]。Shu 等人率先发表了机器人辅助下显微外科腹股沟下精索静脉结扎术（RAVx）[38]。他们比较了标准显微外科手术和机器人辅助的精索静脉曲张结扎术，发现机器人方法在稍微缩短手术时间和完全消除外科手术震颤方面具有优势。

为了进一步探究这些发现，我们在一个精索静脉曲张的犬模型中，由一位训练有素的显微外科医生对 MVx 与 RAVx 进行了前瞻性随机对照试验。外科医生进行了精索解剖和用 3-0 丝线对三条静脉结扎。12 例精索静脉曲张结扎术随机分为 MVV 和 RAV 两组，记录手术时间、血管损伤和打结失败。平均 RAVx 持续时间（9.5 min）显著快于 MVV（12 min），$P = 0.04$。机器人设置时间和显微镜设置

时间无显著差异。两组患者均无血管损伤或结扎失败。

从2008年6月到2010年9月，我们对前瞻性临床数据库共97例RAVx病例（中位随访11个月，范围1~27月）进行了回顾。每侧平均持续时间为30 min（10~80 min）。手术适应证为2级或3级精索静脉曲张和以下情况：10例无精子症，42例少精子症，49例睾丸疼痛（伴或不伴少精子症，其他保守治疗方案均失败）。对81例患者进行了为期3个月的随访，75%的少精子症患者在精子计数或活力方面有显著改善，无精子症转化为少精子症。对于睾丸疼痛，92%的患者疼痛完全消失（在精索静脉曲张切除术的基础上进行了精索定向神经松解术）。1例精索静脉曲张复发或持续（通过体检和超声检查），1例患者术后出现少量的鞘膜积液，2例患者术后出现轻度的阴囊血肿（经保守治疗）。第四个机械臂允许外科医生在减少对显微外科助手的依赖的情况下控制一个额外的器械。第四支手臂还使外科医生能够在需要时用其他手臂解剖静脉的同时，对睾丸动脉进行实时的术中多普勒绘图。

McCullough等人最近在大型系列评论中，对258例结果与单纯显微外科相似的病例进行了回顾[39]。机器人辅助显微手术腹股沟下精索静脉结扎术似乎是安全、可行和有效的。初步的人体试验结果似乎很有希望。有必要进行进一步的评价和比较有效性研究。

### 三、机器人辅助下显微精索去神经术

Levine[13]和Oliveira等人[14]最近的研究表明显微精索去神经术是治疗男性慢性睾丸疼痛的一种有效方法。我们小组一直在开发一种机器人辅助下显微精索去神经术（RMDSC），以评估是否有任何潜在的好处超过标准显微镜技术。

我们的研究小组最近发表了一篇回顾性文章，回顾了2007年10月至2016年7月接受RMDSC治疗的872例病例（772例患者）[40]。选择标准如下：慢性睾丸疼痛（＞3个月），保守治疗失败，神经和泌尿系统检查阴性，局麻药精索阻滞疼痛暂时缓解。RMDSC术前和术后采用主观视觉模拟评分（VAS）和标准化有效疼痛评分（PIQ-6由RAND评分）进行疼痛评估。860例患者有随访资料。在平均24个月（1~70个月）的随访中，通过主观VAS评分，83%（718例）的患者疼痛明显减轻，17%（142例）的患者疼痛无变化。在疼痛明显减轻的患者中，49%（426例）完全缓解，34%（292例）疼痛缓解≥50%。目标PIQ-6分析显示：术后6个月疼痛明显减轻67%，1年疼痛明显减轻68%，2年疼痛明显减轻77%，3年疼痛明显减轻86%，4年疼痛明显减轻83%。

RMDSC是一种有效的、微创的方法，对难治性慢性睾丸痛患者具有潜在的长期耐久性。

## 第七节　单孔腹部机器人显微外科神经松解术

慢性腹股沟疼痛会使病人虚弱。显微外科精索去神经术（MDSC）是治疗这种疼痛的一种选择。但是对于这种治疗失败或睾丸切除术后出现幻象性疼痛的患者，进一步的选择是有限的。我们的目标是开发一个单孔腹部机器人显微外科神经松解术，以结扎腹股沟内环上方腹部内的生殖股和下腹部神经纤维。

我们对既往MDSC失败或睾丸切除术后出现幻觉疼痛的慢性腹股沟疼痛的患者进行了前瞻性研究。主要终点是疼痛对生活质量的影响（来自RAND的PIQ-6疼痛影响问卷），次要终点是机器人

手术持续时间。收集术前和术后 1 个月、3 个月、6 个月、12 个月的 PIQ-6 评分。

从 2009 年 6 月到 2010 年 9 月，我们完成了 30 个项目（5 个单孔）。60%（18 例）患者术后 1 个月内疼痛消除，13%（4 例）患者术后疼痛减轻 50% 以上。其中 2 个失败的患者进行了 6 个月的止痛治疗，但之后疼痛又复发了。中位或持续时间为 10 min（5~30 min）。有 3 种并发症存在：一名术后阴囊血肿经保守治疗消除；一名患者在一个打孔部位出现疼痛；另一名患者疼痛从腹股沟转移到腿部。单孔腹部机器人显微外科神经松解术似乎是具有这种症状的病人群体的治疗选择。需要进一步的随访和评估。

## 第八节 总 结

在显微外科手术过程中，机器人辅助的使用正在扩大。该技术在泌尿外科以外的其他显微外科领域的应用也在不断扩大，如眼科、手外科、整形重建显微外科等。稳定的显微手术平台、符合人机工程学的外科手术器械控制、消除震颤、放大沉浸式 3D 视觉的优势都是直观可见的。进一步的有效性比较研究正在进行中，并将在未来真正适用这种新的手术平台。然而，到目前为止，初步的结果是相当令人印象深刻的。

## 第九节 审查标准

使用 Science Direct、OVID、Google Scholar、PubMed 和 MEDLINE 等搜索引擎，对机器人辅助的男科显微手术研究进行了搜索。研究识别和数据提取的总体策略是基于以下关键词："机器人输精管结扎复通术""机器人精索静脉结扎术""机器人去神经术""不育男性""精索静脉结扎术""输精管结扎复通术"和"不育"。此外，还考虑了以英语以外的语言发表的文章。仅在会议或会议记录、网站或书籍中发布的数据不包括在内。

（Jamin V. Brahmbhatt 和 Sijo J. Parekattil 著；廉靖和王瑞 译）

19

# 第十九章　机器人输精管复通：一个美国人的观点

**要点：**

- 无论是采用显微外科手术方法还是机器人辅助显微外科手术方法行输精管结扎复通术，深入了解外科解剖学对于获得令人满意的手术结果都是至关重要的。
- 吻合术应以最小的接触面、水密的、无张力的方式进行，以达到最佳的通畅率。
- 机器人辅助的优势：消除震颤、提高稳定性、7 个自由度的仪器、运动的可扩展性、3D/HD 可视化、同时操作 3 个仪器和摄像机，以及在满足学习曲线后，在更短的时间内完成手术。
- 有数据显示，机器人输精管结扎复通与显微外科输精管结扎复通相比，在满足学习曲线的情况下，有改进吻合和减少手术次数的优点，包括人机工程学和减少疲劳。
- 机器人辅助输精管吻合术的学习曲线显示，在梗阻间隔较长的情况下，早期具有很高的通畅率，需要 75 例患者优化吻合时间和手术时间并使其稳定。

## 缩写词

- ASA：Antisperm antibody 抗精子抗体
- CT：Computed tomography 计算机断层扫描
- FDA：Food and Drug Administration（美）食品和药物管理局
- FSH：Follicle-stimulating hormone 卵泡刺激素
- hCG：Human chorionic gonadotropin 人体绒膜促性腺激素
- RAVE：Robot-assisted vasoepididymostomy 机器人辅助输精管附睾吻合术
- RAVR：Robot-assisted vasectomy reversal 机器人辅助输精管复通术
- RAVV：Robot-assisted vasovasostomy 机器人辅助输精管吻合术
- TURP：Transurethral resection of prostate 经尿道前列腺切除术
- VE：Vasoepididymostomy 附睾输精管吻合术
- VR：Vasectomy reversal 输精管复通术
- VV：Vasovasostomy 输精管吻合术

## 第一节　介　绍

美国每年大约有 50 万男性接受输精管结扎术。其中，大约 6% 接受输精管结扎术的男性会选择在其一生中的某个时候进行输精管复通（VR）[1]，这与 50% 的离婚率有关[2, 3]。VR 最早出现于 20 世纪 30 年代，20 世纪 70 年代应用手术显微镜放大辅助吻合，使得输精管通畅率有了显著提高[4–6]。

几十年来美国人一直把机器人作为梦想。不管机器人是出于科幻小说还是实际用途，机器人机械地协助我们完成任务的想法一直是我们的目标。在人们的想象中，机器人可以帮助人类执行不同的任务，而其中很有趣的一个是有一天机器人会为我们做手术的想法。虽然这并不一定会实现，但是机器人技术在协助外科医生进行手术方面已经取得了进展。达·芬奇系统最初开发并应用于大型外科手术，目前已将其应用于显微外科手术平台。在男性生育手术中，达·芬奇系统尤其适合于 VR。最初尝试 VR 时没有任何技术的支持，且仅用裸眼进行手术，然后发展到不同层次的技术，从光学放大镜，到手术显微镜的使用，现在又发展到机器人平台的使用。从机器人手腕获得的 7 个自由度除了允许人类的手和手腕所能进行的运动之外的运动，还能做出可伸缩性的运动，包含一种为外科医生设计的、减轻疲劳的人体工程学原理，从而提高外科医生的手术表现，以及显微外科领域的高清晰三维最佳可视化。当医生掌握了机器人显微手术的技术后手术效率也得到了提高。

## 第二节　外科机器人的历史

自 1942 年 Isaac Asimov 在他的短篇小说《Runaround》中首次使用“机器人”这个词以来，整个社会都为此着迷，人们都想象着机器人所能做的事情。在医学领域尤其如此，机器人以各种形式在不同的媒介中出现，包括科幻小说和电影。机器人在医学中的应用是在 20 世纪 80 年代中期发展起来的，当时英国开发的 PUMA 系统用于计算机断层扫描（CT）引导下的脑活组织检查和经尿道前列腺电切术（TURP）[7]。1992 年，伦敦开发了 PROBOT 应用于 TURP，它能够根据特定的前列腺体积[8]而编程、进行手术。1992 年，德国[9]开发的 ROBODOC 利用 CT 成像程序为骨科患者在股骨上磨出了用于髋关节置换的精确配件。1997 年，约翰霍普金斯大学开发了 PAKY（经皮肾通路）机械臂系统[10–12]。20 世纪 90 年代，德国设计了先进的微创手术遥控机器人阿尔特弥斯（ARTEMIS），这是首个拥有 6 个自由度的主从机械手系统。它原本是为心脏手术设计的，但由于缺乏资金而停止使用[13]。1994 年，美国开发了 AESOP（自动内窥镜定位系统），它可以通过外科医生的声音指令操作腹腔镜套管针。HERMES 是一种集成手术室控制系统，允许机器人系统的完整集成。2001 年，ZEUS 机器人系统被引入，它将 AESOP 和 HERMES 系统作为主从设备，并与外科医生在控制台控制的一个单独的机器人装置相结合[14, 15]。这些机器人设备为目前应用于临床外科实践的标准护理机器人设备，为 Intuitive Surgical 开发的达·芬奇® 系统的出现奠定了基础。

## 第三节　达·芬奇® 机器人系统

20 世纪 90 年代中期，Intuitive Surgical 的创始人开发了达·芬奇® 机器人系统。该设备包括 3 个主要组件：控制 7 个自由度机器人仪器的主从软件驱动系统、三维可视化系统和基于传感器的安全监测系统（图 19.1），此监测系统可以持续评估设备性能，确保患者的安全[16]。1997 年，Jacques Himpens 和 Guy Cardiere 在布鲁塞尔[17]完成了第一个机器人辅助手术——胆囊切除术。2000 年，美国食品和药物管理局（FDA）批准了达·芬奇® 机器人系统，其组件包括一个外科医生控制台、一个由外科医生操纵的有 4 个手臂的病人侧机械臂系统，以及可视化系统。目前的达·芬奇® 机器人系统提供了高达 10~15 倍的三维高清晰数字视觉放大，拥有 7 个自由度和可扩展性的运动设备。

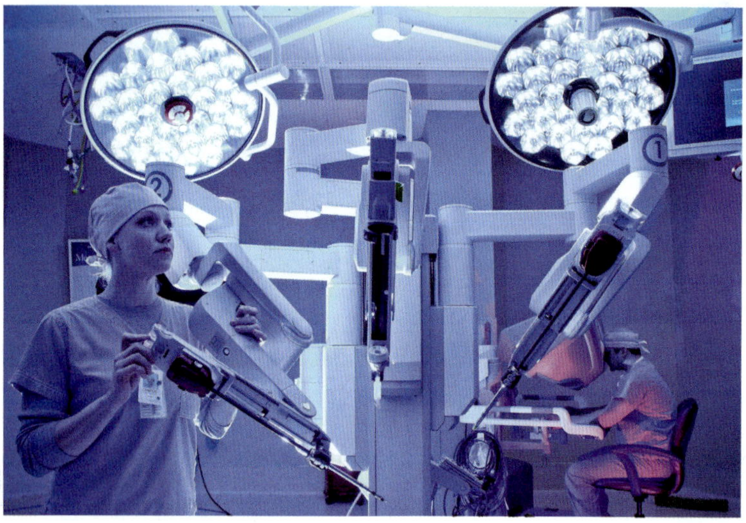

**图 19.1**　达·芬奇® 机器人系统的组件，包括外科医生控制台（背景）和演示机械臂的床旁机械臂系统（前景）

## 第四节　技术成熟度（Gartner-Palmer 技术成熟度曲线）

当一项新技术被引入任何领域，特别是外科领域时，必须对这项技术进行评估和证明。与任何技术一样，无论是智能手机、电动汽车，还是机器人手术设备，最初往往都有大量的宣传，接着是一段达不到人们预期的时期，然后是对技术实际能提供什么的认识。Gartner-Palmer 技术成熟度曲线可以应用于达·芬奇® 机器人系统。成熟度周期包括技术萌芽期，从而获得媒体报道和宣传。随之而来的是过热期，也就是说，这个设备可以做任何事情！随之而来的是低谷期，即技术未能达到某些预期。随着这项技术的好处得到更广泛的理解，随之而来的是复苏期。最后，随着更多的主流技术的采用，以及适用性和相关性变得清晰，生产率达到了成熟期（图 19.2）。随着达·芬奇® 机器人平台的出现，这种成熟度周期变得明显，因为最初的设计是用于战场和远程环境下的远程外科手术，后来经过磨炼，变得更适用于微创手术。可能有人会说，机器人技术在显微外科中的应用，特别是在机器人辅助的显微外科输精管复通（RAVR）方面，我们正处于类似的宣传周期中[18]。

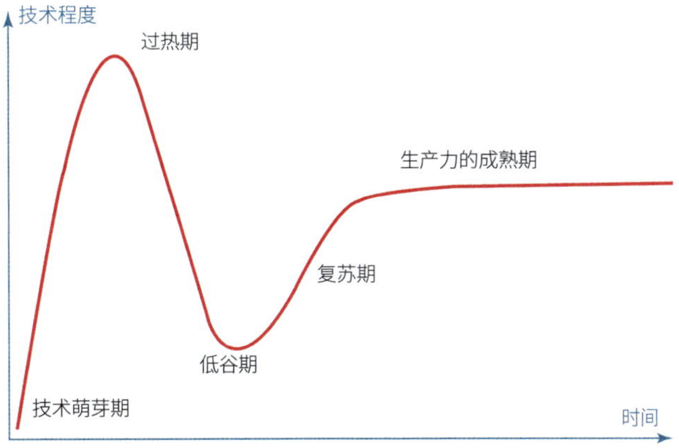


**图 19.2**　Gartner-Palmer 技术成熟度曲线显示了技术萌芽期、过热期、低谷期、复苏期和生产力的成熟期

## 第五节　解剖学

对于输精管复通的成功结果，无论是采用机器人辅助输精管复通，还是采用纯粹的显微外科技术，外科医生对输精管和附睾解剖的了解是最重要的。输精管从附睾尾的远端延伸。中肾管是输精管的胚胎起源。输精管为管状空心结构。输精管弯曲是在输精管的前 2~3 cm 从附睾流出的弯曲部分。从附睾尾到射精管，也就是输精管的末端，它的长度在 30~35 cm 之间。输精管向后走行于精索血管后方。输精管腔的直径各不相同，在 0.2~0.7 mm 之间[19]，主要取决于输精管的节段。输精管的主要动脉供应是膀胱上动脉[20]的分支。输精管静脉引流是阴囊段输精管静脉引流至精索静脉丛或蔓状静脉丛。盆腔段静脉引流至盆腔静脉丛。输精管的淋巴引流到髂内和髂外淋巴结。

精子从睾丸通过附睾到达输精管。如果紧紧盘绕的管状附睾被拉伸，长度将达到 3.6576~4.572 m。附睾由 3 部分组成，包括头部、体部和尾部。附睾头由来自睾丸的 8~12 个小管输出端组成。输精管与附睾尾的最远端相连。附睾头和附睾体接受来自睾丸动脉分支的动脉供应，睾丸动脉分支向远端供应附睾上、下分支[21]。附睾尾的动脉供应来自输精管动脉的分支。附睾尾和附睾体的静脉引流都是通过 Haberer 静脉缘，通过睾丸的静脉缘或通过提睾肌或输精管引流到蔓状静脉丛[21]。附睾头和附睾体的淋巴引流是通过与精索内静脉相连的通道，引流到主动脉前淋巴结。附睾尾的淋巴管与输精管淋巴管相连，流入髂外淋巴结。

## 第六节　术前评估 / 体检

在进行 RAVR 之前，应评估患者的生精功能，从术前到输精管结扎术的生育史被证实是不充分的。在进行 RAVR 之前，应进行全面的身体检查，特别是应注意生殖器检查。应评估睾丸体积和一致性。睾丸体积正常、质韧一致是良好生精功能的标志，而睾丸小或软则可能表明生精功能障碍。输精管结扎术后的男性体格检查时，附睾通常会饱满。附睾硬结可能表明一定程度的附睾梗阻，需要行机器人辅助输精管附睾吻合术（RAVE）。当检查时触及长段输精管结扎缺损或间隙时，应考虑进行更广泛的解剖以进行无张力吻合术。当在输精管的睾丸端触诊到精子肉芽肿时，它与 VR 改善的结果相关。精子肉芽肿是由于精子泄漏形成的，这是一种阀门样机制，可降低附睾腔内压力以保护导管系统 [22]。当阴囊检查发现一个长段输精管结扎缺损时，外科医生应该准备一个非标准的切口入路 [23]。由于性腺机能减退已成为一种非常常见的诊断，甚至在男性生育期也是如此，睾酮替代疗法正被用于治疗这些对精子发生有不利影响的男性。计划进行 VR 的男性需要一种替代的药物疗法，以不抑制精子发生的方式治疗性腺机能减退。为获得令人满意的效果，在 RAVR 前应停止睾丸激素替代治疗，同时添加氯米芬或人绒毛膜促性腺激素（hCG）行挽救性睾丸药物治疗，且至少服用 3 个月 [24]。

输精管结扎到复通的时间间隔，即梗阻时间，对所需的 RAVR 类型、机器人辅助输精管吻合术（RAVV）和 RAVE 起着重要作用。在许多关于 VR 的研究中已经证实了梗阻时间对复通率的影响，一般来说，输精管结扎术后的间隔时间越长，VR 就越有挑战性 [25, 26]。然而一个熟练掌握 RAVV 和 RAVE 的外科医生仍然能够为梗阻时间较长的男性提供 RAVR。对于技术熟练的外科医生，无论采用何种类型的 VR，对于梗阻时间超过 10 年的患者 [27] 的复通率仍然很高。一些列线图试图预测 VR 所需的复杂性和复通成功率。这些评估因素包括男性的年龄、睾丸的体积、是否存在精子肉芽肿以及输精管结扎术后的时间间隔 [28, 29]。不一致的数据已经使列线图的准确性和它们真正的预测能力被质疑 [30, 31]。因此，我们建议 VR 只能由精通 VV 和 VE 的外科医生进行，因为通常无法在术前预测是否需要进行 VE[32, 33]。

在进行 VR 之前，患者的女性伴侣应进行生育评估，并就年龄对女性生育能力的影响和卵巢储备对夫妇生育潜力的影响进行评估咨询 [23, 34]。

## 第七节　术前实验室检查

虽然这不是常规的临床检查，但在 VR 之前可以进行精液分析，包括对离心沉淀物的评估。在离心沉淀物中发现的完整精子比例为 10%，这表明在 VR[35] 时至少在单侧输精管内可以找到精子。如果在精液分析中发现精液量少，应进行经直肠超声检查，以评估伴有射精管梗阻的可能性。

当体格检查发现有精子发生的潜在缺陷迹象时，如小而软的睾丸，应检查血清卵泡刺激素（FSH）。由于 FSH 升高是生精功能障碍的一个标志，并且是 VR 手术失败的潜在不良因素，可能有必要提供更高水平的辅助生殖护理 [36]。不建议将血清抗精子抗体（ASA）作为 VR 术前常规评估的一部分。在双侧输精管结扎术后，大约 60% 的男性可检测到循环的 ASAs[37]。在术前检测 ASAs 的价值没有被证实，并且考虑到在 VR 后夫妻的高受孕率，循环 ASAs 对生育能力的影响至少是值得质疑的 [1, 38–44]。

## 第八节　麻　醉

RAVR 可采用局部、区域或全身麻醉 [23]。考虑到精细的组织处理与 RAVR 最佳的结果，全麻是一种较为妥当的选择，可以尽量减少病人的活动和提高病人的舒适度。虽然在局部麻醉和镇静的情况下可以行 RAVR，但由于患者过多的活动，将导致更难以达到最佳的结果。尤其是当吻合困难和 RAVE 手术时间较长时，局部麻醉或镇静将带来更大的麻烦。

## 第九节　患者和机器人的位置

病人仰卧在手术台上。诱导气管内麻醉后，摆标准仰卧位及固定。阴囊备皮及消毒，铺无菌巾、单。手术准备妥善后手术机器人将从患者右侧 90° 角度定位，将 0° 摄像机垂直放置于手术视野上方，与地面垂直（图 19.3）。

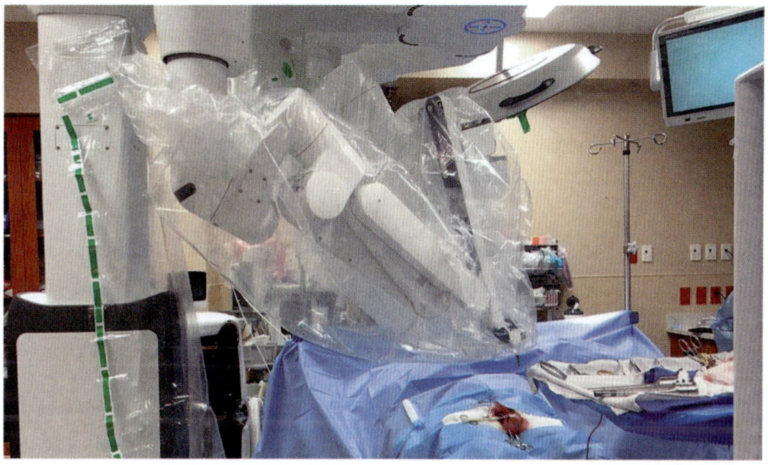

**图 19.3**　在摄像机位于手术视野正上方（从控制台查看）的情况下，将机器人系统定位为与患者成 90°

## 第十节　切口的选择

最直接的途径是通过阴囊切口分离输精管末端进行吻合。如果输精管结扎点过高或无法使用的输精管过长或存在长段输精管缺损时，切口可沿腹股沟外环方向延长。当输精管结扎缺损位于输精管近曲或附睾尾附近时，或需要进行 RAVE 时，可将睾丸提出阴囊。小切口输精管复通术治疗直视钳穿法输精管结扎术已被证明具有相当的复通率，术后疼痛更少，功能恢复更快 [45, 46]。作者选择的方法是通过一个小切口进行 RAVR，双侧吻合时采用一个纵向切口，切口整体小于 1 cm。

对于既往行精索静脉曲张或腹股沟疝修补手术的男性，RAVR 的手术入路会有所不同。对于因性腺功能减退或睾丸痛而行精索静脉曲张手术同时行输精管结扎术的男性，经既往手术报告确认为腹股沟下输精管结扎术后，应通过既往的切口进行腹股沟下 RAVR。若怀疑既往腹股沟疝修补术造成输精管梗阻，通过既往疝修补术原手术切口进行 RAVR。已有疝修补术后输精管梗阻行腹腔内 RAVR 的成功报道。这是一个利用机器人平台改善复杂输精管重建的最佳例子 [47, 48]。

# 第十一节　输精管准备

通过阴囊切口触诊并分离输精管结扎缺损，通过一个小切口，分离双侧输精管的睾丸末端和腹侧末端的血管袢。输精管的微血管供应应予以保留，因此应注意不要剥离输精管的周围血管外膜（图19.4）。在保护输精管外膜完整的同时，使输精管近睾丸末端和腹侧末端以无张力的方式吻合。原输精管结扎位置可以切除。在此操作中保留了输精管动脉。将输精管的睾丸端和腹部端分离后，对输精管的睾丸端进行精确的90°锐切。输精管切开后应检查其肌层和黏膜，以确定吻合面是否健康，以尽量避免选择纤维化、瘢痕或边缘不规则的吻合部位。将从输精管睾丸末端的腔内获得的精液放在显微镜载玻片上，然后用少量生理盐水稀释液体，用倒置光学显微镜观察。根据显微镜下观察到的输精管内及附睾管内液体的精子情况决定进行 RAVV 或 RAVE。当显微镜下可见带有尾巴的完整精子细胞时（图 19.5），或者在没有显微镜观察的情况下，从输精管睾丸末端的管腔中发现大量透明液体时，RAVV 是一种选择。当无液体存在时，可以通过 24 号血管留置针外鞘插入输精管睾丸末端注射 0.1 mL 生理盐水冲洗后抽取输精管内液体，在显微镜下检查输精管液中是否存在精子。

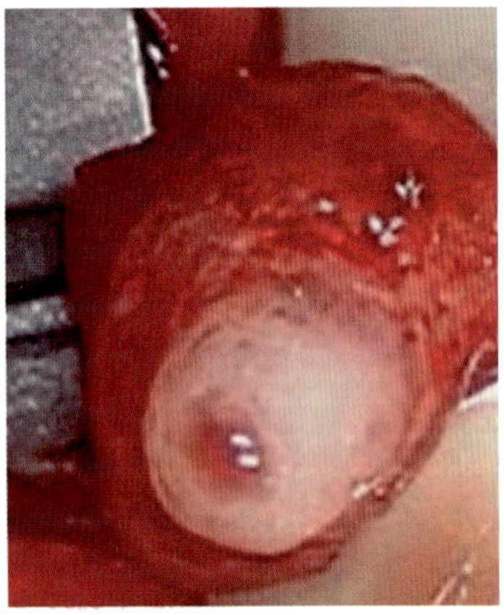

**图 19.4**　输精管断端，血管周围外膜完整

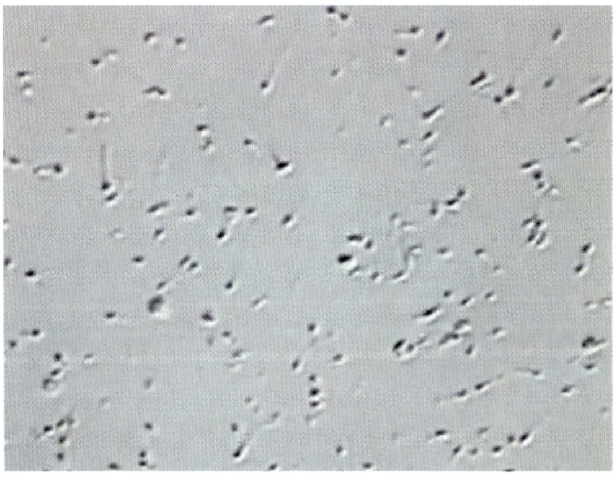

**图 19.5**　在光学显微镜下，从输精管末端的输精管液中可以看到完整的精子

当没有大量输精管液或无精子时被确定为附睾梗阻，可以进行 RAVE。当精液看起来像牙膏一样黏稠，并且在显微镜下检查液体通常找不到精子时，也表明应进行 RAVE。不管液体质量是好是坏，当术中在输精管液体中观察到包括精子头部和（或）短尾部的精子碎片时，可以预期复通率大于90%。这 90% 的成功率超过了 VE 的预期，VV 是这种情况下的首选方案 [49, 50]。输精管的精子质量分为 5 个等级：1 级是肉眼可见到活动的正常精子，2 级主要是正常的不活动的精子，3 级为发现的大部分是精子头，4 级仅是精子头，5 级是完全没有精子或精子碎片 [51, 52]。

输精管腹侧末端进行精确的 90° 锐切。用 24 号血管留置针外鞘小心插入输精管内腔，盐水通过内腔注射以证明通畅。一旦证明腹部输精管通畅，可使用微型输精管固定钳固定输精管的睾丸和腹侧末端，或者在助手的帮助下，在分开的输精管两端的外膜上小心缝合 6-0 聚丙烯缝合线来使两末端接近。然后将一把带有 Penrose 引流管的金属尺或压舌板放在靠近的末端下方，作为模板进行吻合。当通过输精管腹端腔内注射生理盐水阻力大或生理盐水推注不顺利时，表明在输精管腹端更远处存在另一个梗阻部位。如果在发现初始输精管结扎缺损的初始梗阻部位 5 cm 内遇到梗阻，可对梗阻部位进行解剖，充分游离两端后，可切除该部位进行单次吻合，从而实现无张力吻合。这通常需要扩大切口，因为多次输精管血供的离断导致失败的风险增加，所以不建议在输精管上进行多次吻合。

## 第十二节　吻合术的技术问题

机器人显微外科技术是 RAVR 达到预期结果所必需的。通过严格遵循显微外科原则进行吻合术，可以改善手术效果。输精管睾丸和腹侧末端的黏膜必须严密对合。由于精子细胞从管腔内漏出，精子抗原可能诱发炎症反应，导致吻合口处纤维化和阻塞，因此有必要进行水密性吻合[53]。长期的成功依赖于无张力吻合术。腹端和睾丸端输精管段的游离和肌层缝合线的加固可通过最小化吻合口张力来优化长期复通率（图 19.6）。由于剥离输精管外膜会影响输精管微血管供应，导致输精管吻合口缺血狭窄，所以尽量减少对输精管末端进行操作是成功吻合的关键。

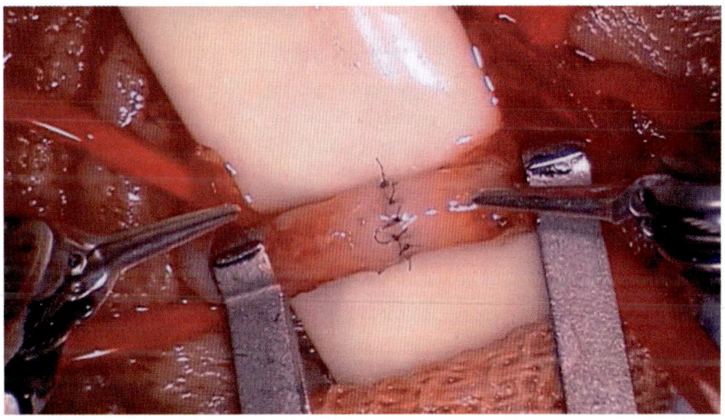

**图 19.6**　机器人辅助输精管吻合术后，血管外膜完整的、水密的、无张力吻合的吻合口外观

## 第十三节　达·芬奇® 机器人平台辅助输精管复通术

机器人平台包括一个外科医生控制台、一个由外科医生操纵的病人侧可移动的 4 个机械臂以及可视化系统，与传统显微外科手术相比具有潜在优势。包括消除震颤、提高稳定性、7 个自由度的器械、运动可扩展性、三维 / 高清晰度可视化、外科医生能够同时操作 3 个手术器械和 1 个摄像头，从而减少对助手显微外科熟练度的要求，并在满足学习曲线后吻合和手术的时间更短。最值得注意的是，机器人平台更加符合人体工程学，可以减少外科医生的疲劳度。用机器人平台代替手术显微镜可以连续处理多个显微手术病例，从而提高手术例数，减少外科医生主观上的疲劳度。这可能最终会延长显微外科医生的工作年限。

机器人平台的最佳设置包括 4 倍数字变焦、触觉变焦、近距离工作距离设置和三维查看模式（图 19.7）。

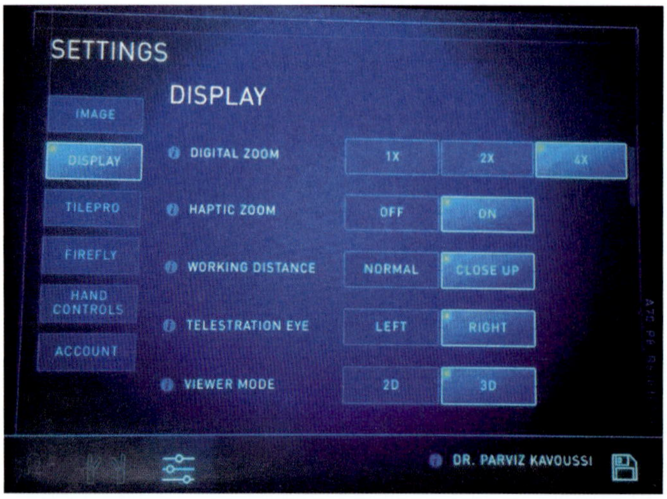


**图 19.7** 机器人平台设置包括 4 倍数字变焦、触觉变焦、近距离工作距离设置和三维查看模式

## 第十四节　机器人辅助输精管复通术

通过使用显微镜放大进行手术是 VR 的传统方式。最近，达・芬奇®机器人已经被应用于 VR。机器人辅助 VR 的使用首先应用于体外人类输精管，生理震颤消失以及相似的复通率证明机器人平台是显微镜手术[54]的替代技术之一。RAVV 和 RAVE 在大鼠模型中进一步被证明是可行的，结果显示[55]：吻合时可以改善稳定性和减少外部运动。然后在兔体内模型中进行 RAVV，具有相似复通率的多层吻合，进一步提高了机器人平台在显微外科[56]中的潜在作用。第一个发表的接受 RAVR 患者的研究显示，相比接受 VR[57]的患者，接受 RAVR 的患者手术时间更短，术后早期的精液分析显示精子数量更多。一份关于 RAVR 与显微外科 VR 比较的验证性刊物揭示了 RAVR 与显微外科 VR 相比，复通率、手术时间、精子浓度和活动精子总数均相似。在早期机器人病例中，RAVV 组的平均吻合时间明显长于显微手术组；RAVR 组平均吻合时间仅延长 10 min，临床意义尚存争议。使用手术机器人进行 RAVR 的潜在收益包括生理震颤的消失、一个更稳定的平台、更加符合人体工程学从而减轻外科医生的疲劳、运动缩放、三维高清实时图像、外科医生可以同时控制的摄像机和 3 种手术器械，并且不再需要一个专门的显微外科技术熟练的助手和有可能减少的手术时间[58]。尽管早期研究显示了良好前景，但仍需要大规模的前瞻性随机对照试验来验证机器人辅助 VR 的广泛应用。

机器人平台的使用，在更具挑战性的场景中更有优势。其中，尤其适用于腹股沟疝修补术后输精管梗阻的男性患者，或与其他手术同时进行腹腔镜输精管结扎术的男性患者[47, 48]。

## 第十五节　机器人辅助显微输精管吻合术

RAVR 要求在显微外科 VR 中使用相同水平精细的组织处理原则。左右机械臂中使用的器械是黑色金刚石材质的显微外科机械钳。4 倍 0° 摄像机，3∶1 的比率实现运动的可扩展性。RAVV 的吻合术可采用双层吻合法或术者偏好的改良单层吻合法，即通过在输精管两端用 4~8 根 9-0 尼龙线穿过输精管腔间断全层吻合（图 19.8）。与显微外科器械一起使用的显微外科缝合和针处理技术以类似的方式应用，同时使用机器人黑金刚石钳来防止针的弯曲或缝合线断裂。输精管腔缝合后，在全层缝合线之间，将外膜的肌层用 9-0 尼龙缝合线间断缝合，以减少吻合口缝合线的张力（图 19.9）[59]。完成后吻合口应该是水密的、管腔黏膜对合、血管外膜完整，从而减少微血供缺失导致的狭窄风险（图 19.10）。有些外科医生偏爱完整的两层吻合法，这需要 5 到 8 根 10-0 尼龙缝合线间断缝合使输精管腔内的黏膜边缘吻合。接下来在肌层以 7 到 10 根 9-0 尼龙缝合线间断缝合用于无张力加固 [52]。经验丰富的机器人显微外科医生在进行吻合时，可以在视觉上弥补输精管腹部和睾丸两端近似管腔直径的差异。另外，用带有微针尖的标记笔标记位点有助于在进行 [60] 吻合前规划缝合线的位置。

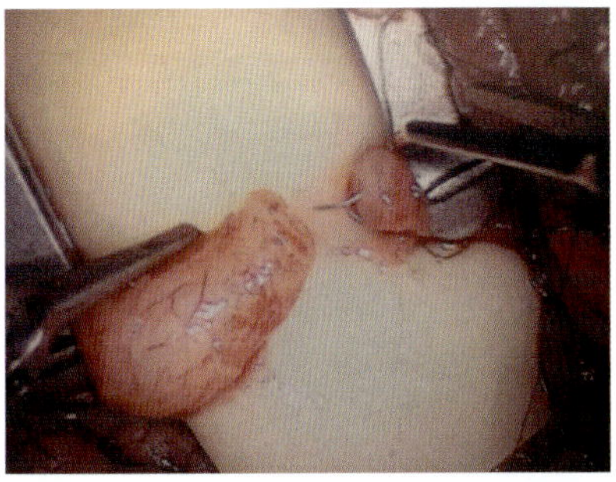
**图 19.8** 在机器人辅助下行输精管黏膜缝合

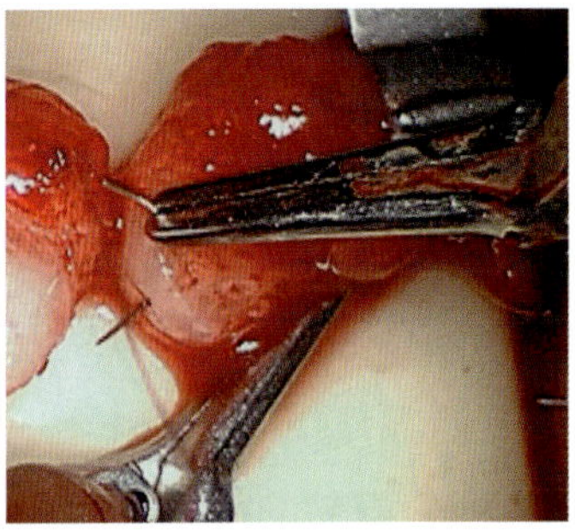
**图 19.9** 在机器人辅助下行吻合口输精管浆肌层间断缝合

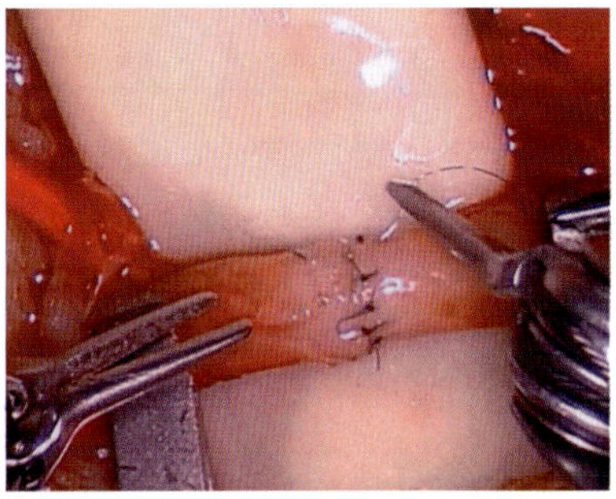
**图 19.10** 在机器人辅助下置入缝合线，在输精管外膜中可见微血管系统

在 VV 中成功的输精管吻合依赖于非常精确和精细的技术。虽然弯曲输精管的吻合在技术上更具挑战性，但当熟练的显微外科医生运用专业知识和显微手术原理时，其复通率与输精管直线部分吻合的复通率相似（图 19.11）[61, 62]。大多数 RAVV 可通过一个单独的小切口进行，纵向切口通常小于 1 cm，这易于恢复，而且能用可吸收缝合线使得切口更美观（图 19.12）。复杂的情况下可以用阴囊内交叉 VV 的方法。可以在一侧输精管的睾丸端与对侧输精管的腹端吻合时使用。这对于伴有对侧睾丸萎缩的单侧腹股沟输精管梗阻或对侧腹股沟输精管梗阻和附睾梗阻的情况是有用的 [2, 52, 63, 64]。对于初次 VR 不成功的男性来说，重复 VR 是一个合理的选择。重复 VR 应考虑输精管结扎术后的时间间隔、初次 VR 以及外科医生进行重做 VR 的技术和经验 [65, 66]。

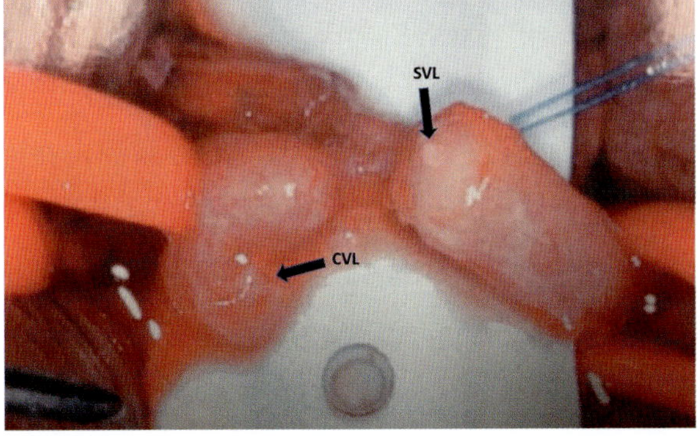

**图 19.11** 为弯曲输精管与直输精管腔之间的吻合做准备。弯曲输精管腔（CVL）不是同心的，位于弯曲输精管末端。显示直输精管腔（SVL）

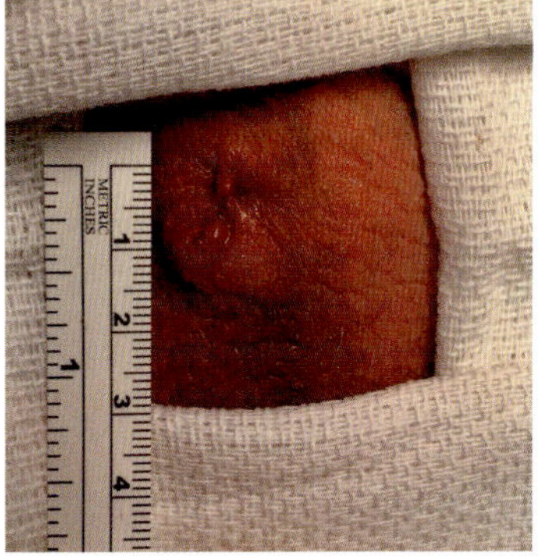

**图 19.12** 双侧机器人辅助输精管吻合术切口小于 1 cm

在至少一侧[60]的精液中发现精子后，进行VV时，99.5%的男性精液中存在精子，表明术后通畅。在比较单层VV和双层VV的结果时，其复通率相似[67, 68]。据报道，在VR的2年内怀孕率为52%，在排除女性因素并根据女性伴侣年龄和结扎时间的情况下，怀孕率高达63%[22, 69–73]。VR后2年内接受VR治疗的夫妇的自发妊娠率取决于术后精液参数、女性的因素和女性伴侣的年龄[67, 74]。

## 第十六节　机器人辅助显微附睾输精管吻合术

RAVE是一种技术上极具挑战性的手术，它只能由在这一过程中受过高水平训练、经验丰富、经常操作，并且能够熟练使用机器人的显微外科医生进行。在需要进行VE的情况下，在附睾远端小管中进行吻合更有可能成功，技术难度更小，因为随着平滑肌细胞增多，附睾壁向远端逐渐增厚。在头部之外，附睾变成一个单独的微管，形成体和尾。因此，任何部位的堵塞都会导致精子无法完全进入输精管。光学放大对提高VE的通畅率是至关重要的[75, 76]。

VE已经有多种手术方式。采用端端、端侧吻合术均能进行VE[32, 33]。端端吻合术已经不再受欢迎。在进行端侧VE时，在放大镜下可以看到明显扩张的附睾小管，并将输精管肌层和外膜与附睾膜上的一个特殊开口吻合。这应通过一种精细的、微创的技术进行，并且应该是相对出血量少的[33, 76–80]。睾丸自阴囊切口提出，在弯曲的输精管和直的输精管的连接处，将血管袢与输精管分离，输精管以90°锐切，输精管的准备工作如上所述。切开鞘膜后放大观察附睾，在疑似梗阻部位附近可以看到扩张的附睾小管，将此处确定为计划的附睾吻合部位。使用机器人显微Potts剪刀的尖端在扩张的小管上做一个3~4 mm的包膜切口，暴露并轻轻剥离附睾小管。选取扩张的附睾小管，用10-0尼龙针尖穿刺，对附睾液进行显微镜检查，用于鉴别精子。用3~4条6-0聚丙烯间断缝合线将输精管固定在附睾外膜上，使输精管腔在无张力的情况下接近附睾外膜的开口。高倍镜下，10-0双针尼龙单丝缝合用锥形鱼钩针靠近附睾小管（后血管黏膜）的后黏膜边缘。另加2~4条10-0尼龙线用于前黏膜吻合。另外将6~10个间断9-0尼龙缝合线靠近输精管外肌层和外膜至附睾膜的切开边缘。吻合完成后，将机器人系统断开，将阴囊内容物轻轻放入鞘膜，然后多层闭合阴囊。

作者采用双针套叠法作为进行RAVE的首选技术。双针10-0尼龙缝合线的2根针纵向平行放置于选定的附睾扩张小管中，缝合到位且不出针，以防止小管的液体漏出导致附睾小管塌陷。10-0尼龙针的针尖或机器人的显微Potts剪刀刀尖是用来创建一个纵向开口，此开口位于之前平行放置的针头之间的小管中。在倒置光学显微镜下观察附睾液中的精子。然后将放置的10-0尼龙纤维的针头出针后从内到外缝合输精管黏膜进行吻合（图19.13）[76, 80–82]。如上所述，肌层和外膜固定在附睾被膜上（图19.14）。

由经验丰富熟练的显微外科医生操作时的通畅率应在50%和85%的范围内[81, 83]。使用诸如经典的端侧或较不常用的端端吻合等技术，据报道各自的通畅率和妊娠率分别为70%和43%[75, 84]。套叠技术的通畅率高，在70%到90%之间[76, 80, 85]。

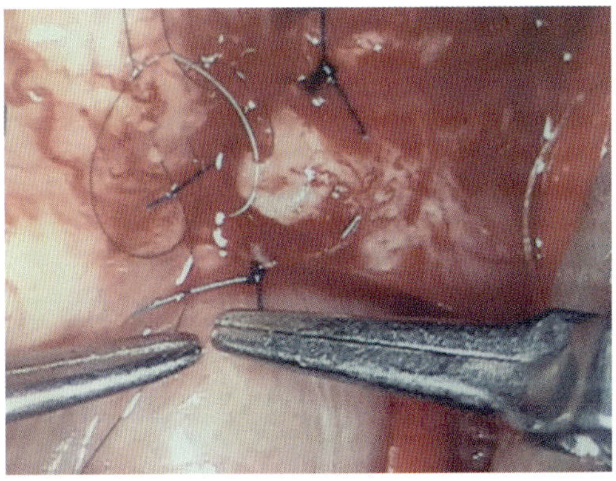

**图 19.13**　双针套叠技法在机器人辅助附睾输精管吻合术中的应用

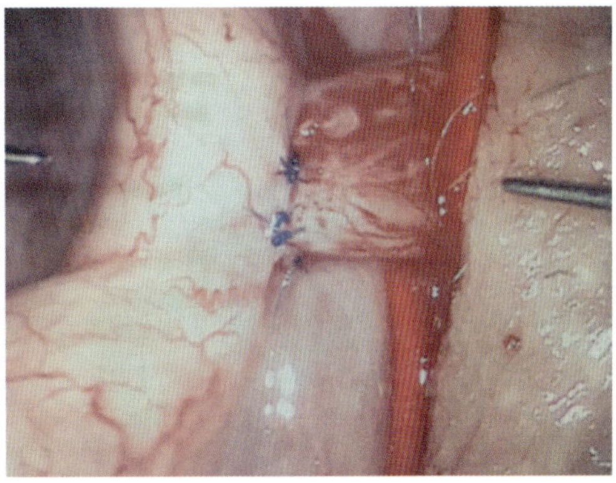

**图 19.14**　完成的附睾输精管吻合术

## 第十七节　机器人辅助显微外科输精管复通术学习曲线

一旦一项新技术被应用到外科手术中，并且证明了它的安全性和有效性，就应该对学习曲线进行评估。一项研究评估了一名仅接受过显微外科训练的生殖泌尿科医生的学习曲线，该医生在进行 RAVV 前接受了最简单的机器人控制训练，在他的 100 例 RAVV 中，排除了 RAVE 和其他外科医生行输精管复通术失败的再次手术病例。以 25 个按时间顺序排列的病例间隔对终点进行评估，每组 25 个病例在输精管结扎术后有着相似地从极短到极长不等的梗阻性时间。前 3 组 25 例患者的通畅率为 92%，最后 1 组的 25 例患者的通畅率从 92% 增加到 96%。虽然这在统计学上没有意义，但是否具有临床意义可能存在争议 [86]。在之前的一项研究中发表了同一名外科医生的单纯显微外科 VR 的吻合时间和手术时间 [45]。与同一外科医生的 RAVV 进度相比，RAVV 的时间比显微外科手术时间快，甚至在前 25 例 RAVV 病例中也是如此。数据显示，从单纯的显微手术 VV 向 RAVV 过渡的早期，通畅率较高，而 RAVV 后最初精液分析中的平均精子浓度随着病例数量的增加而趋于相似。研究发现，对于没有接受过正式机器人辅助显微手术训练的显微外科医生来说，要达到最佳吻合次数和手术次数需要进行 75 次 RAVV[73]。

## 第十八节　机器人辅助的显微外科输精管复通术的未来发展

未来的技术应该包括光学和仪器的改进。尽管黑金刚石钳是目前用于 RAVR 的标准器械，但它并不适合进行显微外科手术，不能模仿传统的手持显微外科器械。可复制手持式显微外科手术器械的机器人器械将是机器人辅助显微外科技术发展的最佳选择。另一个主要组成部分是使用机器人可视化系统提高放大倍率并降低高倍率下的像素化。

## 第十九节　术后护理

RAVR 术后患者手术部位应放置一个紧密贴合的阴囊托和纱布。术后不需要应用抗生素。可给予止痛药。当他们的工作并不繁重时，大多数男性在 RAVR 后 3 天可以回到工作岗位。限制事项包括射精在内的性活动，避免剧烈活动和术后 3 周内不运动。RAVR 后的 6 周、3 个月和 6 个月进行精液分析，然后每隔 6 个月重复 1 次，直到夫妇成功受孕或需要辅助生育。如果 RAVR 后 6 个月精液分析继续显示是无精子症，则 RAVR 是失败的。

## 第二十节　并发症

RAVR 罕见的并发症包括血肿和感染。精子活力逐渐下降，随后精子数量减少，最终出现无精子症，表明延迟狭窄导致的梗阻。VR 术后 18 个月有 5%~12% 的患者出现延迟性梗阻 [85, 87]。作为一种预防措施，一旦在精液中发现活动精子，建议所有男性在 RAVR 后冷冻保存精子。

## 第二十一节　结　论

对于希望接受 VR 的患者来说，RAVR 是一种可行的、有效的选择，对手术医师具有潜在的优势。尽管手术时间和吻合时间的学习曲线与单纯显微外科 VR 的学习曲线相当，最终在机器人上吻合时间会更快，但对于接受过 VR 训练的显微外科医生来说通畅率是相似的。

## 第二十二节　审查标准

使用 PubMed 和 Google Scholar 等搜索引擎对输精管复通术、输精管吻合术、输精管附睾吻合术和机器人辅助输精管复通术的研究进行了广泛搜索。这些搜索的开始和结束日期分别是 1938—2018 年。

（Parviz Keikhosrow Kavoussi 著；南永浩 译）

20

# 第二十章 机器人辅助输精管结扎逆转术（输精管吻合术）

**要点：**

- 使用手术显微镜显著改善了输精管吻合术的结果。
- 在显微手术中，机器人的辅助提高了手术操作的精度。
- 机器人辅助的显微外科输精管吻合术的结果至少与传统的显微手术一样好。
- 致力于显微外科的新平台与新概念和新工具正在开发中，必将带来改变。

## 第一节 介 绍

在19世纪末和20世纪早期，出于优生和治疗的目的而进行输精管结扎术，但在第一次世界大战之后不久，在奥地利，德国，法国和西班牙[1]，它被自由主义者采用，主要是工人和无政府主义者，用来寻求性自由。如今，该手术被广泛用作避孕工具，据估计，大约有5000万男性依赖输精管结扎术进行计划生育。在欧洲，各国之间存在很大的差异；在美国，近11%的已婚夫妇使用输精管结扎术作为避孕方法[2]。输精管结扎术的一个小适应症是预防前列腺炎或前列腺手术后的泌尿生殖道感染。

在上个世纪的早期，宾夕法尼亚大学（University of Pennsylvania）的外科医生爱德华·马丁（Edward Martin）是第一个对继发于附睾炎梗阻的男性实施输精管附睾造瘘术的人，但没有实施输精管切除术[3]。

由于输精管结扎术的日益流行，以及离婚和再婚的持续上升趋势，特别是在工业化国家，输精管吻合术的数量正在上升。输精管结扎时间越短，吻合成功率越高[4]。第一个描述输精管结扎术后再吻合的是在1938年[5]。大多数重新组合夫妇的愿望是再要一个孩子，以便制定更适当的干预措施来达到怀孕的目的，输精管通畅和妊娠成功的机会应根据外科医生的经验并结合辅助生殖中心和团队的经验来考虑，包括病人的病史、年龄、体格检查结果和伴侣的生育能力。一种潜在的替代方案是TESE（睾丸取精术）或MESA进行ICSI（卵胞浆内单精子注射）。有些男性只是希望恢复正常的身体状况，并没有任何具体的怀孕愿望。对大多数男性来说，输精管吻合在技术上是可行的，但成功率取决于男性和女性生育因素共同决定的各种因素[6]。

1971年，厄尔·欧文首次使用光学放大显微镜进行了显微输精管吻合术，结果发生了显著的变化。

随后，使用各种显微外科技术开发了许多术式[7-9]。本章回顾了机器人辅助显微手术在输精管吻合中的应用。

## 第二节　机器人辅助输精管吻合术

机器人辅助为显微外科医生提供了许多好处：消除震颤、缩放运动和立体放大。机器人平台有四个稳定的手臂，省去了显微外科助手。这些是这项挑战性技术的主要优势。几乎所有进行输精管吻合术的中心都已经配备了达・芬奇机器人平台；进行吻合手术的额外费用仅为 100 美元。许多研究已经报道了机器人辅助的输精管吻合术在动物模型和人类中的结果：Fleming[10]，Kuang 等[11, 12]，Schiff 等[13]，De Boccard[14]，Parekattil 等[15, 16] 和 Kavoussi[17]。

## 第三节　手术技术

手术技术已经在前面详细描述过[18]。机器人输精管吻合对输精管的准备与传统的显微外科技术相同。做阴囊正中切口（约 3 cm 长）。确认之前输精管结扎的部位，游离暴露输精管的近端和远端。横断近睾端输精管，从这一端流出的液体在 200 倍显微镜下观察有无精子。用生理盐水向远端冲洗输精管以评估是否通畅。检测两端输精管后，然后用 4-0 可吸收缝线固定输精管两侧断端的包膜。输精管的两端放置在微型输精管固定钳上。放置烟卷引流管作为背景，既可以看清缝线，又可以引流走手术野的液体（图 20.1）。

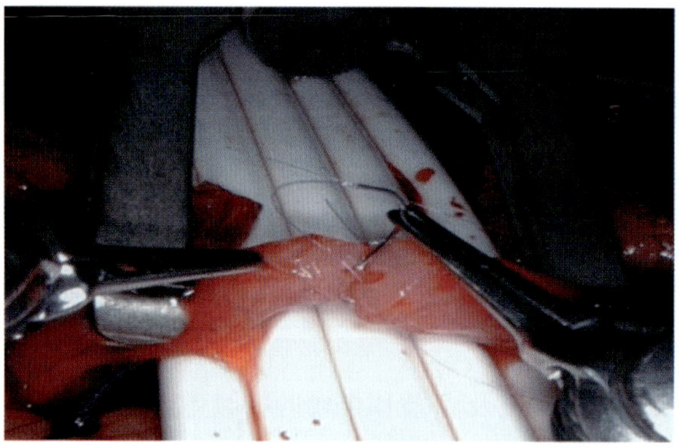

**图 20.1**　精确放置缝针

机器人系统定位准确后，机器人的机械臂（da Vinci Xi system，Intuitive Surgical，Sunnyvale，CA）就被带入术野。机器人手术系统置于患者左侧像机器人辅助左肾手术一样，并选择相应的程序。使用外科医生张开的手的拇指作为目标，激活激光引导，将腹腔镜（0 度腹腔镜放置在 2 号机械臂）放置在一条假想的线上，这条假想线上模拟的是腹部壁，距离实际手术区域约 20 厘米。

然后将其他器械排成一排：1 号机械臂和 3 号机械臂的黑色金刚石材质的显微外科镊与 4 号臂的腹腔镜和显微 Potts 剪刀以 45° 的角度放置。

需要特别注意的是Potts剪刀的放置，以避免机械臂3和4之间的冲突，且对面视野可以看到剪刀。然后外科医生操作控制台，使用聚乙醇酸（或尼龙线）缝线进行吻合）。外膜的肌层用9-0尼龙线间断缝合2针，然后用6~8根9-0或10-0缝线间断缝合黏膜层，最后用相应数量的9-0缝线加固肌层。使用带有Potts剪刀的第四机械臂，在更换工具时保持了固定的焦距，提高了手术的速度和效率（图20.2）。

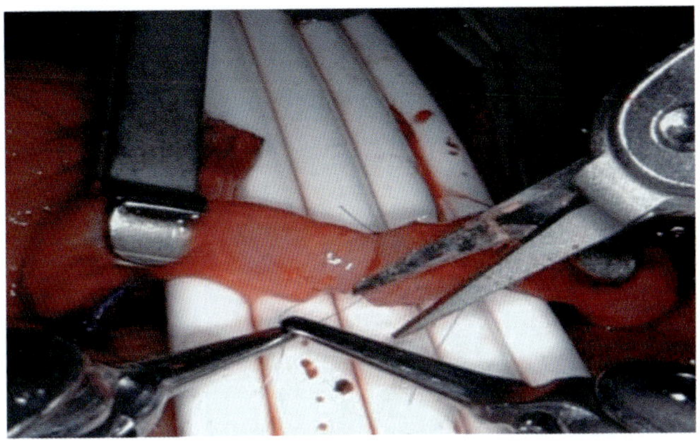

**图 20.2** 固定焦距下剪线

在吻合过程中，不应干扰任何动作，仅允许用生理盐水冲洗以保持管腔清晰可见。左侧吻合完成后，将四臂向患者右侧移动几厘米，如有必要，由护士手动操作。然后，护士拉上标记右侧输精管的4-0缝合线，将输精管两侧断端再次放置在以烟卷引流管为背景的微型输精管固定钳上，然后按照与左侧相同的方法进行吻合。吻合结束后，机器人被拉回。由于腹腔镜没有放置在腹壁内，所以不需要分离。外科医生再次洗手，回到手术现场，用4-0可吸收连续缝合阴囊切口。

我们在机器人辅助的显微外科输精管复通的首次经验开始于2003年。我们在2006年到2009年之间的病例已经发表，所有14例病例都在6个月后复通。Parekattil等[16]和Kavoussi[17]的进一步研究表明，机器人辅助输精管复通术的结果至少等同于纯显微镜下手术。

达·芬奇系统的第一个优点是它在缝合时的稳定性，有可能中断一个操作，可在同一点重新操作。能见度极好，具有立体视野。相机的移动和变焦功能很容易，不像传统的显微镜手术一样需要许多器械。手臂的运动是三维的，允许在其他困难的角度进行缝合，像有两个右手的感觉。工具的更换，如镊子到剪刀，是在焦距固定的情况下完成的。在用剪刀剪线的同时，镊子可以一直夹着针。最后同样重要的是，外科医生坐得很舒服，靠在手臂上休息，这样就避免了一天结束时背部和颈部的疼痛。触觉反馈不是问题，而且已经证明，在掌握了这项技术后，缝合的张力和效果可以在视觉上获得，甚至可以在手上真正感受到。事实上，在使用小于9-0缝合线的传统显微外科手术中已经发生了这种情况。

达·芬奇手术机器人系统已经应用于几乎所有的外科领域：它开始于心脏外科医生，由泌尿科医生开发，很快被妇科医生和普通外科医生采用，现在被整形外科医生、耳鼻喉科医生和整形外科医生采用[19]。这个机器人让外科医生大大简化了腹腔镜手术中更为复杂的重建步骤和许多开放式手术。几乎所有的泌尿外科手术都在使用达·芬奇的辅助，而且我们必须承认，机器人技术是目前微创外科手术的金标准。随着越来越多的企业报告他们的结果，这种机器人的新应用每天都在公布。

虽然机器人相机的放大倍数（10 倍）没有手术显微镜高，但消除了生理性震颤提高了缝线放置的精度，增加稳定性与运动减少，补偿了这一差异。文献资料显示，由于缝合位置的精确，吻合速度更快，且不漏。此外，机器人技术给外科医生提供了双手灵活的能力，可以在不影响右手或左手的情况下缝合。吻合复通率就是最好的临床证明。

为了学习缝合技术和手感，仍然需要特定的显微外科训练。随后，针对输精管复通等显微外科手术的训练曲线可能比传统的显微技术要短，从而使用短的学习曲线掌握外科机器人技术。如果经验丰富的显微外科医生已经掌握了机器人辅助手术，那么他们的学习曲线甚至更短。没有显微外科手术经验的外科医生应该参加大鼠显微外科课程，并且用实验动物进行反复练习 [20]。反之，有经验的显微外科医生首先需要在模拟实验室学习使用机器人，从 Konnyaku 面条 [21] 到鸡大腿血管，在不同的模型上练习缝合。

目前使用机器人进行输精管吻合的缺点是现有的设备不够理想，最初不是为显微手术而设计的，另外放大倍数较低。通过引入新的机器人平台这些问题即将得到解决，例如，专门用于显微外科的荷兰 Microsure ™系统，它将传统显微镜和显微外科工具搭配至机械手臂 [22]，或者意大利的 MMI 系统，其独立的机械臂持有最好的机械工具，由没有控制台的操纵杆驱动 [23]。其他系统仍在研究中，他们专注于精进显微外科技术，旨在降低手术成本。

## 第四节　结　果

随着第一例机器人辅助输精管吻合病例的出现，我们立刻感觉到，即使不能比传统的显微手术更好，至少也会有同样好的结果。这在动物实验中很快得到证实 [13]，Parekattil 等 [16] 和 Kavousi[17] 的两项研究证明了这一点，通畅率达到了 96%；然而，怀孕率只有细微的差别，机器人组为 65%，而人工组为 55%。只有经过长期训练的外科医生才能手工获得这样的结果（Goldstein[24]）。与某些断言相反，缺乏触觉反馈并不会导致对组织的处理不那么精细。工具的稳定性避免了无用的操作，更好的操作平台，从而使吻合更加严密。

## 第五节　费　用

McCullough 和 Lipschultz[24] 的研究表明，由于医疗机构和单个外科医生收取的费用差别很大，成本很难估算。因为一套机器人辅助工具可以重复使用 10 次，所以实际用于该术的单个成本约为 450 美元。手术的时间是相同的，甚至更少，而且在一个有大量机器人设备的机构，机器人本身用于输精管吻合的成本变得微不足道。

## 第六节　结　论

机器人辅助输精管吻合术已经成为一个有吸引力的可替代显微外科治疗输精管结扎的术式。经过几年的发展，这项技术已经成熟。在 PubMed 上，vasvasasostomy，vasectomy reversal 和 robot 作为搜索词可以在许多出版物上被广泛找到。这证明，随着达·芬奇机器人在美国和欧洲的广泛普及，这个术式已经成为一个标准。新的显微外科手术平台将提高这项技术的可行性，并可能降低成本，在未来几年，使用这项技术的中心数量肯定会增加。

## 第七节　审查标准

使用已经出版的教科书和搜索引擎，如 PubMed 和 GoogleScholar。对输精管切除术的起源和输精管吻合术的研究进行了广泛的搜索。输精管结扎术搜索的开始和结束日期是从 1890 年至今，输精管吻合术搜索的开始和结束日期是从 1920 年至今，机器人辅助输精管吻合术搜索的开始和结束日期是从 2004 年至今。该研究基于以下关键词："输精管切除术""输精管切除术""男性绝育""男性避孕""输精管结扎术""血管造口术""血管造口术""显微外科手术""显微外科手术""机器人（robot）""机器人（robotics）""机器人技术（robotique）""达·芬奇手术"。研究用英语和法语进行。其他语言（西班牙语、德语）也被考虑在内。书的引用章节和未发表的数据，如会议或网络视频也被考虑并包括在内。

（George A. de Boccard 著；张天标和王瑞 译）

21

# 第二十一章　机器人辅助精索静脉结扎术

**要点：**

- 精索静脉曲张是男性不育症中最常见的可通过外科手术进行治疗的一种疾病。
- 在治疗精索静脉曲张的几种手术方法中，包括腹膜后入路（通过开放式腹腔镜、后腹腔镜、单孔腹腔镜或机器人辅助进行高位结扎），腹股沟入路（开放式）和腹股沟下入路（开放式显微镜），腹股沟下显微镜的方法提供了最好的结果，包括缩短住院时间，保留睾丸动脉和淋巴管，术后并发症最少，复发率最低，妊娠率较高。
- 显微镜下精索静脉结扎术需要较长时间，因为外科医生不习惯使用显微镜，并且无法直视自己的双手。
- 应用吲哚菁绿 SPY Elite 成像技术，可以更高效地识别睾丸动脉。
- 借助微型腕式器械、3D 成像和计算机技术，达·芬奇手术系统将外科医生的手部运动准确转化为达·芬奇机械臂的精细动作，从而显著改善了处理组织的时间和效果。

## 第一节　介　绍

精索静脉曲张是指阴囊内的精索静脉或蔓状静脉丛发生迂曲扩张，通常发生于左侧。是男性不育症中最常见的可通过外科手术进行治疗的一种疾病，在所有男性中发生率为 8%~16.2%，在不育症男性患者中发生率为 21%~39%[1，2]。

关于精索静脉曲张的病理生理有以下几种说法。在诱发性精索静脉曲张的动物模型中，即使只有左侧精索静脉曲张，精液质量也会下降。精索静脉曲张结扎术后阴囊温度的降低支持了温度升高对精索静脉曲张所致不孕的影响。有假设称精索静脉曲张会引起缺氧，这可能影响精索静脉曲张患者精子的形成[3]。据报道，与有生育能力的捐精者相比，精索静脉曲张患者的精子 DNA 碎片率更高，这一现象可能与活性氧的增加有关[4]。

许多研究报告了精索静脉曲张手术治疗对精液参数有明显改善[4-8]。目前，有几种手术方法可用于精索静脉曲张的治疗[9-12]，包括腹膜后入路（经开放式腹腔镜、后腹腔镜、单孔腹腔镜或机器人辅助高位结扎术、腹股沟入路（开放式），腹股沟下入路（开放显微镜）。在这些方法中，腹股沟下显微镜是最好的方法，包括缩短住院时间、保留睾丸动脉和淋巴管、术后并发症较少、复发率低和较高的妊娠率[2,12]。然而，由于外科医生不习惯使用显微镜，而且无法看到双手，所以显微辅助手术需要更长的时间。

达·芬奇®手术系统帮助外科医生克服了传统开放式手术和传统显微手术的局限性。达·芬奇®手术系统采用微型腕式仪器、三维摄像机和计算机技术，将外科医生的手部运动完美转化为达·芬奇机械臂的精细动作。随着使用达·芬奇®手术系统的经验更加丰富，组织处理的时间和效果将取得显著改进[13,14]。根据初步经验，我们将达·芬奇®手术系统进行机器人辅助腹股沟下精索静脉结扎术，与显微镜下精索静脉结扎术进行了比较[15]。

## 第二节　材料与方法

8例患者年龄29.1±12.5岁，行显微腹股沟下精索静脉结扎术，其中左侧结扎7例，双侧结扎1例。8例年龄22.0±8.0岁的患者接受了机器人辅助精索静脉结扎术，其中左侧结扎7例，双侧结扎1例。

所有精索静脉曲张手术均通过腹股沟切口进行（图21.1a）。暴露精索并将其从切口中牵出，在精索下方放置Penrose引流管（图21.1b）。此时，将达·芬奇®手术系统或手术显微镜置于手术区域上方（图21.1c）。对睾丸动脉和输精管及其血管进行鉴别和分离（图21.1d）。分离精索静脉（图21.1e）并用5-0 Vicryl缝合线结扎并离断（图21.1f）。精索静脉结扎术完成后，只剩下睾丸动脉、淋巴管和输精管及其血管。

在我们的后一组患者中，为了准确有效地识别动脉，我们在术中采用了吲哚菁绿（ICG）与SPY Elite荧光成像系统，配合使用NOVADAQ®、Stryker Corporation。我们是首次使用这种技术进行精索静脉结扎术。静脉注射吲哚菁绿，通过使用SPY Elite荧光成像系统，低水平光源激发ICG，荧光被实时捕获并显示在监视器上（图21.1g）。静脉曲张结扎后，再次行ICG检查，以确保所有静脉均结扎且不损伤睾丸动脉（图21.1h）。

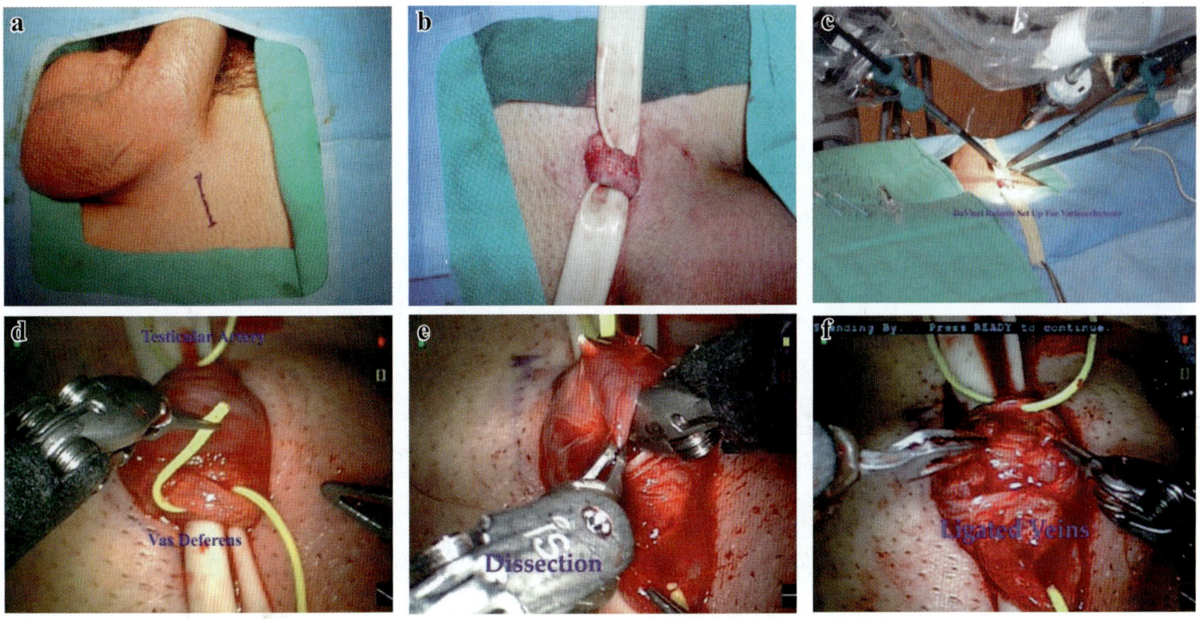


**图21.1**　（a）腹股沟下切口。（b）精索外露。（c）达·芬奇机器人安装。（d）睾丸动脉和输精管隔离。（e）精索静脉分离。（f）精索静脉结扎并离断。

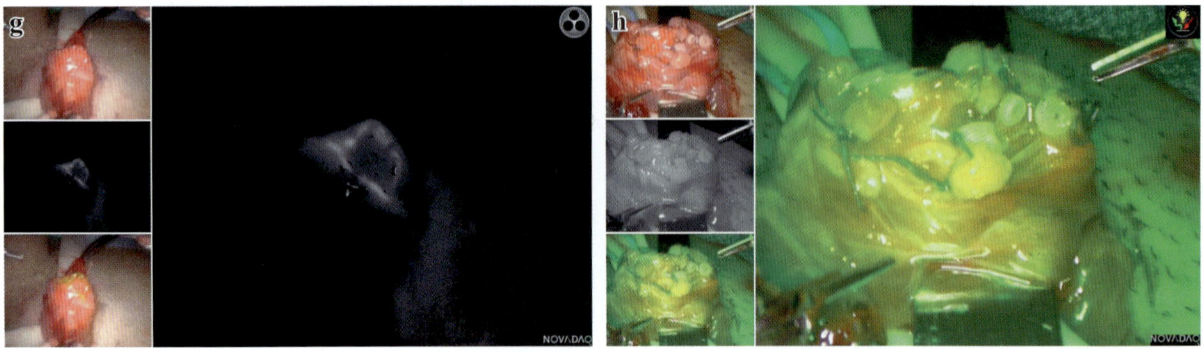

图 21.1（续）　（g）用吲哚菁绿可以很容易地识别睾丸动脉。（h）精索静脉曲张后结扎，使用吲哚菁绿。

# 第三节　结　果

显微腹股沟下精索静脉曲张结扎术的平均手术时间为 73.9 ± 12.2 分钟，而机器人辅助的手术时间为 71.1 ± 21.1 分钟。显微镜组患者的平均随访时间为 34.3 ± 6.4 个月，而机器人辅助组的平均随访时间为 10.9 ± 7.1 个月（表 21.1）。根据我们的经验，机器人辅助入路在识别和分离血管和输精管方面没有困难。在吲哚菁绿的帮助下，识别睾丸动脉的时间并没有因为 SPY Elite 荧光成像系统的额外设置而增加，反而可以更准确的识别睾丸动脉。由于在使用达 · 芬奇® 手术系统时缺乏触觉感知，因此需要一定的时间来学习 5-0 缝线打结。两组患者均能在手术当天恢复日常活动，2 周内完全恢复活动。无术中及术后并发症。两组患者均未观察到精索静脉曲张复发。

表 21.1　显微和机器人辅助精索静脉曲张结扎术数据

| | 年龄 / 岁 | 平均手术时间 /min | 随访时间 / 月 |
|---|---|---|---|
| 显微技术 8 例 | 29.1 ± 12.5 | 73.9 ± 12.2 | 34.3 ± 6.4 |
| 机器人辅助技术 8 例 | 22.0 ± 8.0 | 71.1 ± 21.1 | 10.9 ± 7.1 |

# 第四节　讨　论

2006 年，我们首次使用达 · 芬奇® 手术系统进行了机器人辅助的腹股沟下精索静脉结扎术 [15]。根据我们的经验，我们相信机器人辅助精索静脉结扎术与传统的显微手术相比是安全有效的。手术时间没有显著差异；但是，随着使用达 · 芬奇® 手术系统的经验增加，时间应该会缩短。与显微手术相比，机器人完全消除了震动。更重要的是，机器人入路比显微手术入路减少了术中和术后并发症。最终，我们的目标是让所有有机器人系统的医院的泌尿科医生舒适的进行显微精索静脉结扎术。泌尿科医生在进行精索静脉结扎术时，最大的挑战是要确定睾丸动脉，通过使用吲哚菁绿 SPY Elite 荧光成像系统，睾丸动脉可以很容易地被识别，所需学习曲线最小，我们首创将该技术应用于精索静脉结扎术。值得注意的是，我们提倡在机器人辅助或显微镜辅助的腹股沟下精索静脉结扎术中使用吲哚菁绿 SPY Elite 荧光成像系统。

我们目前正在研究机器人辅助下腹股沟精索静脉结扎术在改善不孕症患者精液质量和妊娠方面的成本效益和效果。

## 第五节　结　论

随着达·芬奇手术系统的普及，其多功能性，更多的专业使用，世界各地的医院都购买了至少一套系统。有了达·芬奇手术系统，泌尿科医生在进行任何显微手术时都不需要接受显微镜培训课程或学习交流。比如在精索静脉结扎术中，机器人的帮助将使任何泌尿科医生能够有效地治疗常见的泌尿系统疾病。通过吲哚菁绿 SPY Elite 荧光成像系统，可以更高效地识别睾丸动脉。

## 第六节　审查标准

使用搜索引擎，如 ScienceDirect、OVID、GoogleScholar、PubMed 和 MEDLINE，对机器人辅助精索静脉结扎术的研究进行了广泛的搜索。搜索开始和结束日期分别是 2000 年 1 月和 2019 年 1 月。该研究基于以下关键词："精索静脉曲张""机器人辅助微手术""精索静脉曲张切除术"和"男性不育"。非英语发表的文章同样考虑在内。仅在会议、会议记录或网站上发表的数据不包括在内。网站和书的引用章节只提供概念性内容。

（Tung Shu 和 Run Wang 著；张天标和王瑞 译）

22

# 第二十二章　男性癌症患者的保育管理

**要点：**

- 癌症治疗的进步使男性的寿命超过了他们的生育年龄。
- 所有的癌症疗法都是对男性生育能力的潜在威胁。
- 无法预测男人是否会在癌症治疗后恢复精子生成的能力。
- 精子冷冻保存是保存男性生育能力的最具成本效益的手段。
- 随着胞浆内精子注射等辅助生殖技术的出现，冷冻精子成为男性癌症患者保留生育能力非常可行的选择。

## 第一节　介　绍

癌症是一种常见的疾病过程，可以发生在人的各个年龄段 [1]。在那些被诊断为癌症的患者中，9% 的人年龄在 45 岁以下，1% 的人年龄在 20 岁以下 [2]。在过去的 20 年里，癌症治疗的进步显著改善了幼儿和老年人的生存结果。然而，这些改善并没有在青春期和青壮年的育龄人口中表现出来 [3]。

化疗、放疗和手术是癌症的主要治疗方式。然而潜在的毒性对许多生物生长过程都有不利影响。癌症治疗的主要缺点之一就是会导致不孕不育 [4, 5]。不孕不育的原因可能是潜在的恶性肿瘤或癌症治疗本身带来的不良反应。癌症通过各种机制影响男性不育。众所周知，男性在癌症治疗后性腺功能障碍的风险很高，这是因为治疗直接影响到睾丸，那里存在生殖细胞、支持细胞和间质细胞 [6]。这些细胞负责精子生成和睾酮的产生。对这些细胞的任何干扰都会导致性腺功能减退、精液参数改变以及随后的不育症 [6]。

这些患者应该由一个多学科的医疗专家团队进行咨询和管理，这些专家包括内科肿瘤学专家、泌尿科专家、生殖生物学家和心理学家，他们熟悉癌症的治疗及其并发症，特别是育龄组患者的不育症。在开始癌症治疗之前，必须建议癌症患者保留生育能力，特别是那些生育能力可能受损的患者 [7]。本章的目的是讨论癌症对男性生育能力的影响，以及保留生育能力的可行选择。

## 第二节　恶性肿瘤发病率

青少年和青年被定义为从 15 岁到 39 岁，这也是需接受癌症检测的年龄段。在美国，每年大约有

70 万名这样的患者被诊断为恶性肿瘤[5]。美国国家癌症研究所监测流行病学和最终结果（SEER）数据库的数据显示，在 1975—2012 年间，全国各地 15~19 岁的男性青少年癌症发病率每年增加 0.67%[8]。这包括甲状腺癌（1.59%）、睾丸癌（1.55%）和非霍奇金淋巴瘤（1.38%）。整体的癌症发病率增长超过 25%。在 2008—2012 年间，这一男性年龄组的癌症发病率在每 10 万人中有 22.9 人。另一项研究发现，在 2014 年所有 19 岁以下的青少年中，全美共有 15780 例被诊断为患有恶性肿瘤，每年每人的发生率为 0.1866‰[9]。也就是说，每 285 名儿童中就有 1 名在 20 岁之前被诊断为患有恶性疾病。530 个年轻人（20~39 岁）中就有 1 人是儿童期癌症的幸存者[9]。

SEER 数据库显示，在 2018 年全美约有 173 万人被诊断为患有恶性肿瘤。约有 609640 人死于各类癌症。2011 年至 2015 年的癌症新病例数为每 10 万名男子中有 439.2 例。在男人的一生中，约 38.4% 的人将被诊断为恶性肿瘤。在 2000—2009 年之间，在 25~29 岁的新西兰男性中发现了 1541 例原发癌[10]。这个年龄段的男性患癌症的风险是 15~24 岁年龄段男性的 2 倍。

## 第三节 男性癌症患者生活质量和生育愿望

所有育龄男子都应被告知癌症治疗所产生的影响，包括对生育能力的影响。Green 等人[11]通过问卷调查确定儿童癌症治疗对其生殖潜能的影响。在 6224 名男性（15~44 岁）中，有 941 人在被诊断患有癌症 5 年后表达了想做父亲的愿望。对性腺器官的放射治疗超过 7.5Gy 就会有不孕不育的风险（风险比 = 0.12）。在较高的烷化剂累积剂量评分或环磷酰胺（风险比 = 0.48）或丙卡巴肼（风险比 = 0.48）治疗中也有类似的结果。同样，Armaund 等人[12]向 484 名癌症幸存者邮寄了调查问卷，以解决他们在癌症治疗后的担忧。那些在确诊时没有生育的年轻男性表达了在癌症诊断 3~7 年后想要一个亲生孩子的愿望。另外，17% 在癌症治疗前确实想要孩子的人治疗后改变了他们想要孩子的决定。

Nilsson 等人[13]与瑞典儿童幸存者进行了在线焦点小组讨论。共有 134 名参与者，其中包括 66 名男性，在 18 岁之前确诊和确诊癌症至少 5 年的患者都被纳入了这个项目。患者担心癌症治疗风险是对不孕不育、自身幸福感以及与伴侣亲密关系的负面影响。此外，他们还提出了他们的担忧，即考虑到患有恶性疾病的已知后果，他们不愿为人父母。在另一项研究中，15 名参与者在癌症诊断后 1~5 年内完成了为期 2 个月的网络计划，重点是调研性问题和生育困难[14]。虽然参与该计划的人数较少，但所有的受试者都表达了他们对性功能障碍和不孕不育的担忧。

在 Flink 等人[15]的探索性定性研究中包括 27 名新诊断的癌症患者，他们认为为人父母是最重要的，所以对未来生育能力的担忧是他们首先考虑的[15]。虽然经济能力会限制他们对生育能力的保留，即使这样仍有 50% 的人选择保留生育能力[15]。

在一项对超过 18 岁在癌症治疗开始前储存精子或睾丸组织的个人进行的横断面调查中[16]，共有 131 名符合条件的男性被纳入研究中，其中完成调查问卷的近 2/3 的人表示希望在现在或未来生育孩子。在尝试怀孕的男性中 90% 的人在完成癌症治疗后有了孩子。在调查结束时 27% 的男性使用了他们冷冻保存的精子。虽然关于这些患者的生殖经历的证据有限，但这可能帮到那些考虑保留生育能力的患者。这些发现可以用来在癌症治疗开始前对有高不育症风险的男性癌症患者提供选择。

## 第四节　儿童和青少年的癌症

在美国每年每 10 万名儿童和青少年中就有 18 名被检测出患有恶性肿瘤[8]。人们普遍认为，必须向被诊断为恶性肿瘤的年轻人提供生物学、心理和生殖健康信息[17]。儿童和青春期癌症的治疗效果通常结果良好，所有恶性肿瘤的 5 年生存率为 80%[18]。尽管在这个年龄段进行了有效的治疗，但现代癌症疗法可能会影响他们的生殖能力并降低生育潜力。

Armuand 等人[19]在瑞典进行的一项基于人群的配对队列研究显示，男性青春期癌症幸存者生育孩子的能力比儿童癌症幸存者低（0.56：0.70）。研究者得出的结论是童年或青春期的癌症幸存者第一次活产的机会较低。在另一项研究中，43 名年龄在 14~18 岁之间被诊断患有癌症的患者在接受了至少 6 个月的癌症治疗后，这些患者提出了 3 个主要问题[20]。这些问题包括不孕不育问题，讨论不孕不育时的情绪问题，以及解决不孕不育的治疗方案的选择。50% 的男性表示他们不确定自己是否有可能成为孩子的父亲。5 名男性决定在抗癌治疗之前冷冻保存他们的精子。重要的是要认识到这些与治疗相关的生殖风险，以便建议男性儿童癌症幸存者提高他们未来的生育力和生活质量。

## 第五节　癌症治疗对男性生殖潜力的影响

恶性肿瘤的主要治疗选择是化疗、放疗和手术。完全了解这些治疗方式对于选择最有效、后遗症最少的治疗方法是很有价值的[21]。

### 一、放射治疗

放射治疗是被诊断为癌症的男性的一种治疗选择。然而放射治疗可能会导致性腺毒性效应，从而对男性生殖潜力造成暂时或永久性的不利影响。低至 0.1 Gy 的辐射剂量会影响快速分裂的精母细胞，因为这些细胞对辐射效应最敏感。当剂量高达 0.65 Gy 时可能会观察到严重的少精子症和无精子症。在超过 1.2Gy 的剂量下可以观察到永久性绝育[22]。

虽然间质细胞被认为是对辐射最具抵抗力的细胞，但与化疗相比间质细胞更容易受到辐射的损害。较高剂量的辐射会导致间质细胞衰竭，从而严重影响精子的形成。低于 20 Gy 的辐射剂量会导致间质细胞功能障碍，导致黄体生成素（LH）水平升高[23]。然而 20~30 kGy 的辐射剂量可能会导致原发性性腺功能减退，需要补充睾酮[24]。在睾丸接受＜ 20 Gy 分次放射治疗的大多数男性中，仍然可以观察到正常的睾酮产生。另外，接受＞ 24 Gy 分次放疗的急性淋巴细胞白血病睾丸复发的年轻男性发生间质细胞功能障碍的风险很高[25]。

### 二、化疗

细胞毒性化疗药物可以主动靶向快速分裂的细胞。这将同时影响恶性肿瘤细胞和正常细胞[26]。精母细胞是精子生成过程中快速分裂的细胞，同时受细胞毒性影响的风险也是很高的[27]。由于缺乏细胞分裂，较成熟的精子细胞对化疗不太敏感。同样的道理间质细胞对细胞毒性药物的抵抗力更强，但当暴露于更高剂量时可能会导致促性腺激素水平上升。

在一项早期的研究中使用 PEB 化疗方案（顺铂 20 mg/m²、依托泊苷 100 mg/m² 和博来霉素 15 mg/m²）治疗睾丸癌时，与高剂量 PEB 化疗方案相比，常规剂量 PEB 化疗方案的精子密度在统计学上更高（中位 $5.83 \times 10^6$/mL：500/mL，$P = 0.008$）。此外，报道的无精子症患者也较少（19%：47%）[28]。

Van Beek 等人[29] 评估了 56 例男性儿童霍奇金淋巴瘤患者经 ABVD 或 EBVD（阿霉素 / 表阿霉素、博来霉素、长春碱、达卡巴嗪）加或不加 MOPP（氮芥、长春碱、泼尼松、丙卡巴肼）治疗后的远期性腺后遗症。与未接受 MOPP 治疗的男性相比，接受 MOPP 治疗的男性精子浓度显著降低（$1.05 \times 10^6$/mL：$49.5 \times 10^6$/mL，$P < 0.05$）。两组促性腺激素中位数均显著升高（$P < 0.001$）。在另一项包括 49 名接受化疗的霍奇金淋巴瘤患者的研究中，42 名男性观察到无精子症，而 7 名男性的精子浓度低于 $1 \times 10^6$/mL[30]。尽管大多数患者在治疗过程中性冲动和性活动减少，但在化疗完成后恢复正常。Green 等人[31] 对 214 名在儿童期接受癌症烷化剂化疗的成年男性幸存者进行了精液分析发现无精子症和少精子症的发生率分别为 25% 和 28%。当环磷酰胺剂量低于 4000 mg/m² 时，89% 的患者精子生成正常[31]。然而不能排除化疗影响精子染色质和非整倍性的可能性，这是胚胎发育的一个主要问题[32, 33]。

### 三、手术

单侧根治性睾丸切除术被认为是治疗男性睾丸肿块的金标准。但该手术对男性睾丸癌患者的精液质量有负面影响。相比于睾丸精原细胞瘤，睾丸非精原细胞瘤患者的精液参数较差。在 Liguori 等人[34] 的一项研究中发现非精原细胞瘤患者手术前后精子密度中位数（$17.90 \times 10^6$/mL 和 $8.16 \times 10^6$/mL）均低于精原细胞瘤患者（$35.47 \times 10^6$/mL 和 $23.99 \times 10^6$/mL）。另一项研究显示 35 名接受根治性切除术的男性中有 30 名患者精子浓度中位数从 $17 \times 10^6$/mL 降至 $7 \times 10^6$/mL，并且 9% 的患者出现了无精子症[35]。在盆腔和腹膜后进行的任何外科手术都可能导致副交感神经损伤，而副交感神经损伤是导致勃起障碍的主要原因。损伤腹下神经丛和盆腔神经丛的交感神经可能会导致精液排出和射精功能障碍。手术，特别是腹膜后淋巴结清扫（RPLND）作为睾丸癌的治疗选择，可能是导致不育症的一个因素。逆行射精是此类手术的主要并发症。在 Matos 等人[36] 的一项研究中纳入了 297 名接受非保留神经 RPLND 的男性，与接受保留神经 RPLND 的 62% 相比，生育率仅为 37%。未行 RPLND 治疗的男性，其生育率为 77%。同样，结直肠癌、膀胱癌和前列腺癌的下腹部手术也可能导致射精和勃起功能障碍[37]。尤其是根治性前列腺切除术会切除一部分输精管和精囊，这两部分都是将精液输送到体外不可或缺的部分。

### 四、免疫治疗和其他方式

免疫治疗药物对性腺产生负面影响，导致不孕不育。干扰素对男性生育能力的影响尚未得到广泛的研究。在一例 38 岁男性复发性 III 期皮肤黑色素瘤的病例报告中显示用干扰素 α-2a（900 万 U，每周 3 次）治疗了 5 年，精液分析显示无精子症和较高的卵泡刺激素（FSH）水平（$14.6 \times 10^6$U/mL）。即使在停止免疫治疗一年后仍无精子[38]。这被认为是继发于生精细胞的退化和生精小管的完全萎缩，动物试验证实了这一点[39]。但仍需要进一步的研究才能得出干扰素 α 对男性不育存在负面影响的结论。

肾移植中使用的免疫抑制剂，包括西罗莫司和依维莫司会对睾丸产生不良影响，导致性腺功能受损。这些都是西罗莫司抑制剂，作用于抑制未成熟生殖细胞（如精原细胞）中依赖干细胞因子 /c-kit

的过程。Huyghe 等人[40]的综述中几乎所有的研究都显示，免疫治疗后睾酮水平会下降，LH 和 FSH 水平会升高。在开始治疗之前移植患者和医务工作者都应该意识到这些免疫调节剂的潜在负面影响。伊马替尼是一种酪氨酸激酶抑制剂，在生殖细胞的性腺发育过程中起着重要的调节作用。然而这种药物会对睾酮的产生和精子的生成产生不利影响。Shash 等人[41]报道了 1 例 36 岁男性被诊断为慢性粒细胞白血病，接受伊马替尼（400 mg/d）治疗。尽管接受了治疗，但在 22 个月的治疗期内他还是有了 2 个孩子。另外，当青少年接受较高剂量的伊马替尼（800 mg/d）治疗嗜酸细胞增多综合征时，可以观察到少精子症[42]。同样，一名 18 岁男性慢性髓细胞白血病患者长期服用伊马替尼治疗后导致严重少精子症[43]。这些病例报告表明了在接受酪氨酸激酶抑制剂治疗的男性中，特别是在性腺器官完全成熟和发育之前以及较高的剂量给予酪氨酸激酶抑制剂可能对精液参数紊乱产生潜在的不良影响。

## 第六节　为男性、夫妇或家庭提供保留生育能力的咨询

由于在癌症治疗方面的改进，癌症存活率有所提高。尽管如此，对于那些被诊断为癌症的男性来说，特别是年轻人不孕不育仍是一个日益令人担忧的问题。这就是为什么免疫治疗之前了解保存生育能力的原因[44]。

保存男性生育能力的唯一成熟且确切的方法就是精子冷冻保存[45]。儿童或育龄期成人在开始任何癌症治疗之前都应进行保留生育能力的咨询[46]。

美国生殖医学学会（ASRM）[21]和美国临床肿瘤学会（ASCO）[47]就癌症治疗对生殖潜能的有害影响和保留生育能力的选择向患者和医务工作者提出了正式建议。尽管在这一领域的某些方面仍然存在争议，但在必要的时候应该向患者提供精子冷冻保存。2015 年在恶性肿瘤患者保留生育能力领域具有专业知识的专家提出了一项国际建议[48]。其中包括建议医生尽早与所有育龄患者讨论他们因疾病和（或）治疗导致不孕的风险以及他们对癌症治疗后生育的需求，并帮助做出生育决定。精子冷冻和胚胎 / 卵母细胞冷冻是男女性癌症患者生育能力保存的标准方法。尽管有一些问题仍然存在争议，但这些建议提供了方法，解决了癌症幸存者对其生育能力的担忧。

对于那些接受治疗的男性癌症患者，保留生育能力的治疗过程并没有得到充分记录。在由 4 个癌症中心组成的 231 份记录中，只有 26% 记录了不育风险的讨论，24% 记录了保留生育选项的讨论，13% 记录了转诊给生育专家[49]。同样，对于 40 岁的患者（分别为 $P < 0.001$，$< 0.001$，$< 0.002$）和那些已经有孩子的患者（均 $P < 0.001$），关于他们不育风险讨论、生育保留选项讨论，以及生育专家转诊治疗过程的记录少之又少[49]。在另一项研究中只有 29% 的癌症男性患者在化疗后就其生育风险接受了咨询，而 11% 的人试图冷冻精子。在这 11% 的人中 87% 的人成功地将他们的精子储存了起来[50]。

一项由 Klosky 等人[51]进行的前瞻性、单组观察性研究显示，在 146 名青春期男性中，53.4% 的人试图采集精液样本（尝试采集），43.8% 的人成功地保存了精子。咨询生育专家（$P = 0.007$）、Tanner 分期 > 3（$P = 0.003$），以及父母向精子库推荐（$P = 0.007$）后，收集到精子的可能性增加。

另一方面，手淫史（$P=0.025$），精子库自我效能（$P=0.012$），父母（$P=0.010$），以及医疗队对精子库的推荐（$P=0.008$）会增加进入精子库的可能性[51]。

尽管医务工作者意识到抗癌治疗对生殖的不利影响，特别是在精子库选择有限的发展中国家，男性对精子库的了解知之甚少。医务工作者的职责是教育和告知患者及家属不孕不育的风险以及告知精子库是解决生育问题的一种选择。在一项关于肿瘤学家遵守癌症治疗相关不孕症指南的研究中，83%的患者被专家告知了这一担忧[52]。然而，与女性相比男性对与生育相关问题的认识了解较少（*OR* 3.57；95%*CI* 1.33~9.60，$P=0.012$）。

尽管一些研究表明人们对保留生育能力的认识较少，但另一些研究正在将其作为癌症治疗选择的一部分。根据法国精子库的数据，1990 年至 2013 年间，精子冷冻保存的总发生率从 1.73/10 万人增加到 5.57/10 万人[53]。到 2020 年，预计发生率将增加到每 10 万人中有 6 人。

有充分的证据表明，恶性肿瘤的类型和相关的治疗可能会对男性不育产生负面影响。尽管年轻癌症患者的生育能力保存在伦理和法律上引起了争议，但精子冷冻仍然是男性在开始抗癌治疗之前的管理策略。生育咨询和精子库可以解决在最初治疗时，男性癌症患者的生育力保存问题。患者周围的成员在他们的治疗中发挥着重要作用。在 Taylor 等人[54]关于青少年、父母和医务工作者在生育保护方面的观点、经验和偏好的系统回顾中，所有这些人都被视为癌症患者治疗每一步共同决策过程中的关键利益相关者。

## 第七节　男性癌症患者的精液参数与精液质量

癌症及其治疗方式会对精子生成和精子质量产生负面影响。Williams 等人[55]对男性恶性肿瘤患者的预处理精液参数进行了广泛的研究。精子在实验室冷冻的 5 年期间，409 名男性总共 717 份精液样本显示精液量（平均为 2.8 mL）、精子密度（平均为 $47.4\times10^6$/mL）和精子活动率（平均为 50%）均处于正常范围内。然而与其他恶性肿瘤的男性相比，睾丸癌患者的精液质量在数据上有所下降。作者建议在性腺毒性治疗之前对这组患者进行预处理冷冻保存。在韩国一项为期 15 年的回顾性研究中，66 例男性癌症患者（年龄范围为 19~58 岁），其中睾丸癌占 47%，在化疗前评估了精液参数[56]。在不同类型的恶性肿瘤中，精子密度（$42.3\times10^6$/mL ± $48.6\times10^6$/mL，$P=0.033$）和存活率（52.4% ± 15.5%，$P=0.012$）有显著性差异。精液量（2.0 mL ± 1.3 mL，$P=0.127$）、活力（30.2% ± 0.19.1%，$P=0.075$）、形态（14.1% ± 10.2%，$P=0.549$）均无显著性差异。在另一项研究中，Negoro 等人[57]回顾分析了 257 例精子接受低温保存的男性癌症患者（生殖细胞肿瘤 = 113，血液学疾病 = 111），在这些人中，有 25 名男性有了自己的孩子。患有生殖细胞肿瘤的男性的平均精子浓度明显低于患有血液病的男性（$32.6\times10^6$/mL：$46.1\times10^6$/mL，$P<0.05$）。其他精液参数差异无统计学意义[57]。

Paoli 等人[58]进行了一项纵向研究，检查了 519 名男性的精子质量［青少年（13~17 岁）= 50，成人（18~51 岁）= 454］，以确定霍奇金淋巴瘤本身或其各种治疗方式是否导致精子生成障碍。75% 的患者精子密度正常。与其他年龄段相比，男性（13~17 岁）的精子密度（$63.7\times10^6$/mL ± $69.9\times10^6$/mL）和体积（1.8 mL ± 1.3 mL），尽管平均精液参数是正常的，但明显低于其他年龄组。ABVD 方案（阿霉素、博来霉素、长春碱和达卡巴嗪）治疗 6 个月（$P < 0.001$）和 12 个月后（$P < 0.01$），精子密度和精子总数均显著下降。同样，据报道在治疗 6 个月后，精子运动能力也有显著降低（$P < 0.001$）[32]。

Hotaling 等人[59]记录了 1010 例新诊断为癌症的男性的冷冻前精液参数和解冻后精液参数。前列腺癌男性在精液质量方面显示出的平均总活动计数为冷冻前 1.551 亿和解冻后 0.532 亿。另外，淋巴细胞性白血病患者的冷冻前总活动计数最差是（0.268 亿），而骨髓性白血病患者解冻后的总活动计数最差是 0.069 亿。而患有睾丸癌（$P = 0.0314$）和淋巴细胞性白血病（$P = 0.0291$）的男性精液样本总运动计数超过 500 万的比例在统计学上显著下降。

虽然睾丸癌只占所有新诊断的男性恶性肿瘤的 1%，但它仍然是发达国家青少年和年轻人中最常见的癌症。Djaladat 等人[60]的系统回顾中显示睾丸癌与异常精液参数之间存在关联，即使在睾丸切除、化疗和放疗的治疗之前也是如此。

## 第八节　男性癌症患者的精液收集

在开始任何影响生殖系统的癌症治疗之前，必须鼓励患者开始并完成精子的冷冻保存。用于冷冻保存的精液一般是通过手淫获得的。对于许多男性来说，由于文化或宗教的限制，这可能是一个令人尴尬或不舒服的过程。男性可以在家里或诊所以外的其他地方采集精液样本，前提是他们必须将样本保存在与体温相同的条件下，并在采集后 45~60 min 内将其送回实验室。应避免使用润滑剂，因为它们会污染样本。应将整个标本收集在一个加宽的标本容器中以避免任何泄漏。青春期男性人群需要极其谨慎地咨询和委婉地、适合年龄地指导，因为这些患者有可能因这一过程而有情绪困扰的风险。尽管与青少年单独谈话是有效的，但谈话时父母也应该在场。遗憾的是目前尚无关于青春期男性精液冷冻保存最佳方法的指南，但可以使用个别机构的方法和策略[61]。

许多癌症患者是在住院期间确诊为癌症，这也是进行精子冷冻保存的适当时机。有些人因为癌症病得很重，身体虚弱，无法提取样本，在这些情况下可以通过手术或电刺激的方法取精。在冷冻保存之前对所有样本进行精液分析，精液参数应记录在案并建议根据精液中看到的活动精子的浓度和数量的情况进行多次收集。

## 第九节　精子超低温保存技术

在成功保存和储存精子以备将来使用的过程中有许多步骤，任何步骤的技术疏忽都会对患者的最终生殖潜能产生不利影响。

### 一、冷冻保存前的精子准备

被诊断为恶性肿瘤的男性精液样本质量较差。精子清洗需在冷冻保存前将精子和精浆分离。密度梯度浓缩法精液制备是另一种洗精方案[62]。在这种方法中 2 个不同的密度梯度层在一个试管中分层。高密度梯度（下相）位于底部，低密度梯度（上相）位于顶部。精液样本层叠在顶部。离心 20 min 后，再将沉淀重新悬浮获得高度活动性的精子部分，并进行冷冻保存。

### 二、慢速冷冻

慢速冷冻通常需要 2~4 h 才能完成。克利夫兰诊所的慢速冷冻方法是将精液样本放入 37℃的培养箱中使其完全液化[63]。冻存管都有标签和颜色编码。用无菌移液管将相当于原始样品体积 25% 的冷冻介质逐渐加入离心管，并将装有冷冻介质的样品在测试管翻滚混匀仪上轻轻摇动 5 min。重复这一过程直到添加的冷冻介质等于原始样品体积。使用无菌血清移液管将稀释后的患者样本加入预先标记的冻存管中。将贴有标签的冻存管放置在贴有标签的冻存管支撑条中并用冷冻套筒覆盖。将带 2 个冻存管的冻存管支撑条垂直放置在 –20°C 的冰箱中 8 min。随后将冻存管支撑条从 –20℃的冰箱中取出直立放置在 $LN_2$ 蒸气罐中（–80°C）至少 2 h。这些冻存管只暴露在 $LN_2$ 蒸气中。24 h 后将冻存管支撑条翻转并浸入 $LN_2$（–196℃）中长期储存备用。

24 h 后取下试管松开盖子后放入 37℃的培养箱。将样本混合，并使用计算机辅助精液分析仪分析计数、运动性、曲线速度、线性和头部侧向运动的幅度。精子冷冻存活率是通过检查解冻后标本相对于冷冻前标本的运动百分比来计算的。冷冻标本可能的受精次数是根据一次受精需要 1500 万 ~2000 万的事实来计算的[64]。

这项技术的主要缺点是如果冷却速度太快，细胞内可能会形成冰晶。此外，由于水的渗透和冷却速度的原因，缓慢冷却会使细胞收缩[65]。使用自动化、计算机化的方法进行缓慢、分阶段冷冻可以降低低质量精子的冷冻损伤[66]。然而，自动冰柜既耗时又昂贵需要多达 5 倍以上的液氮[67]。

慢速冷冻技术是由 Behrman 和 Sawada[68] 提出的一种广泛应用于精子冷冻保存的技术。这项技术在 2~4 h 内逐步冷却精子。使用可编程冰柜可以手动或自动完成这个过程。缓慢冷冻是以冷却过程中发生的脱水为基础形成了含有结晶水的冰块。与快速冷冻相比，这项技术允许精子慢慢适应较低的温度。因此，它在精子细胞膜上引起的渗透张力较小[69]。

慢速冷冻技术是通过降低精液温度，同时以一种循序渐进的方式放置冷冻保护剂来实现的[70]。精液样本从室温到 5℃的最佳初始冷却速度为 0.5~1℃ /min。在将样品放入 –196℃的液氮中之前，将样品以 1~10℃ /min 的速度从 5℃冷冻到 –80℃。虽然缓慢冷冻是精子冷冻保存的常用方法，但另一种技术，如玻璃化冷冻是一种更快、更容易、毒性更低、成本更低的方法[71]。

## 第十节　快速冷冻

快速冷冻方案通常用于冷冻精子，在非肿瘤对照中提供比慢速冷冻方案更好的解冻后活力和冷冻存活率[72]。欧文科学法是一种快速方便的冷冻保存方法，可用于快速冷冻和长期保存精子。是一次加入整个体积的冷冻介质后立即浸入液氮中的一种方法[64]。

这种快速冷冻技术需要吸管与氮气直接接触 8~10 min，然后再将其放入 –196℃的液氮中，由于细胞外冰晶的形成，它也减轻了冷冻保护剂的毒性和渗透损伤[69]。精液样本首先与等量的冷冻保护剂混合后将其放入小瓶或吸管中，然后在 –96℃的氮蒸气中放置 2 h。最后将其浸泡在 –196℃的液氮中。与慢速冷冻方法相比，快速冷冻在解冻后显示出了更好的运动性和存活率[64]。

## 第十一节　精子玻璃化冷冻

近来人们提倡将精子玻璃化冷冻作为慢速冷冻的替代方法。玻璃化冷冻是一种超快速冷冻方法，与快速冷冻方案相比，它可能会有更好的结果[73–76]。玻璃化冷冻技术的优势在于它不需要设备，而且简单、快速和廉价，它更常用于冷冻卵母细胞和胚胎。精子在渗透压下是脆弱的，使用高浓度的渗透性冷冻保护剂会产生细胞毒性，极大地降低精子的活力，并损害精子的 DNA 质量。冷却可以使用液氮或气态液氮来实现。据报道，目前的玻璃化冷冻技术，要么不用冷冻保护剂，要么是使用极低水平的冷冻保护剂[77, 78]。在正常精子标本中未加任何冷冻保护剂的冷冻精子与蔗糖冷冻精子的精子回收率和活动率无显著差异（$P > 0.05$[78]）。此外，相关学者报告了蔗糖超低温保存比冰冻载体保存具有更高的存活率和更低的 DNA 损伤。冷冻保护剂的缺乏可通过将样品直接插入液氮中实现高速冷却率（~720 000 K/min）来弥补，并且使用极小的样品体积增加了热交换的表面积[79]。

这项技术能以超过 1000℃ /min 的速度快速冷却精液样本而不存在结冰的风险[69]。Riva 对慢速冷冻法和超速冷冻法进行了对比试验研究。他们发现与超快速冷冻相比慢速冷冻有较低的前向运动精子数和较高的非前向和不动精子数[80]。此外，前者的精子 DNA 碎片率明显高于后者（47.3% ± 13.4% vs 14.6% ± 4.6%，$P < 0.05$）。

另一项研究表明，在具有正常精子样本的男性中，玻璃化冷冻并不优于快速冷冻。Agha-Rahimi 等人发现在30例正常精液标本中，2种技术在精子DNA断裂方面没有显著差异（15.7% ± 54.4%：16.6% ± 55.6%，$P > 0.05$）[81]。前向运动和精子活力之间也没有显著关系。根据最新的 meta 分析比较了玻璃化冷冻和常规冷冻保存的精子[82]，研究显示玻璃化冷冻后精子的总活动率（WMD 6.98；95%$CI$ 2.94~11.02，$P < 0.0001$）和前向运动率（WMD4.59；95%$CI$ 0.78~8.39，$P = 0.02$）显著高于对照组（$P < 0.05$）。精子 DNA 碎片率在两组之间没有显示出统计学差异。然而由于可用的研究数量很少，作者建议进行一项大规模高水平的研究，以便进一步准确地验证这些发现。

## 第十二节　家庭精子库的选择：是一种基于创新的方法

对于不便出行的患者或那些在心理上不太能接受向精子库提供精液样本的患者来说，一个理想的替代选择是一种名为 NextGen 的家庭精子库试剂盒。有了这个试剂盒患者可以在家中隐秘和舒适的情况下收集精液样本并立即将其运往精子库保存。研究通过使用 NextGen 试剂盒进行家庭采集的癌症和非癌症患者的冷冻存活率发现[83]，比较冷冻前和解冻后精子活动率、总活动率和冷冻存活率，NextGen 和现场采集的两组不育男性的冷冻存活率相似（53.14% ± 28.9%：61.90% ± 20.46%，$P = 0.51$；52.71% ± 20.37%：58.90% ± 22.68%，$P = 0.46$）。癌症患者可以使用 NextGen 试剂盒有效地储存精子。

## 第十三节 附睾或睾丸组织的冷冻保存：适应证和技术

辅助生殖技术（ART）的进步和发展，特别是使用手术获取睾丸和附睾的精子进行胞浆内单精子注射极大地改变了梗阻性无精子症（OA）和非梗阻性无精子症（NOA）男性的生殖潜力[84]。在宫腔内人工授精（IUI）和体外受精（IVF）中使用射精的精子是标准做法，虽然在射精的精子样本中可以观察到较少的血细胞和细胞碎片的污染，但在解冻后可以获得足够数量的活精子和活动精子。然而，在一些条件和情况下将不得不使用冷冻保存的睾丸和附睾精子来治疗男性不育。

随着目前癌症治疗方法的进步，恶性疾病患者的总体预后有了显著改进。在被诊断患有癌症的男性儿童和青少年中他们的精子生成尚未启动，在开始癌症治疗（如化疗和放射治疗）之前冷冻保存睾丸组织可以保留未来的生殖潜力[85]。在青春期前的男孩中睾丸组织的冷冻保存是保存未来生育能力的唯一途径[86]。Keros 等人将 5 名青春期前男孩的睾丸组织在性腺激素治疗开始前冷冻保存[87]，发现新鲜和冷冻保存的睾丸组织未见明显的结构变化。对于精子发生还不完备的年轻男孩来说，冷冻保存未成熟的睾丸组织是一种选择[88]。

从睾丸或附睾取精的最常见原因是无精子症。在患有 NOA 的男性中，医生可能面临一系列可能的病因和严重的潜在疾病，这对于获取足够的精子样本用于超低温保存是一个挑战。化疗或辐射暴露史可能导致 NOA[84]。睾丸显微切开取精术（micro-TESE）是 NOA 男性获取精子的金标准[89, 90]。在最近一项关于不同取精技术比较的荟萃分析中显示 micro-TESE 的取精率（SRR）是传统 TESE 的 1.5 倍[91]。另一方面，常规 TESE 的取精率（SRR）比经皮睾丸穿刺取精（TESA）高出 1 倍。

OA 患者可以通过手术从睾丸或附睾获得精子[92]。而 NOA 的患者取精仅限于睾丸。睾丸精子的获取可以通过开放睾丸活检或经皮睾丸穿刺取精（TESA）来完成。传统的睾丸取精方法是可以获得大量睾丸组织的最佳方法。而 Schlegel 将这项技术进行了革命性的改进，与传统技术相比 micro-TESE 切除的睾丸组织明显更少（9.4 mg：720 mg）且 SRR 更高[90]。而且多次睾丸取精会引起睾丸发生不可逆损害并在一定程度上会导致睾丸萎缩。另外，经皮睾丸穿刺取精是一种相对快速和容易的睾丸精子获取方法[85]；然而与开放睾丸活检相比 SRR 较低，尤其是在患有 NOA 的男性中[93]。取附睾精子可通过经皮附睾穿刺取精术（PESA）、显微附睾取精术或细针抽吸术（FNA）来完成。对于输精管或附睾水平有梗阻的男性来说这些手术是很好的选择，并且提供了良好的 SRR[84]。

## 第十四节 青春期前男孩的生育力保存：符合 IRB 指南的试验技术

尽管使用冷冻精子的 ICSI 已经彻底改变了不育症的治疗，但由于精子发生尚未开始，它并不适用于青春期前的男孩。当被诊断为癌症的青春期前患者存在失去精原干细胞（SSCs）的风险或处于发育遗传障碍的风险时可以推荐患者保存 SSCs[94]。因为精原干细胞能够实现自我更新、增殖和生精小管的再繁殖，所以未来含有精原干细胞的睾丸组织可能会用于男性和男孩的生育保护[95]。虽然生殖细胞移植已经成为啮齿动物和其他动物模型的重要研究工具[96-102]，但在人类中的临床应用仍处于试验阶段。SSCs 在睾丸组织中的自体移植技术在动物和非人类灵长类动物中显示出了良好的效果。然而含有 SSCs 的睾丸组织的冷冻保存是将基于 SSC 的细胞治疗转化为临床实践的第一步，评估其作为治疗的数量和功能是非常重要的。

在性腺毒性治疗之前睾丸移植被认为是另一种令人振奋的保留雄性生育能力的策略。在啮齿动物和灵长类动物上进行试验后发现自体和异体移植未成熟睾丸组织都显示出未成熟睾丸组织的高度再生潜力，并且有精子的产生[97]。然而就像生殖细胞移植一样，还需要进一步的研究证实应用于人体是安全有效的。尽管目前在从冷冻保存的男性生殖系细胞和组织中产生精子方面存在局限性，但由于未来可能会改进生殖细胞移植和移植方法，因此应对有生育能力丧失高风险的年轻癌症男性患者提供治疗前睾丸组织的提取和冷冻保存，因为这可能是他们在治疗后保持生育能力的唯一选择[103, 104]。此外，面临性腺毒性治疗的青春期前男孩的睾丸组织可能会在特殊条件下被冷冻保存，这样做可能会在未来为年轻患者保留生育能力[87]。

使用精原干细胞和睾丸移植物的一个潜在问题是理论上又存在着癌细胞转移回到接受者体内的风险。虽然已经尽全力在培养基中使用端粒酶降低这种风险，但这种风险已在白血病大鼠模型中得到证实[104, 105]。虽然胚胎干细胞技术治疗男性不育的研究也在进行中，但这些技术应用在人类男性不育的治疗前还需要大量的转化研究[106]。目前已经制定出冷冻保存近期诊断为癌症男孩的睾丸组织试验方案[107, 108]。通过收集被诊断为癌症的青春期前男孩睾丸和未下降睾丸的活检组织来建立睾丸组织库的方案也已经被引入方案中[108]。因为使用冷冻保存的睾丸组织进行体外生殖细胞分化已被证实，所以实验性睾丸组织库是未来人类生育应用的一种选择[109, 110]。

## 第十五节　冷冻保存后的精子质量

癌症患者冷冻后的精子质量（冷冻前和解冻后）普遍比健康捐精者差[59]。前列腺癌患者冷冻前最佳，总活动计数（TMC）是 $155.1 \times 10^6$，而淋巴细胞性白血病最差，总活动计数（TMC）是 $26.8 \times 10^6$。在所有精液参数中与对照组相比，癌症患者的精子活动力影响最大（TMC $< 5 \times 10^6$）。精子质量还取决于 2 次采集精液之间的禁欲时间。当癌症治疗紧急时正常的禁欲时间可以从 2~5 d 减少到更短，即一两天内多次射精[111]。

在最近的一份报告中显示与对照组和其他类型的癌症患者相比，患有睾丸生殖细胞肿瘤（TGCT）的男性精子存活率仅为 44.8%，解冻后总运动计数（TMC）超过 500 万的概率最低。她们宫内受精的成功率也是最低的[59]。精原细胞瘤患者的精子密度、TMC 和活动率均高于非精原细胞瘤患者（NSGCT）[112, 113]。另外，与精原细胞瘤相比 NSGCT 的肿瘤组织学与 NSGCT 解冻后更高的 TMC（*OR* 4.3）相关。TGCT 组织学和冷冻存活率之间的联系尚不清楚，可能与睾丸发育、支持细胞功能或基因和蛋白表达有关[114, 115]。癌症患者重复射精的精液质量相当[116]。然而有报道显示了癌症分期和精液参数之间相互矛盾的结果[59, 117, 118]。

## 第十六节 解冻后精子准备程序

当精子被冷冻保存时将一小部分样品单独冷冻后解冻，并在首次冷冻后重新分析。这种“测试解冻”可以确定解冻后的存活率，因为它在不同的个体之间，甚至在同一个人的不同射精之间也是有差异的[61]。解冻后的精子活动率很好地代表了整个样本，并给出了该样本未来活动精子总数的可靠估计[119]。

## 第十七节 精液冷冻前的精子数量

冻存瓶的数量取决于精子的质量、自身健康状况、癌症的类型、开始癌症治疗的时间以及实现怀孕所需的 ART 的类型[120]。因此，优化解冻后的 TMC 和冷冻存活率是非常重要的[121]。虽然癌症患者的精子质量很差，IUI 可能不是最佳选择，但质量较差的精子可以用于单精子卵细胞质内注射（ICSI）。

与对照组相比癌症患者的精液参数更差，因此如果准备行 IUI 必须考虑到解冻后精子的总活动计数[59]。根据经验考虑到常规冷冻保存 50% 的冷冻存活率，许多实验室会认为解冻前 1000 万个活动精子数量在解冻后会获得大约 500 万个精子，这个数字对于 IUI 是足够的[122–124]。这将是每个小瓶冷冻精子的理想数量，这样每个小瓶都可以与后续的 IUI 一起使用。精子密度＞（5~10）$\times 10^6$/mL 是 IUI 成功的预测指标[122, 125]。建议 TGCT 患者在肿瘤治疗前至少冷冻 15 瓶（约 100 万 / 瓶），从而为 2 次 IUI 尝试提供足够的精子。常规体外受精需要同样数量的冷冻（TMC ＞ $5 \times 10^6$）。如果精子数量或其他参数低于这个数字，可以将样本等分成若干小瓶用于单精子卵细胞质内注射[59]。

## 第十八节 冷冻精子在辅助生殖技术中的运用结果

使用冷冻精子进行体外受精和单精子卵细胞质内注射的成功率几乎与新鲜精液一样高[126–128]。在癌症患者中使用冷冻精子的 IUI 组每个周期和每对夫妇的妊娠率分别为 11% 和 32%，而 ICSI 组分别为 37% 和 68%。ICSI 已被认为是癌症患者使用冷冻精子实现妊娠的首选治疗方法[129–134]。

Naysmith 等人评估了癌症治疗对男性自然和辅助生殖潜能的影响。对癌症治疗前后的精液样本进行分析发现 27% 的男性在治疗前精液参数异常，而 68% 的样本在癌症治疗后出现异常，23% 的男性患者治疗后出现无精子症，治疗前的精子冷冻保存提高了 55% 患者的生育潜力。作者认为提高患者和提供者对癌症和癌症治疗对生育影响的认识和教育是至关重要的。他们还强调随着 ICSI 的到来，所有患有癌症的男性都应该接受治疗前精子冷冻保存，因为即使是精子浓度非常低的男性，生育的机会也是很大的[135]。

Schmidt 等人[136]报告了在因癌症和癌症治疗导致男性不育而接受辅助生殖治疗的夫妇的一些经验。他们的大多数病人都患有睾丸癌和淋巴瘤。90% 的男性接受了化疗和（或）放射治疗的辅助治疗。最主要的是 82% 的男性在治疗前精液被冷冻保存。癌症治疗后 43% 的男性精液中有活动精子，而 57% 的男性为无精子症。IUI 组、ICSI 新鲜周期移植组和 ICSI 冷冻胚胎移植组的临床怀孕率分别为 14.8%、38.6% 和 25%，相应的出生率分别为 11.1%、30.5% 和 21%。其中，58% 的孕妇使用冷冻精子，其余的使用新鲜精子。值得注意的是在使用新鲜或冷冻精子后，每个组的出生率是相似的。作者得出结论是男性癌症幸存者可使用新鲜射出的精子或冷冻保存的精子生育孩子，考虑到 ICSI 的成功率更高以及 IUI 对总活动精子数的总体需求较高，解冻后并不总是可用的，ICSI 应作为首选 [129]。这些关于男性癌症幸存者使用冷冻精子成功受孕的报道得到了许多其他研究的支持 [133, 137–143]。

Van Casteren 等人报告了他们使用癌症患者冷冻精液进行辅助生殖技术的经验 [130]。557 名男性癌症患者储存了 749 份精液样本。在 557 名冷冻精液的男性中，218 人（39%）在癌症治疗后返回进行精液分析。在这 218 名男性中 155 名（71.1%）有活动精子，其中有 20 名报告了自然怀孕。虽然只有 42 名（9.6%）癌症幸存者最终要求使用他们储存的精液，但这些男性中有一半成功地使用 IVF 或 ICSI 生下了孩子 [130]，这表明了在癌症治疗之前冷冻精子的重要性。

## 第十九节　冷冻精子的使用

一些研究关注了男性癌症幸存者对冷冻精子的使用。在一项针对 258 名男性的研究中只有 18 人返回接受治疗 [144]。Ginsburg 等研究发现，在他们的生育中心有 19 名男性癌症幸存者总共接受了 35 个试管授精周期，其中 11 个周期使用的是冷冻精液 [142]。在 Magelssen 等人和 Edge 等人的两项研究中观察了 1388 例癌症幸存者治疗后的精子使用情况。这些男性中有 422 人在肿瘤切除后进行了冷冻精液保存。最终，只有 29 名男性（7%）使用他们的冷冻精液进行辅助生殖，而 67 名男性（17%）使用新鲜精液生育了至少一个孩子 [145, 146]。最后，根据 Saito 等人的一项研究显示如果男性癌症幸存者在治疗后生精功能恢复的话没有人会选择使用他们的冷冻精子。即使大多数情况下不会使用冷冻保存的精子，但保存的精子也会对患者产生积极的心理效应 [147]。冷冻精子的利用率仍然很低 [148]。不愿进行后续检测的患者、自然受孕的患者、无意受孕的患者、可能有心理原因不参与的患者的生育状况难以获知。由于储存的精子样本利用率较低，应谨慎管理精子库，以确保资源针对最需要的患者。

## 第二十节　精子冷冻保存面临的挑战、障碍和安全问题

当低温保存的精子在液氮中泄漏时，可能会发生交叉污染 [149]。监管机构已经发布了现行人体细胞组织优良操作规范（CGTP）指南，以防止由这些风险导致的任何不良事件。所有提供精子库的设施都受到 FDA 和美国组织库协会（AATB）的监管，并要求在这些机构注册。FDA 已经为提供人体细胞、组织以及细胞和组织产品的企业发布了指导方针，这些机构必须遵守 CGTP 法规中的要求。

Crawshaw 等人 [150] 报告了年轻癌症患者精子库面临的 5 个主要挑战：专业人员的属性、专业人员的技能、知情同意、与该过程对年轻男性的影响有关的问题以及后续服务。这项研究概述了在这一

领域建立和保持足够的知识和技能基础的困难，以及缺乏适当的培训[151]。在病人死亡的情况下，如何处理精子也存在很大的争议。

有许多障碍会阻碍患者接受保留生育咨询：就诊时间不足、诊断时焦虑、文化或宗教观点冲突、转诊至专家期间失去随访、对失去生育能力的严重性沟通不足以及医生对保留生育选择知之甚少[152]。

讨论潜在的生育能力丧失会导致患者变得非常焦虑，58% 的患者认为他们的焦虑程度影响了他们考虑生育的能力。相反，对于医生来说，最初在诊断时讨论保留生育能力的选择可能是有益的，也可一周后再讨论一次，但仍然是在治疗开始之前。而且反对手淫或人工授精的文化或宗教观点也可能阻碍生育问题的有效讨论[153]。

不从事生殖医学工作的医生可能对癌症和相关治疗对生育能力的影响了解不足，这可能是许多患者没有接受生育咨询的限制原因[107, 154]。美国临床肿瘤学会（ASCO）在其 2006 年的指南中建议将精子库作为关注重点，但它仍然没有像应有的那样广泛地实施。教育医生和其他医务工作者将精子库意识整合到与患者的讨论中是至关重要的[155]。

对青少年患者进行咨询对医务工作者来说是一个额外的挑战[154]。医生在为年轻癌症患者提供咨询时，必须考虑生物学问题和结合心理需求和个体情况来努力减轻患者的焦虑[156]。法律和伦理问题的不确定性可能会阻止医生对这些患者进行适当的咨询。

许多患者和他们的家人倾向于关于生育问题的公开、自发的讨论[154]。这样的讨论可以鼓励患者展望未来并向他们保证癌症治疗的目标是治愈。精子库的选择必须以个体为基础，特别是在患者病情严重预后非常差而无法产生精液样本的情况下。这种情况下精子库就无需再提供帮助了。

未来的不孕不育不是个人的问题，而是家庭和夫妇的问题。因此，关于保留生育能力的决定可能会影响到除患者之外的其他人。这对于未成年人来说也是如此的，这些患者在没有父母批准的情况下几乎没有自主权来决定是否冷冻保存精子[107]。在其他情况下，一些家庭可能会不愿意与他们的儿子讨论手淫、性或生殖问题。男孩们自己可能会觉得公开谈论这些问题或通过手淫提供样本特别不舒服或者如果他们太小而没有考虑要孩子，他们可能不会完全理解生育能力丧失对未来的影响。在家长的陪同下要求他们提供样本可能会让他们很尴尬。

另一个严重的伦理问题是患者去世之后没有使用的精液样本，这些样本属于谁？每种临床情况都是独一无二的，在讨论保留生育能力的选择时必须考虑每个患者的诊断、预后、当前的愿望和未来的希望、关系状况以及（特别是青少年）成熟度。

## 第二十一节　阻碍个人不选择精子库的原因

虽然目前已有保存生育能力或精子库作为选择，并且肿瘤学家将更多的患者转诊至生殖专科讨论他们的生育选择，但在发展中国家和发达国家的偏远地区关于生育能力的医学应用知识仍然是缺乏的。即使当患者被正确告知不育风险和精子冷冻保存的方法时，仍有 42%~54% 的患者没有使用精子库[157]。尽管抗肿瘤治疗与不孕不育之间存在着明确的联系，但据报道，只有 18%~24% 的年轻癌症男性在治疗前保存了精液[158]。研究表明在治疗前保存精液的患者中，只有 5%~10% 的人使用他们的冷冻标本进行了体外受精治疗[137]。最近在需要保留生育能力的患者中，特别是在患有肿瘤的背景下，选择精子库与否的心理后果被重新讨论[159]。在另一份报告中，在癌症患者保留生育能力的实践中报告了一个显著的差异[160]。在这项研究中一份包含36个项目的调查问卷被送到了委员会认证的生殖内分泌学家手中。结果显示，83%的参与者报告建议男性使用精子库，22%的人建议以前接受过化疗的男性不要使用精子库。总的来说，79%的受访者表示了解美国临床肿瘤学会生育能力保存指南的知识，这些知识与为被诊断为癌症的男性和女性提供性腺组织冷冻保存的服务有关，提示生殖内分泌学家们对如何管理癌症患者的生育能力保存方式存在差异。

有效推广精子库包括就不育症的严重程度和个人风险进行充分沟通，评估生育孩子的重要性，强调精子库的好处，以及解决可能存在的障碍，如成本、误解或文化和其他因素[161]。

导致年轻男性精子库未能得到充分利用的因素有很多。一些常见因素是：

**（1）优先级**

精子库对于那些已经结婚的患者、不想要孩子的患者或年龄太小、不了解其影响的患者来说通常不是优先考虑的事情[161]。

**（2）费用**

医务工作者推测高费用是患者不选择精子库的一个主要因素[162]。在大多数情况下精子库相关费用保险机构不承保或部分承保。由于癌症本身可能已经产生了严重的经济影响，许多患者对精子库和继续长期保存标本的费用感到担忧[161]。一项对患者的调查显示，经济拮据是7%的癌症幸存者不将精子存入精子库的主要原因[158]。在收入有限或没有收入的年轻患者中，费用可能起到更大的阻碍作用[161]。

**（3）时间间隔**

尽快开始治疗的紧迫性也是阻碍年轻患者保存精子的一个主要因素[163]。白血病患者在最初诊断到开始性腺毒性治疗之间的时间间隔相对较短[164]。

**（4）缺乏信息**

极少数被诊断患有癌症的男性将他们的精子存入银行，在一项研究中，最常见的原因是缺乏信息或肿瘤学家对癌症治疗前将精子存入银行的态度和做法[165]。医务工作者缺乏对患者的教育或咨询服务[166]，泌尿科医生和妇科医生在大多数生育计划中很少使用精子冷冻保存，原因是缺乏关于精子冷冻保存有效性的信息，并且对最佳通用方法缺乏一致意见。

**（5）精子库相关社会心理问题——焦虑和情绪压力**

在生命的任何阶段（年轻或年老）诊断出癌症都可能引发改变人生的危机。诊断本身和不育症的威胁都会给这些人带来巨大的压力[158, 165, 167]。Schover等人[158, 165]注意到癌症幸存者的一些有意思的心理特征：①与健康人相比，他们对不孕不育的困扰可能会更高；②青少年比成人更痛苦；③女性比男性更痛苦；④那些患有遗传性癌症的人比那些患有非遗传性癌症的人更痛苦；⑤较低的生活质量可能与对不孕症的较少关注有关；⑥癌症幸存者可能更积极地看待他们与孩子的关系；⑦癌症幸存者可能更喜欢收养儿童；⑧总体而言，他们可能缺乏对这些风险因素的了解[167, 168]。医务工作者需要承认这些因素，并在对这些病人的适当护理和治疗中加以利用。

调查表明医生未能及时向患者提供足够的信息是患者未能利用精子库的主要原因之一[169]。这可能包括没有得到关于精子库的全面咨询[158]、医生低估了不育症的实际风险[161]或表示有兴趣的患者没能到精子库就诊并接受咨询[158]。尽管 90% 以上的肿瘤专家认为应该为有不育风险的男性患者提供精子库[158]，但实际上只有 52% 的肿瘤专家对他们的患者提供了这个选择[169]。为患者提供准确的信息可能有助于恢复患者对精子库益处的认识。通过将精子库作为一种标准做法提供给患者及其家属可以进一步提高精子的冷冻保存率。

## 第二十二节　咨询与伦理考虑

在向初次诊断为肿瘤的患者提供保留生育能力的咨询时可能具有一定挑战性。咨询应由肿瘤学家或确诊的医生提供[130]。肿瘤学家的重要任务是以富有同情心的方式清楚地解释该疾病可能的治疗方法和该疾病的可能影响，以及它对男性不育的影响。重要的是要强调医务工作者在患者关于保留生育能力的决策中所起的作用[153]，特别是与患者尽早坦诚地交流以及肿瘤医学、生殖医学多学科团队的交流至关重要。

由于癌症本身和癌症治疗都会对精子生成产生不利影响，因此肿瘤学家有责任讨论癌症及癌症治疗对生育能力和生育能力保存方案的影响，并强调精子冷冻保存的重要性。生殖医学专家有责任确保其他医生了解冷冻保存的精液可以获得相对较好的妊娠结局[130]。教育生殖医学专业以外的医生何时将患者转诊给生殖医学专家并讨论精子库和随后的未来生育选择至关重要[130]。肿瘤学家还应该了解当代可用的 ART 治疗方案，例如需要单个健康精子进行受精的 ICSI。

一个名为 SaveMyFertility.org 的组织致力于提高医务工作者和患者对生育能力保存选择的认识，通过提供信息材料促进和激发关于冷冻精子库重要性的讨论（SavemyFertility.org）。建议首先由医生开始指导病人进行生育能力的保存。随后熟悉精子冷冻保存的护士和其他医护人员可能有助于在肿瘤治疗过程中提供持续的帮助[155]。

## 第二十三节　ART 时代生育力保存的成本效益

医务工作者认为高成本是阻碍患者选择精子库的主要因素[162]。一项对患者的调查显示经济拮据是 7% 癌症幸存者不选择储存精子的主要原因[165]，在收入有限或没有收入的年轻患者中经济因素可能发挥更大的作用[161]。Gilbert 等人最近的一项研究[114]进行了睾丸癌患者治疗前生育力保留与治疗后生育力管理的成本效益比较。研究发现在与手术取精和 ART 相关的一系列可能成本中，在化学疗法或放射疗法之前冷冻保存精子仍然是保留生育能力的最具成本效益的策略。

## 第二十四节　未来研究策略

在手术取精和体外受精 / 单精子卵细胞质内注射相关的一系列可能成本中，接受化疗或放疗前的精子冷冻保存仍然是最具成本效益的生育能力保存策略[114]。作为癌症治疗前教育和知情同意的一部分，医务工作者（包括医疗肿瘤科医生、放射科医生、妇科医生、泌尿科医生、血液科医生、儿科肿瘤科医生）应告知在育龄期接受治疗后患者出现不孕不育的可能性，并探讨生育能力保存的选择或将可能出现生育能力损害的患者转诊至生殖专家那里接受规律诊疗。精子冷冻保存被认为是一种标准做法[170]。因为其他保留生育能力的方法作为实验性方法，所以应由具有必要专业知识的医务工作者提供并实施。根据最新 esre-asrm 关于生育能力保存[45]的专家更新认为精液冷冻保存是现阶段被诊断为癌症的男性生育能力保存的唯一方法。

因为通过冷冻睾丸组织的自体移植来恢复生育能力的策略尚未经过人类临床安全使用测试，所以睾丸组织的冷冻保存可以根据 IRB 指南作为青春期前男孩的一种实验性方法。已有从 2 名癌症患者身上获得的长期培养人类 SSCs 具有稳定遗传性的报道[171]。使用冷冻保存的睾丸组织自体移植恢复生育能力的策略尚未经过安全的临床试验[172]。利用蛋白质组学平台了解影响癌症患者受精潜能的主要生殖途径的潜在变化以及在癌症治疗前冷冻保存他们的标本，这些可以进一步阐明这些患者未来的管理策略[173]。

## 第二十五节　结　论

癌症治疗的改进使更多的男性可以活到生育年龄，而生育能力是衡量这一患者群体生活质量的重要指标。然而所有的癌症治疗方法，包括化疗、放疗和外科手术都对男性的生殖潜能有潜在的威胁。治疗方法和个体对这些治疗方法副作用的敏感性使得几乎不可能预测治疗后男性是否会恢复精子生成以及这些个体的生育潜力将处于什么状态。干细胞移植技术在未来可能有希望，但目前还无法用于人体。

许多处于生命各个阶段的男性都可以从精子冷冻保存中受益。这使得精子冷冻保存成为癌症患者非常可行的选择。应在癌症治疗计划的早期阶段讨论保留生育能力的选择。努力继续优化精子冷冻方法，包括最近在无冷冻保护剂的精子玻璃化和改进冷却和加温方案以获得最佳玻璃化冷冻方面的研究工作。诸如 ICSI 之类的辅助生殖技术提供了一种很有前景的解决方案可以提高受精成功率和随后的妊娠率。

精子库的障碍仍然存在，但这种阻碍可以通过普及宣传精子库相关知识以及综合癌症护理中心深思熟虑、协调一致的策略来克服，以使男性癌症患者的生育能力保护成为治疗期间的优先事项。种种迹象表明在未来几十年里保存生育能力的需求只会增加。因此为这些癌症幸存者提供保存生育能力的选择是势在必行的。最后，重要的是为患者提供保存生育能力的选择，而不是排除他生育亲生孩子的机会。

## 第二十六节　审查标准

使用 Google Scholar 和 PubMed 等搜索引擎对关于癌症与生育能力保存之间关系的研究进行了广

泛搜索。这些搜索的开始和结束日期分别为 1985 年 9 月和 2018 年 12 月。研究识别和数据提取的总体策略基于以下关键词："男性不育""癌症""化疗""性腺毒性""取精""精子库""精液参数""生育力保存""冷冻技术"和"精子冷冻保存的挑战"。以英语以外的语言发表的文章被排除在外。在会议或会议记录、网站或书籍中发表的数据也被排除在外。

（Rakesh Sharma, Marlon P. Martinez 和 Ashok Agarwal 著；南永浩和王瑞 译）

23

# 第二十三章　男性生精功能障碍所致非梗阻性无精子症的临床处理

**要点：**

- 无精子症是指精液离心样本检查后没有精子。
- 病史、体检和内分泌情况（FSH 和 T）有助于确定无精子症的类型（梗阻性与非梗阻性），这些因素加在一起，提供了超过 90% 的诊断准确率。
- 临床参数和激素测试结果不是确定男性生精障碍所致非梗阻性无精子症（NOA-SF）获得精子的可靠指标。
- 生精障碍的男性如果想要生育，需要检测 Y 染色体微缺失。不建议对有 AZFa 和（或）AZFb 微缺失的男性做更多的检查。同时，包括 AZFc 在内的微缺失会通过胞浆内精子注射（ICSI）从父亲传给儿子。
- 激素治疗和显微镜下的精索静脉曲张结扎术可能会增加精索静脉曲张患者的取精成功率。
- 睾丸显微取精（micro-TESE）是 NOA-SF 患者获取精子（SR）的首选技术。该方法增加了获取睾丸精子进行 ICSI 的机会，并将睾丸损伤降至最低。
- NOA-SF 男性的精子受精潜力低于其他男性不育类别。在处理取自 NOA-SF 男性的睾丸组织时，使用最先进的实验室技术和质量控制是必不可少的。
- 与其他不育症类别的男性相比，患有 NOA-SF 的男性通过 ICSI 实现活产的机会较低。睾丸精子 ICSI 产生的后代的短期繁殖率似乎没有受到生精障碍的不利影响。

## 第一节　介　绍

无精子症影响大约 1% 的男性和 10%~15% 的不育男性。它的定义主要依赖于对精液离心沉淀物的检查，确认精液中完全没有精子[1, 2]。生精障碍（也称为非梗阻性无精子症或内分泌性无精子症）是男性不育的一种严重形式[3]。然而，患有非梗阻性无精子症（NOA）的男性的睾丸可能包含生精活性的区域。在这种情况下，精子产量极低，不能使精子出现在精液中。在希望生育的男性中，睾丸取精（SR）仍然是唯一可行的选择，因为恢复精子生成的保守治疗是无效的。SR 的目标是采集可存活的睾丸精子，用于胞浆内精子注射（ICSI）[4-6]。从 NOA 男性身上提取的睾丸精子能够使卵母细胞受精，并诱导正常的胚胎发育，从而使这些男性获得生物学上的子代[7–9]。

在这一章中，我们根据我们中心使用的算法，讨论男性因 SF 引起的 NOA 的临床处理。图 23.1 是对连续步骤的简要概述，下文将进一步详细说明。

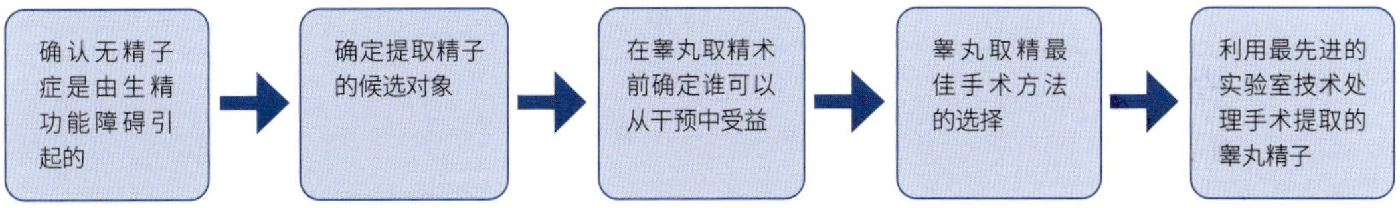


**图 23.1**　建议用循序渐进的方法对寻求生育能力的男性由于生精障碍而导致的非梗阻性无精子症进行临床治疗

# 第二节　第 1 步：确认因生精障碍引起的 NOA 的诊断

## 一、精液分析

原发性无精子症的诊断依赖于精液分析的结果。因此，应采用严格的方法来减小分析误差，提高精准度[2, 10]。因 SF 导致 NOA 的男性精液体积若正常（> 1.5 mL；95%*CI* 1.4~1.7），pH 值也正常（大约 7.2），从而证实精囊功能正常，射精管通畅[11]。

初步检查的无精子症精液应该进行离心，因为离心沉淀物中可能存在少量精子[2]。20 世纪 90 年代进行的一项早期研究显示，大约 23% 的无精子症男性在离心沉淀物中有精子[12]。需要大于 1000 g 的离心力至少 10~15 min，以使细胞颗粒化[13]。检查多次精液样本而不是单次样本对于无精子症的诊断至关重要。其原因与毒性、环境、感染性或医源性条件继发的一过性无精子症的报道有关[14, 15]。考虑到在同一个体的精液样本中观察到的相当大的生物变异性，多次精液分析的检查也是至关重要的[10, 14, 15]。在离心沉淀物中发现有活力的精子可以在不需要 SR 的情况下进行精子注射。然而，2015 年一项涉及 57 名短暂性无精子症患者的小队列研究表明，当在射出的精液中只发现不活动的精子并用于 ICSI 时，受精率和胚胎发育都会下降。然而，妊娠结果并未受到影响[16]。在我们的男科实验室，无精子精液以 3000 g 离心 15 min，然后仔细检查产生的离心沉淀物（表 23.1）。

## 二、病史

非梗阻性无精子症（NOA）涉及遗传和先天异常、性腺毒素、感染、药物、精索静脉曲张、创伤、内分泌紊乱和特发性疾病。因此，应该对这些情况进行详细的病史检查。应获得关于以下方面的资料：①儿童和青春期疾病（如病毒性睾丸炎、隐睾症）；②以前的手术，特别是涉及盆腔 / 腹股沟区域和生殖器的手术；③生殖器外伤史；④感染史（如睾丸炎和尿道炎）；⑤身体发育和性发育；⑥接触性腺毒性药物（如放疗、化疗和类固醇滥用）[1, 9]。

## 三、体检

受累的患者附睾正常，输精管可触及，但睾丸通常较小（体积< 15 mL）且柔软。然而，与生精成熟停滞（MA）相关的 NOA 男性睾丸发育良好，体积正常[17, 18]。

**表 23.1　非梗阻性无精子症寻求生育的患者临床管理中的干预措施和建议行动**

| 临床管理步骤 | 干预措施 | 建议行动 | 解释 |
|---|---|---|---|
| 鉴别诊断 | 对于不能确定鉴别诊断的特定病例，可考虑病史、体格检查、内分泌检查（最小 FSH 和 T 水平；根据需要添加 LH、PRL、甲状腺激素和 E2），以及多次睾丸活检检查 | 确认无精子症是由于 SF 所致，并确定精子发生严重受损的男性，精液中没有精子 | 梗阻性无精子症、低促性腺激素减退和生精功能衰竭之间的鉴别诊断应根据无精子症类型的不同而有所不同 |
| 获取精子的合适候选者的确定 | 使用多重（PCR）血液检测筛查 Y 染色体微缺失<br>EAA/EMQN 推荐用于诊断 Y 染色体微缺失的一套基本 PCR 包括：sY14（SRY）、ZFX/ZFY、sY84 和 sY86（AZFa）、sY127 和 sY134（AZFb）、sY254 和 sY255（AZFc） | 取消选择涉及 AZFa、AZFb 和 AZFb+c 亚区的微缺失男性 | 约 10% 的 NOA-SF 男性在 AZF 区域内存在微缺失，在 YCMD 男性中涉及 AZFa、AZFb 和 AZFb+c 次区域的 SR 成功率几乎为零，这类患者应进行相应咨询。<br>AZFc 缺失男性的 SR 成功率为 50%~70%。 |
| 获取精子前可从药物治疗或精索静脉曲张修复术中获益的患者选择 | 血清 T 和 E2 | 对于性腺功能低下（TT ＜ 300 ng/dL）或 T/E 比值＜ 10 的患者，应考虑使用促性腺激素、芳香化酶抑制剂或氯米芬进行药物治疗 | 应该劝告病人，药物治疗的积极效果的证据仍然是不确定的 |
| | 体格检查以确定临床精索静脉曲张的存在，并对睾丸活检结果进行分析（如果有） | 临床精索静脉曲张的显微外科治疗 | 显微精索静脉曲张结扎术可能增加精索静脉曲张结扎术的成功率，睾丸组织病理学显示仅有支持细胞不太可能从精索静脉曲张结扎术中受益，精索静脉曲张结扎术积极效果的证据有限，因此患者应该得到相应的咨询 |
| 睾丸取精的最有效手术方法选择 | 睾丸活检结果的分析（如果有）以及是否在以前的治疗中获得过精子以及通过哪种方法获得了精子 | 睾丸显微取精是睾丸取精的首选方法<br>在先前 TESE 成功的情况下，可以考虑常规睾丸取精，特别是当睾丸组织病理学显示精子发育不良时 | 在 NOA-SF 中，睾丸显微取精成功率（42.9%~63%）高于常规 TESE（16.7%~45%）<br>切除较少的组织有利于精子寻找并减轻睾丸损伤 |
| 处理手术提取的睾丸精子的最新实验室技术 | 通过微量 TESE 提取最小体积的组织有助于组织处理和寻找精子，睾丸组织准备技术包括机械和酶切以及红细胞裂解 | 可用优化显微操作效率和安全性的无菌技术、稳定的 pH 和温度以及高标准实验室空气质量<br>应将未用于 ICSI 的剩余精子冷冻保存，以备将来尝试 | 从 NOA-SF 男性采集的精子通常质量较差，比射出的精子更脆弱，用于卵胞浆内单精子注射的配子的生殖潜能受到 NOA-SF 的不同影响 |

注：EAA 欧洲男科学协会，EMQN 欧洲分子遗传学质量网络，ICSI 胞浆内单精子注射，micro-TESE 睾丸显微取精，NOA-SF 非梗阻性无精症，PCR 聚合酶链反应，SR 精子获取，T/E2 睾酮 / 雌二醇比率，TESE 睾丸取精，TT 总睾酮。

## 四、内分泌概况

垂体促性腺激素的脉冲性分泌调节精子的发生。卵泡刺激素（FSH）和黄体生成素（LH）分别刺激支持细胞和间质细胞，促进生精小管内未成熟生精细胞向成熟精子的分化和雄激素的产生。FSH 水平高于正常上限的 2 倍以上是生精失败的可靠指标[1, 9]。事实上，由于生精功能障碍，患有 NOA 的男性 FSH 水平通常很高。相比之下，在大约 45% 的受影响患者中，总 T 水平要么低（＜ 300 ng/dL），要么在下限[1, 20]附近[21, 22]。T 水平的降低可能表明间质细胞缺乏，这导致 LH 水平增高[22, 23]。

然而，在大多数情况下，LH 水平在正常范围内。T 的分泌遵循一个昼夜周期，清晨的高峰期在上午 8~10 点之间。因此，指导我们的患者在这个时段采集血液样本是必要的。生物可利用 T（游离或未结合睾酮 FT）水平可能因性激素结合球蛋白（SHBG）和白蛋白浓度的不同而不同。

值得注意的是，低 T 水平可能是由肥胖、代谢功能障碍或甲状腺功能障碍引起[24, 25]。由于 T 和雄烯二酮在芳香化酶的影响下增加了外周血中 E2 和雌酮的芳构化，肥胖会增加外周血清 E2 和雌酮水平[26]。高水平的 E2 对 T 的生物合成有直接的抑制作用，并可能降低垂体周期性分泌 LH 和 FSH

的脉冲幅度[24, 27]。此外，肥胖男性循环中的瘦素过多，通过对特异性间质细胞受体的不利作用影响类固醇的生成，从而进一步降低血清雄激素水平[28]。

患有生精功能障碍的男性也可以有正常的内分泌状况。FSH 和 LH 分泌的调节分别依赖于精原细胞和间质细胞的数量，在成熟停滞的男性中，精原细胞和间质细胞保存完好。事实上，弥漫性生精成熟停滞的患者和 10% 的被诊断为唯支持细胞综合征（SCOS）的患者存在非升高的内源性促性腺激素[17, 18]。然而，睾丸长轴< 4.6 cm 和 FSH 水平> 7.6 IU/L 的组合显示被证明可以预测 89% 男性的 NOA[29]。

### 五、促性腺激素减退症

尽管罕见，但低促性腺激素减退症（HH）属于 NOA。HH 的特征是由于缺乏适当的促性腺激素刺激而导致精子生成失败。相比之下，生精障碍与固有的睾丸损伤有关[30]。与生精功能障碍不同的是，HH 引起的 NOA 男性腺垂体激素（FSH 和 LH 均< 1.2 mUI/mL）和雄激素（TT < 300 ng/dL）水平非常低，通常与男性化缺失或男性化不良有关。由 HH 引起的 NOA 既包括先天性 HH 的患者，也包括那些因过量的外源性雄激素（例如合成代谢类固醇滥用）而抑制精子生成的患者。HH 患者受益于特定的激素治疗。这些患者通常在使用外源性促性腺激素或促性腺激素释放激素后表现出明显的生精功能恢复[30]。

### 六、睾丸活检

睾丸活检是确认生精功能障碍所致无精子症的“金标准”检查。常见的组织病理表型包括生精不足、生殖细胞成熟停滞、生精细胞再生障碍（唯支持细胞综合征）、结节性硬化或它们的组合。标本被放置在固定溶液中，如 Bouin’s、Zenker’s 或戊二醛。重要的是，不应该使用福尔马林，因为它可能会破坏组织结构。我们只有在不能确定梗阻性无精子症和 NOA 的鉴别诊断时才进行睾丸活检。在这些病例中，我们使用经皮或开放的“窗口”技术，而无需切除睾丸[1, 31]。当我们在活检中发现成熟精子时，我们通常为患者提供精子冷冻保存[31, 32]。

组织病理学结果也被用来预测在取材时发现睾丸精子的机会。唯支持细胞综合征（SCO）患者的取精率（19.5%）低于生精阻滞（MA）患者（40.3%，$P = 0.007$），两类患者的取精率均低于生精功能低下的患者（100.0%，$P < 0.001$）[33]。然而，为诊断目的而对男性 NOA 患者进行睾丸活检仍然存在争议。首先，由于睾丸的异质性，没有一种组织病理学表型可以确切地预测谁可能有或可能没有精子[33, 34]。其次，切取睾丸组织可能会造成额外的伤害，因为 NOA 男性通常表现为睾丸较小，雄激素生产低下。最后，活检标本可能含有成熟精子，固定和染色后会浪费掉。因此，尽管组织病理学数据对咨询有临床应用价值，但对于患有 NOA 的男性应谨慎推荐。如果选择这样做，最好也对提取的标本进行活检，并冷冻睾丸实质，以识别出精子。

## 第三节　第 2 步：确定谁可能是精子提取的候选对象

由于生精功能障碍导致 NOA 男性获得精子的不确定性，使得预后因素是可变的（表 23.1）。在一项涉及 60 名男性生精功能障碍患者的研究中，我们发现不育症病因、睾丸体积、血清垂体促性腺激素水平和睾丸组织病理学结果总体上预测谁将获得成功的取精的准确性较低[35]。在这项研究中，

FSH、T 和睾丸体积与成功取精的 ROC 曲线下面积分别为 0.53、0.59 和 0.52。其他研究表明，结合睾丸体积、FSH 水平和组织病理学结果，诊断准确率为 74%[36]。隐睾、炎症、克氏综合征、放化疗和特发性不育症的取精成功率从 25% 到 70% 不等[37–41]。

相比之下，Y 染色体长臂的基因筛查已被证明是有价值的，不仅可以识别那些 Yq 微缺失导致 NOA 的患者，还可以预测取精的概率[4, 42–49]。位于 Y 染色体长臂的 11 区域，被称为“无精子因子”（AZF），聚集了 26 个参与精子发生调控的基因[46, 49–51]。大约 10% 的男性由于生精功能障碍导致的无精子症在 AZF 区域内存在微缺失，这可能解释了他们的情况[46–51]。实际上，在 AZFa 或 AZFb 区域内发现微缺失意味着从生精小管获取精子的概率几乎为零，且无论用于获取精子的方法是什么[52]。相比之下，单纯 AZFc 微缺失的患者通常存在残余精子生成，SR 成功率从 50% 到 70% 不等。

## 第四节　第 3 步：在取精之前确定谁可以从干预中受益

### 一、医学治疗

一些研究已经检验了提高生精功能障碍（SF）和性腺功能减退男性的睾酮治疗所产生的效果。T 是精子发生所必需的[53, 54]，它在睾丸中的水平比血清中高 100 倍以上[55]。因此，促进 T 的产生可以恢复睾丸内的雄激素生物活性，当与 FSH 充分刺激支持细胞相结合时，睾丸内的雄激素生物活性对于维持精子发生是必不可少的[56]。枸橼酸氯米芬、促性腺激素（人绒毛膜促性腺激素和卵泡刺激素）和芳香化酶抑制剂[22, 24, 38, 57–61]都在测试的医疗干预范围内。表 23.2[22, 58, 59, 61–65]汇总了现有研究及其主要成果。虽然观察到了总体的有益效果，但目前证据有限，而且主要基于病例系列。因此，关于内科和外科干预治疗在男性生精障碍和无精子症中的作用还不能得出明确的结论。需要随机对照试验来精确评估此类干预措施对精子产生和取精结果的影响。

**表 23.2　生精功能障碍医学治疗研究综述**

| 文献 | 实验方法 | 实验组 | 对照组 | 治疗 | 主要发现 |
|---|---|---|---|---|---|
| Pavlovich 等（2001）[58] | 案例研究 | 43 例 T/E ＜ 10 的男性 | N/A | 睾酮，50~100 mg，每日 2 次，平均 5 个月 | 完成 3 个月治疗的 12 名男性中无一人生精，所有接受治疗的男性 T/E 比值均恢复到正常范围（＞ 10） |
| Hussein 等（2005）[63] | 前瞻性队列研究 | 42 名组织学良好的男性（生精不足或成熟停滞） | N/A | CC，男性每隔一天 50 mg，连续 5 个月；剂量梯度以 25 mg 为增量，直到达到目标 T 水平 600 ng/dL 至 800 ng/dL | 64.3% 的男性在治疗后精液分析中有精子（平均密度为 380 万 /mL，活动率为 20.8%）。所有无精子症的男性（$n$ = 15）在 SR 中均获得成功 |
| Selman 等（2006）[64] | 前瞻性队列研究 | 49 名内分泌和遗传特征正常的男性，诊断性睾丸活检显示成熟停滞，涂片检查无精子 | N/A | 重组人卵泡刺激素（rec-hFSH），隔日 75IU SC，连续 2 个月，然后剂量增加至 150IU，hCG（每周 2 次，2000IU SC），持续 4 个月 | 无 1 例患者精液中发现精子，治疗后取精率为 21.4% |

续表

| 文献 | 实验方法 | 实验组 | 对照组 | 治疗 | 主要发现 |
|---|---|---|---|---|---|
| Ramasamy 等（2009）[59] | 案例研究 | 56 例 T ＜ 300 ng/dL 的单纯克氏综合征患者 | N/A | 睾酮（50~100 mg）或阿那曲唑（1 mg）口服、单独或联合 SC，hCG（最多 2500IU，每周 3 次）治疗至少 3 个月 | 在药物治疗后 T 水平较基线升高 150 ng/dL 的男性中，SRR 增加了 1.4%（77%：55%，$P$ = 0.03） |
| Reifsnyder 等（2012）[22] | 回顾性队列研究 | 307 名 T ＜ 300 ng/dL 的男性 | 41 名 T ＜ 300 ng/dL 的男性 | 术前分别单独或联合应用 AI（50~100 mg 睾酮，每日 2 次口服或阿那曲唑每日 1 mg）、hCG（1500~2000IU SC，每周 2~3 次 SC）或 CC，至少 2~3 个月 | 无一例患者精液中发现精子；经治疗的男性（51%）和未治疗的男性（61%）的 SRR 无差异；T ＜ 300 ng/dL 的男性（51%；$n$ = 307）和 T 水平高于 300 ng/dL 的未治疗的男性（51%；$n$ = 388）的 SRR 没有差异 |
| Shiraishi 等（2012）[65] | 前瞻性队列研究 | 28 例取精阴性的特发性 NOA 患者 | 20 例取精阴性的特发性 NOA 患者 | 在第一次取精尝试后至少 6 个月，患者接受 hCG（5000IU SC，每周 3 次）治疗 3 个月。如果 hCG（＜ 3 mIU/mL）后卵泡刺激素水平下降，则加入重组卵泡刺激素（rec-hFSH，150IU SC，每周 3 次），持续 2 个月 | 在 28 名接受治疗的男性中，有 6 名（21%）在第二次尝试中获得了精子（$P$ ＜ 0.05），但没有一名未接受治疗的男性获得精子 |
| Hussein 等（2013）[61] | 前瞻性队列研究 | 612 名随机选择的男子 | 116 名随机选择的男子 | CC（50 mg，隔日 1 次）单独或联合 hCG（5000IU SC，每周 2 次）和 HMG（75IU SC，每周 1 次）治疗平均 5.4 个月 | 10.9% 的接受治疗的男性在精液中发现精子；在保持无精子症的患者中，接受药物治疗的患者的 SRR 高于对照组（57.0%：33.6%，$P$ ＜ 0.001） |
| Hu 等（2018）[62] | 前瞻性队列研究 | 25 例经 TESE 检查失败的 NOA 男性睾丸组织学检查及生精功能低下（治疗组） | 10 例经 TESE 检查失败的 NOA 男性睾丸组织学检查显示生精功能低下（未治疗组） | Goerelin（3.6 mg，1 次 /4 周，共 24 周）。hCG（2000IU 肌注，1 次 / 周，于 G 后 4 周开始，共 20 周）。hCG 后 4 周开始 hMG（150IU 肌注，2 次 / 周），共 16 周 | 治疗 6 个月后，复查 SR，25 例患者中有 2 例获得精子。2 人均接受药物治疗，其中一人精液中发现精子，治疗组中有 25% 的人抑制素 B 水平升高 |

注：AI 芳香化酶抑制剂，CC 氯米芬，FSH 卵泡刺激素，hCG 人绒毛膜促性腺激素，hMG 人更年期促性腺激素，IM 肌注，IU 国际单位，NOA 非梗阻性无精子症，rec-hFSH 重组人 FSH，SC 皮下注射，SR 取精，SRR 精子取出率，T 总睾酮，T/E2 睾酮 / 雌二醇比率，TESE 睾丸取精，N/A 无。

## 二、精索静脉曲张结扎术

在 4%~13% 患有非梗阻性睾丸生精功能障碍（NOA-SF）的患者中发现精索静脉曲张[66, 67]。临床精索静脉曲张的结扎主要使用显微外科技术，以尝试提高这类男性的精子产生率[66–68]。其目标是增加在精液中找到精子或从睾丸中获取精子的机会。

2016 年的一项综述系统地评估了精索静脉曲张结扎术在男性 NOA 患者中的作用[69]。总共 344 名男性的 16 项研究报告了与临床精索静脉曲张结扎后精子再现的有关数据。治疗人群年龄为（32.5 ± 2.3）岁，随访时间为（12.4 ± 5.5）个月。术后精子出现率为 44%（20.8%~55.0%）。术后平均精子数为

$18 \times 10^6$/mL（SD 1.6，95%*CI* 0.9~2.7），平均活动率 23%（SD 15%，95%*CI* 12%~33%），术后精索静脉曲张恢复至精子出现的时间间隔为 4.5~11 个月。3 项研究提供了精索静脉曲张和 NOA 患者治疗前后的手术取精（SR）数据，因此进行了荟萃分析[69]。观察到的涉及 400 名患者的综合不同效应表明，精索静脉曲张治疗组的取精成功率显著高于未治疗组（*OR* 2.6，95%*CI* 1.7~4.1，$I^2 = 0\%$，$P < 0.0.0001$）。精索静脉曲张结扎术至精子出现的时间间隔为 10.8 个月（SD11.1，范围 3~23.6 个月）。两项总共涉及 140 对夫妇的研究报告了使用从生精小管获取的睾丸精子进行 ICSI 怀孕的数据[70, 71]。这些研究包括一组 NOA 男性和未经治疗的精索静脉曲张患者作为对照。使用处理过的男性睾丸精子通过 ICSI 获得临床妊娠和活产的估计合并增加的概率分别为 2.2（95%*CI OR* 0.99~4.83，$P = 0.0.05$，$I^2 = 0\%$）和 2.1（95%*CI OR* 0.92~4.65，$P = 0.08$，$I^2 = 0\%$）[69]。以上讨论的结果得到了 Kirby 等人的荟萃分析的证实，该分析显示，持续性无精子症男性精索静脉曲张结扎术后的取精率（*OR* 22.5）和妊娠率（*OR* 22.3）明显更高[72]。

## 第五节　第 4 步：用最佳的方法收集睾丸精子

非梗阻性睾丸生精功能障碍（NOA-SF）获取精子的主要目标是获得最佳数量的高质量精子，这些精子可以迅速用于 ICSI 或冷冻保存以备将来的 ICSI 尝试（表 23.1）。取材方法也应该睾丸损伤最小化，从而保留雄激素活性和重复取材的机会。

显微睾丸取精术（micro-TESE）和常规传统的睾丸取精术（TESE）都被用于从男性 NOA-SF 获取精子。传统的 TESE 包括开放的、随机抽取的单个或多个睾丸活检，这些活检被处理并检查是否存在精子[5, 9, 36, 73]。由于在取精（SR）之前无法预测正常生精细胞岛的存在和区域，因此通常需要多个标本才能找到精子。多次活检的 TESE 的 SRR 高于细针穿刺（TEFNA），TEFNA 是睾丸精子抽吸（TESA）的一种变体，尤其是在唯支持细胞综合征（SCO）和成熟停滞的病例中[74]。TESE 的一个缺点是，切除睾丸组织的大块碎片可能会暂时或永久性地影响本已受损的雄激素的产生[75]。此外，实验室处理 TESE 采集的如此大量的睾丸组织既耗时又费力[31, 32, 76]。

显微睾丸取精（micro-TESE）是一种获取精子的显微外科方法[76]。由于更高的 SR 率和更低的手术并发症（如血肿形成、纤维化和睾丸萎缩），micro-TESE 比 TESE 更受欢迎。此外，多余组织清除有利于精子加工，减少损伤[5, 32, 41, 57, 73, 76–80]。micro-TESE 的目的是在手术显微镜的帮助下，根据生精小管的大小和外观，确定睾丸取精产生精子的焦点区域（图 23.2）。这样的区域被选择性地提取，从而最小限度的睾丸组织切除，这已经被证明与传统的 TESE 相比减少了 50~70 倍[5, 73, 76]。光学放大技术的使用还通过正确识别睾丸血液供应来减少血管损伤的机会，从而减少血肿形成和睾丸断流血供的机会[41]。尽管通过微量 TESE 切除睾丸实质后，血清睾酮下降，尤其是雄激素活性已经严重受损的男性，如 Klinefelter 综合征患者[38]，95% 的受试者在手术后 18 个月内恢复到术前水平[81]。

在一项涉及 60 名生精功能障碍患者的对照研究中，我们比较了 micro-TESE 和常规单次活检 TESE 的 SR 率[35]。无论是总体上还是通过睾丸组织病理学表型对患者进行分类后，micro-TESE（45%：25%，$P = 0.005$）的 SRR 显著升高（精子生成减少 93%：64%；成熟停止 64%VS 9%；唯支持细胞综合征 20%：6%，$P < 0.001$）。对照研究证实了我们的研究结果，显示 micro-TESE 比传统 TESE 具有更高的精子回收率和更低的并发症发生率（< 5%）。我们最近报告了 356 例接受 micro-TESE 的 SF 患者的最新经验。根据精子生成不足、成熟停止和 SCO 的组织病理学表型，SRR 分别为 41.4% 和 100.0%、40.3% 和 19.5%。micro-TESE 可以挽救大约 1/3 在以前使用传统 TESE 或 TESA 进行的检索尝试失败的病例，并且对于出现最坏情况的生精障碍的男性尤其有用[57, 76]。最后，最近一项涉及 7 项比较研究和 1062 名患者的系统回顾证实，SF 中的 micro-TESE 与更有利的取精率相关，范围为 42.9%~63%，而传统 TESE 为 16.7%~45%[82]。

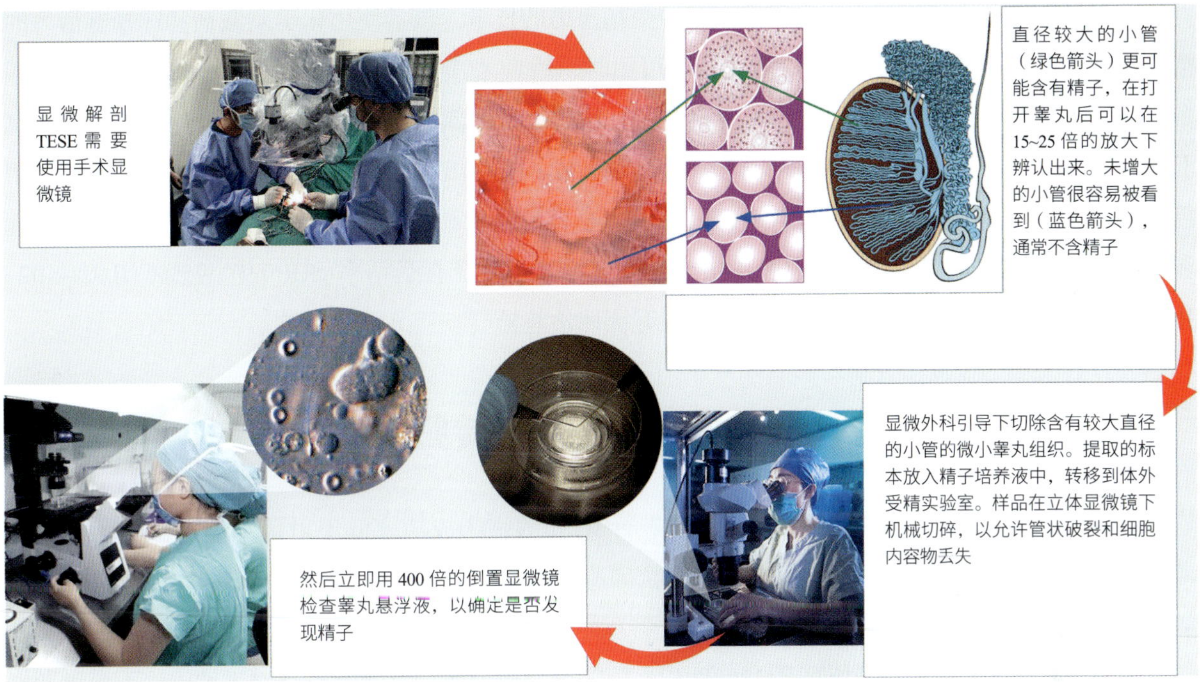


**图 23.2**　显微解剖睾丸精子提取。流程图说明了睾丸标本从显微外科手术到实验室处理的连续步骤

## 第六节　第 5 步：实验室处理睾丸精子

实验室处理手术取回的配子需要特别注意，因为从 NOA-SF 男性采集的精子通常比射精的精子质量更差，更脆弱[83]。男性生精障碍睾丸精子的 DNA 碎片率和非整倍体率均高于各种病因导致的男性不育患者[84, 85]。因此，当用从 SF 男性睾丸取回的配子进行 ICSI 时，受精率、胚胎发育率和妊娠率都较低[7, 83]。

从外科医生的角度来看，应该注意为实验室人员提供质量最好的提取样本，尽量减少或不含诸如红细胞和有害微生物等污染物。micro-TESE 允许提取最小体积的组织，这是有利的。在较小体积的睾丸组织中的搜寻精子过程提高了实验室效率，并最大限度地减少了在细胞和非细胞成分的样本中丢失的精子[32]。睾丸组织制备技术已经被开发出来，以提高取精率，这些技术已经被用于处理这些标本，包括机械切割和酶切。这些技术促进了管壁破裂和细胞内容物逸出[32, 86, 87]。

实验室团队必须掌握处理技术，以便在精子制备过程中将医源性细胞损伤降至最低（表

23.1）。最先进的实验室实践标准，包括无菌技术和实验室空气质量条件，对于优化微操作效率和安全保证至关重要[32, 88]。需要控制的关键因素包括：①离心力和持续时间；②暴露在紫外线和温度变化下；③实验室空气质量状况；④稀释和洗涤步骤；⑤试剂、培养基和一次性材料的质量。在我们的中心，我们执行精子提取和所有相关的实验室步骤，包括在可控环境中处理睾丸标本。后者包括组织处理，手术提取精子的显微注射，通过这种程序产生的胚胎的培养，以及冷冻保存。在安德罗费特中心、试管授精和男科实验室、进行卵子和显微手术精子采集的手术室，以及胚胎移植室都是按照空气微粒和挥发性有机化合物的洁净室标准建造的[89]。

最后，只要有可能，就应该应用提高精子受精潜力的技术，包括使用化学刺激剂和选择有活力的精子进行 ICSI 的方法。当只有不活动的精子可用时，后者尤其重要，因为它们的活力可能会降低。在 NOA-SF 的 SR 成功后，强烈建议对多余的睾丸精子进行冷冻保存，因为这类患者通常需要一次以上的 ICSI 治疗才能确定怀孕，并不总是可能重复取精。NOA-SF 男性睾丸精子的冷冻保存可以采用传统的吸管和液氮（$LN_2$）蒸气技术，也可以使用小容量吸管和超快液氮冷冻[90–92]。在对 11 项研究和 574 个 ICSI 周期进行的荟萃分析中，新鲜睾丸精子和冷冻精子在受精率（RR 0.97，95%*CI* 0.92~1.02）和 CPRs（RR 1.00，95%*CI* 0.75~1.33）方面没有统计学差异[93]。

## 第七节　ICSI 的转归

使用手术提取的 NOA-SF 男性睾丸精子进行 ICSI 的临床成功率低于射精和梗阻性无精子症患者[7, 83, 94–96]。显然，这类精子更容易携带中心粒等遗传物质缺陷，这可能会影响它们激活卵母细胞并触发正常受精卵和有活力胚胎的形成和发育[84, 85]。

在一项早期系列研究中，招募了 330 例不同不育条件的患者，其中包括 53 例无精子症不育患者，根据精子来源和无精子症的类型检查了 ICSI 结果。我们发现 NOA-SF 男性睾丸精子的 2PN 受精率明显低于梗阻性无精子症男性的射精和睾丸 / 附睾精子的比率（SF、射精和 OA 分别为 52.2%、71.1% 和 73.6%，$P < 0.05$）。胚胎发育和妊娠率也受到 SF 的负影响[35]。在 2 个系列研究中，包括了一组人数很多的 NOA-SF 男性受试者，我们根据精子的来源和精子缺乏的类型对比了 ICSI 的结果，并分析了受试者后代的健康状况。在其中一个研究中，有 182 名女性通过使用 NOA-SF 男性伴侣的精子接受了 ICSI，结果对比了 182 名伴侣为 OA 的男性和 465 名伴侣无精子缺乏的女性。相比 OA 组和无精子缺乏组，SF 组的 ICSI 后活产率更低（SF 组为 21.4%，OA 组为 37.5%，无精子缺乏组为 32.3%）（$P = 0.003$）。这项研究的报告显示，在 427 个新生儿中有 326 个新生儿安全出生。尽管在精子缺乏组具有较差的新生结果倾向，但是孕龄、早产率、出生体重的差别及低出生体重率并未说明[96]。在另一项系列研究中，我们对比了 365 名接受了显微 TESE 检测的精子缺乏的不育男性，其中有 40 名男性由于无法提取精子使用了捐赠者的精子进行注射，有 146 名 OA 男性进行了经皮精子提取。SF 组的显微 SR 41.4%，低于 OA 组（100%，调整让步比 0.033，95%*CI* 0.007~0164，$P < 0.001$）。相比伴侣使用捐赠者精子的配偶［37%，调整让步比 0.377（95% *CI* 0.233~0.609，$P < 0.001$）］和伴侣为梗阻性精子缺乏症的配偶［34.2%，调整让步比 0.403（95%*CI* 0.251~0.676，$P = 0.001$）］伴侣使用自己精子进行 ICSI 的配偶

其活产率更低（19.9%）。所有组中，流产或孕期参数（孕龄、出生体重、畸形率、围产儿死亡率）无显著差异[7]。虽然数据报道了使用精子缺乏症不育男性的精子进行 ICSI 后产生的后代的健康状况，但是只有 5 个研究对比这些新生儿目前的新生数据[7,8,96-98]。由于人群分析的局限性，所有还需要继续监测，并且孕期的身体状况、神经状况和发育情况等相关研究还是有限的[99]。

## 第八节　完全发育

生精细胞缺乏或者与胚胎细胞的完全缺失有关，或者与它以未成熟状态存在有关。这种情况影响 25%~45% 的 NOA-SF 男性[100]。精子细胞是最早具有单倍体染色体的雄性生殖细胞。在没有成熟精子的情况下，曾尝试使用精子细胞进行 ICSI，但自从引入 20 多年以来，精子细胞注射在人类中的临床疗效只是轶事[101, 102]。此外，在英国，与基因印迹疾病潜在传播相关的伦理和安全问题也促使了精子细胞注射的禁令。在美国，精子细胞注射被认为是一种实验程序[103]。2015 年，日本科学家报告说，通过电流激活精细胞注射后，有 14 个婴儿出生[104]。而且后代没有明显的生理、心理或表观遗传问题。然而，迄今为止出生的儿童人数太少，而且随访期太短，不足以认为这是一种安全的选择。

目前的研究集中在对先前存在的未成熟生殖细胞的分化或从体细胞中产生 / 衍生精子[105]。在人类中，利用体外精子衍生技术从体细胞起源的多能干细胞中产生人类单倍体样细胞。尽管前景看好，但这些方法都是实验性的，而且体外产生配子是一个高度复杂的过程，至今还没有转化到人类身上[100]。

## 第九节　结　论

无精子症不育男性的临床治疗首先要有一个正确的诊断方法，以便将 NOA-SF 与其他类型的无精子症区分开来。NOA-SF 患者应进行 Y 染色体微缺失筛查。目前，精子提取（SR）应该只提供给没有 Yq 微缺失或仅涉及 AZFc 区域的微缺失的男性。然而，对于有 AZF Yq 微缺失的 NOA-SF 患者，应给予遗传咨询，因为使用他们的睾丸精子进行 ICSI 将不可避免地将缺失从父亲传递给儿子。在取精之前，可以为选定的男性提供促进内源性睾酮生成的药物治疗和临床精索静脉曲张的显微外科修复。这些干预措施可以提高精子生成的可能性，以至于在精液中发现少量精子，这可能会用于 ICSI。micro-TESE 是 NOA-SF 男性选择的 SR 技术。这种方法不仅增加了为 ICSI 睾丸取精的机会，而且使睾丸损伤最小化。在处理从 NOA-SF 男性提取的睾丸标本时，遵守最先进的实验室技术对于避免危害精子受精潜力和改善 ICSI 结果都是至关重要的。与梗阻性无精子症患者相比，NOA-SF 患者收集精子进行 ICSI 的可能性降低。与其他男性不育类型相比，这些患者在 ICSI 结果方面也处于生殖劣势。然而，精子注射后受孕婴儿的短期特征似乎没有受到 NOA-SF 的负面影响。目前，以生产人工配子为目标的生物技术的研究工作可以挽救生殖细胞完全缺乏或仅以不成熟形式存在的男性的生育能力。

（Arnold P. P. Achermann 和 Sandro C. Esteves 著；张天标和王瑞 译）

24

# 第二十四章　克氏综合征治疗的新方法

**要点：**

- Klinefelter 综合征（克氏综合征）是男性最常见的性染色体异常，主要是由于减数分裂不分离引起的，但大多数病例的诊疗仍有很多工作要做。
- 它的表现形式多种多样，需要临床医生进行全方位思考才能管理这类患者。
- 应该强调对患有克氏综合征的男孩进行早期的诊断和治疗，因为这可以对他们的身体健康、社会关系和学业发展产生有益的影响。
- 向能够提供精液标本的青少年克氏综合征患者提供精子冷冻保存。
- 在无精子症男性中，睾丸显微取精（micro-TESE）之前使用芳香化酶抑制剂的药物治疗的患者睾丸取精率最高。

## 第一节　介　绍

Klinefelter 综合征（KS）最初是由 Klinefelter 等人在 1942 年发表的一份报告中描述的，该报告涉及 9 名男性，他们面部和体毛稀疏，乳房增大，睾丸小[1]。KS 的遗传学基础是在 1959 年发现的，当时在这些患者的遗传图谱中发现了额外的 X 染色体[2]。每 100000 名活产男性中 KS 的发生率从 85 到 223 不等。因此，它是最常见的性染色体异常。3%~4% 的不育男性会发生这种情况，而无精子症患者的发病率会上升到 10%~12%[3]。据估计，KS 亚群中只有 25%~40% 的患者曾经被诊断过，这些患者中只有大约 10% 是在他们的童年和青春期被确诊的[4]。KS 诊断不足的原因可以解释为其表现的差异较大，需要接诊这类患者的临床医生进行细心地观察分析。

KS 患者的管理仍然由内分泌学家提供，他们可能不会特别关注这种疾病患者的生殖要求。尽管如此，只要给予 KS 患者适当的保留生育能力的治疗，他们就有可能的机会成为他们的亲生子女的父亲。虽然仅有一部分 KS 患者可以产生精子，但可以从无精子的 KS 患者睾丸取精，并将其用于辅助生殖。后一项发现引发了生殖专家的兴趣，他们希望探索能够提高这类患者生殖效果的方法。

## 第二节　遗传背景

对 KS 患者基因图谱的初步研究表明，他们通常携带 47XXY 染色体核型[2]。进一步的研究表明，

85%~90%的KS男性患者具有这种染色体组型，而在其余患者中，可能存在镶嵌核型（46,XY/47,XXY）、额外染色体（47,XXY/48,XXXY，48,XXYY，48,XXXY，49,XXXXY）或结构异常的性染色体[5, 6]。丹麦对4477名KS患者进行的一项全国性的调查和在英国进行的一项队列研究显示，86.3%的患者存在47,XXY染色体核型，而其余染色体组型的频率列在表24.1中[4, 5]。

减数分裂不分离是KS患者的基本遗传缺陷，细胞分裂过程中姐妹染色单体分离不当导致子代细胞染色体数目异常，称为非整倍体。人们普遍认为，常染色体上的大多数三体是由于母体配子减数分裂不分离而发生的，而父亲的错误发生在不到10%的患者中[7]。有人认为，具有额外Y染色体的染色体非整倍体的父系起源应影响具有该染色体异常的KS患者的表型。然而，大多数研究没有发现任何联系，而只有少数人能够发现由于父母错误而对KS患者表型性状产生的一些影响，特别是对青春期开始阶段[8]对腰围、身高和臂展比率[9]的影响。技能交流和运动功能方面的差异也被发现[10]，以及与一些精神疾病，如分裂型和孤独症特征[11]。

**表24.1 4477例Klinefelter综合征患者的核型分布**

| | |
|---|---|
| 47,XXY | 3863（86.3%） |
| 46,XY/47,XXY | 383（8.5%） |
| 48,XXXY | 157（3.5%） |
| 49,XXXXY | 66（1.5%） |
| 48,XXY＋18号染色体三体 | 5（0.1%） |
| 47,XXY/48,XXXY | 2（＜0.01%） |
| 未明确的 | 1（0＜0.01%） |

注：数据来源于参考文献[4, 5]。

当性染色体非整倍体是由母体起源时，它可能是由于第一次或第二次减数分裂中同源染色体的不分离而发生的，而在由于父系错误而增加了一条X性染色体非整倍体时，减数分裂不分离必须发生在第一次减数分裂中，就像发生在减数分裂第二阶段一样，那么它只会导致XX或YY配子2种可能性（图24.1和图24.2）。相反，KS的嵌合体形式要么是47XXY基因型额外X染色体丢失的结果，要么是由于正常46XY受精卵在细胞分裂早期有丝分裂时同源染色体不分离所致，这一过程被称为三体拯救。

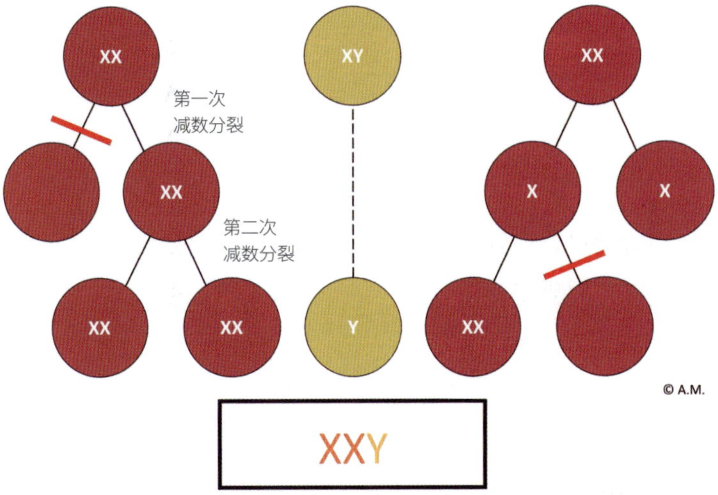


**图24.1** 47,XXY母系起源

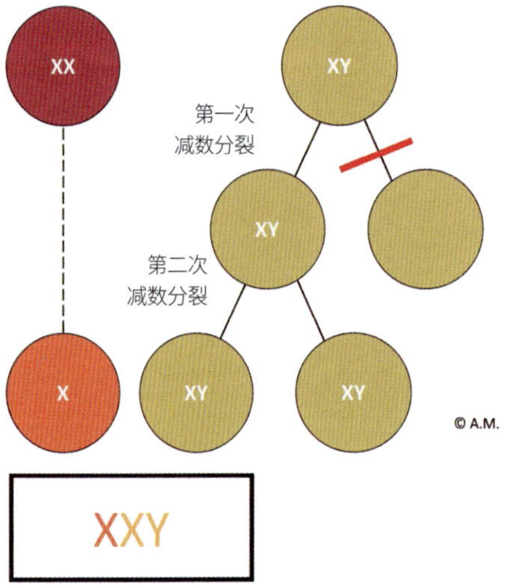


**图24.2** 47,XXY父系起源

Bojesen 等人证明母亲年龄是 KS 的一个重要危险因素。作者发现，如果母亲的年龄超过 40 岁，KS 病例的发生率会增加 4 倍[5]。然而，父亲的年龄并没有被认为对 KS 的患病率有很大的影响[12]。Fonseka 等人最近的工作证实了父亲年龄对性染色体三倍体的影响很小，对常染色体非整倍体的影响更小[13]。然而，另一些研究表明，父亲的年龄对后代具有父系遗传的染色体非整倍体也有影响[14]。

KS 患者的表型多种多样，从正常或几乎正常到在很小的时候就有发育问题和生育问题。尚不清楚为什么 KS 患者出现在表型谱的两端。这种表型的变异可以用一种称为基因组印记的现象来描述，在这种现象中，某些基因在表型中表达，而另一些基因则根据其来源的亲本而隐性表达[10]。X 染色体失活后出现的基因多态性提供了更多的解释。CAG 重复序列形式的基因多态性编码位于 X 染色体上的雄激素受体。增强现实的功能反应和复合氨基酸重复序列之间的关系是相反的。进一步阐明，雄激素受体 CAG 重复序列越长，雄激素效应越不明显。非随机或偏斜的 X 染色体失活见于 KS 患者，其中最短的 AR CAG 重复序列失活[15]。研究表明，CAG 重复序列的长度与阴茎长度[16]、受教育的程度和人际关系的能力呈负相关[15]。CAG 重复序列较短的 KS 患者对雄激素治疗反应较好。另外，CAG 重复序列的长度增加与乳房增大、人体测量（如身高和臂长）紊乱以及骨密度和睾丸体积变小有关[15]。KS 患者表型的变化可以通过 X 染色体非随机失活的概念来阐明。最近的研究表明，KS 患者的脱氧核糖核酸甲基化谱与脑和血液组织的变化有关。在 KS 患者的广泛表型谱背后，DNA 甲基化的机制可能起作用[17, 18]。

## 第三节　KS 的激素功能及生精

最近的研究表明，患有 KS 的婴儿和 46XY 核型正常的婴儿睾丸的初始胚胎发育是相似的。生殖细胞起源于卵黄囊，然后迁移到泌尿生殖嵴[19]。起源于间充质的间质细胞和支持细胞的分泌功能是在生殖细胞迁移之后启动的[19]。亨特等人完成的工作结果显示，随着睾丸发育的进展，迁移到泌尿生殖嵴的生殖细胞的有丝分裂增殖减少[20]。Mikamo 等人进一步证实了这一点。世卫组织证明，在婴儿生命的第一年，与对照值相比，精原细胞的数量从 24% 逐渐下降到 0.1%[21]。在青春期前对患有 KS 的男孩进行的研究表明，一些精原细胞明显减少。他们还发现了精原细胞和初级精母细胞早期成熟停滞的证据[22]。此外，未成熟的支持细胞转化为成熟的支持细胞的能力也降低了[23]。

这在KS患者的精子发生方式上产生了冲突。为了解释这一冲突，提出了2个假设。第一种假设表明，47,XXY 患者的精原细胞能够完成减数分裂过程，这阐明了性染色体中非整倍体率的增加[22, 24]。第二种假设认为，KS 患者的睾丸环境受损导致减数分裂错误，从而导致非整倍体精子的比率更高，而正常的 46XY 精原干细胞的一些痕迹可能仍然存在[25]。成人 KS 患者睾丸组织的组织病理学检查显示，生精小管有片状玻璃化，显示广泛纤维化的区域[26]是混杂在包含更成熟的细胞结构的较大区域内[27]。然而，由于大多数 KS 患者睾丸内生精与纤维化区域是非马赛克的，这一事实可以拒绝第二种假设。

与精子发生不同，KS 患者的内分泌功能在青春期之前似乎是正常的。以往的研究表明，青春期前的 KS 患者在青春期前血清 LH、FSH、T 和抑制素 B 水平正常[28–30]。在整个青春期，血清 T 水平先是升高，然后趋于平稳，然后一直保持在正常范围的下限[29, 30]。然而，这个水平的血清 T 足以让患有 KS 的男孩在青春期发育并获得适当的第二性征 [28, 31]。

患有 KS 的青春期前和青春期男孩，无论是否有乳房发育，大多有较高的 E2 水平，青春期容易有较高的 E2/T 比率 [28, 32]。与正常男孩一样，KS 患者的抑制素 B 水平在青春期开始前表现出早期上升，但由于血清 T 水平的上升，抑制素 B 水平迅速下降 [23, 29]。KS 患者血清 FSH 和 LH 水平随病程进展逐渐升高。FSH 水平的升高出现得较早，而且比 LH 水平升高得更明显 [28, 29, 32]。

## 第四节　临床表现

KS 患者的临床表现因患者的年龄和表型而异。由于上一节讨论的内分泌原因，在青春期开始之前很难识别 KS 男性患者。KS 患者存在的生理异常，包括下肢长度的增加和睾丸体积的轻度减少，往往不被人注意。青春期开始后，以雄激素缺乏的各种症状为特征。KS 患者的这些症状可分为以下几类：

性腺机能减退症的后果：最近的一项研究确定了正常男性胎儿期的 T 水平与成人表型特征之间的联系，表明脐带中的 T 水平与更多的男性特征相关。他们还表明，成人期的 T 水平似乎并不影响这些特征 [33]。这可能是 KS 患者的特殊情况，但仍然没有进行研究来证明这种联系。大多数患者能够达到正常的阴茎大小，但大约 70% 的患者抱怨说，随着他们接近 25 岁，性欲和性功能都会下降 [34]。

男性乳房发育症：在 Klinefelter 等人首次描述的 KS 患者中，所有患者都有女性乳房发育症，这被认为是一种 KS 特征 [1]。然而，后来的研究表明，大约 1/3 的患者存在这种情况 [35]。女性乳房发育是由于 T 缺乏或 T/E2 比值降低导致的 [36]。

人体测量和身体成分：在一项对 73 名男性进行的队列研究中发现，当他们与年龄匹配的对照组相比时，臀围、腰围、体重、总脂肪和腹部脂肪以及总脂肪百分比等人体测量指标都有所增加 [9]。KS 患者的身高比正常男性平均高 5~7cm。然而，这种身高的增加归因于青春期 KS 患者的相对性腺功能低下，导致骨骺关闭延迟，导致腿长 [9]。最近对韩国成年 KS 男性进行的一项研究发现，其中 57% 的人体重指数正常 [37]。BMI 的上升很可能是因为普通人群中 BMI 普遍上升的趋势。在 KS 患者中，BMI 作为身体脂肪质量的指标应该谨慎地解释，因为他们身高增加，体重降低。然而，对于任何给定的 BMI，KS 男性的躯干脂肪百分比都会增加，可通过双能 X 射线吸收测量仪进行评估 [9, 38]。

骨矿化：患有 KS 的患者继发于性腺功能减退的程度会改变骨矿化，使他们面临骨折和骨质疏松的风险更高 [4, 39, 40]。许多临床研究发现 KS 患者骨密度（BMD）降低，但与血清 T 水平无明显相关性 [41, 42]。此外，一些临床研究发现 KS 患者存在 25- 羟基维生素 D 水平下降和肌力下降 [41, 43]。在 KS 患者中检测到较低水平的胰岛素样生长因子 3（INSL3）。虽然这种激素已知与骨钙素相关，骨钙素是骨形成的标志，但在骨密度水平和 INSL3 之间没有发现明确的关系 [44]。

糖尿病和代谢综合征：在死亡率和发病率的流行病学研究中发现，KS 患者的糖尿病发病率增加了 3 倍 [38, 40]。一项对 39 名男性 KS 患者进行的研究发现，糖尿病的平均诊断年龄为 27.1 岁，患病率为 12.5%[45]。与由患有特发性低促性腺激素的男性组成的对照组相比，KS 患者的糖尿病患病率更高。作者认为，睾丸激素缺乏本身并不能解释 KS 患者糖尿病患病率的增加。额外的 X 染色体可能在糖尿病的发展中起作用，因为糖尿病的患病率在 X 染色体多于正常的患者中更高[45]。1 型糖尿病在 KS 患者中的患病率也更高，因为 KS 患者中针对糖尿病特异性自身抗原的自身免疫抗体水平为 8.2%，而对照组不到 1%[46]。与其他性腺功能减退症男性人群相比，KS 患者代谢综合征的发生率似乎相对较高。这表明代谢综合征与更特殊的遗传背景有关[47]。最近在德国进行的一项包括 132 名 KS 患者的研究报告发现，与对照组相比，甘油三酯水平较高，高密度脂蛋白（HDL）水平较低[48]。

随着性腺功能减退，患糖尿病和代谢综合征的风险显著增加。然而，这种关系似乎更多地与肥胖有关，而不是 T 缺乏，因为胰岛素敏感性只在肥胖患者中得到改善，而不能改善瘦型患者中的胰岛素敏感性[49]。

心血管疾病：二尖瓣脱垂、心室舒张功能受损和心脏变时功能在 KS 患者中更为常见[50–53]。凝血缺陷也可见于 KS 患者，可导致血栓栓塞事件。KS 患者特有的高 BMI 和低 T 水平与纤溶酶原激活物抑制物 -1（PAI-1）水平升高有关，PAI-1 可能对纤溶有不利影响[54, 55]。Di Minno 等人报道，KS 患者的血小板活性增加[56]。C 反应蛋白、低密度脂蛋白胆固醇和甘油三酯水平的升高以及高密度脂蛋白水平的降低被认为是加重 KS 患者患 IHD 风险的因素。脂联素是脂肪细胞特有的一种分泌蛋白，对高血压有保护作用，糖尿病[57]与体内 T 水平呈负相关[58]。有趣的是，Swerdlow 等人进行的一项研究，发现 KS 患者的死亡率略有下降［标准化死亡率（SMR）（95%*CI*）；0.7（0.5~0.9）］[4]，而 Bojesen 等人进行的另一项研究，注意到 KS 的 IHD 发病率增加［危险比（HR）（95%*CI*）；1.71（1.28~2.29）］[40]。

癌症：KS 患者患恶性肿瘤的风险几乎与正常人群相似[40, 59]；然而，某些恶性肿瘤，如乳腺癌、纵隔肿瘤和血液系统疾病更容易发生在 KS 患者中，而 KS 对前列腺癌有保护作用。KS 患者患乳腺癌的风险增加到 50 倍[60]。大多数纵隔生殖细胞肿瘤发生在 30 岁之前，已经在 40 多名患者中发现纵隔生殖细胞肿瘤[61]。非霍奇金淋巴瘤和白血病是与 KS 关系最密切的血液系统恶性肿瘤[62]。前列腺癌风险的显著降低归因于睾酮水平的降低[59]。2017 年在英国进行的一项研究表明，糖尿病和体脂增加对前列腺癌有保护作用，因此它们可能是 KS 患者前列腺癌风险降低的原因[63]。

认知障碍：患有认知障碍的 KS 患者通常表现出语言缺陷，70%~80% 的患者可以检测到[64]。KS 患者与阅读障碍儿童在智力活动计划、概念形成、问题解决和任务转换方面进行了比较[65]。

精神障碍：流行病学研究表明，与细胞遗传学正常人群相比，在 KS 中具有额外 X 染色体的染色体非整倍体的人有更高的精神疾病发病率[66]。患有 KS 的学龄儿童表现出缺乏自信、忧虑、气质障碍和社会化问题[67]。Ross 等人完成的研究工作表明，早期生活中社会化程度低的问题往往会导致精神障碍[68]。根据“精神疾病诊断和统计手册”（DSM-IV-TR；APA，2000 年）对 51 名 KS 男孩进行的研究显示，他们中存在精神障碍[69]。频率如表 24.2 所示。

**表 24.2　KS 患者的精神疾病频率**

| 精神障碍类型 | 频率 |
|---|---|
| 学习障碍 | 65% |
| 注意力缺陷多动障碍 | 63% |
| 抑郁障碍 | 24% |
| 精神病性障碍 | 8% |
| 精神分裂症 | 2% |

注：数据来源于参考文献 [69]。

## 第五节　诊　断

KS的诊断需要对临床疑是患者和其临床表现的高识别度，如性功能障碍、青春期延迟、T水平低下和不孕不育。在男性生育能力的初步评估中，当看到性腺功能减退的体征和症状时，应该对这种情况进行调查。临床表现，如面部和身体毛发减少，乳房肿大，通常都很明显。生殖器检查显示睾丸小而坚硬。在日本进行的一项研究中，直肠指检中有30%的病例出现前列腺萎缩[70]。

KS患者的睾丸在儿童期经历缓慢的退化，在青春期进展，导致生精小管纤维化和玻璃化，这是KS的特征[71]。这种睾丸组织在早期退化的证据得到了Wikstrom等人的支持。世卫组织观察到，在青春期前后年龄的KS男性中，只有50%的人在睾丸中有生殖细胞[23]。在另一项研究中，相同的作者观察到生殖细胞在细胞分裂的早期阶段被阻止[72]。因此，在生精过程中，只有8.3%的KS男性能够产生精子[73]。内分泌测定显示，继发于青春期间质细胞受损，大约80%的成年KS患者血清T水平较低[36]。KS患者血清性激素结合球蛋白（SHBG）浓度较高，进一步加重了游离T的降低。相反，由于KS患者的E2水平高于正常男性，T/E2的比值被打乱。LH和FSH浓度升高，强调为高促性腺激素低促性腺功能低下症。FSH的水平是一致的，这表明生精小管的连续性损伤[74]，这是抑制素B水平下降的次要原因[29]。

早期诊断和治疗患有KS的男孩应该会对他们的健康、人际关系和学业发展产生有益的影响[75]。不幸的是，患有KS的男性中只有10%是在年轻时被确诊的，在这段时间里，治疗可能是最有益的。要筛查KS患者，应将有学习困难或有发育问题的儿童作为目标人群，以便及时发现和及时治疗[75]。

通过从颊黏膜取样来检测Barr小体是一种过时的方法[76]，该样本对应于不活跃的额外X染色体。目前，这种诊断是通过淋巴细胞的染色体分析，再通过细胞遗传学来确认的[76]。如果报告正常核型以确认染色体嵌合性，可能需要皮肤成纤维细胞或睾丸活检样本。在KS患者中也发现了Y染色体的微缺失，因为一些报告表明KS患者发生此类缺失的风险增加[77]。

由于雄激素缺乏，KS患者骨质疏松和骨量减少的风险增加，因此应该定期进行DEXA扫描以检查骨密度。如果证实存在骨量减少或骨质疏松，则应做进一步的实验室检查，包括血清钙、血清磷、甲状旁腺激素（PTH）和维生素$D_3$。

应该告知KS患者他们患乳腺癌的风险增加，并应该教育他们定期进行自我乳房检查。还应该鼓励他们在感觉到乳房组织的一致性发生变化或注意到乳头有任何分泌物时寻求医疗建议。

## 第六节　处　理

由于可遇到KS疾病的多种特征，因此运用多学科的方法来管理KS患者是必要的。然而，虽然获得生育能力是治疗KS患者的根本目标，但临床医生也不应忽视该疾病可能对患者的生活质量和健康产生的其它影响。在治疗KS患者时必须考虑一些因素，包括患者的主诉、做出诊断的年龄和患者的生育状况。

## 一、性腺功能减退症的处理

KS 患者的性腺功能减退需要在治疗过程中的某个时间点进行睾酮替代（TRT）治疗。到目前为止，TRT 对 KS 男性生育能力的影响尚不清楚。在 Schiff 等人[78]进行的一项研究中 5 例患者接受了 TRT，时间跨度为 2~14 年，但只有 1 例患者通过睾丸取精（TESE）成功取精。Ramasamy 等人进行的另一项研究，在接受 TRT 的患者中观察到较低的取精率（SRR）[79]。最近的治疗实践表明在青春期早期到中期或性腺功能减退开始时对 KS 患者启动 TRT[80, 81, 2]，以帮助青春期的完成，并将雄激素缺乏的长期不良影响降至最低。一些医生甚至在更小的年龄就选择开始 TRT 治疗，试图纠正 KS 男孩相对较短的阴茎长度[82]。对于 KS 患者的 TRT 治疗尚无既定方案。治疗性腺功能减退男性的临床实践指南可根据年龄确定剂量[83]。

一些报道强调，激素替代疗法可以提高精子产量，并可以减少外源性睾酮的有害影响。在 10 名患者的研究中，在做睾丸显微取精（micro-TESE）之前，在联合应用芳香化酶抑制剂的情况下，外用睾酮 1~5 年，精子取出率（SRR）为 70%[84]。在另一项对 21 名非镶嵌 KS 患者进行的相对较大样本量的研究中，精子取回率（SRR）为 57%，相对较低[85]。Aksgleed 等人调查了 22 项研究，其中总体取精率为 50%[71]。TESE 后需要监测 T 水平，因为 T 水平需要超过 12 个月的时间才能恢复到正常水平[86]。联合肌肉注射 HCG 或氯米芬是其他可用的选择。这些方案并不是专门用于 KS 患者的；然而，从它们在雄激素缺乏的男性中的使用可以推断出一些证据。一项对 26 名男性进行的回顾性研究记录了患者在接受人绒毛膜促性腺激素（HCG）联合 TRT 治疗一年后的精液参数没有差异；令人惊讶的是，35% 的夫妇自然怀孕[87]。在另一项研究中，使用了较低剂量的 HCG，它们成功地维持了睾丸内足够的 T 水平[88]。连续使用 HCG 后遇到的一个不利条件是，FSH 替代疗法也应该在一段时间后开始，以便维持正常的生精过程。在性腺功能低下的男性中，枸橼酸氯米芬已被认为是替代外源性 T 的一种药物。尽管枸橼酸氯米芬的疗效低于注射形式的睾酮，但它在缓解类似症状方面是有效的[89]。一种新的雌激素受体调节剂柠檬酸安氯米芬，通过恢复下丘脑 - 垂体 - 睾丸轴的功能，成功地使内源性 T 的生产正常化，并恢复了精子数量[90]。人们对较长时间使用氯米芬及其衍生物的安全性表示怀疑。Moskovic 等人通过对 46 名接受氯米芬治疗超过 12 个月的患者进行随访，并没有在这组患者中发现任何不良反应，因此明确表示它可以用于合适的患者进行长期治疗[91]。但还需要进行更多的研究，以确保更多人群的患者在更长时间内的安全。

## 二、生育管理

### （1）青春期 KS 男孩

根据经验来说，从青春期开始，睾丸功能会逐渐下降。Mehta 等人在对 12~20 岁的青少年进行的一项研究中表示，一些研究人员建议，在开始 TRT 之前，就应该及早保留生育能力。能够确认 70% 的患者射精中存在精子[92]。对这个年龄段的睾丸组织样本的研究理所当然地很少。在 Damani 等人的一份病例报告中，一名 15 岁的男孩成功地提取了精子[93]。Aksglaede 等人[71]完成的研究证实睾丸组织中生殖细胞的丧失发生在 10 岁以后。Wikstrom 等人[23]对 14 名 10~14 岁的 KS 男童的睾丸组织样本进行了检测，发现仅有一半的患者存在生殖细胞，提示 KS 患者在青春期周围存在睾丸生精功能障碍。此外，所有含有生殖细胞的样本都来自 12 岁以下的男孩，根据他们的年龄，睾丸体积正常，血清 FSH 和血清抑制素 B 浓度正常。研究人员拥有预测性标记，可以在最准确的时间提取精子，以确保其成功。由于血清抑制素 B 水平在青春期前和青春期早期处于正常范围 [29]，因此它是反映支持细胞数量和完整性的最佳标记物。不幸的是，这一观点没有得到支持，因为抑制素 B 的水平即使在正常范围内也与精原细胞的存在没有相关性 [22]。KS 男孩的抗缪勒氏激素水平也与生精活性无关，即使其水平在青春期前和青春期早期升高，随后也会下降 [94]。胰岛素样因子 3（INSL3）作为间质细胞功能的标志，也与生精能力无关，因为在 KS 患者青春期开始之前，它处于正常水平，随后下降 [72]。在一项针对儿童和成人的研究中，Rohayem 等人进行了研究，确定 T 水平高于 7.5 nmol/L，LH 水平低于 17.5 U/L 时，mTESE 取精率较高 [95]。这一概念得到了另一项针对无精子症男性的研究的支持，低水平的 FSH 和 LH，结合较高的血清 T 水平被认为是阳性预测标记物。然而，在 KS 患者中，血清 T 的预测价值仍然没有定论 [96]。

（2）青少年精子的冷冻保存

当通过手淫从青春期的患者身上获得精子时，道德问题就会出现。在这个年龄段经常出现的特殊手淫或射精等做法会进一步加剧挑战。临床医生应该具备能力处理这个敏感的问题，积极地让父母参与进来，并根据患者的年龄进行处理。青少年 KS 患者在与父母进行详细咨询后，将提供精子冷冻保存。目前的指导方针支持所有处于或超过 Tanner III 期的男性的精子保存，特别是在精液分析中发现了稳定的活动精子 [97]。

如果手淫不能进行，可以使用刺激技术。可以在麻醉下尝试阴茎振动刺激或电射精。外科取精技术也可以使用，其中最常用的是经皮附睾精子抽吸术（PESA）或睾丸精子抽吸术（TESA）。Schlegel 等人进行了一项研究，比较接受标准 TESE 和 micro-TESE 的患者的 SRR。他发现，标准 TESE 和 micro-TESE 的 SRR 在统计学上有显著性差异，标准 TESE 为 45%，micro-TESE 为 63%，他还发现 micro-TESE 的精子产量为 16 万精子，而标准 TESE 为 6.4 万精子 [98]。

此外，micro-TESE 减少了对睾丸血液供应的损害，减少了所需的睾丸组织数量。大多数与青少年使用这些程序相关的研究都是在癌症患者身上进行的，以保持生育能力。在一项关于患者及其父母对正在接受癌症化疗的男孩的精子库态度的研究中，Van den Berg H 等人注意到其中 70% 的人赞成使用电刺激或手淫来获取精子以用于精子冷冻保存 [99]。不提倡在青春期采用侵入性取精，因为取精可能会对内分泌系统产生负面影响，在成年期的取精率更高。

发现了一种睾丸组织冷冻储存精原干细胞（SSCs）保存生育能力的新方法。这些细胞稍后可用于恢复精子发生或用于体外培养为有活力的精子 [74]。由于该程序仍处于实验性阶段，需要对未成年人进行手术，因此其效用仍不合理。应该对这一程序进行进一步的研究，以确保它的实用性，以及能够识别这一程序可能受益的潜在患者。

（3）成年 KS

在过去的 20 年里，与 KS 相关的不孕不育的治疗已经取得了长足的进步，使得 KS 患者养育亲生孩子成为可能。自然妊娠在 KS 患者中是一种罕见的结局，因此卵胞浆内单精子注射（ICSI）被认为是一种更现实的方法。很少有病例报道 KS 患者在对精液中的精子进行 ICSI 后成功怀孕 [100]。尽管如此，大多数患者存在无精子症，在做 ICSI 之前需要进行精子提取程序。在过去的 20 年里，非梗阻性无精子症的 KS 患者使用了同样的精子获取程序，SRR 从 30% 到 70% 不等[84, 101]。最近的综述显示，显微外科 TESE 有较高的成功率[102]。在所有已发表的使用 TESE 获取精子和 ICSI 的 KS 患者中，几乎 50% 的患者获得了妊娠和活产[102]。

KS 患者应在预定的取精程序前进行激素治疗。我们之前已经发现，与没有激素治疗的患者相比，既往有激素刺激的患者的 SRR 结果更好[101]。药物治疗方式，如使用 HCG、氯米芬和芳香化酶抑制剂，已经在 KS 患者中尝试过[78]。一些研究提出，根据疾病的特征，特别是 T/E2 比值紊乱和躯干脂肪质量增加，应首选芳香化酶抑制剂[101]。在对照研究中，这些药物已经被发现可以改善精液参数，如精子密度和精子活力，还可以增加 T 与 E2 的比率[103]。然而，芳香化酶抑制剂在手术前不应超过 2 个月，因为它们可能导致快速耐受反应。

一些研究试图发现 TESE 成功的预后因素。尽管这一概念没有得到一些研究的支持，但 T 的基线水平和对治疗的反应通常是有益的。FSH 和抑制素 B 的水平一直被认为是没有染色体异常的正常男性精子发生充分的预后因素[104]；然而，这一概念在 KS 患者中并不是很重要。事实上，抑制素 B 水平甚至低于可检测极限的患者已经成功地进行了 TESE[105]。由于睾丸功能随着年龄的增长而恶化，接受 TESE 治疗的 KS 患者的年龄对预后非常重要[106]。一项研究确定了 32 岁的上限年龄是 KS 患者成功取精的一个公认的预测参数[79, 107]。然而，这也不是一成不变的[71, 101]。

## 第七节　后代面临的遗传风险

使我们能够解决 KS 患者不孕不育问题的进步引起了人们对将异常基因遗传给后代的担忧。在对 KS 患者进行的一项调查中，他们中的大多数人表达了想要亲生子代的愿望[108]；然而，他们中的 70% 承认对将染色体异常传递给他们的后代的安全性感到担忧[108]。对 KS 患者进行的精液分析显示，有很高比例的精子形态异常[109]。因此，由于异常精子的比例很高，有人提出，与正常男性相比，KS 患者的染色体非整倍体比率明显更高[75]。相反，大多数 KS 男性作为生物学意义上的父亲的后代都是健康和正常的，没有染色体异常[110]，这表明只有正常的单倍体精子才能使卵子受精并导致怀孕。在一项对 42 名男性进行的队列研究中，Schiff J 等人注意到 KS 患者父亲的男孩的表型或染色体异常的发生率没有上升[78]。但核型为 47,XXY 的额外染色体后代的受孕已有报道[111]。

为了保护 KS 男性后代免受染色体异常的影响，建议对胚胎进行植入前遗传学诊断（PGD）。Staessen 等人[112] 提出了 PGD 应该是强制性的概念，因为单凭胚胎的形态有时不排除任何潜在的遗传风险。在他们的研究中，他们保证 KS 患者的正常胚胎频率为 54%，低于正常对照组的 77.2%。他们还确定常染色体和性染色体上都会出现异常。PGD 由于其昂贵的费用和对操作者的技术要求，并不常见。更不用说 PGD 在某些宗教团体中可能是不可接受的。总之，接受 ICSI 的 KS 夫妇应该做 PGD，除非对它的使用有异议。

## 第八节　结　论

KS 是最常见的性染色体异常，严重影响患者的健康和生育能力。它的特点是睾丸功能衰竭和高促性腺激素减退症，并随着年龄的增长而恶化。早期诊断可以避免雄激素缺乏对 KS 患者的负面影响。如果可能的话，应该要求关心生育能力的青少年提供精液样本，并提供精子冷冻保存。相对于成年期，不提倡青春期采用侵入性取精方法，而且取精可能会对内分泌系统产生负面影响。激素治疗在 KS 患者预定的取精程序之前被提倡，因为它可以产生更好的结果。接受 ICSI 的 KS 夫妇应该做 PGD，除非 KS 夫妇 PGD 的使用有异议。

## 第九节　审查标准

使用 Science Direct、Ovid、Google Scholar、PubMed 和 MEDLINE 等搜索引擎对 Klinefelter 综合征进行了广泛的研究，这些搜索的开始和结束日期分别为 2000 年 12 月和 2018 年 12 月。研究鉴定和数据提取的总体策略基于以下关键词："Klinefelter 综合征""男性不育""治疗""睾酮""遗传学""精液参数"和"辅助生殖"。用英语以外的语言发表的文章也被考虑在内。仅在会议记录、网站或书籍中发布的数据不包括在内。

（Muhammad Asharib Arshad, Mohamed Mostafa Arafa Omar Yamani, Haitham Tharwat Elbardisi 和 Ahmad Majzoub 著；张天标，余宏亮和李锐 译）

25

# 第二十五章　辅助生殖技术及其对男性不育管理的影响

**要点：**

- 体外受精（IVF）和卵胞浆内单精子注射（ICSI）已成为严重不育男性的标准治疗方法。
- 精液分析是对每个男性患者进行初步评估的标准检测方法，以便于对不孕不育患者夫妇双方的致病因素占比进行考量。
- 选择和处理精子的方法多种多样，根据精子的浓度、活力和形态决定其适合的方法学。
- 在美国，体外受精技术和生育保护服务的保险覆盖范围仍然有限。
- 对严重不育男性患者应完善遗传学、内分泌和泌尿学相关检查。

## 第一节　介　绍

12%~15% 性生活活跃的夫妇存在不孕不育现象。其病因可能涉及多种因素。先前研究表明，约 50% 的不孕不育归因于女性，30% 归因于男性，20% 归因于男女双方。在高达 50% 的病例中，男性因素是不孕不育症的部分或全部原因。因辅助生殖技术（ART）近年来的迅速发展，使一些男性因素不育的夫妇得以怀孕。最重要的进展是体外受精（IVF）和卵胞浆内单精子注射（ICSI）[1, 2] 的成功应用。20 世纪 90 年代初，ICSI 作为辅助生殖技术中最具革命性的技术突破之一，被快速引进和纳入世界各地生殖医学中心的临床常规实践中 [3]。

此前，严重少精子症、精子功能受损或梗阻所导致的不育患者怀孕的机会很小。接受精子捐献或领养可能是建立家庭的唯一选择。生育检查通常由女性伴侣发起，并且在 IVF/ICSI 技术的高成功率支撑下，辅助生殖治疗技术往往可能在没有对男性伴侣进行全面评估的情况下进行。换句话说，几乎任何夫妇，即使那些男性不育因素严重的夫妇，只要经过生殖内分泌学家的评估治疗，理论上都可以通过 IVF/ICSI 成功受孕 [4]。但男性因素的不育症已被证实为正常生育以及辅助生殖医学领域的独立影响因素，所以男性生育力相关评估同样至关重要 [5]。

目前，人们越来越重视男性不育患者的身心健康问题。但管理方面仍然存在许多障碍，包括地理、财政、社会经济、政治和意识。除了标准的 IVF 和 ICSI 技术的使用之外，本章还概述了男性不育管理的最新进展和未来发展前景，以及培养液、精子处理和潜在的新精子筛选技术的补充和讨论。

## 第二节 男性不育相关检查和泌尿科医生的重要作用

尽管生殖健康社区中有对女性伴侣进行单方面管理的趋势，但将夫妇作为一个整体来考虑非常重要。根据全国家庭成长调查（NSFG），在寻求不孕不育治疗的夫妇中，多达 27% 的男性没有进行相关评估 [6]。男科检查的缺乏或者是有限的泌尿外科检查可能会导致潜在的可逆性、致命性和遗传性疾病的漏诊。要积极协调管理因梗阻性或非梗阻性因素而对精子获取技术的有需求的男性患者 [7]。Kolettis 和 Sabanegh 的一项研究报道，在男性不育患者中由于忽视泌尿系统评估会导致潜在病因的遗漏。该研究是在 2 个不孕不育诊所进行的，研究显示，在 33/536（6%）的患者中发现了明确的病理异常。共有 27 例患者存在遗传异常，其中囊性纤维化突变 24 例，核型异常 3 例。在剩余 6 例患者中，1 例为睾丸癌，1 例为前列腺癌，3 例为糖尿病，1 例为甲状腺功能减退 [8]。在没有进行基础泌尿学评估的情况下，不孕不育夫妇直接进行 ART 治疗，可能就会遗漏他们潜在的病理异常。当然，精液质量也是男性健康的指标之一 [9]。

尽管上述支持文献越来越多，但仍有一些关于泌尿系统评估重要性的争论。理想情况是不孕不育夫妇能够有机会以省时、省钱、安全的方式生孩子。然而，从 IVF/ICSI 的有效性来判断男性患者是否需要接受评估，确实存在一些简单的概念性问题。事实上，大量的数据表明，缺少男性因素的评估对男性患者及其伴侣和后代来说并不安全，且不划算。现有的医学证据支持这样一种观点，即对男性伴侣的评估是由患者安全性和成本效益共同决定的 [4]。根据美国生殖医学协会（ASRM）委员会的意见，当筛查显示男性生殖史异常或精液分析异常时，男性生殖健康专家应该参与进来 [10]。这些回顾性研究再次强调生殖中心中配备男性不育专家和提高男性不育诊疗水平的重要性。理想的不孕不育实践应采用多学科的共同诊疗，包括生殖内分泌专家、不孕症专家和泌尿外科专家，以及其他重要的成员如胚胎学专家、心理学专家和护理专家的共同参与。

对于男性不育患者，包括泌尿科医生在内的多学科会诊可以为夫妇带来更安全的治疗结果。自 1978 年首次使用体外受精技术以来，ART 的安全性一直是被广泛研究的话题 [11]。男性不育症评估必须涵盖的安全性问题包括潜在的内分泌疾病、遗传疾病或恶性肿瘤 [8]。全面的男性不育症评估还可能发现基因异常，这可能会对未来后代的健康产生影响。在男性不育症患者中鉴定遗传性疾病，如克氏综合征、Y 染色体微缺失和囊性纤维化 / 先天性输精管缺失，对后代也意义深远 [12-14]。对梗阻性无精子症患者的全面检查可能发现该患者为囊性纤维膜调节因子（CFTR）基因突变的携带者。这对于是否需要进一步检测其伴侣同样为携带者具有重要意义。显然，当两人都是 CFTR 基因突变携带者，他们生下患病后代的可能性更高。因此，特别是在存在囊性纤维化的情况下，必须同样对伴侣进行筛查，以就其后代患此遗传疾病的风险向患者夫妇提供充分咨询。

同样，通过对不育男性的常规评估来鉴定其是否存在遗传致病因素同样重要，需告知夫妇这些疾病是否会传给他们的后代。如 Y 染色体上无精子因子（AZF）区域微缺失的患者其男性后代可能存在有相同的缺失，导致生育力较差，甚至是不育的 [4]。回顾这些男性因素导致的不孕不育，更加强调了对男性伴侣进行全面的泌尿系统评估的重要性，为男性患者及其伴侣和后代带来更安全的结果。

越来越多文献表明，男性不育与长期健康状况（包括罹患恶性肿瘤的风险）之间存在相关性[15]。不育男性的睾丸癌和高分化前列腺癌的发病率似乎至少是普通人群的2倍。不育男性与其一级二级亲属患癌风险之间也存在关联。研究表明，不育男性一级亲属罹患睾丸癌的风险高出52%，而不育男性的兄弟姐妹罹患儿童期癌症的风险增加了2~3倍。

强调泌尿学评估在男性不育症中重要性的另一个原因是其具有成本效益，特别是在发现可纠正的解剖学或激素异常情况下，不排除自然受孕的可能性[4]。内外科治疗有可能消除对辅助生殖技术的治疗需要，或降低所需的治疗强度。在精索静脉曲张的男性患者中，手术矫正可以改善其精液参数，可以通过IUI或辅助生殖技术提高自然受孕的机会[16]。Garceau等进行的效益成本分析共纳入4项研究，对IUI和IVF/ICSI技术进行比较，排除严重男性不育或输卵管阻塞因素，IUI组的成本效益最高。当然，如果男性不育的病因是可治疗性的，且排除单一女性因素的情况下，向男性伴侣提供治疗是合情合理的[17]。

生育力保存是保持男性身心健康的一项重要技术服务。在美国，每年有9000名15岁到35岁之间的男性被诊断出癌症。15岁以下的男性儿童每年有4000名新发癌症患者。研究和技术的不断创新使癌症治愈率不断上升，越来越多的男性今后需要精子保存或ART。目前建议所有即将接受癌症治疗的患者都应咨询生殖科专家。多方组织如LIVESTRONG（生育保护联盟）、RESOLVE（肿瘤生育联盟）和ASRM，目前正试图使生育力保存成为这些患者的标准管理[18]。

很明显，治疗可逆病因导致的男性不育是有成本效益的，并且男性泌尿系统评估会提高患者的安全性。同时肿瘤患者的生育咨询和治疗需求也在不断增加。现有证据支持应对男性伴侣进行严格评估。ASRM和美国妇产科医师学会（ACOG）的不孕不育指南在这一点上意见一致[19, 20]。尽管ART技术有了很大的进步，但泌尿外科医生在男性不育症的评估中仍然发挥着非常重要的作用，以最大限度地保障患者夫妇及其后代的安全。特别是在确定可治愈的男性不育致病情况中，极具成本效益。

## 第三节　多学科临床管理

由生殖内分泌专家和泌尿科专家合作的多学科临床会诊系统是为不孕不育夫妇提供最高水平生殖保健的最佳方式。像这样的多学科会诊已经取得了良好效果，受到了患者的好评。Nangia等[7]人的一项研究中，通过地理位置、距离辅助生殖技术中心的车程以及需要这些资源的潜在男性人口评估了辅助生殖中心和男性不育症专家的空间分布。在这一项横断面研究中，发现美国男性不育专家的分布存在差异，根据辅助生殖技术中心的位置来看，美国大部分地区都存在男性不育专家服务不足或服务过度的情况。这项研究确定了197名男性不育症专家和390个辅助生殖技术中心。从各州来看，加利福尼亚州、得克萨斯州和佛罗里达州的育龄期男性人口最多。在俄勒冈州、田纳西州和俄克拉何马州，每名男性生育专家对应的男性数量最多。东北地区是辅助生殖技术领域男性专家人数最多的地区。每名男性专家对应的男性人口分布与一个州强制规定的辅助生殖技术服务保险程度无关。这项研究强调了男性专家靠近辅助生殖技术中心对于男性因素不孕不育夫妇全面管理的重要性。缺乏这种泌尿外科和辅助生殖技术专家对夫妇的联合诊疗可能会导致严重的偏倚、不完整的评估以及未经充分讨论的治疗决策[21]。

男性不育症的最佳诊疗需要由泌尿科专家和生殖内分泌科专家提供跨学科综合会诊。决策树可用于加强生殖医学诊所内的跨学科团队合作。通常情况是，一名女性不孕患者和其不育男性伴侣一起到诊所咨询，如果生殖内分泌科专家和泌尿科专家在同一天开诊，就可以进行女方病史询问、检查和检测，同时还可让夫妇共同前往泌尿科专家处重点评估男性不育症相关情况。这两位专家之间的协作互动可以协调进行相关基因和激素的检查。多学科会诊利于对男性不育的潜在性病因的发掘及最佳治疗方案的决策（可以通过药物或手术治愈，从而达到 IUI 受孕的目的，又或者是否需要 IVF 和 ICSI）。有这样一个跨学科的团队，可以协调复杂的男性不育患者，如在取卵当日同时取精，进行 ICSI 治疗。此外还可以第一时间联系泌尿科专家，对严重少精子症患者进行评估，继而通过内分泌治疗以改善精子数量的不足，使他们有机会自然受孕，而避免使用 ART。也可以将外科治疗，如精索静脉曲张手术作为选择，同时可以对取决于治疗策略的潜在成本差异进行讨论。

不孕不育的保险覆盖范围也是目前存在的问题之一。2008 年 ASRM 确认不孕不育为一种疾病；然而在美国，不孕不育的治疗不是一项基本权利，而被视为一种选择[18]。目前，不孕不育的承保范围由各州自行决定。Dupree 等人调查发现有 15 个州强制要求为不孕不育提供保险。其中，只有 6 个州（加利福尼亚州、康涅狄格州、马萨诸塞州、纽约、新泽西州和俄亥俄州）覆盖男性不育的评估或治疗。某些治疗如精子冷冻保存或输精管结扎复通，仍被排除在外。Griffin 和 Panak 等的一项研究中，虽然强制扩大承保范围可能会导致 ART 的过度治疗，但还没有发现生育率低的患者过度使用 ART 治疗的证据[23]。

## 第四节　辅助生殖实验室中治疗男性不育症的技术和影响

对想要进行辅助生殖治疗的夫妇而言，并不一定允许对男方进行长达几个月的治疗，尽管这是长期激素干预或绝育后的输精管复通所必需的治疗时间。这种情况最好由泌尿科专家与不孕不育专家合作进行综合评估。结合 ART 实验室的整体实力，对特定患者采用适合的技术手段。

随着临床上 IVF/ICSI 等不同 ART 技术的广泛应用，治疗合并男女双方因素或男性单方面因素所导致的不孕不育成为一种权宜之计。当然，这种权宜之计最主要取决于女性的年龄。

从目前可用于治疗男性因素所致不孕不育的技术发展来看，应更密切关注不育男性精子受精能力的评估方法，其次是治疗手段。

精液分析是对每个男性患者进行初步评估的标准方法，以便对其不育的严重程度进行分类[24]。无精子症、隐匿精子症和严重弱精子症患者都需要辅助生殖技术进行干预。同样，可能还需要精子捐献助孕。精液样本的初步评估通常包括体积、颜色、黏度和 pH 值[25]。进一步评估还包括精子浓度、精子活力、精子形态、抗精子抗体，严重弱精子症还需进行染色体筛查[26]。但是仍存在问题的是：单独或者综合这些评估结果是否足以帮助医生判断精子的受精潜能？

关于参考最低值也存在争议。2010 年《世界卫生组织人类精液检查和处理实验室手册》第五版在出版前就已经引起了争论[27-31]。可以通过体外受精实验来预测正常受精的可能最低阈值。但由于体外受精的侵入性和高费用，通常不会仅做实验测试用。由于存在“受精失败”的可能性，许多情况下不孕不育专家倾向于用 ICSI 显微操作技术作为治疗男性不育的首选方案。

不妨想象一下，如果有一种有效且价格合理的精子诊断测试，能够确定男性不育患者精子的受精能力，那么它将如何改变临床决策，比如 ICSI 等侵入性 ART 技术的使用？仍会有人疑问“目前 ICSI 的使用标准是什么？”，然而，今天一个非常广泛应用的公理是“一旦 ICSI，总是 ICSI”，这涵盖了几乎所有的治疗方案，若首次治疗周期为 ICSI 方案，则后续一成不变。如果能够确定精子功能状态，就有可能避免使用显微操作或将其作为备选，但是这种能力的前景如何呢？如若决定采用 ICSI 显微操作之后，如何在现有的样本中选择特定的精子以确保胚胎的正常发育，这些都有待进一步研究讨论。

下文罗列的检测方法和操作规程有助于对男性不育患者进行诊断和治疗。这些诊疗可以通过与生殖内分泌学专家、泌尿科专家和胚胎学专家的通力合作来实现。

## 第五节　氧化负荷与抗氧化剂的广泛使用

精子功能很大程度上依赖于精子膜的完整性和膜内脂质的流动性，生殖道内产生的氧自由基和过氧化物的潜在氧化作用可能会不可逆转地破坏精子膜和影响精子生成过程中所需的离子信号的能力[32–34]，即受精时膜融合过程。测量精液的抗氧化水平和容量，可以确定精子在采集过程中是否得到充分保护[33, 35–37]。有研究显示口服抗氧化剂作为精子功能增强剂收益良好[38–40]。低水平的维生素 C 与精子 DNA 中氧化修饰的 DNA 碱基，8- 羟基脱氧鸟苷的增加有关[41]。但如何预防性使用不同类型和组合的抗氧化剂还有待研究[33, 42]。

## 第六节　抗氧化剂在受精和胚胎培养中的应用

除了在精子产生和加工过程中使用抗氧化剂外，一些特定化合物也被用于改善受精和胚胎培养条件[43, 44]。体外培养系统缺乏人卵泡液和输卵管中的许多保护元素。在体外培养系统中发现较高水平的氧是令人担忧的，因为它能够削弱培养液本身有限的抗有害氧自由基的能力。因此，要减少这些反应性不良因素，首先应该将培养箱内的含氧量降低到与女性生殖道相当的水平（5%~7%）。

研究表明，当将各种化合物添加到培养系统中时，某些化合物可能破坏或转化为具有危险性的活性自由基[45]。截至目前，在体外培养基中添加牛磺酸和半胱氨酸的效果最明显。维生素 C 和维生素 E 等也在许多人类和动物培养系统中用做抗氧化剂[43]。令人遗憾的是，这些添加剂并没有表现出一致的有益结果。当前的培养系统本质上是静态的，所以在动态培养环境中可能需要级联的氧化还原元素（维生素 E、硫辛酸、维生素 C 等），微流控培养体系可能更好地去除氧化化合物[46]。

## 第七节　精子的筛选

ART 实验室的最核心的程序是尝试替代女性生殖道内发生的自然选择过程，这种过程可以筛选出能使卵子受精的活精子，并去除精浆使精子获能。在过去的几十年里，精子的获取、优化处理和冻融技术不断发展更新，每一种技术都有各自的优缺点。

### 一、离心

密度梯度离心法（DGC）是从含有非活动精子的精液中分离出活动精子的主要处理步骤。在精液液化后，放在锥形管内由二氧化硅颗粒组成的不连续梯度液顶部，使用最大离心速度为 300 g，离心 20 min。在离心过程中，活动的精子在重力作用下向试管底部移动，聚集成团。不活动的精子、白细胞和精浆大多在梯度液上层。在 DGC 之后，精子颗粒团通常被重新悬浮在新鲜的洗涤液中，再次重复离心洗涤步骤或用于上游法。总体而言，DGC 离心对于优化正常精子样本是非常有效的，但对精子数量低于正常范围的情况则不太适用。

简单的精子洗涤是稀少精子样本的首选方法。精液与洗涤液轻轻混合，离心 5 min，将精子从精浆中分离出来。与 DGC 不同的是，简单洗涤离心后聚集的精子团块包含相对较多的非活动精子成分，如白细胞、不动精子等。卵胞浆内单精子注射操作时，简单洗涤浓缩精子将有助于稀少精液样本中活动精子的挑选。

精子离心的主要担忧是对精子细胞功能的潜在损伤。除了物理损伤之外，离心过程中去除了富含抗氧化剂的精浆，未成熟生殖细胞和过氧化物酶阳性白细胞可能会产生 ROS，从而对线粒体膜电位和 DNA 完整性产生潜在负面影响 [47–49]。对于 DGC，总的精子回收率和回收精子的功能之间的权衡需要同时考虑离心力和离心时间，它们之间是呈正相关的。在氧化应激方面，经过持续监测离心力和持续时间后发现，DGC 能有效降低精子处理过程中的氧化应激 [50, 51]。

### 二、上游法

上游法是通过游动性好的精子能够在 1~2 h 的时间内自然移动到分层培养基中来选择活动精子。从培养基上层抽出的精子浓度通常太小，不足以用于 IUI 或常规的体外受精。然而，当在第一轮 DGC 之后使用上游法时，正常精子样本的回收率对于大多数 ART 程序来说是足够的。此外，DGC 和上游法的结合比单独使用任何一种处理方法都能得到更高活力和更低 DNA 碎片的活动精子 [52]。

### 三、电泳

电泳是一种根据分子大小和电荷，分离生物大分子物质的传统实验室技术，也可用于分离精子 [53]。在精子成熟过程中，精子自然产生负电荷。当放入电泳仪中时，膜带负电荷的精子会向阳极迁移。一些研究表明，与膜带正电的精子相比，膜带负电荷的精子更有可能是形态正常的，DNA 损伤程度也可能更低 [54–56]。还有一些证据表明，带负电荷的精子与更好的胚胎发育和更高的怀孕率相关 [56]。虽然这些研究很有意义，但在 ICSI 过程中，这种微电泳室的使用可能会受到限制。

### 四、免疫磁珠分选

免疫磁珠分选（MACS）是一种利用高梯度磁场分离免疫标记精子的制备方法。这项技术已经用于筛选已经发生顶体反应的精子 [57]，去除精液中的白细胞 [58, 59]，以及分离凋亡精子 [60]。MACS 根据磷脂酰丝氨酸的表达对非凋亡精子进行分选，与 DNA 碎片的减少 [61–63] 以及提高精子活力、形态和存活率相关 [63–65]。此外，有数据表明，使用 MACS 和 ICSI 可以改善胚胎质量 [66]。然而，仍需要更多的研究来确定 MACS 技术的受益人群。

### 五、微流控装置

使用微流控装置这种新方法在临床精子筛选方面显示出良好的结果 [67]。传统的微流控设备使用复杂的泵系统或重力流来分选形态正常的活精子 [68]。与传统的微流控设备不同，这些新的无化学非流动芯片使用小体积和微通道来限制运动缓慢和不动细胞的迁移。初步研究表明，这些设备可以选择活力良好、DNA 碎片水平较低的优质精子 [67]，尽管其回收效率低于传统的 DGC。未来的研究让需要评估这些通过微流控回收的精子是否适用于 ICSI 以外的 ART 程序。

## 第八节　ICSI 的进一步筛选

**1. 精子 - 透明质酸结合**

在传统的人工授精过程中，精子必须通过富含透明质酸（HA）的卵丘细胞的细胞外基质才能进入卵子。健康的正常精子含有透明质酸酶，这种酶有助于分解这种细胞外基质。精子和 HA 之间的这种相互作用促进了生理性 ICSI（PICSI）的发展，目前 PICSI 已发展成为一种成熟的商业化精子 -HA 结合实验，可用于进一步选择健康的精子进行 ICSI。多项研究表明，PICSI 的使用有助于筛选 DNA 碎片最少、形态正常、染色体非整倍体频率低以及 DNA 链完整性高等特征的优质精子 [69, 70]。也有一些证据表明，当精子样本中 HA 结合的总体水平较低时，使用 PICSI 可能会增加妊娠率，降低流产率。

**2. 高倍率精子选择 ICSI**

根据形态选择的卵胞浆内单精子注射（IMSI）是运动精子细胞器形态检查（MSOME）和 ICSI 相结合。通常用于 ICSI 的倒置显微镜总放大倍数为 200~400 倍，不足以使胚胎学家在注射过程中根据形态学严格挑选精子。相比之下，IMSI 利用 100 倍油物镜和 1.5 倍光学增强器，使 ICSI 培养皿中精子得以呈现高分辨率（6000~10000 倍）实时成像。利用这种增强的精子形态可视化，特别是考虑到头部空泡化和中段异常，已经成功为严重男性不育患者带来了不错的临床结局 [71-73]。此外，成功妊娠与高倍镜下观察的精子异常的类型和级别相关 [74]。遗憾的是，该方法过程相对复杂耗时，仍具有一定的实施难度。

## 第九节　其他精子处理方法

### 一、培养条件与添加剂

制备好的精子在用于受精前的孵化温度和时间会影响精子质量和辅助生殖技术治疗的成功率。虽然在 37℃下短期孵育精子可以改善精子获能 [75]，但许多文献也已证明在室温或 37℃下储存较长时间（＞ 2 h）会降低精子活力和存活率 [76-78]。存储时间＞ 2 h 的精液会降低 IUI 的成功率 [79, 80]。同样令人担忧的原因是，研究表明在 37℃下长时间孵育导致处理后的精子 DNA 碎片化增加 [78, 81]。在许多辅助生殖中心，精液从收集、处理直至使用的持续时间通常可能是 4 h 或更长时间。为了减少精子功能下降的风险，实验室应该考虑在使用前的整个过程中降低精子保存温度。

在精子处理过程中可以通过补充维生素或其他抗氧化剂来减少氧化应激，同样地，在制备好的精子样本使用前，也可以在培养液中添加维生素、金属螯合剂、甘油磷脂（GPL）、蛋白质和二硫化物来改善精子的存活和功能[82, 83]。降低过氧化作用，可维持精子膜的稳定性，使核DNA免受高活性自由基的破坏[44]。这些保护性化合物有助于改善体外胚胎发育质量。

### 二、冷冻保存

精液和精子的冷冻保存在人类和家畜繁殖中已有很长的历史[84]，甘油一直是冷冻保护剂的主要成分。后来研究者发现蛋黄可以提高精子活力和解冻后的运动能力，其通过低成本的磷脂和糖脂来稳定膜结构，如磷脂酰胆碱（PtdCho）、磷脂酰乙醇胺（PtdEtn）、磷脂酰肌醇（PtdIns）和磷脂酰丝氨酸（PtdSer）[85]。常规精液样本中包含数以百万计的精子，解冻后活动精子存活率约50%。

另外，如果精子样本是通过侵入性泌尿外科手术获得，并将用于昂贵的辅助生殖治疗，那么每个精子对患者和实验室工作人员都具有重大价值。在这些条件下的冷冻保存需要一个更有效的系统，不仅可保持精子高水平的活力，而且尽可能将对已经获得的稀少珍贵的精子进行解冻能够得到有效回收[86]。

目前研究者已经发明了许多微量精子的冷冻系统，如空透明袋[87]或冷冻装置Cell Sleeper[88]等来存储几个或几百条精子[89]。这些精子冷冻储存新系统可以提高严重不育男性患者有限数量精子的利用率。

## 第十节　睾丸精子的使用

经手术获取睾丸精子治疗无精子症是目前生殖中心的常规做法。泌尿外科手术通常在日间诊室或手术室进行。获取的睾丸组织和液体立即被送到胚胎实验室进行进一步处理。可以使用细针显微解剖或匀浆切碎等方法从生精小管中提取精子[90, 91]。回收的精子可以用于ICSI或冷冻保存以备将来使用。

除治疗无精子症外，使用睾丸精子对于射出精液中精子DNA碎片水平较高的不育症夫妇来说是一个有争议的选择。虽然最根本的减少DNA断裂的方法应集中在改变生活方式和抗氧化治疗上[92]，但也有证据表明，睾丸精子中可以筛选获得选择具有核DNA完整性的健康精子[93]。

## 第十一节　干细胞

对因恶性和非恶性疾病引起睾丸衰竭的年轻男性来说，使用精原干细胞（SSCs）恢复生育能力的前景越来越令人乐观。早在十多年前已经成功分离人类SSCs[94]，并在小鼠[95]和非人灵长类动物[96]中进行移植。目前ART实验室已拥有成熟睾丸组织的保存技术，这些冻存组织今后可以解冻用于SSCs移植或体外配子生成。

体外配子发生是具有吸引力的，特别是对于恶性疾病的幸存者来说，在SSC转移过程中存在重新引入潜在恶性细胞的风险。研究已证实，使用器官培养系统、胚胎干细胞（ESC）、诱导多能干细胞（iPSC）和生殖系干细胞（GSC）的动物模型可以将SSCs分化为精子[97]。虽然我们相信这项技术在人类身上的成功验证只是时间问题，但目前还需要大量研究来验证在体外产生的精子中，父系特有的表观遗传印记模式是否会对使用这项技术诞生的孩子产生短期和长期的潜在后果。

## 第十二节 结 论

在过去的 40 多年里，ART 的发展和融合改变了生殖医学的临床实践。虽然许多技术进展都提高了体外受精的整体成功率，但毋庸置疑，ICSI 是治疗男性不育最伟大的技术。尽管如此，体外受精和 ICSI 的成功在一定程度上受到精子质量的限制。正如本章节中所讨论的，完善的方法和最新技术的进步将是改进的重点领域，我们希望能够不断扩大不孕不育症专家和泌尿科医生的临床覆盖面。

除了先进技术在 ART 实验室研究和临床应用中所起到的关键作用以外，对不孕不育患者双方的初始评估和诊断仍是合理有效治疗的基础。今天有更多的人意识到，普遍的慢性营养不良影响生殖健康，全身炎症不良反应往往会对生殖功能造成损害。在这些类型治疗的最初阶段并不急需高科技的介入。即使标准的精液分析不能保证精确评估男性精液的总受精能力，但如果操作正确，它可以突出需要解决的最明显基础生理问题。

## 第十三节 审查标准

使用 Science Direct、Ovid、PubMed 和 Medline 等搜索引擎检索男性因素不育症、泌尿科医生的可用性、选择和检查精子的实验室方法之间的关系的研究。这些搜索的开始日期和结束日期分别为 2000 年 1 月至 2018 年 10 月。研究筛选和数据提取的总体策略基于以下关键词：“男性不育症”“精子选择”“氧化应激与精子”“男性泌尿外科服务”“国家规定的不育症”和“ICSI 精子选择”。用英语以外的语言发表的文章不被考虑。在适当的情况下，上一本书的章节和引文仍以当前章节的更新为基础。

（Alice Rhoton-Vlasak, Joseph M. Kramer 和 Elizabeth Plasencia 著；薛云婧，张云山和周青 译）

# 第二部分

# 精子生理与代谢

Sperm Physiology and Metabolism

# 第二十六章　精子的燃料 / 能源

**要点：**

- 氧化磷酸化和糖酵解途径均可在精子中产生能量；与糖酵解相比，氧化磷酸化是更有效的 ATP 产生途径。
- 线粒体的氧化磷酸化是精子运动的主要能源，而精子头部和尾部中的糖酵解是鞭毛 ATP 的主要来源。
- 精子的能量代谢是基于其独特的解剖学、生理特性以及支持细胞与精原细胞之间的协作来共同完成的。
- 对精子能量代谢的透彻理解将有助于改善培养条件，延长精子的体外储存时间，保持精子活力及功能。
- 对精子能量代谢的深入了解将有助于研发基于减少或停止精子能量产生的非激素类避孕药。

## 第一节　介　绍

精子是高度特异化的单倍体细胞。精子的运动、超活化、获能和顶体反应等细胞过程是成功受精的前提。精子完成这些功能所需的能量是由一种叫做三磷酸腺苷 [1] 的水溶性小分子提供的。从 ATP 分子中去除一个磷酸基（水解）形成二磷酸腺苷（ADP），这是一个可逆性反应。ATP 和 ADP 的相互转化（磷酸化）为细胞提供能量，因此，ATP 被视为细胞的“能量货币” [2]。

ATP 的产生通常有 2 种代谢途径：氧化磷酸化途径和糖酵解途径。在这两者之间，氧化磷酸化合成 ATP 的效率是糖酵解的 15 倍 [3, 4]。氧化磷酸化涉及呼吸链和线粒体内膜的 ATP 合成酶，每氧化一个葡萄糖分子产生 30 个 ATP 分子 [5]。ADP 利用率是氧化磷酸化速率的主要决定因素，因此也是 ATP 生成速率的主要决定因素 [3, 4]。糖酵解是通过一系列酶催化的反应分解 6 碳单糖，生成 2~3 个丙酮酸分子；每氧化一个葡萄糖分子，糖酵解产生 2 个 ATP 分子。随后丙酮酸被进一步氧化，形成 $CO_2$ 和一个乙酰基（乙酰辅酶 A），再通过柠檬酸循环完全氧化成 $CO_2$ [3, 6]。

糖酵解和柠檬酸循环等代谢过程产生电子供体，即烟酰胺腺嘌呤二核苷酸（NADH）和黄素腺嘌呤二核苷酸（$FADH_2$）的还原形式。除糖酵解外，还通过柠檬酸循环和脂肪酸氧化形成 NADH 和 $FADH_2$。这些富含能量的每 1 个分子中都包含 2 个电子，具有很高的转移电势，即电动势 [2]。这些电子将分子氧化还原为水同时释放大量自由能，这些自由能可用于生产 ATP。电子驱动的质子泵是具有多个氧化还原中心的跨膜复合物，促进了电动势向质子动力势的转换。随后，质子动力势转化为磷酰基转移势[2]。

氧化磷酸化的过程产生 ATP，是由于电子从 NADH 或 $FADH_2$ 经由一系列电子载体（即电子传递链）转移至氧分子（$O_2$）。电子从 NADH 或 $FADH_2$ 穿过线粒体内蛋白质复合物流向 $O_2$，导致质子从线粒体基质中泵出和不均匀分布，所产生的跨膜电势和 pH 梯度产生了质子动力。当质子通过 ATP 合成酶复合物流回到线粒体基质时，ATP 合成完成[2]。

然而，这些代谢途径中的哪一个分子通路对精子的能量产生起最关键的作用仍有争议。哺乳动物精子的运动能力需要能量来维持，依靠占精子总长 90% 以上的鞭毛摆动产生。因此，所有哺乳动物的精子共同面临着类似的挑战，即所产生的能量（细胞内 ATP）必须沿鞭毛的整个长度转移，以确保运动效果[8]。由于能量消耗 / 运动特性的紊乱或两者的供体作用使精子前向运动能力丧失，会导致精子功能障碍，继而影响受精。因此，精子必须执行各种新陈代谢策略，确保其供能结构可以提供足够的能量，以支持其高动力需求[1]。

本章将回顾支持精子独特功能性的超微结构。主要包括精子的能量代谢途径、精子运动能量供应的潜在机制、超活化、获能及顶体反应、成功的受精以及能量消耗对精子功能的影响等。还重点介绍了对精子能量代谢概念的理解、如何改善体外精子的贮藏并促进基于能量的非激素类避孕药的研发。

## 第二节　精子的功能超微结构：动力来源

### 1. 鞭毛超微结构

哺乳动物的精子鞭毛可以分为 3 个独特区域，即中段、主段、末段。轴突在鞭毛中心延伸，周围致密纤维以不同的长度沿鞭毛向下延伸，线粒体呈螺旋状，被外周致密纤维和中部轴突环绕。中段鞭毛作为能量发电站，线粒体聚集于此。成熟精子内有 72~80 个线粒体，占细胞总体积的 15%~22%[11]。这些线粒体在顶体反应和精子穿透卵母细胞[12]过程中发挥作用。

线粒体可分为 4 个独特的亚微结构，即线粒体外膜、线粒体膜间隙、线粒体内膜、线粒体基质。然而，精子的线粒体在形态和功能上都与体细胞的线粒体不同[13, 14]，精子线粒体紧紧包裹着精子的轴突，从而形成了线粒体囊，该囊由硒蛋白和二硫键[15]组成，从而保证了线粒体鞘的稳定性[16, 17]。

鞭毛主段为精子的主要部分，没有线粒体分布[4]。在主段内有一个独特的细胞骨架结构，称为纤维鞘，是哺乳动物精子所特有的一个结构[18]。纤维鞘位于质膜的正下方，由侧肋连接的 2 个垂直柱构成，它不仅具有结构功能，而且在精子运动中也起重要作用。精子末段从纤维鞘终止的地方开始[10]。

### 2. 精子 ATP 酶

离子交换 ATP 酶在精子运动、超活化、趋化、顶体反应中起着至关重要的作用。不同的 ATP 酶对精子进行必要的功能修饰，使精子受精成为可能。因此，ATP 酶在细胞内的位置可能反映了其功能[19]。

$Na^+/K^+$-ATP 酶是一种跨膜蛋白，每分子 ATP 水解能够使 3 个钠离子被运出细胞，同时 2 个钾离子被运入细胞内。在哺乳动物中，已经确定了 4 个 α（酶的催化亚基）和 3 个 β（酶的定位和成熟）亚基是 $Na^+/K^+$-ATP 酶的异构体 [20]。α4 和 α1 亚基在精子鞭毛的中段表达 [21]。毒毛花苷对 Na'/$K^+$-ATP 酶 α4 亚型的选择性抑制导致精子活力降低 [21, 22]。$Na^+/K^+$-ATP 酶 α4 亚型的活性间接有助于维持细胞内钙水平和精子 pH 值 [22]。

钙是维持精子活力和其他功能必不可少的细胞内第二信使。质膜 $Ca^{2+}$-ATP 酶（PMCA）逆跨膜电化学梯度泵出钙离子，以维持细胞内的低钙离子浓度。在精子中，钙离子稳态是由位于鞭毛头部和主段的 PMCA 所控制 [23]。多项研究表明，PMCA 功能在钙稳态中对精子运动具有重要意义，位于精子尾部的 PMCA 亚型 4 的缺乏导致了精子活力和运动受损 [24]。抗氧化剂槲皮素对 PMCA 活性的抑制，导致精子活力剂量依赖性下降 [25]。镉培养的精子因为 PMCA 和轴突动力蛋白 ATP 酶活性的抑制表现出较低的精子活力 [23]。

动力蛋白是精子鞭毛里一种特殊的 ATP 酶，为微管二聚体之间的滑动提供能量。此外，动力蛋白还有助于精子沿鞭毛内轴突转动 [26]。

总之，人类精子中 $Na^+/K^+$-ATP 酶和 $Ca^{2+}$-ATP 酶的活性有助于维持精子活力所需的膜梯度 [27]。与轴突相关的动力蛋白 ATP 酶是精子 ATP 的主要消耗者 [28, 29]。能量传递从中段的线粒体开始延至鞭毛。

### 3. 精子糖酵解酶的特点

在哺乳动物中，糖酵解途径虽然效率较低，但精子主段能够产生高通量 ATP。一旦糖酵解的底物穿透鞭毛质膜，就会受到大量与纤维鞘细胞骨架结合的糖酵解酶作用 [30]。

主段纤维鞘起支架的作用，把多种糖酵解酶沿鞭毛锚定 [30]。糖酵解酶的锚定会以多种方式阻碍蛋白质的功能，如干扰必要的构象变化、阻碍底物结合位点。为了防止这些不必要事件，在糖酵解途径中，哺乳动物精子存在多种酶的特异性变体，具有与体细胞亚型不同的结构域 [10]。

精子中存在 3 种特异性同工酶，分别为 3- 磷酸甘油醛脱氢酶（GAPD）、磷酸甘油酸激酶 2（PGK2）和乳酸脱氢酶 C4（LDH-C4）。这些同工酶由仅在精子发生过程中，由特异性表达的基因编码 [31–33]。在哺乳动物的精子中，GAPD 同工酶具有一个新的富含 N 末端脯氨酸的结构域，将其紧密结合到纤维鞘细胞骨架上 [34]。与其体细胞同工酶相比，精子特异的 GAPD 功能更加稳定专一 [35]。

其他精子糖酵解酶也具有独特的功能或结构特性 [36–38]。这些精子糖酵解酶的独特性可能在确保鞭毛充足的 ATP 供应上起关键作用，对于精子活力至关重要 [39]。

### 4. 精浆的成分

哺乳动物射精后，精子从精液和雌性生殖道中吸取营养获得能量。除睾丸外，雄性生殖道的其他组织能够产生果糖和山梨糖醇 [40]。精囊是人类的主要附属生殖腺，其分泌物中含有大量果糖。精浆中果糖的浓度具有物种差异。在公牛和公羊中可以检出大量果糖，而在狗和种马中几乎没有 [41]。

果糖经过糖酵解形成丙酮酸。山梨糖醇可通过 NAD- 山梨糖醇脱氢酶可逆地转化为果糖，并通过 NADPH- 醛糖还原酶可逆地转化为葡萄糖 [7]。使用 Western Blot 分析已验证了人类精子中存在合成山梨糖醇和果糖所需的酶 [42]。在两种底物之间，果糖是主要的还原糖，是人类精浆中精子的主要能量来源 [43]。人类精液中的精子利用果糖作为能量供应来满足其代谢需求。在女性生殖道内，人类精子转而使用葡萄糖作为其能量来源 [44]。

## 第三节　精子的能量生成

精子由 2 个不同区域组成：头部和鞭毛。精子头部包括顶体、赤道段和顶体后区域。精子头部是由含致密父系基因组构成的核。如本章第二节中所述，精子鞭毛分为中段、主段和末端 [9]。

与所有真核细胞一样，精子中的能量生成也是区室化的 [45]。在精子中段线粒体主要通过氧化磷酸化产生 ATP，而糖酵解则主要发生在鞭毛的头部和纤维鞘中。

**1. 通过氧化磷酸化产生 ATP**

氧化磷酸化发生在线粒体中，主要存在于精子中段的线粒体鞘内 [13]。这部分是精子唯一含有线粒体的区域，线粒体是 ATP 产生最有效的部位。线粒体内膜褶皱称为嵴，是氧化磷酸化和 ATP 生成的主要部位。

精子线粒体含有特定的蛋白质亚型和细胞色素 C[46, 47]，细胞色素 C 氧化酶的己糖激酶亚基 VIb[48] 和乳酸脱氢酶（LDH）[49] 等同工酶。然而，体细胞线粒体中没有这些同工酶 [50]。

**2. 通过糖酵解产生 ATP**

糖酵解的过程极大地促进了哺乳动物精子 ATP 的产生。精子的头部和中段含有糖酵解酶，但缺乏氧化生成 ATP 所必需的呼吸酶。因此，这些区域中的 ATP 产生只能通过糖酵解生成 [7]。

精子中段纤维鞘含有精子特异的糖酵解酶，包括 3- 磷酸甘油醛脱氢酶（GAPD）、磷酸葡萄糖激酶异构酶、磷酸果糖激酶、己糖激酶和 LDH 同工酶 [4, 38 , 45, 51]。

精子鞭毛能量载体（SFEC）的独特 ADP/ATP 载体蛋白以及糖酵解酶在人类精子纤维鞘上的定位在精子运动中起着至关重要的作用 [4]。

**3. 精子生成过程中支持细胞和生殖细胞的代谢协调**

精子生成的复杂过程在很大程度上取决于发育中的生殖细胞和支持细胞之间牢固的代谢合作。除了为发育中的生殖细胞提供物理支持外，支持细胞还参与维持精子分化和功能成熟所必需的代谢 [52] 和离子环境 [53, 54]。

生殖细胞的生长发育强烈依赖乳酸的存在 [55]。乳酸除了作为能源外，还对生殖细胞具有抗凋亡作用 [56]。支持细胞优先代谢葡萄糖，葡萄糖在糖酵解过程中从丙酮酸转化为乳酸。支持细胞通过钠依赖性葡萄糖转运蛋白主动或被动产生乳酸 [57]。通过血浆膜的转运，葡萄糖在支持细胞调节乳酸分泌中发挥了重要作用。

支持细胞中的葡萄糖代谢受到多种激素的复杂控制，包括胰岛素、5α- 二氢睾酮（DHT）、促卵泡激素（FSH）、17- 雌二醇（E2）和甲状腺激素 [58–60]。对这些代谢过程激素的精密调控涉及复杂的信号传导级联反应，其机制目前尚未完全阐明 [61]。尽管一些研究给出了一定解释，但支持细胞的葡萄糖摄取和代谢过程中各激素协调的精确分子机制仍不清楚 [62]。

FSH 和胰岛素通过参与调节碳水化合物代谢和（或）葡萄糖转运相关调控酶的活性来刺激乳酸的产生 [63, 64]。FSH 可能通过诱导雄激素受体表达，参与调节支持细胞对雄激素的敏感性 [65, 66]。胰岛素同时也刺激影响支持细胞的各项功能，包括乳酸的产生，游离核苷的摄取，DNA 和蛋白质的合成，转铁蛋白的分泌和甘油酯的代谢[59, 67–69]。

性类固醇激素 DHT 和 E2 不仅可以调节人支持细胞的葡萄糖利用和乳酸的产生[70]，而且还可以调节支持细胞的凋亡信号传导[71]。由于支持细胞中存在甲状腺激素受体[72]，甲状腺激素也很有可能在支持细胞的增殖和乳酸的产生中起调节作用。

有学者提出局部产生的因子，例如转化生长因子 α、肿瘤坏死因子 α、白介素 1α、碱性成纤维细胞生长因子和表皮生长因子[73–75]，可通过提高葡萄糖摄取以及总的 LDH 活性来增加乳酸的产生[55]。据报道，内分泌干扰物同样也可以调节支持细胞中的葡萄糖代谢[76]。

支持细胞中的葡萄糖代谢是正常精子生成必不可少的关键程序。支持细胞葡萄糖代谢能力受到任何损害都可能威胁生殖细胞的能量供应，进而破坏精子生成、影响男性的生育能力[62]。

## 第四节　精子的能量利用

从精子进入雌性生殖道直至成功受精，生物能是精子完成整个过程的能量来源。哺乳动物的受精过程涉及多个步骤，因为精液进入雌性生殖道的部位远离受精部位[77, 78]。它需要依靠完好的精子功能，包括强大的精子运动能力、获能能力、超活化和最终触发顶体反应的能力[79]。这些重要的精子功能都是依靠能量驱动的，所以生物能在雄配子功能中具有至关重要的作用。在下一节中，将具体讨论精子行使功能各个过程的能量利用。

### 1. 精子运动和鞭毛运动

精子鞭毛的助推装置可以帮助精子向前运动，直至其穿透卵母细胞[80]。微管的运动，特别是真核鞭毛中的动力蛋白“臂”，可以使鞭毛弯曲以产生“鞭毛运动”[81]。这些鞭毛运动的调节是相当复杂的，目前有一些研究试图解释其所涉及的具体机制[82]。

节律性鞭毛运动依赖于轴突动力蛋白[83]。当动力蛋白 ATP 酶被激活时，引起外部的轴丝微管相互之间滑动，从而导致鞭毛弯曲[7]。动力蛋白将 ATP 水解获得的化学能转化为机械能，即产生鞭毛运动所需的力[84]。

线粒体是质量较大的细胞器，位于精子细胞的中段而非鞭毛中，这样可以防止鞭毛的机械性运动受到限制[85]。通过线粒体电子传输链（ETC）介导产生有效的 ATP，但目前尚不清楚线粒体 ATP 是否能在精子鞭毛全长上充分扩散，以满足其不断摆动的能量需求。

科研人员，特别是生物物理学家们，已经计算出了公牛和海胆等哺乳动物精子中 ATP 从中段到后肢的扩散速率[86]。他们认为，ATP 在鞭毛中的扩散速率足以支持其所需的摆动速度。这就解释了一个假设，即精子运动性是由线粒体膜电位来衡量的，线粒体膜电位的降低会导致精子运动性和受精能力下降[87]。Paoli 等人也证明了这一观点[79]，他们发现，弱精子症患者的非线性精子活动力与线粒体膜电位正相关。

据报道，线粒体呼吸链酶活性的调节也会影响精子活力[88]。线粒体 ETC 具有 2 个移动电子载体（细胞色素 C 和辅酶 Q）和 4 个复合物（Ⅰ、Ⅱ、Ⅲ、Ⅳ）。线粒体的每个基本元素在电子运输和 ATP 合成酶活化以及生成 ATP 过程中都非常重要。这些元素的异常改变也是特发性弱精子症的致病机制之一[88]。

Tombes 和 Shapiro 的观点与 ATP 在线粒体中生成，随后充分扩散到鞭毛的假说相矛盾[89]。他们的研究表明，精子中 ATP 是由远离精子的线粒体或细胞体通过糖酵解或氧化磷酸化作用产生的。但是，这种理论上生成的 ATP 由于无法充分扩散，并不能满足鞭毛运动高能量的需求。同时，这一假设在人类精子中仍未得到证实。由于鞭毛运动是由 ATP 驱动的，因此需要防止其水解产物如 ADP、无机磷酸根（Pi）和氢离子的积累，这些产物可能对精子存在动力学和热力学负担[90]。

这些矛盾的假设激发了他人研究，其中有人提出了另一种精子能量生成途径。该假设认为，鞭毛运动所用的 ATP 为就近产生的，通过精子鞭毛纤维鞘中糖酵解途径来实现[45]。另外，哺乳动物的精子含有多种碳水化合物，可以用作 ATP 的生成底物[42, 91]。这解释了以下观点，即鞭毛可能会产生其自身运动所需的 ATP，而与线粒体活性无关[45]。

葡萄糖是生产 ATP 的最重要底物，可诱导增加鞭毛摆动频率。Mukai 和 Okuno 在他们的研究中使用了葡萄糖类似物（2-DOG）来阻止精子糖酵解。据观察，DOG 抑制丙酮酸和乳酸的活性，但不影响线粒体呼吸（通过荧光探针证实）[92]，而这项研究却导致了 ATP 含量和精子活力的降低[92]。这表明，糖酵解是精子运动的关键能量贡献者，即使在线粒体底物不变的情况下，抑制糖酵解也会导致精子运动性降低。

DOG 不会破坏线粒体中 ATP 生成系统，这一事实可以通过碳水化合物代谢的 ATP 浓度不变来解释。这表明正常的线粒体呼吸链产生的 ATP 不足以满足精子鞭毛运动所需的总能量。这些事实坚定地支持糖酵解是精子运动的优秀能量来源。

糖酵解所需的生精相关特异同工酶存在于精子鞭毛的纤维鞘中，其中的关键酶是 GAPD 酶。小鼠生精细胞含有 GAPD-S[39]，其人类种间同源基因为 GAPD-2。GAPD 是第一个被证明存在于精子鞭毛纤维鞘中具有催化活性的酶[45]。作为关键的糖酵解调节酶，它有助于精子发生，对影响男性生育力的环境因素相对易感[33]。一项研究表明，与 GAPD-2 基因正常的对照组相比，GAPD 缺陷小鼠表现出较低的精子运动力[39]。在人类中也观察到 GAPD-2 基因的类似现象[33]。

另一项证据表明线粒体呼吸作用不影响精子活力，这项研究中使用羰基氰化物间氯苯肼（CCCP）合成的非偶联剂抑制线粒体生成 ATP[92]。此外，乳酸脱氢酶 -C（LDH-C）是一种糖酵解酶，用于催化丙酮酸向乳酸的转化[50]，对于无氧呼吸中的精子运动至关重要。小鼠的 LDH-C 基因异常会导致酪氨酸的磷酸化或获能所需的超活化运动[93]。也有人提出在超活化过程中不需要氧化磷酸化来增加精子活力[94]。通过外源补充葡萄糖和丙酮酸，可以证明糖酵解途径是精子活力和获能的主要 ATP 来源[95]。

### 2. 精子获能、超活化和顶体反应

受精是一个同步发生的多步骤过程[96]。交配时，精子进入女性生殖道中，随后发生在成功受精之前的一系列事件，统称为获能[12]。获能是对精子的细胞和生化过程进行修饰，以满足顶体反应发生所需的特定生理条件[12]。在培养精子获能这一过程，有 10%~20% 的精子具有超激活状态的运动模式[97]。精子的超活化状态需要充足有效的 ATP 供应[98]。精子获能后头部、表面以及鞭毛长度会发生改变[99]。能量支持的精子超活化诱发成功的顶体反应，从顶体囊泡释放水解酶，随后精子结合并成功穿透卵母细胞。

顶体反应涉及的分子事件始于来自卵母细胞的信号，该信号激活精子中的G蛋白，导致细胞内 $Ca^{2+}$ 水平升高，造成特定激酶的激活和某些蛋白质的磷酸化。细胞内 $Ca^{2+}$ 水平的升高来源于细胞膜蛋白通道（CatSper家族的蛋白）或内质网和其他细胞器中的 $Ca^{2+}$ 的释放[100]。多余的核膜（簇状膜囊泡）[101]位于精子中段线粒体鞘底部，也是一个重要的 $Ca^{2+}$ 离子存储库。顶体反应刺激诱导精子中 $Ca^{2+}$ 水平的增加，同时增强了精子鞭毛的摆动强度，导致超活化[102]。

因此，三磷酸腺苷在维持顶体完整性和诱导顶体反应中起着关键作用，它是保持ATP酶活性、环状单磷酸腺苷形成和磷酸化所必需的。

线粒体是介导获能的哺乳动物精子中酪氨酸磷酸化必不可少的[103]。精子中段的 $Ca^{2+}$-ATP酶辅助分泌途径可能介导从核膜释放出的过量细胞内 $Ca^{2+}$ 的清除[104]。此外，精子细胞表达大量的硒依赖性磷脂过氧化氢谷胱甘肽过氧化物酶，其活性在青春期后的睾丸中慢慢增加[105]。成熟精子仅在中段区域表达这种蛋白，其嵌入线粒体螺旋，有助于线粒体功能发挥和精子成熟[106]。人类精子获能中的酪氨酸磷酸化仍值得进一步研究。

如前所述，哺乳动物的精子依赖于葡萄糖、丙酮酸和乳酸盐作为能量供应[107]，而这些物质都存在于输卵管液中[108]。在猪和羊的输卵管液中似乎含有乳酸，而乳酸正是ATP产生的主要底物，有助于精子运动。在小鼠中，已观察到葡萄糖和丙酮酸可引发并维持精子的剧烈运动[109]。因此，用于生成ATP的代谢底物具有种属特异性，也决定了精子中产生ATP的优先代谢途径是获得鞭毛运动和获能[17]。

作为精子燃料的备用途径，当缺少糖酵解底物，精子会触发呼吸底物代谢[92]。这些呼吸底物在精子中段发生糖异生，产生葡萄糖作为主要终产物。那么，葡萄糖可以从中段扩散到鞭毛区域，被再次利用而产生ATP。公牛的精子依靠氧化磷酸化来产生获能能量，而人类精子似乎依赖于葡萄糖介导的ATP[110]。尽管葡萄糖衍生的ATP是精子获能的直接能量来源，但线粒体功能在此期间也有所增强[111]。

有研究对上游前、上游后、不同孵育时间的获能精子样本进行了精子线粒体功能的评估。在精子获能状态下培养的精子线粒体呼吸活性显著高于上游治疗前的精子。这一观察结果表明，在获能过程中通过氧化磷酸化已经产生足够的ATP[112]。

## 第五节 能量耗竭对精子功能的影响

众所周知，人或动物精子正常的生理功能需要生物能量。在鱼类的精子中发现，ATP的大量减少导致鞭毛搏动频率在短短20 s内从60 Hz降低至20 Hz[113]。

精子培养基的离子组成是决定性试验因素。从观察中可以明显看到，鳟鱼精子在不添加任何外源性钙离子的情况下，即使有足够的ATP支持精子运动，但鞭毛运动仍会突然停止。而当精子培养基中钙离子浓度约为10 mmol/L时，鞭毛运动不会突然停止。相反，运动强度和ATP浓度均逐渐降低直至全部ATP耗尽。这表明轴突机制（动力蛋白-ATP酶）的激活与钙离子依赖性的cAMP调节有关。与精子活动期相比，精子中的ATP含量并未完全耗尽，并且其ATP酶活性在恢复期较低，这一事实支持了这一解释。此外，除非外部提供足够的 $Ca^{2+}$，否则ATP恢复到接近静止水平时，精子将无法水解 ATP 获取能量或游动起来[113]。

有人提出，精子轴突运动使鱼类精子内 ATP 逐渐消耗，导致鞭毛形状的改变，如使鞭毛远端变硬[114]。这种鞭毛的变硬可能是由于远端局部缺乏 ATP 的结果，该位置与线粒体 ATP 的产生位置相距甚远[115]。导致动力蛋白被阻断，使其处于僵硬状态，使得精子轴突的远端部分变得非常僵硬。上述作用与细胞内离子浓度的改变直接影响动力蛋白的活性[116]。局部轴突调节剂，如海丁、纤毛和鞭毛的非中心配对蛋白也可加强这种刚性[117]。

## 第六节　了解精子能量来源的益处

### 一、精子的体外处理：冷冻保存

精子的储存应确保其功能与储存时间保持一致。与马精子的储存一样，最好在人工授精阶段之前获取并储存，以延长保存时间，因为母马的排卵特性是不同步的[118]。如果在精液采集后 12 h 内进行人工授精，则可以将精子室温保存。但是，如果需要延长精子使用间期，可以将它们冷藏（长达 72 h）或冷冻保存（无限期），以停止精子代谢。这有助于减少 ROS 的产生，并通过积累的代谢产物（如氧化磷酸化和糖酵解产生的二氧化碳和乳酸）减少存储介质的酸化。由于精子难以承受冷藏或低温保存的压力，因此需要开发改良的精子冷冻保护剂以延长精子保存时间[119]。

冷冻保存是目前唯一可行的体外精子保存方法，保存时间超过 72 h。精子的冷冻保存和反复解冻的过程，主要是通过渗透压力，降低了精子顶体完整性，使精子活力受到影响[120, 121]，甚至也有可能对介导受精和胚胎发育的重要基因产生 DNA 损伤[122]。此外，冷冻保护剂具有高渗透性，通过渗透作用使精子脱水[123]。这种脱水有助于解冻后保持精子活力。但同时，为平衡渗透压，精子通过膜上的水通道丢失更多的液体，形成极端高渗压[124]，导致精子膜损伤[125]，DNA 降解[126]和过量的 ROS 生成[127]。这些变化类似于精子获能过程发生的改变。

### 二、精子的体外处理：室温储存

精子的室温储存有助于减少精子来自冷藏或冷冻保存的压力。开发一种更优的精子存储介质，有可能允许精子在室温下存储至少 1 周。这样精子得以远距离运输，同时避免冷冻保存的损伤。更进一步来讲，精子室温存储不需要添加动物源性保护剂，没有生物安全风险。

高温不利于精子的体外储存。第一个不利影响是细菌在营养丰富的精液保护剂中的生长繁殖。例如从马身上收集精液时，阴茎上的细菌不可避免的将被带入精液[128]。这些细菌，至少一些菌株，可能会影响精子活力和运动。目前已知除了在室温下，即使精液在 4℃[129]和低温保存[130]中也会发生细菌污染的情况。

为了降低这些细菌在精子储存培养基中的不利影响，各种抗生素制剂正在研究应用中[130]。已经验证，在室温下，含有 50 μg/mL 链霉素、0.25 mg/mL 庆大霉素和 50 IU/mL 青霉素的精子储存液能够抑制细菌生长长达 1 周[131]。除此之外，第二个问题是如果不通过冷藏或冷冻保存停止精子的新陈代谢，持续的氧化磷酸化将导致过多的 ROS 产生[132]。这些最终将破坏精子的功能[133, 134]。

已经有人尝试在马精子保存剂中补充抗氧化剂来消除 ROS 的不利影响，但未达到预期效果[135]，甚至在某些情况下，对精子的功能产生了适得其反的不利效果[136]。但值得欣慰的是，在人类的精子中，添加抗氧化剂显示出积极的结果[137]，这可能归因于其替代的 ATP 生成方式。

最近，肉碱因其抗氧化性能而广受欢迎[138]，其中 L- 肉碱能够显著减少马精子体外保存时线粒体 ROS 的产生和氧化损伤[138, 139]。但是，单独添加 L- 肉碱无法完全防止 ROS 介导的细胞损伤，需要联合治疗以完全清除 ROS[138]。在室温中精子保存剂的抗氧化物添加需要进一步研究。

由于线粒体代谢是 ROS 产生的主要来源，为了最大程度地减少在保存剂对精子的氧化损伤，利用线粒体抗氧化剂调节精子线粒体生物能是有益的。如前所述，通过将左旋肉碱与其他抗氧化剂结合使用，可实现全面保护。另一种抗氧化剂辅酶 Q10（ETC 的重要组成部分），它是一种强烈对抗 ROS 引起的脂质过氧化作用的抗氧化剂[140]；此外，褪黑激素（一种作为自由基清除剂的松果体激素）则可以降低线粒体中一氧化氮的产生，并通过调节呼吸复合体和钙离子的内流以及增加线粒体的通透性来介导生物能功能[141]。

室温下保存的精子由于其持续的新陈代谢使 ATP 耗竭，从而活力逐渐降低[142]并最终触发精子的死亡[143]。如果要室温下存储精子，则必须保证线粒体的持续能量供应以避免 ATP 的耗尽。还需要防止重要的 ATP 依赖性途径的压力增多，例如调节离子的流入或流出[144]。如果保存剂中的氯化钠被碳水化合物、氨基酸和甜菜碱等非离子有机渗透物所代替，则可以降低 $Na^+/K^+$-ATP 酶的压力，但这反过来又会降低 $Na^+/K^+$-ATP 酶中的 ATP 利用率[144]。

研究表明，丙酮酸（氧化磷酸化的主要能源）、左旋肉碱[145]和有机非离子渗透剂[146]的组合可以在室温下保持精子活力高达 72 h[138]。马精子中由许多 β- 氧化蛋白组成，这些蛋白的抑制作用会降低精子活力[147]。左旋肉碱对于 β- 氧化至关重要，并且还可以作为渗透剂和抗氧化剂，通过将丙酮酸的乙酰基转运至线粒体基质并缓冲游离 CoA 来诱导线粒体 ATP 的产生。因此，L- 肉碱对于维持体内精子质量的重要性已得到公认[148]。

此外，精子含有人体最高浓度的左旋肉碱。由于雄激素刺激上皮细胞产生高浓度的左旋肉碱并将其分泌到附睾管腔中[149]。其左旋肉碱的浓度比血液高出 2000 倍[150]。左旋肉碱无疑是男性生育中的重要分子。口服左旋肉碱补充剂显示精子可以摄取更多丙酮酸[151]，有利于精子的整体代谢。

### 三、非激素类的男性避孕

由于物理避孕方法的不确定性和较高的失败率，以及激素避孕方法的弊端，影响精子功能的非激素避孕方法已成为当前避孕研究的热点。影响精子活力的化学药品已被用作非激素男性避孕的有用工具。例如，EPP055 是一种具有抗精子运动功能的药物，已作为非激素避孕药用于各种动物中。EPP055 通过影响精子表面蛋白 EPPIN，导致精子前向运动功能丧失和进行性运动功能丧失。EPPIN 与精子表面的 SEMG1 结合，使细胞内 pH 值大幅降低，进一步降低了内部钙水平[152–154]。

因此，pH 值的增高导致正常受精所需的 CatSper 钙通道生理级联反应受到破坏。这导致钙流入减少，继而抑制 cAMP 的产生，抑制 ATP 的生成。反过来，这也会阻碍精子的正常获能和超活化。EPP055 输注后 78 h 内，精子活力一直很低，但在停止治疗后第 18 天，精子活力可完全恢复，这表明其作为非激素避孕药的潜在功效[154]。

可溶性腺苷酸环化酶（sAC）也是抑制精子运动的有趣靶点。精子细胞质中产生 cAMP 需要

sAC，以协助获能和超活化[155]。因此，sAC 抑制剂可能会抑制 cAMP 的产生，从而下调能量生成，影响精子运动。在精子中发现了 sAC 表达所需的钠氢交换剂，也是非激素避孕的靶点之一[156]。

通过适当调节精子的体积和氯化钾的浓度可以保持精子的活力。共转运蛋白和离子特异性通道是可以作为避孕靶点的关键所在[157]。SFEC 参与 ATP 进入精子后的能量生成、利用和激活鞭毛运动，也是潜在的避孕目标靶点之一[4]。

## 第七节　结　论

精子的能量生成和利用，是精子功能不可或缺的一部分，但由于精子独特的解剖学和生理学特征，目前有许多问题仍不明确。本章讨论了精子中支持其能量代谢的特殊功能性超微结构。讨论了精子中各种能量生成和代谢途径，包括糖酵解以及线粒体氧化磷酸化。描述了支持细胞和精子在能量代谢方面的协调作用，明确了解精子发生的能量来源。本章还生动地介绍了精子促进自身超活化和顶体反应的各种机制。正确理解能量代谢的各项概念有助于研发精子的体外保存剂和非激素类避孕方法。需要进一步的干预措施来准确理解精子能量，不断优化体外培养基以延长精子的储存和精子功能的维持。

## 第八节　审查标准

使用 PubMed、MEDLINE、OVID、Science Direct 和 Google Scholar 等搜索引擎，对精子能量的来源、产生和利用的研究进行了广泛搜索。这些搜索的开始日期和结束日期分别是 2018 年 7 月和 2018 年 12 月。研究鉴定和数据提取的总体策略基于以下关键词：“精子能量代谢”“精子能量学”“精子能量”“精子的能量利用”“氧化磷酸化”“糖酵解”“ATP”“精子 ATP 酶”“精子糖酵解酶”“精子生成”“精子功能”“超活化”“获能”“顶体反应”“精子活力”“精子储存”“冷冻保存”“男性避孕”和“非激素类男性避孕”。如果摘要是英文，也可以考虑用英文以外的语言发表的文章。不包括仅在会议或会议记录，网站或书籍中发布的数据。

（Pallav Sengupta, Damayanthi Durairajanayagam 和 Ashok Agarwal 著；薛云婧，张云山和周青 译）

# 第二十七章 活性氧在精子功能中的生理作用

**要点：**

- 活性氧（ROS）的产生是所有哺乳动物精子的普遍特征。
- ROS 的来源分为外源性或内源性。
- ROS 是正常精子功能所需的一些必要细胞内信号级联的媒介。
- ROS 在精子产生、成熟、获能和顶体反应中起着至关重要的作用。
- 过量的 ROS 导致氧化还原失衡和氧化应激（OS），诱发精子的氧化损伤。

## 第一节 介 绍

男性生殖机能是一种复杂的生理机制，这种机制尚不完全清楚。在调控男性生殖功能的多变量因素中，活性氧（ROS）最近在生理和病理方面的干预中体现出了巨大的重要性[1]。

过去几十年关于精子质量下降的研究强调了进一步认识精液功能的必要性[2-5]。很明显，大多数精子功能的干扰因子，无论是内源性的、环境性的还是生活方式介导的，都可能通过不受调控的 ROS 发挥作用。这产生了一种氧化应激状态（OS）[6, 7]，精浆中活性物质（氧化剂）取代了总的抗氧化能力（还原剂）。

作为氧代谢的副产物，ROS 是高活性氧衍生物，其毒性明显超出生理水平[8-10]。然而，在正常的生理浓度下，它们不仅介导基本生理功能，还介导男性生殖功能[11]。ROS 促进了重要的细胞内信号级联反应，以实现精子功能如成熟、超活化和获能以及顶体反应（AR）[11, 12]。此外，ROS 在受精过程中同样起着至关重要的作用。

本章主要通过阐述男性生殖道中 ROS 的内源性和外源性来源，ROS 在精子不同阶段（精子产生、成熟、与卵母细胞融合和受精）的生理作用，解释 ROS 在正常精子生理学中的重要作用。

## 第二节 活性氧（ROS）

当一个原子外壳有 2 个自旋方向相反的互补配对电子时，该原子就处于基态，此时原子具有稳定性和惰性，不会与周围环境发生反应。如果原子或分子丢失一个电子，即在外轨道上只有一个自由电子，则称为自由基。大气中的氧不是以原子形式存在的，而是以双原子氧（$O_2$）的分子形式存在，并且根据其电子条件，氧是一个双自由基二元体，在外轨道上有 2 个自由的不成对电子。这种电子条件会引起氧气的化学反应。

细胞呼吸和生命维持需要氧气。如果氧被还原，则会导致产生一种活性极高的氧代谢产物，即超氧阴离子（$O_2^{\bullet-}$），这也是一种自由基，这种代谢物可能会干扰各种细胞功能。如果这种被还原的代谢物进一步获得一个电子，则会转化为过氧化物（$O^{2-}$），但它不是自由基[13]。$O_2^{\bullet-}$ 歧化会产生过氧化氢（$H_2O_2$），这是另一种内源性不带电的氧化剂。$H_2O_2$ 在体内大量存在，由于它不是自由基，因此反应性相对较低，但由于其不带电性，$H_2O_2$ 可以像水一样穿透质膜。

人体中许多代谢反应产生过氧化氢，包括但不仅限于单胺氧化酶和 β- 乙醇酸的过氧化物酶体途径[14]。$O_2^{\bullet-}$ 和 $H_2O_2$ 很容易被 Fenton 和 Haber-Weiss 反应所转化，形成高反应性羟基自由基（OH）。Haber-Weiss 反应包括 $O_2^{\bullet-}$ 介导的三价铁（$Fe^{3+}$）还原为亚铁离子（$Fe^{2+}$）和 $O_2$ 的还原反应；而在 Fenton 反应中，$Fe^{2+}$ 催化 $H_2O_2$ 转化为 $OH^{\bullet-}$ 和 OH[15]。超氧阴离子也可与一氧化氮（NO）反应形成过氧亚硝酸盐（$ONOO^-$）。一氧化氮合酶（NOS）有助于 NO 的产生。NO 是由奇数电子数组成的反应性自由基[16]。同时也可能存在其他 ROS 种类，例如有机过氧基、烷氧基和臭氧，但没有太大的生物学意义[17]。ROS 包括所有带有氧原子的自由基。人体中许多基团包括过氧化氢，它虽不是自由基，但也属于 ROS 衍生物。这些分子作为氧化剂，从相邻的细胞结构中捕获电子，达到基态，在此过程中，就使供体分子（还原剂）成为自由基。这些持续反应链可以放大邻近细胞成分的破坏程度[18]。

## 第三节　男性生殖组织中 ROS 的来源

ROS 的产生是哺乳动物细胞包括精子在内的普遍特性。精子产生 ROS 的机制有 2 种：①通过精子膜上的烟酰胺腺嘌呤二核苷酸磷酸（NADPH）氧化酶系统；②通过精子中烟酰胺腺嘌呤二核苷酸依赖性氧化还原反应。精子是富含线粒体的细胞，这是因为其运动需要持续能量来维持[19]。ROS 主要由线粒体的电子溢流引起，这些电子溢流是由破坏电子传输链的各种因素引起。精液中功能失调的精子数量增加是 ROS 产生的强烈诱因。

人类精子中产生的主要 ROS 是 $O_2^{\bullet-}$，它通过歧化产生 $H_2O_2$。在过渡态金属铁和铜存在下，$H_2O_2$ 和 $O_2^{\bullet-}$ 发生 Haber-Weiss 反应，生成最具活性和毒性的代谢产物 OH。这会引起精子膜脂质过氧化，随之而来的是精子功能损害的连锁反应[20, 21]。

## 第四节　精浆中内源性的 ROS

### 1. 白细胞

过氧化物酶阳性的白细胞，例如多形核白细胞（50%~60%）和巨噬细胞（20%~30%），起源于精囊和前列腺。在泌尿生殖系统感染或发炎期间，作为免疫反应的一部分，这些细胞产生的 ROS 比正常情况下甚至高出 100 倍以上。反过来，通过己糖单磷酸旁路产生的 NADPH 也有增加[1]。炎症引起的促炎症介质增多和抗氧化能力的降低可触发呼吸爆发，导致 OS[22]。白细胞精子症是指每毫升精液中含有超过一百万的过氧化物酶阳性白细胞，提示精子功能的重度受损[23]。

**2. 未成熟的精子**

精子成熟的正常生理事件包括挤出多余的细胞质。但是，当精子发生被破坏时，精子会在中段周围保留过多的细胞质，从而阻碍其功能。这些细胞质成为多余的残留细胞质（ERC）。

因此，头部形态畸形和细胞质残存的不成熟精子是精子 ROS 的主要来源[24]。不成熟的精子中多余的细胞质残存导致代谢酶的过量，如 6- 磷酸葡萄糖脱氢酶（G6PD）和 NADPH 氧化酶，以及 NADPH 氧化酶是通过中间 NADPH 形成与自由基产生密切相关的酶[25]。G6PD 是催化己糖单磷酸旁路的关键酶，介导 $NADP^+$ 和葡萄糖 6- 磷酸形成还原的 NADPH。因此，ERC 可能通过己糖单磷酸旁路激活 NADPH 系统，从而产生 ROS 和 OS[26]。

正常的精子通过 2 种不同来源酶产生 ROS：其质膜上的 NADPH 氧化酶和线粒体的 NADH 依赖性氧化还原酶（双磷酸酶）[27, 28]。NADH 的硫辛酰胺脱氢酶是高效 ATP 生成的三羧酸循环主要参与者。这种生化途径几乎是产生高能有氧生物所共有的，而这一循环的功能之一就是乙酸的氧化。三羧酸循环从 $NAD^+$ 产生 3 个 NADH 分子。NADH 通过线粒体电子传递链传递电子，并在此过程中产生了一些 ROS。但据研究发现由精子线粒体介导的 ROS 生成量是非常低的[28]。

**3. 支持细胞**

支持细胞也已被证明能产生 ROS[29-31]。研究表明，添加所谓的清道夫（具有强大的抗氧化特性的合成甾体雌激素[32]）会抑制支持细胞产生 ROS[31]。清道夫可能清除自由基，并可以在体外限制铁诱导的细胞损伤[31]。正常的体内条件下支持细胞可以通过 ROS 的产生来促进精子的生成。仍需进一步研究来阐明支持细胞在 ROS 产生中的作用。

**3. 支持细胞**

支持细胞也已被证明能产生 ROS[29-31]。研究表明，添加所谓的清道夫（具有强大的抗氧化特性的合成甾体雌激素[32]）会抑制支持细胞产生 ROS[31]。清道夫可能清除自由基清除剂，并可以在体外限制铁诱导的细胞损伤[31]。因此，建议在正常的体内条件下，支持细胞可以通过 ROS 的产生来促进精子的生成。目前仍然需要进一步的研究来阐明支持细胞在 ROS 产生中的作用。

**4. 精索静脉曲张**

精索静脉曲张是指精索周围蔓状静脉丛的异常扩张，在所有不孕夫妇中，约有 40% 的男性伴侣受到影响，是导致男性不育的主要原因之一[33]。有几种机制可以解释精索静脉曲张诱发精子功能改变的病理生理学。然而，最常见的机制包括精索静脉曲张介导的睾丸高温和缺氧导致 OS 诱发的精子功能障碍[33, 34]。一项荟萃分析已证实，与健康可育的对照组相比，精索静脉曲张不育患者精液中氧化应激参数如 ROS 和脂质过氧化的发生率更高[33, 35]。精浆中 ROS 水平已表明与精索静脉曲张等级直接相关[36]。

## 第五节 精浆中外源性的 ROS

**1. 辐射**

手机辐射极大地诱导了精浆中 ROS 的产生，并对精液质量产生有害影响。它会引发精子 DNA

损伤和表观遗传修饰的改变，从而破坏精子的运动、数量和活力[37, 38]。电磁波通过胞质带电分子，导致细胞内电子沿精子细胞膜转移的过程发生改变，从而损害精子功能[39]。射频波通过热机制和非热机制影响男性的生育能力。睾丸容易受到电磁能的干扰，因为睾丸温度调节主要取决于表面传导，而其他器官则主要依赖于血流来进行温度调节。辐射可能会导致阴囊温度升高，影响精子发生，即使温度升高 1℃，精子也很敏感。辐射的非热效应是通过氧化应激或细胞膜电位变化来影响精子发生并诱导精子凋亡的。长期暴露于辐射还会导致睾丸间质细胞变性[40]。

**2. 生活方式**

吸烟是一种可改变的生活方式，严重破坏了 ROS 生成和抗氧化剂防御之间的平衡。吸烟可能导致精液白细胞浓度增加 48%，从而使精液 ROS 增加 107%。精液的抗氧化能力随着 8-OHdG 浓度（一种强力的氧化损伤生物标志物）的增加而降低[41, 42]。此外，吸烟会使精液和血液中铅和镉的浓度升高。反过来，这会增加 ROS 的产生，从而影响精子的功能[39]。生殖细胞的凋亡和 DNA 损伤在吸烟者中普遍存在[43]。酗酒是另一个关键因素，会导致精液 ROS 生成过多和抗氧化剂生成能力的降低。乙醛作为乙醇代谢产生的副产物，可产生 ROS 与精子细胞成分发生反应，这大大降低了功能性精子的百分比[9]。

**3. 毒素**

吸烟是一种可产生诱变的生活方式，严重破坏了 ROS 生成和抗氧化剂防御之间的平衡。吸烟可能导致精液白细胞浓度增加48%,从而使精液ROS增加107%。精液的抗氧化能力随着8-OHdG浓度(一种强力的氧化损伤生物标志物)的增加而降低[41, 42]。此外，吸烟会使精液和血液中铅和镉的浓度升高。反过来，这会增加 ROS 的产生，从而影响精子的功能[39]。生殖细胞的凋亡和 DNA 损伤在吸烟者中普遍存在[43]。酗酒是另一个关键因素，会导致精液 ROS 生成过多和抗氧化剂生成能力的降低。乙醛作为乙醇代谢产生的副产物，可产生 ROS 与精子细胞成分发生反应，这大大降低了有功能活性精子的百分比[9]。

## 第六节　ROS 对不同精子功能的生理作用

如前所述，当精液中的 ROS 水平超过生理极限时，会对精子功能造成损害。然而，在正常生理水平下，ROS 介导一些基本的精子功能包括精子成熟、超活化、顶体反应和精卵结合[11, 28, 46–50]。

**1. 精子转化阶段**

精子的细胞核包含一个单倍体父本基因组，与卵母细胞中存在的雌性单倍体基因组互补。受精涉及雄配子和雌配子的核融合，从而形成二倍体生物[28]。

从发育中的精子变为成熟正常的精子是成功受精的主要前提。未成熟的生殖细胞在睾丸的生精小管中产生后，迁移到附睾，在邻近上皮细胞作用下被储存并成熟。附睾中的成熟阶段将非运动性精子转化为能够使卵母细胞受精的运动性生殖细胞。精子生成还包括细胞核凝聚，该过程中鱼精蛋白巯基氧化成二硫键，进一步稳定了精子细胞核。在射精过程中，不同附属腺体的分泌物与精子混合形成精液[28]。

精囊细胞分泌的精液凝固蛋白是含量最丰富的精液蛋白，可在射精时帮助精液凝结[51]。前列腺特异性抗原（PSA）随后会降解精液凝结物。ROS 也可能通过介导氧化还原反应，在精浆的凝固和液化过程中发挥重要作用。Hamada 等人的研究表明，患者体内较高的 ROS 水平是导致其精液中精液凝固蛋白水平升高的原因之一[52]。相反，Chatterjee 等人[53]却报道了$\cdot O^{2-}$增强了精液液化的过程。科学研究中关于 ROS 作用的差异可能是由于 ROS 在同一时间内的多种作用。另外，这可能是由于 Chatterjee 等人在研究中使用了更高浓度的$\cdot O^{2-}$，而非体内水平[28]。

成熟的精子高度极化和分隔化，由头部和鞭毛（尾部）组成，头部的细胞质很少，核内染色质浓缩；鞭毛分为中段、主段和末段。顶体是精子头部前端的一部分，覆盖 50%~70% 的区域。它是一种无活性的、充满酶的结构。该结构源自高尔基体，并被其膜所包围。由于存在大量的线粒体为鞭毛运动产生能量，因此精子中段被称为“动力库”[54]。鞭毛含有产生运动的轴突和外部致密纤维（ODF），它们有助于鞭毛的稳定性、刚性和有效的能量转换[55–57]。另外，ODF 负责哺乳动物精子的典型“鞭子状”的鞭毛运动[58, 59]。

射精后，成熟的精子可能进入女性生殖道。这一事件标志着精子发生了一些生理变化，使它们具有识别卵母细胞透明带并与之结合的能力。这一可逆的准备过程需要几个小时才能完成，被称为“获能”。在此阶段发生的细胞变化归因于精子质膜流动性的增加、胆固醇的外流、腺苷酸环化酶的激活、细胞内 cAMP 和钙水平的增加、膜超极化、细胞内 pH 升高、蛋白质酪氨酸（Tyr）磷酸化和精子超活化[60, 61]。

获能过程完成后，精子接近卵母细胞并开始顶体反应（AR）[28]。这个过程涉及精子质膜和顶体外膜之间形成双质膜囊泡，导致精子穿过透明带后顶体酶的胞吐作用[62]。与获能相反，顶体反应是一个不可逆过程，不仅伴随着精子形态学变化，而且还伴随着精子的生理变化。顶体反应的生理诱导物是透明带糖蛋白 3（ZP3）或孕酮[63]。

从在睾丸中产生的精子，直到它们与卵母细胞融合，需经过不同的特殊成熟步骤，以获得能使卵母细胞成功受精的能力。成熟精子的形态完整性和其生理功能可通过其周围环境中的细胞外信号来促进，其中 ROS 作为雄性生殖细胞获得其完整功能所需的刺激因子起着至关重要作用[64]。

**2. 成熟**

附睾是精子成熟的场所。成熟步骤包括精子膜改变、膜蛋白重排、酶促调节和核重塑[11]。这些步骤是通过适当的细胞信号通路介导的，这些信号通路受精浆 ROS 水平的调节[28, 49]。由于小分子量鱼精蛋白取代了组蛋白，成为哺乳动物精子中的核蛋白，因此可以将 DNA 高度浓缩成阵列型结构，而不是超螺旋的螺线体[65]。鱼精蛋白的半胱氨酸残基之间具有分子间和分子内二硫键，从而赋予染色质稳定性[66]。ROS 有助于二硫键的形成，以确保染色质稳定性并防止对染色体 DNA 的破坏。ROS，尤其是过氧化物，在线粒体膜形成中也起着作用，线粒体膜的形成是由具有多个二硫键的蛋白质网络形成，从而防止线粒体的蛋白水解降解[11, 67]。

**3. ROS 作为信号转导**

ROS 因其体积小、无处不在和半衰期短的特性而非常适合作为细胞内信号分子。它们介导精子所有重要生理功能，例如成熟、运动、活化、获能和顶体反应[28]。ROS 的作用主要是通过对半胱氨酸残基的氧化还原状态的调节来实现。巯基的氧化还原状态决定了酶的活性，它通过激活腺苷酸环化酶（AC）来增加细胞内环状 AMP（cAMP）的浓度而发挥作用。cAMP 继而激活蛋白激酶 A（PKA），从而触发各种特定于精子成熟不同阶段的下游细胞信号通路[11]。

**4. 运动和过度激活**

超激活指的是一种夸张的、非线性运动的状态，精子运动幅度相对较高，不对称，像鞭子一样的鞭毛运动，并且精子头部的侧向位移增加[68]。它被认为是获能过程的一部分，对于成功实现精子卵母细胞融合和受精至关重要。ROS 会介导精子过度激活过程的上调[49]，潜在的机制包括可能通过使质膜 $Ca^{2+}$-ATP 酶（PMCA）失活和胞浆碱化来诱导 $Ca^{2+}$ 和 $HCO^{3-}$ 流入，从而引发获能和过度激活。钙离子和 ROS，特别是 $O_2^{\cdot-}$，介导 AC 活化并增加了 PKA 产生的 cAMP 的产量。此过程触发了 NADPH 氧化酶，从而进一步上调 ROS 的产生。此外，PKA 导致丝氨酸（Ser）和酪氨酸（Tyr）残基的磷酸化，激活蛋白酪氨酸激酶（PTK）。PTK 使轴突纤维鞘和精子鞭毛细胞骨架中的酪氨酸残基磷酸化。ROS（尤其是 $H_2O_2$）通过激活 PTK 并抑制磷酸酪氨酸磷酸酶（PTPase）使 Tyr 残基去磷酸化而触发酪氨酸的磷酸化。这些 ROS，特别是超氧化物，可引起酪氨酸残基的磷酸化，被认为是精子过度激活的最后一步[11, 39]。

**5. 获能**

获能是精子成熟的最后一个功能性过程，可以增强精子使卵子受精的能力。大量的研究表明，ROS 在生理水平的基本功能是促进获能。有支持性证据表明，ROS 对于蛋白质（分子量约 100 kDa）的磷酸化酪氨酸残基（P-Tyr）的扩增至关重要[69]。ROS 可能通过介导细胞信号通路来增强这一过程，其中包括增加细胞内 cAMP 水平，然后激活 PKA，以及丝裂原激活的蛋白激酶（MEK）和下游调节蛋白的磷酸化。ROS 介导的纤维鞘蛋白活化的整体影响，协调了精子获能的生理过程和男性生殖细胞获得了发生顶体反应所需的效力[39, 70]。

$Ca^{2+}$ 和 $HCO^{3-}$ 通过 ATP 依赖的 $Ca^{2+}$ 调节通道（PMCA）失活和细胞质碱化而流入，可能启动了精子获能和过度活化调节的可能生化途径。ROS（特别是 $O_2^{\cdot-}$）与 $Ca^{2+}$ 一起激活 AC，然后通过 PKA 磷酸化，生成 cAMP。PKA 又通过激活膜结合的 NADPH 氧化酶来诱导 ROS 的产生。PKA 还磷酸化了丝氨酸（Ser）和酪氨酸（Tyr）残基，这些残基参与蛋白酪氨酸激酶（PTK）的活化以及随后轴突周围纤维鞘蛋白的苏氨酸 - 谷氨酸 - 酪氨酸残基的磷酸化和活化[70, 71]。这是鞭毛细胞骨架成分。ROS，尤其是 $H_2O_2$，通过触发 PTK 活性和抑制磷酸酪氨酸磷酸酶（PTPase）活性，使 Tyr 残基去磷酸化，从而高度诱导 Tyr 磷酸化[11, 28]（图 27.1）。

**6. 顶体反应**

成功受精的主要标准是精子与卵母细胞融合，然后精子穿透透明带。为了达到这一目的，高度活化的精子需要穿过卵丘细胞层到达卵母细胞的透明带。顶体反应（AR）的完成是精子成熟的最后阶段，此时它获得了最终的受精能力。ROS 可能通过诱导特定质膜蛋白的磷酸化来促进顶体反应[11, 28]。当精子与透明带接触时，精子头部的前端会被修饰以释放顶体酶。顶体酶是一种类似于胰蛋白酶的丝氨酸蛋白酶，是顶体反应和精子透明带穿透的必需酶，它有助于溶解透明带，从而为精子穿透创造了一个孔道[67]。

可以通过生理和非生理刺激物（包括 ROS、透明带本身或孕激素）来诱发 AR[72]。它是由顶体钙库中的 $Ca^{2+}$ 内流和 $Ca^{2+}$ 释放启动，就像在获能期间发生的那样。这导致磷脂酰肌醇 -4,5- 二磷酸（$PIP_2$）

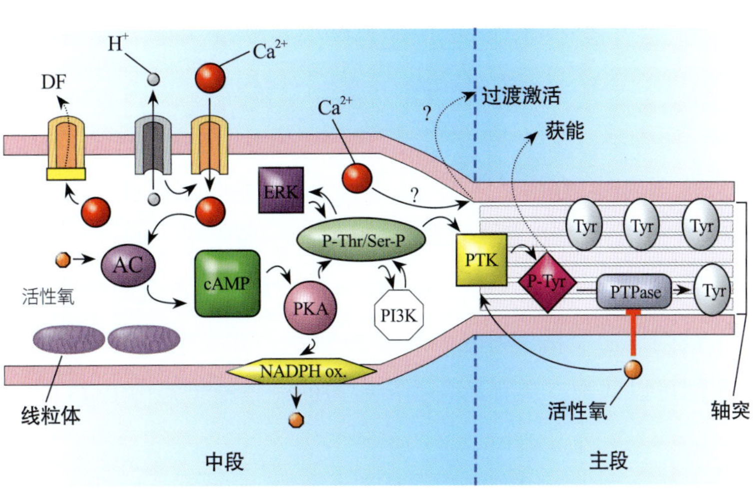


**图 27.1**　ROS 介导的调节精子获能和过度活化的生化途径。PMCA 质膜 $Ca^{2+}$ 泵，ROS 活性氧，AC 激活腺苷酸环化酶，cAMP 环状单磷酸腺苷，PKA 蛋白激酶 A，PTK 蛋白酪氨酸激酶，PTPase 磷酸化酪氨酸磷酸酶

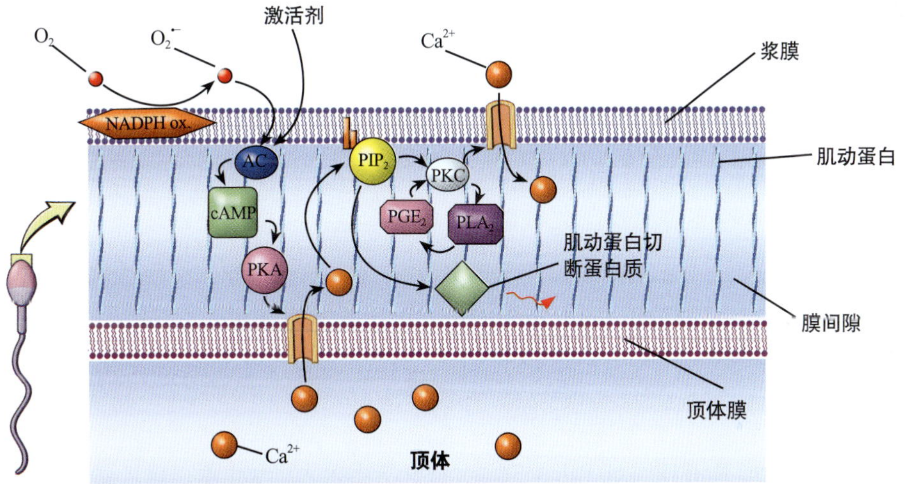


**图 27.2**　ROS 介导的调节顶体反应（AR）的生化途径。ZP 透明带，$PIP_2$ 磷脂酰肌醇 -4,5- 二磷酸，DAG 二酰基甘油，$IP_3$ 三磷酸肌醇，PKC 蛋白激酶 C，$PLA_2$ 磷脂酶 $A_2$

产生二酰基甘油（DAG）和三磷酸肌醇（$IP_3$）。接着是肌动蛋白切断蛋白的激活，触发顶体与质膜的融合以及随后顶体内容物的胞吐作用。DAG 最终使蛋白激酶 C（PKC）磷酸化，导致更多的 $Ca^{2+}$ 内流，从而激活磷脂酶 $A_2$（$PLA_2$）（图 27.2）。AR 过程中释放的大量膜脂肪酸提高了精子质膜的流动性，这是精子与卵母细胞融合所需要的 [28, 39]。

### 7. 精卵融合

在精子和卵母细胞融合过程中，ROS 主要通过介导激活获能的生化级联反应，参与提高质膜的流动性，成功发生顶体反应。在精子获能的整个过程中，ROS 通过抑制蛋白酪氨酸磷酸酶的活性来阻止 $PLA_2$ 的失活。因此，活化的 $PLA_2$ 可能会从膜磷脂甘油三酸酯中裂解第二脂肪酸，并增强质膜的流动性 [73]。

## 第七节　结　论

当ROS浓度在生理范围内时，在精子生成、储存和受精的各个层面上，ROS对精子功能至关重要。如前所述，内源性和外源性ROS都有助于提高精液中ROS的水平。ROS通过作为关键细胞内信号通路的媒介物来确保精子的形态功能，这些信号通路有助于精子染色质的凝结、运动、趋化、获能、过度活化和顶体反应，最终成功受精。另外，过量ROS的产生会通过诱导OS而对男性生殖系统产生有害影响。因此，我们可以认为，具有最大受精能力的完整精子是由ROS的产生和清除平衡过程来实现的。

截至目前还需要进一步的研究来揭示在氧化应激下精子中蛋白的表达和磷酸化，以及ROS如何介导特定的细胞内信号通路。明确ROS在精子功能中发挥的重要生理作用、正确认识复杂的氧化平衡系统，在诊断、预防和治疗男性不育症以及在不孕症中具有极其重要的意义。

## 第八节　审查标准

使用Science Direct、OVID，Google Scholar、PubMed和MEDLINE等搜索引擎，进行了广泛的文献搜索，以发现氧化应激与男性不育之间的关系。研究鉴定和数据提取的总体策略基于以下关键词："氧化应激""活性氧""不育男性""不育""精液参数""辅助生殖"以及相关的氧化应激标记物和特定ROS评估方法。还考虑了以英语以外的其他语言发表的文章。不包括仅在会议或会议记录、网站或书籍中发表的数据。网站和书籍章节的引用仅提供概念性内容。

（Sulagna Dutta, Ralf Henkel, Pallav Sengupta 和 Ashok Agarwal 著；薛云婧，王欢和周青 译）

# 第二十八章 精子生理学和精子发生动力学的评估

**要点：**

- 成年男性每天要产生数百万个精子，这由适当的睾丸环境和激素控制。下丘脑 - 垂体 - 性腺轴的正常功能是通过释放促性腺激素释放激素（GnRH）来调节的，这对于维持精子发生和类固醇合成至关重要。
- FSH 和 LH 在生殖细胞发育中的作用分别受到间质细胞分泌的雄激素和支持细胞上的 FSH 受体影响。FSH 直接作用于生殖上皮，而 LH 刺激间质细胞分泌雄激素。
- 精子生成是一个复杂的过程，由原始生殖细胞转化为成熟的精子，从二倍体细胞开始，发育成高度特异化的单倍体细胞，整个过程估计需要 64 d。
- 射精排出的精子只有经过体内获能后才具备受精潜能。获能的精子与卵细胞接触时，启动了顶体反应。

## 第一节 介 绍

精子发生和类固醇合成取决于下丘脑 - 垂体 - 性腺轴的正常功能，该功能通过释放促性腺激素释放激素（GnRH）来调节。下丘脑神经元以脉冲形式分泌 GnRH。后者被转运到垂体前叶，在那里与促性腺激素细胞中的特定受体结合，从而调节垂体促性腺激素、促卵泡激素（FSH）和黄体生成素（LH）的合成和分泌。这些激素分泌到体循环中并作用于睾丸。FSH 与位于支持细胞中的受体结合发挥作用，而 LH 刺激间质细胞产生雄激素，这是男性生育和维持精子形成的必要先决条件[22, 50, 108]。类固醇和性腺肽随后被分泌到体循环中，以调节下丘脑和垂体激素的分泌[64, 118]。

精子生成是一个复杂的过程，是原始生殖细胞转化为成熟的精子，从二倍体细胞开始，发育成高度特异的单倍体细胞[57]。这是一个连续过程，贯穿整个生殖过程，并受生精小管内的旁分泌、自分泌、遗传和表观遗传调控因子控制[82]。完整的过程包括：①精原细胞的增殖；②精原细胞向精母细胞分化；③精母细胞减数分裂产生精子；④圆形精子细胞的成熟；⑤成熟的精子释放到生精小管管腔中[104]。

尽管精子在睾丸中获得了最终的形状和大小，但只有在通过附睾后，才能获得全部的自然受精潜能。这个过程称为附睾成熟。最后，精子与女性生殖道接触后完成获能过程[40, 64, 118]。

在本章中，我们将介绍和讨论精子生理、精子生成和类固醇生成的关键特征。

## 第二节　睾丸的结构与功能

睾丸的主要功能是分泌雄激素和产生精子。睾丸通过各种细胞之间的协调和相互作用来执行其功能，例如支持细胞、间质细胞、管周肌样细胞和生殖细胞[7]。

睾丸位于腹腔外的阴囊内。通过体温调节机制，其温度比体温低 2~3℃。由于男性生殖细胞对热更敏感，睾丸的位置和温度对于维持足够的精子形成至关重要。温度控制机制的改变可导致不育症，如精索静脉曲张和隐睾症。睾丸实质组织被一层结缔组织（睾丸白膜）覆盖，在白膜的外面是鞘膜[110]。睾丸和附睾的血供来自 3 个主要动脉分支，分别是精索睾丸内动脉、输精管动脉以及精索外动脉或提睾肌动脉。精索动脉是腹主动脉的分支，起源于肾动脉的远端。它与一个静脉网相联系，这些静脉网相互吻合并形成蔓状静脉丛。该静脉丛的血管排列有助于动脉和静脉之间的热和小分子交换。在健康的男性中，精索中发生的热交换使睾丸内温度低于体温。在睾丸鞘膜内，睾丸被发自白膜的隔膜分为 200~300 个小叶[82]。在每个小叶中都有生精小管，每个生精小管进入睾丸纵隔，相互吻合形成睾丸网。睾丸网与输精管相连，使精子能到达附睾头部。在每个小叶内，睾丸被分为 2 个隔室，即：①小管内隔室，由生精上皮组成，并含有 2 种细胞类型，即处于不同分化阶段的精子细胞和支持细胞；②小管周围或间质隔室，其由间质细胞、结缔组织细胞、肥大细胞、巨噬细胞、神经、血管和淋巴管组成。在人类睾丸中，间质组织占睾丸体积的 20%~30%[94]。

### 一、生精小管

生精小管是男性睾丸小叶内的弯曲细长管道，其起始端和终止端都在睾丸网中。睾丸网最后汇入输精管。人类睾丸中有 600~1200 个生精小管，总长度大约是 250 m。睾丸网合并形成 5~10 条睾丸输出小管与附睾相通，睾丸液和精子沿此通道输送到附睾头部。生精小管通过其发育组分（发育各阶段的精子细胞）和“支撑细胞”，为生殖细胞的生成提供了独特的生长环境，也为男性生殖细胞的分化提供了生理学基础。“支撑细胞”包括支持细胞和基底膜细胞，它们都与精子细胞直接接触。发育组分由一群上皮细胞组成，包括原始生殖细胞、精子细胞、精母细胞和精子[94]。每个生精小管都由被支持细胞覆盖的基底膜组成，支持细胞在成熟的不同阶段穿插着生殖细胞。生殖细胞的成熟过程，也就是众所周知的精子生成过程，以一种向心的方式进行，最不成熟的细胞出现在外周，随着它们通过成熟的顺序阶段向管腔迁移[5]（图 28.1）。在青春期前阶段，生精小管被称为生精索，仅由支持细胞和精原细胞构成。青春期后，随着睾丸间质细胞产生睾酮量的增加，生殖细胞出现[14]。

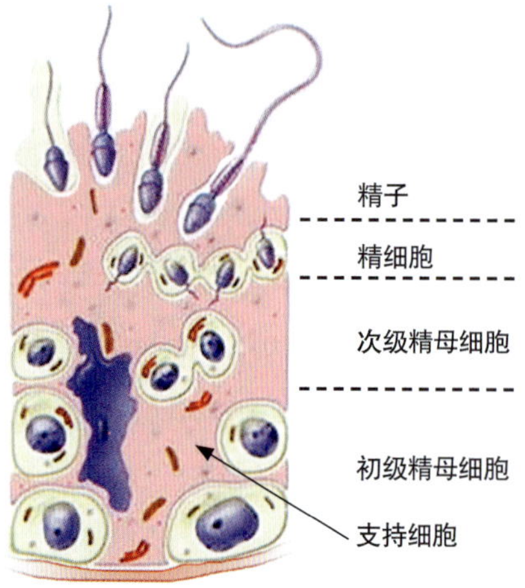


**图 28.1**　单个曲细精管的组织学横截面示意图，描述了其细胞成分[119]

### 二、支持细胞

睾丸支持细胞是生精上皮中真正的上皮细胞，是位于生精小管基底膜上的锥状细胞，其丝状分枝不断向管腔延伸。

支持细胞为生精上皮提供结构支持，包围精细胞，负责维持造血屏障和生殖细胞的发育。支持细胞还具有与激素（抗米勒管激素和抑制素）分泌和吞噬作用有关的功能特性。支持细胞产生大量的液体，不仅为精子提供了一个适当的环境，还帮助不能游动的精子从生精小管移动到附睾[110]。

睾丸支持细胞群是在出生后发育早期建立的，决定着成年期的精子产生和释放。在青春期，支持细胞经历一个增殖期，其中 FSH 起着重要的调节作用[14]。相邻支持细胞之间的紧密连接，为血睾屏障的形成奠定了物理基础。支持细胞通过在生殖上皮的腔内形成合适的微环境，有助于生殖细胞的发育，促进分化的生殖细胞向管腔迁移[28, 110]。

支持细胞的细胞骨架由肌动蛋白纤维、中间纤维和微管组成。肌动蛋白丝由肌动蛋白单体组成，通过与肌球蛋白结合，使细胞之间能够运动。肌动蛋白纤维主要作为微管 - 球复合体和外质特化结构的组成部分。微管 - 球复合体附着于精子细胞，位于生发上皮的顶面，也沿基底外侧膜附着于支持细胞之间。据推测，这些复合体在精子细胞头部的形成过程中起着重要作用。外质特化结构位于生发上皮的顶端，与精子细胞有关，但也存在于支持细胞和基底膜之间的基底外侧膜。它们负责支持细胞之间以及成熟精母细胞与精子细胞之间的黏附[69, 81]。微管是由 α 和 β 微管蛋白组成的管状聚合物，参与细长纤维的组装和释放细长的精子细胞。它们的极性允许精子和其他物质向顶端膜运动[6]。

睾丸支持细胞表达雄激素和 FSH 受体，通过功能性刺激间接维持精子的生成[95]。它们还表达芳香化酶（CYP19），将源自间质细胞的雄激素转化为 17-β- 雌二醇。睾丸支持细胞产生雄激素结合蛋白（ABP），该蛋白充当雄激素的细胞内载体，从而有助于在近腔小室和生精小管腔内维持高雄激素水平。此外，支持细胞起着必不可少的吞噬作用，消除了残留小体，这些残留小体是在精子发生过程中被消除的过量细胞质。

抑制素 B 是支持细胞分泌的一种糖蛋白。抑制素 B 的分泌受促性腺激素、支持细胞、间质细胞和生殖细胞控制。在青春期之前，睾丸支持细胞是曲细精管中的主要细胞类型，而在成年睾丸中则以生殖细胞为主。在青春期到来之前，维持抑制素 B 的分泌以抑制 FSH 的模式是必需的。抑制素通过负调节垂体前叶的 FSH 合成和释放而发挥作用。抑制素 B 的表达和分泌与支持细胞的活性、精子数量和生精模式有关，与 FSH 水平成反比[21, 71]。

### 三、血睾屏障

血睾屏障将生精小管上皮分隔为基底小室和近腔小室两部分。精子发生和释放发生在近腔小室，而精原细胞的更新和精子发生的早期阶段（直至精子细胞的发育前阶段）发生在基底小室中[28]。血液睾丸屏障具有阻止物质从血液流向男性生殖细胞的功能。它允许支持细胞控制生殖细胞的营养供应，并为精子发生创造免疫学上的安全环境，从而避免防御细胞针对生殖细胞的自身免疫反应。血睾屏障的连续性，促进了生殖细胞和支持细胞之间动态的相互作用，以及生殖细胞向管腔表面的迁移[110]。

睾丸支持细胞黏附在生殖细胞上，形成高度专门化的上皮细胞。相邻的睾丸支持细胞之间通过各种连接方式（紧密连接和黏附连接）在生精小管内形成免疫屏障。目前发现有 3 种不同水平的免疫屏障。第一种是由支持细胞之间的紧密连接形成的。其他 2 种位于毛细血管上皮细胞和小管周围的肌细胞。血睾屏障是唯一的人类免疫屏障，其中的紧密连接和黏附连接位置相邻、协同工作。血睾屏障的正常运行对于维持男性生育能力至关重要[6]。

### 四、生精小管周围微环境

生精小管周围的组织和复杂的毛细血管网为生精小管提供了足够的营养。从小管中分离出的间质组织，第一层是由纤维细胞组成的不定层。下一层是由结缔组织插入的肌样细胞组成，而第三层则由大量的胶原蛋白组成，毗邻精索上皮下的基底膜。小管周围肌细胞（管周细胞）具有收缩和分泌功能，例如分泌纤维连接蛋白和 1 型胶原。管周区还含有间质细胞，它们是类固醇合成的基质细胞[94]。管周细胞呈同心状分布在生精小管周围，由胶原纤维隔开。这些细胞产生细胞外基质、结缔组织蛋白（胶原蛋白、层粘连蛋白、黏蛋白和纤维连接蛋白）以及与细胞收缩性相关的蛋白，例如平滑肌肌球蛋白和肌动蛋白。管周细胞还合成黏附分子，例如神经生长因子（NGF）和单核细胞趋化蛋白 1（MCP-1）[93]。上述因子的分泌受肿瘤坏死因子 -α（TNF-α）的调节，而 TNF-α 则由肥大细胞产生。因此，提示管周细胞与肥大细胞之间存在相互作用。还有研究显示，在某些不育男性中，睾丸中肥大细胞的数量增加[11]。管周细胞具有收缩性，有助于精子通过生精小管的转运。催产素、前列腺素、雄激素和内皮素均可调节管周的收缩[90, 107, 115]。内皮素又受支持细胞产生的松弛肽肾上腺髓质素调节[90]。管周细胞还分泌胰岛素样生长因子 -1（IGF-1）和调节支持细胞功能的细胞因子[107]。由于生精小管周细胞与其他细胞成分之间复杂的相互作用，已有研究表明这些细胞在生育中起到一定作用。实际上，在涉及精子发生紊乱导致不育的情况下，可观察到收缩标志物的丢失、管状纤维化和硬化以及肥大细胞数量的增加[11, 52, 88]。在输精管结扎术后的男性的睾丸中，不仅有生精功能损害，也有生精小管管周和间质纤维化[87]。

### 五、类固醇的合成

睾丸间质细胞位于睾丸的间质中，负责雄激素的合成，这对于适当的精子发生必不可少。间质细胞的分化，目前研究发现部分是由管周和支持细胞共同参与调控的，他们分泌白血病抑制因子（LIF）、血小板源性生长因子 -α（PDGF-α）和其他因素共同作用，诱导间质干细胞增殖和迁移到睾丸间质小室，并分化成所谓的 Leydig 祖细胞。随后，生长因子和激素（LH、IGF-1、PDGF-α 等）将 Leydig 干细胞转化为不成熟的间质细胞，最后转化成年间质细胞，主要负责雄激素的合成和分泌[100]。

在成年人中，LH 通过结合间质细胞上的 LH 受体，激活环腺苷酸（AMP）和一系列细胞内事件，包括基因转录和类固醇生成酶活性的增加，最终导致雄激素的合成。LH 与间质细胞质膜上的高亲和力受体结合会导致胆固醇酯水解、类固醇基因表达增加以及 LDL 和 HDL 受体表达。LH 还具有长期的营养作用，促进间质细胞生长和增殖。LH 刺激缺乏反过来会导致类固醇生成酶活性降低，引发细胞萎缩的结果[39]。

雄激素是睾丸分泌的主要产物，日产量为 5~7 mg。据估计，睾丸内雄激素的含量是外周血中雄激素含量的 100 倍。雄激素减少可导致精子生成力下降，引发少精子症，甚至无精子症。雄激素与白蛋白或性激素结合球蛋白（SHBG）结合后进入血液。男性体内雄激素中只有约 2% 在血液中自由循环。血浆雄激素水平与 LH 水平密切相关[91, 116]。

雄激素合成的主要底物是胆固醇。类固醇生成速率的限制点是胆固醇从线粒体外膜向线粒体内膜的转移，在这种情况下，细胞色素 P450SCC（侧链裂解）酶将生物转化为孕烯醇酮。这种转移取决于类固醇生成调节蛋白（StAR）和线粒体转位蛋白的合成，这些蛋白是 LH 与间质细胞表面的受体结合后合成的。线粒体酶细胞色素 P450SCC 或 CYP11A1（cytochrome P450, family 11, subfamily A, polypeptide 1）将胆固醇转变为孕烯醇酮，这一过程受到胆固醇底物利用率的限制。在所谓的 Δ4 途径中，孕烯醇酮被 3β- 羟类固醇脱氢酶转化为孕酮，然后又被 17α- 羟化酶或 CYP17A 转化为 17α- 羟孕酮和雄烯二酮。雄烯二酮最终被细胞色素 P450c17 转化为雄激素（Δ4 途径：孕烯醇酮→孕酮→ 17α- 羟基孕酮→雄烯二酮）。在 Δ5 途径中，孕烯醇酮被 17α- 羟化酶或 CYP17A 羟化为 17α- 羟基孕烯醇酮和脱氢表雄酮，然后被细胞色素 P450c17 转化为雄烯二醇。最后，雄烯二醇通过 3β- 羟基类固醇脱氢酶转化为雄激素（Δ5 途径：孕烯醇酮→ 17α- 孕烯醇酮→脱氢表雄酮→ 5- 雄烯二醇）。雄激素可以通过芳香酶转化为雌二醇，也可以通过 5α- 还原酶转化为双氢睾酮。LH 刺激参与类固醇生成雄激素途径相关酶的基因转录 [22]。

## 六、精子发生

精子生成是一个高效且协调的过程，最终产生成熟的精子。整个精子生成过程大约需要 74 d，但是最近的研究表明，正常男性的生精时间可能在 42~76 d 之间，约 64 d。每隔 16 d，就会有一组新的精原细胞进入精子生成过程 [42, 77, 94]。

典型的精子生成分为 3 个阶段：①增殖或有丝分裂阶段，原始生殖细胞 / 精原细胞通过一系列有丝分裂，形成新的干细胞或精母细胞前细胞；②减数分裂阶段，精母细胞连续 2 次分裂，产生精子（单倍体细胞）；③精子生成，精子细胞分化为精子 [5, 97]。

精原细胞是位于生精小管基底膜中特殊的二倍体细胞。它们是所有其他类型生殖细胞的前体，并且在整个生命周期中都存在于睾丸中。为了维持成熟精子的供应，精原细胞必须执行 3 个功能：分化、自我更新和控制 [27]。按分化程度从低到高，精原细胞可分为（基于其异染色质含量）深色 A 型（Ad，深色）和浅色 A 型（Ap，苍白）精原细胞。

Ad 型精原细胞具有进行有丝分裂的能力，产生新的 Ad 细胞，这些 Ad 细胞被认为是储备精原细胞。Ap 型精原细胞位于生精小管的基底小室中，是 B 型精原细胞的前体，后者可以分化为精母细胞。在精子生成过程中，减数分裂是连续发生的，没有间断。B 型精原细胞通过有丝分裂过程产生初级精母细胞（二倍体细胞），该细胞是精子生成谱系中最丰富的细胞，将经历减数分裂。该细胞大部分时间都在前期 I 中，即第一次减数分裂（减数分裂 I ）的第一阶段，会有基因重组发生。在减数分裂 I 期结束时，2 个子细胞被称为次级精子细胞，包含单倍体染色体，即每个染色体包含 2 个染色单体。第二次减数分裂开始（减数分裂 II ），会产生 4 个精子，每个染色体为单倍体，每个染色体都有一个染色单体。仍呈圆形的精子细胞经历转化和重塑的过程后，称为精子生成和精子排出，这导致精子的形成。精子是一种小而长的细胞，可以分为 3 个区域：头部、中部和尾部 [5, 14, 94]（图 28.2）。

雄激素在精子生成的起始和维持中起着至关重要的作用 [67, 92]。通过与雄激素受体（ARs）的结合，它们调节减数分裂的结束以及从精子细胞向圆形精子的转变 [36]。AR 在附睾组织中的位置对于产生适合精子成熟的生理环境至关重要。雄激素作用是由芳香化酶介导的，芳香化酶是一种催化雄激素转化为雌激素的酶。此外，还有一些生长因子和细胞因子也参与复杂的精子生成过程 [13, 23, 117]。

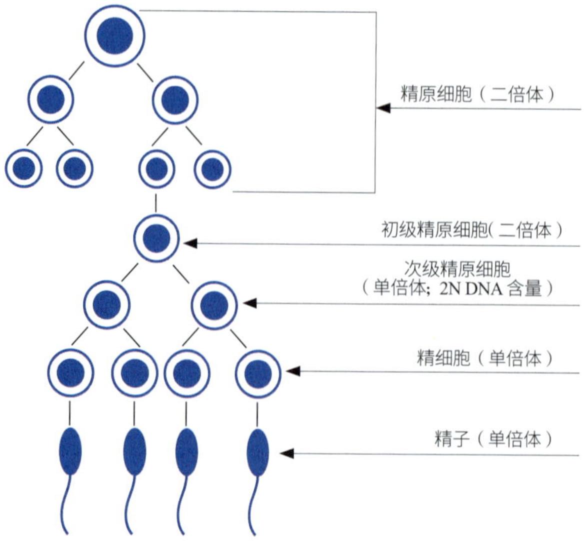


**图 28.2** 精子生成过程中细胞分裂阶段的示意图 [119]

## 七、精子生成和精子排出

精子生成是指生殖细胞经历一系列形态改变的过程，并获得各种细胞器和附属结构，如顶体和鞭毛。在此期间，精子的细胞质和细胞核发生了明显的变化 [94]。顶体起源于高尔基体，主要由水解酶组成包括蛋白酶、水解乙醇酸酶和酯酶，例如透明质酸酶、组织蛋白酶和顶肽等 [1]。随后，这些酶被分泌，以帮助精子穿过保护卵母细胞的屏障，从而帮助受精。在精子生成过程中，由于消除了含有高尔基复合体、核糖体、线粒体和脂质滴的残留体，细胞质体积缩小，以致细胞缩小。一部分残留体被支持细胞吞噬，一部分被释放到生精小管腔中。值得注意的是，残留体不应与“细胞质滴”相混淆，“细胞质滴”由成熟精子中存在的过量细胞质组成，并且仅在附睾腔中释放，从而使精子活力最大化。线粒体与源自中心体的微管一起迁移至未来精子中段的基部，从而构成线粒体鞘。微管构成鞭毛的结构，这对精子活力至关重要。线粒体的积累对于鞭毛运动所需的能量供应至关重要 [5, 14]。早期精子细胞包含 2 个成直角排列的中心体。与精子长轴平行的远端中心体起源于鞭毛的轴丝，称为轴丝。由微管组成的轴丝以经典的 2+9 阵型排列（2 个中央微管，外周环绕 9 组二联管）。轴丝是在精子生成的早期形成的，已经可以看作是延长精子的突起 [5]。精子排出过程是指将生殖细胞去除最后的细胞质痕迹（颗粒 / 过量细胞质），以成熟精子的形式释放到生精管腔中 [5, 14]。

精子是精子生成的终产物。每个精子的长度约为 60 μm。精子的最终结构包括 3 个区域：头部、中段和尾部（鞭毛）。椭圆形的头部长约 4.5 μm，宽 3 μm，可细分为顶体和顶体后区域。精子的大部分体积被含有高度致密染色质的卵圆形核占据。顶体是高尔基复合体小泡融合后形成的，含有精子在受精过程中穿过卵母细胞最外层所必需的水解酶。中段是一个高度组织化的片段，由致密纤维包裹的螺旋状分布的线粒体组成，负责为鞭毛运动提供 ATP。精子尾部（鞭毛）由中央轴丝组成。轴丝是由致密纤维包围的微管组成，从头部延伸到鞭毛末端附近。轴丝由 2 个中央微管组成，周围有 9 对微管，具有典型的 9+2 构型 [5]（图 28.3）。

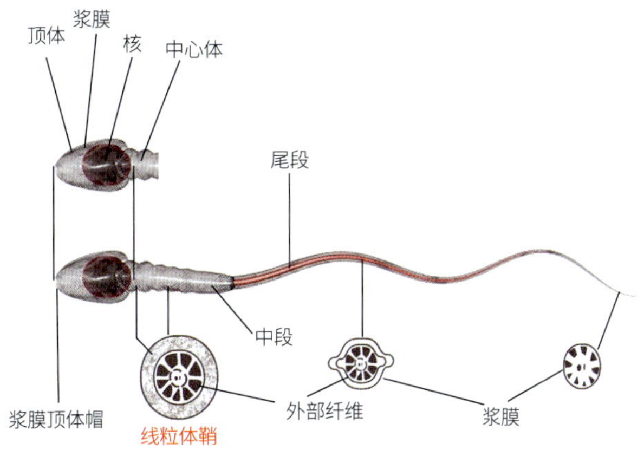


**图 28.3**　成熟人类精子示意图，显示其组成部分，包括头部、中段和尾部[119]

# 第三节　附睾的结构与功能

附睾对于精子功能至关重要，具有以下作用：成熟、运输、浓缩和储存[94]。从睾丸出来的精子在功能上通常是不成熟的。在经过附睾和女性生殖道的转运过程中会逐渐成熟[40]。在释放进入生精小管腔后，浸泡在睾丸液中的精子通过输出小管网迁移并到达附睾。附睾是由头、体和尾 3 个部分组成的管状器官[106]。附睾的头部由 10~15 个输出小管和附睾管的近端部分组成。在睾丸附近，输出小管的管腔更宽、更不规则，在与附睾导管的交界处，则变成椭圆形，而且更狭窄。随着其通过其他附睾区域，管腔直径增加。在输出小管和附睾管基底膜的外部，有收缩细胞，其数量减少，在附睾尾部由平滑肌细胞代替。附睾部分在解剖学、神经支配、小管的血管形成和组织学方面存在区域差异，这表明附睾具有不同的胚胎组织来源[94]。

## 一、精子成熟

随着精子在各个附睾区域的发展，它们会经历生化和分子变化。在此过程中获得了运动能力和受精潜力，这 2 种能力从附睾的头部到尾部显著增加。除非实施卵胞浆内单精子注射技术（ICSI），否则睾丸精子不能使卵母细胞受精[106]。精子的成熟取决于上皮细胞的分泌能力，它创造了一个独特的微环境，该环境会诱导精子细胞质和膜的生化变化。这些修饰增强了精子活力、稳定了染色质，并允许获得透明带的结合和融合位点。

## 二、精子运输

精子通过附睾的转移过程需要 2~6 d。因此，与其他物种相比，其成熟过程发生很快。精子通过附睾的转运依赖于睾丸液的静水压力和附睾管周围收缩组织的自发节律性收缩[105]。经过附睾头部和体部后，精子被储存在尾部中。在人类，55%~65% 的附睾精子位于尾部区域[106]。射精过程中，数以百万计的精子从附睾排出。含有精子的附睾液与精囊和前列腺分泌物混合，形成了精液。精液为射精后短期存活提供了充足的环境[14]。

# 第四节　精子功能

## 一、超活化

由于 $Ca^{2+}$ 大量涌入，超活化的精子表现出极强的但不稳定的运动模式，从而促进了鞭毛弯曲度的增加 [70] 和精子头部剧烈的侧向运动 [80]。蛋白酶体参与激活钙通道，这也导致膜流动性和渗透性的增加 [58, 75, 78, 114]。以下这些事件紧随之后或同时发生：①净表面电荷减少；②膜内蛋白和甾醇的缺失区域；③阴离子磷脂的浓度增加 [73, 114]。无论体外还是体内，超活化运动对于精子穿透进入完整的卵母细胞和卵丘复合体必不可少 [61, 112]。

## 二、精子获能

在体内，射出的精子只有经过获能才能受精。获能的精子才能在精子接近或接触卵母细胞时发生顶体反应 [46, 55, 61, 103, 111]。获能是一种时间依赖的现象，其绝对时间过程是物种特异性的 [79]。它使精子准备好进行顶体反应，同时释放溶解酶和暴露膜受体，这是精子穿过透明带并与卵膜融合所必需的 [79]。据推测，精子通过女性生殖道的速度非常快（据报道，人类精子的运输时间短至 15~30 min），而完成获能则需 3~24 h[79]。因此，这种获能作用直到精子进入卵丘后才完成。这种延迟在生理上是有益的，因为精子在接近透明带之前不会对顶体反应诱导信号产生反应，从而防止过早发生顶体反应，最终导致精子无法穿透卵子外衣 [48, 79]。精子获能是射精后对精子质膜的修饰，包括动员和（或）去除表面成分，如糖蛋白、去能因子、顶体稳定因子和顶体酶抑制剂。精子获能涉及精子膜复合体和能量代谢中重要的生化和生物物理改变。精浆中高浓度胆固醇的存在，维持了精子膜中的高胆固醇浓度，似乎是抑制获能的最重要因素 [33]。获能与膜流动性增加有关，这是通过女性生殖道分泌物中存在的胆固醇受体从精子质膜上去除胆固醇引起的 [66, 80]。

## 三、顶体反应

顶体反应是刺激 - 分泌耦合的胞外事件，其中顶体与过度的质膜融合 [19, 113]。顶体外膜和质膜之间的多次融合导致水解酶的释放（主要是顶体素）和新的膜结构域暴露，这两者都是受精必不可少的。顶体释放的水解酶消化了透明带，使精子穿透卵母细胞 [18]。顶体反应（AR）在生理上似乎是由天然刺激物如卵泡液（FF）、孕激素、孕酮和羟孕酮等诱发的生理反应 [73]。卵泡液和卵丘细胞含有孕酮，孕酮已被确定为最重要的顶体反应诱导剂之一 [19, 102]。卵泡液以剂量依赖方式刺激顶体反应 [20, 102]。此外，有证据表明环境雌激素可显著刺激哺乳动物的精子获能和顶体反应 [2]。

顶体反应可能是当卵母细胞产生的配体与精子上的受体结合时启动的。该信号通过第二信使在细胞内转导，最终导致胞吐作用 [15]。在人类精子中已经发现了许多第二信使途径，包括导致环腺苷单磷酸（cAMP）环鸟苷单磷酸（cGMP）和磷脂依赖性蛋白激酶活化的途径 [16, 37, 38, 114]。这些激酶分别称为蛋白激酶 A、蛋白激酶 G 和蛋白激酶 C。这些途径可能相互作用，以确保受精过程中，在正确的位置和时间做出最佳反应。人精液中的 cGMP 浓度几乎比 cAMP 低 86%，推测这 2 个核苷酸在 AR 中的作用相似，因为它们依赖的蛋白激酶密切相关 [17, 51, 89]。人工刺激引起精子细胞内钙的增加也可以诱导顶体反应 [43, 114]。

## 四、精子与透明带的结合和穿透

精子穿透到卵丘后，其完整的质膜与透明带（ZP）结合。通过精子头部前上方的 ZP 糖蛋白这种特异受体，精子与透明带相结合 [18]。ZP 糖蛋白的糖基化修饰在精子与 ZP 的相互作用中非常重要。人们认为，人 ZP 糖蛋白 3（ZP3）在引发顶体反应中起核心作用 [63]。最近的进一步研究表明，人 ZP1 和 ZP4 也参与该过程 [30, 49]。

顶体完整性对于正常受精至关重要。在正常男性射出的精液中，顶体完整的精子比例很高。在这些人中，5%~20% 的精子细胞可能会出现自发的顶体反应，但没有临床意义 [43]。相反，一些影响精子顶体异常的情况可能导致受精能力下降。例如，无顶体的圆头精子（球形精子）无法使卵母细胞受精，并且在常规体外受精（IVF）辅助生殖技术（ART）中，精子顶体异常的增加与受精失败相关 [62]。

顶体反应是一种与时间有关的现象，不能过早或过晚 [34]。特发性男性不育与早发的顶体反应和精子不能响应适当的刺激而释放顶体内容物（顶体反应不足）有关 [101]。尽管顶体反应过早的原因尚不清楚，但顶体胞吐作用的过早（与刺激无关）启动似乎与质膜稳定性的扰动有关。在这种情况下，顶体反应可能不涉及受体介导过程的过早激活，而是反映了精子膜固有的脆弱性，导致不依赖于受体的顶体损失 [44]。抗精子抗体（ASA）可能会对精子进行获能和顶体反应的能力产生不利影响 [31]。Chang 等人 [26] 报道，与精子直接结合的 IgG 或女性血清中存在的 IgM 都会降低受精率。IgG 和 IgA 的结合可能对受精有协同的负面影响 [35, 60, 74, 76]。

对精子有毒的物质也会影响顶体反应。在大鼠模型中，高浓度的膳食植物化学物质（如染料木黄酮、异黄酮和 β- 拉帕醌）以剂量和时间依赖的方式抑制顶体反应 [33]。染料木素对顶体反应的抑制似乎涉及蛋白激酶 C 途径，而 β- 拉帕醌对精子细胞膜具有直接的细胞毒性作用。有人认为，高剂量的染料木素和 β- 拉帕醌可能抑制顶体反应，反之低剂量可能诱导顶体反应，从而影响男性生育能力 [65]。钙通道阻滞剂也可能干扰顶体反应的胞吐事件。不同的阻滞剂，如三氟哌嗪（钙调蛋白抑制剂）、维拉帕米（$Ca^{2+}$ 通道抑制剂）和硝苯地平（电压依赖性 $Ca^{2+}$ 通道抑制剂）等与仓鼠精子一起孵育，显著降低了仓鼠精子进行顶体反应的能力 [45]。

关于顶体反应的最新文献研究中在精卵融合的生化和功能方面。已经证明，在人类，除 ZP3 和 ZP4 外，ZP1 也能够与获能精子结合，并引起顶体胞吐作用 [30, 49, 53, 54]。ZP3 诱导的顶体反应涉及 T 型电压操作钙通道（VOCCs）的激活，而 ZP1 和 ZP4 诱导的顶体反应涉及 T 型和 L 型 VOCCs。Chiu 等报道，存在于女性生殖道中的糖蛋白 A 使精子对透明带诱导的顶体反应敏感，其特异性糖基化机制涉及腺苷酸环化酶 / PKA 途径的激活，抑制细胞外信号调节激酶的激活，上调透明带诱导的钙内流。因此，有人提出，糖蛋白 A 在体内可能对确保人精子对透明带的完全反应性十分重要 [29]。

## 五、染色质凝聚 / 解聚和 DNA 完整性

在精子发生过程中，生殖细胞的核发生了明显的形态和功能变化。在圆形的精子细胞中，细胞核位于中心位置，但是随着精子细胞的伸长，其移动到一个更偏心的位置并经历明显的凝聚，达到其初始大小的 10%，从而有利于精子的流体动力学。精子染色质是一个高度组织化和致密的结构，由 DNA 和异质核蛋白组成 [3]。在这一点上，染色质是不溶且凝聚的。这对保护父系基因组在通过男性和女性生殖道的运输过程的遗传完整性中至关重要 [41]。致密的精子染色质还确保将父系 DNA 传递到

卵母细胞中，从而使 2 个基因组融合并形成遗传上正常的胚胎 [96, 109]。

在圆形精子细胞中，核 DNA 像其他体细胞一样围绕由组蛋白组成的核小体排列。然而，在成熟的精子中，组蛋白被鱼精蛋白代替（鱼精蛋白是富含精氨酸的小蛋白）。鱼精蛋白负责精子 DNA 的凝聚和抗变性 [5]。鱼精蛋白的作用涉及精子细胞核的凝聚，使其变得更紧密和更有流动性的形式，保护遗传密码，维持和修复精子 DNA 的完整性，以及遗传印迹 [85]。

人类精子细胞核含有 2 种类型的鱼精蛋白，即鱼精蛋白 1（P1）和鱼精蛋白 2（P2），以 1∶1 的比例表达。研究表明，P1 和 P2 表达的改变与男性不育有关 [10, 24]，而鱼精蛋白水平的改变与精子 DNA 损伤的敏感性增加有关 [25]。为了使精子能够受精，它必须在受精过程中的适当时间内进行解聚 [9]。因此，在具有正常染色质结构的精子中，凝聚和解聚过程对于精子的受精能力至关重要 [41]。

精子 DNA 的鱼精蛋白化至关重要，因为它可使致密的父系基因组通过女性生殖道转运。此外，DNA 完整性对于父系遗传信息的精确传递也至关重要。许多体内和体外研究支持 DNA 完整性在受精、早期胚胎发育、着床和妊娠结果中的重要性 [4, 98, 99]。异常的精子生成、精索静脉曲张、炎性过程和其他与过度氧化应激相关的状况都可能会导致精子 DNA 完整性缺陷，从而导致功能改变，可能对生殖结果产生负面影响，无论是自然生殖还是辅助受孕 [86]。

## 第五节　体内精子生成的动力学评估

### 一、过去

在过去的一个世纪中，哺乳动物生精上皮细胞周期的确定是精子发生领域最重要的发现 [32, 68]。实验方法是用动物来确定生精周期的持续时间。它包括分析睾丸照射后生精小管中生殖细胞的消失率。当以适当剂量给药时，X 射线会破坏大量的精原细胞，导致生精小管中的精子细胞和精子逐渐丢失。自然，这种方法不能用于人类。

随着放射性示踪剂的出现和放射自显影技术的发展，对含有示踪剂标记细胞的生精小管的横截面进行定量分析成为可能。该方法涉及在对向睾丸注射示踪剂后的连续活检进行放射线分析。氚化胸腺嘧啶核苷被选择性地结合到即将有丝分裂或减数分裂的细胞核中，成为首选的标记，并被广泛用于计时周期。

1963 年，由 Heller 和 Clemont 进行的一项人体研究评估了 7 名输精管结扎术候选人，他们接受了氚化胸腺嘧啶注射，然后进行了一系列睾丸活检 [56]。根据这项研究，估计从精原细胞向精母细胞的转变需要 16 d。精子的生成分 3 个阶段，即：①精原细胞的增殖，产生二倍体精子细胞；②减数分裂，产生精子；③细胞学转化，产生成熟的精子。其总时间估计为 64 d。通过附睾的转移时间估计为 5.5 d，这一数值来自先前对猪的动物研究 [47]。精子生成大约需要 3 个月时间的常识完全来自上述资料，这些数据在过去的 50 年一直用于指导男性不育症的治疗 [47]。

由于毒性和侵入性，上述研究永远无法人类中复制。然而，这些发现帮助研究者了解在精子生成过程中发生的不同细胞事件。例如，尽管由于生殖细胞的明显混合，人类中生精上皮的清晰周期难以描述，但对固定良好的活检组织的连续切片研究显示，典型的细胞联合分为 6 个阶段。在相邻细胞结合的交界面上存在生殖细胞的混合，包括经常缺少一个或多个生殖细胞代。值得注意的是，处于同一发育阶段的生殖细胞数量相对较少，并占据了有限的管状区域[32]。

### 二、现在

2006 年，Misell 及其同事描述了一种无毒无创的方法来测量体内精子生成。在射出精液中检测到标记精子的总体平均时间是 64 ± 8 d[77]。他们使用 70% 重水（$^2H_2O$）标记的稳定同位素进行了研究，并通过气相色谱 / 质谱（GC/MS）分析射精精子的 DNA 同位素富集。作者在一组正常精子产生的健康男性中，描述了人类精子生成的动力学特征[77]。志愿者每天摄入 $^2H_2O$，持续 3 周，以达到并维持约 1.5% 的体液富集度。先前的研究已经证明，这种水平的体内水富集可以引入足够的标记，用于随后的 DNA 合成分析[72, 83, 84]。在他们的实验中，总共有 11 名精子浓度正常的健康男性摄入含重氢的（重）水（$^2H_2O$），每 2 周采集分析精液样本，共持续 90 d。用 GC/MC 技术对精子 DNA 中的标记渗入进行量化，从而计算出射精中新细胞的百分比。

这个研究是首次在人体内对精子生成进行无创而直接的动力学测量。在 Heller 和 Clermont 的研究中，估计精子生成需要 64 d，不包括附睾的转运时间。而 Misell 及其同事的研究发现精子生成的持续时间更短。正常男性射精中出现新精子的时间平均为 64 d，但包括附睾转运时间。

Misell 和同事观察到，射精中新精子生成时间从 42 d 到 76 d 不等，表明个体间存在显著差异。这与当前认为精子生成在个体间是“固定”的观点相矛盾。在一名受试者中检测到，超过 33% 的新精子的时间间隔是 42 d；而在其他受试者中，则至少需要 60 d。所有受试者在第 90 天射精时都获得了 70% 以上的新精子，但大多数男性没有达到平台标记，这表明附睾储液器中的旧精子迅速被洗出。虽然这些发现可能与精子生成本身的变异有关，但也可能是附睾转运时间影响了结果，因为无法使用他们的方法对精子生成和附睾转运持续时间进行单独分析。实际上，有人推测，由于通过附睾尾的速度不同，附睾转运时间也不同，这反过来又受到射精频率的影响[8]。此外，有人认为睾丸精子产量高的男性比睾丸精子产量低的男性附睾转运时间更短[59]。这种差异可能是由于精子和液体的产生之间存在直接的联系，因为产生更多精子的睾丸也会产生更多的液体，所以精子沿着附睾管的运动可能会更快。

Misell 及其同事的数据还表明，在正常男性中，从生精上皮释放的精子以协调的方式进入附睾，在随后的射精之前，很少有新旧精子混合。这是一个新颖的发现，这提示无论在附睾管的任何部分混合，精子在年龄和生物学状态上都是不均一的。它们的动力学数据显示，具有完整标记曲线的男性精子富集急剧增加，随后急剧下降，表明精子年龄不是异质的。如果年轻精子和老年精子发生了显著的混合，那么标记曲线的斜率将更加平缓。这些动力学数据表明，正常男性的附睾能快速而完全地清除老精子。

## 第六节　结　论

精子生成是一个高度组织化和复杂的分化事件，其产生遗传上不同的雄配子以进行受精。精子的产生是一个连续的过程，始于青春期并持续一生，其发生部位在有免疫特权的生精小管中。从生精小管释放到附睾的精子经历了一个睾丸后的成熟过程。在受精之前，精子必须通过获能和顶体反应经历进一步的生化变化，这 2 种变化都发生在射精后。最近的一项新的直接测量人体精子生成动力学的研究表明，整个精子生成的过程比以前认为的要短。此外，在精子生成的持续时间方面存在很大的个体生物学差异。精子生成和类固醇合成都依赖于下丘脑 - 垂体 - 性腺轴的正常功能，而这一功能调节通过释放 GnRH 完成。任何影响精子生成和类固醇合成的事件都可能影响精子数量和（或）质量，对生育能力有潜在的不利影响。

## 第七节　审查标准

直到 2019 年 1 月，才对 MEDLINE、EMBASE、Science Direct 和 Scielo 数据库进行了医学文献的全面搜索。我们使用了与“精子生理学”“精子生成”“类固醇生成”和“精子动力学”相关的术语。

（Matheus Roque, Giuliano Bedoschi 和 Sandro C. Esteves 著；王欢，张云山和周青 译）

# 第二十九章　精子 DNA 损伤的起源

**要点：**

- 男性不育症是一个值得关注的重要问题，如同糖尿病，是一种终身性疾病。
- 在不育男性中，精子 DNA 损伤的发生率高达 80%。
- DNA 损伤修饰包括：①碱基化学结构变为 8- 氧代 2'- 脱氧鸟苷（8-OHdG）；②单链断裂；③双链断裂；④ DNA 主链碱基缺失；⑤嘌呤、嘧啶和脱氧核糖的修饰；⑥脱碱基位点的引入；⑦ DNA 交联。
- 精子 DNA 损伤的原因包括染色质重塑、氧化应激、精索静脉曲张、睾丸热应激或不良的生活习惯。
- 药物和衰老也会导致精子 DNA 损伤。

## 第一节　介　绍

在全球范围内，估计有 7% 的育龄男性患有不育症[1]，约占所有不孕不育夫妇的 50%[2]。临床研究表明，氧化应激是导致男性不育的主要原因。氧化应激导致的特发性男性不育大约占整个男性因素的 40%。而在脊髓损伤的男性中，这一比例高达 96%[3–5]。因此，氧化应激被认为是男性不育和精子 DNA 损伤的主要原因[6]。

常规的精液分析包括精子浓度、活力、存活率和正常精子形态，仍是男科诊断学的基础，但临床价值非常有限[7, 8]，因为其无法检测出男性生殖细胞的功能。大约 20% 的不育男性，精液分析结果是正常的[9]，从而导致临床诊断特发性不育症患者比例过高[10]。因此，为改善男科诊断，寻找、鉴定和验证新的、可靠的、有循证医学支持的男性生育标记物变得至关重要[11]。当前，有希望的可检测标记物之一是精子 DNA 断裂 / 损伤。尽管仍存在一些争论和阴性结果，但仍受到一定支持[12–15]，因为与精子数量或活力这些参数相比，它具有更高的稳定性和较低的生物学变异性[16]。但在精子 DNA 断裂 / 损伤检测广泛应用前，有必要制定一个简单易行、高标准的临床应用指南[17]。

## 第二节　什么是 DNA 损伤

突变是 DNA 碱基对序列的改变，而 DNA 损伤是 DNA 的化学结构发生异常，并引起 DNA 结构的改变，从而阻止了复制功能的正常运行[18]。精子 DNA 损伤是 DNA 分子结构修饰的结果[19]。这些修饰包括：①碱基化学结构变为 8- 氧代 2'- 脱氧鸟苷（8-OHdG）；②单链断裂；③双链断裂；④ DNA 主链碱基缺失；⑤嘌呤、嘧啶和脱氧核糖的修饰；⑥脱碱基位点的引入；⑦ DNA 交联[20, 21]。上述修饰的结果导致基因转录可能被阻断或被诱导，而最终的转导途径是被诱导，DNA 复制发生错误，端粒 DNA 的损耗增加，基因组可能变得不稳定[22–24]。

DNA 损伤有 2 种主要类型，即由活性氧（ROS）攻击引起的内源性 DNA 损伤，由辐射、热损伤、某些毒素或诱变物质引起的外源性损伤。根据所涉及的内源性细胞过程的特征和外源性物质的类型（长波紫外线、中波紫外线、电离辐射等），上述 2 种类型可进一步分为多个亚组。据报道，单个细胞每天因自然和环境因素引起的 DNA 损伤数量是 1 万 ~100 万[25]。尽管在精子中，DNA 损伤的修复机制非常有效，但它们仅在精子生成的最后 3 周之前，在有丝分裂和减数分裂过程中起作用。从那以后，生殖细胞没有修复能力，精子在产生过程中极易受到 DNA 损伤的影响。在该过程中，单倍体圆形精子细胞发生分化，并在形态上转变成细长的、高度极化的精子。在此过程中，整个染色质从含有组蛋白的巨大环状结构重塑为高度浓缩和包被的染色质组织。其中 DNA 的负电荷被碱性鱼精蛋白中和，从而使整个基因组适合进入大小约为 5 × 2.5 μm 的精子头部空间。含有缺陷 DNA 的精子可以使卵母细胞受精[26, 27]，然后精子 DNA 损伤的修复将留给卵母细胞。而卵母细胞至少能修复一部分精子 DNA 损伤[28]。如果无法修复，则可能导致受孕失败、畸形或儿童早期癌症[29]。

## 第三节　精子生成和染色质包装

精子生成是睾丸中形成生殖细胞的过程，分为 3 个步骤：增殖、成熟和分化。最后一步也称为精子分化，一般将其分为 4 个时期：高尔基期、顶帽期、顶体期和成熟期。精子分化是一个高度复杂的过程，在此过程中，精子 DNA 经历了多个步骤的重大变化，包括通过所谓的过渡蛋白，组蛋白作为核蛋白交换，最终通过鱼精蛋白导致遗传物质的显著压缩。这一过程的特征是生殖细胞从圆形转变为细长的纤毛状精子[30]。

## 第四节　DNA 损伤机制

有 3 种主要的理论来解释精子 DNA 损伤的起源，即引起氧化应激的活性氧（ROS）、精子染色质包装、细胞凋亡。

### 一、活性氧

活性氧（ROS）是具有很强化学反应活性的氧衍生物，其半衰期在纳秒至毫秒之间，参与引发氧化应激（OS）。引起氧化应激的原因包括内源性因素和外源性因素。常见的外源性因素，如吸烟、酗酒、物理辐射或环境毒物等。而男性生殖道感染 / 炎症、肥胖症和糖尿病是最重要的内源性因素。像身体其他器官的体细胞一样，由于线粒体电子转移链中的电子溢流，精子也会产生自己的 ROS。当电子溢流超过正常生理水平，就会产生高水平的超氧化物，这些超氧化物会分解成过氧化氢，通过脂质过氧化作用引起膜损伤，导致更多的 ROS 溢流，进一步触发更多线粒体膜损伤。最终形成恶性循环 [31]，随着精子细胞进入内源性凋亡途径，磷脂酰丝氨酸的外露是凋亡的早期标志，而精子核 DNA 损伤是凋亡的晚期标志 [32]。

精子细胞本身或白细胞来源的 ROS，不仅在线粒体膜中，而且会在其他所有细胞膜中引起脂质过氧化（LPO）反应。LPO 是一种自由基链式反应，通过该反应，存在于膜中的多不饱和脂肪酸将被氧化，并产生多种脂质代谢产物，包括脂质过氧自由基、烷氧基、丙二醛、4- 羟基壬烯醛（4-HNE）和丙烯醛 [33, 34]。4-HNE 可以结合线粒体蛋白并触发 ROS 的产生，从而迫使精子细胞进入线粒体膜损伤和凋亡的恶性循环。该过程最终导致氧化的 DNA 加合物形成、DNA 链断裂和细胞死亡 [35]。这些醛类物质本身也是强氧化剂，可加剧线粒体电子溢流，并产生更多的 ROS，从而不仅会对精子 DNA 造成损害，还会对精子其他功能造成损害。

## 二、精子染色质包装

精子细胞核与染色质包装的转化是将细胞核大小从正常体细胞大小减小到精子细胞核大小的关键过程。在此过程中，90%~95% 的组蛋白最终被鱼精蛋白取代 [36]。为了用鱼精蛋白代替组蛋白，会形成 DNA 缺口来减轻扭力，从而促进组蛋白的分解和染色质的重排 [37]。当染色质包装完成时，这些缺口全部消失 [37–40]。McPherson 和 Longo[37] 假设染色质包装需要使用内源性核酸酶，即拓扑异构酶Ⅱ，来创造和连接缺口，以促进鱼精蛋白化 [41]。根据这一假设，最近发现，拓扑异构酶Ⅱ在将 DNA 复制与染色体浓缩的衔接过程中起重要作用，并且与大蛋白复合物（即浓缩）相互作用，后者在有丝分裂染色体组装和组织中具有关键作用 [42, 43]。此外，拓扑异构酶Ⅱ存在于人类生精小管中 [44]，这是精子发生的位置。这种酶也主要参与精子细胞 DNA 的修复 [45]。此外，聚 ADP 核糖聚合酶能够抑制拓扑异构酶Ⅱ活性。这种聚合酶因 DNA 链断裂而被激活 [46]。

在精子生成过程中，DNA 重塑是独特的。因为它会产生一种细胞，其细胞核无转录活性，并且剥夺了大部分细胞结构。因此，射出精液含有异质的精子群就不足为奇了。这些精子在核、细胞骨架和细胞器水平上均有多种异常。众所周知，人类成熟精子核的染色质可以被异常包装 [47]。此外，异常染色质的包装与精子核 DNA 损伤之间有很强的相关性 [48–51]，并且成熟精子中存在的核 DNA 损伤与异常的精液参数之间同样有很强的相关性 [38, 52]。组蛋白尾部的高度酰化使染色质结构松动，导致 DNA 链断裂，促进了组蛋白替代过程，使 DNA 更容易受损 [53, 54]。反过来，一旦这个过程完成，在附睾通道中，鱼精蛋白分子内和分子间会形成稳定的二硫键 [55, 56]，这种高比例的交联，可以使大量精子 DNA 保护免受攻击，并补偿精子中缺失的 DNA 修复机制 [57]。DNA 修复机制的改变会对男性生殖细胞基因组的完整性产生重要影响。

## 三、细胞凋亡

凋亡过程也被称为程序性细胞死亡。在脊椎动物中，已经提出了 2 种凋亡途径，一种是内在途径，又称为线粒体途径，另一种是外在途径，又称为死亡受体介导的途径 [58, 59]，是由 Fas 和 TNF 家族的其他成员激活启动子含半胱氨酸的天冬氨酸蛋白水解酶（caspase）即 caspase-8 触发执行启动子 caspase-3。在内在途径中，线粒体在许多刺激中发挥重要作用，涉及通过 BCL-2 家族成员整合死亡信号，活化 caspase 酶并释放细胞色素 C[60]。但是，在哺乳动物精子中，磷脂酰肌醇 3- 激酶（PI3K）通常阻止细胞进入该途径，并且只有当 PI3K 被抑制时，精子才能启动内在途径。该途径的启动最终将导致线粒体 ROS 产生增加，细胞发生凋亡变化和 DNA 氧化损伤[61]。

Aitken 及其同事[21]指出，与体细胞不同，精子在结构上分为头部、中段和尾部。此外，精子只有一种酶，即 8- 氧鸟嘌呤 -DNA 糖基化酶，用于位于核和线粒体的碱基切除（BER）途径。因此与体细胞相比，这一途径更短。由于缺少下游因子，如嘌呤核酸内切酶 -1，DNA 上已经被 8- 羟基 -2'- 脱氧鸟苷影响形成了脱碱基位点，这导致 DNA 链断裂。这种 DNA 碱基的改变是诱变体，可引起 DNA 损伤[62]。

## 第五节 DNA 损伤的病因

除了外源性因素如物理辐射、杀虫剂等环境毒素或其他化学暴露外，还有许多内源性因素也可导致精子 DNA 损伤（图 29.1）。其中最常见的内源性因素包括热暴露、生殖道感染 / 炎症、营养不良、肥胖和糖尿病。

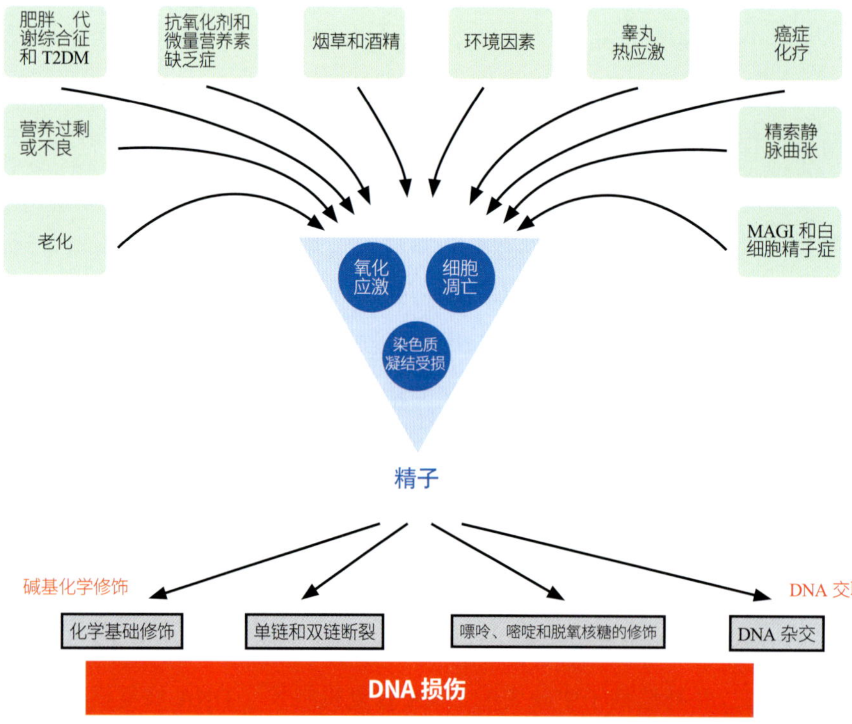


**图 29.1** 精子 DNA 损伤的病因：精子 DNA 损伤可由各种内源性和外源性因素引起，例如衰老、不良生活方式、环境毒素、感染或某些药物治疗。直接的结果是诱发了睾丸和（或）精液的氧化应激，这将导致细胞凋亡和受损的染色质凝聚。除了诱导脂质过氧化和对蛋白质的直接破坏外，氧化应激还会引起各种形式的 DNA 破坏，包括碱基修饰、DNA 链断裂、嘌呤和嘧啶修饰以及 DNA 交联等（经克利夫兰医学艺术与摄影中心许可转载 ©2019 版权所有）

### 一、精索静脉曲张和睾丸温度增加

精索静脉曲张是阴囊中蔓状静脉丛的异常扩张、伸长和迂曲。这些静脉将血液从睾丸引流回体内。睾丸动脉、输精管动脉、提睾肌动脉和蔓状静脉丛一起形成了逆流机制，将来自主动脉的血液从37℃的体核温度降到约35℃。在全球范围内，精索静脉曲张是原发性和继发性男性不育症最常见的原因，在原发性不育症患者中占35%~40%，在继发性不育症患者中占比高达80%[63, 64]。精索静脉曲张可通过多种病理生理机制影响精子生成，如增加阴囊温度、引起激素紊乱、睾丸灌注不足、缺氧、有毒代谢产物返流和镉蓄积等[65]。热应激导致线粒体、细胞质和细胞膜产生的ROS显著增加[66, 67]。

精索静脉曲张最常讨论的病理生理机制是氧化应激理论和睾丸热应激理论。氧化应激理论与上面提及的所有病理生理机制有关[65, 68]。精液ROS水平升高十分普遍，在男性不育病例中发现率在25%~40%之间[3, 4]，而在脊髓损伤病例中高达96%[5]。精索静脉曲张加剧了高水平的ROS和氧化应激[69]。在较显著的精索静脉曲张患者中，病情的严重程度与更高的氧化应激水平密切相关。不仅表现为ROS水平的增加，精子DNA损伤标志物水平也显著升高[70–72]。

由精索静脉曲张或其他热应激源引起的阴囊高热症，如热水浴、焊接、久坐或紧身内衣等，会对精索静脉曲张患者的睾丸间质细胞和支持细胞的功能产生负面影响，包括显著降低睾丸内睾酮浓度和雄激素结合蛋白活动，从而提高睾丸温度[73, 74]。与睾丸间质细胞、支持细胞和精原细胞A相比，精原细胞B、粗线期精母细胞和早期精子细胞被认为具有更强的热敏感性，因为这些细胞没有暴露在子宫内较高的温度环境中[75, 76]。因此，阴囊热应激影响了精子生成的整个过程，最终导致高水平的精子DNA损伤[77]。阴囊冷却作为一种治疗方法已被证明可以改善精子的活力和形态[78]。

## 二、生殖道感染和炎症

据Nieschlag[79]报道，男性生殖道感染和炎症是继特发性不育症和精索静脉曲张之后，第三大导致不育症的单一性病因。男科门诊的诊断率从6%~15%不等[80]，甚至高达30.1%[81]。考虑到感染主要是由细菌引起，因此感染本身可以用抗生素治疗，抗炎药物可以缓解感染相关炎症引起的外生殖器管道阻塞[82]。临床医生面临的一个问题是，男性生殖道感染通常是无症状的[83, 84]。此外，男性并不轻易向医生咨询就诊，导致诊断和治疗的延误。

泌尿生殖系统感染引发受感染器官出现白细胞浸润，随后释放大量ROS和促炎细胞因子，例如IL-6、IL-8或肿瘤坏死因子α[85, 86]。反过来，这些细胞因子通过氧化应激和脂质过氧化反应直接或间接地对精子功能和精子DNA完整性产生不利影响[87–89]。

## 三、营养摄入不足

营养摄入不足会通过影响精子生成而影响精液质量[90–92]。有利于男性生育能力的食物包括增加抗氧化的水果、蔬菜、海鲜（特别是ω3多不饱和脂肪酸）、全谷物、坚果、植物籽、植物油和微量营养素（如β-胡萝卜素、叶酸、维生素C、维生素E、硒、锌等）[91, 92]。可以参考地中海饮食模式来实施，这样可以改善同一BMI范围内男性的生育参数[93–95]。现代西方容易导致肥胖的饮食习惯与男性精液质量差和生育能力不佳有关。这表现为高热量和营养贫乏的食品和饮料，包括增加摄入精制糖、反式脂肪酸、红肉、加工食品、大豆和酒精，以及减少摄入纤维素、水果、蔬菜、多不饱和脂肪酸、微量营养素和抗氧化剂[90]。与良好饮食习惯的男性比较，这些营养暴露产生氧化应激和增加精子DNA碎片指数。表观遗传修饰在精子中得到进一步证实，并转移到后代，尽管因果关系并未证明[96–98]会增加代谢紊乱和癌症等疾病的跨代风险[98]。动物模型表明，高脂肪饮食、低蛋白饮食、叶酸摄入减少，以及接触杀虫剂和除草剂会导致 DNA 损伤，具有致突变性，并调节 DNA 甲基化、染色质重塑和小编码 RNA 功能[97]。

过量摄入脂肪、碳水化合物和蛋白质等营养素，会导致全身性的 ROS。增加的能量消耗，通过增加 NADPH 氧化酶活性和减少内源性抗氧化多糖防御，进一步增加 OS[99, 100]。这会导致生殖细胞代谢低效和精子生成受损，以及线粒体功能和 DNA 完整性受损[101, 102]。

西方化的能量密集型食物摄入会导致营养过剩，继而发生微量营养素缺乏，增加生殖道 OS，并对精子产生有害影响，包括 DNA 碎片化[103]。许多重要的营养素参与精子生成和基因组的稳定性，包括类胡萝卜素、维生素 C、叶酸、维生素 E、锌、硒、铜、谷胱甘肽、α- 硫辛酸、 N- 乙酰半胱氨酸和辅酶 Q10 等[104]。这些营养素都可以通过摄入食物或非处方补充剂获得，这与改善精液质量有关[96]。尤其是维生素 A、维生素 C 和维生素 E，已被发现能改善精子 DNA 的稳定性[105, 106]。相反，过量补充类胡萝卜素和抗坏血酸会导致 DNA 损伤和 DNA 加合物的形成[107]。毫无节制地过量补充抗氧化剂可能会造成还原性应激，其危害性与氧化应激类似[108]。此外，过量的抗氧化剂可能产生抗氧化反作用，抑制氧化还原调节功能，如染色质凝聚、顶体反应、获能和卵母细胞结合[109]。

常量营养素营养不良至今仍是一个重要的公共健康问题，低体重男性与低生育率和不良精液参数有关[110]。慢性营养不良和蛋白质能量营养不良（PEM）会造成生殖道内的 OS 增加[111]，也会对胚胎发育产生负面影响，造成睾丸结构缺陷和成年不育[112]。在这种情况下，适当的热量限制，不仅不会导致微营养素缺乏（MND），还可以降低全身性 OS 和慢性疾病的风险，延长寿命[113]。这在一定程度上是通过增加 DNA 修复机制来减少炎症和 OS 标记物促成的。这对维护 DNA 完整性有积极作用，减少细胞凋亡[113]。然而，适当的饮食限制（DR）对男性生育的影响尚未得出结论[114, 115]。

### 四、肥胖与代谢综合征

肥胖是内脏脂肪过度积累的表现。临床上将身体质量指数（BMI）> 30 定义为肥胖[116]。BMI 增高后，通过多种代谢、内分泌和免疫机制增加了疾病的发病率和死亡率[116]。代谢综合征（MetS）描述了 5 种肥胖表型并发症的聚集：腰围增加、高血压、高甘油三酯血症、高血糖和（或）HDL- 胆固醇降低。具备这 5 个指标中的任何 3 个，就可以诊断为 MetS[117]。近几十年来，肥胖症和 MetS 显著增加。同时，诱发肥胖的环境也在增加，并伴随精液质量的下降[116, 118]。肥胖和 MetS 的常见并发症包括心血管疾病（CVD）、2 型糖尿病（T2DM）、神经退行性疾病、恶性肿瘤（包括结直肠癌和前列腺癌）、非酒精性脂肪肝和阻塞性睡眠呼吸暂停。此外，男性性腺机能减退、勃起功能障碍和精液质量下降已有报告[119]。

肥胖潜在的病理生理学机制包括慢性系统性炎症、OS、高胰岛素血症、脂肪组织功能障碍和脂肪因子分泌改变、高雌激素血症和促性腺激素分泌不足。睾丸炎症和 ROS 已证实可损害睾丸精子生成、类固醇生成和附睾精子成熟，并造成 DNA 碎片化。这通过表观遗传修饰进一步传递给后代，但这是可变的[118, 120]。此外，男性生育能力受损已成为由 OS、炎症和性腺功能减退介导的代谢并发症的预测因子[121]。

肥胖与精子质量缺陷有关，包括精子中受损的 DNA[120]。在这种情况下，动物和人类的研究发现，肥胖增加生殖管道 OS，造成精子 DNA 改变。睾丸组织中改变的 OS 基因包括抗氧化防御，如超氧化物歧化酶（SOD）、谷胱甘肽过氧化物酶（GPx）、过氧化氢酶和 Nrf2[122–124]。因此，父辈肥胖的增加对 DNA 完整性和表观遗传调节有负面影响[116]。多个研究一致报告，过度肥胖和许多组织的 DNA 损伤有关，包括下丘脑、骨骼肌、肝脏、胰腺、前列腺和睾丸等[116, 125]。肥胖引起的精子 DNA 损伤和表观遗传修饰降低胎儿存活率和辅助生殖技术（ART）成功率，增加了习惯性流产、胚胎发育障碍以及对后代健康不良影响的风险[116]。肥胖改变了精子生成的环境，造成精子质量差、膜脂质改变和 DNA 碎片化，特别是通过 OS 和炎症介导的 DNA 碎片化[120]。同样，MetS 的精子 DNA 碎片增加，在动物和人类研究中均有证明[119, 126–129]。然而，总体上，肥胖对 DNA 损伤的影响和机理的认识仍然相对不足。

表观遗传程序会重置 DNA 中的甲基化标记，调节单等位基因的表达，在正常发育过程中建立父系特异性甲基化。精子 DNA 甲基化和非编码 RNA 修饰被认为可以通过父系肥胖将代谢和健康紊乱转移到胎儿和后代，这是一个值得进一步关注的公共健康问题[120, 130, 131]。已确定在父亲肥胖中存在不适当差异甲基化区域的精子基因包括 MEG3、NDN、SNRPN 和 SGCE/PEG10。它们参与胚胎和胎儿的发育以及肿瘤的生长[130]。目前的证据进一步表明，受精前减重可能会防止肥胖和 MetS 对后代的一些负面影响。然而，人类相关的研究质量普遍不高，与环境、营养和生活方式有关的许多混杂因素需要进一步研究[132]。

### 五、糖尿病

糖尿病（Diabetes mellitus，DM）是由胰岛素分泌失调引起的以慢性高血糖为特征的代谢性疾病，伴有碳水化合物、蛋白质和脂肪代谢受损，以及其他多种功能障碍[133]。1 型 DM（T1DM）是由于胰腺 β 细胞内的慢性自身免疫反应造成低胰岛素症[134]。2 型 DM（T2DM）是以慢性高胰岛素血症为特征，其发生与肥胖和代谢综合征有关的不良生活方式和环境暴露有关[117]。

近年来，糖尿病发病率显著上升，尤其是 2 型 DM，包括青年育龄男性和青少年，甚至儿童都有惊人的增长[135]。由于葡萄糖和胰岛素在精子生成和类固醇生成中十分重要，DM 会对生殖功能和性功能产生不良影响，是导致人类和动物精液质量（特别是精子浓度、活力、正常形态）降低、DNA 断裂、顶体反应增加和凋亡的明确原因[136]。DM 会引起精子生成和睾丸组织结构的有害改变，特别是在附睾[137, 138]。更具体地说，由于附睾排出量的减少，T1DM 患者的射精量会减少，由于线粒体损害，精子活力会下降。T2DM 与炎症和 ROS 产生有关，对精子活力和 DNA 碎片产生不良影响[137]。糖尿病引起的睾丸功能障碍的机制包括内分泌病变、炎症、糖基化、神经病变以及 OS[138]。

强有力的证据表明，由于 OS 的增加，糖尿病患者的 DNA，包括基因组和线粒体 DNA 受到了严重的损害[136–140]。重要的是，DM 还会造成精子生成过程中的表观遗传修饰，这些表观遗传修饰会遗传给后代。2 型 DM 与 OS 引起的精子 DNA 损伤有更密切的相关性，而且伴有代谢性合并症。这增加了睾丸 ROS 的产生，减少了内源性和外源性抗氧化剂的产生，同时增加了酶糖基化终产物、精子脂质过氧化、线粒体功能障碍和 DNA 碎片化[137]。在 2 型 DM 中，OS 被认为会损害男性的生育能力，潜在的靶点是附睾，造成大部分精子的 MMP 受损、DNA 碎片化，以及晚期凋亡[137]。通过受损的 DNA 甲基化和组蛋白修饰的表观遗传修饰也被证明对胚胎发育和后代健康有重大影响[136]。重要的是，在临床和临床前研究中，需要对机制和潜在的新治疗靶点进行更详细的研究。

### 六、酒精和烟草

当前，烟草仍然为社会所接受，影响全球 30% 的男性 [141]。虽然烟草对人体的有害性十分明确，但其对生育的有害性未被重视 [142]。由于伦理方面的考虑，很难在人类身上进行实验研究，因此这一证据依赖于观察性的、回顾性的数据和临床前研究 [142]。通过吸烟接触大量化学物质，显著降低了男性生育相关参数 [143–146]，与不吸烟者相比，吸烟者的标准精液指标下降了 22%[141]。这些机制尚不清楚，涉及 ROS、线粒体和染色质损伤、顶体反应和获能抑制、精子形态学改变以及吸烟引起的缺氧 [142, 147, 148]。烟草被证实会在许多组织内引起 DNA 损伤，包括精子 DNA 和染色质凝聚以及异常的 DNA 甲基化 [148–153]。这似乎是通过增加 ROS 和减少内源性抗氧化剂介导的 [148]。

长期大量饮酒会损害精子生成，对精液质量产生不良影响，并通过减小睾丸体积和减少睾丸间质细胞数量降低睾酮合成 [154–157]。与吸烟一样，大量饮酒似乎也会增加精液白细胞浓度，可能会导致生育能力下降 [158]。然而，适度饮酒对男性生育的影响似乎微乎其微，只有射精量似乎会受到影响 [156, 159, 160]。另一些研究表明，适度饮酒可以改善精液参数，甚至可以改善 ART 结果 [160]。精液参数似乎受到每周 20 或 25 个单位以上的不良影响 [161–163]。多项研究表明，酒精可引起精子 DNA 损伤，并造成精子和睾丸间质细胞凋亡 [148, 163–166]。这是由增加 ROS 和减少内源性抗氧化机制所介导的 [148]。然而，这些发现并不一致 [167, 168]。乙醇诱导的 DNA 损伤可上调 Fas 系统，同时增加 p53 和 caspase 酶活化、细胞色素 C 转位和生殖细胞凋亡 [164, 169]。此外，酒精暴露还会引起表观遗传变异，这些改变会转移到下一代，包括酒精相关病理遗传 [170]。父亲暴露于酒精的作用正逐渐成为胎儿酒精相关生长缺陷的风险和发生的重要因素，而这是由精子 DNA 甲基化分布改变介导的 [171]。

### 七、癌症和化疗

年轻男性中睾丸癌的发病率正在增长，治疗的方法是化疗和放疗 [172]。化疗用于生殖细胞睾丸癌和淋巴瘤的治疗已经十分成熟，联合化疗（如博来霉素 + 依托泊苷 + 顺铂）显著改善 5 年生存率达到 90% 以上 [173, 174]。已经有依据证实，睾丸癌和淋巴瘤患者在开始化疗之前，即使精液分析结果正常，也会出现精子 DNA 完整性和紧密性下降 [172, 175–177]。有趣的是，男性不育是癌症的危险因素，尤其是睾丸生殖细胞癌、前列腺癌、淋巴瘤和黑色素瘤。尽管知之甚少，但据推测，常见的介质包括睾丸发育不全综合征、染色体异常（包括 Y 染色体异常）和受损 DNA 修复机制造成的 DNA 完整性下降 [178]。

化疗则会进一步影响睾丸功能，减少精子生成和损害精子染色质的完整性 [173, 174, 177, 179]。最终结果受药物剂量和化疗方案的影响 [180]。此外，癌症患者化疗造成的 DNA 完整性和紧密性损害会持续超过 24 h。而且，在化疗过程中和化疗后，还会对精液质量造成其他损害 [174, 179]。重要的是，青少年化疗可能会出现永久性的生精干细胞表观基因组的重新编码，有可能将这种表观遗传学改变转移到后代 [181]。

除了化疗外，癌症的放射治疗在治疗后的 2 年内会造成精子的 DNA 损伤。联合治疗比单一治疗具有更强的遗传毒性 [182]。这就需要针对癌症和化疗的影响进行适当的生殖和生育咨询，包括对接受化疗的癌症患者进行基于 DNA 完整性的评估和冷冻保存建议 [175, 177, 179]。

### 八、污染和环境毒素

近几十年来，空气污染明显增加，特别是在城市和工业化地区，这也增加了患病风险。尽管空气污染与精液质量差有关，但与男性生殖系统和不孕症的关系尚不清楚[183, 184]。当前证据表明，空气污染物暴露与精子形态缺陷有关联，而与精子浓度、运动性和 DNA 碎片关联证据较少[184]。仅有少数几项研究结果表明，空气污染是造成精子 DNA 碎片化的重要原因[185–187]，而其他研究则没有发现相关性[188–190]。众所周知，空气或营养来源的多环芳烃（PAH）会产生 PAH-DNA 加合物破坏 DNA[191]。这包括长期暴露于环境空气污染物颗粒物质（硝酸盐、硫酸盐、铵、碳金属、以液滴形式悬浮在空气中的有机材料）、一氧化氮（NO）、一氧化碳（CO）、二氧化碳（$CO_2$）、臭氧（$O_3$）以及增加的血液、尿液和精浆暴露标记物，包括 PAH、二氧化氮（$NO_2$），铅（Pd）和镉（Cd）等[183]。据报道，污染暴露还可以诱导包括 XRCC1 在内的精子 DNA 多态性，从而进一步介导 PAH-DNA 加合物的负面影响[192]。但是，这方面的证据仍然很薄弱，潜在的机制和因果关系尚未得到很充分的研究[183]。

## 九、药物和毒品

许多药物对男性生殖系统有损害。有充分的证据表明会影响男性生育功能的药物包括睾酮、抗雄激素药物、柳氮磺吡啶、合成代谢类固醇、环丙孕酮乙酸、阿片类药物、曲马朵、GhRH 类似物和沙坦（血管紧张素Ⅱ受体拮抗剂）。已知对 DNA 完整性有损害的药物包括柳氮磺吡啶、硫唑嘌呤、霉酚酸酯和甲氨蝶呤[193]。抗抑郁药也会对精子质量带来不利影响，包括精子浓度、活力和形态[194, 195]。选择性 5- 羟色胺再摄取抑制剂（SSRI）可能通过 OS 破坏 DNA 完整性[196–198]。亚甲二氧基甲基苯丙胺（MDMA）、摇头丸和阿片类药物的应用与射精和精子 DNA 损伤中 OS 的增加有关[197, 199]。但是，当前大多数药物和 DNA 完整性的证据都非常薄弱。

## 十、衰老

衰老与机体各种组织结构和功能的逐渐下降有关，同时伴有生活质量的下降[200]。更重要的是，衰老是肥胖、心血管疾病（CVD）、2 型糖尿病（T2DM）、神经变性和常见恶性肿瘤（包括乳腺癌、结肠癌和前列腺癌）的独立危险因素[200]。这很大程度上是由年龄相关的 OS 转移所介导，特别是内源性抗氧化剂的减少[201]。实际上，OS 仍然是衰老和与年龄相关的病理生理机制的主要理论[128, 202]。男性生育力会随着年龄的增长而逐渐下降。这包括性腺机能减退、勃起功能障碍和睾丸功能障碍，伴随着慢性前列腺炎、良性前列腺增生和前列腺癌风险的增加[203]。

尽管老年男性的睾丸仍会持续产生精子，但其精子数量和质量却有所下降[204]。老年男性生殖细胞的质量和数量要低于青年男性[205]。衰老会通过生殖细胞中的 OS 增加 DNA 损伤[205]。同样，年轻男性具有更高的精子百分比、完整的 DNA 和染色质质量[206]。此外，DNA 损伤会引起异常配子的明显增多，特别是由于修复 DNA 损伤的能力降低，会产生更多的 ROS。OS 诱导的 caspase 激活和生殖细胞凋亡，加速了细胞凋亡率，同时引发精子生成和精子 DNA 完整性的下降[207, 208]。随着父亲年龄的增加，精子中 DNA 碎片化和单基因突变会增加[209]。这源于由 ROS 引起的 DNA 复制错误所造成的单核苷酸变异。其他风险包括环境毒素暴露、内分泌和免疫变化、衰老和生殖细胞的遗传异常[210]。

除了增加妊娠并发症的风险，有证据还表明，高龄男性生育的后代对疾病的易感性更高[211–213]。父亲年龄的增加与后代的表观遗传转移相关，增加了先天性缺陷和癌症（例如淋巴瘤、前列腺癌）和神经精神疾病（包括孤独症、双相情感障碍和精神分裂症）的风险[209]。这种表观遗传学的转移是由于精子生成过程中DNA突变率增加而积累的结果[209, 212, 214]。目前，与年龄有关的精子DNA甲基化在100多个基因中很明显，包括与神经精神疾病风险相关的基因[212, 215]。实际上，DNA甲基化描述了精子表观基因组的清晰模式，可作为预测父亲年龄的可靠标记[211]。但是，尚未发现其中因果关系。随着预期寿命的延长和高龄夫妇生育增多，衰老对男性生殖和不育的影响和机制需要进一步关注，并在管理有生育需求的老年男性中加以临床考虑[211, 216]。

## 第六节 结 论

精子DNA损伤已被认为是导致男性不育的主要分子原因，也被认为是一个比标准精液分析更稳定、更可靠的诊断标志物。近年来，有证据表明，除了生殖道感染和炎症外，某些不良的生活方式和衰老也会导致ROS的过量产生，进而造成氧化应激。由于驱动这些过程的氧化剂具有很高的反应性，精子核物质可能会受到严重破坏，这不仅会导致受精或妊娠失败，而且还会给后代造成更严重的问题。因为有报道显示，早期儿童癌症的发生与精子DNA损伤相关。这些问题不仅包括通过氧化攻击对DNA造成的直接或间接损害，而且还包括表观遗传改变，而反过来表观遗传改变会加剧该问题。尽管最新的研究为精子DNA损伤的病因学和分子机制提供了更多线索，但仍需更多的工作来充分了解其影响，更重要的是要从病理生理学角度出发，为这些患者提供合理的治疗选择。

## 第七节 审查标准

使用搜索引擎（例如Google Scholar和PubMed）进行广泛的研究搜索，研究了感染对男性生育的影响。搜索不受时间限制。但是，最近的记录是首选。研究鉴定和数据提取的总体策略基于以下关键词：“精子DNA损伤”“氧化应激”“精索静脉曲张”“男性不育”“肥胖症”“环境因素”“生活方式”和“精子DNA片段化”。不考虑非英语发表的文章。搜索中包括书籍，但不包括仅在会议或会议记录或网站上发布的数据。网站和书籍章节引用仅提供概念性内容。

（Ralf Henkel和Kristian Leisegang **著**；王欢，薛云婧和周青 **译**）

# 第三十章　精液氧化还原电位

**要点**

- 氧化应激（OS）能够诱导精子膜的脂质过氧化，对男性不育症具有广泛的影响。
- 目前已有的技术方法可以用来评估活性氧如何通过降低总抗氧化能力（TAC）直接或间接地影响精子。然而，这些方法耗时长、技术要求高，需要昂贵的仪器。硝基蓝四氮唑（NBT）是一种避开这些缺陷的测定方法，但还不确定它指示 OS 的原理，故而其诊断准确性受到质疑。
- MiOXSYS 系统的开发可轻松确定氧化还原电位，而且无需昂贵的仪器和费力的方法学。
- 初步测试验证了 MiOXSYS 系统对 OS 的敏感性、可靠性和可重复性。
- 确定氧化还原电位临界值的最准确的方法是评估异常与正常的精液。多项研究已将电位的临界值细化至 1.34 mV/（$10^6$ 精子 · $mL^{-1}$）。
- 有关此临界值的全球研究显示氧化还原电位（ORP）的临界值存在偏差，建议进一步研究 ORP 和 OS 的变化如何反映种族特异性的病理学。

## 第一节　介　绍

目前，全球范围内对男性不育的评估是常规的精液分析，这是男科学的基石。然而，它在评估男性不育能力方面存在争议[1]。有关基本精液分析的争议源于 3 个差异。首先，世界卫生组织（WHO）第五版精液分析结果并无法预测男性生育能力[2–5]。第二，在制定世卫组织第五版指南时，没有纳入中东、拉丁美洲、亚洲和非洲国家的患者[6]。非洲北部和撒哈拉以南非洲国家被排除在外是尤其不应该的，因为这些国家的不育症患病率全球最高[7]。第三，未能评估精子的功能健康状况，因为精液分析不一定能反映出精子使卵母细胞受精的能力[5, 8]。

男性生育功能检测可以提供有关精子健康的多种信息。顶体反应检测可以表明精子是否能够完成必要的顶体反应以使卵母细胞受精[9]。一旦精子过早发生顶体反应，它们就无法使卵母细胞受精，这是精液中的一种病理过程[10–12]。精子穿透试验可评估精子是否能够穿透卵母细胞的透明带膜[13]。精子不能穿透透明带，表明其在获能、顶体反应或透明带结合 / 穿透方面存在病理过程[13, 14]。由于活性氧（ROS）可以启动精子的顶体反应并促进透明带穿透，ROS 的过量产生可能导致这 2 个过程过早启动并导致不育，随后的功能测试可以确定不育症的病因[9, 15, 16]。然而，随着卵胞浆内精子注射技术

（ICSI）的出现，这两种功能检查地位逐渐下降，因为 ICSI 可解决上述 2 种病理情况[8]。由于 ICSI 绕过了所有阻止精子的生物学障碍，因此人们强调精子 DNA 碎片（SDF）是最后一个可以影响受精成功的精子因素之一。一种直接增加 SDF 的病理因素就是氧化应激（OS）。

## 第二节　氧化应激

氧化应激是指 ROS 击败精子抗氧化剂的状态[17–20]。1943 年首次研究了精子产生 ROS 的方法，当时在高氧浓度下培养的精子通过添加过氧化氢酶提高了运动能力[21]。ROS 的增加会降低精子的活力，但少量的 ROS 在诱导精子获能和顶体反应的生理过程中是必不可少的[22–24]。因此，ROS 在精子功能中有利有弊。

传统上，活性氧是具有不成对电子的自由基氧分子，但也可以作为强大的氧化剂[25]。过氧化氢是强力氧化剂的一个例子，在男性不育中具有重要意义，因为它比其他形式的 ROS 更稳定[26]。自由基 ROS 根据包含自由基的氧官能团细分为几类[22, 23]。与男性不育症相关并且更贴近于临床的自由基亚型是过氧化物（$ROO^-$）、羟基（OH）和超氧化物（$O_2^{\bullet-}$）[27, 28]。尽管从技术上讲，ROS 只有氧作为活性原子，但它已经成为一个涵盖其他非氧自由基的总称。活性氮（RNS）也参与 OS[29]。RNS 根据与自由基相连的功能性氮基团进行了细分[22]。临床相关的 RNS 是一氧化氮（NO），它与超氧化物反应生成过氧亚硝酸盐（$ONOO^-$）[28, 29, 30]。

在所有男性不育患者中，有 20%~80% 存在活性氧含量升高的现象[31]，与可生育男性相比，他们的抗氧化剂浓度更低[17, 18]。ROS 的来源包括外源性和内源性的。ROS 的内源性来源有精索静脉曲张、2 型糖尿病、代谢综合征、感染、未成熟的精子和体温升高[26, 32–35]。ROS 的外源性来源有酗酒、吸毒、使用手机、辐射、重金属暴露、长时间高温暴露和精液加工[36–40]。

精子可以通过代谢形成超氧化物、羟基和一氧化氮自由基[41]。在可育男性中，代谢性 ROS 的产生被酶和低分子抗氧化剂所消减[42]。然而，在特发性不育症中，OS 导致抗氧化剂的消耗，并允许 ROS 介导的损伤传播[43, 44]。精子生成会去除多余的细胞质，该过程的失调会产生未成熟的精子，从而保留大量的细胞质[17, 45]。细胞质中含有 NADPH 氧化酶，它会不断产生 ROS[46]。白细胞精子症是精液中白细胞（尤其是粒细胞）过量存在（$> 1 \times 10^6$/mL）导致 ROS 产生显著增加的病症[47, 48]。白细胞具有极强的破坏性，因为它们产生的 ROS 是未成熟精子的 100 倍[49]。精子容易受到 ROS 介导的多种途径的损伤，精子质膜的成分主要由多不饱和脂肪酸组成，这些多不饱和脂肪酸与 ROS 发生亲电反应，从而导致脂质过氧化[18, 50–52]。活性氧会破坏线粒体膜电位，从而导致 ROS 产生增加和三磷酸腺苷耗竭[53–56]。ROS 介导的不育最显著的影响是精子 DNA 损伤增加。存在 ROS 的情况下，精子 DNA 会形成碱基加合物，导致单链 DNA 断裂，因为精子缺乏修复碱性位点的酶（图 30.1[57–59]）。在自然受孕和辅助生殖技术中，高水平的 SDF 会导致精子无法使卵母细胞受精[60–63]。因此，为了解和诊断 ROS 介导的不育，研究人员开发了测定 ROS 水平及对抗氧化剂浓度影响的测定方法。

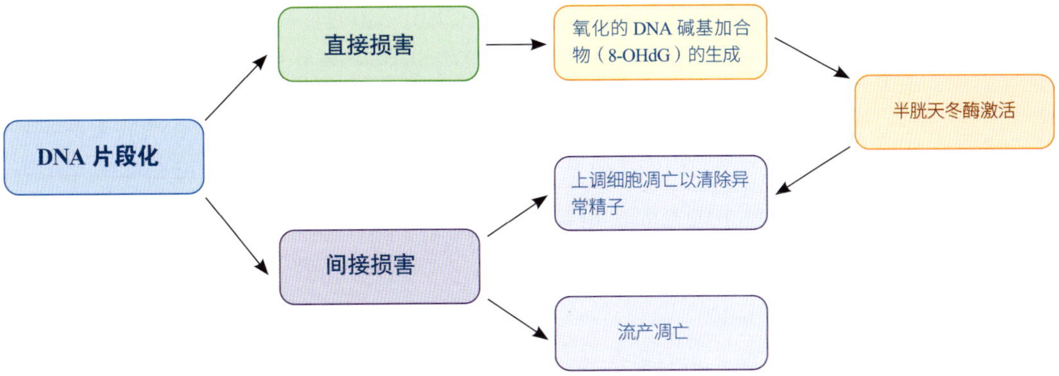


**图 30.1**　OS 可以直接导致 8-OHdG 碱基加合物的形成。由于精子无法修复这些加合物，因此当碎片增多时，精子将进入凋亡状态

男性不育患者中的 ROS 可以通过化学发光法、总抗氧化剂能力（TAC）以及最近的硝基蓝四氮唑（NBT）进行测定[31, 64–69]。这些方法针对男性不育的不同病理过程，并各有优缺点（在表 30.1 中进行了综述）。化学发光法利用鲁米诺作为 ROS 探针来确定细胞内或细胞外精子 ROS 浓度[70]。ROS 升高导致精子膜脂质过氧化、精子过早发生顶体反应、轴突损伤和 DNA 损伤[18, 50, 57, 71, 72]。TAC 分析可确定精液样品抑制 ROS 作用的程度。TAC 的测定是使用一种 ROS 传播源和一个对 ROS 诱导的光子发射敏感探针，使用的探针可以是化学发光的，例如鲁米诺，或比色法，例如 2,2'- 叠氮基 - 双（3- 乙基 - 苯并噻唑啉 -6- 磺酸）[66, 73]。精液样品中的抗氧化剂可以阻止光子发射或颜色偏移，从而产生 TAC。低 TAC 值表示精液和随后的病理过程中存在的抗氧化剂减少。

**表 30.1　当前用于测定精液中 OS 的分析方法**

| 检测方法 | 发现的描述 | 优点 | 缺点 | 参考文献 |
|---|---|---|---|---|
| 化学发光（ROS） | 通常使用与 ROS 反应并发射光子的 lucigen 或 luminol 探针 | 该方法直接测量细胞内和细胞外 ROS 浓度 | 耗时，设备昂贵，精液老化会影响结果，必须在黑暗中进行，以避免外部光源的干扰 | [31, 64, 70] |
| 总抗氧化能力（TAC） | 当暴露于 ROS 源时，精液抑制化学发光或比色表达决定了样品中抗氧化剂的相对含量 | 测量精液中的抗氧化剂浓度比色法可快速获得结果 | 需要昂贵的设备；测定的波长可以改变获得的结果 | [66, 67, 121, 122] |
| ROS-TAC 评分 | 用于确定精液质量和补偿 OS 能力的统计模型 | ROS-TAC 评分易于理解，精液中 OS 的有益指标 | 耗时，在具有诊断能力之前需要对中心的人口统计数据进行校准，需要计数板和分光光度计 | [19, 43, 123] |
| 硝基蓝四氮唑（NBT） | NBT 是一种透明的黄色探针，暴露于 ROS 时会变成靛蓝色 | 需要荧光显微镜，大大降低了测试成本 | NBT 对于仅由 ROS 引起颜色变化的特异性值得考证 | [69, 76, 124] |
| 硫代巴比妥酸反应性物质（TBARS） | 能够通过检测 MDA（丙二醛）加合物的形成来检测脂质过氧化 | 丙二醛的形成是稳定的，随着时间的推移而累加，动态显示 OS 损伤，相比 200 个精子的显微镜评估，流式细胞仪可检测 5000 个精子 | 需要流式细胞仪和严格的质量控制以产生可靠的结果 | [125, 126] |
| 氧化还原电位（ORP） | 通过所有已知和未知氧化剂和抗氧化剂的电化学测量提供氧化还原平衡或 ORP 的测量 | 唯一测量氧化还原平衡的方法。系统程序几乎不需要技术人员参与，并且易于标准化 | 易受高黏度精液的影响。无法测试含有培养基、缓冲液或冷冻保护剂的精液样品 | [77, 83, 112] |

尽管化学发光法和 TAC 方法学提高了对 OS 的病理学认识，但它们的诊断特性较差。2 种方法都很费时、费力，并且需要熟练的人员和昂贵的仪器 [74, 75]。为了克服这些限制，人们探索了 NBT 作为化学发光技术的替代方法。要使用 NBT 来评估 OS，需要一个明视野显微镜和高视觉敏锐度来从深蓝色染色的精子中确定颜色最淡的精子 [68, 69]。在仅由 ROS 导致氧化的方面，NBT 方法的特异性值得考证，但该测定的低成本使得 NBT 对于发展中国家而言是经济的，从而使 OS 在全球范围内得以标准化 [46, 76]。鉴于 OS 在男性不育症评估中的临床意义，需要一种简单、经济且可靠的方法。

## 第三节　MiOXSYS 系统

MiOXSYS 系统是一种用于诊断 OS 引起不育症的新系统，其原理是通过 Nernst 方程来测定氧化还原电位（$E^{ORP}$）[43, 43, 44]。MiOXSYS 系统利用工作溶液的恒电流测量来测量氧化还原电位 [74, 77]。恒电流最初在 1941 年被描述 [78]，其测量本身并不具有创新性。这些系统最初的用途是测量电解过程中的电位变化。电解化学最广泛的应用领域是城市供水氯化 [79–81]。氧化还原电位的生物学应用领域是器官移植中供体器官的获取，因为 ORP 可用于监测缺血引起的器官损伤 [82]。然而，由于需要的样本量大，分析仪的尺寸太大，及时处理多个样本的不切实际，ORP 在生物样本中的应用受到限制 [74, 80]。MiOXSYS 系统使 ORP 能够应用于精液和其他生物样本：

$$E(\mathrm{ORP})=\frac{E^{\circ}-\mathrm{R}\cdot\mathrm{T}}{n\cdot F\cdot\ln\frac{[\mathrm{Ox}]}{[\mathrm{Red}]}}$$

$E$（ORP）是样品的氧化还原电位（以 mV 为单位），$E°$ 是标准还原电位，$n$ 是交换的电子数（以摩尔为单位），$T$ 是绝对温度（以 K 为单位），$F$ 是法拉第常数，$R$ 是通用气体常数，［Ox］是氧化剂的浓度（以 mol 为单位），［Red］是还原剂的浓度（以 mol 为单位）。

MiOXSYS 系统使用 2 个主要组件：一次性使用的铂传感器和小型恒电流分析仪。测试传感器允许将 30 μL 的样品施加到传感器端口，并将工作电路连接到参考单元 [83]。MiOXSYS 分析仪结构小巧，只需要很少的实验室工作台空间。MiOXSYS 系统自动分析过程大约 5 min，手动操作很少。MiOXSYS 系统向样品施加低压电流，以毫伏（mV）为单位测量电子活性。MiOXSYS 系统的结果需要 ORP 进行浓度标准化 [77]。

## 第四节　氧化还原电位与男性不育

无论通过测量 ROS、TAC 还是两者同时测量来确定 OS，ORP 仍是 OS 的独立度量方法。氧化还原电位的临界值，被认为是不育男性 OS 的临床参数据之一（表 30.2）。第一项研究是，ORP 是否可以根据 WHO 第五版指南来确定精液质量。

**表 30.2　确定诊断男性不育的 ORP 临界值**

| ORP 阻断<br>mV · $10^6$ 精子 /$mL^{-1}$ | 病理指征 | 灵敏度 | 特异度 | PPV | 参考文献 |
|---|---|---|---|---|---|
| 1.635 | ＞4 项精液分析异常 | | | | [91] |
| 3.29 | 形态异常＜4% | | 89.1 | 85.7 | [92] |
| 1.57 | 能够在精液分析中检测到至少一种异常 | | | | [109] |
| 1.42 | 9 个不同中心的精液分析异常 | 97.1 | 43.7 | 94.2 | [116] |
| 1.48 | 纯精液样本中出现异常 | 60 | 75 | | [77] |
| 2.09 | 精液精浆分析异常 | 46.7 | 81.8 | | [77] |
| 1.57 | 检测一种异常并能够以最高的准确性确定患者的少精子症 | 70.4 | 88.1 | 95.5 | [105] |
| 1.38 | 精液分析中的一种异常，比值比优于 1.41 | 63.3 | 87.8 | 97.6 | [89] |

注：ORP：氧化还原电位，PPV：阳性预测值。

## 一、精液质量和氧化还原电位

在对 MiOXSYS 系统进行诊断验证之前，要进行一系列分析研究，以确定其在临床实验室环境中的可靠性和可重复性。Agarwal[77] 等人发现在精液收集之始到精液液化后的 120 min 之内 OPR 没有发生显著变化，这证明了 ORP 可以在精液中稳定超过 2 h。除了时间和 ORP 的稳定性外，他们还测定了精液和精浆之间的 ORP 差异。Agarwal 等人 [43] 验证了精液和精浆的 ORP 均与时间无关，并且它们的 ORP 值相互关联。

此外，还需要检测氧化剂对 MiOXSYS 系统所分析的生物精液样品的影响。Agarwal 等人研究了异丙苯过氧化氢对新鲜和冷冻精液中的影响。该研究还调查了精液样品的冷冻是否会引起外源性 OS，从而增加了 ORP[87]。当精液暴露于异丙苯过氧化氢时，精子的活力和存活率均随着异丙苯过氧化氢的剂量增加而显著降低。ORP 读数也随着异丙苯过氧化氢的剂量增加而显著增加。但 ORP 读数的增加与精子活力和存活率下降之间没有显著的相关性 [87]。此外，这也证实了 ORP 的增加提示 OS 状态。

在 ORP 的初始临床验证中使用了可育供体和不育患者的精液样本。通过 MiOXSYS 分析 [106] 得到的临界值为 1.36 mV/（$10^6$ 精子 · $mL^{-1}$），该方法灵敏度为 69.6%，特异性为 83.1%，阳性预测值为 85.3%，阴性预测值为 65.9%。与不育患者［5.49 mV/（$10^6$ 精子 · $mL^{-1}$）］相比，可育对照组［1.03 mV/（$10^6$ 精子 · $mL^{-1}$）］中的 ORP 水平较低 [89]。在可育供体中，ORP 值与精子浓度呈负相关 [77]。而在不育患者中，ORP 值与精子浓度（$r = -0.883$）和精子总活力（$r = -0.369$）均呈负相关 [43]。Arafa 等人也报道 ORP 水平和精液参数如精子浓度、总精子数量、总活力、前向运动力和正常精子形态呈负相关 [89, 90]。精液参数差或 ORP 升高表示 OS 状态。

Elbardisi 等 [91] 根据 WHO 第五版指南，将患者分为至少一个精液参数异常组（$n = 364$）和精液分析无异常组（$n = 64$）。分别从异常和正常精液参数的精浆中读取 ORP，发现 ORP 与精子活力无关，但与精子前向运动和精子形态相关 [91–94]。精浆 ORP 对区分 4 种以上精液参数异常的患者最有效，而对精液分析中单一异常的患者无效[91]。Majzoub等[93]确定了一类不育患者，其ORP值和精子形态异常，尤其是精子头部缺陷（$r = 0.34$）和SDF（通过精子染色质弥散测定法测量；$r = 0.73$）之间具有显著相关性。Arafa等[95]评估了ORP将精液参数和SDF关联的能力。通过应用Halosperm诊断试剂盒对SDF进行评估，发现SDF与ORP显著相关（$r = 0.351$）。有趣的是，ORP值较低的患者具有较高的精子总活力[95]。随后，ORP与SDF值显著相关，那么在没有能力检测SDF的医疗中心，ORP可以作为替代标记[96]。

可育男性与不育患者之间的ORP比较能够评估各种病因所致不育患者与可育对照组之间的精液质量的差异，更进一步的其他研究确定了MiOXSYS系统是否能够区分由已知的OS诱发病理患者的ORP值。精子冷冻保存降低了解冻后精子的存活率，其中的部分原因是解冻过程中新陈代谢增加引起的OS[97]。解冻后的精液样本产生较高的ORP值，这与解冻后的精子总活力、精子总数和冷冻存活率呈负相关[98]。Roychoudhury等人[99]的研究发现，在特发性不育患者和可育对照组中，3级精索静脉曲张患者的ORP水平明显高于其他级别的患者。Saleh和Agarwal[100]证实了精索静脉曲张和特发性不育之间的这种差异。此外，精索静脉曲张患者的ORP水平还与精子总活力、精子前向运动能力、精子形态异常和白细胞浓度有关[100]。精索静脉曲张结扎术可改善不育男性的OS指标[101–103]，并且正如预期的那样，术后患者的ORP值印证了这一点[104]。接受精索静脉曲张结扎术患者术后3个月的ORP显著降低[104]。对于白细胞精子症患者，经验性多西环素治疗完成后可将ORP降低56%[105]。由于ORP反映了精液质量差，研究人员需要建立各种临界值来诊断不同病因的男性不育症。

## 二、确定诊断男性不育症的临界值

在确定MiOXSYS系统的临界值之前，需要考虑的一个基本问题就是多少次读数才能产生可靠的结果。为了产生可靠的结果，MiOXSYS系统需要单一读数。每0.1 mV/（$10^6$精子·$mL^{-1}$）重复测定的ORP值不变时，表明这次读数准确[89]。测定观察者自身误差是所有临床测试都需要考虑的重要方面，因为单个观察者（观察者内）和多个观察者（观察者间）之间的读数可能不同。一个观察者和多个观察者之间的读数分别相差3.61%和8.39%，证明了MiOXSYS系统产生了可重复且可靠的诊断标记[106, 107]。临床医生只需报告一个ORP读数。

不育患者与对照男性的ORP临界值可以通过多种方式确定（表30.2）。其中一种方法是比较可育男性和不育患者的ORP值，并设定一个可以最准确区分这两类人群的临界值。Agarwal等人[77]就是通过评估可育男性和不育患者的精浆和精液样本确定这种临界值。精液的临界值为1.48 mV/（$10^6$个精子·$mL^{-1}$），准确度为78.9%，而精液与精浆的临界值不同，精浆的临界值为2.09 mV/（$10^6$精子·$mL^{-1}$），准确度为72.9%。

有报告研究了确定ORP临界值的第二种方法，该方法可以根据WHO第五版指南[108]区分无异常和有异常的精液。将精液参数完全正常的男性与精液分析中至少有一种参数异常的男性进行比较时，初始临界值为> 1.57 mV/（$10^6$精子·$mL^{-1}$），表示患者精液分析中存在一种参数异常和具有OS状态[105, 109]。该临界值对区分无异常精液和至少一种参数异常精液的敏感性为70.4%，特异性为88.1%，阳性预测值（positive predictive value，PPV）为95.5%。Arafa等人[110]进一步完善并确定了1.42 mV/（$10^6$精子·$mL^{-1}$）可以区分至少一种参数异常的不育男性，特异性为78%，

PPV 为 95.7%。在精液分析中，1.66 mV/（$10^6$ 精子 · $mL^{-1}$）的临界值可区分 96% 的大于 4 种参数异常的不育患者 [91]。

为了得到一个更具体的临界值，由于精子形态具有区分不育患者和可育男性的最高预测能力，因此可以进一步探寻可以区分精子形态异常的 ORP 值 [108]。临界值 3.29 mV /（$10^6$ 精子 · $mL^{-1}$）可以区分出精子形态高度异常的精液 [92]。当样本量从 400 名不育患者增加到 1168 名时，临界值被细化为 1.73 mV/（$10^6$ 精子 · $mL^{-1}$），灵敏度为 76%，特异性为 72%，PPV 为 69.2%[111]。

为了确定利用哪种方法来确定临界值，Arafa 等人 [89] 在可育男性和不育患者之间做了比较。通过从精液分析有一项参数异常的男性患者中获得的 ORP 值确定临界值为 1.36 mV/（$10^6$ 精子 · $mL^{-1}$）。无论精液分析结果如何，通过比较不育患者与可育男性 ORP 值确定了第二个临界值，该临界值为 1.41 mV/（$10^6$ 精子 · $mL^{-1}$）。通过比较哪个临界值在区分可育男性和不育患者中具有更好的优势比，可以确定的更准确临界值是精液分析异常的 ORP[89]。通过精液分析，基于精液异常的 ORP 可以区分正常精子和少精子症的男性，但不能区分弱精子症的男性 [108]。进一步评估 1.36 mV/（$10^6$ 精子 · $mL^{-1}$）的临界值，其敏感性为 69.6%，特异性为 83.1%，PPV 为 85.3%[106]。ORP 值大于 1.36 mV/（$10^6$ 精子 · $mL^{-1}$）与精子浓度（$r = -0.823$）、精子总计数（$r = -0.728$）、精子活力（$r = -0.485$）和正常形态（$r = -0.238$）呈负相关。虽然临界值已经确定，但为了在全球范围内验证其有效性，还需要在多个生殖中心进行大样本验证。

## 三、全球验证

第一个多中心项目分别由在美国和卡塔尔的生殖中心完成。主要目的是确定 2 个中心的不育患者和可育男性的 ORP 值，并确定一个临界值。这 2 个人群的可育男性和不育患者在精子浓度、精子活力、前向运动能力和正常形态方面均存在显著差异 [112, 113]。为了确定临界值，按照精液分析一项异常来区分患者组和对照组，有趣的是，该研究发现了在不育患者中的精子正常形态与精子活力之间存在差异，证实了精液分析中存在主观性评判 [114, 115]。美国的临界值设定为 2.26 mV/（$10^6$ 精子 · $mL^{-1}$），卡塔尔的临界值设定为 1.42 mV/（$10^6$ 精子 · $mL^{-1}$）。当两国人群资料合并时，临界值被确定为 1.42 mV/（$10^6$ 精子 · $mL^{-1}$）[112]。来自美国、卡塔尔、日本、英国、土耳其、埃及和印度（总共 9 个）的生殖中心确定的临界值为 1.34 mV/（$10^6$ 精子 · $mL^{-1}$）[112]。来自这些中心的数据显示，与传统的精液分析相比，ORP 在区分可育男性和不育患者方面具有更高的预测价值 [116]。

## 四、氧化还原电位和体外受精

另外 2 项研究延续了以上趋势，它们评估了 ORP 是否可以确定各种培养基对精子的影响。为了确定培养基对 OS 反应是否能被 ORP 区分，Panner Selvam 等在培养基中添加了不同浓度的抗坏血酸和异丙苯过氧化氢 [117]，结果表明抗坏血酸降低了 ORP，异丙苯过氧化氢增加了 ORP。在比较各种培养基的 ORP 基线值时，出现了一个趋势：ART（辅助生殖技术）培养基的 ORP 值低于精子洗涤培养基，而冷冻保护剂的 ORP 值介于两者之间 [117]。这些发现表明，ART 培养基的抗氧化能力高于冷冻保护剂和精子洗涤培养基。比较 ART 培养基与纯精液样品在 1h 后的效果，发现聚乙烯吡咯烷酮（PVP）的 ORP 低于透明质酸或纯精液 [118]。结果表明，与纯精液相比，PVP 可以在更长的时间内提供更好的抗氧化能力。

## 第五节　五年展望

尽管 MiOXSYS 系统提供了一种确定 OS 的新方法，但在普遍接受前，该系统需要在 IVF 体系中进一步验证。

后来发现 ART 培养基对精液的影响是有趣的。然而，确定精子的生理学 ORP 可以更全面地了解 ORP 的变化如何影响精子。了解培养基是如何造成精液偏离生理性 ORP 的，就可以开发出能够长期维持精液质量的培养基。随后，在冷冻保存和辅助生殖技术中，改良培养基可以最大程度地减少 OS 对成功受精的影响。

氧化还原电位与通过 Halosperm 诊断工具分析测定的 SDF 相关。由于采用评估 DNA 碎片的不同方法去评估 SDF 的不同方面，因此需要研究 ORP 是否与 TUNEL 和（或）SCSA 相关[119, 120]。这将更好地确保 ORP 作为 SDF 的替代标记的可靠性。

## 第六节　结　论

OS 和特发性男性不育症在文献中已有详细记载。评估患者精液中氧化还原平衡的方法，在先前也有过探索，但这些技术方法耗时耗力且无法在常规临床实践中标准化。现在，MiOXSYS 系统以一种简单且可标准化的方法，提供了一种快速而准确的氧化还原平衡测量。基于精液分析异常的 MiOXSYS 系统临界值在区分可育男性和不育患者方面具有最高的预测价值。

## 第七节　审查标准

使用 PubMed、Google Scholar 和 Medline 数据库对 OS、男性不育症和氧化还原电位的文献进行了广泛的综述。文章最初针对以下关键词进行了评估："氧化还原电位""MiOXSYS""男性不育""精液分析""精子功能"和"氧化应激"。仅审阅了以英文发表的文章。

（Mohit Rana 和 Ashok Agarwal **著**；王欢，薛云婧和周青 **译**）

# 第三部分

# 影响男性生殖健康的常见条件和因素

# Common Conditions and Factors Affecting Male Reproductive Health

# 第三十一章 精索静脉曲张

**要点：**

- 约 8% 的育龄男性因生育相关问题而寻求医疗救助。在这些病例中，有 1%~10% 的人患有危及生育能力的疾病，其中精索静脉曲张占 35%。
- 流行病学数据显示，约 35% 的原发性不育男性和 80% 的继发性不育男性患有精索静脉曲张。在老年人和继发性不育男性中，精索静脉曲张的发生率较高，表明它是一种进行性疾病。双侧精索静脉曲张比以前报道的更为常见。
- 阐释精索静脉曲张对精子产生有害影响的主要理论有：睾丸周围的血流不畅和血液淤积导致阴囊温度升高，缺氧，睾丸压力升高，肾和肾上腺代谢产物反流，过度氧化应激（OS）以及精子胞浆和精浆的 pH 降低是解释精索静脉曲张对精子发生有害影响的主要理论。
- 精索静脉曲张引起不育的概念主要取决于 3 个方面：①在男性不育中精索静脉曲张发病率增加；②精索静脉曲张与精液参数和睾丸大小减少存在相关性；③临床上精索静脉曲张手术修复后精液参数和妊娠率的提高。
- 通过体格检查诊断的精索静脉曲张是首选的诊断方法，被称为“临床诊断”。临床精索静脉曲张根据大小分级。当精索静脉曲张体检时不能触及，而其他诊断方法检测到血液反流信号时，精索静脉曲张被称为亚临床型。使用辅助诊断技术在不育男性中获得阳性检测结果的意义尚不确定。
- 精索静脉曲张治疗适用于具有明显的精索静脉曲张和精液参数异常的男性。经腹股沟或腹股沟下开放式显微手术技术被认为是最佳的治疗方式，因为与腹腔镜、介入栓塞术和常规经腹股沟或腹膜后精索静脉曲张高位结扎术相比，它们可获得更高的自然妊娠率，较少的复发率和术后并发症。对于精索静脉曲张的治疗能否成功，目前没有确切的预测指标，现有证据不支持对亚临床型精索静脉曲张（SCV）不育男性进行治疗的建议。
- 存在临床型精索静脉曲张的非梗阻性无精子症（NOA）不育男性的精索静脉曲张修复后，可以恢复生精功能。睾丸组织病理学是预测治疗能否成功的指标，患有精子成熟阻滞（MA）和生精功能低下（HS）的男性在手术后更容易排出有活力的精子。
- 临床型精索静脉曲张的不育男性氧化应激功能和 DNA 完整性受损，但精索静脉曲张修复术后可能会明显改善。

- 对男性伴侣患有临床精索静脉曲张的不育夫妇，精索静脉曲张的手术修复可增加自然受孕或辅助受孕的机会。而且，存在临床型精索静脉曲张的非梗阻性无精子症（NOA）不育男性的精索静脉曲张修复后，他们有更多的机会获得睾丸精子进行 ICSI 助孕治疗。
- 生活方式的改变可能有益于生殖健康。在考虑治疗精索静脉曲张相关性不育症的处理措施时，应大力支持鼓励改变生活方式。
- 对于患有精索静脉曲张和性腺功能减退症的男性，可以进行精索静脉曲张手术，以改善雄激素的产生并可能避免睾丸激素替代疗法。
- 不久的将来，蛋白质组学和基因组学研究可能有助于确定精索静脉曲张患者哪些需要治疗。这样的研究也可能能够确定哪些患者需要早期干预，以避免睾丸功能恶化。

## 第一节 介 绍

全球约有 5000 万对夫妇患有不孕症，而由男性因素引起的占 20%~70%[1]。精索静脉曲张在不育症男性中很常见。在我们第三男性生殖中心就诊的 2875 对不育夫妇中，发现有 21.9% 的男性伴侣中存在精索静脉曲张。

关于睾丸周围存在静脉曲张的最早报道可追溯到公元 1 世纪[2]。然而，到 19 世纪末才发现精索静脉曲张和不育症之间的联系，当时手术闭塞扩张的静脉可改善精液质量[3]。后来，在 1952 年，Tulloch 首次报道一例男性无精子症的双侧精索静脉曲张修复后精子浓度增加，从而自然怀孕[4]。1965 年，MacLeod 首次报道，大多数伴有精索静脉曲张的不育男性精液标本都出现精子数量减少，活力降低，畸形率增高的情况[5]。

术语“精索静脉曲张”源自拉丁文的静脉曲张（静脉扩张）和希腊的 kele（肿瘤）。它包括从睾丸排出血液的蔓状静脉丛扩张。通常，小的单向瓣膜可防止血液逆流。瓣膜异常或邻近组织压迫静脉可导致静脉扩张。

在过去的 50 年中，精索静脉曲张的病理生理学及其对男性生殖潜能的影响一直存在争议。在男性不育领域，精索静脉曲张仍然是最有争议的问题之一，尤其是在为什么治疗、何时治疗、哪些人需要治疗方面。精索静脉曲张修复术被认为是精索静脉曲张相关性不育症的治疗选择，但其有效性仍引起了激烈的争论。尽管治疗男性不育症的最终目标是活产，但通过改善睾丸功能来最大化提高夫妻生育能力的努力也不容忽视。本章讨论了有关男性不育中临床型和亚临床型精索静脉曲张（SCV）的流行病学、病理生理学、诊断、治疗以及意义的当前概念和争议。它还回顾了无精子症患者精索静脉曲张的治疗以及辅助生殖技术（ART）时代精索静脉曲张治疗的适应证。

## 第二节　流行病学

青春期前和青春期后男性中分别有 7% 和 10%~25% 患有精索静脉曲张[6, 7]。在多达 43% 的成年男性中发现了精索静脉曲张[8]。精索静脉曲张的患病率随着时间的推移而增加，据估计，年龄每增长 10 岁，发病率会增加 10%。大约 35% 的原发性不育男性和 80% 的继发性不育男性具有静脉曲张[1, 9]。老年人和继发性不育男性中精索静脉曲张的发生率较高，表明该病是进行性的。尽管既往报道单独左侧精索静脉曲张的发生率为 85%~90%，但最近的数据表明，在超过 50% 的患病受试者中发现了双侧可触及的精索静脉曲张[6]。

精索静脉曲张是否可以遗传仍然是模棱两可的。一些作者描述直系亲属有静脉曲张的男性患精索静脉曲张的患病率增加[10–12]。然而，其他研究者在直系亲属中找不到直接的联系，尽管已经认识到，患有高级别精索静脉曲张的年轻人可能有遗传的倾向[13]。因此需要进一步的研究来确定精索静脉曲张和遗传之间的关系。

## 第三节　病理生理学

精索静脉曲张形成的病因可能是多方面的。右侧精索内静脉以锐角直接插入下腔静脉，而左侧的精索内静脉以直角插入左肾静脉。也有人认为，在某些情况下，由于主动脉和肠系膜上动脉之间的左肾静脉受压而导致部分精索静脉阻塞是造成这种情况的原因（“胡桃夹”现象）。左精索静脉静水压力的增加可能会转移至精索的静脉丛，从而引起其扩张[14]。此外，原发性精索内静脉功能不全以及随后的精索外静脉和睾丸间静脉瓣膜功能不全可能导致血液反流[15, 16]。另外，精索静脉曲张的发生与体重指数之间似乎存在反比关系[17]。此外，持续多年的剧烈运动（每天 2~4 h，每周 4~5 次）似乎会使本来有精索静脉曲张且精液参数异常的男性患者的精液质量恶化[18]。

与对照组相比，精索静脉曲张的男性精索静脉静水压力增加了 5 倍[19]。精索静脉的显微镜观察显示，纵向肌层发生改变，血管壁神经元数量减少[20]。这些发现表明，血液通过蔓状静脉丛的血管收缩机制存在缺陷，这可能导致压力梯度逆转从而引起缺氧状态。

有几种理论旨在解释精索静脉曲张对睾丸功能的影响，但没有一个理论能够充分阐明精索静脉曲张对人类精子生成和男性生育能力不同的影响效应[14]。现已提出的机制包括缺氧和淤滞，睾丸静脉高压，睾丸温度升高，精索静脉儿茶酚胺增加导致睾丸灌注不足和氧化应激（OS）[21]。有人认为，较高温度的血液从腹腔回流到曲张的静脉会增加阴囊温度，但温度影响精子生成的机制尚不清楚。

精索静脉曲张男性的普遍现象是生殖细胞凋亡和随后的少精子症，可归因于阴囊温度升高，睾丸内镉浓度升高和雄激素水平降低[22, 23]。睾丸内有毒代谢物的浓度增加（例如来自肾脏和肾上腺的儿茶酚胺）会引起睾丸内小动脉的慢性血管收缩，并导致由于瓣膜功能不全引起的静脉回流受损，导致睾丸持续灌注不足和随后的生精上皮功能障碍[24]。精索静脉曲张受累的睾丸活检显示，支持细胞交界处的 E- 钙黏蛋白和 α- 连环蛋白减少，随后血睾屏障被破坏，这可能导致病理学和精子产生障碍[25]。

然而，尚未观察到精索静脉曲张的典型组织病理学发现[26]。

在患有精索静脉曲张的不育男性中经常看到过度的氧化应激（OS）。生殖道中高产的活性氧（ROS）会损害精子质膜的流动性和精子核中脱氧核糖核酸（DNA）的完整性。异常高水平的精子 DNA 损伤与几种受精指标的降低有关，包括受精率、胚胎分裂率、着床率、妊娠率和活产率[27]。精索静脉曲张患者的生育能力受损可能是由于精子胞浆和精浆的 pH 降低[28]。根据该假设，睾丸灌注不足会减少细胞氧和葡萄糖向代谢活跃组织的供应。在低葡萄糖供应的条件下，通过戊糖磷酸途径的通量显著降低，并且向抗氧化剂系统提供还原剂。实际上，降低的烟酰胺腺嘌呤二核苷酸磷酸盐 / 氧化烟酰胺腺嘌呤二核苷酸磷酸盐（NADPH/NADP+）之比的急剧下降导致组织抗氧化能力的损害，因为谷胱甘肽的再生受到阻碍。在这种病理情况下，ROS 的产生超过了抗氧化能力，并导致氧化应激增加[24]。精子易受 ROS 氧化应激的损害，尤其是脂质过氧化作用[27]，这是由于细胞质含量低和精子质膜中的多不饱和脂肪酸含量高。脂质过氧化会破坏精子头部和中段的膜功能，从而不仅降低精子活力，还降低细胞内 pH，部分原因是丙二醛介导的反应。

由多不饱和脂肪酸的过氧化作用生成的丙二醛与精胺（精子活性必不可少的多胺）反应，形成席夫碱。它导致 pH 进一步降低以及精胺依赖性细胞功能的直接损害。酶促抗氧化剂体系清除 ROS 的最佳 pH 值范围为中性至弱碱性，但在低 pH 值下其活性明显降低。已经观察到，精索静脉曲张的不育男性的抗氧化酶活性显著受损，并且可能进一步降低精子活力[27]。

上面提到的假设是新颖的，并增加了其他提出的精索静脉曲张男性精子功能缺陷的机制，例如精子质膜中不饱和脂肪酸的过氧化和 ROS 诱导的顶体反应和 DNA 完整性受损[24]。但是，也有人推测可能存在个体差异。因此，上述机制可能不确定。例如，如果葡萄糖的供应受到限制，或者副腺特别有效，则可以将 ROS 的积累和精浆的酸化降至最低。这些观察结果可能有助于我们了解精索静脉曲张对男性生育力的可变影响。

## 第四节　不育症

精索静脉曲张引起不育的概念主要取决于 3 个方面：①不育男性中该疾病的发生率增加；②精索静脉曲张与精液参数和睾丸大小减少的相关性；③临床上精索静脉曲张手术修复后精液参数和妊娠率的提高。

在一项涉及 9034 名男性的大型观察性研究中，观察到 25.6% 精液分析异常的男性患有精索静脉曲张，还发现了精索静脉曲张患者的精子总数和睾丸激素水平低于无精索静脉曲张的男性。同样，与单侧精索静脉曲张的对侧睾丸相比，精索静脉曲张侧的睾丸大小明显减少[29]。精索静脉曲张的外科手术修复可恢复动物和人类的睾丸温度[24]。

精索静脉曲张可引起睾丸损伤的假说在青春期男孩中得到了进一步证实，其中通过精索静脉曲张的手术修复可以恢复同侧睾丸的大小[30]。尽管已证实精索静脉曲张与不育之间有相关性，但尚不清楚约三分之二的精索静脉曲张男性保持生育力的原因[3, 31]，以及为什么在手术精索静脉曲张修复后并不总是能改善生育潜力[32, 33]。

## 第五节 诊 断

目前，与病人站在一个温暖的房间进行体格检查是首选的诊断方法。通过这种方法诊断的精索静脉曲张被称为“临床诊断”，并根据大小分级。在检查过程中，必须要求病人进行瓦氏动作（Valsalva试验）检查。重度精索静脉曲张（Ⅲ级）是通过阴囊皮肤可见的静脉曲张。中度（Ⅱ级）和轻度精索静脉曲张（Ⅰ级）是可触及的静脉扩张，分别是无须通过 Valsalva 试验和需要通过 Valsalva 试验才可以触及曲张的精索静脉[34]。

与其他诊断方式相比，体格检查的敏感性和特异性约为 70%[35, 36]。观察者之间和观察者自身的差异已经在从业者中观察到。对于轻度精索静脉曲张以及有阴囊手术史，并发鞘膜积液或肥胖的男性，体格检查可能是不确定的或模棱两可的。当体格检查尚无定论时，建议进行影像学检查。如果不能直接触及精索静脉曲张，但通过其他诊断方法 ( 如静脉造影、多普勒检查、超声检查、闪烁显像和热成像技术 ) 检测到逆行血流，这种情况就被称为亚临床型精索静脉曲张[35, 37]。

经皮精索静脉造影术是诊断血液反流到蔓状静脉丛的金标准。然而，由于其具有侵入性，它并未被作为常规检查方法使用[35, 37]。在非侵入性诊断方式中，彩色多普勒超声（CDU）是最好的诊断工具。与体格检查相比，公认的精索静脉曲张 CDU 标准（最大静脉直径为 3 mm 或更大）的敏感性约为 50%，特异性为 90%[38]。

值得注意的是，与体格检查[38]或静脉造影[36]相比，结合静脉直径、静脉丛的存在和 Valsalva 动作时流量的变化的评分系统，其敏感性和特异性均大于 85%。此外，笔式探头多普勒（9MHz）听诊器是一种廉价的工具，可以帮助诊断精索静脉曲张。患者以直立位接受检查，在有或没有瓦氏（Valsalva）动作的情况下，都会听到代表血液回流的静脉“冲击”声。虽然这项检查简单易行，在诊室就可以完成操作，根据 Hirsh 等人证明超过 50% 的无临床精索静脉曲张的男性表现出瓦氏动作多普勒阳性反流[39]。尽管如此，当在另一侧发现临床型精索静脉曲张时，多普勒检查仍被认为是检查对侧精索是否存在亚临床型精索静脉曲张的有用工具[40]。不幸的是，这些辅助诊断方法都无法区分临床和亚临床型精索静脉曲张。在不育男性中使用这些辅助技术中的任何一种获得阳性测试结果的意义仍然不确定。

## 第六节 治 疗

不育男性精索静脉曲张的治疗应着眼于如何在保证生育能力的情况下尽可能地降低并发症的发生率，例如术后复发或精索静脉曲张持续性存在，鞘膜积液和睾丸萎缩。目前的建议表明，应该为有男性不育且临床上可触及精索静脉曲张和精液分析异常的不育夫妇提供治疗。此外，目前没有备孕但又希望生育的，表现出明显的精索静脉曲张和异常精液分析的成年男性，也是精索静脉曲张修复的候选者[41]。理想的治疗方法必须将低并发症发生率和精液得以最大改善相结合，以增加自然受孕的机会或优化辅助受孕的结果。沿着这些思路，理想的外科手术技术应旨在结扎所有内部和外部的精索和睾提肌静脉，并保留精索动脉和淋巴管。仅经腹股沟或腹股沟下显微外科手术方法允许将精索内外静脉结扎（表 31.1）。

表 31.1 不育男性精索静脉曲张修复的治疗结果。不同技术之间的静脉结扎部位，术后复发，鞘膜积液形成和自然妊娠率 [a]

| 技术 | 精索内静脉结扎 | 精索静脉结扎 | 复发率 | 鞘膜积液形成率 | 自然怀孕率 |
|---|---|---|---|---|---|
| 腹膜后高结扎 | 是 | 否 | 7%~35% | 6%~10% | 25%~55% |
| 腹腔镜 | 是 | 否 | 2%~7% | 0%~9% | 14%~42% |
| 栓塞 | 是 | 否 | 2%~24% | NR | 20%~40% |
| 常规腹股沟 | 是 | 是 | 0%~37% | 7% | 34%~39% |
| 显微的腹股沟或腹股沟下 | 是 | 是 | 0%~0.3% | 0%~1.6% | 33%~56% |

注：a 不同技术之间的静脉结扎部位，术后复发，鞘膜积液形成和自然妊娠率（值表示为范围）。

由于多种因素（包括缺乏统一的治疗后随访间隔，尤其是女性因素混杂），难以确定精索静脉曲张治疗后自然妊娠率的增加。此外，具有不良生活方式的男性精索静脉曲张修复只能解决部分问题。在精索静脉曲张患者中，改变生活方式可能对恢复生育能力有益 [42-44]。因此，当考虑精索静脉曲张相关性不育症的治疗方法时，应大力建议改变生活方式。与仅进行精索静脉曲张修复相比，该策略以及针对特定原因的治疗更有可能促使男性生殖健康显著改善。

人们对药物治疗在精索静脉曲张相关性不育中的作用了解甚少，而设计良好的研究也很少。在一项研究中，左旋肉碱与非甾体抗炎药辛诺昔康的结合使用不会影响临床型精索静脉曲张不育男性的精液参数 [45]。同样，在亚临床型精索静脉曲张患者中使用柠檬酸氯米芬也无益处 [46]。相比之下，激肽释放酶治疗 3 个月（每天口服 600 U）可改善一小部分患有左侧精索静脉曲张和弱精子症的不育男性的精子活力和形态 [47]。与单独进行精索静脉曲张切除术相比，在与精索静脉曲张切除术相关联的过程中使用促性腺激素可改善精子参数 [48]。已显示每日口服己酮可可碱、锌和叶酸 3 个月可改善精索静脉曲张相关性不育男性的精子形态 [49]。另外，经静脉曲张栓塞后，持续性少精子症男性的维生素和矿物质的联合使用被证明可显著改善精子数量，尽管在一年的随访期内自然受孕率并未增加 [50]。

目前，精索静脉曲张可以通过手术（有或没有放大和腹腔镜的开放手术）或精索内静脉经皮栓塞治疗。尽管技术各异，但原理是闭塞了蔓状静脉丛的扩张静脉。高位腹膜后（Palomo），放射学和腹腔镜方法可用于精索内静脉结扎，而腹股沟（Ivanissevich）和腹股沟下方法也可用于结扎可能导致精索静脉曲张的精索外静脉和睾提肌静脉（表 31.1）。

大约 90% 的患者尝试完成了经皮栓塞。与标准手术方法相比，它具有更快的恢复速度和最小的疼痛感，但复发率更高（表 31.1）。栓塞术需要介入放射学专业知识，并可能引起严重的并发症，例如血管穿孔，线圈移位和蔓状静脉丛血栓形成 [51-54]。然而，经皮栓塞可能在以前通过手术治疗的持续性或复发性精索静脉曲张的治疗中起作用 [55]。

腹腔镜精索静脉曲张切除术术后鞘膜积液的发生率较低。然而，精索静脉曲张复发的第二个最常见原因精索外静脉未结扎，导致复发率约为 5%[52]。腹腔镜方法需要大量的培训，并且仪器的成本很高。

可能有人认为它比开放式显微外科手术更具侵入性，需要全身麻醉并放置导尿管[56, 57]。并发症包括肠道和血管损伤，约占8%[52]。在最近的荟萃分析中，显微外科手术与腹腔镜手术进行了比较。作者认为显微外科手术导致精子浓度增加更为可观，住院时间、并发症和复发率显著降低[58]。

开腹手术精索静脉曲张结扎术通常采用腹膜后、腹股沟或腹股沟下入路进行。腹膜后入路可以很容易地完成精索内静脉的高结扎，但这与高复发率和鞘膜积液形成率有关（表31.1）。腹股沟和腹股沟下入路是有利的，因为它们允许结扎精索外静脉。可以通过腹股沟/沟下途径宏观地识别精囊内静脉和外静脉，可以识别和保存精索内动脉和淋巴管，分别防止睾丸萎缩和鞘膜积水[59]（图31.1）。

显微外科精索静脉曲张切除术可通过腹股沟或腹股沟下入路进行，结果相似。这些方法报道的复发和鞘膜积液形成低于2%（表31.1）。与腹股沟入路相比，腹股沟下入路的主要优点是无需打开外斜肌腱膜，打开外斜肌腱膜通常会增加术后疼痛，并延长患者恢复的时间（图31.1）。

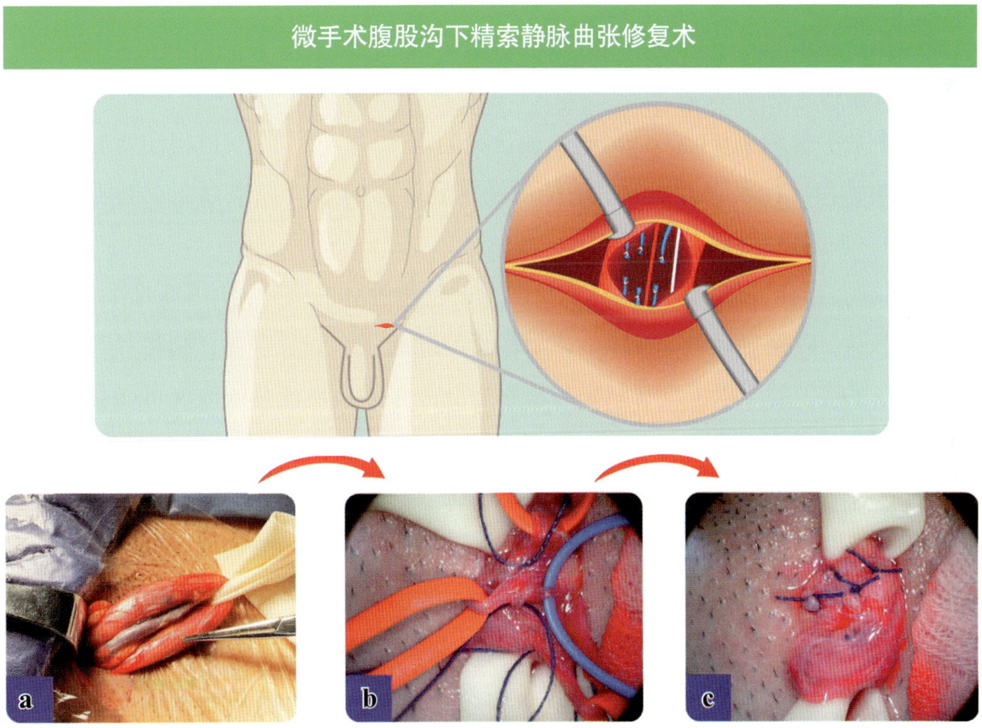


**图31.1**　腹股沟下显微手术精索静脉曲张修复。在腹股沟外环（上方）的正下方切一个2 cm的横向皮肤切口。肌肉层和腹股沟管不受侵犯。下面的板块显示了精索结构的术中照片。暴露精索，并确定结扎了睾提肌静脉（a）。在图（b）中，对精索进行解剖以识别睾丸动脉（蓝色血管环）、扩张的精索静脉（红色血管环）和淋巴管（蓝色棉线）。保留睾丸动脉和淋巴管通道，而将扩张的静脉用不可吸收的缝线结扎，然后切除（c）

选择使用显微外科手术治疗精索静脉曲张的泌尿科医师应接受适当的培训。拥有足够的显微外科仪器和带脚控变焦放大倍数的双目手术显微镜也至关重要。与其他外科手术方式相比，使用腹股沟或腹股沟下手术的显微外科精索静脉曲张切除术需要更多的技能，因为在腹股沟管水平处可见较多的精索内静脉通道和较小直径的动脉。人们认为，与腹股沟入路相比，鞘膜下显微外科精索静脉曲张切除术需要更多的显微外科技能，因为与腹股沟入路相比，它与更多的动脉和直径较小的精索内静脉相关[52]。然而，组织形态学研究未能发现在腹股沟下和腹股沟水平之间精索静脉和动脉的数量和壁厚存在差异[60]。

为了确定不育男性中可触及的精索静脉曲张的最佳治疗方式，有研究对4473名患者进行了系统评价[52]。作者得出的结论是，与不育男性的腹腔镜、放射学栓塞术和常规腹股沟或腹膜后精索静脉曲张切除术相比，开放式显微外科腹股沟或腹股沟下精索静脉曲张切除术比腹腔镜、放射学栓塞术和常规腹股沟或腹膜后精索静脉曲张切除术可导致更高的自然妊娠率，更少的复发和术后并发症。

总体而言，精索静脉曲张切除术研究表明，大约65%的男性在一项或多项精液参数方面有显著改善[61]。术后精液改善和自然妊娠的平均时间分别大约为5个月和7个月[62]。然而，仍然不知道为什么精索静脉曲张切除术后的生育能力不是总能得到改善。评估成功进行精索静脉曲张修复的预测因素的研究将有助于确定最佳的治疗候选者，但迄今为止，鲜有报道，而且结果存在矛盾[52, 61, 63–68]。从现有数据来看，似乎不育男性要么术前具有较高的精液参数，要么对严重的精索静脉曲张进行修补术才更有可能表现出术后精液参数的改善[61, 67]。

术后总活动精子数量超过2000万的男性似乎更可能自然地或通过宫腔内授精妊娠[65]。另外，术前睾丸体积减小，血清FSH水平升高，睾丸激素浓度降低和亚临床型精索静脉曲张以及Y染色体微缺失的出现，似乎是手术后生育能力提高的负面预测因素[21, 63, 64, 66, 68–70]。值得注意的是，父亲的年龄似乎对精索静脉曲张相关性不育男性的生殖结局没有显著影响[71]。如果存在双侧明显的精索静脉曲张，建议在同一手术时间对两侧进行手术[72]。

在我们的实践中，当在一侧识别出临床上可触及的精索静脉曲张时，使用笔式探头多普勒（9MHz）听诊器检查对侧精索，以确定是否存在亚临床型精索静脉曲张。如果存在，则将其与共存的精索静脉曲张同时治疗。该策略依赖于以下观察结果：精索静脉曲张术后血流量的改变可能会掩盖潜在的静脉异常并导致临床型精索静脉曲张的形成[40, 73]。在早期，我们使用放大镜放大来进行扩张的静脉曲张的结扎。但是，这种方法不足以识别睾丸动脉和淋巴结。对于放大镜，我们发现在大多数情况下需要注射罂粟碱来帮助识别动脉搏动，从而增加手术时间。同样，当使用放大镜放大结合腹股沟或腹股沟下修补精索静脉曲张时，复发率似乎更高（表31.2）。我们目前的外科手术方法是使用术中笔式探头多普勒（9MHz）来进行腹股沟下显微手术的精索静脉曲张修复术，以帮助识别动脉搏动。

2011年较早的一项荟萃分析发现，显微外科手术技术与较高的自然妊娠率（平均值为44.7%；范围为33.8%~51.5%）和降低的鞘膜积液形成率有关[74]。在2017年，这些结果得到了袁等人的证实[75]。

在后来的几年中，精索静脉曲张也已经通过机器人手术进行了治疗。除符合人体工程学的优点外，机器人手术的主要优点是消除了震颤，这对于没有经验的外科医生进行显微精索静脉曲张结扎术是很有帮助的。但是，与显微外科手术相比，机器人治疗的总成本仍然很高，从而限制了其总体临床实用性[76–79]。

## 第七节　亚临床型精索静脉曲张

亚临床型精索静脉曲张（SCV）是指在 Valsalva 动作期间无法通过精索的体格检查发现反流血流，并且需要辅助测试以进行诊断，例如多普勒检查、彩色多普勒超声（CDUS）、阴囊热成像、同位素成像或静脉造影[35–39]。

亚临床型精索静脉曲张作为男性不育症的原因仍有待商榷。目前，证据不支持对亚临床型精索静脉曲张的不育男性进行治疗[32, 46, 69, 80]。有单侧精索静脉曲张和对侧亚临床型的不育男性的最佳治疗方法尚待阐明。Zheng 等人比较了 104 例不育的左侧临床型和右侧亚临床型精索静脉曲张患者行双侧和左侧单侧精索静脉曲张切除术的疗效，发现双侧精索静脉曲张切除术与单独行左侧临床型精索静脉曲张切除术相比无益处[81]。然而，在他们的研究中，腹膜后入路用于静脉结扎，显示其复发率高[52]。Elbendary 等人在一项前瞻性研究中，研究了 145 名具有左侧临床型和右侧亚临床型精索静脉曲张的不育男性[82]，患者被随机分为临床型静脉曲张的单侧腹股沟修补术或临床型和亚临床型的双侧腹股沟修补术，尽管两组均观察到精子参数明显改善，但双侧精索静脉曲张结扎术的男性组中精子数量和运动力的变化幅度以及自然受孕率明显更高。他们的发现与早期研究一致，表明双侧精索静脉曲张切除术比单侧更有效[73, 83]。还可以推测，单侧临床型精索静脉曲张切除术后血流量的改变可能会暴露出潜在的对侧静脉异常，从而可能导致临床型精索静脉曲张[40, 73]。

就亚临床型精索静脉曲张而言，一项 2018 年的荟萃分析显示，修复 SCV 并不能改善妊娠结局，尽管它与总运动精子数量的轻微增加有关[84]。由于大多数现有研究是回顾性的、异质性的且低效的，因此需要进一步的研究来阐明修复 SCV 是否会增加生育能力。

如前所述，在我们的机构中，使用手术显微镜进行的腹股沟下显微外科精索静脉曲张切除术是治疗精索静脉曲张相关性不育症的首选方法（表 31.2 和图 31.1）。腹股沟下入路可提供出色的效果，外科手术可在门诊使用静脉麻醉与利多卡因相结合对精索进行阻滞[85]。

**表 31.2　一组 862 例精索静脉曲张和不育男性的腹股沟下显微外科精索静脉曲张切除术的结果**

| 放大类型 | 放大镜 | 手术显微镜 |
|---|---|---|
| 病例数目 | 101 | 761 |
| 男性年龄（岁）；均值（范围） | 32.4（24.0~63.0） | 36.1（24.0~56.0） |
| **精索静脉曲张侧；*N*/%** | | |
| 单边<br>双边 | 51（50.4）<br>50（49.6） | 266（34.9）<br>495（65.1） |
| **精索静脉曲张等级[a]；*N*/%** | | |
| Grade Ⅰ<br>Grad Ⅱ<br>Grade Ⅲ | 14（13.9）<br>48（47.5）<br>39（38.6） | 3（19.0）<br>199（51.8）<br>112（29.2） |
| **内分泌情况 平均值 ± 标准差** | | |
| 血清 FSH/$10^6$IU · $mL^{-1}$<br>血清睾丸激素 /ng · $dL^{-1}$ | 5.7 ± 8.8<br>523.8 ± 547.1 | 7.1 ± 6.2<br>398.1 ± 522.6 |

续表

| 放大类型 | 放大镜 | 手术显微镜 |
|---|---|---|
| **平均手术时间；分钟（范围）** | | |
| 单边<br>双边 | 78.6（50~90）<br>101.1（80~150） | 71.0（45~92）<br>105.2（85~140） |
| **结扎的静脉数；均值（范围）** | | |
| 左边<br>右边 | 4.8（2~7）<br>4.2（2~6） | 8.2（2~11）<br>6.2（2~11） |
| **静脉直径（mm）；均值（范围）** | | |
| 左边<br>右边 | 3.2（1~6）<br>2.8（1~4） | 3.0（1~5）<br>2.6（1~5） |
| 确定睾丸动脉 /% | 84.1[b] | 96.5 |
| 改良精液参数[c]/% | 60.4 | 65.9 |
| 复发率；*N*/% | 3（2.9） | 9（0.1） |
| 鞘膜积液形成率；*N*/% | 1（1.0） | 1（0.0） |
| 其他并发症；*N*/% | 2（1.9）[d] | 5（0.0）[e] |
| 怀孕；*N*<br>自然；*N*/%<br>IUI 和 ART；*N*/% | 85[f]<br>20/69（28.9）<br>4/16（25.0） | 562[f]<br>180/562（32.0）<br>140/282（49.6） |

注：[a] 双侧精索静脉曲张的最大静脉曲张分级
[b] 注射罂粟碱可识别 85% 的病例所需的动脉搏动
[c] ≥ 15% 至少一项精液参数（精子计数，进行性运动，严格形态）的术前基线值改善
[d] 睾丸血肿（1 例）；睾丸萎缩（1 例）
[e] 睾丸 / 腹股沟下血肿或皮肤感染
[f] 已报告妊娠评估的患者人数
IUI 宫腔内人工授精，ART 辅助生殖技术。

## 第八节　无精子症

非梗阻性无精子症（NOA）由各种原因引起的睾丸组织病理学改变，包括环境毒素、药物、遗传和先天性异常、创伤、内分泌疾病和特发性疾病。在男性不育患者里，患有 NOA 的男性历来都是最难治疗的，但是自从体外受精 / 胞浆内精子注射（IVF/ICSI）和睾丸精子提取术（TESE）的外科手术方法问世以来，已经有许多患者使用睾丸精子怀孕。然而，TESE 时只有约 50% 的男性能够找到精子[86]。

在无精子症的男性中约有 5% 发现精索静脉曲张，但精索静脉曲张是否可引起或促成无精子症仍是有争议的[85]。由于引入了 ICSI，对无精子症男子精索静脉曲张的修复有了新的兴趣。成功率各不相同，由于病例数很少[85, 87–93]，因此尚未确定成功的预测因素。

首次荟萃分析发表于 2010 年，研究了精索静脉曲张修复对 NOA 男性精子生成恢复的影响[94]。在平均 13 个月的术后随访中，对总共 233 名临床型精索静脉曲张和 NOA 的不育男性进行了分析。39% 的男性在手术后射精时发现活动精子。在射精时有精子的男性中，约有 26% 怀孕，其中 60% 在没进行辅助生育的情况下怀孕，另外 40% 在体外受精帮助下怀孕。术后平均精子浓度和运动能力分

别为 160 万和 20%。血清卵泡刺激素（FSH）和睾丸激素的水平，睾丸大小，患者年龄，精索静脉曲张分级和手术技术似乎并未影响预后，但有限的患者数量无法得出结论。组织病理学是预测成功的唯一指标。经活检证实为低精子生成（HS）或成熟阻滞（MA）的患者，射精后精子的出现明显高于唯支持细胞（优势比为 9.4；95%*CI* 3.2~27.3）。HS 或 MA 合并成功率为 48%，而 SCO 为 11%（表 31.3）。不幸的是，缺乏随机对照试验，Weedin 等人的荟萃分析中包括一些研究，没有设置未进行精索静脉曲张修复的对照组病例系列。可以提出一个论点，即对照组将保持无精子症，但观察到，尽管有任何干预措施，NOA 男性仍会偶尔射出少量活动精子。因此，不能排除精索静脉曲张修复后在射精中出现最少数量的活动精子可能只是巧合。

**表 31.3　男性精索静脉曲张修复的荟萃分析结果**

| | Wendin 等人[94] | Esteves 等人[103] |
|---|---|---|
| 患者人数 | 233 | 344 |
| 平均年龄 | 30.1 | 32.5 |
| 术后射精的患者数量 /% | 91/233（39.0） | 151/344（43.9） |
| 术后平均精子数 /($\times10^6\cdot mL^{-1}$) | 1.6 ± 1.2 | 1.8 ± 1.6 |
| 射精中出现精子的间隔（每月）；范围 | NR | 4.5–11.0 |
| **根据组织病理学结果**[a] | | |
| 精子发生低下<br>成熟阻滞<br>唯支持细胞 | 30/55（54.5）<br>24/57（42.0）<br>5/44（11.4） | 27/48（56.2）<br>18/51（35.3）<br>6/62（9.7） |
| 无精子症复发；*N*/% | 11（4.6） | NR |
| 自然妊娠；*N*/%[a] | 14（6.0） | 12/88（13.6） |
| 平均随访（每月） | 13.3 | 12.4 |

此外，包括生殖细胞发育不全男性精索静脉曲张修复后射出活动精子的报道也很有趣[91]。睾丸内缺乏任何精子前体的男性不太可能会从治疗中受益，但是研究这种关系的唯一方法是在精索静脉曲张手术修复后重复进行活检。在一个系列中[85]，精索静脉曲张修复后 6 个月对 SCO 患者进行了活检，睾丸组织病理学结果保持不变。手术后 SCO 的持续存在表明精索静脉曲张与原发性睾丸功能衰竭并存，这当然不受手术影响。然而，由于睾丸内精子产生的异质性，睾丸活检有许多局限性，可能不能反映出最活跃的精子发生部位。因此，仍然有可能从 SCO 的睾丸中提取到精子[95]。

即使在精索静脉曲张修复后多达一半的 NOA 患者睾丸组织病理学良好的情况下，精子生成有所改善，但大多数夫妇仍需进行胞浆内精子注射（ICSI）[85, 94]。但是，对于 ICSI 而言，首选使用射出的活动精子，因为它们的受精能力高于从睾丸中回收的精子[96]，除非 DNA 碎片化的精子比例增加[97]。

尽管如此，精索静脉曲张修复后依旧无精子仍然是一个潜在的问题，而对于许多人来说，在 ICSI 之前进行精子提取是不可避免的。精索静脉曲张切除术后仍然无精子的男性睾丸精子提取（TESE）的结果很少且相互矛盾[98, 99]。据 Schlegel 等人报道，无论是否以前做过精索静脉曲张术，伴有精索静脉曲张的 NOA 男性，每次使用睾丸显微取精术（micro-TESE）精子回收（SR）率为 60%[99]。但是，由于亚临床型精索静脉曲张治疗的益处值得商榷，因此将亚临床型精索静脉曲张患者纳入研究是否会使其结果产生偏差是值得怀疑的 [69, 80]。另外，同样使用 micro-TESE 的 Inci 等人报道，修复临床型精索静脉曲张后，为 ICSI 回收睾丸精子的机会增加了 2.6 倍 [98]。不幸的是，他们的研究没有睾丸组织病理学结果。因此，不能排除在精索静脉曲张切除术后获得较高的精子回收率的原因是因为患者具有成功进行精子取出的良好的组织病理学模式，例如表现出生精不足或成熟阻滞，这使这一研究结果有偏移 [100, 101]。

在过去的几年中，文献中增加了其他研究。Zampieri 等人评估了静脉曲张切除术在两组不同患者中的效果。一组（19 例患者）在精索静脉曲张修复术后 3 个月接受 TESE 治疗，而另一组（16 例患者）在显微 TESE 手术中进行精索静脉曲张修复治疗。第 1 组的精子取回成功率（57.8%）明显高于第 2 组（25%，$P < 0.05$），这表明精索静脉曲张切除术可能会增加部分 NOA 男性精子的获取机会 [102]。

在 2016 年包含 18 项研究的系统评价中，我们总结了关于精索静脉曲张切除术对 NOA 男性的影响的临床数据（表 31.3）。汇总的估计值表明，与未治疗的患者相比，治疗的患者的精子回收率提高了 2.6 倍。此外，接受精索静脉曲张修复术的男性中有 44% 的概率射出的精液中有精子，因此可能无需进行睾丸活检即可进行 ICSI[103]。在上述研究中，存在一种趋势，即在患有 NOA 的男性中，在精子恢复之前通过治疗精索静脉曲张来提高妊娠率和活产率。同时进行的荟萃分析证实了我们的结果 [104]。尽管有上述发现，仍需要进一步设计良好的研究来更好地了解精索静脉曲张修复术对无精子症患者的真正益处。

## 第九节　性腺机能减退

由于精索静脉曲张会对睾丸功能产生负面影响，因此已经进行了相关研究以探讨精索静脉曲张修复对雄激素产生的作用。确实，精索静脉曲张与间质细胞的缺氧有关，因此，睾丸激素的产生减少 [105–107]。在 1984 年的一项研究中，精索静脉曲张引起睾丸温度过高并抑制 17-α- 羟基孕酮醛缩酶，该酶参与 17- 羟基孕酮向睾丸激素的转化 [108]。在另一项研究中，研究表明精索静脉曲张存在时，自由基对睾丸间质细胞线粒体产生有害作用，抑制了类固醇生成的急性调节蛋白（StAR）的表达和功能，从而有助于减少睾丸激素 [109]。

近年来，由于已表明睾丸激素水平与总体健康状况、疾病风险和预期寿命有关，因此引起了人们的关注。在 2011 年的病例对照研究中，Tanrikut 等人研究表明，患有精索静脉曲张的男性的睾丸激素水平明显低于无精索静脉曲张的男性。此外，作者还表明，无论患者的年龄、精索静脉曲张分级和偏侧性，显微手术精索静脉曲张修复术后睾丸激素水平都会升高。作者得出的结论是精索静脉曲张是雄激素缺乏的一个独立因素，其修复可能对睾丸激素的产生具有有益作用 [110]。

同样，2018 年的一项审查得出结论，精索静脉曲张切除术是提高老年性腺功能减退男性中雄激素水平的真正选择，尤其是当人们不希望持续进行睾丸激素治疗和持续实验室监测时 [111]。

## 第十节 氧化应激标记

具有精索静脉曲张的不育男性的精子产生和质量明显低于正常对照和精索静脉曲张的可育男性[112]。不仅在常规的精子参数（如精子数量、运动性和形态）中观察到了这种差异，而且在氧化应激和 DNA 完整性的新型功能标记中也观察到了这种差异。

在精索静脉曲张的不育男子的精液中，精浆的总抗氧化能力（TAC）和精子线粒体活性降低[27, 113, 114]，而精子表现出异常的 DNA 完整性和染色质不成熟的频率增加[113, 115]。尽管在精索静脉曲张的可育和不育男性中均可观察到阴囊温度升高，但仅在后者中观察到氧化应激（OS）升高，因此表明 OS 清除系统的紊乱很可能在精索静脉曲张相关性不育症的病理生理学中起重要作用[27, 116]。

新型无创对比成像显示，在临床精索静脉曲张的男性中改变的睾丸内微循环灌注会影响精子的生成[117]。分子生物学研究表明，高镉含量和缺氧条件会导致金属硫蛋白过表达，这种金属结合蛋白可在患有精索静脉曲张的男性精索静脉内阻止细胞凋亡[118]。市冈等人确定了不育男性精索静脉曲张中抗氧化酶基因的分布。他们的初步数据表明，谷氨硫酮 S- 转移酶 T1 基因的遗传多态性可能会影响个体对精索静脉曲张切除术的反应[119]。

当临床可触及的精索静脉曲张与精液质量受损并存时，手术修复是最佳的治疗选择。精索静脉曲张修复可以改善精子生成和生育能力，并且与辅助生殖技术相比具有更好的成本效益[120]。多项荟萃分析表明，精索静脉曲张切除术对不育男性临床型精索静脉曲张的生育状况具有有益的作用[112, 120–122]。Agarwal 等人检查了精索静脉曲张切除术对精液参数的影响，并证明精子浓度增加了 970 万 /mL（95%*CI* 7.34~12.08，$P<0.001$），精索静脉曲张切除后，精子的运动能力提高了 9.9%（95%*CI* 4.90~14.95，$P<0.001$），WHO 精子形态增加了 3.1%（95%*CI* 0.72~5.60，$P=0.01$）[112]。Ficarra 等人回顾了精索静脉曲张修复的随机临床试验，发现接受精索静脉曲张治疗的患者的妊娠率显著增加（36.4%），而未进行精索静脉曲张治疗的患者的妊娠率增加 20%[121]。

同样，Marmar 等人报道过，与不进行手术的患者组（15.5%）相比，精索静脉曲张切除术后的妊娠率（33%）显著提高[122]。在他们的研究中，精索静脉曲张切除术组获得自然受孕的机会是未接受任何治疗或药物治疗的患者组的 2.8 倍。进一步的研究表明，精索静脉曲张修复后，精子功能的标志物也得到了明显改善[123–128]。据报道，精索静脉曲张不育男子精索静脉曲张切除术可以减轻精液的氧化应激，但是这种有益效果并不总是与常规精子参数的改善有关[124–126]。患有可触诊精索静脉曲张的不育男性在修复 6 个月后，精子 DNA 的完整性也会提高[126, 128]。据 Smit 等人报道，精索静脉曲张切除术后精子 DNA 碎片化（SDF）减少，DNA 碎片化指数与自然受孕或通过辅助生殖受孕的能力之间存在关联[127]。

在过去的 10 年中，许多研究调查了精索静脉曲张修复对改善精子染色质完整性的作用。2012 年的荟萃分析得出的结论是，精索静脉曲张切除术可减轻精子 DNA 碎片化[129]。在最近的一项前瞻性对照研究中，Aahathal 等人招募了 29 名精液参数异常，DNA 碎片化指数高和临床型精索静脉曲张的不育男性。他们都接受了显微外科精索静脉曲张切除术。对照组由 6 名正常精子健康的可育男人组成。

作者发现，手术修复与精子 DNA 碎片指数的显著降低有关，支持了精索静脉曲张切除术可改善精子发生和降低氧化应激的假说[130]。

在 2018 年，我们进行了近期的系统综述，总结了有关精索静脉曲张切除术对精子 DNA 碎片化（SDF）的作用的现有证据[131]。我们得出的结论是，精索静脉曲张的修复与 SDF 的降低毫无疑问相关。在评估怀孕率的研究中，已怀孕夫妇男性伴侣的 SDF 低于没有怀孕的伴侣。

## 第十一节　精索静脉曲张切除术、ICSI 或两者兼而有之

尽管自然妊娠仍然是评估精索静脉曲张治疗成功率的主要标准，但由于精子异常的严重程度和（或）存在影响女性伴侣的重大问题，许多与精索静脉曲张相关的不育症患者仍需接受 ART。行 IVF/ICSI 之前精索静脉曲张结扎术的指征仍然不明确，但是越来越多的证据表明，ART 之前的精索静脉曲张结扎术在某些情况下可能是有益的。

睾丸组织病理学良好的非梗阻性无精子症男性精索静脉曲张结扎术可能有助于增加在射精中发现精子的可能性[94]。尽管精索静脉曲张结扎术后通常见到的精子数量很少，但可用射精中的精子而不需要手术精子回收（SR）就可以进行 IVF/ICSI。此外，精索静脉曲张切除术后仍是无精子症患者的 SR 成功率增加，最终夫妻俩生孩子的机会也增加[98]。

精索静脉曲张切除术还可消除对 ART 的需求或降低因为男性因素不育所需的 ART 水平[123]。据 Esteves 等人研究表明，对精索静脉曲张相关不育症的夫妇，临床型精索静脉曲张的手术治疗也可能会改善辅助生殖的结果[131]。作者纳入了 242 名接受过治疗和未经治疗的精索静脉曲张的不育男性患者，这些精索静脉曲张患者接受了胞浆内单精子注射（ICSI），发现在接受 ICSI 手术后，行 ART 术前精索静脉曲张显微修补术的男性中，活产率显著高于（46.2%）ART 术前未行精索静脉曲张显微修补术的男性（31.4%）。在这项研究中，ICSI 实现活产的机会增加了（概率 = 1.87；95%$CI$ 1.08~3.25，$P$ = 0.03），而 ICSI 获得怀孕后发生流产的机会减少了（如果精索静脉曲张在受孕前已经接受过治疗，则优势比 = 0.433；95%$CI$ 0.22~0.84，$P$ = 0.01）。

2017 年的最新综述阐明了在进行辅助生殖技术治疗之前行精索静脉曲张切除术的作用。作者得出的结论是精索静脉曲张修复可以改善精子发生，因此降低了实现妊娠所需的辅助受孕方法的复杂性[132]。

## 第十二节　未来诊断方法

虽然精索静脉曲张始于青春期，但在这个阶段很少被诊断出来。究其原因是缺乏认识和青少年平时很少到泌尿外科门诊就诊。

尽管如此，精索静脉曲张是随时间变化的疾病。因此，诊断越早，恢复生育力和雄激素产生的治疗效果就越好。

就青少年精索静脉曲张而言，众所周知，这些人中只有一小部分在成年后会表现出生育能力的下

降。因此，理想的是确定哪些青少年受益于早期手术治疗。在该人群中，精液分析不是评估精索静脉曲张的可靠方法，因为下丘脑 - 垂体 - 睾丸轴仍然不成熟。此外，目前基于睾丸生长迟缓的推荐手术的临床标准不是最佳的，因为这些发现与已经造成的睾丸损伤有关[133–135]。

自 2010 年以来，研究人员一直专注于研究精索静脉曲张的青少年和成人的精子蛋白质组学方法。事实上，精子和精浆都富含蛋白质[136, 137]。

蛋白质组学是一个新的研究领域，旨在全面分析在细胞或组织中表达的一组蛋白质，即蛋白质组。蛋白质表达是动态的，并且可以根据环境在给定时刻施加的条件而变化。因此，对蛋白质的研究可以产生重要的信息，包括了解哪种蛋白质表达，它们的表达水平，何时产生以及在不同情况或治疗下细胞表达的反应。蛋白质组学的研究代表了一种评估蛋白质功能和研究代谢过程的方法，以更好地了解分子水平上的细胞或组织的功能[138–140]。

在精浆中寻找一种蛋白质标记物作为精子生成障碍的早期指标，在精索静脉曲张对睾丸整体功能尤其是精子发生损害之前，可以建议行精索静脉曲张修复术。特异性生物蛋白标记物的发现可作为青少年和成人精索静脉曲张患者的常规检查，以更好地了解不育风险较高的人，从而可以进行更好的临床治疗[141, 142]。

## 第十三节　结　论

精索静脉曲张是影响男性生育的常见疾病。精索静脉曲张相关性不育症的主要病理生理机制涉及过度的氧化应激，其通过多种非排他性机制损害精子的质量和数量。精索静脉曲张的诊断主要依靠体检，因为精索静脉曲张治疗后的生育率指标改善仅在临床上可触及的精索静脉曲张的男性中见到。在治疗方式中，显微外科精索静脉曲张结扎术是成功的选择，术后精子数量 / 质量更高，并发症更少。已建议将精索静脉曲张修复术应用于非梗阻性无精子症的男性，并在辅助生殖技术（ART）之前手术，可分别提高精子取回的成功率和 ART 结果。尽管如此，我们仍然不清楚为什么有些人即使患有精索静脉曲张，仍能够生育，而精索静脉曲张修复后的改善并不在所有患者中普遍出现。鉴于精索静脉曲张的不育症的复杂性质，除了精索静脉曲张的治疗外，生活方式的改变应该得到强烈的鼓励。

除生育能力外，还可以为患有精索静脉曲张和性腺功能低下的男性提供精索静脉曲张修复术，以改善雄激素生成并可能避免睾丸激素替代疗法。包括蛋白质组学研究在内的新兴工具可能有助于确定精索静脉曲张治疗的理想人选。

## 第十四节　审查标准

使用 PubMed/Medline、Scielo、EMBASE 和 Google Scholar 进行了系统搜索，以找出符合条件的研究。使用以下术语和描述符：“精索静脉曲张”“显微外科手术”“氧化应激”“精子 DNA 碎片化”“青少年”“睾丸激素”“蛋白质组学”“不育症”“无精子症”“亚临床变异”“精索静脉曲张”“精索静脉曲张修复”和“精索静脉曲张治疗”。我们还使用 PubMed Search Builder 对以下单词进行了搜索：

“精索静脉曲张 / 手术”“精索静脉曲张 / 诊断”和“精索静脉曲张 / 分类”。

（Daniel Suslik Zylbersztejn 和 Sandro C.Esteves 著；林思伟，张云山和周青 译）

# 第三十二章　不育症的感染

**要点：**

- 男性不育症是一个值得关注的重要问题，因为它像一种常见病——糖尿病一样，影响着很多人的一生。
- 据报告，在这些不育男性中，男性生殖道感染的发病率为20%~40%。
- 许多病原体，包括细菌、原虫和病毒，都是性传播的，夫妻都需要进行治疗。
- 在性传播细菌中，沙眼衣原体和支原体感染最为普遍，在非性传播生殖道感染中大肠杆菌最为普遍。
- 在病毒感染中，流行性腮腺炎和艾滋病毒感染是最严重的，因为流行性腮腺炎可导致永久性不育，而艾滋病毒可通过睾丸或附睾的精子携带。

## 第一节　介　绍

在全球范围内，由于人口增长，患有不育症的夫妇的绝对人数从1990年的约4200万增加到2010年的4850万，估计占夫妇的15%[1]。在20%~30%的病例中，男性伴侣是不育的唯一原因，占全部的50%[2]。虽然在世界大多数地区，原发性和继发性不育症的百分比没有变化，但不育症必须被视为一个严重的全球卫生问题[1]。另外，据报道，发达国家和发展中国家的人类繁殖力都在下降[3–5]。这一显著下降的原因是多方面的，包括社会经济变化[4]，生活方式的变化与肥胖[6, 7]或环境污染[8]的流行率较高。有关不育症患病率的数据存在差异，即没有采取避孕措施的性活跃夫妇在一年内无法自然怀孕的比例在3%~25%之间。大约有15%的夫妇需要寻求医疗援助[9–11]。不育症是一个夫妇问题，因为男性和女性伴侣的贡献或多或少是平等的，据报告，男性不育的患病率在30%~50%之间[12]。在所有男性中，约有7%的人在生育期间面临生育问题，从而使男性不育成为一个问题，它的患病率甚至高于糖尿病，总体估计2000年为2.8%，2030年为4.4%，被认为是一种常见的疾病[13, 14]。

然而，根据《联合国世界人权宣言》第十六条第一款，“成年男女，不受种族、国籍或宗教限制，有权结婚并成家”[15]，尊重健康生殖的人权。反过来，这需要临床医生和科学家找到解决这个日益严重的问题的办法。男性不育的主要可纠正原因是生殖道感染，在男性不育中扮演重要角色[16]。感染和炎症不仅严重影响精子生成和精子在射精过程中的转运，如临床发现的少精子症、弱精子症或无精子症[17, 18]，也是男性附属性腺功能失调[16]和精子功能明显受损[19, 20]的原因。这些变化可以以各种方式触发，即病原体对精子和精子功能的直接作用[21]或通过激活白细胞间接诱导精道炎症过程[22]。在全球范围内，男性生殖道感染相关不育症的患病率在10%~20%之间，且在一项包括4000多名不育症咨询患者的大型研究中，患病率高达35%[23]。细菌感染对生育能力受损的患者的影响似乎比生育能力低下的男性更不利[24]，表明这种细菌生殖道感染的影响可能必须加以区分。

从诊断的角度来看，有许多技术，包括显微镜、分子和血清学测试在内都是可用的。然而，这些实验室方法有时具有挑战性，缺乏标准化（表32.1）。

**表32.1　几种病原体的诊断方法**

| 病原体 | 诊断方法 | 参考资料 |
|---|---|---|
| 沙眼衣原体 | 临床表现<br>网状体免疫荧光染色培养沙眼衣原体 | |
| | 精液中细菌rDNA的PCR扩增 | [25, 26] |
| | 核酸杂交试验 | [27] |
| 人型支原体 | 实时PCR | [28] |
| 生殖支原体 | PCR | [29-32] |
| 解脲支原体 | 应该选择的诊断方法是标准精液培养PCR | [26] |
| 微小脲原体 | 标准种子培养，PCR | |
| 淋病奈瑟菌 | 临床表现淋球菌培养 | [33, 34] |
| | 核酸杂交试验 | [27] |
| 大肠杆菌 | | |
| 病毒 | 临床表现 | |
| CMV | PCR | [35] |
| HSV | PCR | [36] |
| HIV | PCR | |
| 阴道毛滴虫 | PCR | [37] |
| 梅毒螺旋体<br>布鲁氏锥虫<br>克氏锥虫 | PCR | [38] |
| 血吸虫 | 血清学检测 | [39] |
| | PCR | [40] |

## 第二节　病原体致男性生殖道感染

男性泌尿生殖道感染可按引起感染的微生物种类和部位分类，即睾丸（睾丸炎）、附睾（附睾炎）、前列腺（前列腺炎）或尿道（尿道炎）。这些病原体可以是细菌、病毒、原虫甚至寄生虫。最流行的细菌病原体是沙眼衣原体、解脲支原体、淋病奈瑟菌、人型支原体、生殖支原体或大肠杆菌[41]。虽然以前的细菌病原体是性传播的，但大肠杆菌被认为是非性传播的泌尿生殖道感染的最常见原因，特别是附睾炎或前列腺炎，它是65%~80%的病例的原因[42]。此外，腮腺炎病毒、人类乳头瘤病毒（HPV）、单纯疱疹病毒（HSV），特别是人类免疫缺陷病毒（HIV）等病毒感染也与精浆白细胞浓度增加有关[43]。后一种病毒可感染睾丸和男性附属性腺[44]。随着 2013 年法属波利尼西亚和 2015 年巴西爆发寨卡病毒感染，出现了对人类生殖的新威胁[45]。

参与这些感染的病理机制不仅包括白细胞的吸引，还包括有毒物质的释放。所有这些都增加了活性氧（ROS）的释放，从而增加了包括男性生殖系统在内的全身氧化应激。因此，精子生成和精子功能受到损害，导致不育（图 32.1）。

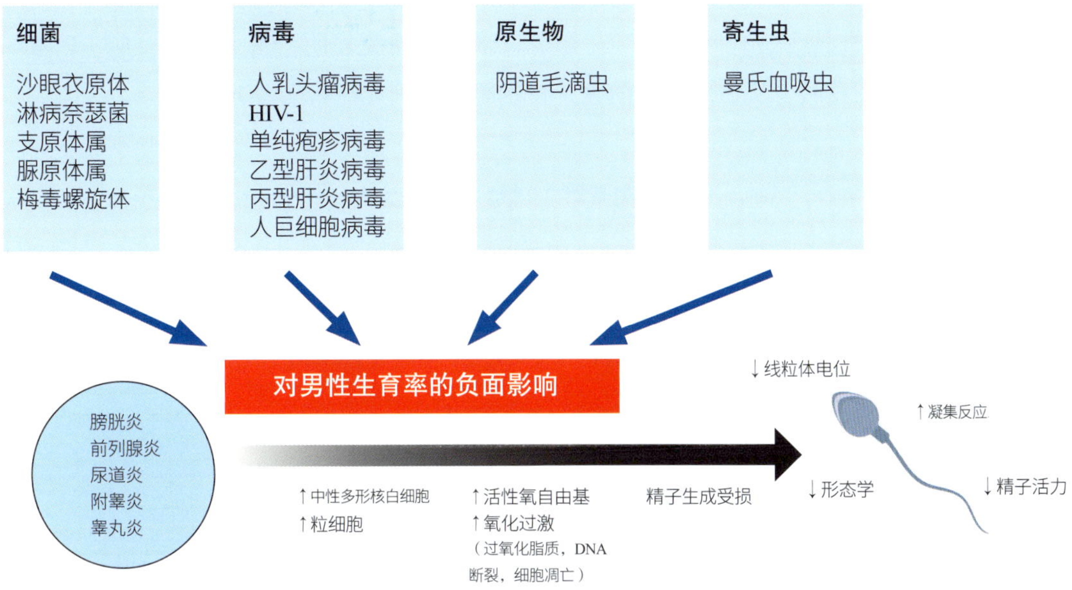


**图 32.1**　各种病原体对男性生殖功能的影响导致精子计数低、活力低和精子功能受损[46]

## 第三节　沙眼衣原体

沙眼衣原体是一种革兰氏阴性细菌，是世界上最常见的性传播细菌病原体之一，每年约有 9200 万新的泌尿生殖系统感染[47]。这一数字可能被低估了，因为该病原体具有高度的无症状性，70%~80% 的妇女和 50% 的男性感染是无症状[48]。然而，在男性中，这种感染出现的症状可能比女性更明显[49]。据报道，在有症状的男性中，感染的流行率从 4%~10% 不等[50]。另一份报告发现，男性和女性的患病率分别为 35.9% 和 38%[51]。由于大量衣原体感染仍未确诊，病原体甚至可以在分娩时转移到新生儿，其中新生儿结膜炎占 25%~50%，肺炎占 10%~20%，因此，对后代构成健康风险，以及对国家卫生系统进行诊断和治疗造成巨大成本。对美国来说，每 500 个病例的费用估计为 220 万美元[48]。

在男性中，沙眼衣原体与前列腺炎、附睾炎和尿道炎有关。该细菌已经在男性生殖系统中的多个部位检测到，包括睾丸间质细胞[52]、前列腺[53]，甚至附睾和精囊[54]。除了感染引起的病变以及男性生殖道的影响和急性炎症外，还报告了衣原体感染对男性生育能力的影响是不一致的。虽然一些研究者发现没有显著的关联[55, 56]，但大多数其他研究显示衣原体感染对男性生育有直接负面影响[53, 57, 58]。对精子浓度、存活率、正常精子形态和活力等精子参数的直接影响也有争议，大多数研究显示出明显的负面影响[59–62]。在感染衣原体的男性中，甚至顶体反应似乎也受到负面影响[63, 64]。

Hosseinzadeh 等人的体外研究甚至表明，病原体直接引起衣原体分泌的脂多糖（LPS）诱导的精子蛋白变化和细胞过早死亡[65–67]。这些 LPS 可以与 54kD CD14 糖脂锚定受体结合，该受体参与调节 T 细胞和 B 细胞的激活和功能[68]。据报道，LPS 也会触发 ROS 的产生，这又会导致精子活力下降[69]。

结果的差异可能是由于在许多情况下，衣原体感染伴随着其他微生物感染，从而使判断不育症是否与衣原体感染有关变得困难[70]。此外，感染的持续时间也会影响研究的结果。检测感染的方法也可能是重要的[64]，因为在无症状病例中对病原体的各种检测方法似乎具有挑战性，特别是血清学标志物的敏感性和特异性被认为是有问题的[48]。因此，最近的研究表明，聚合酶链反应（PCR）扩增精液中细菌 rDNA，因为这种方法似乎很有前途，特别是在识别无症状患者方面[25, 71]。

## 第四节　支原体

支原体和脲原体属于支原体科，广泛分布于脊椎动物中。它们是在培养过程中复制的最小的细菌，缺乏细胞壁[72, 73]。男性泌尿生殖道有 5 种，分别为解脲支原体、微小脲原体、人型支原体、生殖支原体和发酵支原体，只有前 4 个是致病性的。

## 第五节　解脲支原体、微小脲原体

这 2 种微生物通常都会在男性尿道中定植，并在射精过程中污染精液[74]。虽然解脲支原体和微小脲原体都是致病物种，但据报道，尤其是解脲支原体更容易引起非淋菌性尿道炎、盆腔炎和不育[16, 75, 76]。在突尼斯人群中，2 种病原体之间的感染率差异很大，解脲支原体感染率为 5%~42%[77]，微小脲原体感染率为 2.9%[51]。解脲支原体或微小脲原体感染对精液参数的影响没有差异[51]。然而，在胚胎学实验室的辅助生殖准备中，必须注意精子分离，因为简单的精子清洗并不能完全从精子悬浮液中去除这些细菌[78]。

在过去，解脲支原体感染和男性不育之间的关系存在争议[79, 80]。最近的一项包括 346 名选定的受试者的大型研究中 Wang 等人表明，解脲支原体感染会导致精液黏度升高、精子浓度降低和 pH 值降低[81]。虽然这项研究没有发现对其他精子参数有任何进一步的影响，但 Potts 等人发现精浆活性氧（ROS）水平显著升高[80]，而 Reichart 等人发现精子 DNA 损伤程度较高[82]。这些差异可能是由于解脲支原体对精子活动具有明显的能量代谢依赖性[83]。根据这一理论，由于细菌与精子线粒体能量产生竞争，因此在低 pH 值下精子的活力会受到损害。另外，在较高的 pH 时，随着解脲支原体刺激糖酵解，精子活力甚至会增强。

男性生殖器官解脲支原体感染检出率在不育男性中有很大差异[84]，在 10%~40% 之间不等，最可能是由于诊断方法和检查人群的不同。就像衣原体感染患者一样，在无症状患者中检测解脲支原体或微小脲原体尤其困难，因为这些患者可能脱落较少的菌落形成单位（CFU；生物体），所以在标准培养试验中难以检出。因此，PCR 应该是首选的诊断方法[26]。

## 第六节 人型支原体、生殖支原体

虽然这 2 种细菌对男性生育能力的直接影响在前几年存在争议，但最近的报道已经将人型支原体和生殖支原体感染与泌尿生殖系统感染和不育联系起来[85, 86]。然而，病理机制尚存争议[87]。据报道，人型支原体感染频率为 10.8%，生殖支原体感染频率为 5%，分别低于其他病原体[76]。然而，对于复发性尿道炎的患者来说，生殖支原体占主要病原体的 19%~41%[88]。这 2 种病原体都能附着并穿透人精子质膜[89, 90]，这可能会对准备怀孕的男性生育能力和后代的健康产生重大影响。就人型支原体而言，这可能是由于精子功能失调所致[77]。前者可能导致细菌感染女性，从而引起宫颈炎和子宫内膜炎[91]或影响顶体反应的质膜的改变[92]，后者可能是感染触发的精子 DNA 损伤引起的[57]。

## 第七节 淋病奈瑟菌

淋病奈瑟菌属于革兰氏阴性双球菌，是最常见的男性传染病之一，如尿道炎、前列腺炎和附睾炎，进而可能损害男性的生育能力。这些细菌表面有菌毛，这有利于附着在其他细胞[93]。在精子中，已经发现了一种唾液糖蛋白受体，它能识别和结合淋球菌膜中的脂多糖[94]。由于衣原体脂多糖可通过诱导细胞凋亡导致精子死亡[95]，可以想象，脂多糖奈瑟菌也可能引起这种反应。然而，到目前为止还没有显示出这一点。

尽管在过去几十年里，西方国家的发病率一直在下降，但在欧洲每年每 10 万人中仍有 150~400 例新感染病例记录[93]。据推测，由于社会经济和行为因素，这些数字在第三世界和发展中国家要高得多，撒哈拉以南非洲、南亚和东南亚的人数最多[96]。Imudia 等人发现治疗不孕症的女性淋球菌感染的患病率为 0.4%[97]。考虑到这种病原体是性传播的，人们可以假设男性伴侣的流行率是相似的。然而，根据 Abusarah 和同事的一项最新研究[77]，在没有感染症状的不育男性中，淋病病毒感染的检出率约为 6.5%。

## 第八节 大肠杆菌

大肠杆菌是一种革兰氏阴性菌，属于肠杆菌科，是大多数泌尿生殖道和男性附属性腺感染的原因，占Ⅰ型和Ⅱ型前列腺炎的 65%~80%[98]，而患有Ⅱ型前列腺炎的患者精子活力、总活力和前向运动能力明显降低，但精液体积和精子浓度不受影响[99]。与肠球菌或腐生葡萄球菌等其他泌尿道致病菌相比，大肠杆菌对精子活力有显著的直接负面影响[100]。Köhn 等人的体外研究表明，这种微生物甚至对精子功能有负面影响，如顶体反应[92]。这可能是由于人类精子暴露于病原体后形态学的改变，特别是在顶体和鞭毛上的改变[101]。Fraczek 等人的研究表明[102, 103]，在有精浆细菌污染的患者（大肠杆菌、溶脲杆菌），不仅精子膜稳定性可能受到损害，而且线粒体膜电位和精子 DNA 完整性也可能受到影响[104]。经过密度梯度离心后，炎症介质对精子组分的损伤效应更为明显，因此它们可能是造成精子损伤的直接原因[103]。生育能力受损的另一个原因可能是由泌尿致病性大肠杆菌[105]引起的附睾梗阻[106]。

由于细菌菌毛与精子质膜的直接相互作用[107]，大肠杆菌干扰精子的运动[108]。Schulz 和同事的一项研究证明了大肠杆菌影响精子的 2 种机制，所描述的直接相互作用和可溶性因子的作用，诱导细胞凋亡和线粒体膜电位的崩溃[109]。引起这些细胞反应的潜在候选物质可能是 α 溶血素和志贺样毒素，因为这些已经分别与 Hep-2 细胞的精子活力丧失[110]和凋亡有关[111]。在一个小鼠模型中，Kaur 和 Prabha 发现凝集大肠杆菌使受感染的雌性不育[112]。

## 第九节　病　毒

病毒也能够感染整个男性生殖系统，即睾丸（例如腮腺炎病毒、HIV-1）、附睾（例如柯萨奇病毒）、精囊（例如巨细胞病毒）、前列腺（例如 HPV、HSV、HIV-1）和精液（例如 HSV、HPV、HIV）[113]。在最近的一项研究中，包括 241 名无症状的患者到不育症诊所进行精液分析，在 45 名患者中检测到病毒 DNA，如 CMV（8.7%）、HPV（4.5%）、HHV-6（3.7%）、HSV（3.6%）、EB 病毒（0.4%）和乙型肝炎病毒（0.0%）[114]。最近，另一种病毒感染成为头条新闻，因为它不仅在男性生殖道持续复制，而且在感染后 6 个月的精液中也检测到，它就是寨卡病毒[115, 116]。

虽然一些病毒感染，如 HSV 或 HIV-1 与精液和精子质量不良有关[43, 117]，但 CMV 和人类疱疹病毒 6（HHV6）尚不能证明这一点[114]，后 2 种病毒似乎不会引起男性不育。然而，在影响男性生育能力的病毒感染患者中，白细胞精子症（每毫升精液中 $> 1 \times 10^6$ 个白细胞）与感染以及炎症标志物水平升高，多形核（PMN）弹性蛋白酶或白细胞介素等炎症标志物水平升高密切相关[114]。

一个令人关切的问题是，全球感染艾滋病毒的人数超过 6500 万，其中越来越多的艾滋病毒抗体阳性者正在寻求辅助生殖，以在不感染伴侣或后代的情况下生育孩子。近年来，一些试管婴儿中心开始治疗受感染的夫妇，并获得了不错的怀孕率，但是在双方都感染的夫妇中怀孕率最低[118]。在这些患者中，不仅必须解决从血清阳性母亲垂直传播到未出生婴儿的风险，而且还必须解决的现实是，精液是病毒传播的载体，精子可以通过 CD4 无关的受体和（或）HIV 协同受体 CCR5 结合与病毒结合[119, 120]。尽管人们普遍认为活动精子没有被艾滋病毒感染，但精子可以携带来自睾丸或附睾的病毒颗粒[121, 122]。鉴于精液中的白细胞和血液中的白细胞产生的病毒株不同[123]，问题在于感染的白细胞和污染精液的游离病毒株是否来源不同，受感染的睾丸可能是病毒的特殊宿主，由于血 - 睾丸屏障的存在，睾丸对抗病毒药物具有抗药性[122]。因此，在分离精子进行辅助生殖时，特别是卵胞浆内精子注射（ICSI）时，必须特别注意。

关于寨卡病毒感染的研究证实了男性生殖系统中病毒复制的风险[124]。大多数寨卡病毒患者仍然无症状，然而，患者可能患有发热、肌痛、关节痛和结膜炎[125]。虽然这种疾病在大多数情况下是良性的，但在慢性病患者中也有死亡报告，其影响不应低估[126]。在雄性小鼠模型中，病毒引起睾丸损伤、睾丸炎症和附睾炎[127, 128]。在孕妇中，已有报道称其后代患有先天性小头畸形和格林 - 巴利综合征（GBS）[129, 130]。

这种病毒主要是通过蚊子传播，特别是埃及伊蚊和白纹伊蚊。然而，还观察到性[131, 132]和围产期[133]传播。最近，通过体外受精在受孕后的羊水和脐带血中检测到寨卡病毒[134]。然而，在辅助生殖之前对寨卡病毒进行额外检测并不排除怀孕期间感染的风险。人们还必须考虑到，感染的风险很高，但子代小头畸形的风险不会高于其他病原体导致流产或出生缺陷的风险[135]。

## 第十节　原　虫

最常见的非病毒性传播疾病是滴虫病。阴道毛滴虫是一种鞭毛运动的非侵入性寄生原虫，每年感染约 2.48 亿人[136]。尽管每年有大量新的感染病例，但是在滴虫病毒力特性、发病机制和免疫发病机理方面的研究很少[137]。阴道毛滴虫被认为是男性不育的一个相对罕见的原因[138]，相关队列研究发现其发病率在 0.009%~38.8% 之间[139]。在男性中，原虫寄生在尿道、附睾和前列腺，被认为是前列腺炎的主要原因，其中有 10.5%~19% 是由阴道毛滴虫引起[140, 141]。该病原体还与龟头包皮炎、附睾炎和非淋菌性尿道炎有关[142]。在良性前列腺增生患者的前列腺组织中，观察到较高的检出率[143]。阴道毛滴虫与精子的相互作用似乎是直接通过黏附和吞噬精子[144]以及通过阴道毛滴虫分泌的细胞外聚合物质，显著降低了小鼠模型精子的运动、活力和功能完整性，从而降低了受精率[145]。

## 第十一节　梅毒螺旋体

梅毒螺旋体是引起梅毒的高传染性病原体，尽管有相对便宜的抗生素可用，但全球仍有超过 1000 万人感染了梅毒，其中约 30% 的患者发展为三级梅毒[146]。然而，病原体如何逃避患者免疫应答的原因尚不清楚[147]。一方面，梅毒螺旋体具有足够的脂蛋白激活巨噬细胞和树突状细胞[148–152]。另一方面，由于这些脂蛋白不易暴露在细菌的外表面，Toll 样受体并不能自由利用病原体相关的分子模式来激活宿主的先天免疫系统[147]。由于病原体受到先天和适应性免疫应答的限制，不足以控制病原体，从而导致大量细菌逃避白细胞吞噬作用[147]。

尽管梅毒螺旋体感染了男性生殖系统，但尚无对生殖系统造成直接损害的报道。然而，许多研究报道了其影响男性生育的并发症。其中，附睾炎、慢性阻塞性动脉内膜炎和间质炎症是最常见的，并可导致睾丸变小纤维化[153]。

## 第十二节　锥虫属

有 2 种锥虫值得一提，即昏睡病的病原体布鲁氏锥虫和恰加斯病的病原体克鲁兹锥虫，被感染人数估计分别为 7000 万和 1800 万人[154, 155]。

在男性生育能力方面，感染布鲁氏杆菌的临床症状包括阴囊皮炎、睾丸炎、睾丸鞘膜炎、蔓状静脉丛血管血栓形成、生精小管和睾丸退化。此外，研究表明，锥虫可以损害垂体，从而影响下丘脑 - 垂体 - 性腺轴[156]，使患者出现垂体纤维化[157]，这又会导致显著的生精功能损害和性腺功能减退[155]。有 70% 病例表现为阳痿，还有 45.5% 的病例表现为性欲下降[158]。

对于引起 Chagas 病（恰加斯病）的克鲁兹锥虫病，几乎鲜有报道，其对男性生殖系统的影响似乎与布鲁氏锥虫病引起的相似。在 Lamano Carvalho 等人的一项包括 34 例患者的研究中，35% 表现为少精或无精子症[159]。同一组报告睾丸间质细胞数减少[160]。Moreira 等人报告 Chagas 病患者 LH 水平没有变化，有些患者睾酮水平正常[161]。然而，在接受枸橼酸克洛米芬的患者组中，个别 LH 水平异常分散，提示下丘脑功能障碍类似于布鲁氏杆菌感染[162]。最近关于克鲁兹锥虫病对生殖系统影响的报道更多的是对雌性生殖的报道，因为在小鼠模型中，这种寄生虫降低了雌性生育能力并导致胎儿死亡[163]。

## 第十三节　血吸虫属

另一组也会导致男性不育的寄生虫是吸虫属扁虫，它是血吸虫病的罪魁祸首，这是继疟疾之后又一个对社会经济具有毁灭性后果的疾病[164]。虽然这种疾病正在影响全球 2.3 亿多人[165]，但关于它对男性生育的影响的报告并不多。1995 年，一名从非洲和南美洲返回的旅行者被诊断患有生殖道血吸虫感染，显微镜下精液中可见血吸虫卵[166]。作者的结论是，在生殖器官血吸虫感染的情况下，不育症可能会发生。Omer 报告说[167]，13% 的苏丹男子无精子症不育有血吸虫病病史，这是由于寄生虫的卵子和随后的肉芽肿形成导致睾丸梗死合并精索静脉丛部分或完全闭塞[168]。Abdel-Naser 等人报告了另一例因血吸虫病引起的无精子症[169]。

## 第十四节　男性生殖道感染

### 一、睾丸炎

根据欧洲泌尿外科协会的定义，睾丸炎是指睾丸的炎性病变，与生精小管内外的白细胞渗出有关，导致小管损伤[17]。这种情况可能是生精停滞和睾丸萎缩的原因，导致精子浓度低和精子质量下降[17, 170]。急性感染性睾丸炎的特点是突然出现剧烈疼痛，受影响的睾丸和腹股沟淋巴结可见肿胀，并可伴有发热。进一步的症状类似于睾丸扭转，可以包括血尿和血精。然而，亚急性和慢性炎症状态通常是无症状的[171]。然而，睾丸炎可能导致睾丸内梗阻，大约 15% 的梗阻性无精子症就是这种情况[17]。

相反，睾丸的非感染性炎症可能发生在睾丸精原细胞瘤患者中，其中主要是 CD8 阳性 T 淋巴细胞浸润肿瘤组织，巨噬细胞存在于纤维血管间隔和周围[18]。这种活化的 T 淋巴细胞浸润睾丸组织也表明了局部免疫调节受到严重干扰[172]。因此，由于血睾屏障受损，这些炎症细胞克服了睾丸免疫抑制机制，在这样的条件下形成抗精子自身抗体是可以想象得到的，特别是处于慢性睾丸炎等长期炎症过程的情况下[173]。另外，除了少数有腮腺炎病史的患者自身抗体滴度呈阳性外，关于这种关系的证据很少[174, 175]。

正如一项大型研究中所述，在相对较低的睾丸病变中，孤立性睾丸炎的患病率为 0.42%[176]。然而，由逆行感染引发的病变，如肺炎球菌属、沙门氏菌属、克雷伯氏菌属或流感嗜血杆菌引发的“非特异性”睾丸炎在大多数情况下与附睾炎有关，如附睾睾丸炎。由于不同腔室间联系紧密以及感染扩散趋势使炎症，即孤立性附睾炎与附睾睾丸炎，在临床常规检查中非常难以鉴别[173]。

性传播的细菌如沙眼衣原体和淋球菌是 35 岁以下男性急性感染的原因，而大肠杆菌是老年男性的主要原因[18]。另外，作为系统性病毒感染的并发症，睾丸炎继发于柯萨奇 B 或腮腺炎病毒等病原体的血行播散[17]。例如，腮腺炎病毒可能对 20%~30% 的睾丸产生影响（腮腺炎性睾丸炎）[177]，并导致 13% 的单侧睾丸炎患者和 30%~87% 的双侧睾丸炎患者不育[178, 179]。然而，临床医生应该意识到，即使没有腮腺炎，附睾睾丸炎也可以继发于腮腺炎病毒感染[180]。虽然上述提到的细菌感染会引起“非特异性”睾丸炎，但是一些其他的病原体如结核分枝杆菌、麻风杆菌、梅毒螺旋体或布鲁氏菌可能导致“特异性”的感染，主要表现为肉芽肿性睾丸炎[17]。

## 二、附睾炎

附睾炎是发生于附睾，以疼痛、发热、几乎都是单侧发病为特征的炎性疾病，往往伴随附睾、阴囊的肿胀和压痛。根据症状的持续时间，附睾炎可分为急性、亚急性和慢性。后者的症状持续时间超过 6 周。在急性感染性附睾炎病例中，逆行感染累及睾丸是一种并发症，60% 的患者可能会出现附睾睾丸炎[181]。尽管多达 35% 的咨询生育问题的患者存在男性生殖道感染[23, 182]，但关于附睾炎 / 附睾睾丸炎患病率的数据差异相当大，在美国军队机构中，从所有咨询的 0.29%[183] 到所有泌尿科住院的 20%[184]。

和睾丸炎一样，沙眼衣原体和淋球菌感染是 35 岁以下性活跃男性附睾炎最常见的原因。相比之下，革兰氏阴性肠杆菌科中的大肠杆菌是老年男性患此病的主要的病原体[16, 181]，这类患者还特别容易出现尿道狭窄、膀胱颈梗阻或良性前列腺增生（BPH），导致排空膀胱时排尿压力增加，受污染的尿液回流到生殖道，并引发随后的感染[185]。

附睾炎的潜在危险因素包括性活动、剧烈运动、骑自行车和摩托车或长时间坐着工作或旅行[186]。即使是创伤事件，如意外事故或阴囊创伤以及手术期间对附睾的医源性损伤，也可能是附睾炎的原因。

男性生育能力的主要问题可能出现在附睾炎患者中，因为这种疾病似乎比前列腺或精囊感染 / 炎症对精液质量和男性生殖力的影响更大[187]。此外，在相当多的患者中，慢性附睾炎的诊断是非常困难的，因为这些患者没有感到不适，他们的健康也没有受损[173]。由于感染 / 炎症的“沉默”性质，只有当这些患者因为不育症到男科门诊就诊时才会被诊断出附睾炎。最终，附睾的炎性病变会导致器官功能障碍，最终导致梗阻性无精子症，这是这种情况最常见的原因[17]。

对于急性附睾炎患者，不建议进行精液分析[17]。在慢性附睾炎的情况下，精液参数可能会受到精子数量、活力和精浆 α- 葡萄糖苷酶降低的显著影响。相反，许多患者可以出现白细胞精子症，即白细胞计数超过 $1 \times 10^6$/mL[188]，多形核粒细胞弹性蛋白酶和非典型染色精子鞭毛的精液水平升高[173]。

## 三、前列腺炎

尽管前列腺炎在泌尿外科就诊的人数超过良性前列腺增生或前列腺癌[189]，但前列腺炎一直被称为“前列腺第三大疾病”[190]。流行病学研究显示，前列腺炎的估计患病率为 4%~11%，这是 50 岁以下男性最常见的泌尿外科诊断[191]。包括 600 多名男性的一项大型研究表明，这些病例中只有 5%~10% 是细菌来源[192]。然而，Bjerklund Johansen 等人[193] 和 Nickel 等人[194] 证实，在所有慢性前列腺炎（细菌和非细菌）患者中，只有大约 50% 的慢性前列腺炎（细菌和非细菌）患者对抗生素治疗敏感。

根据 Drach 等人制定的分类标准[195]，前列腺炎分为急性前列腺炎、慢性细菌性前列腺炎、慢性非细菌性前列腺炎和前列腺痛 4 种临床类型。考虑到这个标准从未被验证，让临床医生对诊断和治疗策略感到困惑，特别是许多没有感染史的病例却在前列腺外有致病过程，美国国立卫生研究院（NIH）

引入了一个新的前列腺炎标准[196, 197]（表 32.2）。尽管许多临床医生诊断“前列腺炎”，但它代表了从急性细菌感染到慢性盆腔疼痛等多种临床症状，实际上应该被称为“前列腺炎综合征”，因为患者存在各种泌尿生殖、会阴和肛周的症状[190, 198]。

**表 32.2　NIH 对前列腺炎的分类和定义**

| NIH 分类 | | 定义 |
|---|---|---|
| Ⅰ | 急性细菌性前列腺炎 | 前列腺的急性感染 |
| Ⅱ | 慢性细菌性前列腺炎 | 前列腺反复感染 |
| Ⅲ | 慢性非细菌性前列腺炎 /CPPS | 隐性感染 |
| Ⅲ A | 炎性 CPPS | 精液中有白细胞 /EPS/ 尿 -3 杯（VB-3 或前列腺后按摩） |
| Ⅲ B | 非炎症性 CPPS | 精液中没有白细胞 /EPS/VB-3 |
| Ⅳ | 无症状炎症性前列腺炎 | 没有主观症状<br>在评估其他疾病时，通过前列腺活检或 EPS/ 精液中检测存在白细胞 |

考虑到了解前列腺炎及其诊断的各种问题，特别是慢性细菌性前列腺炎，很明显，急性感染的诊断对泌尿科医生来说并不构成问题[199]。急性细菌性前列腺炎的症状相当明显，患者表现为脓毒血症、发热、梗阻性排尿症状和局部盆腔疼痛[200]。在约 80% 的急性细菌性前列腺炎中，大肠杆菌可被鉴定为病原体，而绿脓杆菌、克雷伯菌或肠球菌是其余患者的病因[201]。在大多数可以检测到细菌污染的慢性前列腺炎患者病例中，沙眼衣原体（19.3%）、阴道毛滴虫（10.2%）、大肠杆菌（8.1%）和肠球菌（6.1%）是这种疾病的原因。其他病原体包括解脲支原体、奇异变形杆菌、无乳链球菌、肺炎克雷伯菌和铜绿假单胞菌[202]，但是，有 42.3% 的病例未检出病原菌。

然而，Ⅱ类前列腺炎和Ⅲ类前列腺炎有很大的区别。其中许多患者有反复尿路感染的病史，并且在非感染间隔内无症状。如果细菌培养对大肠杆菌或克雷伯氏菌等已确定的尿路病原菌呈阳性，则诊断为没有问题[196]（表 32.3）。然而，在前列腺标本中发现肠球菌或厌氧菌的情况下，经典的分类方案可能会失败。更重要的是，在患者中，他们最初检出阳性，但在症状反复发作时是阴性的。显然，在这些情况下，检测是假阴性的，因为前列腺的细菌定植可以被掩盖，细菌可以形成微菌落或聚集体，这些微菌落被厚厚的保护层包围[196, 202]。

**表 32.3　引起慢性前列腺炎的尿路病原体**

| 已确定的病原体 | 潜在病原体 |
|---|---|
| 大肠杆菌 | 腐生葡萄球菌 |
| 肺炎克雷伯菌 | 金黄色葡萄球菌 |
| 奇异变形杆菌 | 表皮葡萄球菌 |
| 铜绿假单胞菌 | 生殖支原体 |
| 粪肠球菌 | 解脲支原体 |
| 沙眼衣原体 | |
| 阴道毛滴虫 | |

注：基于参考文献 [203] 中的数据。

### 四、尿道炎

尿道炎是尿道的感染性或非感染性炎症。非感染性原因包括创伤、手淫或医疗治疗造成的伤害，但急性感染性尿道炎可能是由已知的性传播引起的，如沙眼衣原体、支原体或淋球菌等，发病率分别为 15%~26%、1%~21% 和 0.4%~18%。此外，在非性传播的病原体中，肠杆菌科和葡萄球菌引起的疾病频率在 20%~31% 之间[204]。慢性尿道炎是一种罕见的疾病，这就是为什么其发病率尚不清楚的原因[205]。

急性尿道炎的临床症状差别很大。虽然一些患者存在明显的尿道分泌物和排尿困难，但另一些患者是无症状的，或者只是在早上第一次排尿之前出现一些脓液，这可能发生在 5%~10% 的病人中。从这些症状来看，临床表现也各不相同，从阴茎龟头或尿道口的炎性粘连、红肿到无任何临床征象。正常情况下，感染仍然局限于尿道。然而，约 1% 的感染患者可能会出现淋球菌的逆行感染，从而导致附睾炎[204]。

尿道炎对男性生育能力的影响是值得商榷的，特别是由于前尿道存在的炎性分泌物污染了精液[206]，细菌[20, 67, 109, 207]和白细胞[69, 208]直接对精子功能产生不利影响。另外，由于尿道狭窄或精阜区病变引起的梗阻可能导致射精障碍[17]。

## 第十五节　男性附属性腺感染

根据定义，男性附属性腺包括前列腺、精囊和尿道球腺。然而，在许多出版物中，男性附属性腺感染（MAGI）一词定义为男性附属腺体（包括输精管和附睾）经尿道的逆行感染引起的炎症，临床症状为“前列腺精囊炎”“附睾前列腺精囊炎”或“男性附件炎”，只要排除尿道炎或尿道感染即可[209]。考虑到 MAGI 的这些器官通常是发炎的，因此无法明确区分前列腺炎、附睾炎和精囊炎[93]。MAGI 的一般症状是白细胞精子症（每毫升精液中＞ $10^6$ 个过氧化物阳性白细胞）、多形核粒细胞弹性蛋白酶（≥ 230 ng/mL）、C3c 补体（≥ 0.01 mg/mL）、ROS 和细胞因子水平升高[210–212]。

由于感染引起的白细胞浸润以及 IL-6、IL-8 或 TNF-α 等促炎细胞因子浓度升高进入生殖系统，精子功能可能分别通过直接影响和加剧氧化应激水平而受到损害[208, 213, 214]。由于男性附属性腺的炎症，其分泌功能可能受损，因此，导致柠檬酸、果糖、α- 葡萄糖苷酶、磷酸酶和锌的精浆浓度降低[93, 215, 216]。

此外，由于炎症过程损害免疫屏障，MAGI 患者精子产生自身抗体的风险较高[217, 218]。另外，如睾丸炎或附睾炎可能会发生管道的狭窄或阻塞。

## 第十六节　感染对受精能力的影响

除了上述对男性生育能力的具体影响外，男性生殖道感染和炎症会引起一般反应，这也会通过损害特定的精子功能而对精子的受精能力产生负面影响。鉴于精子是体内最极化的细胞，雄性生殖细胞必须保持其极化状态，其中最重要的先决条件之一是高度流体的质膜。因此，精子细胞含有大量的多不饱和脂肪酸（PUFA），特别是二十二碳六烯酸，它的分子中有 6 个双键[219]。因为大多数精子功能依赖于膜功能，这种高含量的 PUFA 对于正常的精子功能也是必不可少的，相应的干扰会导致精子功能的丧失。

由于泌尿生殖道感染，活化的白细胞浸润感染器官，释放大量 ROS 和细胞因子，如 IL-6、IL-8 或 TNF-α 作为炎症介质 [220, 221]。活性氧和细胞因子不仅与精子活力等功能的损害有关，而且通过氧化应激诱导和刺激膜脂质过氧化导致 DNA 损伤和不育 [212, 222–225]。通过这一机制，男性生殖道感染 / 炎症不仅损害精子 DNA，减少精子数量和精液量，同时也损害精子的功能，如活力、顶体反应或顶体酶活性 [92, 208, 226–230]。

## 第十七节　感染的治疗

一般来说，治疗男性生殖道感染的首选是抗生素，以根除致病微生物，使炎症参数正常化，防止传染给女性伴侣，减少潜在并发症的风险。然而，考虑到许多泌尿生殖道感染是通过性传播的，必须考虑对伴侣进行同时治疗，尤其是沙眼衣原体感染。而标准化的建议只存在治疗急性细菌性附睾炎、睾丸附睾炎和特定的肉芽肿性睾丸炎 [17, 231]，慢性男性生殖道感染和炎症的治疗指南尚未制定，而且是经验性的用药，只有一些非对照的研究是可用的 [17, 181]。对于流行性腮腺炎睾丸炎，采用 α-2β 干扰素的全身治疗可考虑预防睾丸萎缩和无精子症 [232]。

急性细菌性和慢性细菌性前列腺炎也是如此。虽然抗生素治疗这些条件是强制性的，但对炎症性慢性盆腔疼痛综合征患者的好处是值得怀疑的 [193]。然而，使用抗生素治疗前列腺炎综合征的主要问题仍然是药物渗透进入前列腺及其分泌物，只有少数现代抗生素，如氟喹诺酮类药物，具有化学性质，可以很好地进入这些隔间 [233, 234]。然而，根据病原体的不同，应在检查后尽快开始治疗，包括精液的细菌学测试，包括抗生素耐药性 [235]。

为了减轻炎症病变，同时使用皮质类固醇和非甾体抗炎物质进行治疗，在精子和白细胞计数和精子活力方面对精液质量有相当大的积极影响 [236–238]。此外，抗氧化疗法与维生素和（或）抗氧化剂补充，以减少由白细胞和缺陷精子引起的氧化应激目前备受争议 [239, 240]。虽然几项单独或联合使用各种抗氧化剂的研究表明，精子活性氧水平显著降低 [241–243]，精子计数和活力改善 [244–246]，但其他研究的研究结果却是相反的 [247, 248]。虽然补充抗氧化物对于一般的健康可能是有益的，但对于男性生殖道感染的治疗，目前还无法提出明确的建议。最有可能的情况是，不仅仅是单一的抗氧化剂具有治疗效果，而是特定浓度不同抗氧化剂的联合治疗可能会产生积极的效果。

## 第十八节　结　论

本章的目的是讨论男性生殖道感染 / 炎症对男性不育症的影响。考虑到其中许多男性生殖道感染是性传播的，因此必须了解其对女性伴侣的影响以及对夫妇的同时治疗。此外，由于对这种感染对精子功能的影响仍缺乏了解，本章讨论由于感染 / 炎症而受损的精子功能。由于许多患者患有无症状，所谓的“沉默”感染，临床医生必须确定这些情况，并敦促患者继续治疗足够长的时间。适当的治疗在前列腺炎中尤其是一个问题，因为只有很少的药物能充分穿透前列腺及其分泌物。因此，本章还将提供不同男性生殖道感染 / 炎症对精子功能和各种治疗方案的影响的最新概况。

## 第十九节　审查标准

通过 Google Scholar 和 PubMed 等搜索引擎，对研究感染对男性生育能力影响的研究进行了广泛的搜索。搜查不受时间限制。然而，最新的研究是包括在内的。研究鉴定和数据提取的总体策略基于以下关键词："感染""氧化应激""血吸虫""男性不育""HIV""衣原体""大肠杆菌""梅毒""锥虫""奈瑟氏菌属""支原体""寨卡"和"解脲支原体"，以及最常见的男性生殖道感染的名称。以英文以外的其他语言发表的文章也包括在内。仅在会议记录、网站或书籍中公布的数据不包括在内。网站和书籍章节的引用只提供概念内容。

（Ralf Henkel **著**；林思伟，张云山和周青 **译**）

33

# 第三十三章　射精功能障碍和血流动力学

**要点：**

- 详尽的病史、性生活史和体格检查是定义人类射精障碍的各种行为和生理基础的依据。
- 制定基于共识的、标准化的射精障碍定义是现在的发展趋势，这将有助于在日后更准确地定义这些疾病。
- 射精管梗阻和脊髓损伤的解剖学和生理学基础已经有明确的认识，但为了阐明其潜在的基本的病理生理学机制，射精潜伏期功能障碍成为目前深入研究的主题。
- 根据已发表的血管动力学标准，部分和完全射精管梗阻都是绝对可以定义的。同样，射精管梗阻与精囊功能障碍也可区分开来。
- 心理社会学方面的性功能和射精功能障碍是人类性行为的组成部分，因此，如果我们想在未来更好地管理这些疾病，就需要对它们有更深的认识。

## 第一节　介　绍

男性在青春期开始后大约 12 个月出现射精。虽然它对生殖健康的重要性显而易见，但目前关于射精生理的认识是有限的。本章将从射精的解剖和神经解剖学基础，射精障碍的范围，以及临床评估和治疗射精障碍方法几方面来学习。同时回顾目前我们对生殖道生理和功能以及射精管阻塞的认识。

## 第二节　射精的生理学

### 一、过程

射精包括 2 个不同的过程：泌精和射精[1]。射精前，发生在前戏期间，虽然在技术上并不被认为是单独的事件，但它涉及膀胱颈的闭合，以防止逆行射精，以及前列腺的收缩润滑尿道。重要的是，射精也不同于高潮，高潮是纯粹的大脑皮层活动。大多数情况下，这 2 个过程是同时发生的。

泌精结合了精液和精子通过蠕动从附睾尾、输精管、精囊和前列腺进入前列腺尿道的运输过程。在排精时，输精管壶腹的内容物被运送到前列腺尿道并与前列腺液混合。将精囊内容物排出前列腺尿道完成排泄阶段。随后，射精就是精液混合物从尿道强力排出。由坐骨海绵体肌、球海绵体肌和其他相关的尿道周围肌肉的节律性收缩引起，射精以间隔 0.8 s 的一系列喷射从尿道排出[2]。整个过程由自主神经系统和躯体神经系统控制，被认为是脊髓反射。

## 二、神经控制

射精反射的控制是由交感神经和躯体神经系统介导的[3]。泌精的控制主要涉及交感神经系统，而射精主要是由躯体神经系统控制的。传出交感神经在T10~L2从胸腰椎发出，然后合并形成环绕主动脉的腰交感神经节。这些神经随后在主动脉分叉下方中线合并，形成上腹下神经丛。最终，这些肾上腺素能神经以神经节后纤维终止，支配膀胱颈、前列腺、输精管和精囊[4]。由这些神经产生的交感神经流出负责膀胱颈的闭合和精液的排出。

射精的肌肉排出是由会阴部神经会阴分支（S2~S4）的躯体运动传出神经介导的。放松尿道外括约肌和泌尿生殖膈可提供额外的控制。在这一反射弧的任何一点中断都可能导致射精障碍。

## 三、定义

**无精液症：**射精障碍，表现为虽然有射精高潮但无精液射出。

**无精子症：**在射精时精液中没有精子。

**射精失败：**射精失败，包括没有精液排出和射精动作。高潮通常也不存在。

**早泄：**在插入之前或之后的短时间内发生的射精，引起一方或双方的痛苦。

**延迟射精（性冷淡）：**一种以无法达到高潮或极度延迟达到高潮和射精为特征的性功能障碍。

**逆行射精：**高潮时由于膀胱颈关闭失败而将精液反向射入膀胱。

**先天性性冷淡：**射精失败作为主要的、终生的事件。

**射精性快感缺乏：**射精时缺乏快感。

# 第三节　评　价

## 一、病史

详细的病史是评价射精功能障碍的基础。从病史中获得的关键信息是过去是否曾出现过正常射精。这是区分原发性（先天性）或继发性（后天性）性功能障碍的原因。此外，对病史和手术史的全面回顾可以提供关于射精障碍可能存在的神经系统病因信息。最后，仔细回顾当前服用的药物，如α-受体阻滞剂或抗抑郁药，可以发现存在药物引起的射精功能障碍[1]。

## 二、体格检查

完整的体格检查应包括体型和第二性征的评估、神经系统筛查和彻底的生殖器检查。睾丸和附睾的大小和质地，阴茎的长度和形态，还有生殖器先天缺陷，如尿道下裂、尿道上裂，或行手术矫正后留下的疤痕都应当加以留意。触诊阴囊肿块和检查输精管是否存在也应进行。注意直肠张力和任何肿块的直肠检查也很重要。

## 三、实验室检查

可以尝试进行精液分析。在没有射精的情况下，应提取射精后尿液样本，评估是否存在精子，提示逆行射精。还应评估血液睾酮、催乳素和血清黄体生成素（LH）水平，因为低射精量可能是由雄激素不足引起的。进一步的诊断评估可包括经直肠超声（TRUS）成像，以确定前列腺、精囊或射精管复合体的解剖或结构异常。如果有需要，可以通过正规的射精管染色术、精囊造影术和射精管测压术来检测细微的射精管异常[5]。

### 四、基因检测

射精障碍、不育史或疑似先天性异常如先天性输精管缺失或射精管梗阻的患者应建议进行适当的基因检测，以检测囊性纤维化跨膜调节（CFTR）基因是否有突变[6]。

## 第四节　射精障碍的管理

### 一、解剖学因素

#### （一）膀胱颈关闭不全

膀胱颈关闭不全最常见的原因是内尿道（膀胱颈）括约肌功能不全。随之而来的“干射精”是由于逆行射精。它可能是由前列腺肥大或高血压、糖尿病神经病变、脊柱裂或多发性硬化症等神经系统疾病或其他先天性解剖异常引起的。它也是经尿道前列腺切除术（TURP）常见的术后并发症[7]。有趣的是，从患者的角度来看，TURP 后的逆行射精常与性高潮缺乏或勃起功能障碍相混淆[8]。

如果是药物引起的逆行射精，应停止用药。由于神经系统的原因，如糖尿病，α 激动剂治疗可以帮助“闭合”膀胱颈部并促进顺性射精[1, 9]。对于渴望生育的男性，应该考虑使用 UroLift® 和 Rezum® 膀胱颈保留术来减少逆行射精的可能性。TURP 后的逆转是困难的。然而，如果男性在 TURP 后寻求生育能力，可以使用手淫后尿液中的精子进行宫腔内人工授精（IUI）或体外受精（IVF）。

#### （二）米勒管囊肿

残留的米勒管可能以与男性前列腺小囊和射精管相关的中线囊肿的形式存在。如果囊肿很大，引起梗阻，导致射精管被压迫会出现低量射精，此病可通过 TRUS 和对射精功能和解剖学的进一步检查如射精管染色和测压来确诊[5, 10]。结石、钙化、射精管发育不全和精囊病变导致的精囊收缩、功能障碍也可出现类似的情况[11]。

对于确诊梗阻的患者，经尿道囊肿去顶术、结石清石引流术或射精管再通术可有效解决该问题[12]。对于有功能性而非梗阻性生殖道疾病的男性，不建议进行外科手术，也没有临床价值。

#### （三）先天性双侧输精管缺如 / 囊性纤维化

在囊性纤维化的男性中，99% 也有中肾管异常，这通常会导致低射精量。此诊断可伴有输精管、精囊或射精管的闭锁或发育不全。低量射精也与囊性纤维化的形成有关，称为先天性输精管（CAVD）缺失[13]。这种情况下，可能没有输精管，但没有囊性纤维化的其他全身表现。

与囊性纤维化和双侧 CAVD 相关的射精障碍目前是不可逆的。然而，生育可以通过手术取精和辅助生殖来实现。

#### （四）射精管梗阻

射精量少、射精疼痛、血精和会阴或睾丸疼痛的结合高度提示射精管梗阻（EDO）。正常的体格检查和精液分析显示，精液体积$< 2.0$ mL，精液 pH $< 7.2$，且无精子或果糖阴性，支持该诊断。部分 EDO 是一种变体，很难诊断，但通常表现为低正常射精量和不成比例的低精子活力。证实性诊

断测试包括 TRUS，显示精囊扩张（＞ 1.5 cm）或射精管扩张（＞ 2.3 mm），并伴有射精管周围的囊肿、钙化或结石 [14, 15]。最近的研究表明，“静态”成像（如 TRUS）不能可靠地区分真正的生理障碍和生殖道的功能障碍。TRUS 虽然敏感，但对诊断 EDO 无特异性 [10]。因此，如精囊穿刺抽吸检查 [16]、精囊造影术和输精管通色素法等辅助检查可以进一步明确诊断。在对射精管复合体进行明确手术之前，已经有人建议进行这种“功能”测试 [10]。因此，一项对 3 种辅助技术在 EDO 患者中的前瞻性研究显示，输精管通色素法是诊断完全或不完全射精管梗阻最准确的方法 [10]。

考虑到这些因素，并基于膀胱尿动力学来评估膀胱出口梗阻的概念，我们描述了射精管测压技术来确认 EDO 的诊断 [5]。这项技术来源于一种想法，即在 EDO 患者顺行输精管通色素法时所遇到的不同的血流阻力模式可以更精确地量化。我们假设，测量射精管的“开放压力”，即液体进入前列腺尿道的压力，可以区分各种形式的 EDO。事实上，在一项对有生育能力的男性（输精管复通术）和确诊为 EDO 患者的前瞻性比较研究中，未接受治疗的 EDO 患者的射精管开放压力（平均 116 $cmH_2O$）明显高于有生育能力的男性（平均 33 $cmH_2O$）。此外，术后管道开启压力降至与控制组相似的值。研究得出结论：①有生育能力的患者射精管开放压力持续较低，正常压力定义为＜ 45 $cmH_2O$；②患有 EDO 的不育男性 ED 压力明显升高；③ EDO 处理后的开启压力可降至对照水平；④疑似 EDO 患者可能存在其他对射精管切除无效的潜在病理，包括尿道狭窄。从这一分析来看，射精管测压法目前最有潜力区分完全和部分，物理形式和功能形式的 EDO。

对于 EDO 患者，可采用经尿道电切术或射精管切开术，对增加精液量和恢复精子流出非常有效 [15]。在生殖道器官缺失的情况下，目前没有任何补救措施。

## 二、神经性因素

### （一）脊髓损伤

大多数脊髓损伤的患者是年轻男性，他们调节射精的神经通路因创伤而持续中断。在 T10~L2 水平或以下的脊髓损伤通常会导致射精完全丧失但保留勃起，而 T10 水平以上的脊髓损伤通常保留射精反射弧，因为 T10~L2 和 S2~S4 的外周传出神经完好无损。该反射弧的完整性可以通过球海绵体反射的完整性和髋关节屈曲能力来证实，当感觉传入输入增加到阈上水平时，这两者都可以预测射精是否成功 [17]。

患者通常通过辅助生殖技术结合阴茎振动刺激 [18] 或直肠探针电射精来实现生育 [19–21]。T4 以上的脊髓病变患者也容易因阴茎刺激而出现自主神经反射障碍。自主反射障碍的症状包括高血压、心动过缓、出汗、寒战和头痛。在某些情况下，自主神经反射障碍会导致危险的高血压，并可能导致中风、癫痫或死亡。建议使用口服钙通道阻滞剂进行预处理，以预防这些症状的发生。对于阴茎振动治疗失败的脊髓下段病变（T10 以下）患者，直肠探针电射精是实现射精的一个很好的替代方案 [22]。对于电射精失败的患者，手术取精也是一个很好的选择 [23]。

### （二）糖尿病

长期糖尿病与泌尿生殖系统自主神经病变有关。大约 87% 的 I 型糖尿病患者有膀胱功能障碍，在 35%~75% 的男性患者中观察到勃起功能障碍 [24]。相关的射精功能障碍可表现为逆行射精或完全不射精，这取决于交感自主神经病变的程度。这种功能障碍是由于射精时膀胱颈未完全闭合（逆行射精）

或生殖道平滑肌肉组织完全神经源性“瘫痪”（射精）造成的。在完全不射精的情况下，自慰后尿中不含精子[25]。

在逆行射精时，拟交感神经药物可刺激膀胱颈部闭合，产生顺行射精，以辅助受孕[9]。由于大多数交感神经药物在长期使用后会出现过敏，因此应限制在排卵期前后 5~7 d 的有规律的性交中使用。与逆行射精不同，糖尿病患者更难治疗。如果拟交感神经药物没有转化为逆行射精或顺行射精，直肠探针电射精可诱导有效射精[22]。值得注意的是，长期糖尿病患者可能有输精管钙化和精囊不能收缩和推动精子。在这种情况下，为了解决生育问题手术取精是必要的[26]。

### （三）手术

一般来说，腹膜后或盆腔手术破坏了沿主动脉走行的交感神经，特别是主动脉分支（腹下丛）附近的交感神经，可能导致射精功能障碍。功能缺损的范围与神经损伤的范围和严重程度有关。逆行射精，射精失败都有可能发生，这取决于损伤的程度[1]。

大约 2/3 的男性会在 TURP 后发生逆行射精，1/4~1/3 的患者会在膀胱颈部切开术后发生类似的问题，因为膀胱颈闭合不完全。主要的腹腔手术，如恶性肿瘤的结直肠切除、炎症性肠病的回肠肛管吻合术、腹主动脉瘤修复术、主动脉髂骨旁路移植术、睾丸癌的腹膜后淋巴结切除术可能导致一些腰交感神经节和（或）上腹下神经丛的损伤从而导致逆行射精或不射精[27, 28]。

在历史上，导致射精障碍发生频率最高的手术是腹膜后淋巴结清扫术，主要用于转移性睾丸癌的治疗。在最初的形式中，手术包括双侧的腹膜后淋巴结向上扩展剥离，几乎一致导致射精功能障碍。手术技术的进步与新的限制性手术解剖模板相结合，降低了射精功能障碍的发生率[29–31]。

前列腺根治切除术是另一种导致功能性不射精的主要手术，因为前列腺和精囊被切除了。其他可能导致射精功能障碍的手术包括直肠癌的腹会阴手术和前（腹横）脊柱手术，这些手术与射精障碍的比率约为 14%[32]。

小儿先天性骨盆异常与日后的不射精症和逆行射精有关。这些患者的射精障碍可由骨盆异常（泄殖腔外翻、肛门闭锁）的解剖性质或需要相关的外科手术矫正（外翻 / 外膜修补、膀胱颈重建术）引起[1]。

由手术交感神经中断引起的射精障碍的逆转是很难逆转的。一般来说，可以尝试用 α 肾上腺素能兴奋剂治疗[9]。在一些情况下，治疗可以将射精失败简单地转化为逆行性射精或将逆行性射精转化为顺行性射精。药物治疗的成功取决于支配精囊、输精管和膀胱颈部区域的交感神经纤维的完整性和数量。

如果药物治疗不成功，则需要直肠探针电射精来诱导射精并收集精子用于辅助生殖技术。当对有感觉的病人进行轻微全身麻醉时，该手术采用有节奏地对直肠探头施加梯度电压（0~25V），直接引起精囊和输精管壶腹收缩，并诱发射精反射。几乎所有因手术诱发的射精障碍的男性通过这种技术都能射精[22]。

### （四）神经系统紊乱

整个射精障碍谱系，从早泄到不射精症，与脱髓鞘和炎症神经系统疾病，包括多发性硬化症和横断脊髓炎有关[33]。脊柱闭合障碍患者（例如脊髓发育异常、脊髓脊膜膨出、脊柱裂）也有许多相同的射精障碍。T10~T11 脊髓水平以上的病变通常与射精有关，而低于此水平的病变则可以排精而不能射精。骶部病变患者一般不会出现射精功能障碍[34]。

神经刺激法可用于诱发男性的神经源性射精。神经系统障碍男性最常用的射精方法是阴茎振动刺激（PVS）和直肠探头电射精（EEJ）[3]。PVS 包括在龟头的背或系带上放置一个振动器[18]。振动器产生的机械刺激激发射精反射，诱导射精[35]。这种方法对射精反射完整的男性，即 T10 脊髓水平以上损伤的男性更有效。对 PVS 无反应的个体通常是 EEJ 的候选患者[36, 37]。EEJ 是在病人侧卧位进行的。探针放置在直肠，探针上的电极朝向前列腺和精囊。通过探针传递的电流刺激神经，从而导致精液的释放。

### 三、药理学因素

#### （一）抗抑郁药

许多常见的药物会导致射精功能障碍。抗抑郁药，包括三环抗抑郁药、单胺氧化酶抑制剂（MAOIs）和较新的选择性 5 - 羟色胺再摄取抑制剂（SSRIs），与性功能障碍和射精障碍有关[38]。这些药物引起的性功能障碍可能包括性欲减退、勃起功能障碍和射精延迟。据认为，这些副作用是由于中枢神经系统选择性 5 - 羟色胺再摄取抑制剂（SSRIs）或儿茶酚胺水平升高造成的[39]。对大多数患者来说，停止抗抑郁药物治疗可以恢复正常性功能。

#### （二）α 肾上腺素能拮抗剂

生殖道内精液的输送和膀胱颈关闭都是由 α 肾上腺素能神经控制的。因此，用于高血压或前列腺肥大的 α 肾上腺素能拮抗剂可抑制精液排泄和膀胱颈闭合[40]。在任何一种情况下，结果表现为低量射精或干射精。一般来说，高潮的感觉是正常的或接近正常的。治疗应针对去除这些药物。

#### （三）非那雄胺

非那雄胺（1 mg）自 1998 年以来已被 FDA 批准用于男性脱发症。早期临床试验显示，使用 1 年后的副作用主要为性欲低下，包括 1.8% 的男性失去性欲，1.3% 的男性勃起功能障碍，1.2% 的受试者射精量减少。然而，在一些不育症和持续性性功能障碍的病例报告被发表后，在 FDA 审查了 421 篇上市的不良事件报告后，对非那雄胺的副作用提出了警告[41]。FDA 警告称非那雄胺可能导致男性不育（精子数量低）、性欲减退、无法射精和无法达到高潮。它还指出，这些性功能障碍可能会在男性停止使用该药物后继续（＞ 3 个月）。目前，有一种公认的疾病归因于非那雄胺，称为非那雄胺后综合征（PFS）。PFS 的特点是在使用期间或停用非那雄胺后出现的性和其他症状。其症状包括整体性功能障碍（SD）、勃起功能障碍（ED）、性欲减退、抑郁、自杀意念、焦虑、恐慌发作、失眠和认知功能障碍。目前，我们对 PFS 的生物学基础的理解是完全不清楚的，但它被认为涉及对中枢作用的神经甾体和雄激素受体表达的表观遗传学改变的影响[42]。

### 四、功能因素

#### （一）早泄

早泄可以进一步划分为自性成熟开始出现的“终身”（原发性）疾病或在原来正常性功能后出现的“后天”（继发性）疾病[43]。这种区别是很重要的，因为许多继发性 PE 反映了勃起功能障碍的问题，并且可以通过改善勃起成功地治疗。PE 的发病率较高，在 18~59 岁的男性中占 20%~35%，是男性性功能障碍的最常见形式[44]。PE 与其他器质性疾病无相关性。鉴于 PE 被报道得如此普遍，这就提出了一个问题：它究竟是一种器质性疾病，还是仅仅是正常性功能与不正常预期相关的结果。相关的病因包括性焦虑、阴茎皮肤过敏、血清素能（5- 羟色胺）系统的失衡，这些可能决定射精阈值[45, 46]。原发性射精的治疗目标是通过降低阴茎敏感性和调整行为反应来增加患者对射精过程的控制。治疗包括口服药物、局部麻醉治疗和性治疗。从本质上说，最有效的治疗方法是行为疗法，因为药物疗法需要很高的依从率，而不愿服用药物的年轻男性可能无法做到这一点。

延缓射精药物是 PE 治疗的合理选择，临床试验表明 SSRIs 能有效延长射精时间[47–53]。然而，射精潜伏期的增加因药物的不同而有很大差异。尽管未获 FDA 批准，但帕罗西汀、氟西汀、舍曲林和氯丙咪嗪是 PE 耐受性最好的药物，并已被观察到可将潜伏期延长至 2~10 min。达帕西汀是一种快速吸收、半衰期短的 SSRI，专为 PE 的“按需”治疗而开发，在随机试验中显示可使阴道内射精潜伏期（IELT）增加 1.9~3.5 min[48]。据报道，西方国家男性的平均 IELT 为 6 min[54]。它也是第一个获得欧洲国家卫生当局批准的药物，但 FDA 没有批准在美国使用。SSRI 类药物的副作用包括恶心、疲劳、头痛、意识混乱和腹泻，往往会限制药物的依从性，从而影响药效。

第一批用于治疗 PE 的药物是三环类抗抑郁药（氯丙咪嗪）。然而，由于这些药物是长期服用的，它们通常会受到恶心、嗜睡和失眠等副作用的限制，并与重要的药物相互作用有关。由于这些原因，这类药物已经不再受 PE 治疗的青睐。最近，随机临床试验的证据表明，“按需”使用氯丙咪嗪（15 mg 或 30 mg）可能比长期给药更容易忍受，而且还能达到增加 IELT 的预期目标[55]。曲马朵，一种中枢作用的合成阿片类镇痛药，在 PE 的“按需”治疗方面显示出一定的前景，但对阿片类药物依赖性的担忧限制了它的使用[56]。

表面麻醉剂如 2% 利多卡因软膏和局部 2.5% 利多卡因 /2.5% 普鲁卡因乳膏（EMLA）[57]已被证明可以降低阴茎敏感性和延长射精潜伏期[58]。在性交前用避孕套涂抹 EMLA 霜在阴茎皮肤上 30 min，可以增加 80% 的男性射精时间。最新的现在临床上可用的外用药物，包括一种速效的局部麻醉（利多卡因）喷剂，一种 SS 霜和草药制剂[59]。局部药物的副作用包括阴茎麻木、勃起功能丧失和涂抹部位的烧灼感。避孕套也被用于选择性的 PE 病例，因为它们可以降低阴茎的敏感性并帮助推迟射精。它们受到患者可接受性问题的限制。

传统的中国口服草药补充剂治疗 PE 也已被描述，但推荐使用的证据非常有限。其中包括淫羊藿叶提取物、菟丝子提取物、银杏叶、亚洲人参根、山棕榈果、穆拉树皮提取物、卡图巴树皮和山楂[60]。

考虑到年轻、性生活活跃的男性中发生 PE 的频率，持久的成功是一个重要的治疗目标。因此，医学治疗应始终与行为矫正治疗相结合[61]。性治疗的目的是让患者对性刺激有更大的控制力和满足感。通常情况下，必须向患者解释射精不可避免的感觉，以便他们能够理解、观察并最终控制体验到的感觉，增强性快感。通常，患者和他们的伴侣要经历 6~20 周的治疗过程，在这个过程中，他们学习系统的放松技巧，并获得在不需要勃起或射精的情况下进行持久的自我或伴侣性刺激的技巧。随后，指导患者进行无插入的被动交媾，并最终进行阴道插入的交媾。伴侣的参与和合作对于长期的成功是很重要的。

### （二）延迟射精

延迟射精，也称为抑制射精，是无法或持续难以达到高潮。与早泄相反，这种障碍的特征是缺乏高潮或在正常性欲和性刺激下射精极度延迟（30~45 min）。在许多情况下，射精延迟的男性可以通过手淫正常地达到高潮，而不是通过性交。它被认为在性行为活跃的男性中发生率不到 10%。其病因多种多样。许多可能导致迟发射精的疾病包括性腺功能减退、甲状腺和皮质醇功能障碍。酒精、可卡因和大麻等娱乐性毒品也牵涉其中。药物，如 SSRI 抗抑郁药、阿片类药物和苯二氮卓类药物是导致射精延迟的经典原因。此外，前列腺癌的盆腔手术、包皮环切术或使用避孕套、盆腔创伤或神经系统疾病（如多发性硬化症）都可能导致阴茎感觉下降。对于那些没有这些危险因素的人来说，由于睡眠不足、压力和分心以及做爱时的焦虑而导致的心理状态的改变是导致射精延迟的常见原因。

通常情况下，延迟射精的治疗包括停止用药或药物治疗或减轻压力。在持续或无法解释的案例中，有一些证据表明这种情况与自慰技巧有关。被称为“异质”或“创伤性”手淫综合征，延迟射精被认为是在手淫时的感觉与性交时的感觉不同时发生[62]。对于任何一个人来说，手淫都是一种重复的行为，在手淫过程中施加的压力、角度和对阴茎的抓握都可能与性交过程中不一致。基于这一理论，延迟射精的性治疗方法是成功的，包括逐步的手淫练习，在这种练习中，男性通过更接近于阴道、口腔或肛门性交的性刺激来习惯达到高潮。

### （三）精囊大囊肿

无物理梗阻而增大的精囊，被称为精囊大囊肿，曾被报道与多囊肾病和经尿道射精管切除术失败有关。精囊扩张可能类似于射精管阻塞，这种情况在超声造影上不易鉴别。在亨德里及其同事的一项研究中，6 名患有多囊肾病的无精子男性的精囊增大。当对这些男性进行精囊造影检查时，未发现梗阻[11]。此外，所有经尿道射精管切除术的尝试都失败了。我们推测，这种异常可能部分解释了 25%~30% 的男性射精管梗阻患者术后未能得到改善的原因[63]。为了证明这一概念，我们构建了一个活体大鼠模型，并评估了精囊内活动和静息顺应性的尿动力学特性。我们发现，作为排列着平滑肌的中空器官，精囊在泌尿系统上的行为类似于膀胱，从而支持了精囊肌病，如膀胱肌病，可以存在并导致生殖道“功能性”梗阻的概念[64]。与神经源性膀胱相似，到目前为止，还没有有效的治疗方法可以矫正这类器官功能障碍。

### （四）逆行性射精

逆行性射精的真实发生率很难估计，但 14%~18% 的射精障碍患者有这种诊断[65]。在 1400 对不育夫妇中，0.7% 的男性出现了逆行射精[66]。这种诊断相对简单，需要有低量射精或干射精史，并在手淫后排尿标本中显示有精子。系统性疾病如糖尿病，药物包括 α 受体阻滞剂，神经源性原因如脊髓损伤、多发性硬化症或脊柱裂和手术治疗如腹膜后淋巴结清扫和经尿道前列腺切除术，均可引起逆行射精。

有几种可供逆行射精选择的治疗方法。如果是药物引起的，如果可能的话，应停止用药。在许多膀胱颈部没有瘢痕组织的患者，可以尝试使用 α 肾上腺素能激动剂进行口服治疗[9]。大约有 1/3 的男性对这种疗法有反应。拟交感神经药物，如咪丙胺、苯丙醇胺或伪麻黄碱，其使用时间从间隔给药到交媾前立即按需给药不等[67]。一般来说，口服药物治疗受到副作用的限制，包括头晕、虚弱、恶心、出汗或心悸。如果口服治疗失败，从射精后排尿或导尿获得的膀胱尿液中获取精子可用于宫腔内人工授精或体外受精，以实现家庭建设的目标。

### （五）不射精症

先天性性高潮缺乏，也称为原发性或心因性无射精，是一种罕见的、描述清楚的有意识无射精的原因。尽管缺乏随意的性高潮，但也会出现遗精[68]。在一般人群中发病率为 0.14%，在寻求不育症治疗的男性患者中发病率为 0.39%[69]。原因被认为是过度严格的童年教育。一个经典的环境包括有强烈表现要求的父母教育和最小的身体影响。继发性不射精患者既往有正常射精史，通常是由于神经系统疾病或外伤（如脊髓损伤）引起的。

试图治疗不射精症是很困难的。通常情况下，患者缺乏对自己身体的感官意识。此外，他们可能会选择与相似背景的伴侣在一起，因此可能会适应没有性行为或者仅有最低程度性行为的生活方式。当夫妻想要怀孕时，通常会寻求治疗。心理治疗通常是有效的，首先是性教育的指导，然后是认知行为治疗，包括系统的放松和感觉焦点练习[69]。首先，伴侣们被教导要宽容，并对触摸感到舒适。之后，当触摸引起快感时，性刺激被鼓励形成性反应和高潮发生。

通过阴茎振动刺激、直肠探针电射精和（或）手术取精，几乎所有的不射精病例都可以相对有效地解决生育问题[23, 70]。

## 第五节　总　结

射精障碍是一个复杂的临床病种，涉及解剖学、心理学以及和人类行为相关的神经生理学。虽然射精是基于一个单一的生理常量，即脊髓反射，但原发性和继发性早泄的病因有很大的不同，而“正常”射精潜伏期和延迟射精之间的差异可能仅仅反映了学习行为的差异。由于解剖原因引起的射精障碍，如逆行射精或射精管梗阻，更容易定义、分类和治疗。射精的复杂性不仅使这些疾病的诊断变得困难，而且使对这些疾病的理解和精确治疗变得复杂。

## 第六节　审查标准

按照重要性排序，随机对照试验、基础科学研究、荟萃分析、病例对照队列研究、最佳实践政策建议和已发表的综述被用于指导这项工作。审议了以英文以外的语言发表的文章。来自会议或会议记录、网站或书籍的数据不包括在内。

鸣谢 作者要感谢加利福尼亚州旧金山市的 Melody Lowman MA 对本章的贡献。作为一名有 50 年经验的心理治疗师，她在生殖心理学方面的知识和经验非常宝贵。

（Paul J. Turek 著；林思伟，王胜杰和周青 译）

# 第三十四章　环境因素

**要点：**

- 男性不育是一个备受关注的重要问题，是一种影响很多人的常见病。
- 氧化应激是男性不育的主要原因。
- 氧化应激可能由不健康的生活方式引起，例如吸烟。
- 杀虫剂、重金属和塑料等环境污染物都可能对男性生殖健康造成严重的负面影响。
- 这些环境污染物大部分属于内分泌干扰物，对下一代产生有害的影响。

## 第一节　引　言

全球约有1.9亿受不育症影响[1]，此数据仍然在稳步上升，目前不育症的患病率为13%~18%[2]。造成这一现象的原因是多方面的，除了不健康的生活方式之外，环境和职业危害暴露也提高了不育症的发病率[3]。越来越多的证据表明，男性不育症可能是诱发癌症的一个病因，如睾丸癌或前列腺癌[4]。自1946年以来，人类已经合成了超过14万种新化合物[5]，平均每年合成1000~2000种，其中包括溶剂、塑料或杀虫剂，这些化合物最终进入食物链，对健康造成不利影响。这种不利影响不仅伤害了摄入这些化合物的人，而且可能波及下一代。美国疾病控制中心的一份报告显示，在人体中发现了116种外来化学物质[6]，在新生儿的脐带血中发现了358种以上的化学物质[7]。近年来，越来越多的实验和流行病学证据表明，某些工业和环境化学物质可能对生育和妊娠产生不利影响[8]。本章旨在总结和强调环境毒物对男性生殖健康影响的最新发现（表34.1）。

**表34.1　根据某些相关病理机制将某些环境污染物分为不同类型**

| 污染物类型 | 类型 | | 可能的机制 | 参考文献 |
|---|---|---|---|---|
| 金属 | | 铅 | 增加氧化应激，精子生成减少 | [27-31] |
| | | 铬 | 致癌，增加氧化应激，对生精细胞、间质细胞和支持细胞的损害 | [55-57] |
| 内分泌干扰物 | 金属 | 砷 | 酶的抑制，降低FSH，降低LH，降低睾丸激素，降低精子数量，降低活力，促使生精细胞和支持细胞凋亡 | [13,16,17] |
| | | 镉 | 酶的抑制，精子数量减少，活力下降，正常形态下降，精子DNA碎片增加 | [19, 22, 23, 25] |
| | | 汞 | HPG轴的激素调节紊乱，精子数量减少<br>活力下降，精子DNA碎片率增加 | [39-47] |
| | | 铜 | 负面影响FSH受体，睾丸激素减少，精子生成减少 | [60] |

续表

| 污染物类型 | 类型 | | 可能的机制 | 参考文献 |
|---|---|---|---|---|
| | 杀虫剂 | 阿特拉津 | 增加芳香化酶活性 | [81] |
| | | 西维因 | 精子 DNA 碎片率提高，睾丸激素减少，生殖细胞存活率降低 | [86-89] |
| | | 开蓬（十氯酮） | 作为雌激素拮抗剂，精子活力降低，精子正常形态率下降，精子数量减少，诱发前列腺癌 | [90-93, 96, 97] |
| | | 二噁英 | 对整个内分泌系统的负面影响，新生儿尿道下裂的风险增加，睾丸癌的风险增加 | [99-101] |
| | | 二溴乙烯 | 精子数量减少 | [104, 105] |
| | | 多氯联苯 | 作为异种雌激素，降低精子活力，减少精子数量 | [73-76, 106-108] |
| | | 农利灵 | 结合雄激素受体，阻断性腺激素的作用 | [110-113] |
| | 化学污染物 | 苯 | 致癌性，精子数量减少，活力下降，精子 DNA 碎片率增加 | [117, 118] |
| | | 二硫化碳 | 诱导支持细胞凋亡 | [119-122] |
| | | 乙二醇醚 | 有睾丸毒性 | [123-126] |
| | | 甲氧氯 | 影响睾丸发育，睾丸激素减少 | [131-135] |
| | | 邻苯二甲酸盐 | 作为异种雌激素，抗雄激素作用，增加隐睾症患病率，引起睾丸发育不良，导致女性化 | [136-141, 149, 150] |
| | | 双酚 A | 雌激素作用，抗雄激素作用，精子质量下降，增加隐睾症患病率，提高精子 DNA 碎片率，致癌 | [152-156] |
| 辐射 | 电离 | 紫外线，X 射线，γ 射线 | 基因变化，染色体的变化，先天性异常 | [159-162] |
| | 非电离 | 手机，3G，无线网络，微波 | 氧化应激增加，提高精子 DNA 碎片率 | [163-175] |

# 第二节　金　属

## 一、砷（As）（类金属）

砷（As）是元素周期表第五主族（氮族）中大量天然存在的类金属元素。这种元素很少以固体形式出现，但通常与其他金属和硫结合。含砷的矿物有砷铁、砷黄铁矿、锡白钴或黑云母、砷镍、雄黄、雌黄、毒石和钴华。作为固体，其外观为金属灰色至黑色，无味，无臭。

砷不仅是一种具有精神刺激作用的物质，还具有较大的毒性，因而在古代常被作为毒药。一般情况下口服约 0.1 g 的砷便会致命，但持续低剂量的摄入会导致人体对它形成耐受，这些慢性砷中毒者服用砷后会情绪兴奋，但停止摄入后会出现疲劳、疲惫和注意力难以集中等戒断症状[9]。

砷常用于工业和农业上，如在农业中常用为杀虫剂或除草剂，在家具工业中则用以木材防腐剂，在冶金和半导体工业中也会使用到[9, 10]。砷也曾被用于梅毒或各种癌症等疾病的治疗。对于人体来说，砷有利有弊。虽然砷被认为是人体内的一种微量元素，而且似乎是人们所需要的，但迄今为止，只有在动物身上发现了砷缺乏的症状。此外砷污染可导致许多疾病，如皮肤癌和膀胱癌[11, 12]，心血管疾病[12]，或生殖问题[13]。砷的无机化合物一般具有毒性，随化合价和结合基团的不同，其毒性依照砷化氢、三氧化二砷（俗称砒霜）、亚砷酸、砷酸的顺序依次减小，食物或水中的无机砷（如亚砷酸根）进入人体之后，能与带巯基的酶生成稳定的化合物，使得很多生物酶的活性降低或消失，严重干扰细胞的生物功能、结构和正常代谢。而砷的有机化合物毒性一般比无机砷要小得多，甚至有些烷基化程度较高的有机砷化合物，如砷甜菜碱、砷糖等，几乎没有毒性。此外砷的溶解性、物理状态和纯度以及人体吸收和代谢速率 [14] 也影响了毒性。

无机砷可导致皮肤功能紊乱、抗感染能力下降、心功能异常和脑损伤。具体来说，在生殖健康方面，大量接触无机砷可导致妇女不孕和流产 [15]。此外，在雄性中，报告显示大鼠模型中睾丸、附睾、附属性腺重量以及精子数、活力以及卵泡刺激素（FSH）、黄体生成素（LH）和睾酮水平显著下降 [16]。在 117 名饮用水中砷含量超过 50 μg/L 的患者中，研究发现他们的睾酮水平显著下降，罹患勃起功能障碍的风险明显增加 [17]。最近的研究发现，在中国进行的一项以生殖健康为观察对象的研究中，砷的环境暴露与和精子参数降低 [18, 19] 呈正相关，激素失衡后精子参 [20] 数更差。砷的毒性机制可能与通过对酶的抑制或激活，作用于生殖系统的不同方面相关。特别是 3- 羟基甾体脱氢酶和 17- 羟基甾体脱氢酶的破坏对睾酮和促性腺激素合成产生负面影响，皮质酮水平升高对 LH 和 FSH 产生负面调控。此外，砷通过与含硫蛋白结合，诱导生精细胞和支持细胞的凋亡，对精子有直接的负面影响 [13]。在目前的研究中，不乏砷中毒与自然流产或死胎有关的报告，但由于研究对象曾暴露于多种化合物中，其机制尚有待明确。

## 二、镉（Cd）

镉是一种非常稀有的金属，在地壳中约占 0.1%。它和锌、汞共属元素周期表的第 12 族。该元素通常用于电池、颜料、涂料或电镀等。除了在镍镉电池和碲化镉太阳能电池板中使用它之外，由于其毒性和替代技术的发展，镉的应用普遍减少。

即使在低浓度下，镉也具有极大的毒性，并在生物体内和生态系统中积累。在 20 世纪 50 年代和 60 年代，工业上接触到的镉含量很高，但随着毒性作用变得越来越明显，在大多数工业化国家中，镉应用于工业的范围已经在逐渐减少。特别是在工业地区，水、空气和土壤中的镉含量不断增加。一些肥料中的磷酸盐含有镉。在日本，环境中的镉暴露问题尤其严重，许多人食用受镉污染的灌溉水种植的大米，引起的病症被称为“痛痛病” [21]。食品和香烟也是镉接触的一个重要来源。

急性接触镉烟雾可能导致流感样症状和肾脏损害，而且会引起低磷血症继而导致肌无力。童年时期接触镉可能会对未来的生育产生影响。多项研究表明，环境和职业镉暴露与精子数量、活力和正常形态下降之间存在显著相关性 [19, 22, 23]。最近的一项荟萃分析证实了这一结果，该研究分析了共计纳入 1700 多名受试者的 11 项研究 [24]。研究结果显示，镉是男性不育的致病因素之一。镉中毒的病理生理机制是氧化应激，因为镉浓度升高可导致精液活性氧（ROS）水平增加，并降低精液总抗氧化能力 [25]。氧化应激可导致精子核 DNA 损伤，表现为精液内镉浓度与 8- 羟基 -2- 脱氧鸟苷水平显著正相关，这被认为是 DNA 损伤的早期标志物 [26]。此外，钙离子通道易被镉抑制，鉴于钙通道参与顶体反应，也可导致不育 [27]。

## 三、铅（Pb）

铅是元素周期表的第五主族（碳族；第 14 组）的重金属元素。它是一种柔软的、可锻铸的金属，熔点相对较低，金属灰色外观。它广泛应用于电池、金属产品（焊料和管道）、弹药和屏蔽 X 射线的设备的生产，导致这些行业的工作人员常暴露于铅污染中。铅常应用在汽油、油漆、陶瓷产品和管道焊料中，但由于其毒性近年用量已大大减少。

摄入受污染的食物和饮用水是人类接触铅的最常见原因。意外摄入受污染的土壤/灰尘或含铅油漆也可能导致暴露。铅早就被认为对男性生育能力有害。长期铅中毒无明显症状，暴露可能对下丘脑-垂体-性腺（HPG）轴产生不利影响，导致精子形成明显受损[27-30]。童年时期接触高浓度的铅是最易受影响的，也是不可逆转的，因为它显著影响睾酮的产生[31]。此外，铅对精子生成和精子功能的不利影响也可能通过氧化应激介导[31]。

尽管研究的预期结果和最终结局并不完全一致，但主要证据表明，血铅浓度为40~50 μg/dL是一个极有可能不会导致副作用的临界值。这适用于精液参数，如精子数量、活力和异常精子形态，以及生育率和受孕时间，然而这个血铅浓度的参考值是否会对男性生殖系统激素调节产生影响，仍有待明确[32]。铅具有男性生殖毒性的观点受到了男性涉铅工人生殖力下降研究结果的挑战[33, 34]。研究发现在台湾男性电池工人中，血铅水平与怀孕时间之间的“暴露-反应”关系令人震惊。未接触过铅的受试者（血液铅含量低于20 μg/dL）的生殖力比率为90%，而接触过铅的受试者（血液铅含量高于40 μg/dL）的生殖力比率仅为40%。这表明血液铅浓度与IVF后怀孕的受精和妊娠呈显著负相关[35]，可能与铅、锌元素竞争结合含锌蛋白质（如人鱼精蛋白-2）的能力有关，从而改变DNA鱼精蛋白结合[36]。这导致了染色质稳定性的降低，而染色质结构异常与人类的生育能力下降密切相关。研究还发现，精子顶体反应对受精至关重要，而环境中铅浓度过高会强烈干扰精子顶体反应，并对人工授精的结果产生负面影响[35]。与锌、铬、锰、铜和铁等许多其他金属不同，铅对生物体没有已知的基本影响，与工业化前人口相比，目前铅的暴露水平仍然很高。

## 四、汞（Hg）

汞（Hg），也被称为水银，像镉和锌一样，是元素周期表中所谓的锌族（第12族）的一员。它是唯一在标准温度和压力下是液态的金属。汞也是一种极其稀有的金属，在地壳中大约只占$0.08 \times 10^{-6}$，在地壳中发现的形式包括鲜红的朱砂、砖红色的汞（Ⅱ）硫化物（HgS）、氯硫汞矿（氯化硫化汞；$Hg_3S_2C_{12}$）、硫锑汞矿（一种汞锑磺代矿物；$HgSb_4S_8$）等矿物。金属汞有很长的药用历史，早在古希腊就是药膏的成分之一。古埃及人和罗马人在化妆品中常添加汞，在中国汞被认为是一种可以治疗骨折和养生的药物。尽管古代人们认为汞对健康有积极的影响，但这种金属已被证明是有毒的，而且其体内半衰期很长。目前仍有许多产品中使用汞，例如温度计、牙科填充物、电池、杀菌剂等，而汞盐也是某些护肤霜和药膏的成分之一。

由于汞、汞盐和单质汞蒸气压相对较高，它们可以污染水，从而进入食物链（如积聚在鲨鱼、金枪鱼、旗鱼等海产品中，被人捕获进食，转移到人体中）。神经系统对各种形式的汞都很敏感，高浓度的污染会损害大脑和肾脏。孕妇可将体内的汞传递给婴儿。汞可集中于肾脏、小脑、睾丸和附睾，导致神经系统紊乱、肾衰竭和不育症，特别是易感个体和易感群体，如胎儿和幼儿[37, 38]。汞还被怀疑是一种内分泌干扰物，影响男性和女性的内分泌系统，导致精子DNA损伤、精子运动和形态异常以及月经和激素紊乱[39-41]。

汞的内分泌干扰作用可能是由于汞与性激素结合球蛋白（SHBG）呈负相关[42]，与睾酮呈正相关[43]。汞和血清抑制素水平之间也存在正相关[44, 45]，表现为对 FSH 抑制和精子计数增加[46]。然而，由于这些研究的样本量较小，现有数据相当薄弱，需要进行更大的人口研究。关于汞对精子 DNA 损伤和活力下降的影响，Zhou 等人认为与氧化应激有关[47]。

另外，关于牙科汞合金，一些作者评论说，现有的科学证据不能证明汞对人体健康造成危害[48, 49]，而另一些人反对这一观点，并指出汞合金不适合用于牙科修复[50, 51]。

### 五、铬

铬（Cr）是元素周期表第六族的第一元素。它是一种硬而脆的金属，具有钢铁般的灰色光泽外观。在地壳中，它的含量相当丰富，平均浓度约为 100 mg/dm³。在工业中，绝大多数铬用于制造金属合金。其他用途如在化学和铸造工业中用作染料、颜料、木材保存、皮革鞣制或催化剂。

在医学上，铬（Ⅲ）化合物的生物有益作用备受争议。在美国，Cr（Ⅲ）离子被认为是对糖、胰岛素和脂代谢至关重要的必需微量元素，推荐平常膳食摄入补充[52]，但欧洲食品安全局没有推荐[53]。与被认为是无毒的 Cr（Ⅲ）离子相比，Cr（Ⅵ）离子由于其氧化特性是有毒和致癌的。这种离子会损害肾脏和肝脏，导致肾脏和肝脏功能衰竭。六价铬会破坏精子的生成，导致提前释放的精母细胞、精子细胞、单核和多核巨细胞在精小管的管腔内积累[54]。Cr（Ⅵ）通过氧化应激诱导线粒体依赖的细胞凋亡，从而损伤睾丸间质细胞、支持细胞和精原干细胞[55]。据报道，在一项调查了 61 名职业暴露男性的研究中，六铬的血清浓度与异常形态精子的比率相关[56]。另一项研究显示，与对照组相比，研究组患者的卵泡刺激素水平明显更高，精子浓度和活动力更低[57]。

### 六、铜（Cu）

铜（Cu）是 11 族中的一种红橙色过渡金属，在地壳中含量约为 50 ppm。在自然界中，它存在于各种矿物中，如黄铜矿、铜蓝矿、辉铜矿、蓝铜矿和孔雀石，甚至作为天然铜存在。铜因其优良且特殊的性能常在各行业中被应用为导电体、合金等。虽然它也是一种必需的微量元素，但如果浓度过高对人体会产生毒害，研究发现血清和精浆铜浓度较高与男性不育呈正相关[58]。铜可以作用于 FSH 受体，干预精子形成。在动物中，主要的内分泌变化是睾酮、LH 和 FSH 的分泌。虽然精液中铜的浓度与精子浓度（$P < 0.001$）、运动百分率（$P < 0.005$）和正常形态（$P < 0.005$）之间存在显著相关性，但不育男性和可育男性的精液内铜浓度并无显著差异[59]。然而，铜在许多酶中都是重要的辅助因子，如血浆铜蓝蛋白、超氧化物歧化酶 1 和 3，或细胞色素 C 氧化酶，这些酶在精子形成的各个阶段以及在睾丸和附睾的细胞中都发挥着重要作用。因此，铜的缺乏会对男性的生育能力产生严重的负面影响[60]。因此，铜含量过低和过高似乎都会影响男性的生育能力。

## 第三节 内分泌干扰物（EDCs）

内分泌干扰物（EDC）是指通过受体配体结合调节和干扰内分泌活动的外源性天然或合成分子[61]。近几十年来，随着工业化的发展，EDC 的生产和泄露显著增加[61]。这类污染物包括合成污染物（多氯联苯、二噁英、双酚 A 和邻苯二甲酸盐）、杀虫剂（有机磷和有机氯）和有毒金属[62, 63]。这些都是通过母体转移、营养来源、其他环境污染和职业暴露获得的[63]。EDC 干扰儿童和成人子宫内正常的激素发育和生理功能[63–65]。进一步的证据强烈表明，EDC 暴露对男性生殖系统和生育能力有负面影响[61]。与男性不育相关，主要包括雌激素途径调节和睾酮途径调节，精子形成和甾体生成不良[61, 66]。近几十年来精子参数的下降至少部分归因于环境中的外源性雌激素[64, 65]。子宫内 EDC 暴露对男性生殖发育有负面影响。暴露会增加精子浓度降低的风险，增加后代患睾丸癌和隐睾症的风险[67]。EDC 暴露也会通过表观遗传修饰传递给后代，影响发育[68]。目前的证据表明，减少环境 EDC 污染对预防男性不育很重要[62]。

## 第四节　环境雌激素（外源性雌激素）

环境雌激素（更确切地说是外源性雌激素）是指具有雌激素活性的化合物，其在分子上与生物体内的雌激素化合物不同[69]。工业化造成了环境污染，大量的雌激素化合物对男性生殖产生了负面影响。天然来源包括植物和真菌，合成来源包括有机氯农药、多氯联苯（PCB）、邻苯二甲酸酯（PEs）和酚类化合物[70, 71]。这些外源性雌激素是芳香烃和亲脂化合物，是空气、水、动物（特别是鱼）、牛奶和人类（特别是脂肪组织）的污染物。人类体内环境雌激素的浓度与鱼的消费量尤其相关[64, 70]。其中最丰富的环境雌激素污染物来源于塑料。增加环境雌激素暴露与男性发育和生殖功能障碍、内分泌病理和恶性肿瘤发生有关。

有证据表明，这些化合物与男性不育呈负相关，然而，这是有争议的，其机制仍然缺乏研究[71]。在可育男性中，多氯联苯（PCB）和代谢物血液浓度与精液参数也呈负相关[72]。年轻男性持续低浓度暴露于 2,2',4,4',5,5'- 六氯苯（PCB-153）和 1,1- 二氯 -2,2- 二（对氯苯基）- 乙烯（p,p’-DDE）中似乎没有对精子浓度产生负面影响，但据报道，较高的暴露可能损害精子活力[73]。有研究认为，PCB-153 会导致 DNA 断裂，导致精子浓度和活力降低，但未发现其通过激素机制介导[74–76]。多氯联苯和邻苯二甲酸酯（PEs）已被发现与男性不育密切相关，血液和精液浓度与精液参数呈负相关[70]。这些似乎特别影响精子的活力，其中外源性雌激素与精子的活力密切相关[70]。除了 PCB 暴露外，其他杀虫剂，包括二氯二苯三氯乙烷（DDT）、二氯二苯二氯乙烯（DDE）和二溴乙烯（EDB）也会对精子数量，特别是精子活力产生负面影响[77]。然而，其他报告反驳了这些关联。在一组正常生育和不育男性的对照研究中，多氯联苯和有机氯农药未发现与精液参数相关。而肥胖和久坐的生活习惯是导致不育的生活方式和环境危险因素[78]，研究还发现精液中多氯联苯的浓度大约比血液低 20~40 倍[72, 78]。子宫内暴露被认为是最有害的，对细胞分化和器官发育有负面影响，包括睾丸发育不良[67]。在胎儿期和围产期暴露会进一步导致阴茎长度缩短和精子活性下降[70, 71]。

食物中的 EDCs 是导致人类污染的一个重要因素，主要是来源于乳制品、肉类和大豆[79]。营养来源的膳食雌激素也越来越多地与男性生育参数相关[79]。非甾体类植物雌激素在西方饮食中越来越突出，特别是大豆和大豆制品[79]。豆奶也被越来越多地用作母乳和牛奶的替代品，这似乎影响了发育中的生发上皮的重要前期和新生期[79]。由于集约化农业会对怀孕母牛进行挤奶，而母牛的奶中含有雌激素，只有脱脂才能去除类固醇性激素。然而，证据表明，低浓度的雌激素不会对男性生殖潜能或内分泌癌的发展构成健康风险。然而，这些雌激素和外源性雌激素在围产期的暴露仍值得关注，这需要广泛的进一步研究[80]。

## 第五节　杀虫剂

### 一、阿特拉津

阿特拉津是一种氯三嗪类除草剂，用于防止农作物中阔叶杂草的生长。它是美国和澳大利亚使用最多的除草剂之一。在地下水中发现极高浓度的阿特拉津后，欧盟于 2003 年禁止阿特拉津的使用。尽管阿特拉津本身不具有雌激素作用，但它可诱导芳香化酶的表达[81]，促进雌激素的产生，进而导致雌激素化表型，如所有雄性脊椎动物的雌化[82, 83]。这种除草剂还与密苏里州中部男性的精液质量较低和不育有关[84]。然而，它在导致肥胖和性腺功能减退方面的机制尚不清楚。

### 二、西维因

西维因（1- 萘酰甲基氨基甲酸酯）是氨基甲酸酯家族的一种杀虫剂。它是乙酰胆碱酯酶的抑制剂。西维因作为广谱的杀虫剂可以杀死害虫（如蚊子）和益虫（如蜜蜂）以及甲壳类动物。因此，它在欧盟是非法的，但在美国仍被广泛应用。

与其他农药和化合物相比，关于西维因对男性生殖健康影响的文献相当稀少。与氯代农药相比，氨基甲酸盐是非持久性的。虽然在脊椎动物中，西维因可以通过尿液迅速解毒和排出，但 Baranski 将其列为可能影响男性生殖器系统的化合物之一[85]。Meeker 团队发现西维因可能与精子 DNA 损伤增加有关，其尿代谢物 1- 萘酚可能与血清雌二醇水平呈负相关[86, 87]。一项使用大鼠的动物研究表明，暴露于西维因会导致生殖细胞、精母细胞、精子细胞和间质细胞的数量显著下降。研究结果显示，血清睾酮水平下降，同时 LH 和 FSH 水平升高[88]。Dziewirska 等最近的研究发现，血清 1- 萘酚浓度与正常精子形态呈负相关，与精子曲线速度呈正相关[89]。此外，研究结果还表明精子 DNA 完整性受到了负面影响。

### 三、十氯酮（开蓬）

十氯酮［decachloropentacyclo（$5.3.0.0^{2.6}.0^{3.9}.0^{4.8}$）decan-5-one］，又称开蓬，是一种非常稳定、持久性很强的有机氯农药，自 2011 年起全球禁用。开蓬职业性暴露与少精子症、运动性差和异常精子形态有关[90, 91]。这些作用可能是由酮的雌激素激活作用引起的[92, 93]。除生殖毒性外，十氯酮还被证明对大鼠和小鼠具有神经毒性和致癌性[94, 95]，由于其高内分泌干扰潜能，因此显著增加罹患前列腺癌的风险[96, 97]。

### 四、二噁英

二噁英是指两类化学性质相似的氯化有机化合物，即多氯二苯二氧化合物（PCDDs）和多氯二苯并呋喃（PCDFs）。两者都是卤代烃的含氧衍生物。除了用于科学研究之外，二噁英并不是专门产生的，而是有机氯化物生产或 PVC 焚烧的副产品[98]。产生二噁英的主要来源是城市或医疗垃圾焚烧炉的燃烧、金属冶炼、提纯或杀虫剂的生产。二噁英是一种高度持久性的亲脂性污染物，在环境中很难降解，它们在食物链中富集，最终会通过鱼类、肉类或蛋类被人类吸收。

二噁英是所谓的内分泌干扰物，接触二噁英会影响男女的整个内分泌系统。针对男性生殖健康，内分泌学会报告了二噁英对男性性发育、尿道下裂、隐睾、睾丸癌、精液质量差以及对前列腺的负面影响[99]。也有研究表明二噁英可以通过减少男婴出生数量来改变人群性别比例[100, 101]。

2,3,7,8- 四氯二苯并对二噁英（TCDD）是毒性最大的二噁英，对人类的半衰期为 7~11 年。它是越南战争中使用的除草剂“橙剂”的副产品。TCDD 会导致软组织肉瘤、淋巴瘤和胃癌。氯痤疮也是人类长期接触TCDD的主要影响。动物研究报告说，口服TCDD会导致脱发、体重减轻和免疫系统减弱。TCDD 对人类生殖和发育的影响，当前的研究结果尚有待明确。生殖效应，包括性激素水平的改变，精子产量的减少，以及流产率的增加，已经在接触 TCDD 的动物中被发现[102, 103]。

## 五、二溴乙烯

二溴乙烯（EDB）是一种有毒化学物质，可作为生产药物（如四咪唑或狄氏碱）、除草剂（如敌草快二溴化物）和染料的原料。EDB 作为杀虫剂，虽然已禁止在各种作物上使用，但它仍被用作白蚁、甲虫和飞蛾的杀虫剂。EDB是高度致癌的，吸入可能对大脑有损害作用。另外，Ratcliffe 团队[104]和 Schrader 等人[105]的早期研究明确表明，二溴乙烯职业暴露后精子数量、活力和运动性下降。

## 六、多氯联苯

多氯联苯（PCB）是一组高持久性的工业化学品，由于其化学稳定性和低可燃性而被广泛应用，不仅作为变压器油、液压油或切削油，而且还作为涂料的增塑剂、PVC 的稳定剂和无碳复制纸。由于它们的广泛使用和持久性，多氯联苯仍然是无处不在的环境污染物。它们分布在世界各地，已经在空气、水、水生和海洋沉积物、鱼类和野生动物中被检测到。此外，它们在生物上浓集并储存在人类脂肪组织中。由于它们的生物积累、持久性、高毒性和在水和空气中长距离传播的能力，多氯联苯属于所谓的 12 种污染物质之一。2001 年 5 月 22 日，《关于持久性有机污染物的斯德哥尔摩公约》禁止了多氯联苯。该条约于 2004 年 5 月 17 日生效。尽管有一些相反的结果[106]，但流行病学数据支持多氯联苯与精液质量下降负相关，特别是降低精子活力[107, 108]。尽管 PCB 水平不同，但各研究中发现的关联普遍一致[109]。

## 七、农利灵

农利灵［3-（3-5- 二氯苯基）-5- 甲基 - 噁唑烷 -2,4- 二酮］是一种常用的双甲酰亚胺杀菌剂，用于防治山莓、菊苣、生菜、猕猴桃、油菜、豆角、干球洋葱、观赏植物和草皮等多种病害。农利灵是一种干性可流动的挤压颗粒，可应用于航空、化学或地面设备（广播、条带或土壤淋水），也常作为观赏鳞茎和球茎、切花、玫瑰花蕾或苗圃的浸渍处理。农利灵 1981 年在美国注册作为杀菌剂使用，但受到环境保护署的监管。在德国农利灵从 2004 年起被禁止使用。从 2006 年起，斯堪的纳维亚禁止使用农利灵。同时，这在整个欧盟是禁止的。

农利灵是已知的环境内分泌干扰物，具有抗雄激素的特性[110]。农利灵与雄激素受体高亲和力结合，阻断性腺激素对男性生殖器官的作用[111]。该杀菌剂的表观遗传效应也在不同的群体中得到体现，表明杀菌剂所设置的缺陷遗传给后代，且遗传会持续多个后代[112, 113]。

# 第六节 合成和工业化学污染物

目前，环境污染对男性不育的影响尚难以调查。横断面的暴露研究在确定影响力和因果关系方面是有限的，纵向研究也是如此。因果关系依赖于动物和实验室实验，不能直接转化为对人类的影响。这些研究的结果也是可变的，这使得结果很难成为因果关系，只能说是更有限的相关性[114]。对假定对男性生育能力和生殖系统有负面影响的各种污染物的研究极为缺乏。许多化学物质都假设对男性生殖有负面影响，这可能是特发性男性不育病例增加的原因[115]。这与动物和人类的生殖细胞瘤、顶体发育不良和睾丸发育不良有关[115]。越来越多的研究表明，许多化学物质对男性生殖健康具有负面影响，尽管许多研究结果仍不一致，而且证据也相对较少[116]。

## 一、苯

城市苯污染水平与男性睾酮水平呈负相关[117]。与未暴露的男性相比，暴露与精子数量、活力以及 DNA 断裂有进一步的相关性[118]。苯，一种已知的人类致癌物，即使是低水平接触，也可能导致精子的染色体异常。已知这些染色体缺失会影响后代，增加后代罹患不育症、神经系统疾病和其他先天性疾病的风险[116]。

## 二、二硫化碳

二硫化碳（$CS_2$）是一种合成化合物，用于合成纤维、干洗机和橡胶等行业[119]。$CS_2$ 被证实对所有组织都有负面影响，包括神经系统、心血管系统和生殖系统[119]。暴露会损害精液参数[120–122]。长期暴露会对性功能和精液质量产生负面影响。在实验动物中，$CS_2$ 通过雌激素受体诱导支持细胞凋亡[119]。然而，目前还缺乏人体研究，需要进一步的实验证据。

## 三、乙二醇醚

乙二醇醚家族是由一些常见的化学物质组成的，它用于工业中，包括增塑剂、电路板、油墨和其他涂料和染料[123]。这些化学物质已知会对中枢神经系统和红细胞生成组织，以及血细胞、肝脏和肾脏造成毒性[123]。早期研究表明职业暴露源性的乙二醇醚对睾丸有毒性[124]。在因男性不育症就诊的患者群体中观察到，与有机溶剂（特别是乙二醇醚）接触至少 3 个月后，部分患者的精子活力显著下降，由此可见，接触有机溶剂会损伤男性生育力[125, 126]。个人生活习惯和生活方式对精子运动性不良的影响显著高于乙二醇醚。更早的一项研究首次提出乙二醇醚和其他有机溶剂是男性生育能力的潜在风险，其中精子计数不佳的男性更有可能接触乙二醇醚[127]。随后的实验研究证实乙二醇醚（EGEs）具有睾丸毒性，特别是单甲基（EGME）和单乙基（EGEE）醚[128]。在实验性 EGME 诱导的睾丸毒性中，对初级精母细胞和精原细胞有负面影响，并导致实验小鼠的染色体异常[129, 130]。

## 四、甲氧氯

甲氧氯（MXC）是一种合成的有机氯化物的农业杀虫剂，具有弱雌激素活性及抗雄激素的特性。其结构与 DDT 相似，这 2 种物质在美国和欧洲等一些国家已被禁止使用，但在中国等其他国家仍在使用[131]。虽然 MXC 雌激素活性弱于 17- 雌二醇 1000 倍以上，但其代谢物羟基苯基三氯乙烷的效力明显更强[132]。现有证据表明，暴露会造成雄性内分泌紊乱，导致性器官萎缩，并对激素生成和精子生成产生负面影响[132]。MXC 暴露作为一种内分泌干扰物，已被证明对精子细胞表观遗传修饰中的印迹和甲基化产生负面调节，对发育中的配子产生有害影响[133, 134]。有趣的是，通过男性发育期间的 MXC 暴露，小剂量动物实验提示胎儿间质细胞数量和甾体生成相关酶的表达增加，然而，高剂量会导致甾体生成和间质细胞数量减少[131]。然而，有重要证据表明，环境中的 MXC 暴露会通过下调生物合成途径降低睾酮水平[131]。在动物实验中，围产期暴露已被证实会损害睾丸发育，并导致成人生育能力受损[135]。

## 五、邻苯二甲酸酯

邻苯二甲酸酯是一组苯 -1,2, 二羧酸（邻苯二甲酸）的酯，主要用于塑料工业，以及化妆品、个人护理产品、油漆、玩具和药品等，在现代环境中广泛存在[136]。在动物研究中，邻苯二甲酸酯暴露对男性生殖健康和精液参数产生了负面影响，并且影响激素水平[137, 138]。这些化学物质对男性生殖的影响非常重要，因为它们已经在成年人和儿童的血液和尿液中，以及在子宫和人类羊水中被发现[139]。

大多数与邻苯二甲酸盐暴露和男性不育有关的证据都是通过动物研究得出的，人类研究存在一定局限性[140]。表现为抗雄激素作用，降低精子参数，DNA 损伤和生殖细胞染色质缺陷。这在慢性暴露、胎儿和围产期暴露以及发育和成年后代的病理中更为突出[140]。在实验室大鼠实验中，子宫和哺乳期暴露于邻苯二甲酸二乙已酯（2- 乙基已基）会降低精子浓度，诱发生殖道组织病变，并增加雄性后代隐睾的风险[141]。进一步而言，这作为一种抗雄激素，并通过胎儿暴露对生殖器官发育产生负面影响[142]。围产期动物接触 DEHP 进一步证实了 DEHP 具有抗雄激素作用和轻度生殖发育不良的假设，引起了对人类胎儿接触 DEHP 的关注[143]。有证据强烈表明，胎儿和围产期暴露会导致男性出现各种生殖综合征，影响睾丸（睾丸发育不良综合征）、附睾、精囊和前列腺，同时还会出现女性化综合征，包括阴茎变小、乳头固位和肛门与生殖器长度缩短[139]。这是由间质细胞中甾体生成酶级联的下调导致睾酮显著降低产生的[139]。邻苯二甲酸盐在小鼠体内导致精子生成功能障碍，其途径是 micro-RNA 的改变转化为 mRNA 转录失调，介导生殖细胞凋亡[144]。

越来越多的人体实验证实邻苯二甲酸盐调节激素水平、精子形成、DNA 完整性和表观遗传修饰[145]。中等浓度的邻苯二甲酸盐暴露会降低精子质量[140]。研究发现邻苯二甲酸单丁酯对精子浓度和活力有负面影响，领苯二甲酸酯基于尿液浓度以剂量依赖性的方式影响精子浓度。然而，没有发现与其他邻苯二甲酸盐有关[137]。尿中单乙基邻苯二甲酸酯（MEP）与精子浓度和正常形态呈负相关，而二（2-乙基已基）邻苯二甲酸酯（DEHP）和邻苯二甲酸单 -3- 羧基丙酯仅与精子形态相关[146]。在儿童时期接触邻苯二甲酸盐的男性中，邻苯二甲酸盐水平与精子质量浓度、活动性和形态呈负相关[138]。

众多的邻苯二甲酸代谢物在男性不育队列研究中与精液参数异常和内分泌功能障碍相关，包括降低胰岛素样生长因子 -3（INS3）、睾酮、游离睾酮指数、LH 和精子 DNA 完整性。这说明邻苯二甲酸盐在环境暴露水平下对男性生殖有不同程度的负面影响[147]。尿单邻苯二甲酸酯、单邻苯二甲酸二（2-乙基已基）和单（2- 乙基 -5- 羧基戊基）邻苯二甲酸酯，通过降低睾酮、INS3 浓度和相关的睾丸间质细胞功能导致男性不育[136]。进一步的证据表明，各种邻苯二甲酸盐都能与睾酮、卵泡刺激素和催乳素的降低有关，并与接受试管授精治疗男性的雌二醇呈正相关[148]。此外，尿液中的邻苯二甲酸盐浓度与人类精子 DNA 碎片率有关，而父亲所处的环境会影响表观遗传修饰，并对后代的发育产生负面影响[149]。在人类体内更进一步的作用机制可能包括邻苯二甲酸盐暴露引起的凋亡相关基因多态性，以及人类精子浓度和数量的降低[150]。然而，证据表明邻苯二甲酸代谢物暴露对人类产生显著影响的时间，特别是在胎儿和围产期的影响尤为重要。

### 六、双酚 A

双酚 A（BPA）是一种具有 2 个苯酚官能团的有机化合物，是几种重要的塑料添加剂的组成部分。双酚 A 是一种工业化学物质，用于生产一种坚硬、透明的塑料，称为聚碳酸酯，已广泛应用于许多消费品中，包括可重复使用的水瓶和婴儿奶瓶。此外，双酚 A 也被用于环氧树脂中，作为金属食品和饮料罐头的防护内衬。另外，双酚 A 被怀疑是一种具有弱雌激素、抗雄激素和抗甲状腺活性的内分泌干扰物。

BPA 会导致肿瘤、出生缺陷和其他发育障碍，从而导致睾丸功能障碍和不育症。因此，在一项调查了 592 名工人（包括 165 名来自暴露工厂的男性）的研究中，BPA 已经被证明与催乳素、雌二醇和 SHBG 水平升高有关[151]。其他研究发现，尿液中的 BPA 水平与精液质量和精液抗氧化剂水平呈负相关，与精子 DNA 损伤呈正相关[152]。虽然双酚 A 显著影响生育相关精子蛋白，如肌动蛋白下调，过氧化物酶 -5、谷胱甘肽过氧化物酶 4 或甘油醛 -3- 磷酸脱氢酶上调[153]，但双酚 A 破坏精子形成的确切机制仍不明确[154]。然而，BPA 作用的目标之一似乎是支持细胞[155]。越来越多的证据表明，双酚 A 可能与生殖疾病有关，如睾丸发育不良综合征、隐睾症、癌症和男性生育能力下降[156]。

## 第七节 辐 射

不同类型的辐射对男性生育能力可能产生不同的负面影响。一般来说，辐射可分为电离辐射和非电离辐射。非电离辐射包括极低频（ELF）和射频（RF）电磁场，它们是由无线电波 / 微波产品产生的。在电离辐射中，有紫外辐射、X 射线和 γ 射线。虽然紫外线辐射在黑色素瘤的发病中扮演了重要的角色，但它对男性生育能力的影响似乎可以忽略不计。

### 一、电离辐射

#### （一）紫外线辐射

叶酸（维生素 $B_9$）是一种光敏维生素，对正常胚胎发育、出生缺陷和男性不育很重要[157]。挪威的一项研究表明叶酸缺乏和孤独症之间可能存在联系[158]。Juzeniene 等报道了 5- 甲基四氢叶酸在 UVB 辐射下被光氧化[159]。在核黄素或尿卟啉存在的情况下，它甚至在血流中被氧化。因此，高紫外线照射可能对健康有影响，这也可能与生育有关。

#### （二）X 射线和 γ 射线

在医学治疗过程中即使暴露于少量的电离辐射，也可能破坏精子形成细胞。精原细胞对放射特别敏感，可能进一步损害睾丸功能[160]。根据放射剂量，以及治疗期间干细胞是否被杀死，如果放射剂量低于 1Gy，恢复正常的射精量和精子数量需要 9~18 个月。在 2~3Gy 的高剂量照射下，则需要 2.5 年，在 4~6Gy 照射下需超过 5 年[161, 162]。辐射诱发染色体改变，导致先天性异常。

### 二、非电离辐射

当今社会，手机、Wi-Fi 笔记本电脑和微波炉是我们非常重要的日常用具，尤其是对年轻人来说，这些设备产生的电磁波的负面影响已被报道[163, 164]。这种发射电磁波的设备的广泛使用正在引起越来越多的电磁场暴露，这被称为“电烟雾”或“电污染”[165]。2B 组的无线电频率可能对人类致癌[166]。目前，法律规定的手机最大特定吸收率限制在 2.0W/kg[167]。然而，根据通话的频率和持续时间，手机靠近耳朵的位置，或者把它放在口袋里，特定吸收率可能会比规定的最大值还要高[168, 169]。在此背景下，有研究表明，使用手机是导致活动精子数量和精子活力下降的一个原因[168, 170, 171]，活性氧水平升高导致精液氧化应激的增加[172]。

氧化应激导致的精子 DNA 损伤已被报道[173]，这也可能是导致癌症的原因[174, 175]。同样，笔记本电脑中用于无线连接互联网的 Wi-Fi 设备导致精子数量、活力和正常形态显著下降[176–178]。此外，无线设备似乎不仅对男性不育症的发展有重大影响，而且还会导致脑瘤、听力障碍和心脏病。在一项有 300 名医生参与的调查中，96% 的医生认为手机会对患者造成影响，而笔记本电脑占 54%，蓝牙设备占 32%，平板电脑占 14%，无线路由器占 20%。男性不育症排名第四，占 36%，排在脑瘤（84%）、听力问题（82%）和心脏病（46%）之后[179]。

## 第八节　烟　草

吸烟是一种普遍为社会所接受的习惯，据报告，全球 30% 的男性经常吸烟[180]。吸烟使人类接触了 4700 多种化学品，包括重金属、多环芳烃和诱变化学品[181]。虽然吸烟对人类健康的负面影响已经得到了充分的证实，但对其对男性生殖的影响的报道和考虑仍然很少[180, 182]。

吸烟显著损害男性生育参数的观点越来越被广泛接受[180, 183, 184]。这包括精子浓度、活力、形态和 DNA 完整性、获能性和顶体反应[185–187]。吸烟的负面影响主要是通过男性生殖道中的氧化应激来调节的。这将导致 DNA 损伤，削弱染色质凝结和卵母细胞结合，并诱导表观遗传修饰，对后代产生不利影响[63, 184, 188]。吸烟导致不育的机制包括氧化应激、缺氧、抑制精子肌酸激酶活性、能量调节受损和运动功能障碍，以及肝睾酮升高和间质细胞功能受损[188, 189]。此外，如果男性停止吸烟，其生育参数也会有所改善[190, 191]。

## 第九节　空气污染

在过去的几十年里，由于全社会的工业化导致空气污染显著增加。这对健康的负面影响是证据确凿的，包括心肺系统疾病、不良围产期影响、神经发育障碍等。空气污染是公认的人类致癌源[192, 193]。日益严重的空气污染中包括各种不同的潜在有毒分子。这包括多环芳烃（PAH）、硝酸盐、硫酸盐、铵、碳金属、铅（Pb）、镉（Cd）、一氧化氮（NO）、二氧化氮（$NO_2$）、一氧化碳（CO）、二氧化碳（$CO_2$）和臭氧（$O_3$）。在血液、尿液和精浆中发现了暴露的生物标志物，特别是 PAH、$NO_2$、Pb 和 Cd[192, 194]。

动物研究已经证实了其对男性生育能力的负面影响，但人类研究尚不清楚[192, 193]。虽然因果关系还没有得到充分的证实，但目前的证据表明，会对精子产生负面影响，精子形态和活力差，而与其他标准精液参数和DNA片段相关的证据较少[192, 193]。相反的结论是，空气污染只影响精子活力，而不影响其他精子参数[194]。只有少数研究证实了空气污染暴露导致DNA破碎[195–197]。而另外的研究结果与之相反[198–200]，认为空气污染可导致精子DNA多态性[201]。

多环芳烃（PAH）是一类重要的空气污染物，被认为是重要的内分泌干扰物，影响类固醇形成和精子形成[193]。这与精子改变有关[193]，并通过丙烯烃、雌激素和雄激素受体以及细胞内缝隙连接通信的抑制来介导，后者在甾体生成中至关重要[202]。多环芳烃通过产生PAH-DNA加合物被证实与受损的精子DNA片段有关[203]。然而，由于目前人类研究普遍缺乏一致性，因此尚不清楚两者之间存在明确的相关性和因果关系，需要进一步研究[192, 193]。

## 第十节　结　论

越来越多的证据表明，不健康的生活方式和环境污染对男性生殖健康产生有害影响。由于不健康的生活方式或通过受污染的食物而摄入的有毒化学物质，导致精子数量或精子功能不佳，逐渐影响生育能力。这些有害影响的分子机制主要是由男性生殖细胞直接氧化应激或通过内分泌干扰介导的。后者会影响整个内分泌系统，从而严重影响胚胎在子宫内的发育。这会导致胎儿畸形和性别比例的改变，也会导致各种癌症如睾丸癌和前列腺癌等。因此，需要对消费者进行更多的教育，让他们远离可能含有有毒物质的产品，过上健康的生活方式，并加大对行业的立法压力，以避免产生对环境和人类产生深远影响的有毒物质。微波炉、手机和Wi-Fi设备的非电离辐射也是我们所需要关注的不良因素。

## 第十一节　审查标准

通过以下搜索引擎：PubMed、MEDLINE、Science Direct和Google Scholar，我们将对环境毒素暴露与男性不育之间的关系进行广泛的研究搜索。这些搜索的开始和结束日期将被记录在最终的审查标准中。研究识别和数据提取的总体策略将基于以下关键词：“男性不育”“不育”和“环境”，以及本章中描述的特定环境毒素的名称。以英语以外的语言发表的文章将根据英文标题和摘要的可用性予以考虑。标准将优先考虑过去10年内发表在认可的同行评审期刊上的研究。仅在会议或会议记录、网站或书籍中发表的数据将不被包括在内。

（Kristian Leisegang 和 Ralf Henkel 著；王胜杰，林思伟和周青 译）

35

# 第三十五章　外源性药物和合成类固醇对男性的影响

**要点：**

- 育龄男性通常会服用一些处方药，它们可能会对男性生殖产生影响。人类对此研究是有限的，医生必须知道这些药物的作用，才能为患者提供适当的咨询。
- 外源药物引起的男性不育，其作用机制包括：对下丘脑 - 垂体 - 性腺轴的直接影响，影响精子的产生，精子功能的损害和性功能的降低。
- 通常，大多数生殖不良反应是可逆的，可以通过简单地停止或改用另一种药物来解决，而对生殖系统的影响很小或没有影响。
- 某些药物（例如化疗药物）无法停药，在这种情况下，治疗前必须保存精液，以保存生育能力。
- 合成代谢类固醇滥用后的不育症通常表现为少精子症或无精子症，精子活动性和形态异常。停药后 4~12 个月内，精子质量倾向于自发恢复。
- 显然，迫切需要对关键的精子功能测试进行更多的研究，以确定所有这些精子毒性和促性腺毒性物质在精子细胞以及所有睾丸其他细胞、生精小管、支持细胞和睾丸间质细胞中的真正影响。在一个高度复杂的男科实验室环境中转化的现代男科学已经有了解开这些疑问的工具。例如，氧化应激、活性氧、8-OHdG、DNA 断裂、抗精子抗体等。

## 第一节　介　绍

男性占所有不孕原因的一半甚至更多，确切的病因仍然未知。对当今社会流行疾病的药物治疗，例如糖尿病、肥胖症、精神病和心理疾病，也可能损害生育力。这些药物和其他物质通过以下 4 种机制引发生育力低下、不育和精子功能障碍：①影响下丘脑 - 垂体 - 性腺（HPG）轴。②改变精子产生。③精子功能受损。④引起主要性功能（性欲、勃起和射精）障碍。不幸的是，大多数医生没有告知患者，有些甚至不知道与他们开的药物有关的对于不育症的潜在有害作用。本章旨在强调常用的外源性处方药物以及合成类固醇对男性生殖的不良影响，其次是对性健康的不良影响。

## 第二节 5α-还原酶抑制剂

这类药物会阻止睾酮（T）向二氢睾酮（DHT）的转化。在大多数男性中，服用5α-还原酶抑制剂（5ARIs）对精子生成的影响很小。一项针对正常男性的双盲随机临床试验比较了2种不同的5ARIs（非那雄胺5 mg和度他雄胺0.5 mg）和安慰剂1年。在2个5ARIs组中，总精子数量在治疗期间均会暂时减少，但是大约5%的男性亚组显示总精子数量大幅减少，不到基线总水平的10%，这提示不育症和5ARIs之间可能存在关联[1]。

此外，服用5ARIs的男性患性功能障碍的风险增加，例如射精功能障碍、性欲减退和勃起功能障碍（ED）[2]。非那雄胺每日1 mg（用于男性型脱发）和5 mg（用于前列腺增生治疗）与性不良事件相关[3, 4]。在持续5年针对1553名男性雄激素性脱发的研究中，每天服用非那雄胺1 mg作为治疗药物，最常见的不良反应是性功能障碍（＜2%），主要出现在使用的第一年。与安慰剂组相比，性欲下降1.8% *vs* 1.3%，ED下降1.3% *vs* 0.7%，射精功能障碍1.2% *vs* 0.7%[3]。在一项为期4年的双盲、随机、安慰剂对照的临床试验（保列治长期疗效和安全性研究）中，每天服用5 mg非那雄胺的良性前列腺增生（BPH）患者（$n = 3040$）报告的性功能不良反应高达15%，其中50%受影响的患者在停止使用5ARIs后出现持续性功能障碍[4]。度他雄胺与非那雄胺具有相同的性功能不良反应[2, 5]。尽管这些数据表明5ARIs对主要性功能的影响很小或中等，但在临床实践中，长期使用5ARIs后出现持续性难治性功能障碍的患者是相当常见的，因此有人可能会认为这些数字显然是不确定的。

## 第三节 α-受体阻滞剂

α-受体阻滞剂对男性生育力的损害主要是由射精功能障碍引起的，表现为射精量减少、逆行射精和或射精无力。这类药物通常用于治疗前列腺增生引起的下尿路症状（LUTS）。在一项健康男性的随机临床试验中，两组服用α-受体阻滞剂坦索罗辛（89.6%）和阿夫唑嗪（20.8%）均因抑制精液排出而导致射精量减少。此外，服用坦索罗辛的男性中有35%完全不射精，这些对射精量的影响在停药后是可逆的[6]。最近的一项荟萃分析显示，与安慰剂相比，使用过α-受体阻滞剂的男性更容易出现射精功能障碍（优势比 *OR* 5.88），用西氯多辛治疗的OR值为32.5（$P < 0.0001$），坦索罗辛治疗的OR值为8.58（$P = 0.006$）[7]。

坦索罗辛可以导致ED（3.8%的使用者）和性欲降低（1%~2%的使用者）[8, 9]，还可以通过减少精子数量和活动率来改变一些健康男性的精液参数[10]。到目前为止，还没有研究将α-受体阻滞剂与精子功能测试联系起来的（如活性氧和脱氧核糖核酸损伤）的文章发表。

## 第四节 5型磷酸二酯酶抑制剂

5型磷酸二酯酶抑制剂（PDE5i）的出现标志着ED治疗的新纪元，目前它们无疑是全世界开处方和研究最多的药物之一。但是，关于男性生育力的数据仍然存在矛盾。一项使用西地那非药物的前瞻性随机对照人体试验研究有不同的结果。一些人表现出总精子活力和精子线性速度的增加[11, 12]，而另一些人的基本精液参数却没有变化[13, 14]。此外，相对于其主要代谢产物的最大血浆浓度，伐地那非的基础精液水平达到 71%。然而，关于它在关键精子功能测试（ROS、DNA 碎裂等）中的作用还没有报道。现有的有限数据没有清楚地表明，每天服用 20 mg PDE5i 的男性对基本精液参数或生殖激素有影响[15]。因此，迫切需要更多的研究。

他达拉非比西地那非和伐地那非抑制磷酸二酯酶 5 和 11 的活性时间更长，从理论上讲，它有增加不良反应的可能性。磷酸二酯酶 11 存在于垂体、前列腺和睾丸中，参与精子获能[16, 17]。在一项随机安慰剂对照的临床试验中，精液参数正常的健康男性每天服用他达拉非 10 mg 或 20 mg 或安慰剂持续 6 个月，两组之间的生殖激素或基本精液参数没有显著差异[18]。然而，一项对 18 名不育男性进行的随机、双盲、交叉临床试验显示，单次服用他达拉非 20 mg 或西地那非 50 mg 后，精子总活动率降低（中位数 21.5% 对 28.5%），而西地那非导致总精子前进活动率增加（中位数 37.0% 对 28.5%）[19]。我们再一次面临缺乏更可靠和更有意义的精子功能检测。

## 第五节　精神药物

已知精神药物会影响男性的性生活，尤其是性欲、勃起和射精功能。通常会影响男性生育力的精神药物类别包括选择性 5- 羟色胺再摄取抑制剂（SSRIs）、5- 羟色胺 - 去甲肾上腺素再摄取抑制剂（SNRIs）、单胺氧化酶抑制剂、三环抗抑郁药和锂剂。

用 SSRIs 治疗会增加催乳素分泌，持续使用这些药物会引起 ED，使用氟伏沙明时发病率高达 80%[20]，以及对导致不同程度的射精功能障碍，特别是帕罗西汀和氟伏沙明的影响最大[20, 21]。自 2007 年以来，研究报告指出，尽管尚未弄清这种现象的潜在机制，但长期使用 SSRIs 会增加精子 DNA 的断裂[22–24]。

SNRIs 是另一类 5- 羟色胺能抗抑郁药，与性功能障碍发生率高有关（高达 80% 的中重度性功能障碍）。一项西班牙精神科门诊患者的横断面研究报告了 ED 的发生率（文拉法辛为 57.7%，度洛西汀为 58.1%）和性欲下降（文拉法辛为 63.8%，度洛西汀为 62.8%）[20]。

单氨基氧化酶抑制剂可以引起不射精症[25]。三环类抗抑郁药与精子活力降低、精液量减少、性欲降低和 ED 有关[20, 26]。碳酸锂可以降低中枢神经系统中的多巴胺水平，还可以降低性欲，导致勃起功能障碍[27]。体外研究表明，锂会降低精子存活率[28]。但仍需进一步对上述药物对精子功能影响进行深入研究。

## 第六节　降压药物

大多数降压药物可通过引起性功能障碍间接影响男性的生育能力。利尿剂和 β 受体阻滞剂通过影响交感血管系统而影响性功能，而血管紧张素转换酶（ACE）抑制剂和钙通道阻滞剂在男性生育中的作用尚待确定，因为数据仍然相互矛盾[29–32]。

螺内酯具有抗雄激素活性，可引起 ED，降低性欲和男性乳房发育，降低精子浓度和活力。氢氯噻嗪降低阴茎血流量，并与性欲减退和勃起功能障碍有关[33, 34]。β 阻滞剂与 ED 风险增加相关[29]，体外研究报告普萘洛尔可能抑制精子活力[35, 36]。钙通道阻滞剂会降低精子浓度、活力和顶体反应，抑制精卵结合，从而阻止卵子充分受精[37–40]。

## 第七节　抗感染药

几乎所有常见的抗感染药物都会对精子的发生和功能产生不利影响，但是这些药物对精子产生毒性作用的大多数机制尚不清楚，因为大多数数据来自研究，而这些研究是在尚未实施男科实验室研究技术的情况下进行的[41]。因此，虽然有一些不确定的数据，但是在伴侣试图怀孕时也要谨慎使用抗感染药物。

使用甲氧苄啶 - 磺胺甲噁唑的研究显示，关于基本精液参数的结果相互矛盾。一项研究报告说，在治疗 1 个月后，基本精液参数没有改变[42]，而另一项研究对 40 名不育男性进行了 14~17 d 的治疗，结果正好相反。此外，在第一项研究中，精子总数减少了 37%，在另一项研究中增加了 42%[43]。因此，我们需要进一步探索研究。

对于青霉素、头孢菌素，只有少量研究调查了它们对男性生育力的影响，大部分是体外研究。正常男子的精子在阿莫西林剂量增加的情况下培养 24 h，未发现药物对精子参数精子参数的影响[44]。

氨基糖苷对精子发生有负面影响，用新霉素治疗慢性泌尿系统炎症性疾病可减少精子数量、运动能力和浓度[41]。前列腺手术前使用庆大霉素可导致精了形态异常[45]。大环内酯类抗生素，例如红霉素和四环素，可能会导致弱精子症，甚至在高剂量时可能是杀精子剂[44, 46]。

常规剂量的呋喃妥因不会改变精液参数，尽管在高浓度（每天 10 mg/kg）下会引起生精停止、精子数量减少和不动精子[41, 47]。

酮康唑通过中枢作用和可能的精液参数逆转（主要是精子活力受损）而降低睾酮水平。这些改变在氟康唑和伊曲康唑等其他抗霉菌药物中并不明显[48–51]。

利巴韦林用于慢性丙型肝炎的治疗对精子的形态和活力有负面影响[52]。一些研究表明，用于 HIV 治疗的抗反转录病毒药物对精液参数（主要是活力）有负面影响，但由于 HIV 感染的内在因素也可能改变某些精液特性，因此这些药物对精子参数的真正影响尚无定论[53–56]。

关于氯喹（一种抗疟疾药物）对男性生育能力的不良影响的文献资料很少，但一项体外研究报告，这种药物严重降低了精子的活动力和存活率[44]。

## 第八节　抗炎药和水杨酸酯

长期服用阿司匹林和其他非甾体抗炎药（＞6 个月）可导致可逆性和剂量相关性的精子数量、活力、运动性的减少和正常形态的改变[57, 58]。长期服用超过 2 个月的柳氮磺吡啶具有精子毒性作用，并与精子数量减少、正常形态和运动性以及血清睾丸激素浓度降低有关[59, 60]。

## 第九节　阿片类药物和镇痛药

长期使用吗啡与勃起功能障碍和性欲减退有关[61–63]。曲马多治疗可能导致射精延迟和性欲降低[64]。

## 第十节　胃肠道药物

组胺受体阻滞剂，例如西咪替丁、雷尼替丁和法莫替丁，在精子细胞中具有直接的促性腺激素作用，通过增加细胞内 $Ca^{2+}$ 流入而导致细胞死亡[65]。西咪替丁还通过与睾丸激素受体竞争产生间接毒性，降低体内血清睾酮浓度，从而导致性欲降低和 ED 的可能[66, 67]。

兰索拉唑是一种质子泵抑制剂，可促进实验动物睾丸激素合成的抑制[68, 69]。

甲氧氯普胺（胃复安）是一种止吐药，也被认为是“隐藏的抗精神病药”，可诱发高催乳素血症导致 ED 和性欲降低[70, 71]。

## 第十一节　皮肤科药物

动物研究发现异维 A 酸与生殖细胞凋亡增加有关，而治疗痤疮的异维 A 酸对人类精子参数没有影响[72–74]。另一项在蜥蜴身上使用阿维 A 酸的研究表明，生精小管发生了变化，但与异维 A 酸相似，到目前为止还没有发现对人类的影响[75–77]。很明显，需要更多的研究来证明这些药物对男性健康的安全性。

## 第十二节　止痛药

在单个病例系列中，有少精子症、无精子症和精子活动力改变的报道[78]。精子参数的这些改变似乎取决于疾病的相关因素（比如家族性地中海热[79]）。

## 第十三节　抗癌药

### 一、化学治疗剂

这些药物可导致暂时或永久性不育，具体取决于药物或联合用药药物的剂量（剂量 /$m^2$），给药间隔和治疗的癌症类型。对精子生殖干细胞、间质细胞或支持细胞的损害，以及对精子 DNA 的直接遗传损害，都可能导致对男性生育能力的负面影响[80, 81]。图 35.1 总结了化学治疗剂及其估计的性腺毒性风险[82, 83]。

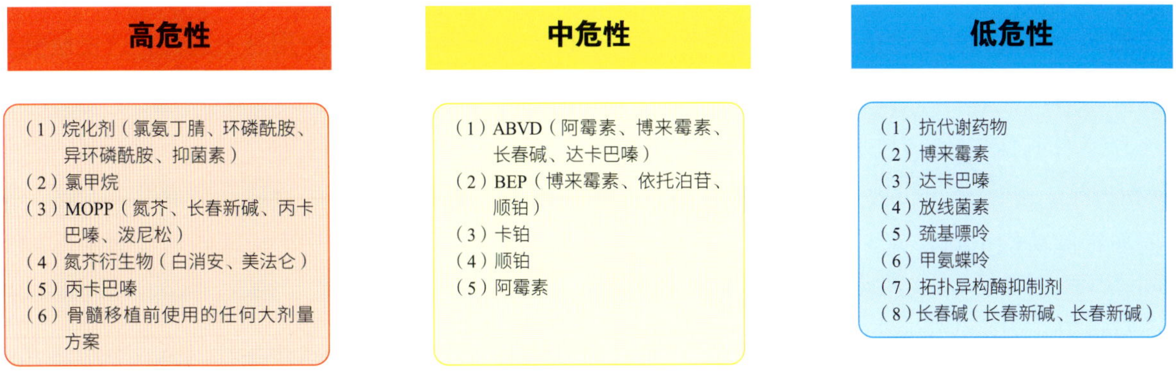
高危性
（1）烷化剂（氯氨丁腈、环磷酰胺、异环磷酰胺、抑菌素）
（2）氯甲烷
（3）MOPP（氮芥、长春新碱、丙卡巴嗪、泼尼松）
（4）氮芥衍生物（白消安、美法仑）
（5）丙卡巴嗪
（6）骨髓移植前使用的任何大剂量方案
中危性
（1）ABVD（阿霉素、博来霉素、长春碱、达卡巴嗪）
（2）BEP（博来霉素、依托泊苷、顺铂）
（3）卡铂
（4）顺铂
（5）阿霉素
低危性
（1）抗代谢药物
（2）博来霉素
（3）达卡巴嗪
（4）放线菌素
（5）巯基嘌呤
（6）甲氨蝶呤
（7）拓扑异构酶抑制剂
（8）长春碱（长春新碱、长春新碱）

**图 35.1**　化疗药物和方案的性腺毒性估计风险

烷基化剂是最具促性腺毒性的药物之一，其中最重要的是环磷酰胺。开始治疗后 2~3 周精子数量下降，开始化疗后 8~12 周达到最低水平，大约一半的患者，平均间隔 31 个月后恢复了生精功能[84]。当单独给药时，引起长时间无精子症的环磷酰胺的累积剂量约为 19 g/$m^2$[85]。环磷酰胺的总剂量与性腺功能障碍的发生率相关，< 200 mg/kg、200~300 mg/kg、300~400 mg/kg 和 ≥ 400 mg/kg 的剂量的发生率分别是 20%、50%、80% 和 100%[86]。

苯丁酸氮芥是另一种烷基化剂，用于治疗白血病、淋巴瘤和肾病综合征。在一项研究苯丁酸氮芥对肾病综合征男性年轻患者睾丸功能影响的研究中，据报道苯丁酸氮芥以 0.2 mg/（kg·$d^{-1}$）的剂量使用 6 周，并不会严重损害睾丸功能[87]（图 35.1）。

顺铂促进对支持细胞、间质细胞和生殖细胞的直接损伤。对 1191 名男性睾丸癌患者进行了 11 年的随访研究，结果表明，以顺铂为基础的化疗剂量为 ≤ 850 mg/$m^2$ 的男性精子浓度中位数为 $18 \times 10^6$/mL，以顺铂为基础的化疗剂量 > 850 mg/$m^2$ 的男性精子浓度中位数为 $1 \times 10^6$/mL，而对照组仅手术治疗的男性精子浓度为 $30 \times 10^6$/mL（$P = 0.001$）。与只接受手术治疗的男性相比，接受含有顺铂的化疗的睾丸癌幸存者中有 10%~34% 的人血清睾酮水平较低[88]。这些激素浓度的改变可能会降低性欲，改变勃起功能，继而影响生育能力[89]。

甲氨蝶呤可能导致可逆性少精子症[90]。长春新碱通过损害精子生成引起短暂性不育症[91]。达卡巴嗪的作用更为严重，被认为是导致长期无精子症的原因[92]。

从理论上讲，新的化疗方案比旧方案具有更少的性腺毒性作用。然而，矛盾的是，每当一种新药投放市场时，它都是根据一些动物研究得出的，而时间将证明该药在人类中的作用。MOPP 方案几乎导致所有患者长期无精子症，而接受 ABVD 方案治疗霍奇金病的男性中有 2/3 从治疗开始一年就恢复了精子计数至正常值[93, 94]。与 CHOP 方案（环磷酰胺、阿霉素、长春新碱和泼尼松）相比，2 年后 > 90% 接受 ABVD 方案的患者和 61% 接受 CHOP 方案的患者都将恢复正常的精子计数[94]。

保存男性生育能力的常规选择是在化疗前对青春期以后的男性的精子进行冷冻保存。2018 年 ASCO 指南规定，应尽一切努力通过任何必要手段从癌症患者获取精子或睾丸组织，即使对于青春期前的男孩，也强烈建议采集精原细胞期的睾丸组织，以备将来使用。医生和卫生保健专业人员应该尽早讨论生育能力受损的风险，并促使患者咨询合格的生育保护专家，包括男科医生[95]。

### 二、靶向治疗

靶向治疗对男性生育能力的影响研究有限，但由于这些药物的临床作用越来越大，这些研究变得更加重要[96]。酪氨酸激酶抑制剂对精子产生/精子参数和性功能有负面影响。研究表明，在肛门内和体外使用索拉非尼将引起精子数量减少，通常在停止治疗 10 周后是可逆的[97, 98]。索拉非尼治疗与 ED 相关[97]。伊马替尼可能导致睾丸激素水平降低和大约 20% 的男性发生男性乳房发育症，这与睾丸间质细胞功能下降有关[99]。舒尼替尼可以诱导女性乳房发育，但对精子生成或精液参数的影响尚不清楚[100]。

西罗莫司是雷帕霉素（MTOR）抑制剂的哺乳动物靶点，可以引起基本精液参数的可逆性改变，以及睾丸内睾酮水平的降低[59, 101, 102]。西罗莫司也可能作为下丘脑 KISS 系统的抑制剂，阻断促性腺激素释放激素的脉冲式分泌[103]。英夫利西单抗，一种肿瘤坏死因子 α 抑制剂，与精子活力降低和精液量增加有关，然而，没有任何不育症与此相关[59, 104]。同样，有必要进行更多的研究，以分析精子功能测试作为精子功能/功能障碍的更可靠标志。

## 第十四节　雄性合成代谢类固醇

睾酮是迄今为止在人体中合成的最重要的雄激素。雄激素的作用在多个组织中发挥作用，在生命的各个阶段发挥着不同的功能。这些现象在青春期最为明显，因为它引起男性体内剧烈的生理变化。它包括男性第二性征的出现，例如声音变粗，毛发生长模式，皮脂腺活动，精子成熟和性欲增加。这些被认为是男性化或“雄激素”效应[105]。

男性每日睾酮合成量为 2.1~11.0 mg（平均为 7 mg），女性为 1~4 mg（通常为男性的 10%）[106]。男性血浆睾酮的正常范围为 300~1000 ng/dL，随着年龄的增长逐渐下降。睾丸激素有几种可能的代谢结局。首先，它与靶组织中的雄激素受体（AR）结合，发挥其合成代谢和雄激素的作用。其次，它对双氢睾酮（5DHT）进行 5α- 还原（位于头皮、肝脏、前列腺和睾丸），这也作用于雄激素受体。双氢睾酮也作用于 AR。按照不同的途径，睾酮可能被芳构化为雌二醇，以发挥雌激素效应，通常是保持水分、乳腺组织生长和发育增加体内脂肪沉积。雌二醇和雌酮在性冲动（性欲）中具有重要作用，因此，对整体性表现很重要。

## 第十五节　合成代谢与雄激素

伴随“雄激素”效应而来的是“合成代谢”变化。合成代谢被定义为通过刺激蛋白质合成和（或）减少蛋白质分解而将氮差异保留在轻体重中的任何状态。在临床环境中，这种状态包括生长促进，蛋白质合成速率提高，肌肉体积增加，骨骼代谢和胶原蛋白合成。在特征上，分子的合成代谢越强，其对 AR 的亲和力越弱。另外，呈现更高的雄激素：合成代谢特征的类固醇趋向于在 AR 处更牢固地结合，从而发挥出更显著、更有效的作用。换句话说，“合成代谢雄激素类固醇”（AAS）效力通常与其潜在的雄激素作用有关，但与其合成代谢特性成反比。为了更好地量化每种药物的合成代谢雄激素比例，五十多年前开发了一种肌营养性雄激素指数。它基本上是大鼠提肛肌肉重量的增长（作为蛋白质合成代谢活性的生物测定）与大鼠精囊或腹侧前列腺重量的增长（作为雄激素测定）之间的关系[107]。鉴于这些分析方法的单纯体内性质，它们可以接受一些改进。然而，在过去的几十年中，许多物质的活性都通过这些方法进行了评估，从而使它们之间存在一定程度的对抗。由于睾酮是基本的 AAS，因此它被标准化为 1：1 的合成代谢 - 雄激素比。

## 第十六节　合成代谢类固醇：超越睾丸激素

化学上已经将一些结构修饰引入基本的睾丸激素分子中，以使合成代谢作用最大化并使雄激素作用最小化。但是，如果以足够高的剂量给予足够长的时间，所有 AAS 都将失效。因此，更准确的合成代谢类固醇术语应为“合成代谢雄激素类固醇”（AAS），它们是睾酮的合成衍生物，而不仅仅是睾丸激素本身。这些化学修饰主要趋向于改变相对合成代谢 - 雄激素的效力，减慢失活速率并降低其芳香化为雌二醇的能力。AAS 的结构基础是所谓的“甾烷核”；一种多环 C17 甾体骨架，由 3 个非线性或非连接的缩合环己烷环（A，B 和 C）和 1 个环戊烷环（D）组成。睾酮和 AAS 的合成代谢作用是剂量依赖性的，并且仅在血清平均睾酮浓度高于生理水平（通常超过 1000 ng/dL）时才发生，这通常需要每周 300 mg 或更高的剂量（明确超生理条件）。

传统上，AAS 根据给药途径及其载体溶剂进行分类[108]：

### 一、口服 AAS 制剂或 17α- 烷基类固醇

口服活性可通过用甲基或乙基取代甾体核上的 17α-H 来获得 17α- 烷基化合成代谢甾体。烷基取代通过在空间上阻碍 17β- 羟基的氧化来防止通过首过代谢的类固醇失活。因此，17α- 烷基化使这些产物具有口服活性。具有特征的是，它们大部分被胃或近端小肠吸收，半衰期短，因此需要每天几次剂量以维持适当的血液浓度。这些化合物的摄入应提醒辅助医师有关肝脏功能的评估。类药物包括非常常见的司坦唑醇和氧甲氢龙。该组中的其他化合物是羟甲烯龙、羟甲雄二烯酮、氟甲睾酮、甲氢睾酮和甲睾酮。

### 二、胃肠外 AAS 制剂或 17β- 酯化类固醇

通常，17β- 羟基在酸性部分中灭菌，以防止从油性载体（通常是花生油和苯甲醇）中快速吸收。用来酸化 17β- 羟基的酸的类型决定了镇痛作用的持续时间。简单来说，酸性部分的链长越长，制剂释放到血液中的速度就越慢，从而延长了作用时间。一旦进入循环，水解就会迅速发生，从而产生活性化合物。它们通常有较长的半衰期和较慢的吸收速度，比口服类固醇带来的肝脏压力要小得多。这些产品的另一个标志是，由于它们的油性基础，注射部位经常会出现一定程度的疼痛。有 4 种基本活性化合物：①与乙酸乙酯、环戊丙酸酯、癸酸酯、庚酸酯、异戊酸酯、苯丙酸酯、丙酸酯及十一酸酯结合的睾酮。② 19- 去甲睾酮（或诺酮），与丙酸环己酯、癸酸酯、月桂酸酯及丙酸苯酯结合。由于其良好的合成代谢雄激素比率，在 AAS 使用者中非常常见。与睾酮相反，诺龙在 5α 还原后转化为一种效力较低的代谢物。这一点，除了诺龙对 AR 的亲和力较低之外，解释了为什么与睾酮相比，这种化合物有更大的促肌 - 促雄比率。③与十一烯酸酯结合的勃地酮。④与乙酸乙酯结合的群勃龙（表 35.1）。

**表 35.1　按主要影响列出的全球最常见的原子吸收光谱**

| 常用的合成代谢 - 雄激素 | |
|---|---|
| 化合物和品牌名称（美国、欧洲和巴西） | |
| 化合物名称 | 品牌名称 |
| **“类睾丸素”效应** | |
| 睾丸酮酯：环戊丙酸酯 | Deposteron®, Testex Leo® |
| 睾丸酮酯：十一酸酯 | Nebido®, Androxon® |
| 睾丸酮酯：共混物 | Durateston®, Testoviron®, Sustanon®, Omnadren® |
| 甲基睾酮 | Methyltestosterone®, Metandren® |
| 羟甲雄二烯酮 | Dianabol®, Anabol®, Naposim® |
| 氯脱氢甲基睾酮 | Turinabol® |
| 氟甲睾酮 | Halotestin® |
| 勃地酮 | Equipoise®, Equilon® |
| **DHT 样效应** | |
| 司坦唑醇 | Winstrol®, Stromba® |
| 氧甲氢龙 | Anadrol®, Hemogenin®, Anapolon® |
| 甲氢睾酮 | Proviron® |
| 美替诺龙 | Primobolan® |
| **“诺龙”效应** | |
| 癸酸诺龙 | Decadurabolin® |
| 苯丙酸诺龙 | Durabolin® |
| 雷公藤酮 | Finaplix®, Parabolan® |
| 十一酸诺酮 | Dynabolon® |
| 氧雄龙 | Anavar® |

原子吸收光谱还可以根据最活跃物质的主要活性进行分类：①“类睾丸素”效应，可有效的最大程度的增加肌肉力量。这些化合物通常表现出 1∶1 的合成代谢 / 雄激素比率，与睾酮本身非常相似。这也解释了高芳构化率的原因，可与睾酮相媲美，包括睾酮酯及其混合物、甲基睾酮、勃地酮、羟甲雄二烯酮和氟甲睾酮。② DHT 样效应，效力强，但雄激素含量高。由于它们类似于 5DHT 分子，它们不能芳香化成雌激素（这是该组织的里程碑）。这也解释了这一组药物的水和盐保留率低的原因。它们包括司坦唑醇、氧雄酮、美替诺龙、甲氢睾酮和氧甲氢龙。③“诺龙”效应，虽然效力较弱，但显示出最高的合成代谢雄激素比率。它们有一些类似孕酮的活性，抑制下丘脑轴。当需要合成代谢作用时，这些药物是临床上最常用的药物（逆转分解代谢状态，如艾滋病相关的恶病质、严重烧伤、接受透析的患者肌肉萎缩、消瘦综合征和慢性阻塞性肺病）。它们包括诺龙酯和雷公藤酮（图 35.2）。

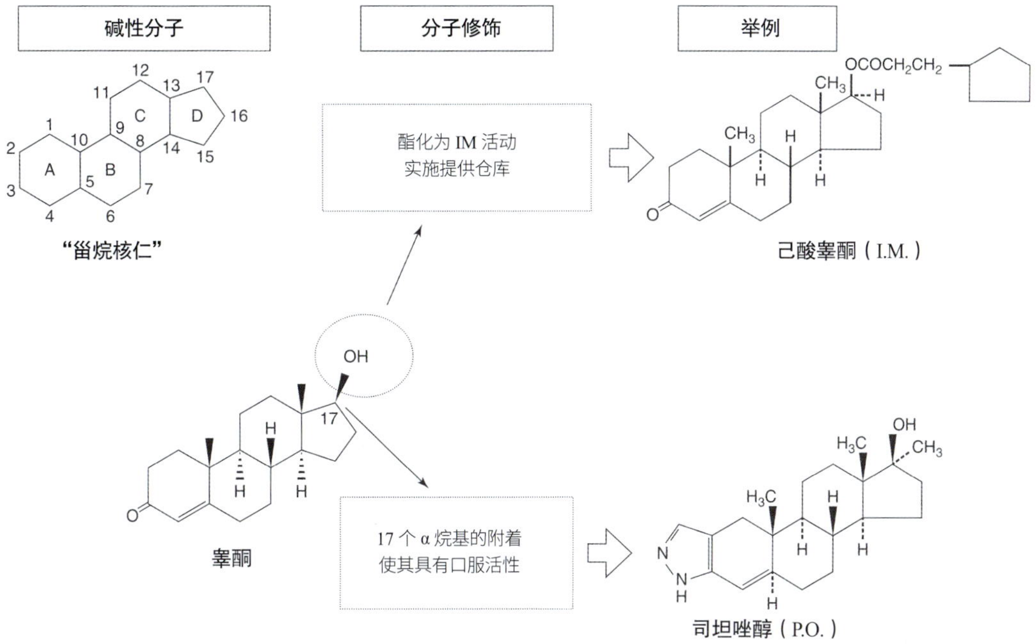


**图 35.2**　基本的"steran 核"、典型的结构修饰和修饰分子的实例

## 三、副作用

使用合成类固醇期间的副作用也是众所周知的，在帮助使用者时应该始终牢记这一点[109]。痤疮通常与强烈的雄激素效应有关，特别是 5-DHT，在睾酮转换或使用具有 5-DHT 活性的合成类固醇后发生。这也解释了由于前列腺增大而导致的下尿路症状，以及在服用强效雄激素的使用者中发脱发的原因。当服用合成代谢水平较高的类固醇时，往往会发生勃起功能障碍和性欲下降。停用这些药物后尤其如此，因为下丘脑轴通常受到抑制，内源性睾酮通常较低。它造成了性腺功能减退（包括萎缩）的情况，通常被认为是男性的一种暂时状态。有趣的是，这种情况导致女性个体出现了不同的情况，出现了更持久、更具破坏性的情况，包括男性化、多毛症、面部毛发增加、声音加深、阴蒂肥大、月经不规律和男性型秃发。睾酮（或其类似物）水平的持续升高导致 C19 雄激素、雄烯二酮和睾酮芳香化，C18 雌激素雌酮和雌二醇的芳香化分别由位于睾丸间质细胞的 CYP19A1 芳香化酶引起[110]。雌激素的这种增加是类固醇使用者中发现的典型的女性乳房发育症的原因（它的治疗应该包括使用枸橼酸氯米芬或芳香化酶抑制剂，如阿那曲唑的抗雌激素治疗）。肝脏副作用也有描述，口服烷基化药物的使用最为有关。它们包括少见的出血性肝囊肿多发的肝硬化症和胆汁淤积性黄疸，它们与口服烷基化 AAS 的剂量和时间密切相关，因此当使用这些药物的推荐剂量时是可以预防的，因此使用这些药物的推荐剂量可以预防胆汁淤积性黄疸的发生。这 2 种药物的剂量和持续时间都与口服烷基化 AAS 的剂量和持续时间密切相关。实验室研究显示结合胆红素、谷草转氨酶（AST）和丙氨酸氨基转移酶（ALT）升高，大多数患者的碱性磷酸酶水平正常或轻度升高。肝肿瘤，如弥漫性增生、结节性再生性增生和局灶性结节性增生，也被归因于烷基化 AAS。肝细胞癌（HCC）是与 AAS 治疗相关的更严重的不良反应。大多数报告显示肝癌病例与疗程（超过 2~4 年）和大剂量使用有明确的关系。也有报道称，服用 AAS 后继发于肾母细胞瘤。

当前尚无关于 AAS 与前列腺癌引起的或雄激素治疗引起的前列腺特异性抗原显著增加有关的报道。长期使用 AAS 最严重的后果常见于心血管系统。一些心血管副作用已有报道，包括高血压、心律失常、红细胞增多症和心室功能障碍。血脂谱通常显示低密度脂蛋白（LDL）水平升高和高密度脂蛋白（HDL）水平下降，这可能会导致长期使用者的血管损伤以及心肌梗死和猝死风险的增加。需要强调的是，慢性 AAS 使用者的死亡率增加了，比不使用 AAS 的人高 4.6 倍。使用类固醇可能会导致血肌酐、血尿氮（BUN）和尿酸升高。AAS 和补充剂联合使用是很常见的，可能会导致肾脏损害。据报道，在大剂量使用者中，有横纹肌溶解症和弥漫性膜增生性肾小球肾炎继发肾功能衰竭的病例。攻击性行为、抑郁、情绪波动、性欲改变、快感甚至精神病是与睾酮使用典型相关的一些精神状态[111]。多种药物联合使用可能会增加暴力犯罪的风险。AAS 戒断和依赖并存，精神影响的可能性随着既往精神病史、酒精和其他药物滥用的增加而增加。最后，还有与 AAS 给药相关的并发症（特别是肠外给药）。从系统上讲，过敏反应肯定是人们应该预料到的最可怕的影响。注射技术不佳、同部位重复注射、共用针头、共用小瓶、药物污染等均可引起注射相关效应。直接肌肉注射以获得局部“最佳效果”（肱二头肌或胸肌）可能导致脓肿形成、诱导肉芽肿、肌肉内纤维化和营养不良性钙化[112]。不正确的注射操作可能导致神经损伤。

## 四、合成代谢类固醇对男性生育力的影响

### （一）常见的由 AAS 诱发的可逆性低促性腺激素性性腺功能减退

AAS 滥用后的不育症通常表现为少精子症或无精子症，并伴有精子活动性和形态异常。根据大多数报道，在停止合成代谢类固醇滥用后的 4~12 个月内，精子质量趋于自发恢复[113]。然而，对精液质量的负面影响可能会持续更长的时间，同时血清睾丸激素和促性腺激素水平也较低。合成睾丸激素的外源给药可能强烈影响男性垂体 - 性腺轴[110]。可以诱发性腺功能减退状态，其特征在于血清睾丸激素浓度降低，睾丸萎缩和精子发生受损。这些作用是由于雄激素对下丘脑 - 垂体轴的负反馈作用，也可能是由于外源雄激素对睾丸的局部抑制作用所致。在这种类固醇诱导的低促性腺激素性腺功能减退状态下，FSH 和 LH 的浓度也较低。整个情况导致精子生成减少，精液质量下降。因此，经常导致不育。除此之外，在 AAS 滥用的情况下，血清雄激素浓度在生理上可能较高，但通常不会产生维持精子发生所必需的睾丸浓度。

### （二）睾丸永久损伤

#### 1. 组织病理学

在动物模型（特别是大鼠和种马）中的实验主要报道了 AAS 中间质细胞的改变[114]。到目前为止，间质细胞耗竭是这些研究中最常见的发现，尽管也有形态学异常（从形状畸变到细胞核缺失和细胞萎缩）的报道。在所有综述的文献中，这种细胞数量的减少伴随着睾酮和黄体生成素水平的降低，特别是在成年动物中[114-116]。免疫组织化学分析结果显示睾丸组织中类固醇原分泌减少。有趣的发现显示，在正常 FSH 水平的情况下，抑制素水平会降低，提示间质细胞隔室对整体抑制素的产生起着重要的作用。此外，并不是所有的实验报告都发现精子生成异常，一些作者认为没有变化。另外，一项研究发现了特定的终末期精子生成障碍，在Ⅶ和Ⅷ期缺乏生精小管，这 2 个阶段通常含有最高级的精子细胞。AAS 停用后的组织学模式也已被描述。间质细胞倾向于增殖，但仍然高于正常计数，即使在长

期 AAS 停药后，长达 16 周（值得一提的是，以前的报告提到，注射睾酮和雌二醇后，间质细胞会完全消失，需要 2-7 的时间才能重新出现）。显然，不能排除长期或可能持续的影响。重要的是，在所有涉及睾丸组织学的实验研究中，所有标本都固定在福尔马林中，并立即石蜡包埋。Bouin 固定液没有被用在所回顾的两项研究中，这可能导致了所有生殖细胞形态的萎缩，导致在某种程度上难以观察到生精异常 [117]。

### 2. 对精液质量的影响

hCG 与类固醇的联合使用是 AAS 使用者中常见的做法。目的是避免长期 AAS 给药后 LH 抑制的影响，传统上这可能导致性腺功能减退的持续状态（内源性睾丸激素水平低，及其所有潜在作用）和低质量的精子参数，通常被描述为严重的少精子症甚至无精子症（最近也发现畸胎症）。在一项有趣的研究中，作者分析了 18 位联合使用 AAS 和 hCG 的患者。精子生成可以恢复，但会产生更多的形态异常和活动力下降的精子，而 hCG 的剂量与形态异常的精子的百分比独立相关 [118]。再次强调，这些负面作用将潜移默化地影响着类固醇使用者。

### 3. 细胞凋亡

生殖细胞凋亡在正常睾丸生理中起重要作用，而凋亡控制对于调节成年人的睾丸中生殖细胞的数量很重要。最近，已经通过实验评估了凋亡与高 AAS 剂量和运动之间的相关性 [119]。进行了 TUNEL、caspase-3 活性测定（C3AA）和透射电子显微镜（TEM），以鉴定动物模型中的细胞凋亡。服用诺龙后发现细胞凋亡显著增加，这明显是由于体育锻炼所致。同一作者还报告说，在这些相同条件下，这组个体的精液参数明显受损。还进行了睾丸组织病理学评估，显示按照 Johnsen 的方法，精子生成质量低下。

### 4. 精子的非整倍性和超微结构变化

为了研究导致人类不育的特定的畸形精子，透射电镜无疑是最有价值的工具。另外，评估精子生成过程中的减数分裂错误需要使用荧光原位杂交（FISH）。2007 年的一份简明的报告在一名 AAS 使用者中使用了这 2 种工具，这是一次创新的尝试，旨在进一步揭示类固醇滥用的后果 [120]。进行透射电镜检查，寻找 3 种主要的精子病理表型（不成熟、坏死和凋亡）。发现结构正常的精子比例较高，表明 AAS 的使用与精子超微结构的变化之间缺乏相关性。

与这些发现相反，FISH 精子分析显示了一定程度的 XY 二体型，以及较高频率的 1 号和 9 号染色体二体。未发现二倍体的显著发生率。这些发现表明，在第一次减数分裂时出现分离异常（性染色体二体化频率增加），这首次表明习惯性使用类固醇的受试者减数分裂过程异常和遗传损伤。

## 五、管理策略

AAS 引起男性不育的治疗也被广泛报道。以前已经描述过保守管理 [121]。简单停止使用 AAS 可以保证一定比例的男性使用者的生育能力得到恢复。AAS 滥用的持续时间可能会干扰这种情况的保守（或甚至是非保守）治疗的结果，尽管也有人建议，即使长时间使用大剂量的 AAS，精子的产生也可能恢复到正常状态。另外，关于此类病例（尤其是长期无精子症的病例）的处理，相关文献很少，也存在很大分歧。可以参考治疗其他类型的低促性腺激素性性腺功能减退症的方式积极治疗患者。在这些情况下，缺乏 FSH 和 LH 的产生，降低了内源性睾丸激素的产生，这与服用合成代谢类固醇的运动员的案例相似。这些患者的男性化治疗涉及每周一次的肌肉内睾丸激素剂量（显然这不是 AAS 相关男性不育症的一部分）。然而，诱导生精需要用促性腺激素或促性腺激素类似物进行治疗，包括肌内注射人绒毛膜促性腺激素（hCG）和人绝经期促性腺激素（hMG）[122]。治疗 AAS 引起的无精子症的目标集中在恢复内分泌功能上。专门使用内分泌药物来改善下丘脑 - 垂体 - 性腺轴。据报道，单独的 hCG 或与 hMG 联合使用可成功治疗该组患者。在治疗该病中理想的 hCG 或 hMG 剂量尚无共识。hCG 治疗的报告提到剂量范围从每周 3 次 2000 U 到每周 2 次 10 000 U（约 90 d）。hMG 剂量范围从每天到每周 3 次，每 75 U 一次（约 30 d）。通常，一旦开始治疗，低促性腺激素性性腺功能减退患者的生育率可以明显改善。即使在连续 5 年停用 AAS 后持续无精子症的情况下，短期内（最多一个月）精子质量也会大大提高。综述的论文介绍了几名在精子恢复后能够怀孕的受试者。由于其内分泌特性，与 AAS 相关的男性不育症可能是一种诊断不足但可以治疗的药物相关性不育症。考虑到滥用 AAS 的情况日益增加，有理由将其视为男性不育和不育的可能原因。如果精子生成未显示出潜在的自发恢复的迹象，则应考虑激素治疗为有效且合适的替代方法。显然，保守管理一直是人们所希望的，应该被优先考虑。但是，有关此问题的先前评论建议，如果精子参数没有改善超过 24 个月，则考虑采用外源性促性腺激素进行积极治疗。

## 第十七节　结论、管理政策和作者建议

在所有有关合成代谢类固醇使用和滥用的医学文献中，普遍存在的共识缺乏一致性，不仅在受试者身上，而且在这些物质的使用方式上。通常以“非官方”方式开处方和使用所谓的“功能药物”，这使得几乎不可能对药物及其组合进行客观比较。我们只能在部分文献中找到一些常见的药物组合，而在精心设计的研究中却找不到，应该从中得出适当的医学结论。

合成代谢类固醇的使用和滥用有几种可能影响健康的方式。对男性生育能力的影响是报道较少的，这一点泌尿科医生应该更清楚，因为这种误用导致的大部分功能障碍几乎总能得到逆转，至少在轻度和中度使用者中是如此。在指导运用合成代谢类固醇的时候，身为一个优秀的泌尿外科医生，应当具备正确的医学知识、迅速识别出使用者、及时处理临床症状和在必要时使用激素治疗。应评估患者的体征（特别注意激素失衡的体征和症状）、基础精液分析和激素状况。如果出现激素失衡，类固醇应该立即停止使用。应注意“无类固醇”维生素或蛋白质补充剂，尤其是在配方受到专利保护或监管机构无法正常运作的国家。在一些国家，这些补充剂可能含有高达 25% 的荷尔蒙物质。如有疑问，亦应停止使用。大多数回顾性研究显示精液和激素水平在大约 6 个月的时间内恢复到正常状态。在某些情况下，患者未恢复至正常情况时，患者的睾丸功能应该通过激素诱导和促性腺激素治疗来增强。有研究表明，通过上述的治疗方案，部分滥用类固醇长达 5 年的 AAS 使用者的无精子症得以痊愈。

另外，实验研究和临床系列研究表明，基于类固醇会明确损伤睾丸功能的现实，我们应该深刻认识到，使用类固醇对男性生育能力的影响是长远的。据我们所知，最好的政策是强烈反对这种物质的使用，并对坚持滥用这种物质的人进行彻底的随访，以保证他们能得到适当的、符合道德的临床咨询与泌尿系统专业帮助。

## 第十八节　审查标准

使用 PubMed、MEDLINE 和 Web of Science 等搜索引擎，搜索研究通常用于育龄男性的药物及其对男性生育和性功能（包括合成类固醇）的影响。研究鉴定和数据提取的总体策略是将药物的名称或类别与“男性不育”或“男性生育”“精子”或“精液参数”以及“性功能”或“性功能障碍”相结合。检索词为：“合成类固醇”“5α 还原酶抑制剂”“α 阻滞剂”“5 型磷酸二酯酶抑制剂”“精神药物”“抗高血压药物”“抗生素”“抗真菌药物”“抗炎”“止痛药”“阿片类药物”“胃肠药物”“皮肤病药物”“抗痛风药物”“化疗药物”和“靶向治疗”。审查过程中发现的参考文献也包括在内。在排除了不适用或包含重复信息的文章后，仍有 123 篇论文。

（Jorge Hallak, Thiago Afonso Teixeira 和 Guilherme Leme de Souza 著；王胜杰，张云山和周青 译）

36

# 第三十六章　男性年龄和男性更年期

**要点：**

- 男性雄激素水平下降和年龄增长有关。
- 雄激素水平降低会影响男性生育能力、未来后代的遗传、生理健康和整体生活质量。
- 雄激素水平随年龄下降的机制是多因素的，阐明这些过程的研究正在进行中。
- 关于这一主题的研究为临床医生更好地诊断和治疗这一年龄相关过程提供了方法。

## 第一节　介　绍

大约 15% 的育龄夫妇有不孕症，30%~50% 的不孕病例可归因于男性因素 [1]。虽然已经确定了产妇年龄在生育成功中所起的作用，但直到最近才研究了各种与年龄有关的父系因素，这些因素也可能非常重要。随着生殖技术的进步、预期寿命的增加以及父亲年龄的增加，老龄化影响生育力、整体健康和生活质量的机制越来越值得我们去研究。

由于卵母细胞的数量和质量减低，妇女的生育力逐渐下降，最终以更年期告终。随着这些变化，流产、产科疾病发病率和胎儿染色体异常可能会随年龄增长而增加 [2]。鉴于女性已经确定了与年龄相关的变化，这就引出了年龄对男性生育能力影响的问题。与女性相反，男性的生殖功能不会随着年龄的增长而突然停止。尽管男性中精子生成和雄激素合成一直在持续进行，但其生成的质量和数量却随着年龄的增长而变化，这促使人们越来越多地研究这些变化背后的机理。

然而，调查此人群可能会遇到障碍。尤其是老年人口精液质量可能难以评估。基于人群的研究通常招募至少 20% 愿意提供精液样本的年轻男性 [3]，构成此类研究中不可避免的参与偏差 [4, 5]。尽管存在这些困难，但越来越多的数据表明父亲的高龄与精液量减少、精子活力和正常精子形态百分比下降之间存在明确的联系 [6–9]。精液参数随着年龄的增长而改变的机制仍不完全清楚。年龄相关的形态变化和氧化应激影响的分子变化可能是作用机制之一。

Ford 等人在对其他因素进行调整后发现，在生育能力正常的夫妻中，低龄父亲（＜ 25 岁）的一年内怀孕概率为 15%，而高龄父亲（＞ 35 岁）为 8%[10]。这一数据很有说服力，但也可能被低估了，因为它反映了基于在 6~12 个月内成功受孕的夫妇的受孕概率，从而导致缺乏普遍性。这进一步突出了父亲年龄在预测不孕夫妇预后时的重要性。与高龄男性有关的生育影响不仅见于自然受孕。新出现的数据表明，与年龄相关的对生育率的影响延伸到利用辅助生殖技术（ART）的受孕，在过去 20 年中，辅助生殖技术的使用率已增长了 3 倍 [11]。

除了影响年龄相关性不育症的精液参数改变外，内分泌变化还表现出类似于原发性睾丸功能障碍状态的激素特征 [12]。这些内分泌变化导致游离睾丸激素水平降低，这不仅会影响生育力和性欲，而且对男性的整体健康具有多种系统性影响 [13–15]。本章将探讨男性高龄对生育能力、未来后代发育的机制和影响，以及随着时间推移导致雄性激素与年龄相关减少的内分泌变化。

## 第二节　衰　老

### 一、细胞改变

众所周知，随着人体年龄的增长会发生各种生理过程。衰老是一个通用术语，用于描述随着年龄增长而恶化的状况或过程。在细胞水平上，随着时间的流逝，这种过程可能会在体内的各种基因中发生，从而导致累积的细胞损伤，最终导致机体出现病理性改变的风险增加 [16]。目前发现衰老的相关机制，包括基因组不稳定，导致端粒缩短，继而引起干细胞衰竭，营养感应改变，RNA 剪接改变，细胞内通信中断以及蛋白质降解调节功能丧失 [17]。

与年龄相关的特别重要的变化是线粒体功能障碍，这已表明可导致活性氧的积累，从而可显著改变正常的细胞过程。尽管可以推测这种细胞事件是在全球范围内发生的，但研究表明，只有少数基因受到这些与年龄相关的变化的影响 [18]。实际上，来自衰老的人类组织标本已经证明了与氧化应激的应激反应途径有关的基因的转录上调。尽管随着年龄的增长而下调的小范围基因似乎具有显著的变异性，但一致的趋势似乎是参与剪接和 mRNA 加工的基因最普遍 [18]。

尽管对于为什么某些基因似乎更容易随着年龄的增长而下调存在争议，但数据表明，衰老组织中的 DNA 损伤针对特定功能，这为几个假说提供了依据。一项检测老化人脑中发生的转录变化的研究表明，与未受影响的基因的启动子相比，与年龄相关的下调的基因的某些转录启动子区更容易受到 DNA 氧化损伤 [19]。这项新兴的研究正在进行中，试图解释为什么衰老会产生细胞效应，以及它们如何具体影响男性的生育能力。

### 二、精液分析

尽管过去的文献报道表明，随着年龄的增长，精液量会减少 [20]，精子浓度也会发生变化 [21–23]，但现在的文献支持，父亲年龄的增加与精液体积、精子活力和精子形态的下降有关 [6–9]。如前所述，在控制母亲年龄时，父亲年龄的增加与怀孕概率的降低和受孕时间的增加有关 [24]。

Johnson 等在最近的系统综述和荟萃分析中，对 93839 名受试者的 7 个精液参数（精液量、精子浓度、精子总数、精子前向运动率和总活力、形态学和 DNA 碎片化）进行了研究 [25]。他们的结果显示，除精子浓度外，所有参数的统计学意义均显著下降，从而证明了随着年龄的增长精液的确定性变化。

这些与年龄相关的精液参数变化背后的一些机制以及对后代产生的影响已经进行过相关研究（图 36.1）。一项研究表明，高龄与精液量减少和精子非整倍性增加之间存在关联，而和精子形态、活力或 DNA 碎片化没有显著差异 [7]。这与其他研究确实相反，其他研究证实了较高的父亲年龄和精子 DNA 碎片化之间的关联 [26, 27]。

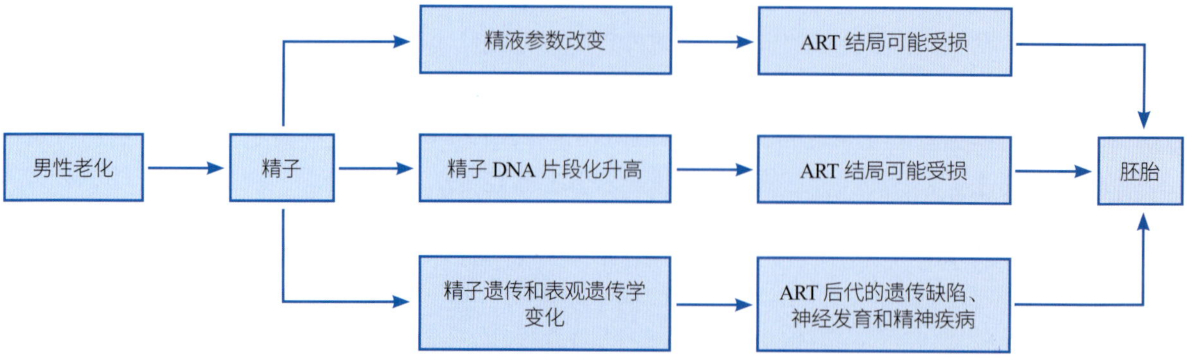


**图 36.1** 为改善老年男性生殖系统健康状况而 采取的措施

尽管关于精液参数随年龄变化的原因文献尚无定论，但已有几种机制被理论化。一种提出的机制突出了随着时间的推移发生的各种解剖学和形态学变化。在意外死亡的男性尸检中，发现与年龄相关的睾丸管腔变窄和硬化，生精能力降低，生殖细胞退化增加，间质细胞数量和功能降低 [28]。与年龄相关的前列腺改变是众所周知的 [29]，在组织学上 50% 的 50 岁的男性可以检测到这种改变，但在 90 岁以上的男性中则为 90%[30]。随着年龄的增长，前列腺中出现的平滑肌萎缩、蛋白质和水分含量的减少可能会导致精液量和精子活力的下降。此外，附睾，一种对激素敏感的组织，可能会经历与年龄相关的变化。激素或附睾衰老可能导致老年男性精子活力下降。其他提出的机制表明，氧化损伤在成熟精子中积累，与精子活力降低、DNA 碎片率增加、精子线粒体 DNA 突变增加和受精能力降低相关的活性氧增加 [31-33]。

## 三、辅助生殖技术

自 1995 年以来，疾病控制中心（CDC）收集了美国辅助生殖技术（ART）使用的数据。截至 2015 年，据报道，在 CDC 登记的运用辅助生殖技术（ART）治疗的数目和接受辅助生殖技术（ART）后出生的婴儿数量自 1995 年以来大约增加了 3 倍 [11]。尽管宫腔内人工授精（IUI）未包括在辅助生殖技术（ART）中，但这表明辅助生殖技术（ART）的使用正在增加，凸显了与年龄相关的男性生育能力如何影响该人群的妊娠率的重要性。

尽管先前的研究表明体外受精（IVF）的成功率与男性年龄无关，但最新研究对这一概念提出了挑战 [34-36]。2015 年的一项回顾性研究检查了中国的 9991 个试管婴儿周期，将样本按母亲年龄分组，然后按父亲年龄分组 [37]。对这些数据的分析表明，当母亲年龄分别小于 30 和 35~38 岁时，不同父亲年龄的植入率或妊娠率没有差异。但是，在 31~34 岁的女性亚组中，随着父本年龄的增加，着床率和妊娠率均有统计学意义的下降。

尽管这些结论尚无定论，但最近的数据试图更清楚地阐明这种关系。在 2017 年的回顾性研究中，McPherson 等人研究了 4057 个 IVF 周期，评估了高龄产妇和父亲的年龄对临床妊娠率、存活妊娠率、活产率和足月出生率的累加效应 [38]。他们发现，在父亲年龄的增长与存活妊娠和活产之间存在着统计上显著的负相关，导致 35 岁的女性在男性伴侣年龄超过 40 岁时的怀孕概率比男性小于 30 岁时降低 10%。

在 ART 领域，年龄对生育能力的影响一直被认为是由于精子中的 DNA 碎片化所致。尽管研究表明，老年男性的精子中 DNA 碎片化更高，但其对 ART 的影响却很明显[26]。在上述研究中，研究者们着重观察了精浆内 DFI 水平对接受 ART 后妊娠成功率的影响[39, 40]。他们发现，在 DFI > 25.5% 的情况下，使用 IVF/ICSI 后的妊娠成功率显著降低；而在 DFI > 30% 的情况下，使用 IUI 进行妊娠的可能性接近于零。考虑以下数据，在 60~80 岁的男性中，精液的平均 DFI 估计为 49.6%，比 20 岁的男性大约高 5 倍（平均 DFI 估计为 12.9%）[26]。这一新的数据突出了对希望进行 ART 治疗的不孕夫妇进行术前评估的重要性，即高龄父亲年龄对妊娠结局可能产生的真正影响。

在利用 ART 来保存正常精液参数之前，老年男性可能会采取各种措施（图 36.2）。

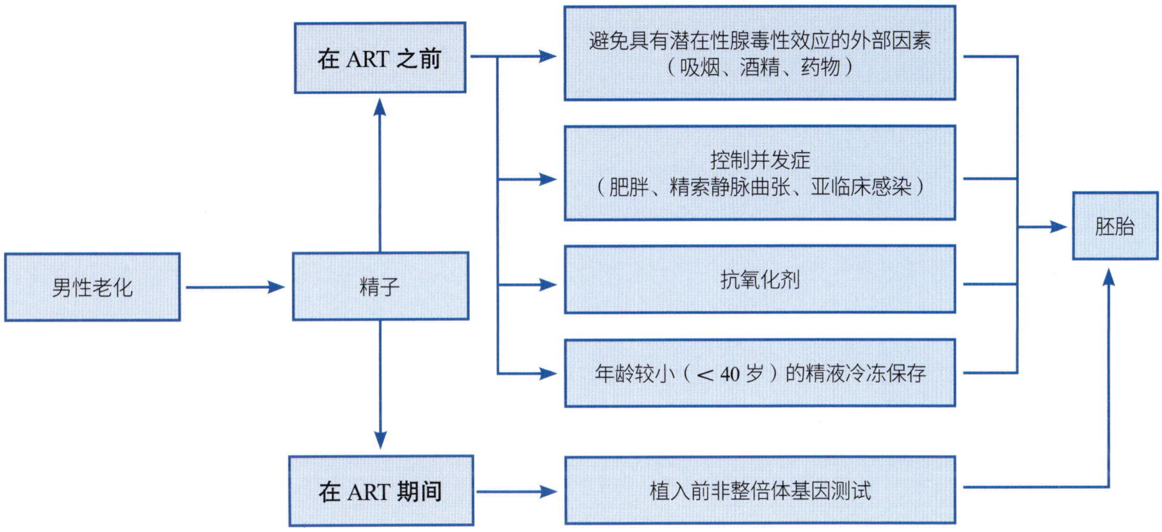


**图 36.2**　老年男性对精液质量和精子遗传 / 表观遗传状态的影响及其对胚胎的影响

ART 中使用的一种方法是植入前非整倍体基因测试（PGT-A），它试图识别和排除植入前胚胎中的非整倍体，以提高妊娠成功率。早期版本的 PGT-A 在分析一小部分染色体方面的能力有限，并且有可能因活检引起的创伤而导致流产。然而，新兴的技术现已具备同时分析所有染色体的能力；活检技术也逐渐发展到囊胚取样的方式，侵入性大大减少。部分研究已经证实了 PGT-A 提高妊娠率的潜力，然而，缺乏大型随机对照试验[41]。

## 第三节　衰老对后代基因的影响

如前所述，精子中的 DNA 突变会影响高龄男性的精液参数。这些突变也可能影响未来的后代。关于老年男性精子 DNA 损伤及其对后代的影响，已经提出了几种机制，包括更高水平的双链 DNA 断裂[42]。人们认为这可能是由于氧化应激水平随年龄增长而增加的[43, 44]。此外，还研究了结构染色体异常，因为 84% 的病例从头产生新结构畸变[45]。但是，这些变化似乎与父辈年龄没有特定关系。

尽管已经研究了多种基因组变化，但单基因突变似乎是与晚期父亲年龄最密切相关的疾病遗传模式[46]。单基因突变是 DNA 序列突变的结果，最终导致它们编码的蛋白质缺陷，并已发现与肌肉骨骼疾病有关，并增加了后代患癌的风险[47]。青春期之前大约发生 30 次精原细胞分裂，青春期后精原干细胞每 16 d 分裂一次（每年约 23 次）。如果男性青春期的平均年龄为 15 岁，则经过约 1300 次有丝分裂后，就会形成由 70 岁男性产生的精子。DNA 复制先于每个细胞分裂，并且由于 DNA 复制中未纠正的错误而经常引起突变[48]。因此，与年轻的男性相比，老年男性中明显更高的细胞分裂数量可能更容易引起再次基因突变[49]。

事实上，在 2012 年，Kong 等人的一项研究证明了父亲的高龄和新基因突变的遗传方式确实存在显著的关系[49]。在研究了 78 个冰岛三代的基因组模式后，通过基因组测序，测量了每代核苷酸的平均新突变率。这一结果表明，突变率的变异性受怀孕时父亲的年龄影响最大，转化为每年增加 2 个新基因突变的速度，父亲遗传突变的速度每 16.5 年翻一番[49]。这项突破性的研究为高龄父亲如何从基因上影响未来的后代提供了重要的证据。

染色体非整倍体可能会对怀孕产生重大影响，大多数会导致流产，而后代出生时可能会受到 13、81 和 21 三体的影响。虽然研究没有明确证明三体与父亲高龄之间的显著关系，但其他研究已经确定了高龄母亲（＞ 35 岁）与 21 三体风险增加之间的关系[50, 51]。尽管缺乏父亲年龄起重要作用的证据，但研究已经证实父亲年龄可能是一个辅助因素。McIntosh 等人报告称，父亲年龄＞ 50 岁的人患 21 三体的风险比父亲年龄在 25~29 岁之间的人高出 2 倍[52]。

另一种对后代有影响的遗传修饰方法包括通过甲基化 / 去甲基化改变 DNA 中的单个核苷酸或通过乙酰化、去乙酰化改变组蛋白。这会导致转录活性的改变，进而最终影响翻译的蛋白质。这一过程被称为表观遗传学，并已被认为是年龄较高的父亲所生子女精神疾病风险增加的一种机制[53]。

## 第四节　衰老对后代综合征的影响

有多种疾病与父亲较高的年龄有关。这些疾病的范围包括精神病、神经发育疾病、各种形式的癌症以及肌肉骨骼疾病。如前所述，一些研究表明，与 25~29 岁的父亲相比，高龄父亲的 21 三体胎儿发生风险增加[52]。此外，已有多项研究将较高的父亲年龄与孤独症谱系障碍的发展相关联。

2006 年 Reichenberg 等人研究了以色列连续 6 年的出生人口情况，得出的结论是，40 岁以上男性的后代患孤独症谱系障碍的可能性是 30 岁以下男性的 5.75 倍[54]。5 年后，Buizer-Voskamp 等人报道说，40 岁父亲的后代患孤独症谱系障碍的可能性是 20 岁父亲的 3.3 倍[55]。

如前所述，父亲年龄越高，子代包括精神分裂症和双相情感障碍在内的精神疾病的发病率也会增加[55, 56]。Malaspina 等人的一项重要研究证实了这种联系与精神分裂症的关系。据报道，父亲的高龄是子女患精神分裂症的重要前驱因素，尽管没有家族史，当父亲年龄＞ 50 岁时，其后代患精神分裂症的风险是父亲年龄＜ 25 岁的后代的 2 倍[56]。这种联系在 6 年后由 Frans 等人进行的一项研究中也得到了证实。其中发现父亲年龄＞ 50 岁的子女被诊断为双相情感障碍的可能性是年龄在 20~24 岁的父亲的 1.37 倍[57]。

各种癌症在后代中发病率的增加也被发现与父亲的高龄有关。根据瑞典家庭癌症数据库，父亲的年龄与子代中散发性乳腺癌和神经系统癌症的发病率之间存在联系[58]。有趣的是，父亲的年龄和男性后代患前列腺癌的风险之间存在关联[59]。父亲年龄与早发性前列腺癌（＜65 岁）的关联性大于与晚发性前列腺癌的关联性。单基因突变已被证实在高龄父亲的精子中发生率较高，已表明发生在癌基因中，包括 RET[60]。该癌基因与常染色体显性遗传的多发性内分泌瘤综合征相关，并与各种内分泌系统癌症形成的风险增加有关。其他常染色体显性遗传性疾病与高龄父亲相关，包括视网膜母细胞瘤、1 型神经纤维瘤病和成骨不全。然而，父亲的高龄和这些综合征的发展之间似乎有更多的异质性关系，支持关联的数据不太一致[61]。

一种联系更明确的综合征是软骨下垂症。最常见的侏儒症形式是软骨发育不全，这是第一种被假设与父亲的高龄有关的遗传性疾病[46]。像前面提到的一些疾病一样，它是以常染色体显性方式遗传的，是由 FGFR3 基因突变引起的[62, 63]。其他可能导致颅骨畸形的常染色体显性疾病包括 Crouzon 综合征、Apert 综合征和 Pfeiffer 综合征，它们是由于 FGFR2 基因突变而发生的[64]。Apert 综合征和软骨发育不全可以直接进行精子 DNA 突变分析，并指出与父亲的高龄有直接关系[65]。然而，虽然似乎高龄父亲与 Crouzon 和 Pfeiffer 综合征的发生有关，但零星病例似乎增加了 FGFR2 基因突变的异质性[66]。

当前的研究揭示了高龄父亲与可能影响后代健康的各种疾病之间的联系。这研究结果将给考虑做新父亲的老年男性作为参考。

## 第五节　衰老对雄激素水平的影响

长期以来，人们一直认为睾丸激素水平会随着年龄的增长而降低，从而导致一系列症状，包括疲劳、性欲降低和勃起功能障碍（ED）。这些症状包括一个称为“更年期”的过程，类似于女性与年龄相关的更年期过程。然而，与女性更年期发生的巨大变化不同，男性更年期的起征更加隐蔽，症状异质性更高[67]。男性中雄激素水平随年龄下降的机制有多种，其中之一是下丘脑 - 垂体 - 性腺轴（HPG 轴）发生变化。

在对大鼠的研究中，发现衰老与促性腺激素释放激素（GnRH）分泌总体减少以及 LH 脉冲间隔，幅度和范围的减少有关[68]。特别是在检查男性时，发现下丘脑 GnRH 脉冲发生会随着年龄的增长而下降。由于 HPG 轴内持续的负反馈机制，这最终导致促性腺激素的基础水平增加，以应对睾丸激素的循环水平降低[69]。在 2002 年，我们以马萨诸塞州男性衰老研究的形式努力将这些发现的有效性普及到男性。在一项基于人群的研究中建立了有关男性激素水平的数据，该研究对 1156 名 40~70 岁的男性进行了 7~10 年的随访，表明基础 LH 和 FSH 的纵向年度增加分别为 1.1% 和 3.5%，以及睾丸功能紊乱的总体激素模式，其中游离血清睾酮激素减少和 LH 升高[12]。

这项研究的结果在 6 年后的一个欧洲国家对 3200 名 40~79 岁的男性激素水平进行了前瞻性评估中得到了验证[70]。结果显示，随着年龄的增长，基础 LH 水平明显增加，游离睾酮激素减少，而与其他可调节因素（例如吸烟、合并症和肥胖）无关[70]。尽管这些固定的的激素模式可能是由与年龄相关的 GnRH 脉冲性释放下降引起的，但循环中雄激素的下降加剧了这种循环，因此谨慎地探索是否存在其他因素会导致雄激素水平随着年龄的下降而降低。

有研究认为雄激素水平随年龄降低的其他机制包括睾丸间质细胞数量的减少以及与心血管合并症相关的睾丸灌注的减少[71]。一项比较年轻人和男性睾丸组织和精索静脉血浆中睾酮 / 睾酮前体和孕酮水平的研究表明，睾酮 / 睾酮前体的浓度持续降低，孕激素水平升高[72]。认为这是由于老化睾丸的氧灌注受损[72]。其他与年龄有关的因素还包括体内脂肪的增加，已知脂肪含有芳香化酶。该酶促进睾酮向雌激素的转化，导致循环睾丸激素水平降低，并加剧了上述在HPG轴上发生的调节变化[73]。

除上述因素外，影响血清生物利用睾酮浓度的最重要因素之一是性激素结合球蛋白（SHBG）。这种糖蛋白被肝脏分泌到血液中，并与血液中的睾酮结合。血液中的睾酮水平可分为三类：未结合的游离睾酮、与白蛋白结合的睾酮和与 SHBG 结合的睾酮。由于睾酮与白蛋白之间的结合键很弱，因此游离睾酮和与白蛋白结合的睾酮都被认为具有生物利用度。这与结合在 SHBG 上的睾酮形成对比，SHBG 被认为是不可生物利用的。

可以推测，SHBG 水平升高可能导致男性更年期症状增加。确实，长期的前瞻性队列研究表明，与 SHBG 结合的血清睾酮的无生物学活性的比例与血清 SHBG 的水平成正比，并且已经确定这些 SHBG 的水平会随着年龄的增长而增加[74]。这项工作不仅有助于收集越来越多的数据支持与年龄相关的因素对降低雄激素水平的直接作用，而且可以成为医生的工具。具体而言，对于正在考虑使用雄激素替代疗法的男性患者，通过测量血清 SHBG 水平可以提供治疗效果的预后信息。在研究了年龄可能通过多种不同机制直接影响雄激素水平后，评估这些下降水平如何影响老年男性的健康和生活是非常重要的。

## 第六节　雄激素减少的全身效应

考虑到更年期的症状可能包括勃起功能下降，这种情况的发生过程最近引起了人们的兴趣。如前所述，马萨诸塞州男性衰老研究的数据表明，随着年龄的增长，基础血清 LH 的水平升高，而血清游离睾酮水平降低[12]。数据同时显示，患有性腺功能减退的男性勃起功能下降和升高的血清 LH 水平存在关联。但是，这种勃起功能异常仅在血清 LH 水平升高时才会被发现[75]。最新文献的数据表明血清睾酮的最低阈值水平对勃起功能至关重要，也可能影响治疗 ED 的药物的疗效[76]。

除了强调雄激素水平对性功能和男性更年期症状的直接影响外，重要的是要解决雄激素水平对男性健康的重大影响。睾酮在许多身体功能的调节中起着重要作用，包括骨盐沉积、心脏健康、肌肉发育、脂质代谢和造血功能[77]。2010 年，Framingham 后代研究检查了社区男性的游离睾酮水平，发现行动不便的风险增加与血清睾酮水平低下之间存在相关性[78]。这与正在进行的研究表明雄激素水平在认知和运动功能中发挥作用有关[79]，一项纵向研究观察到低游离睾酮水平与适应身体表现调整的老年男性跌倒风险增加有关[80]。要考虑的一个相关因素是睾酮水平低对骨骼健康的影响。事实上，研究表明，年龄> 65 岁且睾酮缺乏症的男性患骨质疏松症的可能性是睾酮水平正常的同龄男性的 2 倍[81]。该数据可能会更好地为临床医生治疗该患者群体提供帮助，因为临床试验表明，老年男性睾酮治疗后骨密度有所改善。

睾酮还被证明可以介导脂质代谢的增加，并且年龄相关性的睾酮下降可能导致许多长期的健康后遗症[82]。已知睾酮可抑制脂蛋白脂肪酶，该酶介导脂肪细胞摄取游离脂肪酸。在低睾酮水平的情况下，这引起脂肪细胞内甘油三酸酯的增加，导致脂肪细胞增殖和体脂增加。正如我们已经确定的，体内脂肪带有芳香化酶，最终导致睾酮水平降低的恶性循环[15]。内脏脂肪的增加反过来又增加了发生包括胰岛素抵抗和糖尿病在内的代谢综合征的风险[83]。确实，一项针对医源性和非医源性性腺功能减退症男性患者的研究发现，性腺功能减退与糖尿病风险增加和血糖控制不良有关[84]。通过观察接受酮替代疗法（TRT）的患者的代谢作用，上述关联得到了验证。除了减少脂肪细胞对甘油三酸酯的吸收外，该疗法还被发现可以改善健康男性和糖尿病男性的胰岛素敏感性[14, 15]。

## 第七节　结　论

衰老对男性健康的影响是重大的，年龄可能在影响雄激素水平方面发挥作用的理念已经得到证实。然而，为了更好地了解与年龄相关的细胞变化以及这些变化对男性健康的后续影响，有必要进行持续的研究。男性高龄时出现的疲劳和性功能障碍等症状被称为男性更年期，这已被证明会影响生育能力、未来后代的健康，以及男性的整体健康。这为临床医生指导和治疗提供了有价值的信息。

## 第八节　审查标准

进行了一项广泛的文献搜索，检查高龄男性对雄激素水平的影响以及随后的影响。这是通过 PubMed、MEDLINE、Clinic Key 和 Google Scholar 等搜索引擎完成的。日期范围筛选器从 2012 年开始使用，目前已结束。搜索标准中使用的关键词和短语包括“男性更年期”“睾酮与衰老”“年龄与不育症”和“DNA 碎片化与年龄”。本章以前的版本中还引用了其他参考文献。2018 年美国泌尿协会关于男性老龄化生殖影响的更新系列也被用来确定自上一版以来的文献中与这一主题相关的里程碑式的研究。仅在会议或会议记录、网站或书籍中发表的数据不包括在内。

（Marwan Ali 和 Neel Parekh **著**；王胜杰，林思伟和周青 **译**）

37

# 第三十七章　细胞凋亡与男性不育

**要点：**

- 流行病学和临床研究越来越多的证据表明，由于包括暴露于环境污染物和生活方式改变在内的多种因素，男性生殖健康一直在恶化，但是其机理尚未得到充分阐明。
- 最近的发现表明，由于遗传疾病和病理性细胞凋亡，男性不育症的发病率有所增加。
- 细胞凋亡是一个高度受控的过程，其特征是细胞形态发生明显变化，包括膜起泡、细胞体积缩小、细胞质空泡化、核浓缩和 DNA 片段化，然后将细胞分解为膜结合的凋亡小体。凋亡的生化特征包括磷脂酰丝氨酸暴露于质膜的外部小叶，半胱天冬酶级联反应的激活，DNA 的切割和 DNA 的阶梯化。
- 众所周知，具有内分泌干扰特性的环境污染物会引起氧化应激并引起病理性细胞凋亡，从而影响男性生殖健康。

## 第一节　介　绍

不孕症是一个全球性的健康问题，通常被定义为在有规律且无避孕保护的性行为至少一年或一年以上未能实现临床妊娠。尽管不孕症影响了全球 15%~20% 的夫妻 [1]，但男性因素不孕症约占病例的 50%，其中 30% 是单一男性因素，而 20% 的病例为双方因素。根据世界卫生组织的数据，印度原发性不孕症的总体患病率在 3.9%~16.8% 之间 [2]。在一些非洲国家，甚至有超过 1/3 的夫妻不孕 [3, 4]。流行病学和临床研究越来越多的证据表明，由于多种因素，包括暴露于环境污染物和生活方式的改变，男性生殖健康一直在恶化。男性不育的发病机制可以通过垂体疾病、睾丸癌、生殖细胞发育不全、精索静脉曲张和环境因素引起的精子生成缺陷或由于先天性异常或免疫或神经系统因素导致的精子转运缺陷来反映。在男性不育病例中，有 30%~40% 未查明原因（特发性男性不育）。最近的发现表明，由于遗传疾病和病理性细胞凋亡，男性不育症的发病率有所增加。其中，凋亡已被认为是导致男性不育的主要因素，并且近年来已被广泛研究。

凋亡，也被称为程序性细胞死亡（PCD），是哺乳动物正常精子发生所必需的，被认为是确保细胞稳态的必要过程，通过凋亡过程消除了足够数量的生殖细胞，维持准确数量的生殖细胞凋亡，符合支持细胞的支持能力。细胞凋亡是一个高度调控的过程，其特征是细胞形态发生明显变化，包括膜泡化、细胞体积缩小、细胞质空泡化、核固缩和 DNA 断裂，随后细胞解体为膜结合的凋亡小体。细胞凋亡的生化特征包括磷脂酰丝氨酸暴露于质膜的外叶，激活半胱天冬酶级联，DNA 裂解和 DNA 阶梯。本章简要介绍了触发细胞凋亡的生理和病理事件及其对男性生殖系统的影响。

## 第二节　细胞凋亡在男性生殖中的生理作用

睾丸完成精子生成这一复杂过程，这是种子传播所必需的。精子发生是生殖细胞成熟的高度动态且同步的过程，其发生在睾丸生精上皮中，从二倍体精原细胞到成熟单倍体精子。这种高度复杂的细胞发育是由覆盖生殖细胞的体细胞，即支持细胞来促进的[5]。在睾丸发育过程中，支持细胞数量逐渐增加，随后其增殖能力下降，从而产生稳定的非分裂支持细胞群体[6]。另一方面，生殖细胞不断增殖并分化成为成熟的精子。在正常情况下，生殖细胞的过度增殖可通过其子代的选择性凋亡得到抑制，以维持精确的生殖细胞群，使其符合支持细胞的支持能力[6]。凋亡也作为防御机制发生，例如在免疫反应中或当细胞被疾病或环境因素破坏时，坏死和凋亡是细胞死亡的 2 个主要机制。坏死发生在被外部损伤破坏的细胞中，而凋亡发生在被诱导由于内部或外部刺激而导致程序性死亡的细胞中。凋亡大致分为启动阶段、信号传递阶段和执行阶段，在该阶段中细胞迅速执行死亡程序。细胞凋亡由高度复杂且依赖能量的级联机制组成，并通过 2 个主要途径发生（图 37.1）。第一个途径称为外源性或细胞质途径，是通过 Fas 死亡受体触发的，该受体是肿瘤坏死因子（TNF）受体超家族的成员[7]。第二种途径是内在途径或线粒体途径，当被刺激时会导致线粒体中细胞色素 C 的释放和下游死亡信号的激活[8]。这 2 条途径都汇聚成一条最终的共同途径，涉及一系列被称为半胱天冬蛋白酶（Caspases）的激活，这些蛋白酶裂解调节分子和结构分子，最终导致细胞死亡。这 2 条路径是相连的，因此，2 条路径之间的区别过于简单。抗凋亡蛋白 Bcl-2 在内源性途径中的过表达可抑制外源性介导的凋亡[9]，

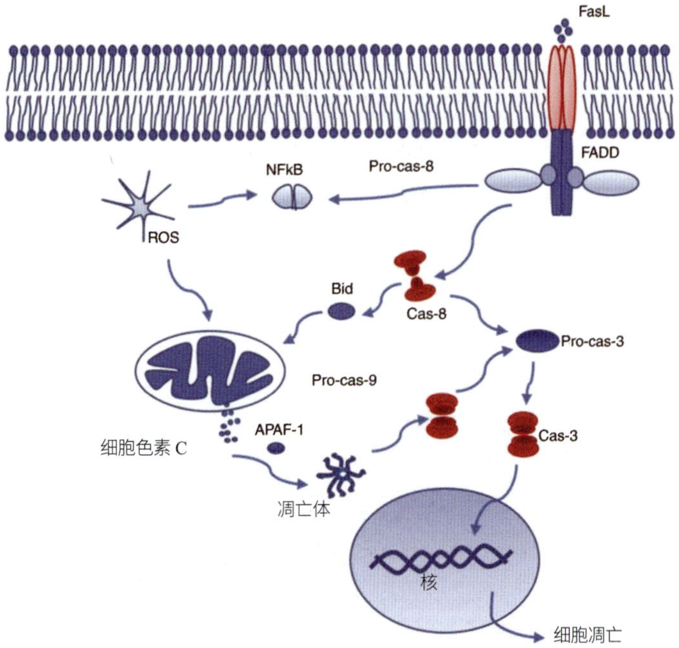


**图 37.1**　凋亡的主要途径：线粒体和细胞死亡介导的途径中涉及的组件

反之，肿瘤坏死因子 α 可上调 NFκB 的表达，刺激 Bcl-2 家族蛋白中的抗凋亡成员。林丹是一种有机氯农药，已知通过调节 NFκB 和 FasL[10] 来损害大鼠睾丸功能和生育能力。

## 第三节　外源性通路

外源性通路由几个蛋白成员组成，包括死亡受体、与膜结合的 Fas 配体、Fas 复合物、与 Fas 相关的死亡结构域以及 Caspases 8 和 10，它们最终激活其余的下游胱天蛋白酶，导致细胞凋亡。外在途径的激活通过称为死亡受体（DR）的细胞表面受体的连接而开始。Fas 是 TNF 受体超家族的成员，也称为 Apo-1。Fas 信号传导在细胞凋亡中起重要作用。Fas 配体（FasL）-Fas 系统主要因其与死亡相关的功能而闻名。当死亡刺激触发该通路时，与膜结合的 FasL 与非活性 Fas 复合物相互作用，形成诱导死亡的信号复合物。Fas 诱导死亡的信号复合物包含与 Fas 相关的死亡结构域蛋白和胱天蛋白酶 8 和 10 的衔接子蛋白，并导致胱天蛋白酶 8 的激活，而胱天蛋白酶 8 则可以激活其余的下游胱天蛋白酶。半胱天冬酶 8 通过切割 Bid（Bcl-2 家族的促凋亡成员）与内在的凋亡途径相互作用，从而导致细胞色素 C 的后续释放 [11]。

## 第四节　内源性通路

Bcl-2 家族是该途径最重要的调节子之一。Bcl-2 家族包括促凋亡成员，例如 Bax、Bak、Bad、Bcl-Xs、Bid、Bik、Bim 和 Hrk，以及抗凋亡成员。Bax 是 Bcl-2 家族的一个主要的促凋亡成员，其缺乏导致成熟动物中大量减数分裂前生殖细胞的积累，并且几乎完全没有精母细胞和成熟精子 [12]。抗凋亡的 Bcl-2 成员通过阻止细胞色素 C 的释放而充当凋亡的阻遏物，而凋亡的成员则充当启动子。死亡信号发出后，促凋亡蛋白经过翻译后修饰，包括去磷酸化和裂解，导致它们的活化和易位到线粒体，从而导致细胞凋亡 [8]。作为对凋亡刺激的回应，线粒体外膜变得可渗透，从而导致细胞色素 C 的释放。一旦细胞色素 C 释放到细胞质中，它就会与 Apaf-1 相互作用，从而导致 caspase-9 酶原的激活。活性的半胱天冬酶 9 然后激活半胱天冬酶 3，其随后激活其余的半胱天冬酶级联并导致凋亡 [9]。

## 第五节　Fas/ FasL

Fas 是属于 TNF / 神经生长因子家族的 I 型跨膜受体蛋白 [13, 14]，而 Fas 配体（FasL）已被确定为 TNF 相关的 Ⅱ 型跨膜蛋白 [15]。表面蛋白 FasL 与 Fas 受体的结合通过各种胱天蛋白酶的激活而触发了带有 Fas 的细胞的凋亡。人们普遍认为 FasL 通常在支持细胞中表达，而 Fas 抗原则在啮齿动物和人类的生殖细胞中表达。Caspase 8 参与凋亡过程的上游 [16, 17]。激活胱天蛋白酶 8 之后是胱天蛋白酶 3 的激活，在此过程中它们称为执行蛋白酶 [18]。在啮齿动物的睾丸中，由 FasL 诱导的凋亡被认为是限制正常精子发生过程中或睾丸损伤后生殖细胞数量的一种机制。最近的研究还表明，在人的睾丸中，凋亡是精子发生过程中的一个显著事件。据报道 Fas–FasL 相互作用参与了该事件的调控 [19, 20]。

## 第六节　半胱天冬酶和钙蛋白酶家族

半胱天冬酶（半胱氨酰 - 天冬氨酸特异性蛋白酶）是天冬氨酸介导的半胱氨酸蛋白酶。这些蛋白酶被合成为催化活性不高的前体。前体半胱氨酰天冬氨酸蛋白酶通过另一种蛋白酶或自身催化的蛋白水解过程转化为活性酶，并由辅因子的结合或抑制剂的去除而触发。半胱氨酰天冬氨酸蛋白酶在氨基酸序列、结构和底物特异性方面有相似之处。它们都以酶原（30~50 kDa）的形式表达。它们包含 3 个结构域，分别是氨基末端结构域、大亚基（约 20 kDa）和小亚基（约 10 kDa）。在半胱氨酰天冬氨酸蛋白酶激活过程中，结构域之间会发生蛋白水解过程，随后大亚基和小亚基结合形成异源二聚体[21]。虽然大多数 caspase 位于细胞质内，但也可以在高尔基体中找到一些成员（caspase12）或与线粒体（caspase2、3 和 9）相关的成员[22, 23]。caspase3 是 caspase 最重要的效应因子，它的激活在 PCD 信号转导中很重要[24]。钙蛋白酶是一个相关蛋白的超家族，其中一些已被证明是钙依赖的半胱氨酰蛋白酶。钙蛋白酶在细胞凋亡和坏死过程中也起着重要作用，Rojas 等人对此进行了研究，证明人类精子中存在钙蛋白酶和钙蛋白酶抑制系统[25]。

## 第七节　细胞色素 C

在细胞凋亡的早期阶段，通常存在于线粒体内膜空间中的不同细胞凋亡蛋白，例如细胞色素 C 和 Smac/Diablo。Bcl-2 家族的抗凋亡成员的抑制或促凋亡成员的激活导致线粒体膜通透性的改变，导致细胞色素 C 释放到胞质中。细胞色素 C 与 Apaf-1 的结合会触发 caspase9 的激活，然后通过激活其他 caspase 加速凋亡。在细胞质中，细胞色素 C 与其衔接分子 Apaf-1 一起参与凋亡小体复合物的形成，从而在三磷酸腺苷的存在下募集，加工和激活 procaspase9[26]。随后，半胱天冬酶 9 裂解并激活蛋白酶 3 和 7。这些效应的胱天蛋白酶负责各种蛋白质的切割，从而导致凋亡的生化和形态特征[27]。因此，细胞色素 C 的释放被认为是凋亡过程中的关键主动步骤。

## 第八节　NFκB

经典的 NFκB 转录因子由 Rel 蛋白的同源二聚体或异源二聚体组成，其中 p65/p50 异源二聚体是睾丸生殖细胞中的主要复合体[28]。在未受刺激的细胞中，NFκB 二聚体被抑制性 κB（IκB）蛋白隔离在细胞质中。暴露于导致 IκB 磷酸化和降解的各种细胞外信号后，游离的 NFκB 二聚体迅速转移至细胞核，从而激活靶基因的转录[29]。

## 第九节　精子生成

精子生成是一个动态的、规律的过程，它涉及生殖细胞的增殖、成熟和分化，最终形成成熟的精子。

这个过程被细分为精原细胞有丝分裂增殖、精母细胞成熟、精子生成和精子成熟。生殖细胞经过有丝分裂产生初级精母细胞。初级精母细胞进入减数分裂形成次级精母细胞，经过减数分裂产生单倍体精子细胞。这些精子依次经历一个复杂的形态和功能分化过程，从而产生成熟的精子，这被称为精子生成。在哺乳动物中，为了保持适当的生殖细胞数量，凋亡发生在睾丸[17]。生精细胞的损失主要发生在精原细胞成熟期间，少数发生在精母细胞和精子细胞的成熟过程中。当生殖细胞分化成精原细胞时，标志着精子生成的开始。而一些精原细胞变成自我更新的精原干细胞，大多数分化成精母细胞，在小鼠出生后约 10 d，在人的青春期，开始减数分裂，并伴随着广泛的生殖细胞凋亡[17]。

## 第十节　类固醇合成

睾丸间质细胞是参与类固醇生成过程的主要细胞。睾丸间质细胞分泌雄激素，特别是活性睾酮，这对于精子生成的开始和维持极为重要[30]。反过来，任何影响间质细胞活力的因素都可以干扰精子生成的内分泌调节，从而影响生殖能力。Aroclor 1254，一种多氯联苯的商业混合物，在培养的间质细胞中产生氧化应激状态，其特征在于酶促和非酶促抗氧化剂的水平下降，同时脂质过氧化和活性氧水平（ROS）升高。此外，类固醇生成酶的活性在基因表达水平受到抑制时，导致睾酮产生减少[31]。将大鼠暴露于单一剂量的镉（0.20 mg/100 g），会抑制睾丸 3β 和 17β- 羟基类固醇脱氢酶的活性，并降低 StAR 蛋白的表达，从而降低血清睾酮水平。这是由于抗氧化剂酶（如超氧化物歧化酶和谷胱甘肽过氧化物酶）的消耗而导致睾丸中产生过多的 ROS。初次培养的间质细胞在 10 μM 的浓度下暴露于镉会导致 DNA 氧化损伤增加，从而导致细胞活力下降和睾酮分泌减少[32]。已知与应激相关的高水平的皮质酮可诱导间质细胞凋亡。据报道，Fas 系统的激活、蛋白酶 3 的裂解、线粒体膜电位的丧失和 ROS 生成的增加可能是皮质酮诱导的间质细胞死亡的可能机制[33]。接触毒物后睾酮产生减少，其原因可能部分由于皮质酮诱导的应激引起的间质细胞凋亡。

## 第十一节　环境污染物的影响

生精细胞的凋亡对于维持睾丸内环境的稳定是必不可少的，尽管细胞死亡增加会导致精子生成缺陷，从而导致不育[34]。在睾丸中，凋亡是一种常见的程序性事件，它会减少 75% 的生殖细胞[35]。然而，睾丸细胞凋亡过多或过少会导致精子生成异常或睾丸肿瘤[36]。已报道各种睾丸毒物可诱导大量生殖细胞凋亡，表明生精上皮通过 PCD 清除生殖细胞来对大多数有害刺激做出反应[37]。最近的研究表明，通过体外和体内实验，二氯二苯基三氯乙烷（DDT）及其代谢物均可诱导细胞凋亡[38, 39]。Song 等人研究结果表明，在超过 30 μM 剂量水平下，p,p'-DDE 的代谢物 p,p'- 二氯二苯基二氯乙烯（DDE）可诱导线粒体介导的凋亡改变，包括活性氧（ROS）生成增加、线粒体膜电位降低和胞色素 c 释放到胞浆中，而 N- 乙酰半胱氨酸是一种 Bax/Bcl-w 和 Bak/Bcl-w 比率较高的抗氧化剂，这种作用可被抗氧化剂 N- 乙酰半胱氨酸阻断，从而诱导支持细胞的凋亡，而细胞色素 C 的释放可被抗氧化剂 N- 乙酰半胱氨酸所阻断。p,p'-DDE 代谢产物 30 μM 作用 24 h 后，可通过 NFκB 核移位、FasL mRNA 表达增加和蛋白表达增加等依赖 FasL 的途径诱导支持细胞凋亡，该作用可被抗氧化剂 N- 乙酰半胱氨酸阻断[32]。此外，这些细胞中的 caspase3 和 caspase8 被 p,p'-DDE 处理激活[40]。Ichimura 等人研究结果表明，4-0.004 mg/g 邻苯二甲酸二乙基己酯染毒 12 h 后，小鼠睾丸中 FasL、Fas 和 caspase3 蛋白的表达和定位与碎裂细胞核的末端脱氧核苷酸转移酶缺口末端标记（TUNEL）相关[41]。DEHP（4 mg/g）暴露小鼠的免疫细胞化学检测显示，FasL 分布于支持细胞，Fas 分布于邻近精母细胞，Fas 和 caspase3 分布于同一精母细胞。支持细胞特异性毒物邻苯二甲酸单（2- 乙基己基）酯（MEHP）可诱导大鼠睾丸生殖细胞大量凋亡，并伴有 Fas 和 FasL 基因表达增加。邻苯二甲酸单（2- 乙基己基）酯（MEHP）是一种著名的支持细胞毒物，它能降低小鼠睾丸中天冬氨酸蛋白酶原 8（Proaspase 8）的水平，增加天冬氨酸蛋白酶原 8 裂解产物的水平[42]。六氯苯的主要代谢物 β- 六氯苯（β-BHC）通过激活 c-Jun 氨基末端激酶（JNKs）、NFκB 转位、FasL 表达和进一步激活 caspase 级联而诱导细胞凋亡[43]。在几种哺乳动物的睾丸中观察到自发性生殖细胞凋亡。Vaisinathan 等人单剂量甲氧氯暴露（50 mg/kg 体重）后 6 h，胞浆细胞色素 C 和天冬氨酸蛋白酶原 9 水平明显升高。单剂量甲氧氯组大鼠睾丸 Fas、FasL 水平的时间依赖性升高，以及 caspase3 顺式和裂解的 caspase3 诱导睾丸细胞凋亡[44]。最近的研究结果表明，甲氧氯胺以 100 mg/（kg·$d^{-1}$）和 200 mg/（kg·$d^{-1}$）的剂量暴露于胚胎第 8~15 天的怀孕雌性大鼠后，F1 和 F2 代成年动物的生精细胞凋亡增加，精子数量和活力下降[45, 46]。在另一项研究中，口服双酚 A480 和 960 mg/（kg·$d^{-1}$）通过 Fas 信号通路诱导小鼠睾丸间质细胞和生殖细胞凋亡[47]。林丹是一种广为人知的内分泌干扰物，可通过提高细胞色素 C 水平而诱导睾丸细胞凋亡，同时伴有天冬氨酸蛋白酶原 9 的平行增加。单剂量林丹可诱导成年大鼠睾丸细胞凋亡[10]。肾小管周生殖细胞中 Fas、FasL 和 caspase3 水平随时间的增加而升高，这是一种广为人知的内分泌干扰物[10]。林丹可通过提高细胞色素 C 的水平诱导睾丸细胞凋亡，同时伴随着半胱天冬酶原 9 的增加。单剂量林丹可诱导成年大鼠睾丸细胞凋亡[10]。

## 第十二节 氧化应激

细胞凋亡的调控可能涉及多种通路，如线粒体介导的 Bcl-2 家族、Fas/FasL 系统等可在氧化应激中参与。活性氧（ROS）被认为是细胞凋亡的潜在信号。ROS 水平升高可导致线粒体膜电位被氧化，从而破坏线粒体膜电位，释放细胞色素 C，激活线粒体介导的凋亡途径。此外，ROS 还能诱导 Fas 受体和配体的表达，刺激 Fas/FasL 介导的凋亡信号转导通路。已知几种环境干扰物通过增加 ROS 水平而不适当地激活局部的细胞凋亡[10, 48]。在从未分化的生殖细胞过渡到成熟精子的过程中，精子容易受到多种威胁，这些威胁被睾丸强大的抗氧化防御系统所抵消[49]。许多毒物已经被证明破坏了这种保护屏障，因此增加了这个器官对氧化应激的敏感性[50, 51]。实验研究表明，睾丸发育临界期暴露于六氯环己烷［20 mg/（kg·$d^{-1}$）］可引起脂质过氧化和过氧化氢水平升高，超氧化物歧化酶（SOD）、过氧化氢酶（CAT）和抗坏血酸（VC）水平降低[52]。Doreswamy 等人已经证明了暴露于多剂量氯化镍后会诱导睾丸氧化应激、DNA 损伤和细胞凋亡[53]。我们早期在啮齿动物模型中对各种毒物的研究已经证明了氧化应激在介导其对睾丸的影响中所起的作用。口服林丹［5 mg/（kg·$d^{-1}$）］30 d 会导致睾丸中过氧化氢和脂质过氧化水平升高，同时抗氧化剂和类固醇生成酶活性下降[54]。单次服用林丹后，也观察到类似的抗氧化系统损伤和线粒体依赖性的大鼠睾丸细胞凋亡[10, 55]。甲氧氯胺在 50 mg/kg 体重的剂量水平上，以时间依赖的方式导致睾丸抗氧化酶、Fas-FasL 和线粒体介导的细胞凋亡显著减少[44]。这些研究表明，自由基及其相关氧化应激的产生是睾丸毒物不良反应的病理机制。大量研究表明，氧化应激参与了睾丸细胞凋亡的恶性作用。据报道，大多数毒物都直接或间接损害睾丸的关键成分 - 生殖细胞、支持细胞和间质细胞。对单剂量（2g/kg）邻苯二甲酸二（2- 乙基己基）酯暴露睾丸的研究表明，ROS 的生成增加，同时谷胱甘肽和抗坏血酸浓度降低，导致精母细胞选择性凋亡[56]。进一步研究发现 DEHP 的毒性代谢物邻苯二甲酸单（2- 乙基己基）酯在睾丸内蓄积，引起线粒体呼吸损伤和细胞色素 C 释放诱导细胞凋亡[56]。将生精细胞暴露在合成有机化学物质甲基叔丁基醚（MTBE）中，会削弱细胞活力，诱导活性氧的产生，并增强脂质过氧化[57]。在包括金属在内的各种毒物中，也观察到了氧化应激继而导致成熟生殖细胞凋亡的类似损伤效应。生殖细胞与支持细胞不间断的紧密结合是精子生成的另一个必需因素。除了促进作用外，支持细胞在清除因化学损伤而发生凋亡的精子生成方面起着非常显著的吞噬作用[58]。因此，面对支持细胞的任何介质都可能对精子生成产生深远的影响。体外暴露于 β- 六六六可增强大鼠支持细胞的 ROS 和氧化应激，进而诱导 JNKs 和 NFκB 的活化，FasL 的表达。当 FasL 与 Fas 连接时，靶细胞中会刺激 FasL 介导的凋亡，导致 caspase8 的激活。最后，支持细胞的凋亡是由执行 caspase3 介导的，从而干扰了生精过程[43]。支持细胞暴露于环境污染物壬基酚（10~40 mm）后，在暴露后 2 h 内引起 ROS 积聚，随后导致线粒体膜电位丧失，并在处理 12 h 后增加脂质过氧化[59]。体外研究烷基酚聚氧乙烯醚降解产物 4- 叔辛基苯酚（30~60 mm）作用 6~4 h 后，支持细胞存活率下降，并通过 caspase3 途径增加凋亡，且呈浓度和时间依赖性[60]。随着时间的推移，不同的研究已经积累起来，这强调了氧化应激可能在毒物引起支持细胞凋亡中的起到作用。

## 第十三节　诱导细胞凋亡的机制

上面综述了多种因素参与介导睾丸细胞凋亡的可能机制。大多数涉及毒物的研究表明活性氧在起到其有害影响方面的作用是确定的[31, 54, 59, 61]。升高的 ROS 水平可以导致线粒体孔的氧化，从而破坏线粒体膜电位并释放细胞色素 C[56, 62]。一旦脱离线粒体膜，细胞色素 C 迅速组装一个涉及 APAF-1 和 procaspase9 的多蛋白复合物，导致 caspase9 的激活，随后触发效应器 caspase3、6 和（或）7[26, 27]。这些半胱天冬酶反过来激活核酸内切酶和蛋白酶，导致 DNA 断裂、核蛋白和细胞骨架蛋白的降解[63, 64]。Bax 是促凋亡 Bcl-2 家族的成员之一，除 ROS 外，还可以直接影响线粒体细胞色素 C 的释放[65]。有趣的是，Bcl-2 蛋白家族本身受 ROS 的调节[66]；然而，这种调节是否在毒素介导的细胞凋亡中起作用尚不清楚。ROS 已被证明可以诱导 Fas 受体和配体的表达，刺激 Fas/FasL 介导的凋亡信号转导途径[67]。Fas 与 FasL 的相互作用导致一系列事件，从蛋白水解性切割 procaspase8 到其活性形式开始，从而激活下游效应子 caspase3、6 或 7[68–70]。这些半胱天冬酶通过降解构成蛋白来造成细胞凋亡[71]。抗氧化剂消除 Fas 的凋亡作用进一步强调了 ROS 在 Fas 介导的死亡过程中的作用[72, 73]。因此，毒物破坏抗氧化剂和（或）产生自由基能够减少 Fas 途径。此外，它们还会损害类固醇的生成，并可能剥夺生殖细胞必需的生长因子睾酮，并增加其对 ROS 攻击的敏感性[74]。

## 第十四节　结　论

本章旨在探讨影响细胞凋亡的多种因素在男性不育中的作用。越来越多的证据表明，细胞凋亡是睾丸对多种疾病和毒性损伤的主要死亡机制。研究表明，活性氧和其他次级自由基，如一氧化氮和过氧化氢，可能通过下调抗氧化防御系统或增加凋亡相关蛋白的表达而诱导或介导睾丸细胞凋亡。然而，细胞凋亡在诱导男性不育中的确切作用机制仍不清楚。有必要进一步研究以评估凋亡对睾丸的不利影响。

## 第十五节　审查标准

使用 Science Direct、Ovid、Google Scholar、PubMed 和 MEDLINE 等搜索引擎对“细胞凋亡与男性不育”进行广泛的文献搜索。这些搜索的开始和结束日期是 2014 年 1 月至 2018 年 12 月。通过检索“男性生殖健康”“细胞凋亡”“睾丸外源性凋亡途径”“睾丸内源性凋亡途径”“氧化应激”“环境污染物”和“内分泌干扰物”等关键词，检索相关信息和数据。以英文发表的文章被纳入，仅在会议记录、网站或书籍中发表的数据被排除在本章综述之外。网站和图书章节引用仅提供概念性内容。

致谢：PP Mathur 感谢印度政府科学技术部为 SP/SO/B-65/99、DST-FIST-2009 项目提供的财政支持。

（C. Latchoumycandane, S. Vaithinathan, S. C. D'Cruz 和 Premendu Prakash Mathur 著；
周其赵，张云山和谢俊明 译）

38

# 第三十八章 脊髓损伤的影响

**要点：**

- 大多数脊髓损伤的男性由于勃起功能障碍、射精功能障碍和精液质量差而不育。
- 勃起功能障碍和射精功能障碍有治疗方法，但目前尚无针对其精液质量异常的治疗方法，其原因尚不明确。
- 脊髓损伤男性精液质量差不是由于内分泌疾病、阴囊过热、膀胱管理方法或不经常射精所致。
- 炎症因素已被证明是导致男性脊髓损伤患者精液质量异常的原因之一。
- 治疗异常炎症过程有望改善男性脊髓损伤患者的精液质量。

## 第一节 介 绍

据估计，仅在美国每年就有10000~12000人受到脊髓损伤。目前有超过25万美国人患有脊髓损伤，全世界还有数百万人。每年管理脊髓损伤患者护理的费用约为40亿美元。车祸是脊髓损伤最常见的原因，其次是暴力冲突、运动和与工作有关的事故以及跌倒[1]。医学进步极大地改善了遭受脊髓损伤患者的预后，但它仍然是一个主要的社会和卫生保健问题。

大多数脊髓损伤的受害者是年轻人，其中80%以上是男性。因此，年轻男性构成了这一患者群体的最大部分。生殖功能对于患有脊髓损伤的男性来说是非常重要的，但不幸的是，只有不到10%的男性可以在没有医疗帮助的情况下成为孩子的父亲[2]。有脊髓损伤的男性患者的不育是勃起功能障碍、射精功能障碍和低精液质量共同作用的结果[3]。

由于包括电刺激采精法和高振幅阴茎振动刺激在内的辅助射精技术的进步，几乎所有脊髓损伤的男性都可以安全地获得精液，而不需要通过外科手术[4]；然而，在大多数情况下，精液质量很差[4]。本章描述将推测脊髓损伤男性精液质量不佳的原因，并讨论研究这一问题的可能治疗方法。

## 第二节 男性脊髓损伤患者精液异常

脊髓损伤男性精子质量低下的原因尚不清楚。推测几种可能的病因包括激素功能紊乱、阴囊温度升高、膀胱管理方法以及生殖道淤滞引起的精子运输和储存的改变，但这些原因都没有得到确凿的证实[5]。

## 第三节　激素变化的作用

下丘脑 - 垂体 - 性腺轴的改变可能导致精子发生中断。几项研究对男性脊髓损伤患者的内分泌状况进行了检查，结果相互矛盾。Ibrahim 等人发表的综述发现关于脊髓损伤男性血清睾酮、LH、FSH 或催乳素水平的变化几乎没有达成共识[2]。例如，4 项针对慢性脊髓损伤男性的研究显示催乳素浓度没有差异，而 Sanchez-Ramos 的一项研究发现血清催乳素浓度升高，且随着损伤后时间（1 个月、3 个月和 6 个月）的增加而增加[2, 6]。我们在 66 名男性脊髓损伤患者中研究了这个问题，发现精液质量与血清黄体生成素、卵泡刺激素、睾酮或催乳素水平没有相关性[7]。唯一的例外是在卵泡刺激素水平升高的一组受试者中，所有患者都是无精子症，即使患者只有少量卵泡刺激素升高也是如此。激素变化不太可能是脊髓损伤男性精液质量差的主要原因。

## 第四节　阴囊温度的作用

阴囊、睾丸温度升高是解释男性脊髓损伤患者精液异常起源的首要假设之一。众所周知，精子生成是温度敏感的，在 35℃时进行得最好。阴囊温度较高可能会对精子产生不利影响[8]。据推测，脊髓损伤的男性可能由于全身性阴囊体温调节功能障碍或长时间坐在轮椅上而出现阴囊高热[9]。一些研究表明，与坐在扶手椅上的健全男性相比，坐在轮椅上的脊髓损伤男性阴囊温度更高[10, 11]。Brindley 报告了脊髓损伤男性阴囊温度和活动精子数之间的负相关[11]。然而，在对照组和脊髓损伤组中，我们没有发现口腔温度和阴囊温度之间的任何差异，也没有发现这两组之间参数的差异[12]。此外，能行走（即不坐轮椅）的脊髓损伤男性仍有精液质量受损[12]，这表明脊髓损伤的某些方面会导致这些男性精液质量异常，而不是坐在轮椅上的简单行为。支持这一观点的事实是，没有研究发现通过降低脊髓损伤男性的阴囊温度可以改善精液质量。

对无脊髓损伤男性阴囊温度的研究表明，短期和长期暴露在高温下会导致生精小管可逆和不可逆的变化[13, 14]。然而，在男性脊髓损伤患者中，横断面和纵向的研究都表明精液参数与损伤后的时间长短没有明显的关系，这表明这些测量方法在不同时间都是稳定（无效的）的模式[15, 16]。根据这些事实，似乎没有强有力的证据支持阴囊温度升高是脊髓损伤男性精液异常的主要病因。

## 第五节　膀胱管理的作用

暴露在膀胱内容物中的精子活力可能会受到损害[17]。然而，没有任何膀胱管理方案与脊髓损伤男性的正常精液质量有关。一些研究表明，间歇性导尿与使用留置导尿管、耻骨上导尿管或自发排尿相比，精子活力更好[18, 19]。虽然间歇性导尿可以改善精液质量，但并不能使其正常化。因此，膀胱管理似乎不是脊髓损伤男性精液质量受损的重要原因。

## 第六节　射精频率的作用

大多数患有脊髓损伤的男性在没有医疗帮助的情况下无法射精。据推测，射精间隔时间过长可能会导致生殖道淤滞，从而对精子产生负面影响。然而，大多数关于反复射精对脊髓损伤男性精液质量影响的研究发现，精液参数没有改善[20–24]。只有一组报告称，每周一次的射精配合阴茎振动刺激 3 个月后，精子活力和精子形态适度增加[25]。这些发现表明，射精频率并不是导致男性脊髓损伤患者精液质量异常的唯一因素。

Ohl 等人提供了有趣的数据，表明脊髓损伤可能导致精子运输和储存的根本改变[26]。8 例脊髓损伤患者在电射精或阴茎振动刺激前立即行双侧精囊抽吸术。精囊吸出物中含有大量劣质精子。需要注意的是，正常男性的精囊中没有大量的精子。禁欲持续时间与精囊精子数无相关性。此外，在精囊抽吸后立即获得的样本中的精液参数与历史射精参数相比明显更好[26]。作者得出结论，在脊髓损伤的男性中，精囊中精子运输的改变和停滞可能是精液质量差的主要来源。研究还表明，精浆中的因素导致了脊髓损伤男性较差的精液异常[27]。这个问题将在本章后面更详细地讨论。

## 第七节　男性脊髓损伤患者氧化应激状态的研究

除了上述已被调查的假定原因外，越来越多的证据表明，氧化应激是导致这类患者精子损伤的重要机制。在多项研究中，已经对脊髓损伤男性体内活性氧的产生及其与精液质量的关系进行了研究。

## 第八节　完整精液与洗涤精子中活性氧的比较

De Lamirande 等人进行了一项研究，其目的是确定从男性脊髓损伤患者身上获得的完整精液样本与洗涤后的精子是否产生过量的活性氧[28]。本研究包括 3 组男性：健康志愿者（$n = 20$）、不育男性（$n = 166$）和脊髓损伤受试者（$n = 21$）。在后一组中，19 例患者在注射丁基溴和毒扁豆碱后手淫获得精液，其余 2 例患者通过电刺激采精法获得精液。在所有受试者未处理的精液和 Percoll 洗涤的精子中检测到活性氧的形成。

在脊髓损伤的受试者中，97% 的受试者整个精液中检测到活性氧的存在，而在不育的健全男性和志愿者中，这一比例分别为 40% 和 15%。与阈值 10 mV/（s・$10^{-9}$）相比，81% 的脊髓损伤患者、25% 的不育健全男性和 10% 的健康对照组活性氧产生增加。在健康志愿者和不育男性精液中测得的活性氧水平分别比脊髓损伤受试者精液中测得的活性氧水平低 97.5% 和 92.9%。活性氧的产生与损伤程度和持续时间无相关性。

经过 Percoll 梯度离心后，来自脊髓损伤男性的精子继续产生大量的活性氧。75% 的脊髓损伤男性、20% 的不育男性和 5% 的健康对照组的 Percoll 洗涤精子产生高活性氧。脊髓损伤男性洗涤精子的平均活性氧水平比不育患者高 6 倍，比正常志愿者高 140 倍。脊髓损伤患者 Percoll 洗涤标本中活性氧水平与活动精子百分率呈显著负相关。

这项研究的结果表明，脊髓损伤患者的精液样本和 Percoll 洗涤的精子样本产生活性氧的频率和水平高于正常男性或不育男性的相应样本。在男性脊髓损伤患者中，活性氧水平与精子活力呈负相关[28]。这些数据表明，与普通人群或不育人群相比，在脊髓损伤男性中活性氧作为精子损伤导致不育的机制可能更重要。

## 第九节　活性氧与精子特性

本课题组调查了男性脊髓损伤患者活性氧的产生及其与精液特性的关系[29]。这项研究包括 24 名男性脊髓损伤患者和 19 名健康对照者。脊髓损伤患者采用阴茎振动刺激（$n = 15$）、电刺激采精法（$n = 8$）、手淫（$n = 1$）方式获取精液。测定 N- 甲酰甲硫基 - 亮氨酰苯丙氨酸和 12- 肉豆蔻酸 -13- 乙酸酯佛波酯刺激前后细胞内活性氧的形成。这 2 种物质分别触发白细胞和精子产生活性氧。

研究表明，与对照组相比，脊髓损伤男性未受刺激和受刺激样本中活性氧的平均水平显著升高。脊髓损伤组反映活性氧活性的实际值是对照组的 250~2000 倍。未受刺激的对照组和脊髓损伤组的活性氧样本阳性率分别为 47.3% 和 100%。脊髓损伤男性精液中活性氧水平与精子活力呈负相关，与白细胞浓度呈正相关。有趣的是，顺行和逆行的样本或不同的射精方法（阴茎振动刺激和电刺激采精法）之间的活性氧水平没有差异。因此，通过电刺激采精法和振动刺激获得的精液样本中的高水平活性氧可能并不完全像 Rajasekaran 等人所说的那样完全是由于电流的影响[30]。

从上述研究可以看出，脊髓损伤患者精液中活性氧产生增加，氧化应激增加可能是这一种男性精子质量受损的重要机制。人类射出的精液由几种类型的细胞组成，包括成熟和未成熟的精子、生精过程不同阶段的生殖细胞、上皮细胞和白细胞。在这些不同的细胞类型中，白细胞和精子已被证明是产生自由基的 2 个主要来源[31]。

## 第十节　白细胞的作用

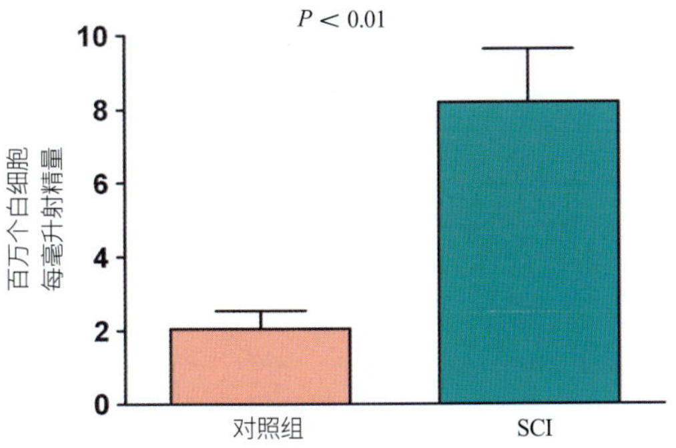


**图 38.1**　研究表明，与健全的健康对照受试者相比，脊髓损伤（SCI）男性的精液中含有更高浓度的白细胞（WBC）

已知脊髓损伤男性的射出精液中白细胞计数增加（图 38.1）[32, 33]。人类精液中白细胞的主要来源是前列腺、精囊和附睾[34]。我们的研究没有证据表明白细胞精子症合并脊髓损伤的患者存在慢性或急性前列腺炎[35]，我们也没有在这些受试者的输精管中发现任何白细胞[36]。这些数据表明，精囊是脊髓损伤男性白细胞精子症最可能的来源。

白细胞可以产生大量的活性氧。据报道，精液白细胞计数和活性氧产生呈正相关[37, 38]。在不同的白细胞亚型中，过氧化物酶阳性细胞，即中性粒细胞和巨噬细胞，是产生活性氧的主要来源[39]。在通过电刺激采精法获得的精液中，这 2 个白细胞亚群，通过免疫组织化学染色鉴定，是脊髓损伤男性白细胞精子症的主要贡献者[40]。在患有脊髓损伤的男性中，淋巴细胞也被发现是白细胞精子症的重要贡献者。流式细胞仪免疫表型分析显示，T 细胞比例较大，其中许多共同表达人类白细胞抗原 HLA-DR 和 CD25，提示其处于活化状态，没有明显的 B 细胞群体[32]。

白细胞的激活状态对决定活性氧的输出起着至关重要的作用，因为激活的白细胞可以产生比未激活的细胞高达 100 倍的活性氧[41]。这种作用是通过磷酸己糖分流增加减少烟酰胺腺嘌呤二核苷酸磷酸的产生来实现的[42]。中性粒细胞和巨噬细胞的髓过氧化物酶系统也被激活，导致呼吸爆发，产生大量的超氧化物和其他活性氧。

## 第十一节　多种细胞因子的作用

在男性脊髓损伤患者的精液中检测到促炎症细胞因子白细胞介素 1β、白细胞介素 6 和肿瘤坏死因子 -α 浓度升高[43]，反映了 T 淋巴细胞的激活（图 38.2）[32]。通过在脊髓损伤男性精液中加入单克隆抗体或受体阻滞剂使这些细胞因子失活，可以改善精子活力[44, 45]。白细胞介素是许多组织中产生自由基的重要介质，而细胞因子作为氧化应激介质的作用是众所周知的。支持这一观点的是观察到不育男性精液活性氧产生与精浆细胞因子浓度呈正相关，如白细胞介素 6、白细胞介素 1 和肿瘤坏死因子 -α[46-49]。白细胞介素 1 和肿瘤坏死因子 -α 也被证明能刺激具有生育能力捐赠者精液中活性氧的产生[50]。因此，激活的精液白细胞有可能导致男性脊髓损伤患者的氧化应激升高。

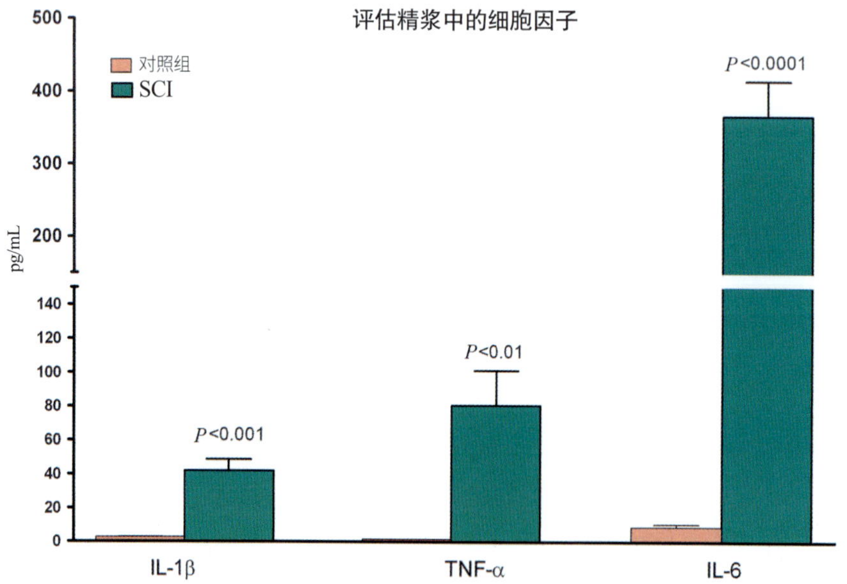


**图 38.2**　细胞因子可能对精子细胞有害。脊髓损伤（SCI）患者精液中促炎症细胞因子白细胞介素 -1β（IL-1β）、肿瘤坏死因子 -α（TNF-α）和白细胞介素 6（IL-6）水平明显高于正常对照组（$P < 0.05$）。pg/mL = 每毫升皮克

## 第十二节　炎性小体

2007 年，Martinon 发表了 2 篇论文，描述了“NALP 炎症体：先天免疫的核心作用”和“炎性半胱氨酸蛋白酶和炎症体：炎症的主开关”[51, 52]。在接下来的几年里，阐明了涉及它们激活的分子机制以及它们在免疫、炎症性疾病和感染中所起的作用[53–56]。简而言之，炎性小体是一个蛋白质平台，当被激活时，它调节、启动炎症细胞因子级联反应。这种类型的细胞因子被认为与男性脊髓损伤患者精子运动能力差有因果关系。细胞内形式由一组模式识别受体（PRR）组成，这些受体被描述为 Nod 样受体（NLR）家族的成员，它们包含各种结构域，它们通过 CARD（caspase 激活和招募结构域）直接激活 caspase -1 原，或者通过招募适配蛋白如 ASC（包含 CARD 的凋亡相关斑点样蛋白）来激活 caspase-1。前半胱氨酸天冬氨酸蛋白酶 -1 被转化为活性半胱氨酸蛋白酶 -1，而活性半胱氨酸天冬氨酸蛋白酶 -1 又将前型 IL-1β 和前型 IL-18 转化为它们的活性形式，从而启动炎症级联反应[53–56]。NLRP3 炎症体是最大的炎症体之一，在许多疾病状态下都得到了广泛的研究。它存在于包括尿路在内的许多组织中，已知可被各种分子、细菌产物、内源性晶体和无机环境物质激活[51–53, 57]。激活炎症体的方法之一是通过激活 pannexin-1 通道。我们小组研究了男性脊髓损伤患者的精浆，发现 ASC 和 caspase-1 水平显著升高（与对照组相比）[58]。在另一项研究中，32 名男性脊髓损伤患者的精液用抗 ASC 的多克隆抗体（以 IgG 为对照）进行治疗。这种治疗使具有前向性活力的精子百分比有了显著的提高[59]。

## 第十三节　pannexin-1

Pannexins 是一个由 3 种形成通道的糖蛋白组成的家族。pannexin-1 是三者中分布最广、研究最多的一种。以往的研究发现 pannexin-1 存在于尿路中[60, 61]。我们小组已经证明它在精浆中的活性与精子活力的变化有关[62]。在这些粘连蛋白中，粘连蛋白 -1 最常被发现参与激活炎性小体过程。它与许多正常和必要的生理过程以及病理过程有关。简而言之，pannexin-1 是一种细胞壁糖蛋白，它调节通道或毛孔，允许各种细胞外物质进入细胞。已知它是 NLRP3 炎症小体的介质。在其参与的先天免疫反应中，pannexin-1 通道的激活允许启动炎症小体过程，导致 caspase-1 的释放以及 IL-1β 和 IL-18 的激活，进而导致一系列炎症细胞因子的级联反应[60, 63]。丙磺舒可改善男性脊髓损伤患者的精子活力。

许多已知的口服药物是 pannexin-1 通道抑制剂，其中一些副作用严重而应用有限。然而，奎宁、格列本脲、秋水仙碱和丙磺舒是一些常用的药物。一篇关于 pannexin 研究的综述指出，pannexin-1 抑制剂丙磺舒已经安全地用于痛风性关节炎的治疗，副作用很少[60]。我们小组对 20 名男性脊髓损伤患者进行了一项研究，患者接受了标准治疗剂量的丙磺舒治疗 4 周（即治疗痛风的标准剂量）。研究发现，口服丙磺舒 4 周后，每个受试者的精子活力都有所改善。前向运动精子的平均百分率由 19% 上升到 26%（$P < 0.05$）。具有快速线性运动精子的平均百分比从 5% 增加到 17%（$P < 0.001$）。表 38.1 显示，这种改善持续到 4 周的跟踪期。在活动精子总数上也看到了类似的改善。精子浓度在预处理、治疗后

和随访中没有显著差异[62]。这项初步研究有望开发一种简单而有效的治疗方法来改善男性脊髓损伤患者的精子活力，目标是拓宽这些夫妇的辅助受孕选择。

**表 38.1　口服丙磺舒治疗 20 例男性脊髓损伤患者。在第一次服药前（预处理）、丙磺舒 4 周疗程（治疗后）和最后一次服药后 4 周（随访）评估精子活力**

| 精子参数 | 预处理 | 后处理 | 随访 |
|---|---|---|---|
| 递进运动率 /% | 19.0 ± 2.8 | 26.0 ± 3.7 | 23.0 ± 4.1 |
| **与预处理相比：** | | $P < 0.05$ | NS |
| 快速线性运动 /% | 5.7 ± 1.5 | 17.0 ± 3.3 | 17.0 ± 3.7 |
| **与预处理相比：** | | $P < 0.001$ | $P < 0.001$ |
| 精子浓度 /$10^6 \cdot mL^{-1}$ | 52.0 ± 8.5 | 53.0 ± 9.3 | 53.0 ± 10.0 |
| **与预处理相比：** | | NS | NS |
| 活动精子总数 /（$10^6$/射精） | 15.4 ± 4.4 | 28.0 ± 6.5 | 27.0 ± 10.0 |
| **与预处理相比：** | | $P < 0.05$ | NS |

注：数值显示为平均值。
NS：精子参数无显著影响。
精子参数：口服丙磺舒后精子参数的变化。

# 第十四节　脊髓损伤男性精液中氧化应激的后果

精子活力和精子存活率降低是脊髓损伤男性精液的特征[9]。与身体健全的男性相比，脊髓损伤男性的精液中大多数不活动的精子都是死亡的。结果表明，脊髓损伤患者的死活精子比是正常人的 2 倍多（7∶3 比 3∶7）[64]。细胞凋亡可能在这些变化中起重要作用。实验数据显示，大鼠脊髓损伤与精子线粒体跨膜电位降低和精子存活率降低有关，提示过度凋亡[65, 66]。

线粒体功能障碍与男性脊髓损伤患者精子活力异常有关[67]。将供体精子与男性脊髓损伤患者精液中的精浆共孵育。男性脊髓损伤患者的精浆导致线粒体膜电位的破坏，与精子活力丧失、线粒体活性氧生成增加和 caspase 激活有关。根据硼 - 二吡咯亚甲基（BODIPY）$C_{11}$ 的评估，线粒体活性氧生成的增强与脂质过氧化的晚期诱导有关。这种效应只由脊髓损伤男性射出的精浆产生，这种效应只有在从脊髓损伤男性精浆中洗涤供体精子后 6 h 才能观察到，而不是 1 h[67]。这些发现表明，只有当线粒体基质中活性氧的产生超过线粒体内抗氧化剂酶时，才能诱导过氧化损伤[68]。

活性氧水平的增加会对精子核中 DNA 的完整性产生负面影响。活性氧引起几种形式的精子 DNA 损伤，包括染色质交联、染色体缺失、DNA 单链和双链断裂以及碱基氧化[69, 70]。

活性氧产生过多或抗氧化能力降低会导致 DNA 片段化增加[69]。此外，异常的组蛋白、鱼精蛋白和表观遗传异常使 DNA 对活性氧物种敏感，并容易发生片段化。与有生育能力的男性相比，既往受精失败、低受精的不育男性的精子 DNA 损伤、脂质过氧化和端粒长度缩短的平均值明显更高[71]。使用流式细胞仪发现来自脊髓损伤男性的精子具有高度的异常染色质凝集和结合减少[72]。

我们小组也研究了来自脊髓损伤男性精子的 DNA 片段化[73]。这项研究包括 3 个实验。在实验

1 中，我们比较了脊髓损伤男性和健康对照组男性精子的 DNA 断裂指数。本实验显示脊髓损伤组的 DNA 平均断裂指数是对照组的 4 倍，且 2 组 DNA 断裂指数无重叠现象。正如前面所讨论的，长期的不射精被认为是脊髓损伤男性精液异常的可能原因之一。为了检验这种可能性，我们进行了实验 2，我们比较了 2 个精液样本的精子 DNA 碎片指数，2 个精液样本是从相同的脊髓损伤受试者那里获得的，相隔 3 d。2 种标本的精子 DNA 片段化差异无统计学意义。实验 3 的目的是确定脊髓损伤男性的坏死精子症、白细胞精子症或精液处理是否对他们的精子 DNA 碎片指数有贡献。在本实验中，比较了未处理的精液样本和梯度处理（即不含死亡精子和白细胞）的精液样本的 DNA 片段化指数。实验 3 的结果发现，在脊髓损伤受试者中，未处理的精液和处理后精液的平均 DNA 断裂指数没有显著差异。虽然去除白细胞并没有导致 DNA 断裂指数的改变，但它们对精子的负面影响可能是在精子处理之前就产生的。因此，实验表明脊髓损伤的男性精子 DNA 损伤更加明显，这可能与精液中高水平的氧化应激有关。

细胞凋亡与 DNA 损伤之间存在着复杂的关系。活性氧诱导细胞凋亡会导致高频率的单链和双链 DNA 断裂，这一过程被称为核破裂。严重的 DNA 损伤可启动细胞凋亡途径。Agarwal 和 Said 提出，在男性不育的背景下，精液活性氧、精子 DNA 损伤和细胞凋亡之间可能存在相互作用，这种相互作用可能构成统一的致病分子机制[74]。

男性脊髓损伤患者的精液通常具有很高的黏性。据报道，高黏性精浆与丙二醛水平升高有关，丙二醛是氧化应激的一种不饱和羰基产物，表明脂质过氧化过度[75]。高黏度也被证明与精浆抗氧化能力降低有关[76]。精液黏度因氧化应激而改变的机制可能与精浆中氧化蛋白之间相互作用的改变有关[77]。定量蛋白质组学分析表明，在脊髓损伤患者中，由于不同蛋白酶抑制剂对激肽释放酶活性的抑制，液化级联反应可能延迟。因此，在射精后，精子可以保持静止不动，包裹在由精原蛋白形成的凝胶凝块中[78]。

活性氧水平升高会损害精子功能。这种现象可能归因于膜流动性和顶体完整性的改变，导致精子与卵母细胞融合能力降低[79]。顶体蛋白酶是一种具有胰蛋白酶样底物特异性的精子顶体蛋白酶，定位于顶体基质中，是一种酶失活的酶原。有证据表明，它的活性形式顶体酶是人类正常受精所必需的。如果顶体酶减少、缺失或被抑制，精子与透明带的结合和穿透就会严重受损[80]。我们的研究小组显示，与健康男性相比，脊髓损伤男性的精子顶体酶活性较低[81]。这些发现表明，脊髓损伤男性的精子在精子与卵母细胞融合过程中可能存在功能缺陷，这是由于氧化损伤造成的。据报道，来自脊髓损伤男性的精子也有高度的顶体异常[72, 82]。

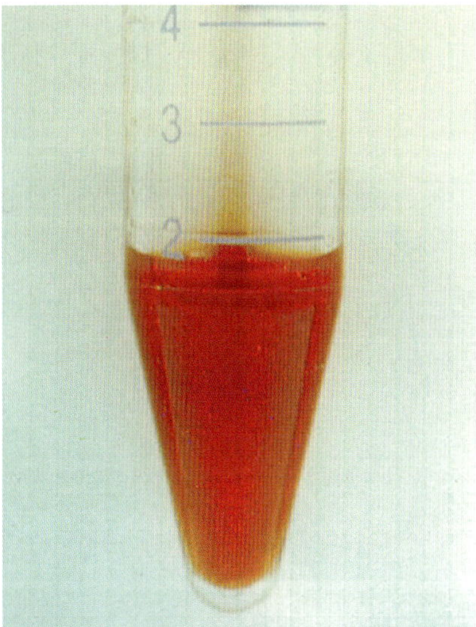

**图 38.3**　在脊髓损伤的男性中，27% 的人精液呈棕色。棕色的原因尚不清楚，可能与精浆中存在异常成分有关。有证据表明，精浆环境异常会导致男性脊髓损伤患者的精子损伤

已知精浆是脊髓损伤男性精液异常的主要原因（图 38.3）。例如，脊髓损伤男性的精浆会迅速抑制正常男性的精子活力。同样，正常男性的精浆可以改善脊髓损伤男性的精子

活力[27]。一项测量了同一组脊髓损伤受试者的精液和输精管抽吸物中的精子活力和精子存活率的研究证据表明，异常的精浆环境会损害脊髓损伤男性的精子[36]。由于来自输精管的精子尚未受到精浆的影响，对这些精子来源的直接比较提供了有关精浆对脊髓损伤男性精子功能的影响的信息。本研究结果表明，在脊髓损伤患者中，精子活力和精子存活率在射出的标本中显著降低（图 38.4），而在健康对照者中未发现。这些数据提供了证据，证明在患有脊髓损伤的男性中，精浆对精子是有害的。

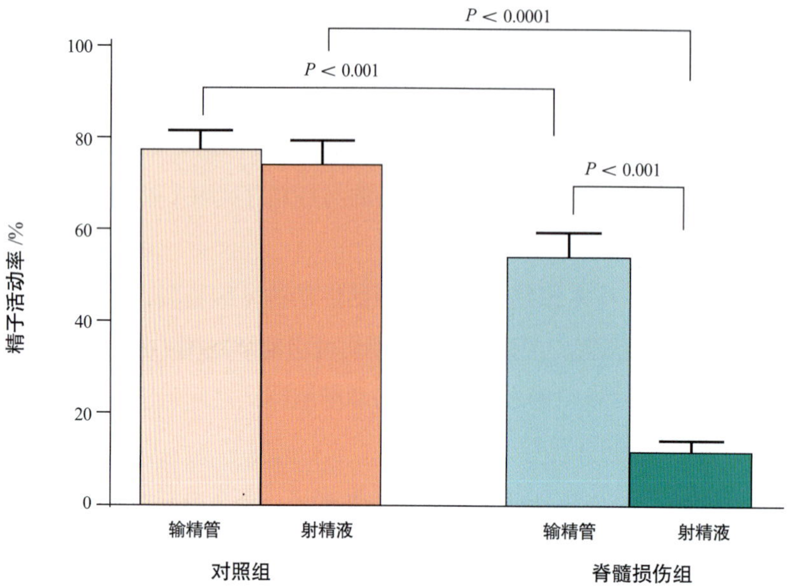


**图 38.4** 在患有脊髓损伤（SCI）的男性中，从输精管（VAS）获得的精子活力明显高于从射出精液（EJAC）中获得的精子活力。相比之下，在对照受试者中，这 2 个部位的精子活动率几乎没有区别。这项研究提供了明确的证据，表明精浆是脊髓损伤男性精子活力低下的主要原因

有趣的是，脊髓损伤男性获得的精子不仅比正常男性精子失去活力的速度更快，而且当精液储存在体温而不是室温时，这种恶化也会加剧。在正常男性中，没有发现这种相关性[83]。这种差异的可能解释是脊椎损伤男性精液中激活的白细胞在体温下产生较高的活性氧。根据上述信息，我们有理由认为，精浆活性氧水平升高、抗氧化能力降低可能至少在一定程度上对精子的活力和存活率产生不利影响，这一点是合理的，因为精浆中活性氧水平的升高、精浆抗氧化能力的降低至少在一定程度上对精子的活力和存活率产生了不利的影响。

## 第十五节　结　论

大量研究表明，男性脊髓损伤患者精液质量很差。没有一个单一的因素令人信服地被证明是根本原因，病因可能是多因素的。在这些因素中，氧化应激是导致精子损伤和随后的脊髓损伤导致的不育的致病机制。在这些患者中，循证研究已经确定了炎症和不良精液质量之间的关系，典型的特征是白细胞和炎性细胞因子浓度升高。治疗异常的炎症过程有望改善男性脊髓损伤患者的精液质量。

## 第十六节 审查标准

使用诸如 Science Direct、Ovid、PubMed 和 MEDLINE 等搜索引擎对检查脊髓损伤和不孕症之间的关系的研究进行了广泛的搜索。搜索是在 2019 年 2 月至 3 月之间进行的。研究鉴定和数据提取的总体策略基于以下关键词："脊髓""脊髓损伤""截瘫""不育""精子""精液""射精""氧化应激""内分泌疾病""阴囊温度""膀胱管理""活性氧物种""炎症""炎症体""细胞因子""DNA 碎片""pannexin"和"丙磺舒"。用英语以外的语言发表的文章也被纳入。仅在会议记录、网站或书籍中发布的数据不包括在内。网站和图书章节引用仅提供概念性内容。

（Nancy L. Brackett, Emad Ibrahim 和 Charles M. Lynne 著；周其赵，朱汝健和谢俊明 译）

39

# 第三十九章　肥　胖

**要点：**

- 全球范围的肥胖流行可能是男性生育率下降的一个潜在原因。
- 肥胖可能影响下丘脑 - 垂体 - 性腺轴，增加雌激素和脂肪组织来源的激素，如瘦素，同时减少睾酮和抑制素 B。
- 肥胖可导致精子遗传和表观遗传变化、阴囊温度升高、勃起功能障碍以及其他生理影响。
- 男性肥胖对辅助生殖技术（ART）的结果具有有害的影响。
- 除了特定的药物治疗和手术干预外，生活方式的改变可能有助于控制与肥胖相关的疾病。

## 第一节　介　绍

与女性相比，男性的发病率和死亡率更高，全球男性的健康状况逐渐恶化[1]。男性生育能力也呈下降趋势[2-4]，男性因素不育占全球不育的 40%~50%[5]。大多数男性不育症为特发性，其确切病因尚不清楚[6]。研究表明，可改变和可预防的生活方式在改善男性生殖力方面具有潜在作用[7]。由于不恰当的生活方式和饮食习惯，肥胖在全球的流行速度正在加快，导致全球肥胖流行。肥胖包括内脏（腹部）脂肪增多，临床定义为体重指数（BMI）≥ 30 kg/m²[8]。BMI 的增加与较高的发病率和死亡率相关。根据世卫组织 2016 年的一份报告，39% 的世界成人人口的 BMI 高于正常范围（BMI 在 18.5~24.9 之间）[9]。全球男性生育能力的下降和同时出现的肥胖患病率的上升导致了一些研究干预，以发现肥胖和男性不育之间的联系。

肥胖引发一系列疾病，使身体易患各种慢性疾病，包括糖尿病、心血管疾病、恶性肿瘤、早期衰老和神经退行性疾病。肥胖引起的疾病与伴发病有关，如高瘦素血症、高胰岛素血症、高血压、血脂异常、高血糖、Th1 主导的慢性炎症，以及生殖功能紊乱[10, 11]。肥胖引起的发病机制主要是基于脂肪毒性状态导致细胞损伤和组织功能紊乱[12]。

目前很多不育男性正在接受肥胖的评估和治疗[13]。此外，有学者提出了一个明确的 J 形关系，即 BMI 增加与精液质量下降之间的关系[14]。研究还发现，与体重正常的男性相比，肥胖男性的无精子症和少精子症发生率更高[15]。男性伴侣的 BMI 每增加 3 kg/m²，怀孕成功的概率估计会降低 12%[16]。据报道，肥胖影响精子数量、形态、存活率、活力和精子 DNA 完整性，尽管这方面的进一步研究需要更好地理解它们之间的关系[13, 15]。肥胖可能调节精子的遗传和表观遗传构成，或影响男性生殖系统的内分泌调节[13,17–19]。这包括睾酮（总睾酮和游离睾酮）、孕酮和性激素结合球蛋白（SHBG）

水平降低，同时雌激素、胰岛素、瘦素、促卵泡激素（FSH）、黄体生成素（LH）和催乳素[20]升高。此外，肥胖引起的男性生殖功能障碍的生理机制包括勃起功能障碍和阴囊温度升高[13]。

据报道，接受辅助生殖技术（ART）的夫妇的男性伴侣肥胖会增加受孕率和活产率下降的风险[21]。研究还表明，父亲肥胖会对后代的健康产生不利影响，特别是影响新陈代谢和生殖功能。父亲肥胖对后代健康的影响可能是通过精子产生的 DNA 损伤和几种表观遗传修饰来介导的[22]。本章着重介绍男性肥胖影响男性生殖功能，影响复杂的内分泌调节和脂肪来源物质的激增，调节精子的遗传或表观遗传结构，或直接扰乱睾丸功能的可能机制。除了提供一个简明的理解肥胖和男性生殖力之间的关系，本章还提出了管理和治疗策略，以对抗肥胖导致的男性不育。

## 第二节 肥胖：代谢综合征和男性不育

代谢综合征指的是能量生产、使用和储存的紊乱。如果高血压、肥胖、高血清甘油三酯、低高密度胆固醇（HDL）水平和高空腹血糖同时出现或出现 5 种情况中的任何 3 种，就可以诊断为代谢综合征。代谢综合征使身体易患心血管疾病、糖尿病以及生殖紊乱。长期以来，它被证明与男性生殖功能障碍有关，如性腺功能减退和勃起功能障碍（ED）[23]。研究表明，美国约 35% 的成年人口和近 50% 的老年人口存在肥胖症[24]。这种状态的初步表现为该综合征对男性生殖力的有害影响[25]。高血糖和高胰岛素血症在肥胖男性中出现较为明显，可以认为是男性肥胖的混杂因素[26]。代谢综合征及其对身体的不利影响损害了精子的数量和质量，因此，是肥胖男性中可见的生育力下降的重要原因[26]。

调节代谢能量平衡与生殖功能的生理机制依赖于代谢激素、下丘脑 - 垂体 - 性腺（HPG）轴和神经元控制之间的交互作用。调节代谢率和能量稳态的神经装置是身体的“代谢传感器”，它将激素信号转换为神经元脉冲，指示下丘脑促性腺激素释放激素（GnRH）脉冲发生器。下丘脑 GnRH 是主要的调节激素，介导垂体促性腺激素和随后的睾丸性激素的协调，以控制精子生成和其他生殖功能。由于肥胖、糖尿病（DM）、高瘦素血症和不育症之间已确定的关联，代谢综合征和相关的一系列身体疾病已经得到了关注。据报道，代谢指标激素，如胰岛素样生长因子 - I（IGF-I）、胰岛素、瘦素、胃饥饿素、抵抗素、肥胖抑制素和生长激素（GH），可以向下丘脑中枢传递营养状态的信号。这可能提示了它们在调控雄性生殖功能时通过与 HPG 轴环境进行沟通和干扰的途径[27, 28]。

## 第三节 肥胖与精液质量

某些男性因素是决定男性生殖力的关键因素，最传统的因素是充足的精子数量、独特的形态和强健的精子活力等。对于男性来说，精液特征取决于他们的整体健康状况以及环境因素。精液参数很容易被破坏，即使是最轻微的偏离体内平衡条件。创伤、系统性疾病、忙碌的生活方式、营养不良、环境条件和肥胖相关的改变等情况会极大地影响精液参数[15]。BMI、类固醇生成、精子产生与男性不育症之间的相互作用已进行了详细的研究，但仍缺乏整体的认识[13]。

肥胖男性精子数少于 2000 万 /mL 的概率是正常体重男性的 3 倍。这种情况被称为少精子症[29]。

Chavarro 等人[30]曾提出，BMI（＞ 25 kg/m²）较高的男性比体重正常的男性精子总数更少。射精量也随着 BMI 的升高而下降。一项包括 1558 名丹麦军人的广谱研究也显示，体重指数的增加与精子总数和浓度呈负相关[31]。肥胖还会损害精子的活力和形态，但其确切机制尚未确定[25]。然而，大量的研究已经证实了这些发现，强烈地表明肥胖对男性生育能力的干扰作用[32, 33]。

人类精液质量一直是男性生育状况的可靠预测指标，目前呈全球下降趋势[3,34,35]。一项全面的、以证据为基础的综述显示，在过去 50 年里，欧洲人口的精子浓度总体下降了 32.5%[3]。肥胖和超重以及相关的非稳态负荷已被广泛报道与少精子症和无精子症的发生率升高密切相关[36]。适当的管理和严格的减肥显示睾丸激素水平和精液参数有了显著的改善[37]。

## 第四节　肥胖男性精子发生改变

生精小管在细胞再生和细胞死亡之间维持着动态而稳定的平衡[38]。为了达到这一目的，在第一波精子生成后，在一个特殊的激素微环境的严格调控下，有一个生殖细胞分化的阶段。如果这个阶段产生的细胞超过了生理需要，它们就会通过 Bcl-xL 和 Bax 系统发生凋亡[39, 40]。精原细胞凋亡可能在特定的生理或病理条件下受到刺激，并受到不同基因的监控。在肥胖的情况下，精子的凋亡率显著增加。根据最近的研究干预，过度诱导生精细胞凋亡是导致大多数男性生育能力低下或不育的原因[41]。精原细胞凋亡是由传统 Bax 和 Bcl-2 稳态介导和控制的。肥胖可通过干扰睾丸中 Bcl-2/Bax 的比例，导致 Bax 升高，Bcl-2 表达降低，从而激活下游 caspases 信号，特别是触发 caspase 3[42]，从而诱导细胞凋亡。此外，肥胖可引起高脂血症和脂质代谢紊乱，使内质网应激升高，进而通过 GRP78 mRNA 和蛋白的高表达导致生精细胞凋亡[43, 44]。

## 第五节　肥胖和精子 DNA 完整性

许多研究都强调了 BMI 与男性不育即精子质量受损方面的联系[14,30,36,45－48]。肥胖对精子功能方面的影响，特别是考虑到它的 DNA 完整性，应该得到更广泛的研究。精子 DNA 完整性代表精子的主要核成分，对正常受精、着床过程、妊娠维持以及胎儿发育至关重要[49]。因此，除了常规的精液参数外，测定精子 DNA 碎片（SDF）可作为一种先进的精子功能测试，以评估男性生育状况。美国生殖医学中心（ACRM）通过一系列研究提出了 SDF 的相关概念和几种可能的实验室方法，以确定 SDF 在男性不育症中正确评估的临床价值[17,50－52]。美国泌尿协会（AUA）和欧洲泌尿协会（EAU）指南也承认 SDF 检测在诊断男性不育症方面充满活力[53]。

精子 DNA 完整性是肥胖男性受到不利影响的主要因素。肥胖损害精子 DNA 完整性或引起 SDF 的可能机制是通过诱导氧化应激。虽然没有大量的研究评估肥胖对精子 DNA 完整性的影响，但一些研究显示，他们的发现存在差异，这可能是由于技术问题造成的[30, 54]。然而，评估肥胖对精子 DNA 完整性的潜在影响至关重要，因为怀孕率的大幅降低与 SDF 的增加相对应[52, 55]。通过精子染色质结构分析（SCSA），Kort 等人[46]的研究显示肥胖男性 SDF 率增加。Chavarro 等人[30]和 Farriello 等人[56]的研究结果也支持了这一观点，他们使用单细胞凝胶电泳法检测精子 DNA 完整性。LaVignera 等人[57]还通过流式细胞术 TUNEL 实验观察到肥胖对精子 DNA 完整性有负面影响。另一项广泛的、为期 3 年的多中心研究进一步探索了 BMI 增加与精子 DNA 完整性的关系，结果表明肥胖确实是导致 SDF[58]增加的原因。相反，少数研究未能发现 BMI 与精子 DNA 完整性之间存在显著关系[45, 54]。

## 第六节 肥胖和激素

### 一、下丘脑 - 垂体 - 性腺（HPG）轴和性激素

目前证明肥胖与男性不育症相关的机制仍有待进一步研究。最可接受的机制可能是肥胖相关的非稳态负荷导致 HPG 轴的失调。HPG 轴与垂体促性腺激素、LH 和 FSH 一起，是男性生殖功能的主要内分泌调节因子，受下丘脑脉冲性 GnRH 的调节。LH 和 FSH 分别通过间质细胞和支持细胞来调节类固醇形成和精子形成。肥胖夫妇的脂肪细胞数量和大小都在增加，导致各种激素和调节分子水平异常。这些脂肪组织来源的物质干扰了 HPG 轴的精细协调，这可能部分解释了肥胖影响男性生育能力的机制（图 39.1）。所有与肥胖相关的参数，如 BMI、全身脂肪、皮下脂肪和腹部脂肪，都与睾酮水平的降低和雌激素水平的升高有关[59]。这种现象可以用芳香化酶细胞色素 P450 酶的过度活性来解释，除了间质细胞产生的芳香化酶外，这种酶在肥胖男性的白色脂肪组织中也产生了过量的芳香化酶细胞色素 P450 酶。因此，肥胖男性体内的高雌激素水平是由于雄激素加速转化为雌激素[60]。性激素水平的这种损害会导致精子生成和其他男性生殖功能的不利变化。与雄激素相比，雌激素具有更强的生物学活性。因此，即使其水平极微小的增加也可能引起巨大的下游影响，从而可能扰乱睾丸功能[29]。另外，睾丸中雌激素水平的完全降低也会影响正常的类固醇激素分泌和精子生成[61]。男性下丘脑中雌激素受体的存在表明，肥胖男性较高的雌激素水平导致睾酮水平降低，这也是通过一种负反馈机制抑制 GnRH 的脉冲性释放以及随后 LH 和 FSH 的释放[62]。这一机制最终导致雄激素产生和精子发生的性腺激素受体不足。

抑制素 B 是一种由支持细胞分泌的生长因子，主要作用是抑制 FSH 的产生。它还刺激睾丸间质细胞合成睾酮。肥胖男性抑制素 B 的产生可能是由于高雌激素水平或任何其他机制，表明肥胖对支持细胞有直接的干扰作用[63]。

因此，不育肥胖男性表现出的激素变化不同于只有肥胖或不育症的男性。

### 二、脂肪组织和代谢激素

用来解释肥胖与男性生殖功能障碍之间关系的运作假说是，肥胖男性的白色脂肪沉积是导致雌激素水平升高和脂肪组织激素激增的原因，这直接或间接地影响类固醇和精子的生成。雌激素水平的升高是由于芳香化酶活性的增加，芳香化酶将睾酮转化为雌激素。这是除了间质细胞产生的芳香化酶外，是肥胖男性白色脂肪组织产生过多的芳香化酶细胞色素 P450 酶的结果。

肥胖表现为复杂的紊乱，极大地损害了激素调节[64]。肥胖男性有大量的脂肪组织沉积，这些脂肪组织除了是毒素储存的场所外，还会释放出不同的激素和称为脂肪因子的炎症标志物。肥胖会导致血清中脂肪组织激素水平的改变，如生长素[65]、瘦素[66]、食欲素[67]、脂联素[68]、肥胖抑制素[69]和

其他代谢激素 [64]。据报道，瘦素与身体脂肪质量呈正相关 [70, 71]。

瘦素是一种调节脂肪组织的激素，通过影响下丘脑控制来平衡食物摄入和能量利用。据报道，瘦素同时具有代谢和神经内分泌功能。它除了在葡萄糖代谢中起着明确的作用外，还可以调节男性的性物质和生殖功能。研究表明，缺乏功能性瘦素基因的 ob/ob 小鼠表现出促性腺激素分泌减少，从而导致不育，而外源性瘦素治疗成功地恢复了生育能力 [72]。此外，长期给予大鼠抗瘦素抗体不利于 LH 分泌和生殖功能。当瘦素缺乏的小鼠表现出精子生成障碍和睾丸促凋亡基因表达增加，从而诱导生殖细胞凋亡时，瘦素也在介导正常的精子生成中发挥调节作用 [73]。有少数报道与瘦素改善男性生育能力的作用相矛盾，表明瘦素在超过生理限度的水平上对睾丸功能也有抑制作用 [74]。瘦素通过增加线粒体脂肪酸氧化诱导人内皮细胞产生活性氧（ROS）[70, 71]。瘦素也可能通过增加 GnRH、FSH 和 LH 的释放来刺激 HPG 轴 [75]（图 39.1）。它可以将其直接作用于性腺，因为它的受体异构体在性腺组织中大量存在 [75]。血清脂联素水平与睾酮和活性氧水平呈负相关 [76, 77]。

瘦素也可能通过影响 kispeptin 来调节下丘脑 GnRH 的释放。kispeptin 在生殖调节中的作用被广泛接受。这些肽位于下丘脑的弓状核，建立代谢和生殖的相互作用 [78]。据报道，kispeptin 可以抑制脂肪生成和增加脂肪分解 [79]。在像肥胖这样的代谢综合征中，kispeptin mRNA、KISS1 在下丘脑和脂肪组织中的表达减少 [78]。由于 kispeptin 刺激下丘脑 GnRH 的脉冲性释放，其在肥胖时的缺陷可能导致下丘脑性腺功能低下（图 39.1）[78, 79]。

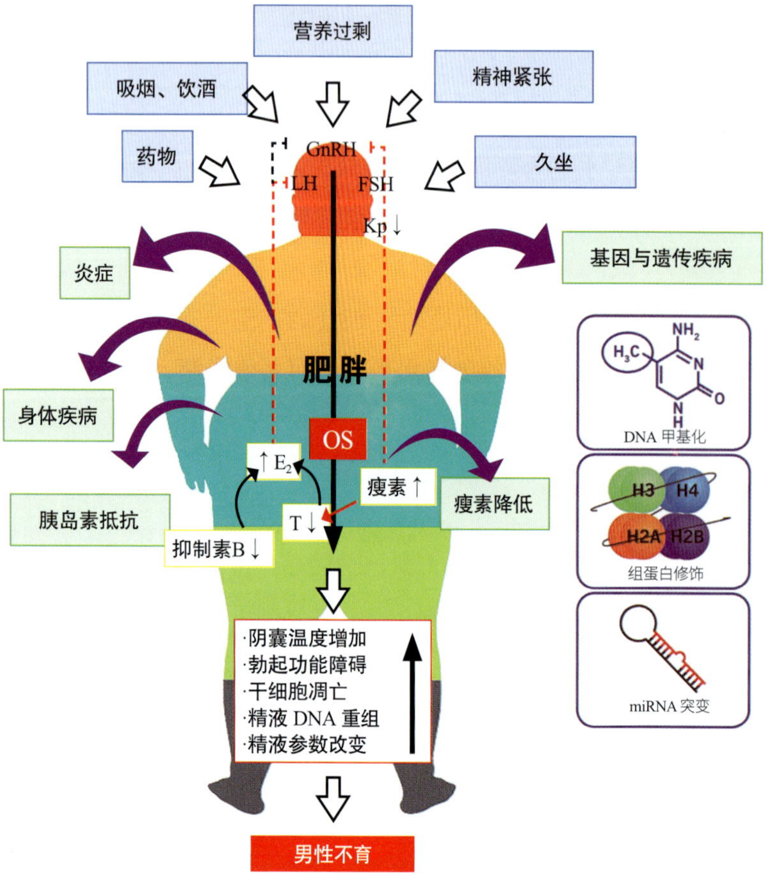


**图 39.1** 肥胖引起的内分泌紊乱及其与男性不育的关系。GnRH 促性腺激素释放激素、LH 黄体生成素、FSH 促卵泡生成素、T 睾酮、$E_2$ 雌二醇、KPKispeptin、OS 氧化应激

食欲素（下视丘泌素）是另一种新兴的脂肪组织激素，据报道，它通过诱导间质细胞中类固醇生成酶的活性来刺激睾酮的产生[80]。食欲素似乎也可以减轻细胞的氧化损伤[81]。

抵抗素是另一种脂肪组织因子，由于肥胖男性脂肪细胞数量较多，其分泌增加。据报道，抵抗素会诱导肥胖男性的胰岛素抵抗，使他们更容易患上 2 型糖尿病[82, 83]。根据内分泌学会临床实践指南（2010）制定的规定，男性 2 型糖尿病患者应该进行睾酮水平过低的筛查[84]。这是合理的，因为患有 2 型糖尿病的肥胖男性可能由于中枢或外周胰岛素抵抗而继发性性腺功能减退。相关的促炎细胞因子（白细胞介素 6 和肿瘤坏死因子 α）对 HPG 轴的有害作用加剧了这种影响[60]。肥胖男性胰岛素水平升高导致 SHBG 水平降低，这可能解释了介导正常精子生成所需睾酮作用降低的原因。然而，补偿低 SHBG 水平并不能改善肥胖胰岛素抵抗条件下的低睾酮水平，反映了胰岛素抵抗对间质细胞产生睾酮的自主直接影响[13, 60]。

食欲素是一种由胃肠道中的胃饥饿素能细胞产生的神经肽，它与血清睾酮水平的变化有关，但仍有争议[85–87]。胃食欲素受体在睾丸中被发现，它在类固醇的形成中起作用。然而，目前还没有关于它对精子生成有直接影响的报道[85]。氧化应激和 ROS 水平似乎与食欲素水平呈正相关，食欲素水平会引发进一步的肥胖相关并发症，进而产生更多的 ROS[88]。

这种脂肪组织激素的复杂网络，包括脂肪因子、代谢激素和经典激素，组成了 HPG 轴，介导了男性生殖系统的原始功能。如果这些交联中的任何一个受到威胁，就像肥胖男性的情况一样，生殖功能就会被扰乱，导致男性生育能力低下或不育。

## 第七节 由肥胖引起的遗传和表观遗传修饰

肥胖和男性不育的根源可能是由基因和表观遗传改变引起的。很少有像 Prader–Willi、Laurence–Moon–Bardet–Biedl 和 Klinefelter 综合征这样发现肥胖与男性不育相关的常见基因突变[19,89,90]。以 15 号染色体异常为特征的 Prader–Willi 综合征，表现为不育和肥胖。人类 ALMS1 基因突变导致 Alström 综合征，并出现代谢和内分泌调节，导致儿童期发病肥胖和不育等并发症[91]。此外，有报道称芳香化酶多态性可以影响肥胖男性体重介导的雌二醇水平[92, 93]。这可能是某些肥胖男性有较高的雌二醇水平，然后是不孕不育，而另一些没有这样的问题的潜在原因。需要进一步的研究来发现肥胖和男性不育之间更广泛的基因联系。

如前所述，包括饮食和生活方式因素在内的各种环境影响都可能导致肥胖。这些因果关系可以改变表观遗传安排，这可能会增加患慢性全身性疾病的风险，不仅在受影响的个人，而且在他的后代。

在此背景下，Ng 等人的一项开创性研究报道了雄性大鼠的高脂肪饮食会导致细胞功能障碍[94]。在这些雄性大鼠的雌性后代中发现了早期的胰岛素分泌以及葡萄糖耐量中断。同一组的另一篇报道显示，大鼠子代腹膜后白色脂肪组织的转录组也同时受到影响[95]。然而，男性生殖细胞没有进行同样的分析。尽管如此，雄性后代发育中的生殖细胞也可能携带一些表观遗传变化，如甲基化，这是代际效应的根本原因。Fullston 等人的报告显示，饮食诱发的父亲肥胖可能会影响后代精子的分子结构。他们报道，喂食高脂肪食物的小鼠精子 microRNA 含量改变，精子 DNA 甲基化下降 25%[96]。Palmer

等报道，高脂饲料喂养的小鼠精子中组蛋白去乙酰化酶 sirtuin-6（SIRT6）水平下降，DNA 片段增加[97]。

关于肥胖对人类精子表观遗传学影响的研究很少。据我们所知，迄今为止，还没有研究报告显示 RNA 片段在饮食摄取的转代传递中的作用。2014 年，Consales 等研究了生活方式因素对重复 DNA 序列（LINE-1、Sat -1 和 Alu）中人类精子 DNA 甲基化的影响。但 BMI 与精子 DNA 甲基化无显著相关性。吸烟是肥胖的诱因之一，与 LINEα 甲基化水平呈显著正相关[98]。关于肥胖男性个体基因或基因组 DNA 甲基化的研究很少。有报道称，肥胖男性的 DNA 甲基化百分比与正常男性有显著差异[99]。Donkin 等人报道了一项有趣的观察，病态肥胖男性的减肥手术后体重减轻，导致其精子表观遗传学发生显著变化[100]。

表观遗传修饰会持续几代，在后代中可以看到甲基化模式和分子编程的改变[101-103]。研究发现，与父母不肥胖的孩子相比，父母肥胖的孩子精子 DNA 甲基化谱发生了改变[104]。另一项研究也相继报道了精子 DNA 在几个不同甲基化区域的甲基化改变，这表明男性的肥胖状态可以从精子表观基因组中观察到[99]。

## 第八节　与肥胖相关的疾病和男性不育

### 一、阴囊温度提高

由于阴囊脂肪过多，导致性腺温度升高，肥胖可能潜在地影响精子生产 / 参数。精子生成是一个极热敏感的过程，人体睾丸的最佳温度为 34~35℃[60]。睾丸温度也可能因其他一些情况而改变，如精索静脉曲张、久坐的生活方式、使用笔记本电脑、桑拿、温水浴等[105]。在肥胖男性中，阴囊高脂肪导致的阴囊温度升高以及耻骨上和大腿脂肪的增加除了直接影响精子形成外，也会导致精子氧化应激[13, 105]。这可能会破坏精子细胞，降低精子活力，增加 SDF，导致生育能力低下或不育[13]。

### 二、勃起功能障碍

肥胖男性的不育症也可能与性交频率降低有关。通过各种基于调查的研究可以明显看出，肥胖男性患勃起功能障碍的概率几乎高出 1.5 倍[106]。勃起功能障碍与男性不育呈正相关[13, 107]。肥胖可能与勃起功能障碍有关的机制可以通过肥胖男性睾酮水平的显著降低和潜在的促炎细胞因子的激增来解释[108]。这种促炎介质导致严重的内皮功能障碍，可通过一氧化氮途径直接导致男性勃起功能障碍[109]。肥胖与几种全身性发病机制有关，如高血压、糖尿病和血脂异常，它们在导致勃起功能障碍方面具有独立的机制[110]。如果有更多的研究干预来建立一个共识，即肥胖男性性交频率降低是勃起功能障碍的结果，还是与内分泌或心理障碍有关，这将是有益的[111]。

### 三、氧化应激

活性氧是非常活泼和不稳定的分子，当产生超过组织的抗氧化防御时，导致氧化应激（OS）。OS 可导致全身严重的细胞损伤[112, 113]。许多报道指出肥胖及其相关并发症与 OS 增加有关[13, 33, 58, 64, 66]。肥胖标志着血清游离脂肪酸和不饱和脂肪酸的增加。这些脂肪酸易受到 ROS 的氧化攻击，并随后发生过氧化反应、抗氧化酶水平降低和丙二醛（MDA）积累，肥胖男性的 OS 状态反映了这些脂肪酸[114]。如上所述，脂肪细胞大量释放出脂肪因子，如 IL-6、TNF-α、纤溶酶原激活物抑制因子 -1（PAI-1）

和组织因子[60, 68]。在肥胖男性中，由于白色脂肪组织的高沉积，这些脂肪因子水平的增加会导致炎症，对精子产生毒性作用。这些作用是通过诱导睾丸中过量 ROS 和活性氮（RNS）的生成来介导的[115]。在肥胖男性中，维持正常生物过程的代谢率增加，以及睾丸直接环境中的高水平压力，会触发更多 ROS 的产生。肥胖时激活的白细胞对炎症信号的响应所贡献的促炎介质分子的局部影响也加重了对精子的损害，抑制了精子的形成。ROS 是男性不育症的一个独立病因和新兴标记物，它明显导致精子生产、形态和功能的一系列紊乱，也可能抑制男性生殖功能的激素调节[17,51,107,112,113]。

### 四、睡眠呼吸暂停

睡眠呼吸暂停（SA）指的是一种特殊的睡眠障碍，在睡眠中呼吸频繁中断或呼吸浅或不频繁。呼吸暂停导致低氧血症，这在肥胖人群中很常见。目前还缺乏确切的证据来得出肥胖男性的睡眠呼吸暂停导致不育的结论，但不能排除这种联系。睡眠呼吸暂停影响 HPG 轴，也可能降低性腺功能[13, 107]。此外，有报道称，肥胖男性的睡眠呼吸暂停会降低早晨的睾酮浓度[116]。这可以通过一种假说来解释，即睡眠呼吸暂停导致的睡眠片段化可能是导致夜间睾丸激素节律紊乱的原因。此外，有人提出，肥胖男性总睾酮水平的降低与睡眠呼吸暂停的严重程度成正比，因此也会破坏精子形成和引发其他性功能障碍。这些与肥胖相关的睡眠呼吸暂停的有害影响的结合可能对男性生育能力[60]产生复合影响。

## 第九节　男性肥胖对 ART 结局的影响

越来越多的证据表明，由父亲来源造成的长期健康问题的非遗传影响可以通过男性配子传递给后代[96, 104]。在影响精子健康的因素中，肥胖是尤为重要的。鉴于日益增长的肥胖流行率，有必要加强对男性伴侣肥胖的临床后果的认识。男性因素对人工授精或精子活力的影响需要广泛的研究。

### 一、由 ART 引起的肥胖和怀孕

很少有研究关注男性肥胖对接受 ART（体外受精或胞浆内精子注射）的夫妇实现临床妊娠的影响。评估临床怀孕采用下列方法：每个胚胎移植周期胎儿心跳检测（ET）[21]。每个周期宫内妊娠囊经阴道超声波扫描[117]，每个胚胎移植周期超声波确认（没有提供进一步的细节）胚胎移植周期[118]，每个 ICSI 周期心跳检测[119, 120]。报告显示，在男性伴侣肥胖的情况下，接受 ART 治疗的夫妇的临床怀孕率有所下降。

### 二、肥胖与 ART 后的妊娠结局

据报道，与正常体重的男性相比，肥胖男性的辅助生殖治疗导致的活产率显著下降。通过辅助生殖疗法（ART）妊娠后的活产率已被各种研究报告，包括胚胎移植周期[118]、取卵周期[21]、治疗周期[121]、ICSI 周期[119]和体外受精周期[120]。

### 三、父亲肥胖和 ART 后的婴儿发育

研究还发现，与体重正常的父亲相比，父亲肥胖还会影响子女的发育，影响婴儿从出生到 3.5 岁的 BMI 增长曲线的变化[122]。由于肥胖男性更容易发生不育，有肥胖男性伴侣的夫妇的受孕率和活产率较低，婴儿的健康也较差。这可能是由于肥胖男性正常精子形态的破坏、SDF 的增加和线粒体膜电位（MMP）的降低。

## 第十节　管理肥胖引起的男性不育

### 一、调整生活方式

为了减轻体重，改变生活方式包括改变饮食习惯，如减少每餐的分量，限制某些高热量的食物，以及适当的锻炼，以恢复正常的能量平衡。很明显，通过严格的饮食和（或）适当的运动来自然减肥可以提高雄激素、SHBG 和抑制素 B 的水平，同时降低胰岛素和瘦素的水平。这进而改善了肥胖男性的精液参数[30, 89]。此外，体重减轻会导致脂肪组织的大量减少，从而降低炎症介质的浓度，如 TNF-α、IL-6 等与不育症相关的细胞因子[123]。一个合理的饮食计划和有意识的努力锻炼可以使体重逐渐减轻，并且应该保持很长一段时间。这可以通过自我决定、坚持锻炼、认知行为疗法和与支持团体的联系来刺激。这些生活方式的采纳形成了治疗肥胖性不育的初级保健[18, 124]。

### 二、药物治疗

肥胖引起的男性不育可以通过 2 种方式进行临床治疗，要么通过药物减肥，要么直接治疗男性生殖功能障碍。根据美国食品和药物管理局（FDA）的批准，有几种抗肥胖药物可以长期使用。奥利司他（赛尼可）用于减少肠道脂肪吸收，阻碍胰脂肪酶活性。另一种药物是西布曲明，它通过抑制神经递质失活，即去甲肾上腺素、多巴胺和五羟色胺发挥作用。这将导致食欲下降，从而适度减轻体重[18, 125]。短期药物治疗包括广泛的治疗选择，包括去甲肾上腺素能受体激活、胃肠脂肪酶抑制、五羟色胺受体激活和联合治疗[125]。

继发性不育的肥胖男性可通过 GnRH 泵或注射人绒毛膜促性腺激素（HCG）治疗，HCG 介导 LH 对间质细胞的作用，刺激睾酮分泌。这在一定程度上可以恢复肥胖男性精子的正常生成[126]。芳香酶抑制剂（睾内酯或阿那曲唑）也是一种有效的药物选择，其作用是抑制睾酮向雌激素的转化。研究表明，这些药物可以提高睾丸激素水平，进而提高肥胖受试者的生殖力[126–129]。肥胖引起的男性不育症的新时代治疗方法试图直接减轻 2 个同时存在的问题：一个是睾酮不足，另一个是脂肪组织衍生的过量因素。这些尝试通过睾酮替代疗法和调节策略来抑制脂肪组织激素，特别是瘦素。肥胖男性瘦素水平的降低可能有利于改善生殖功能，因为瘦素间接影响 GnRH、LH 和 FSH，并直接对睾丸产生影响[130, 131]。调节一些与肥胖相关的主要代谢激素（如胃促生长素），可能有助于进一步了解肥胖引起的健康障碍和男性不育的新药物开发[13,17,18]。

### 三、外科干预措施

患有不育症的肥胖男性可以方便地选择体外受精。尽管有报道称病态肥胖患者在 IVF/ICSI 周期中出现不良结果[132]，但男性伴侣肥胖似乎不会影响其女性健康伴侣在 IVF 或 ET 中的结果[13, 18]。对于阴囊周围有大量脂肪堆积的肥胖男性，可采用阴囊脂肪切除术。在这些肥胖的男性中，堆积的脂肪会导致阴囊温度升高或毒素积聚。该手术显然可以恢复男性的生育能力，因为据说有五分之一的肥胖男性在接受阴囊脂肪切除术后能够成功地使其伴侣受孕[133]。重度肥胖的男性（BMI ＞ 40）应进行严格的饮食和行为调整，同时进行胃或小肠部分切除或旁路手术，称为减肥手术（weight loss surgery）[133]。研究报告，手术导致雌激素 / 睾酮比率显著下降，并有助于恢复其他激素和脂肪因子。然而，如果与肥胖相关的男性不育症的严重程度较轻，则应避免减肥手术，直到它被证实没有长期的有害影响为止。

## 第十一节　总　结

肥胖是以 BMI 值≥ 30 kg/m² 为特征的一种代谢综合征，使身体容易受到各种病理条件的影响。全球男性生育率的同时下降和肥胖流行率的增加，支持了肥胖与男性不育之间的关联。肥胖男性有大量的脂肪组织沉积，这些脂肪组织不仅是毒素储存的场所，也是激素（生长素、瘦素、食欲素、脂联素、肥胖抑制素等）和脂肪因子的来源。瘦素作用于 HPG 调节轴和直接作用于睾丸细胞来调节男性生殖功能。它可以触发过量的 ROS 来诱导睾丸组织中的 OS，而促食素已被报道可以减轻氧化损伤。食欲素还可以刺激睾丸间质细胞产生睾酮。抵抗素是另一种导致肥胖男性胰岛素抵抗的重要脂肪组织激素。另外，肥胖男性雌激素水平高于睾酮，原因可能是芳香化酶活性增加，或者雌激素负反馈机制抑制脉冲性 GnRH 的释放以及随后的 LH 和 FSH 的释放。肥胖导致抑制素 B 产生减少，这也可能与雌激素水平高有关。

除了通过激素相互作用讨论肥胖对男性生殖的间接影响外，本章还强调了肥胖对性腺功能的直接影响。肥胖可通过过度诱导生殖细胞凋亡而破坏精子形成。它通过各种机制损害精液质量，如阴囊温度升高，ROS 产生，增加精子 DNA 碎片。本章提出了接受 ART 夫妇中男性伴侣的肥胖与其不良后果之间可能存在的联系。然而，有一些有前景的策略来预防和管理肥胖及其相关疾病。本章中提出的肥胖的简明概念及其与男性不育的关系将有助于更好地理解这一主题，并鼓励研究人员探索新的治疗干预措施。

## 第十二节　审查标准

笔者使用搜索引擎如 Science Direct、OVID、谷歌 Scholar、PubMed 和 MEDLINE 进行了广泛的文献搜索，以发现肥胖和男性不育之间的关系。研究识别和数据提取的总体策略是基于以下关键词“肥胖”“代谢综合征”“不育男性”“不育”“精液参数”和“辅助生殖”以及特定肥胖和男性不育标记物的名称。用英语以外的语言发表的文章也被纳入。仅在会议或会议记录、网站或书籍中发表的数据不包括在内。网站和书的章节引用只提供概念内容。

（Ashok Agarwal 和 Sulagna Dutta **著**；周其赵，朱汝健和谢俊明 **译**）

# 40

# 第四十章　吸烟对男性生育能力的影响

**要点：**

- 关于吸烟是如何导致男性不育的，文献中并没有一致的意见。
- 吸烟对几乎所有的器官系统都有有害影响，会损害下丘脑垂体轴的激素信号，扰乱精子形成，并直接损害精子形态和遗传物质。
- 一些研究表明，接触烟草类产品会影响各种精子参数，如精子形态受损、精子活力下降和精液体积减小。
- 需要更多的研究来确定在分子水平上吸烟是如何损害男性正常的生殖过程的。
- 对吸烟者的男性不育的治疗取决于扭转或管理香烟烟雾的毒素和化学攻击物所造成的损害。

## 第一节　介　绍

吸烟与男性生育能力之间的关系尚未完全确定。关于吸烟和尼古丁对男性生殖生理影响的相互矛盾的研究，使我们很难得出吸烟习惯对男性生育能力的确切影响（表 40.1）。生活方式的改变已经成为现代医学中许多话题的焦点，作为对各种各样的健康问题和紊乱的可实现的解决方案。本章的目标是提供一个详细的文献回顾，描述吸烟如何影响男性生育能力。

**表 40.1　吸烟影响精子分析参数已发表文献的综述**

| 吸烟对精液参数的影响 | | | | |
|---|---|---|---|---|
| 作者 | 浓度 | 运动性 | 形态学 | 其他结果 |
| Stillman 等 [1] | ↓ | ↓ | ↓ | |
| Dikshit 等 [2] | – | – | – | |
| Klaiber 等 [3] | ↓ | | | |
| Osser 等 [4] | – | – | – | |
| Dunphy 等 [5] | – | – | – | |
| Pacifici 等 [6] | | | | |
| Sofikitis 等 [7] | | | ↓ | |
| Vine 等 [8] | ↓ | ↓ | ↓ | |
| Chia 等 [9] | ↓ | ↓ | ↓ | |

续表

| 吸烟对精液参数的影响 | | | | |
|---|---|---|---|---|
| 作者 | 浓度 | 运动性 | 形态学 | 其他结果 |
| Horak 等[10] | ↓ | ↓ | | 吸烟者精子中大体积的 DNA 加合物增加 |
| Künzle 等[11] | ↓ | ↓ | ↓ | |
| Pasqualotto 等[12] | – | – | – | |
| Colagar 等[13] | ↓ | | | |
| Tremellen 等[14] | | ↓ | ↓ | DNA 损伤，膜损伤增加 |
| Calogero 等[15] | | ↓ | ↓ | DNA 损伤增加 |
| Oyeyipo 等[16] | ↓ | | ↓ | |
| Taha 等[17] | ↓ | ↓ | ↓ | |
| Sharma 等[18] | ↓ | ↓ | ↓ | |
| Zhang 等[19] | ↓ | ↓ | ↓ | |
| Kumar 等[20] | ↓ | ↓ | ↓ | |
| Dai 等[21] | | ↑ | | |
| Harlev 等[22] | ↓ | ↓ | ↓ | |
| Cui 等[23] | ↓ | ↓ | ↓/– | 精子损伤的显著性因吸烟量的不同而不同 |
| Esakky 等[24] | ↓ | | | DNA 损伤增加 |
| Jenkins 等[25] | – | – | – | |
| Sharma 等[26] | – | ↓ | | 精子数量减少 |
| Al Khaled 等[27] | – | – | – | 精子 DNA 无显著差异 |

注：↓自正常参数下降，–没有影响，↑从正常参数增加。

# 第二节　吸烟的概述

烟草的使用，特别是吸烟，是世界各地可预防的死亡原因背后最常见的罪魁祸首。除了恶化的预后外，明显肺部病变以外的疾病越来越多地与当前甚至过去的吸烟病史有关。卷烟中含有一氧化碳、甲苯、镉、甲烷、多环芳烃（PAHs）等 7000 多种成分，每一种都在微观和宏观层面对正常生理功能产生不良影响[13, 22]。烟雾排放分为 2 个部分，第一部分释放一氧化碳气体，第二阶段含有尼古丁和焦油[6]。香烟的成瘾特性是由于尼古丁成分。然后（它被）代谢成可替宁，然后继续被加工成反式 2 - 羟基可替宁[6]。除了代谢的最终产物，烟草的初始成分也对男性生殖生理有破坏性的影响[15]。

尽管男性日常吸烟率已从 28.4% 下降到 25.0%，但仍被证明是对所有身体系统造成不良健康影响的重要因素[28]。一直以来，吸烟都与口咽癌、喉癌、食管癌、气管癌、支气管癌、肺癌、胃癌、肝癌、胰腺癌、宫颈癌和膀胱癌有关。吸烟也被证明会导致中风、失明、冠心病、肺炎、慢性阻塞性肺病、糖尿病、异位妊娠、类风湿关节炎和免疫紊乱。

吸烟作为公共健康的负担已在多个领域进行了广泛的分析。烟草消费极大地加重了195个以上国家的全球健康负担[29]。虽然吸烟在低社会经济水平地区和教育水平较低的人群中传播的影响很大，但吸烟是一种普遍的公共健康风险，它破坏人体的能力并没有区别[28]。从经济上看，与吸烟有关的费用是惊人的，达到每年医疗费用的8.7%[30]。在美国，与吸烟有关的疾病已经花费了超过3亿美元的医疗费用[30]。这包括由相关疾病引起的1760亿美元的医疗支出，以及因暴露于二手烟[31]导致超过1.56亿美元的预期生产力损失。美国公共卫生署署长自发表了吸烟对于经济影响的标志性报告以来，通过各种各样的努力来减少烟草销售，这一举措[31]挽救了800万人的生命和延长了1.75亿年的寿命。然而，烟草业仍在蓬勃发展，无论在发展中国家和发达国家，吸烟仍是可预防的主要死亡原因。

吸烟对生殖系统的影响尚未完全确定。在男性中，吸烟已被证明会降低产生和维持阴茎勃起功能，还会导致精子活力和数量受损（图40.1）。在妇女中，吸烟和异位妊娠率的升高及胎儿发育障碍相关。

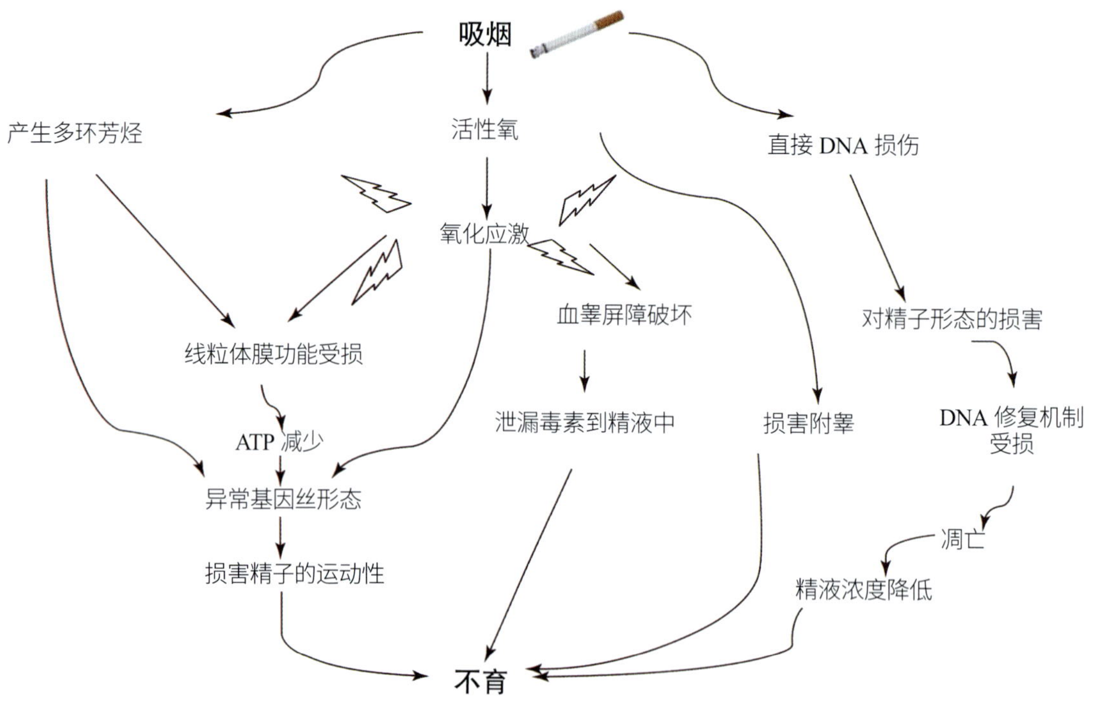


**图40.1** 吸烟如何损害精子生理和功能的机制

# 第三节　男性生殖生理学概述

## 一、激素轴

男性激素轴是下丘脑-垂体轴的另一个反馈回路。下丘脑脉冲式分泌促性腺激素释放激素（GnRH），刺激垂体前叶释放黄体生成素（LH）和促卵泡激素（FSH）进入体循环[32]。到达睾丸后，LH诱导间质细胞每天产生5~7 g睾酮。活性代谢物5-α-二氢睾酮（DHT）对男性生殖道的正常发育至关重要。FSH作用于支持细胞，刺激细胞产生支持精子形成的蛋白质以及抑制素B[32]。

这条轴上激素的产生和分泌高度依赖于负反馈机制并受其调节。循环中睾酮和二氢睾酮水平的升高分别抑制下丘脑和垂体前叶产生 GnRH 和 LH 水平。这就降低了睾丸中激素和蛋白质的产生。支持细胞分泌的抑制素 B 抑制 FSH 的分泌。这一通路对内源性和环境应激都极其敏感。吸烟直接影响这种设计精妙的激素传递系统的正常功能。

### 二、正常的生殖途径

男性的正常生殖途径必须介绍相关的解剖结构。如前所述，睾丸是男性生育功能的主要生殖器官。它们在解剖学上被血睾屏障分隔成 2 个腔室。间质室含有负责产生睾酮的间质细胞。睾丸的生精小管管腔明显较大，占睾丸器官的绝大部分。支持细胞驻留在这里，分泌调控精子形成所需的蛋白质和营养成分。未分化的精原细胞也位于生精小管系统。吸烟对这些男性生殖解剖的组成部分及其相关生理过程造成损害，从而对男性生殖力产生有害影响。

### 三、精子生成

精子生成过程始于青春期，GnRH 峰值达到刺激 LH 和 FSH 分泌所必需的水平，被分为 3 个阶段[33]。第一个阶段是有丝分裂或增殖阶段，未分化的未成熟干细胞经过有丝分裂。其中一部分被用于填补干细胞储备，其余的将继续完成精子生成过程，成为成熟的精母细胞[34]。第二阶段是这些精原细胞突破血睾屏障，进行减数分裂成为 2 个不同的原代精母细胞。这些接着完成了另外两轮减数分裂，产生了 2 个次级精母细胞，最后形成 4 个精子细胞。精子生成的第三个也是最后一个阶段是这 4 个精子细胞分化为成熟精子的阶段[33, 34]。整个过程每天产生大约 1 亿个成熟精子[35]。这一过程已经进化到适应非常具体的进程，可被吸烟引入体内的毒素阻断，从而导致男性不育（图 40.1）。

### 四、勃起生理学

阴茎勃起是通过阴茎海绵体血管的小动脉扩张实现的。当男人性冲动时，神经末梢释放的神经递质会增加阴茎的血流量。这导致压迫白膜下静脉流出，将血液滞留在阴茎血管内，从而导致勃起。阴茎的神经支配是复杂的，依赖于交感神经、副交感神经、感觉神经和运动神经突触。兴奋性和抑制性神经信号通路的结合对于获得和维持勃起是至关重要的。交感神经信号来源于骶神经和尾神经交感神经链神经节，然后传导到阴茎，并负责射精[36]。阴茎的副交感神经支配来自盆丛，负责阴茎勃起[36]。

躯体神经和运动神经活动始于阴茎皮肤、阴茎龟头和阴茎海绵体内尿道的感觉感受器。这些小的游离神经末梢连接形成阴茎背神经，背神经向内侧伸出形成阴部神经和其他神经纤维。运动神经支配对射精至关重要。支配球海绵体肌肉的纤维负责有节奏的收缩，这是将精子通过尿道排出所必需的[36]。

## 第四节　男性不育

烟制品中的毒素会损害维持男性正常、健康的生殖解剖和生理结构的每一个环节。当一对夫妇在受孕中遇到困难时，必须对双方进行评估。大约 30% 的不孕可以完全归因于男性的问题[37]。

男性不育症的评估始于病史和体格检查。性交时间、润滑剂的使用、儿童疾病如流行性腮腺炎睾丸炎、隐睾、睾丸扭转等都被证明是成年后不育的原因。在这一课题的现代研究中，暴露于环境毒素已成为突出问题。

## 一、影响男性生育能力的因素

在人类中，男性不育占所有病例的 40%~50%，约占育龄男性的 7%[38]。2010 年，世界卫生组织重新评估了精子研究标准，并对精子体积、活动力和形态学的评估要求进行了修改。由于这些变化，体积用重量来衡量；运动性可分为两类：前向性和非前向性；形态学的评估使用 Tygerberg 标准 [26]。这些变化的结果包括取消曾经被认为是男性不育的诊断，因此需要重新检查那些有生育问题的男性的精子参数。

## 二、睾丸的因素

精索静脉曲张指睾丸静脉处于扩张的状态，在男性中患病率为 15%，占男性不育的 40%[39]。左侧精索静脉曲张的发生率是右侧精索静脉曲张的 10 倍，因为左精索静脉以一个直角汇入左肾静脉，而右精索静脉直接汇入下腔静脉。与未患精索静脉曲张的男性相比，患精索静脉曲张的男性更容易出现精液质量和精子数量异常。虽然有文献证明精索静脉曲张在不育男性中更为普遍，但其病因背后的病理生理学仍不清楚。然而，由于血液淤积在蔓状静脉丛，这导致腹股沟的相对高温，这是众所周知的，高温对精子生成有害 [40]。

比较吸烟和不吸烟的男性精索静脉曲张的患者，吸烟者患少精子症的风险是不吸烟者的 10 倍，这表明吸烟和精索静脉曲张对男性生殖力有潜在的复合效应 [3]。Agarwal 等人进行的一项研究显示，精索静脉曲张患者的精子数量和活力降低 [41]。此外，精索静脉曲张的程度似乎与精子活力和浓度呈负相关 [42]。

## 三、遗传基因

影响下丘脑 - 垂体 - 性腺轴激素和受体的基因异常可导致不育 [37]。Kallmann 综合征是一种导致特发性低促性腺激素性性腺功能减退症（IHH）的 X 连锁遗传性疾病。Ka1 基因突变导致下丘脑分泌 GnRH 减少。GnRH 的缺乏导致垂体产生和分泌 FSH 和 LH 的减少，从而导致对睾丸的刺激减少，导致睾酮和精子保护生长因子的水平降低 [43]。先天性肾上腺增生也被证明会引起 IHH，原因是与维护睾丸上皮和精子生成 [43] 相关的 Dax1 基因会突变。Prader-Willi 综合征是一种先天性疾病，由母亲的 15 号染色体印记或父亲的 15 号染色体短臂缺失引起，导致肥胖、隐睾和 IHH[37]。Klinefelter 综合征是男性不育最常见的遗传原因。这种染色体异常有一系列的核型异常，最常见的是 46XXY。然而，尽管在染色体计数和成分上存在异质性，但所有临床表现为男性低生育能力 [43] 的一些变异。在青春期和成年期，被诊断为 Klinefelter 综合征的男性会出现睾丸小而坚硬，和一定程度的雄性激素缺乏 [43]。其他的则有一个睾丸，可能是隐睾或睾丸已下降，以及一条带状性腺 [37]。如果睾丸下降到阴囊，通常会出现正常浓度的间质细胞和支持细胞，然而，会出现输精管内的生殖细胞丢失。在一项研究中，25 岁以上的男性中有 70% 主诉性欲减退。

在 46,XX 的男性中，Y 染色体的短臂上存在性别决定区域（SRY）的缺失 [37]。在 Y 染色体的长臂上是无精子症因子区域（AZF），它在正常的精子生成中是不可或缺的。

任何促进性成熟、性激素释放或性激素生物合成的激素信号的干扰都是男性不育背后的病因。导致从中度性腺功能减退到男性化完全丧失和男性性功能受损 [37] 的不良影响。

其他损害男性生殖器官正确维护和效用的突变，包括类固醇激素合成急性调节蛋白（StAR）[44]

的突变。这种蛋白质通过调节胆固醇转运到线粒体[44]，在类固醇激素生物合成中起到限速的作用。负责将胆固醇转化为雄激素的酶发生突变可以完全阻止男性正常的性发育以及男性的生育能力。例如，通过将睾酮转化为活性代谢物双氢睾酮（DHT）[37]，5α- 还原酶对男性外生殖器的完整发育至关重要。这种酶的突变导致进入女性生殖道的精子运行受损，从而影响受精。在 DNA 水平上，雄激素核受体突变导致雄激素不敏感综合征，临床上也表现为不同水平的男性不育[37]。

### 四、免疫

抗精子抗体（ASA）被认为是导致 10%~30% 不育夫妇发生不育的原因[45]。在患有睾丸扭转、睾丸炎和睾丸癌的男性中发现了异常的高含量[45]。这些抗体以精子表面的抗原为目标，可以是 IgG、IgA 和 IgM。研究表明，这些不同种类的 ASA 都结合在精子的特定区域，在顶体、精子体，或在尾部区域结合。这就阻碍了精子通过雌性生殖道并成功穿过卵细胞透明带的能力。除了增加精子吞噬能力之外，ASA 还被证明可引起精子细胞因子的释放[45]。然而，其他研究表明，健康的、可生育的男性具有显著的 ASA 水平，因此很难明确地将这些抗体与不育联系起来。血睾屏障在保护精子免受免疫细胞破坏方面也有免疫调节作用。这种屏障在整个青春期随着邻近的支持细胞之间的连接而形成，从而阻止大的免疫球蛋白和淋巴细胞进入管腔。

在精浆中发现了进一步的防御措施。其成分会阻碍淋巴细胞与抗原的相互作用，从而阻止免疫系统 NK 细胞和 T 淋巴细胞的抗原活化。睾丸网和附睾的精浆中也存在前列腺素 H2 合成酶，它抑制前列腺素合成，从而削弱了淋巴细胞通过小管上皮的外渗。

支持细胞和间质细胞对促进健康及正常精子生成的旁分泌或精子保护物质也有直接的保护作用。抗炎细胞因子 IL-10、IL-13、IL-14、TGF-β 具有免疫抑制作用，可防止免疫系统对精子的拮抗反应。

## 第五节　吸烟对男性生育能力的影响

如上所述，香烟中含有大量的有毒成分，使评估每种成分对身体的个别影响变得困难。无论如何，有确凿的证据表明，香烟对人类健康有着潜在的负面影响。

### 一、对机体稳态的不良影响

2014 年美国公共卫生署署长关于吸烟的报告是改变香烟消费方式和反吸烟措施的典范。该研究表明，如果吸烟率像预期的那样持续下去，将有 560 万 18 岁以下的年轻人因吸烟的影响而过早死亡。这一估计中包括的许多人都是环境二手烟的受害者，发现其公共卫生负担超出了直接吸烟的消费者。这份报告继续列出吸烟导致的死亡原因。众所周知，吸烟与癌症有关。1965 年至 2014 年间，与吸烟相关的癌症夺去了 658.7 万人的生命，仅低于因心血管疾病和代谢紊乱导致的 778.7 万死亡人数。已证实吸烟可引起肺部疾病、与生育和怀孕有关的疾病、肺癌和冠心病。吸烟也可引起慢性疾病，糖尿病、类风湿关节炎、一般免疫损伤以及周围血管疾病都被认为与吸烟有关[46, 47]。

### 二、对整个男性生殖系统的不良影响

吸烟将有害的自由基引入体内稳态系统[20]。吸烟持续破坏这种微妙的平衡，导致一连串的应激源在分子和宏观水平上极大地影响正常的生殖生理机能[48, 49]（表 40.1）。吸烟引起的氧化应激增加

导致精液质量下降、附属性腺功能受损、管道梗阻和精子生成功能障碍[50, 51]。精子是所有这些男性生殖过程的主要产物，大量的氧化应激源会对精子造成致命的损害。这种氧化应激也导致男性泌尿生殖道炎症反应的增加[51]。这破坏了局部组织，进一步促进炎症反应[51]。活性氧的释放刺激免疫系统的防御。刺激性炎症介质的局部释放，如蛋白酶和促炎细胞因子，进一步诱发局部免疫反应[49]。

## 三、吸烟影响男性生育能力的机制

根据暴露在烟雾中的方式，可以发现对男性生育能力的不同影响。通过个人使用香烟、吸入和呼出香烟副产品的第一手烟雾暴露已被证明会影响精子活力、形态和总精子数量[1]。主动吸烟被称为主流吸烟，也产生侧流烟，即香烟燃烧末端产生的烟。Polyzos 等人进行了一项研究，比较了侧流和主流烟源对小鼠生殖细胞培养的影响。主流烟增加精子 DNA 碎片，而侧流烟损害正常精子运动机制[52]。二手烟一直是倡导吸烟法改革的热门话题。这里指非吸烟者[53]被动吸入吸烟者吸烟产生的副产品。吸烟的这种机制也被证明对生殖健康参数[53]有不利影响。然而，由于二手烟暴露的多样性，以及各种其他混杂变量，这一研究更加困难。无论如何，二手烟比主动吸入的烟含有更高水平的活性氧，这已经被证明会损害精子活力[14]。电子尼古丁输送系统（如电子香烟）越来越普遍，尤其是在年轻人群中[54, 55]。虽然使用者吸入的是蒸气而不是烟雾，但这种蒸气中含有许多化学物质，如丙二醇、甘油和浓缩香料，而且还含有多种浓度的尼古丁[54]。由于它们进入商业市场的时间相对较晚[54]，对人体生物学的确切影响尚未明确，需要专门研究它们对生殖生理的影响。

## 四、对精子生成和精子功能的风险

吸烟对生精过程和成熟精子功能产生不利影响。在这一途径的任何一点引入有毒环境都会导致异常精子和成熟精子产生[26]。在整个精子生成过程中，男性遭受像多芳香烃这样的香烟化学物质会增加精子的死亡率[24]。芳基烃受体是一种细胞质转录因子，在整个生精时间轴中具有重要的调控因子[24]。当被多芳香烃激活时，这种受体被证明会阻碍抗氧化保护过程。此外，该转录因子与精子凋亡的增加有关[24]。

## 五、精子形态

已经明确吸烟者精子形态是如何出现受损的。主动吸烟会直接影响精子形态，但令人惊讶的是，暴露在二手烟中也会导致精子形态受损[7, 52]。动物研究试图进一步阐明烟雾暴露对精子质量的影响程度，而与途径无关[52]。然而，需要进一步的研究来完全澄清这些结论（表 40.1）。对微管轴丝阵列的超声评估显示，99% 吸烟者的微管轴丝阵列结构出现异常，而非吸烟者仅 24% 出现[22]。

## 六、精子活力

Sharma 等人发现，与轻度吸烟和不吸烟者相比，中度和重度吸烟者的精子活力明显受损[18]。精子通过轴突的微管获得运动性，轴突构成了精子尾部的细胞骨架。它们由动力蛋白连接。与骨骼肌收缩相似，线粒体 ATP 水解产生精子活力所必需的能量。这一功能的任何失常，如蛋白质不足或 ATP 酶活性缺陷，都能使精子不动[18]。

此外，抗氧化措施不足导致精子膜成分过氧化，导致膜稳定性和可靠性缺陷[56]。与低水平的过氧化副产品相比，增加的脂质过氧化导致精子维持流动性的能力下降[56]。

研究表明，从健康男性中获得的精子，暴露在香烟烟雾提取物中会降低运动性，增加线粒体膜电位较低的精子数量[15]。记住，这是精子获得大部分能量的地方。因此，这些线粒体膜电位较低的精子具有较少的能量用于运动[15]。Vine 等人描述了每天吸烟的数量、吸烟年数和精子活力之间的负相关关系[8]。这里，有充分的证据表明，精子质量这个参数受到香烟烟雾含量的明显和多样的影响。

Taha 等人进行的另一项研究探讨了吸烟除了对精液中锌浓度的影响外，对精子参数的影响。锌已被证明具有抗氧化和抗菌作用，使其成为成熟精子发育的组成部分[17]。当观察有生育能力和无生育能力的男性时，这项研究显示精子活力下降，精子浓度下降。可育吸烟者和不育吸烟者的精浆锌浓度也降低了，这表明这些精子样本更容易受到细菌感染和 ROS 损伤。

然而，并非所有的研究都证实了这些发现。Dai 等人的研究使用凝胶电泳分离了每天接触尼古丁的小鼠睾丸中的各种蛋白质[21]。15 种被发现直接参与三羧酸循环和细胞骨架调控的蛋白质，唯一在这些吸烟的小鼠中表达，它们在维持精子活力中都是不可或缺的。此外，在细胞骨架管理中具有临界值的蛋白 profilin 1 在暴露于尼古丁的队列中被发现过表达，并显示增加了精子活力[21]。研究结果的差异要求加大研究力度，从分子水平阐明吸烟对精子的影响。

### 七、精子浓度和精液量

与非吸烟者相比，吸烟者的精子数明显减少[1, 18, 23, 57]。Vine 等人进行的荟萃分析显示，吸烟者的精子浓度平均比非吸烟者的精子浓度低 13%~17%[57]。另一项研究表明，每天吸烟超过或等于 10 支香烟会导致精子[1]浓度急剧下降。Ramlauo - hansen 等人报告称，重度吸烟者的精子浓度比健康男性降低了 19%。虽然吸烟和精液浓度似乎是一致的，但 Sharma 等人并没有发现吸烟者和不吸烟者之间精液量有显著差异[18]。此外，还需要进一步的研究来弄清吸烟是如何扰乱精液平衡的，以及采取什么措施来扭转这种状况。

## 第六节　遗传环境损害

### 一、基因甲基化

烟草和其制品的致癌物也与基因甲基化增加有关。这一过程通常会抑制基因转录。更多的研究致力于阐明男性不育的表观遗传原因。然而，研究一直是不确定的和矛盾的。Jenkins 等人的研究发现了，与健康夫妇的 DNA 甲基化位点相比，不育队列中甲基化增加的区域和其他甲基化减少的区域[25]。

Santi 等人评估了基因组中怀疑异常甲基化影响精子质量的特定位点。他们的结论是，H19、MEST 和 SNRPN 细胞周期相关基因的异常甲基化水平导致了男性生殖力受损[58]。

Al Khaled 等人进行的一项相反的研究也比较了吸烟者和非吸烟者精子样本的 CpG 变化。然而，在分析的 485 000 个 CpG 位点中，只有 7 个位点显示在吸烟者和非吸烟者之间有显著差异[27]。然而其中 6 个是在单核苷酸多态性区域发现的，这些区域的变异已经在人群中增加了。最后一个位点在内含子区域被发现。他们的工作并不能确定吸烟者和不吸烟者的精母细胞 DNA 生物活性区域有任何因果性负面影响。

### 二、DNA 损伤

虽然有充分的证据表明，衰老会导致DNA断裂，从而损害精子质量，但吸烟也与DNA损伤有关[23]。

大量吸烟与精子异常有关，因此导致男性不育。在细胞周期中，有各种各样的检查点来评估 DNA 的质量。如果 DNA 因突变、不正确的碱基配对而受损，细胞周期就会停止。具体地说，细胞周期检查点激酶 1（Chk1）被激活，从而阻止细胞周期持续到 DNA 复制的 S 期，同时细胞周期进程停止于 G2 期，细胞生长停滞。Cui 等的一项研究显示，吸烟男性的精母细胞与不吸烟男性相比，Chk1 的表达显著降低 [23]。检查点蛋白质的减少使得 DNA 受损的精子在细胞周期中继续存活。因此，这些精子的受损 DNA 修复较少，因此凋亡数量增加，从而降低精子质量。

从健康男性中分离出来并暴露在香烟烟雾提取物中的精子显示出有缺陷的染色质凝结以及更多早期凋亡的迹象 [15]。磷脂酰丝氨酸外化，标志着细胞凋亡的开始，同时增加 DNA 碎片，另一个凋亡的晚期迹象 [15]。

DNA 修复机制也被报道受到吸烟的影响 [59]。错配修复通路在维持 DNA 完整性中是不可或缺的。与错配修复相关的基因多态性与男性不育有关 [59]。

Horak 等人进行的另一项研究表明，与非吸烟人群相比，吸烟者体内庞大的 DNA 积累在统计学上显著增加 [10]。

## 第七节　改善男性生育能力

评估吸烟对男性生育能力的各种参数的影响既困难又复杂，这使得评估戒烟是否能让精子和男性生理恢复到健康状态变得更加困难。Oyeyipo 等人在动物模型上的研究表明，如前所述，尼古丁和烟雾含量通过上述参数对精液质量产生负面影响 [16]。然而，当大鼠离开吸烟环境时，正常精子和雄性生殖过程显著增加 [16]，因此，精液可能会从毒素和烟雾暴露的有害影响中恢复，从根本上治愈这些导致男性不育的原因 [16]。然而，还需要在动物和人类实验中进一步研究，以确定暴露于香烟烟雾后精子质量和男性生殖生理是否能够恢复活力。

进一步使所有结论混淆的是烟雾暴露的多样性。然而，研究表明，香烟副产品的消费水平与精子中记录的负面影响程度之间存在剂量依赖关系。Ramlau-Hansen 等研究表明，烟雾暴露量与精液体积、精子数量和精子质量呈反比关系 [60]。与不吸烟人群相比，吸烟多的人群精子浓度降低了 19%[60]。因此，减少香烟的使用和接触烟雾可以减少这些不良影响。

## 第八节　总　结

毫无疑问，香烟及其烟雾成分会破坏人体所有系统的正常解剖生理学。虽然吸烟对女性生殖过程的影响已经得到了很好的证明，但关于吸烟对男性生殖生理的影响，证据还不确定。环境因素变得难以从各种各样的混杂因素中排除出来。然而，对于正常的男性生育能力是如何受到损害，提供决定性的证据是很重要的。本章旨在提供一系列关于生殖解剖学、男性生殖生理学以及精子最终产物可被香烟烟雾损害的多种途径的信息。对这些课题的研究也因精确评估精液含量和质量所需要的方法论上的巨大困难而变得复杂。世卫组织的新准则中有关于如何准确处理这一问题的具体协议，但并未涉及全球范围。因此，一些研究可能没有遵守最近的标准，可能得出的结论不再适用。无论如何，需要进一步的研究来更好地阐明吸烟是如何影响男性生育能力的，以及由这些毒素引起的男性不育是否可以通过戒烟来治愈。

## 第九节　审查标准

笔者使用 PubMed 搜索引擎进行了广泛的搜索，以检查吸烟和香烟副产品对男性不育和精子参数的影响。搜寻工作始于 2018 年 10 月，一直持续到 2019 年 1 月。我们使用“男性不育”“吸烟”“精子生成”“精子质量”“男性生殖细胞 DNA 甲基化”“不育”“精液参数”“精子活力”“精子形态”和“世界卫生组织指南”等关键词以及特定酶的名称来帮助形成我们的结论。已发表的同行评议文章是我们信息的主要来源，并辅以书籍章节和一些指定世卫组织参数的在线公报。

（Jenna Meyer 和 Avi Harlev **著**；朱汝健，张云山和谢俊明 **译**）

41

# 第四十一章　消遣性药品

**要点：**

- 生活方式因素，例如吸食消遣性药品，可能会导致全世界精子浓度的持续下降。
- 消遣性药品主要通过抑制 HPG 轴或直接损害睾丸内精子生成而对生育力产生负面影响。
- 抽烟会严重损害精子动力学，并影响辅助生殖技术（ART）的成功率。戒烟可以逆转这些负面影响。
- 大麻是最常用的消遣性药品，它对性激素的影响是有争议的。但是，对精子动力学的负面影响已得到充分证实。
- 对于诊断为性腺功能低下性性腺功能减退症的患者，临床医生应意识到与阿片类药物滥用的关系。

## 第一节　介　绍

男性不育症影响着大约 7% 的男性，并且是 15% 的夫妇中至少一半在一年无避孕措施的性交后无法受孕的根本原因[1-3]。自 20 世纪 90 年代初以来，许多研究报告精子浓度下降，但这些发现的影响尚未完全被接受[4]。在 2017 年，Levine 等人对 185 项研究进行荟萃回归分析，其中包括来自 50 个不同国家的 42935 名男性参与者的精液分析结果。在过去的 40 年中，他们报告精子浓度下降了 52.4%，总精子数量下降了 59.3%[5]。这项研究的结果令人震惊，作者指出潜在的环境和生活方式因素起着关键作用。男性不育的原因可能是多方面的，本章将研究消遣性药品的使用及其对男性生殖健康的影响（图 41.1）。

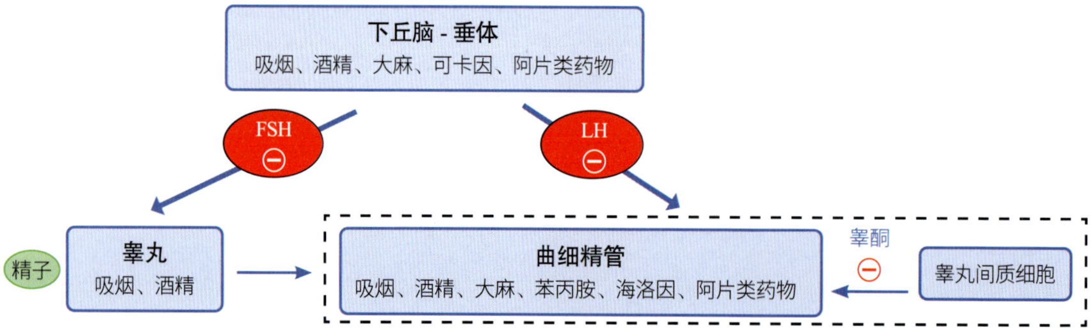


**图 41.1**　娱乐性毒品以及它们的浓度可能影响男性生育能力

## 第二节　吸　烟

众所周知，吸烟对人类的整体健康起着明显有害的作用。世界卫生组织（WHO）将烟草列为世界上可预防死亡的主要原因，据报告每年的死亡率为 600 万[6]。尽管有令人信服的健康风险数据，但根据美国疾病控制中心的数据，2014 年，美国有近 19% 的男性和 15% 的女性是吸烟者。尽管吸烟率呈下降趋势，但估计有 4000 万美国人继续吸烟[7]。对于烟草及其衍生物，例如电子烟和蒸发器等较新的吸烟装置的使用呈爆炸式增长，从 2011 年到 2014 年，青少年及年轻人中的电子烟使用量从 1.5% 上升到 13.4%[7]。不幸的是，这些设备正向育龄人群销售。在 25~44 岁的生育年龄段人群中，总体吸烟率仍是最高的，估计全世界的吸烟率为 37%[6]。

研究人员已经从烟草中鉴定出大约 5000 种化学副产物，包括 N- 亚硝胺、多环芳烃、苯、可替宁、铅、镉和其他致癌化合物[8-10]。尼古丁是造成烟草成瘾的主要底物。在人类中，尼古丁最初被代谢为可替宁，最终被代谢为反式 3'3 羟基康定（3HC）[11]。这些致癌化合物在二手烟者中被高水平检测到[12]。从生殖的角度来看，吸烟的副产品会损害人类生殖细胞的完整性。但是，这种情况发生的机制尚不清楚[13]。一种理论涉及吸烟者的精液中铅和镉的精浆水平升高，已证明这会损害精液参数和精子生成[14-16]。但是，正在进一步研究吸烟与生殖力之间的直接关系。

Sharma 等人最近对 20 项研究进行了荟萃分析，根据 2010 年最新的 WHO 实验室标准，强调吸烟是影响精液动力学的重要危险因素[17]。吸烟与精子数量、运动和形态学上的减少有关，对精液量没有确定的影响。发现吸烟的有害影响是剂量依赖性的，中度（10~20 支香烟 /d）和重度吸烟者（> 20 支香烟 /d）的精液质量最差。当作者专门研究既吸烟又不育的男性亚组时，对精液参数的有害影响更加明显。他们提出，吸烟的致突变性化合物，加上不育男性本来就脆弱的精子，可能会协同恶化精子动力学。吸烟者并发临床型精索静脉曲张也是如此，与不吸烟精索静脉曲张患者相比，精液参数明显异常[18]。上述结果与以前的大型荟萃分析研究一致，这些研究已经证明吸烟者的多个精液分析指标降低了[19]。Li 等在 57 项横断面研究中确定了 29914 例患者，并将精液量、浓度、活力和形态与吸烟及其他多种危险因素进行了比较。吸烟、老龄、心理压力和饮酒是造成精液质量差的独立危险因素。吸烟是对所有被测精液参数产生负面影响的唯一危险因素[19]。

越来越多的证据支持吸烟对基本精液分析的有害影响，研究人员已经利用先进的精液检测技术进一步阐明了吸烟有害作用的潜在机制。Taha 等通过专门评估精子 DNA 片段化百分比、精液中的活性氧（ROS）和精液中的锌水平来分析吸烟的直接影响[20]。与不吸烟者相比，吸烟者精子 DNA 断裂和精子 ROS 水平增加，精子运动、活力和精子锌水平降低。这些发现与剂量有关，取决于每天吸烟的数量和吸烟时间。最终，随着 ROS 水平升高并在精浆内的天然抗氧化剂防御之间形成不平衡，非整倍性、氧化应激和男性不育的风险增加[21]。同样，白细胞精液症是吸烟的产物[22, 23]。香烟烟雾不是精液中唯一的 ROS 产生者，因为白细胞升高可导致大量 ROS，从而通过使精子暴露于氧化应激而降低生育能力[24-26]。Calogero 等证实吸烟者的精子线粒体活性降低，从而削弱了与卵子受精的能力[27]。

还有其他证据表明，孕前父亲吸烟可能会对后代产生负面影响。具体来说，研究人员评估了男性吸烟者的表观遗传学变化，并确定了吸烟引起的精子 DNA 甲基化变化[28]。有充分的证据表明，孕妇吸烟会给胎儿健康带来各种负面影响。Sobinoff 等利用第一个动物模型表明，母亲吸烟损害了雄性胚胎的精子生成，随后导致成年后代中显著的生殖细胞损伤和支持细胞功能异常[29]。特别重要的是，必须适当地对进行辅助生殖技术（ART）的患者进行禁烟建议。孕妇吸烟是降低体外受精（IVF）和胞浆内精子注射（ICSI）成功率的重要危险因素[30]。同样，父亲吸烟可能会改变每个宫腔内人工授精（IUI）周期的临床妊娠率[31]。Vanegas 等评估了 225 对夫妇，其中 32% 的男性报告有吸烟史。他们确定，男性戒烟后每增加一年，ART 失败的风险降低 4%[30]。

随着研究者继续进一步了解香烟烟雾与生殖力之间的关系，临床医生必须努力告知患者戒烟的益处，包括仅在 3 个月后提高精子浓度[23]。积极影响不仅限于改善精子动力学和生殖健康，还包括其个人整体健康和后代的福祉。

## 第三节　酒　精

全世界的酒精消费量差异很大。但是众所周知，过量饮酒会带来严重的性副作用（性欲降低、勃起功能障碍和睾丸萎缩）以及整体健康风险[32, 33]。在育龄人口中，“暴饮暴食”的流行在社会心理和生理水平上都受到极大关注。18~34 岁的年轻人是最易发生的人群，男性狂饮的可能性是女性的 2 倍。美国疾病预防控制中心（CDC）报告说，美国 1/6 的成年人每月狂饮 4 次[34]。

充分的临床证据表明，饮酒量增加对精子动力学有负面影响。最近，Ricci 等人对 15 项横断面研究中的 16395 名男性进行了饮酒对精子参数的影响的荟萃分析[35]，作者认为，精液质量不受偶尔饮酒的影响。然而，每日饮酒会明显损害精液量和精子形态。几项动物研究表明，乙醇的摄入明显破坏了精子的核成熟和 DNA 完整性[36, 37]。Talebi 等分析了大鼠的附睾尾部精子，发现与对照组相比，摄入酒精大鼠的精子 DNA 碎片化增加，精子活力降低[36]。同样，在腹膜内注射乙醇的小鼠中已证实生精细胞的凋亡以及血浆和睾丸内睾丸激素的减少[37]。吸入酒精已被证明会增加氧化应激的风险[38]，但与吸烟不同，未显示出精液中的氧化应激与酒精有明显的相关性[39]。

长期以来，研究者一直认为酒精直接以剂量依赖的方式影响睾丸激素的代谢和精子的生成[33]。研究将酒精对激素功能的影响归因于血清β-内啡肽水平升高，这可能在抑制下丘脑-垂体-性腺(HPG)轴中起作用，特别是血清促性腺激素释放激素（GnRH）、黄体生成激素（LH）、促卵泡激素（FSH）和睾丸激素的水平受损[40, 41]。另外，在重度饮酒者中，由于增强的芳香化作用，雌二醇与睾丸激素的比例似乎增加了[42]。结果，间质细胞和支持细胞功能被下调，从而引起原发性睾丸衰竭[40]。在一项尸检研究中，Pajarinen 及其同事在与酒精摄入量较高（$>$ 40 g/d）相关的睾丸标本中发现了生精抑制和唯支持细胞增生的病理证据[43]。

当前的文献呼吁临床医生教育依靠 ART 的患者减少酒精摄入。每天多喝一杯酒的男性无法通过 ART 进行活产的可能性增加 1 倍[44]。它也与 IVF 和 ICSI 的植入率受损有关[45]。酒精已经以剂量依赖的方式牵涉到对精液参数和荷尔蒙水平的不利影响。虽然有明确的证据表明，在酗酒者中限制酒精的摄入量是有益的，但还需要对酗酒和有生育能力的社交饮酒者进行进一步的调查。

## 第四节　大　麻

大麻是美国和全世界最常用的消遣毒品。2013 年，估计有 2.32 亿人使用大麻，占世界人口的 4.9%[46]。在美国，2015 年有 43% 的美国人报告使用大麻。截至 2016 年，大麻使用的流行率稳步上升至 51%[47]。大麻消费的男女比例为 2∶1[47]。此外，年龄在 18~29 岁之间的育龄人群使用大麻的可能性是老年人群的 6 倍[48]。美国最近的一项调查表明，有 53% 的美国人赞成大麻合法化，而 77% 的人支持将其用于医疗目的[49]。公众有对改变大麻使用和立法的想法，临床医生应该熟悉有关大麻和男性生殖健康的最新文献，以便为患者提供适当的咨询。

大麻是从植物（大麻）的干叶和花朵中提取的，可以通过多种方法食用（例如抽烟、蒸气、食物、提取物等）。大麻的主要精神活性化合物是大麻素 δ-9- 四氢大麻酚（THC）。长期使用大麻与性欲减退、勃起功能障碍、睾丸生殖细胞肿瘤和男性乳房发育症有关，但仅有少量的人类研究直接证明了大麻对男性生殖力的影响[50–53]。THC 的早期研究表明，通过抑制下丘脑中释放 LH 的释放激素可以降低 LH 的血清水平[54]。Kolodny 及其同事测量了慢性大麻烟民的血清睾丸激素水平和精液参数，并发现与年龄匹配的对照组相比，睾丸激素水平显著降低[55]。此外，其中 35% 的男性表现出少精子症。这些发现是剂量依赖性的，与理论上大麻素在 HPG 轴上的调节作用一致[55]。但是，最近的研究未能重复这些结果。Kolodny 等最近利用全国健康和营养调查（NHANES）对 1577 名男性进行了大范围的横断面分析[56]。结果表明，未使用大麻者和曾经使用过大麻者之间的睾丸激素水平没有显著差异。

许多研究人员已经研究了大麻对精子动力学的影响。大麻受体已明确显示在精子上表达。因此，大麻素可以直接在精子上发挥作用[57]。大麻已被证明会损害精子活力和精子顶体反应[57]。在动物模型中，长期接触四氢大麻酚已被证明会对精子生成产生不利影响，并导致精子形态显著恶化[58]。对人体的临床研究也呼应了这些发现。Hembree 及其同事报告说，大量使用大麻与精子浓度成反比[59]。最近，Gunderson 及其同事研究了一组 1215 名丹麦男性，并报告定期使用大麻的精子浓度降低了[60]。尽管大麻对睾丸激素产生的影响是不一致的，但是有强有力的证据表明大麻对精子生成的有害作用。随着消遣性和药用性大麻的继续流行，应建议男性关注其对生殖健康的影响。

## 第五节　阿片类药物

阿片类药物是一种严重滥用和成瘾性的药物，全世界估计有 1350 万人使用阿片类药物[61]。阿片类药物种类繁多，但最常滥用的是海洛因、芬太尼和处方镇痛药（例如羟考酮、氢可酮、可待因和吗啡）。美国疾病预防控制中心报告说，美国每天约有 115 例患者因阿片类药物过量使用而导致死亡[62]。当前的阿片类药物流行病是严重的国家危机，对社会和医疗保健的各个方面均产生不利影响。

众所周知，阿片类镇痛药主要通过负反馈介导其对 HPG 轴的作用[63]。阿片类药物会抑制 LH 释放，从而降低睾酮的产生[63, 64]。另外，在动物模型的间质细胞和支持细胞中发现内源性阿片肽及其受体。间质细胞和支持细胞合成内源性阿片肽，进而通过旁分泌和自分泌信号传导抑制支持细胞功能[64]。

因此，长期使用阿片类药物不仅导致低促性腺素性腺功能减退症，而且还会损害精子生成[64, 65]。Abs等评估了鞘内阿片类药物治疗的顽固性非恶性疼痛患者的队列[66]，在接受鞘内阿片类药物治疗的24名男性中，有23名患者报告阳痿和性欲降低。此外，与不服用阿片类药物的男性相比，LH和睾酮水平明显降低。作者为使用阿片类的性腺机能减退的男性提供了雄激素替代疗法，并确定补充激素可明显改善性副作用[66]。临床医生必须意识到，在育龄患者中，外源性睾丸激素治疗可能会破坏正常精子生成。

Daniel和同事探讨了服用普通处方的阿片类药物对LH和睾丸激素的影响并发现激素水平以剂量依赖性方式显著降低[67]。这些发现与最近关于阿片类药物与激素水平之间关系的17项研究的系统评价和荟萃分析相吻合[68]。Bawor及其同事确定，无论阿片类药物类型如何，男性（包括那些接受美沙酮治疗的男性）的睾丸激素水平都被抑制了近50%[68]。患者经常接受美沙酮（一种合成的阿片类药物）治疗，用于控制成瘾和阿片类药物戒断症状。

当医疗保健专业人员努力改善阿片类药物的管理时，必须向服用阿片类镇痛药的患者提供有关其生殖健康风险的咨询。对于诊断为性腺功能低下性性腺功能减退症的患者，临床医生应意识到与阿片类药物滥用的关系。2018年美国泌尿科协会关于睾丸激素的指南建议临床医生应筛查所有有长期使用阿片类药物史的男性性腺功能减退症患者，无论其有无症状[69]。在医疗保健专业人员中，对于寻求生育咨询的夫妇，必须更加了解阿片类药物的使用对精子生成和激素水平的影响。

## 第六节　可卡因

据估计，全球有2000万可卡因使用者，而美国是这种非法药物的最大消费者[70]。它是一种高度上瘾的化合物，主要刺激中枢神经系统以增加多巴胺释放，从而影响情绪和精力。尽管自20世纪50年代以来可卡因的使用已大大减少，但截至2008年，约88%的可卡因使用者是15~34岁的男性[71]。

Bracken等人完成迄今为止唯一的关于人类使用可卡因和生育力关系的研究[72]。作者检测了耶鲁大学不育诊所的男性患者精液参数。他们确定前2年可卡因的使用与精子浓度低于每毫升2000万的可能性增加2倍相关。此外，认可可卡因使用5年以上的男性表现出较低的精子运动能力。已经找到了多种动物模型来确定男性不育的生物学原因。George及其同事评估了100 d后接受可卡因的大鼠，发现其怀孕率仅为33%，而对照组为86%[73]。接受可卡因的大鼠后代的出生体重比对照组低10%。另外，可卡因的使用导致生精小管的平均直径显著减小。

为了充分明确可卡因与人类生殖力之间的关系，还需要进行其他的人类研究；然而，混淆变量（同时使用酒精、吸烟、药物）和报告偏倚限制了这一机会。无论如何，对男性生育能力患者适当使用可卡因进行筛查至关重要，因为报告使用可卡因的男性更有可能与高风险行为有关，这也可能损害生育能力。

## 第七节　甲基苯丙胺和摇头丸

苯丙胺是一种有效的精神刺激药，可用于治疗注意力缺陷多动障碍、嗜睡症和肥胖症。但是，一旦被双重甲基化，它就会转化为高度成瘾的物质甲基苯丙胺，该物质经常用于娱乐和滥用。已经利用多种动物模型来描述其对雄性生育能力的作用机制。在暴露于甲基苯丙胺的大鼠中，精子生成、DNA 完整性和精子动力学已显示出剂量依赖性 [54, 74]。多项研究表明，大鼠睾丸中氧化应激和细胞凋亡水平升高 [75, 76]。

苯丙胺的合成衍生物是 3,4- 亚甲基二氧甲基苯丙胺（MDMA）或摇头丸。2016 年，估计约有 2100 万人在 15~64 岁之间使用摇头丸 [77]。这种精神活性化合物通常在“狂欢”和音乐节上食用，在动物研究中已证明会影响 HPG 轴 [78]。Dickerson 及其同事测量了给予 MDMA 的大鼠中 GnRH 和血清睾酮的抑制水平，阐明了 MDMA 的主要靶点在中枢神经系统的神经分泌途径之内 [78]。Barenys 等评估了暴露于 MDMA 的大鼠的精液参数和睾丸组织学 [79]。他们确定了精子中 DNA 损伤水平的增加以及睾丸间质水肿和生精小管变性的证据。但是，精子的形态和运动能力不受影响。

## 第八节　结　论

对于医疗服务提供者和患者来说，了解可改善的风险因素以改善男性生育能力至关重要。本章重点介绍常见的休闲娱乐药物：吸烟、大麻、酒精、阿片类药物、可卡因和甲基苯丙胺 / 摇头丸。但是，涉及消遣性毒品使用和不育症的证据强度是可变的，需要进行额外的对照研究。总体而言，休闲娱乐药物主要通过抑制 HPG 轴或直接损害睾丸内精子生成而对生育力产生负面影响。数据确实表明，男性不育的原因可能是多因素的。因此，医疗服务提供者必须注意消遣性毒品的负面影响，可以通过适当的教育和戒烟改善生殖健康来克服这种负面影响。

## 第九节　审查标准

我们在 Google Scholar、PubMed、Medline、Clinic Key 和 Science Direct 上广泛搜索了关注娱乐药物、可改变的风险因素、精子动力学和生育能力的文章。我们从 2018 年 7 月开始文献检索，到 2018 年 11 月完成。在我们的搜索中使用了以下关键词：“烟草”“大麻”“酒精”“娱乐毒品”“可卡因”“不孕”和“鸦片类药物”。我们只审阅了英文文章。插图是在机构艺术家的帮助下创作的。

（Neel Parekh 和 Edmund Sabanegh Jr **著**；朱汝健，周其赵和谢俊明 **译**）

# 第四部分

# 营养、生活方式和抗氧化剂对男性生殖健康的作用

**Nutrition, Life-Style and Antioxidants Role for Male Reproductive Health**

# 第四十二章　保护男性生殖健康的营养途径

**要点：**

- 氧化损伤与精子生成和亚生育力的改变有关。
- 几种营养素，包括精氨酸、锌、硒、维生素 C、维生素 E 和肉碱已被确定为抗氧化剂，与男性生殖健康有关。
- 在一些研究中，这些抗氧化剂已被证明可改善精液参数和生育结局。
- 目前尚不清楚补充抗氧化剂对男性生殖健康和生育结局的作用。
- 已发现肥胖和酒精摄入对精液参数产生不同影响，仍然是积极研究的对象。

## 第一节　介　绍

营养是一个人整体健康的重要组成部分。健康饮食可以缓解或预防许多常见的疾病过程。关于抗氧化剂缺乏和男性生育力下降的最早报道可追溯到 50 多年前[1]。在了解氧化对精子生成的损害后，大多数营养研究都集中在抗氧化剂在改善男性生育能力中的作用上。但是，目前尚无关于不育男性患者日常饮食的随机对照试验。通常根据抗氧化剂补充剂研究的数据为患者提供咨询。本章旨在概述营养和男性生殖健康方面的当代研究，并为含有高水平抗氧化剂的天然食物提供指导。

## 第二节　营养与男性生殖健康

### 一、精氨酸

精氨酸是一种非必需氨基酸，它可以由人体从谷氨酰胺、谷氨酸和脯氨酸合成。它在细胞分裂、伤口愈合、免疫功能、激素产生和氨代谢中起重要作用。精氨酸还是一氧化氮合成的前体，因此对内皮功能有重要影响。它参与许多血管疾病的病理生理过程，包括血管性勃起功能障碍[2]。

正常精子生成需要精氨酸。研究人员发现，饮食中缺乏精氨酸的成年男性精子数量减少，非活动精子百分比增加[1]。不育男性口服精氨酸 6~8 周后其精子数量、运动能力和受孕率都有改善[3-6]。然而，基线精子浓度低于 1000 万 / mL 的患者未观察到类似的改善[7]。有趣的是，在动物模型中，与对照组相比，高剂量的 L- 精氨酸补充剂实际上会抑制生育能力，这表明需要进一步的研究来确定增强生育能力所需的最佳剂量[8]。

由于从头生物合成不能产生足够的精氨酸来满足身体的需要，因此饮食摄入量仍然是血浆精氨酸水平的主要决定因素。美国农业部认为精氨酸是儿童而非成年人的必需营养素[9]。目前，关于每日推荐的精氨酸摄入量尚无共识，研究剂量为 1~15 g/d。尽管在研究剂量下未观察到明显的不良反应，但肾功能或肝功能障碍的患者可能无法正常代谢精氨酸。精氨酸对气道的作用也不清楚，哮喘患者应慎用。精氨酸的动物来源包括乳制品、火鸡、猪肉和牛肉，蔬菜来源包括种子、大豆和坚果。

## 二、锌

锌是一种必不可少的微量元素。整个人体中有 2~4 g 锌，在前列腺和眼睛的一部分中含量最高[10]。它充当 DNA 结合的金属蛋白辅助因子，并且作为铜 / 锌超氧化物歧化酶的一部分，参与受损 DNA 的修复。它还在睾丸发育和精子功能中具有重要作用。因此，锌缺乏与性腺机能减退，睾丸 / 生精小管萎缩和第二性征发育不良有关[11]。正常和不育男性的精液分析显示，锌含量低与精子质量差呈正相关[12]。具体而言，发现精液中锌含量较高与精子数量增加和正常精子形态有关[12]。弱精子症患者使用锌治疗 3 个月后出现精液参数的改善、精液抗氧化能力的提高和氧化状态的降低[13]。研究人员推测，锌营养不良会削弱抗氧化剂的防御能力，成为氧化剂释放的危险因素，并损害 DNA 修复的机制，使精子细胞极易受到氧化损伤的影响[12, 13]。为了抵抗这种氧化损伤，在整个生殖道的细胞外锌的浓度不断增加。虽然生精小管的锌浓度与非生殖器官（即肝、肾）相似，但附睾、输精管和精囊的锌浓度逐渐升高。最终，精子在精浆中射出，精浆中的锌浓度比血液中的锌浓度高近 100 倍[14]。这种锌浓度的增加很大程度上继发于整个生殖道中锌转运蛋白的表达。最近的研究已经开始阐明与锌转运有关的这些途径。例如，我们现在知道睾丸和附睾的上皮细胞似乎被编程来提供锌，而精子是用来迅速吸收它的。这表明锌的运输可能在精子成熟和精子质量过程中发挥作用[14]。

目前，在人类中确定达到最佳精浆水平所需锌的膳食剂量的数据有限。每日推荐的锌膳食摄入量女性为 8 mg/d，男性为 11 mg/d[9]。过量的锌吸收（$>$ 15 mg/d）会干扰铜和铁的吸收，破坏胆固醇的代谢，并导致嗅觉丧失。锌的动物来源包括红肉、牡蛎和肝脏，蔬菜来源包括种子、坚果和全谷类。

## 三、硒

与锌相似，硒是一种必需的微量营养素。它作为抗氧化剂酶（如谷胱甘肽过氧化酶）的辅助因子。硒缺乏症虽然在健康、营养良好的成年人中很少见，但与生殖能力降低或受损有关[15]。已鉴定出一种精子特异性硒蛋白，并怀疑其在硒缺乏引起的生育能力低下中起关键作用[16]。事实上，已经发现许多硒蛋白可以防止精子成熟过程中的氧化损伤，并可以作为成熟精子的结构成分[17]。具体而言，X 射线荧光显微镜显示硒集中在精子头部和中段结构中[18]。硒蛋白对于将硒从血液运输到睾丸，在精子成熟过程中浓缩染色质并确保精子形态正常方面也至关重要[17]。

尽管硒在细胞水平上起着许多作用，但是对硒在不育男性人群中的作用的研究却产生了矛盾的结果[19, 20]。在一项随机、双盲研究中，每天一次用硒治疗低生育能力的男性对精子数量没有影响，但与安慰剂相比，精子活力得到了改善[21]。最终，需要更多的研究来充分了解硒对精液参数的影响。

男性推荐硒每日摄入量为 55 μg[22]。当摄入量超过 400 μg 时，可能会发生硒中毒，并可能导致肝硬化、肺水肿和死亡。在欧洲，由于制面包谷物来源的变化，有记录的平均摄入量从 20 世纪 70 年代的 60 μg/d 下降到 20 世纪 90 年代的 30 μg/d；目前尚不清楚这种下降对男性生殖健康有什么影响[23]。

除小麦/谷物外，硒的其他蔬菜来源还包括巴西坚果和大豆产品。硒的动物来源包括肉类、鱼类和蛋。

## 四、维生素 C

抗坏血酸是人类和其他动物的一种必需营养素。多年来，发现维生素 C 与生育有关，但作用机理尚未明确。大多数人认为维生素 C 对生育的影响与这 3 个主要功能有关：促进胶原蛋白的合成，在激素产生中的作用以及对氧化的保护或预防。早期关于维生素 C 对男性生育力影响的报道是基于动物研究。抗坏血酸缺乏与繁殖性能差和睾丸生发上皮的退化有关[24, 25]。抗坏血酸联合治疗可增强促性腺激素的促性腺生长作用[26]。正如最近的一种动物模型所证明的那样，口服维生素 C 与血清 FSH 水平和血清睾酮的剂量依赖性增加以及精子活力和正常精子形态有关[27]。在人体研究中，低抗坏血酸水平与精子数量低，异常精子数量增加，运动性降低和凝集有关[28]。维生素 C 的饮食治疗产生了有关改善精子参数的混合数据[29]。最近的一项随机试验显示，隔天服用 1000 mg 维生素 C 治疗 6 个月，男性精子浓度和活力显著增加[30]。但是，还需要其他试验来重复这种精液参数的改善，并评估口服维生素 C 补充剂的健康不育男性的受孕率。

成年男性推荐维生素C摄入量为90 mg/d，成年女性为75 mg/d[9]。膳食摄入量不应超过2300 mg/d，因为维生素 C 中毒会导致葡萄糖-6-磷酸脱氢酶缺乏症患者的胃肠道疾病、铁中毒甚至溶血性贫血。除孕妇或吸烟者外，均衡饮食不需额外补充即可满足维生素 C 的每日需求。最高的天然来源是水果和蔬菜，尤其是黑加仑、红辣椒和番石榴。

## 五、维生素 E

维生素 E 是一种脂溶性抗氧化剂。它通过与脂质过氧化过程中产生的自由基反应，保护细胞膜免受氧化。已经鉴定出多种形式的维生素 E，但这些亚型的确切作用和重要性仍不清楚。众所周知，精子活力取决于线粒体鞘的完整性，而线粒体鞘由磷脂组成，可被脂质过氧化作用破坏[31]。因此，人们推断维生素 E 是减轻对该富含磷脂的线粒体鞘结构的损害并维持精子整体健康的重要因素。

具体而言，已经发现患有弱精子症的男性精液中过氧化副产物丙二醛（MDA）的浓度增加。以随机、双盲的方式使用维生素 E 治疗这些患者，其精子活力得到改善，MDA 浓度降低，并在 52 名患者中有 11 名（21%）成功受孕[32]。然而，这些精液参数的改善在其他随机对照试验中并未见到[33, 34]。此外，结合其他微量营养素补充维生素 E 的研究显示出不同的结果。例如，一项比较每日补充维生素 E 和硒与对照组的随机试验表明，治疗组患者的 MDA 浓度显著降低，精子活力得到改善[35]。其他检查维生素 C 和维生素 E 补充作用的研究未能显示精液参数有任何改善[36, 37]。最终，很少有研究表明使用维生素 E 作为单一治疗或与其他抗氧化剂联合使用对精液参数有任何显著影响[38]。成年人推荐维生素 E 摄入量为每天 15 mg（30 IU）[9]。每天大于 1000 mg（1500 IU）的剂量会增加出血和死亡的风险。维生素 E 的最佳来源是坚果、种子和植物油，以及绿叶蔬菜和强化谷物。

## 六、左旋肉碱

肉碱是一种半必需营养素，可以通过肝脏和肾脏由赖氨酸和蛋氨酸生物合成。存在 2 种立体异构体，其中左旋肉碱为生物活性形式。它参与长链脂肪酸的代谢，并通过去除乙酰辅酶 A 充当抗氧化剂，乙酰辅酶 A 负责线粒体脂质过氧化[39]。这种抗氧化作用非常明显，以至于在动物模型中，补充左旋肉碱可防止伽马射线照射引起的睾丸损伤[40]。肉碱的最高浓度出现在附睾中，附睾浓度比血浆高 2000 倍[41]。

精液中左旋肉碱的水平低与生育力低下有关。在一项针对 61 名男性的单中心研究中，发现所有无精子症、弱精子症和少弱精子症男性的精液游离左旋肉碱水平显著低于可生育对照组，在无精子症组中精液游离左旋肉碱水平最低[42]。鉴于这些发现，有人提出补充左旋肉碱可以改善精液参数。一项多中心，非对照试验显示，弱精子症患者口服左旋肉碱（3 g/d）4 个月可改善精子活力、线性指数、快速线性进展和平均速度[43]。在一项随机、双盲、安慰剂对照试验中，对不育男性进行了 4 个月的左旋肉碱治疗（2 g/d），其精子浓度和活力得到改善[44]。但是，左旋肉碱单一疗法可能不如联合疗法有效。在一项针对至少 1 年不育症和一项精液分析异常的男性的前瞻性、非随机研究中，受试者接受了 3 个月的左旋肉碱或包含左旋肉碱以及几种其他微量营养素的联合治疗，尽管 2 组的所有精液参数（体积、浓度、总体前向性运动、正常形态百分比）均较基线水平有明显改善，但联合微营养素治疗组的精子浓度和总体进行性运动的相对变化比左旋肉碱单药治疗组变化更大[45]。尽管在这些研究中观察到补充左旋肉碱可以改善精液参数，但其他随机对照研究仍无法重复相似的结果[46]。

人类存在的肉碱中有 75% 来自饮食[47]。目前，没有推荐的每日肉碱摄入量，也没有关于肉碱过量的有害报道。口服摄入量大于 1 g/d 没有显示任何优势，因为吸收研究表明该水平处于饱和状态。红肉和奶制品中的肉碱含量最高。蔬菜来源包括坚果、种子和芦笋。

## 第三节　导致生育力下降的因素

### 一、肥胖

多项基于人群的研究表明，肥胖夫妇不孕的风险增加[48]。在女性中，关于身体成分对月经功能和生育能力改变的影响已有广泛研究[49]。流行病学研究还发现，肥胖男性中男性不育症的发生率更高[50, 51]。肥胖男性通常表现出生殖相关激素状况的变化，包括雄激素水平降低，性激素结合球蛋白（SHBG）水平降低，抑制素 B 水平降低以及雌激素水平升高[52, 53]。肥胖也与性功能障碍有关，这可能反过来影响生育能力。目前，与肥胖相关的男性不育与体重减轻的可逆性数据有限。一项小型的随机对照试验表明，经过 10 周极低能量饮食和行为矫正治疗后，出现 SHBG 和睾丸激素增加[54]。关于减肥效果的其他研究（包括手术和饮食 / 生活方式改变计划）都显示出性激素状况和精子参数的不同程度改善[48]。

越来越多的文献表明减肥手术和随后的快速减肥可能会对精液参数产生负面影响。在一些案例研究中，发现接受减肥手术的男性患者精子浓度、精子活力和精子形态正常比例均降低[55, 56]。更为引人注目的是，在一个病例系列中，经过 Roux-en-Y 胃旁路手术后，发现有 6 名原来有生育能力的男性在接受 Roux-en-Y 胃旁路手术后出现无精子症，生精完全停滞[57]。随着减肥手术率的不断提高，需要更多的研究来充分了解该手术对男性生育结果的影响。

### 二、酒精

酗酒已被证明会导致睾酮生成受损和睾丸萎缩，从而导致阳痿、不育和第二性征减少[58]。对男性生殖系统的所有水平都具有损害作用，包括下丘脑 - 垂体 - 性腺轴，间质细胞和支持细胞的功能以及精子生成，甚至导致精子生长停滞和唯支持细胞综合征案例[59, 60]。在一项无对照组的研究中，发现饮酒者精子数量、正常形态及活力均下降。酒精摄入量超过 40 g/d 时，这种关联最为明显[58]。相反，有报道说，饮酒对生育具有有益的影响，因为某些饮料（如红酒）可能发挥保护性的抗氧化作用[61]。在意大利最近的一项前瞻性队列研究中，与高摄入量或低摄入量组相比，适度饮酒与精液质量成正相关[62]。目前，酒精对男性因素不育的剂量依赖性作用尚不十分清楚，仍然是研究的课题。

## 第四节　总　结

饮食调整和营养补充是不育患者普遍关注的领域。改变一个人的营养习惯通常很容易，几乎不需要花费任何代价，并且使患者感到自己好像积极地改变他们的状况。从我们的文献调查来看，似乎有几种抗氧化剂化合物对精液参数显示出积极作用；但是，关于最大程度提高生育力的最佳途径尚无共识。此外，基础科学研究并非总是能成功转化为临床应用，尤其是在不育领域，而且动物研究的许多发现可能不适用于人类。但是，无论其生育状况如何，所有男性都应遵循避免使用有毒物质，适当的营养和减轻压力的一般准则。对于不育男性，这些生活方式的改变不仅将改善他们的总体健康状况，而且还可能对他们的精液参数和生育结果产生积极影响。需要更深入的研究，以更全面地了解这些行为改变背后的生化机制，并为不育患者建立更具体的建议。

## 第五节　审查标准

使用 Science Direct、Ovid、Google Scholar、PubMed 和 MEDLINE 等搜索引擎，对研究营养素、肥胖和酒精摄入对男性生殖健康的关系进行了广泛的研究。这些搜索的开始日期和结束日期分别为 2018 年 8 月和 2019 年 5 月。研究鉴定和数据提取的总体策略基于以下关键词：“营养”“氧化应激”“男性不育”“营养补充剂”“精氨酸”“锌”“硒”“维生素 C”“维生素 E”“肉碱”“肥胖”“酒精”和“精液参数”。用英语以外的语言发表的文章也被考虑在内。网站和图书章节引用仅提供概念性内容。

（Tung-Chin Hsieh, Jessica Marinaro 和 Paul R. Shin 著；朱汝健，周其赵和谢俊明 译）

43

# 第四十三章　抗氧化剂与男性不育

**要点**

- 氧自由基过量与男性不育有关。许多学者特别关注活性氧（ROS）的作用。
- 精子对氧非常敏感，因为它们的细胞膜富含多不饱和脂肪酸，保证了流动性和灵活性，这使得精子更容易受到脂质过氧化的影响。
- 精液中 ROS 最主要的来源是未成熟的精子和白细胞，而精液中有利的抗氧化系统分为酶促因素，如超氧化物歧化酶、过氧化氢酶、谷胱甘肽过氧化物酶、过氧化物酶和非酶促因素。
- 肉碱、辅酶 Q10、维生素 E、维生素 C、锌和肌醇是最重要的非酶系统，其对精子参数的改善已被证实。
- 有新的证据表明，中药产品也可以改善男性生殖功能。

## 第一节　介　绍

不育症的定义是正常育龄夫妇在不采取任何避孕措施的情况下规律性生活 1 年而没有妊娠。据估计，全球有 15% 的夫妇患有不育症，特别是在发达国家，其中有 20%~50% 的夫妇是因为男性因素[1]。

不幸的是，许多男性不育的原因尚不清楚，因此，人们进行了大量的研究，分析基因表达、表观遗传学修饰，以及活性氧（ROS）和抗氧化剂的作用。

氧化应激反应是男性不育症的一个原因，这是被公认的，但使用抗氧化剂作为一种治疗仍然存在争议，它被认为是一种支持性治疗。许多模型被引入来探讨不同抗氧化剂在体外的作用，在特定的酶和非酶分子上发现了一些差异。

## 第二节　活性氧种类的作用

氧化剂自由基过量与男性不育有关。许多学者尤其关注 ROS 的作用[2-4]。

在过去 20 年里，一种称为“TOSC”（总氧自由基清除能力）的测定方法被开发出来，以测定中和氧自由基毒性的生物液或细胞抗氧化剂的总能力。我们的研究小组在男科中使用了该分析方法，它帮助我们证明了不育男性精液体中抗氧化能力的降低，以及清除作用与氧自由基和精子细胞参数，特别是活动性之间的相关性[5-7]。抗氧化评价的另一个参数是总抗氧化能力（TAC）的测定，我们在实验室中采用的方法[8]，是对米埃文斯和米勒方法的修改[9]。这是一种基于过氧化氢-高铁肌红蛋白与显色原（ABTS）反应的动力学测定，其自由基物种通过光谱检测。自由基 ABTS 出现前的潜伏期（滞后期或滞后，以秒为单位）与阻断氧化反应进行的小分子数量成正比。此外，ABTS 的快速增加之后是一个更为缓慢的增加，其中涉及蛋白质的抗氧化特性。关注这些参数是基于其受激素环境的调节：事实上，我们已经证明，在性腺功能减退[10]和肾上腺机能减退[11]中，血浆滞后，并且受到生长激素[12]的影响，生长激素是另一种参与生育能力控制的激素[13]。即使在精浆中，总抗氧化能力（TAC）也表现出由内分泌因素的调节，因为它与全身甲状腺激素水平呈负相关[14]。

当活性氧的产生和抗氧化系统的中和反应之间存在不平衡时，氧化应激就发生了。它会导致一种病理上的、通常无法补救的细胞损伤。特别是精子对氧非常敏感，因为它们的膜富含多不饱和脂肪酸，保证了流动性和灵活性，这使得精子更容易受到脂质过氧化的影响[15]。此外，它们的细胞质缺乏清除系统。另外，ROS 对精子染色质浓缩、获能、顶体反应、细胞信号和精子活性等过程也很重要[16]。

精液中最重要的 ROS 来源为精子[17]和白细胞[18]，精液中的蛋白质抗氧化系统分为酶性因子，如超氧化物歧化酶、过氧化氢酶、谷胱甘肽过氧化物酶和过氧化物酶[19]，以及非酶性因子。

关于抗氧化剂和生育能力的第一次研究证实了饮食的影响；事实上，众所周知，生育能力与生活方式有关[20, 21]，是男性的一般健康指数[22]。我们已经证明，改变代谢综合征患者的饮食，增加季节性蔬菜和水果的摄入，可以与二甲双胍协同减少胰岛素抵抗[23]，初步数据显示，在使用二甲双胍治疗的患者中，此类饮食可影响睾酮水平（图 43.1）。即使该实验研究并未研究生育能力，但是激素影响的重要性非常显著[24]。此外，近期有一项文献报道了关于饮食对男性生育能力的影响，也成为另一个主要的抗氧化剂，而富含高脂性食物、大豆异黄酮和甜食的饮食会降低精液质量[25]。然而，更广泛的途径是外源性抗氧化剂的作用。我们把注意力集中在主要的天然抗氧化剂上，临床试验已经证

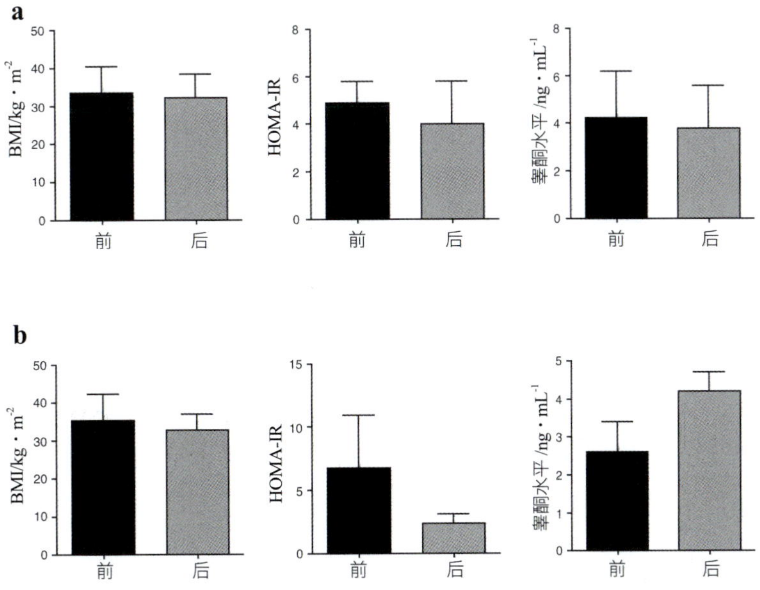


**图 43.1** 二甲双胍治疗男性代谢综合征体重指数、HOMA-IR 指数和睾酮水平：A 组，低热量饮食；B 组，富含天然抗氧化剂的低热量饮食

实了它的功效。我们小组特别关注辅酶 Q10 和肉碱的研究，但我们也将回顾其他主要的抗氧化剂。

## 一、肉碱

左旋肉碱（LC）或 3- 氨基丁酸参与中间代谢，辅助长链脂肪酸进入线粒体。在附睾液中的含量高（比血液浓度高出 2000 倍）表明其在精子细胞代谢中起着重要作用。有证据表明附睾液中左旋肉碱和精子细胞中乙酰左旋肉碱后加（LAC）的增加与精子初始运动呈正相关[26, 27]。本组采用 LC 或 LAC 或 LC 与 LAC 联合治疗特发性弱精子症[28]，进行为期 6 个月的双盲随机安慰剂对照试验。评价这些治疗对改善精液动力学参数的有效性和治疗后精液 TOSC 总氧自由基清除能力的变化是本研究的终点。本研究共纳入 60 例特发性弱精子症患者（平均年龄 30 岁），所有患者均经过医学筛查，包括病史和临床检查，临床病史均为原发性不育症 2 年以上。所选患者给予双盲治疗 LC（10 mL，3 g/d，15 例），LAC（3 g/d，15 例），并结合 LC（10 mL，2 g/d）及 LAC（1 g/d，15 例）或一个看似相同的安慰剂（每 10 mL 安慰剂小药瓶含有苹果酸、苯甲酸钠、二水糖化钠、无水柠檬酸钠、菠萝调味料、脱矿水；每个安慰剂片包含乳糖、硬脂酸镁、聚乙烯吡咯烷酮和玉米淀粉，以及一层含有醋酸纤维素、二甲基硅氧烷和邻苯二甲酸乙酯的涂层）。所有的病人都假设每天 3 次，每次一小药瓶，2 种给药方法设计了 6 个月的治疗（45 例）或安慰剂（15 例），并进一步随访 3 个月（对照组 T-1、T0、T+3、T+6 和 T+9 个月）。我们的研究结果表明，结合组患者第一个 3 个月期间的管理明显改善。无论是单用 LAC 还是联合 LC，患者的总精子活力都有显著改善。正向精子运动的分析显示了同样的结果。与 LC 或单用 LAC 治疗相比，LC 与 LAC 联合治疗可以改善正向运动，但精子动力学参数的变化并不显著。安慰剂组无明显改变。在所有肉碱治疗组中，均发现总运动和前向运动变化显著依赖于基线值，而运动基线值较低的患者对治疗有反应的可能性明显较高。一些对照和非对照研究支持 LC 及其酰基衍生物对某些形式的少弱畸形精子症具有潜在的治疗作用[29]。Lenzi 等在一项对照研究中证实了 LC 和 LAC 联合治疗对改善精子活力的效果[30]，特别是对基线水平较低的患者。然而，需要新的证据来确定肉碱作为一种抗氧化剂的作用和机制。

## 二、辅酶 Q10

CoQ10，也被称为泛醌，是线粒体氧化磷酸化过程的重要组成部分，因为它在线粒体内膜中黄素蛋白和细胞色素之间的氧化还原中起着重要的作用[31]。CoQ10 还具有抗氧化剂的作用，它有助于细胞膜的流动性，参与氧化还原并控制细胞信号的传递，它还可能参与了细胞增殖[32]。在临床上，泛醌抗氧化作用的意义已被许多研究所证明。事实上，LDL 蛋白对氧化应激非常敏感，LDL 中减少的 CoQ10 先于维生素 E 被氧化，而脂肪酸氢过氧化物则出现在泛素被氧化之后[33]。这会影响男性不育。事实上，精子富含线粒体，并且极易受到氧化应激的影响。之前的 CoQ10 研究是在未选择的不育患者队列中使用这种抗氧化剂的情况下进行的，并且没有测量内源性 CoQ10 水平[34, 35]。首次研究表明，除精索静脉曲张人群外，精浆中的 CoQ10 水平与精子数和活力相关。我们还研究了手术修复后的精索静脉曲张患者，发现在 VAR 患者中细胞 CoQ10 与运动性之间没有明显相关。

我们进行了 2 项不同的研究，表明在接受 CoQ10 治疗的特发性弱精子症患者中精子活力增加[36, 37]。

我们研究了 CoQ10 对 22 例特发性弱精子不育患者的潜在治疗作用[37]。根据世界卫生组织 1999

年的标准[38]，在 2 种不同的精子分析中具有< 50% 的前向运动形态，而正常精子为> 30%。

治疗后精浆 CoQ10 升高，外源性给药 6 个月后，CoQ10 平均值从基线的（42.0 ± 5.1）ng/mL 显著升高至（127.1 ± 1.9）ng/mL（$P < 0.005$）。在精子细胞中检测到 CoQ10 内容物显著增加，从（3.1 ± 0.4）增加到（6.5 ± 0.3）ng/$10^6$ 个细胞（$P < 0.05$）。相似的，治疗后在精浆和精子细胞中也出现 PC 水平的显著提高，分别从（1.49 ± 0.05）增加到（5.84 ± 1.15）μm（$P < 0.05$），从（6.83 ± 0.98）增加到（9.67 ± 1.23）nmoles/$10^6$ 个细胞（$P < 0.05$）。在精液方面，服用 CoQ10 6 个月后精子向前运动差异有统计学意义（9.13% ± 2.50% 至 16.34% ± 3.43%，$P < 0.05$）。通过计算机辅助动力学参数的确定，也证实了运动性能的改善。治疗后 VCL［（26.31 ± 1.50）μm/s 至 46.43 ± 2.28）μm/s］和 VSL［（15.20 ± 1.30）μm/s 至（20.40 ± 2.17）μm/s］明显升高，差异有统计学意义（$P < 0.05$）。精子浓度和形态无明显差异。

本研究表明，在人工和计算机辅助评估的基础上，给予 CoQ10 6 个月后精子的动力学特征有显著改善。此外，这些结果证明了外源性给予 CoQ10 可以增加其在精浆和精子中的水平。

长期服用奎宁后[39]，在血浆中发现辅酶 Q10 浓度也会相应地增加（比基线水平高出 2~3 倍）。统计分析未发现治疗引起的 CoQ10 的变化与精子动力学参数间存在显著的相关性，这可能是由于样本数量少。然而，根据先前报道的数据，根据 Cramer's V 关联指数，这些变量之间的良好关联程度支持 CoQ10 在弱精子症中的治疗作用的假设[40]。自然妊娠率的提高也表明这种治疗方法是有效的。

这些结果也得到了我们小组的一项双盲、安慰剂对照临床试验的证实[36]。所选患者接受 CoQ10 双盲治疗含 100 mg 的 CoQ10、卵磷脂和中链甘油酯。安慰剂有相同的成分，但软胶囊不含任何 CoQ10。所有患者每日分别给予 2 粒软胶囊，随餐服用。CoQ10 的剂量与我们之前在男性不育症的公开试验中使用的剂量相同。

研究设计为 1 个月的磨合，6 个月的治疗（30 例患者）或安慰剂（30 例患者），以及 3 个月的随访（对照组在 T-1、T0、T+3、T+6 和 T+9 个月）。

治疗后精浆 CoQ10 水平升高，精细胞 CoQ10 含量也显著升高，从（2.44 ± 0.97）ng/$10^6$ 个细胞升至（4.57 ± 2.46）ng/$10^6$ 个细胞（$P < 0.0001$）。同样，治疗后精浆和精细胞 QH2 水平显著升高由（31.54 ± 10.05 L）至（51.93 ± 16.44）ng/ mL（$P < 0.0001$），（0.95 ± 0.46）ng/$10^6$ 个细胞至（1.84 ± 1.03）ng/$10^6$ 个细胞，$P < 0.0001$）。在安慰剂组中没有发现有统计学意义的改变。

CoQ10 给药 6 个月（T+6）后，处理组观察到精子细胞总活力由（33.14% ± 7.12%）升至（39.41% ± 6.80%）（$P < 0.0001$）和向前运动性由（10.43% ± 3.52%）升至（15.11% ± 7.34%）（$P = 0.0003$）。安慰剂组动力学参数无统计学意义。

治疗组的精浆、胞内 CoQ10、QH2 含量的基线（T0）与 T+6 相对变化和动力学参数之间呈显著负相关。事实上，具有较低运动基线值和 CoQ10 水平的患者对治疗有反应的概率有统计学意义。

洗脱后（T+9），与 T+6 个月相比，治疗组的精子细胞动力学特征（总的和前向运动能力）显著降低。

另外，Safarinejad 小组也证实了 CoQ10 治疗对精子活力的积极作用[41]，特别是在改善精子数量、活力和形态方面。我们最近的工作研究了辅酶 Q10 和天冬氨酸在特发性弱精子症患者中对氧化应激和 DNA 损伤的保护作用[42]。我们发现，只有 CoQ10 对氧化应激和 DNA 损伤具有保护作用，这与之前的一些研究结果相矛盾，这表明天冬氨酸（D-Asp）也有这些作用。

## 三、维生素 E

维生素 E（生育酚）是一种脂溶性抗氧化维生素，可以中和自由基，保护细胞膜抵抗 ROS。Greco 等人在一项对不育男性的安慰剂对照研究中证实[43]，维生素 E 也可以防止 DNA 损伤。在这项研究中，维生素 E 并没有改善精液参数（运动和浓度）。相反，其他研究报告了活力或形态改善或两者都与维生素 E 和硒有关[44]。

## 四、维生素 C

维生素 C 被称为抗坏血酸，是一种水溶性维生素，在几个羟化和酰胺化过程中起辅助因子的作用，可以在精浆中发现。有几项研究表明口服维生素 C 可以改善特发性少精子症患者的精子活力和数量[45]。Cyrus 等人在一项双盲随机对照试验中发现，抗坏血酸改善了精子活力，但不能改善精子数量[46]。其他研究调查了维生素 C 与其他抗氧化剂的作用，在精子浓度和活性方面有良好的作用[47]。

## 五、锌

据推测，缺锌也可能与不明原因的不育有关。事实上，锌在睾丸发育和精子成熟中发挥着重要作用[48, 49]。最近的一项研究表明，在不育男性中，锌水平较低，而锌过量可增加精液体积、精子形态和活力[50]。一些研究表明，口服锌可以改善特发性少精子症和弱精子症患者的精子活力[51]。低锌水平与生育能力下降有关，在少精子症患者中，锌水平低于正常男性[52]。同样，在这种情况下，数据是矛盾的，因为许多研究没有显示锌水平和精液参数之间有统计学上的显著相关性[53, 54]。

## 六、肌醇

肌醇是一种多元醇，在自然界中有 9 种异构体，其中肌醇（MYO）最为丰富。近年来，MYO 在雄性生殖中的重要作用得到了研究。其在生精小管中的浓度高于血清中的浓度，并且其分泌是对 FSH 的反应。

有研究表明，MYO 可能参与了精子运动、获能和顶体反应的调节等过程[55, 56]。

MYO 可能在精液渗透调节中发挥作用，有助于降低黏度改善进行性运动能力和速度[57, 58]。

很少有研究调查 MYO 作为一种可能的抗氧化剂在治疗男性不育症和提高用于医学辅助生殖技术的精子质量方面的作用。Colone 等人认为 MYO 减少了无定形物质的存在[59]。在功能水平上，MYO 似乎增加了膜电位[60]，并改善了 DNA、tRNA 和蛋白质的合成[61]。

## 七、草药

有新的证据表明，草药产品也可以改善男性生殖功能。最近的一项体内研究表明，长尾芡实提取物具有雄性激素和促进生育的作用[62, 63]。

研究发现，倒地铃可提高睾丸激素水平、精子数量和活力[64]。在亚洲和欧洲，蒺藜早就被确认用于治疗男性不育[65]。

在一项研究中，“马郁兰精油”已证明具有增加生精细胞和精子细胞的能力，在该研究中，脂肪饮食可阻止输精管的退行性变化[65]。

## 第三节　展　望

虽然男性不育症的几个特定遗传原因已被承认，但许多形式的不育症的病因仍不清楚。我们希望加深外源性抗氧化剂的研究，以增加新的治疗视野，特别是对于那些不能从常规治疗中获益的患者，我们希望规范剂量以产生新的证据。

## 第四节　结　论

氧化剂自由基过量与男性不育有关，事实上精子对氧气非常敏感。健康饮食和抗氧化剂（如肉碱、辅酶 Q10、维生素 E、维生素 C、锌和肌醇）是最重要的系统。草本产品也可以改善男性的生殖功能，这是近年来出现的新现象。需要更多的研究来确认和更新文献中的数据，并使治疗不育症的新疗法标准化。

## 第五节　审查标准

我们利用 PubMed 和 MEDLINE 对抗氧化剂和男性不育症之间的关系进行了广泛的综述研究。我们查阅了近 5 年来发表的综述，包括以下列关键词研究的文章："营养""辅酶 Q10""活性氧种类""饮食" "男性不育" "精液参数" 和 "生殖" 。以英语以外的语言发表的文章不予考虑。

（Melissa Cutini, Carmine Bruno, Antonio Mancini 和 Giancarlo Balercia 著；
计成永，张云山和谢俊明 译）

44

# 第四十四章　合成抗氧化剂

**要点**

- 不育症仍然是全球主要的健康问题，新的治疗方法不断引起人们的研究兴趣。
- 反应性氧化物质在精液的炎症过程中起主要作用。
- 白细胞精子症和精液质量差之间的联系在文献中仍然存在争议。
- 合成抗氧化剂通常对人类使用是安全的，并且与天然获得的抗氧化剂具有相似的生物利用度，尽管存在例外。
- 虽然我们对ROS与男性不育症之间的相互作用的认识仍在不断提高，但仍需要进一步的研究。

## 第一节　介　绍

氧化应激等环境因素在健康领域被广泛研究，不管是在有利的方向还是不利的方向。男性不育症的领域也不例外，氧化应激与精液质量差有关。ROS已被证明通过多种机制引起细胞损伤。抗氧化剂可以使活性氧失活，从而保护细胞免受到这种损伤。ROS增加在男性精液质量差的原因中是一个热门研究方向。此外，提高抗氧化活性，可以改善精液质量参数，也是一个研究领域。抗氧化剂可能在细胞信号通路中起作用，也可用于食品或膳食补充剂中。由于食品补充剂在市场上基本不受监管，故普通消费者很难找到有用的关于各种合成抗氧化剂功效食品的信息。在本章中，我们旨在提供合成抗氧化剂的最新定义及其机制，以及它们如何改善氧化应激水平和男性不育患者的精液质量。

## 第二节　合成抗氧化剂

不育症是全球主要的临床问题。全世界范围内不育症发病率为12.5%~20%。根据统计，其中男性因素占4.5%~12%[1]。许多男性不育症者精液质量差，其病因尚不清楚。由氧自由基引起的氧化应激反应，与生活方式、环境、遗传及生理因素有关[2-5]。对于男性不育症患者而言，氧化应激反应本就是一个危险因素，并易受环境因素影响变化[6]。氧化应激反应通过降低精子运动性、增加DNA损伤[7-9]、脂质过氧化[10-12]和减少精卵融合[13]等方式对精子造成损伤。尽管ROS水平过高会对精子质量产生不利影响，但低水平的氧自由基（ROS）已被证明是精子获能、活化、精卵融合及其他关键细胞过程所必需的[14, 15]。

## 第三节　氧化剂及抗氧化剂

大多数有氧代谢是在线粒体内进行氧化磷酸化。与体内其他细胞一样，精子也会产生活性氧，这是线粒体中电子传递链的自然结果[16]。自由基是指含有一个或多个未配对电子的氧分子。当自由基将这个未配对的电子传递到附近的膜结构上时，会导致细胞损伤[17]。氧化应激通过各种机制在细胞水平上产生有害影响。当 ROS 导致 DNA 断裂、突变、缺失、碱基分解和蛋白质交链时，就会发生 DNA 损伤。当 ROS 通过过氧化作用干扰脂质膜电位，从而增加组织通透性时，可能发生细胞膜破坏。氧自由基（ROS）还可以通过改变肽链结构对蛋白质产生影响。此外，ROS 可能会通过改变基因表达对细胞内的信号转导产生负面影响[18]。

氧特别容易形成自由基，因为它通常有 2 个未配对的电子。例如，将一个电子添加到分子氧（$O_2$）中形成超氧阴离子自由基（$O_2^{\cdot -}$），活性氧的主要形式。然后，超氧化物直接或间接转化为次级氧化物，包括羟基自由基（$OH^{\cdot -}$）、过氧自由基（$ROO^{\cdot -}$）或过氧化氢（$H_2O_2$）[19]。

在细胞线粒体中，当氧气通过质子和电子转移反应还原为水时，会产生三磷酸腺苷（ATP）。然而，这一过程确实残留了一小部分未被还原的氧分子[18]。在细胞间和细胞内信号传导的正常酶促反应过程中也会形成 ROS[20]。

白细胞产生活性氧作为细胞毒性机制，在宿主防御、缺氧状态及各种药物的氧化作用中都有助于氧化反应。通过酶和非酶抗氧化途径防止氧化应激对细胞的严重损害，从而抑制过量的活性氧作用。这种氧化 - 抗氧化系统可以实现至关重要的平衡，允许有效的氧化剂生成以实现适当的细胞功能，同时防止破坏性氧化应激反应。

在正常情况下，由于 ROS 活性持续时间相对较短，精液中的整体氧化应激水平维持在较低水平[16]。因此，该系统允许正常的细胞信号传递过程和正常的精子功能，同时避免氧化剂诱导的细胞损伤。相反，氧化应激的病理效应是在未受伤害的 ROS 水平增加的情况下产生的，从而破坏了微妙的氧化剂 / 抗氧化剂平衡，进而影响精子质量和功能[13, 17, 20]。ROS 诱导的精子损伤可能是所有男性不育病例中 30%~80% 的重要促成因素[17, 20]。

自由基通常由一种三肽、谷胱甘肽和 3 种对细胞代谢重要的酶所清除。谷胱甘肽含有可直接清除自由基的巯基，是最重要的细胞内防御活性氧。一旦氧化，谷胱甘肽就会被谷胱甘肽还原酶和 NADPH 再生 / 还原，以完成循环[13]。在 3 种抗氧化酶系中，超氧化物歧化酶（SOD）是一种含金属的酶，可催化 2 种超氧化物转化为氧气和过氧化氢，其毒性小于超氧化物[21]。过氧化氢酶，一种存在于过氧化物酶体中的酶，然后将过氧化氢降解为水和氧，从而完成由 SOD 开始的反应。谷胱甘肽过氧化物酶以及其他酶，如谷胱甘肽转移酶、铜蓝蛋白或血红素加氧酶，也可降解过氧化氢。

非酶抗氧化剂丙酮酸、维生素 E 和维生素 C 也起着至关重要的作用[13]。维生素 E 通过清除细胞膜内的自由基来保护细胞膜免受氧化损伤。维生素 C 是一种水溶性抗氧化剂，可减少多种自由基，还能回收氧化的维生素 E。

## 第四节　精子细胞的氧化损伤

精子对氧化应激特别敏感。在精液中有抗氧化酶的缓冲作用（即 SOD、谷胱甘肽过氧化物酶和过氧化氢酶、维生素 E 和维生素 C）[13]。在精子细胞膜中发现的多不饱和脂肪酸对过氧化非常敏感，使精子细胞比其他非细菌更容易受到脂质膜损伤[10, 11]。精子在其生命周期内产生的活性氧有助于维持健康的抗氧化剂水平。Sharma 等人前瞻性地招募了 32 名男性不育症患者，与 20 名健康志愿者进行比较，并评估了他们精液中的氧化应激参数。对受试者精液进行蛋白质组分析，并根据氧化应激程度对受试者进行分类。那些具有较少 ROS 标记的精浆中发现具有独特的作用的蛋白质可防止氧化应激反应[22]。相反，精子细胞质中这些抗氧化剂的水平很低，这是因为精子细胞质的体积极小，而且大多数细胞质抗氧化剂在精子发生过程中丢失[23]。

精液中有多种 ROS 来源，最典型的是白细胞和精子。在精液中活化白细胞是活性氧的重要来源。大多数精液样本都含有不同数量的白细胞，以中性粒细胞为主要类型[24–26]。中性粒细胞的功能是产生和释放高浓度的活性氧，形成细胞毒性物质对附近的细胞和病原体有杀伤作用。在本文发表之前，许多研究已经证明了白细胞精子症与精子氧化应激损伤之间的关系；然而，精液中的白细胞与男性不育之间的关系仍未研究清楚[19, 24, 27–35]。时至今日争议仍然存在，Aggarwal 及其同事调查了 88 名患有白细胞精子症患者，发现其与氧化应激呈显著正相关[36]。另外，Micillo 及其同事证明了 DNA 氧化损伤与精液质量差之间的关系，但与白细胞亚群无关[37]。

尽管精液白细胞和精子质量两者之间的联系存在争议，但近期的主流文献证明了二者有明确的关系。白细胞精子症的患病率报告有明显的多样性。Lackner 及其同事回顾了现有文献，并注意到发病率从 16.1% 增长到 60.7%[38]。长期以来，白细胞精子症与降低精子浓度、活力和形态，以及减少过度活化和受精缺陷有关。Sandoval 和同事们研究发现白细胞精子症与精子活力及形态异常这两者之间有关系[39]。Moskovtsev 等人还分析了 1230 例排除无精子症不育症者白细胞精子症和精子 DNA 损伤之间的关系[40]。尽管作者发现白细胞精子症与 DNA 完整性之间没有显著关系，但白细胞精子症的存在与相应的精子浓度、活力和形态之间再次出现了显著的负相关性。Singh 等人的研究支持白细胞精子症和形态异常之间有关联性，作者在 65.5% 的精子中发现了白细胞精子症，具有异常的形态学特征，17% 的病例形态特征正常，有显著的统计学意义[41]。尽管世界卫生组织（WHO）的指南并不认为精液中白细胞增多就是白细胞精子症，但精液白细胞的存在已被证明与 DNA 有关，即使在低水平下也会出现 DNA 碎片[42]。虽然白细胞精子症对个体患者生育能力的重要性仍然难以量化，但它仍然可以被视为泌尿系统或全身炎症以及可能的精子功能障碍的标志。

## 第五节　合成抗氧化剂

由于从食物中提取和分离维生素和其他抗氧化剂的成本和难度较大，大量的抗氧化剂被化学地合成并包装成药丸。在研究合成抗氧化剂作为食品防腐剂的应用时，人们已经对其安全性问题进行了讨论。欧洲食品安全局对最常用的抗氧化食品防腐剂的数据进行了评估，并指出低于一定阈值是安全的[43]。几项研究表明，这些合成的抗氧化剂的抗氧化性能并不是很理想，这是由于它们的化学成分是从正常食物来源中存在的其他协同化合物中分离出来的[44, 45]。

已经进行了几项大型临床研究，研究这些抗氧化剂分离物的功效，单独使用或与其他抗氧化剂补充剂联合使用。Pasechnikov 等人发表了关于胃癌的抗氧化预防文献的综述，注意到抗坏血酸、类胡萝卜素和 β- 胡萝卜素已被证实具有抗肿瘤作用。然而，作者指出，多个双盲、安慰剂对照试验显示了相互矛盾的结果，并且受随访丢失的限制[46]。Bjelakovic 等人推测，补充抗氧化剂未被证明有明显的好处，对整体而言可能是有害的[47, 48]。他们调查了合成维生素 A、维生素 E 和 β- 胡萝卜素补充剂对胃肠道癌症患者总体发病率和死亡率的作用。作者得出的结论是，除了硒之外，抗氧化剂补充剂对胃肠道癌症没有显著意义，然而它还会增加全因死亡率。

同一组进一步对 68 项随机试验进行 meta 分析，在一级和二级预防中共有 232606 名参与者参与评估抗氧化剂补充剂对全因死亡率的试验研究[49]。所有试验均单独或联合使用β- 胡萝卜素、维生素 A、维生素 C（抗坏血酸）、维生素 E 和硒，并将这些组与安慰剂组或无干预组进行比较。在有 180938 名参与者参与的 47 项试验中，抗氧化剂补充剂总体显示显著增加死亡率（RR 1.05; 95%*CI* 1.02~1.08）。排除涉及硒的试验后，单独或联合服用合成 β- 胡萝卜素、维生素 A 和维生素 E 的患者总体死亡率显著增加，而服用合成维生素 C 和硒的患者对死亡率没有显著影响。

这些作者和其他人假设从食物来源获得的天然抗氧化剂有多种已被证明起作用的抗氧化剂和其他辅助因子相互配合，可能会增加这些药剂整体的抗氧化能力。Liu 也提出了这一理论，他假设抗氧化剂的抗肿瘤作用是水果和蔬菜植物化学物质协同作用的结果，而不是单独使用[50]。高剂量的单一抗氧化剂将提供一个电子来清除自由基。然而，如果这些“失效的”或氧化抗氧化剂的浓度高于通过还原氧化途径“循环”或减少抗氧化剂的酶和辅助因子，这些高剂量合成抗氧化剂实际上可能会增加相关生理系统内的氧化应激环境。这些理论为大量的抗氧化剂试验提供了可能的解释，这些试验没有发现疾病过程的改善或显示出有害影响[51]。

在此，我们回顾了这些维生素的作用机制，并进一步阐明了这些维生素和膳食补充剂的潜在毒性和副作用。总的来说，需要注意的是，大多数膳食补充剂都可能对患者的健康产生有害影响，我们的中心会就滥用这些补充剂可能产生的毒性向所有患者进行咨询。

## 第六节　作用机制

### 一、维生素 E

合成维生素 E 是一组生育酚的通称，其中生育酚具有最高的生物活性。有趣的是，自从 1922 年发现维生素 E 以来[52]，它就被认为是繁殖的必要营养素。最近对维生素 E 分解代谢的精确机制的研究表明，它是通过细胞色素 P450 介导的系统代谢的[53]。维生素 E 的 4 种异位型，α- 生育酚、β- 生育酚、γ- 生育酚和 δ- 生育酚，产生并储存在叶子和种子中。它们根据甲基在铬醇环上的位置来区分的。虽然 δ- 生育酚已成功用于治疗，但其余亚型尚未验证[54]。

α- 生育酚作为抗氧化剂的多种机制已经被证明。先前已经阐明了过氧自由基清除的体内外文献[54, 55]。多项研究调查了减少 DNA 损伤的措施，也证明了维生素 E 含量的客观减少。然而，数据好坏参半[54]。此外，α- 生育酚也被证实除清除自由基外，还具有抗氧化功能，如抑制蛋白激酶 C 和随后的单核细胞 NADPH 氧化酶[56, 57]。值得注意的是，α- 生育酚的促氧化功能也在健康志愿者中得到了注意[58]。虽然 β- 生育酚和 γ- 生育酚具有抗炎作用，它们存在于比 α 对应物低得多的血清浓度中[54]。与其他异构体相比，δ- 生育酚已被证明具有由活性氧促进的促炎症作用，以及抗肿瘤和抗血管生成功能[54, 59]。

维生素 E 的其他不饱和异构体，生育三烯酚，最近作为抗氧化剂引起了研究兴趣。与饱和对应物一样，生育三烯酚由 α、β、γ 和 δ 异构体组成，并已证明具有有效的细胞抗氧化和抗炎作用[58]。

在保持男性生育能力方面，最佳的维生素 E 功能与最佳的硒水平有关。研究表明，维生素 E 可以清除脂质过氧化反应产生的自由基，而这些清除自由基的副产物——过氧化氢分子，反过来会被谷胱甘肽过氧化物酶（一种硒依赖性的酶）还原[60]。此外，研究表明，补充抗氧化剂，包括维生素 E，已被证明在实施辅助生殖中可以增加妊娠率[61]。

因此，合成维生素 E 确实可能在细胞功能中发挥有害作用。由于维生素 E 的最佳作用与其他微量营养素的最佳浓度有关，并且维生素 E 已被证明具有促氧化特性，因此，补充高水平的合成维生素 E 实际上由于过氧化氢或氧化生育酚的积累可能导致促氧化状态。在开具维生素 E 和与患者讨论膳食补充剂时，应考虑这些数据。

## 二、维生素 A

维生素 A 是一种脂溶性维生素，是正常视力所必需的。在临床试验中，维生素 A 被证明可以改善精液参数，最显著的是通过改善精液的含氧水平[62–64]。在它的氧化作用中，维生素 A 已经被证明是在氧自由基对脂质的氧化作用之前起作用[43]。在这些试验中需要注意的是，维生素 A 是与其他抗氧化剂同时服用的，这可能导致了参数的变化。

## 三、维生素 C

维生素 C，也称为抗坏血酸，被认为是一种维生素，因为人类不能通过酶合成它，必须通过饮食摄取。维生素 C 是人体生理中氧化还原反应的单乙酰催化剂。维生素 C 也是前胶原转化为胶原所必需的，通过脯氨酸残基氧化为羟脯氨酸，维生素 C 缺乏会导致坏血病[65]。

抗坏血酸能提供 2 个电子，从而防止氧化。抗坏血酸自由基，也称为半氢抗坏血酸盐，在给出一个电子后形成。在这种结构下，抗坏血酸基非常稳定，是一种极好的自由基清除剂。给予第二个电子后，就形成了一种被称为脱氢抗坏血酸盐的化合物[66]。当维生素 C 被氧化时，它会通过 NADPH 途径和谷胱甘肽途径再循环回到抗氧化状态[65]。多项研究表明，合成和食品来源的维生素 C 具有相似的生物利用度[67]。然而摄入大量的维生素 C 作为单一饮食，会导致过量的氧化维生素 C，然后在细胞系统中扮演氧化剂的角色。

## 第七节　安全性、剂量和毒性的副作用

由于维生素毒性引起的不良事件几乎都是由于过量摄入合成维生素而引起的[68]。与维生素使用相关的不良事件可能与传统药物相似，并且在大量摄入大多数维生素时可能发生显著毒性[68]。对于一些维生素，如维生素B、维生素C和维生素K，不良反应是轻微的，而且通常是可逆的。其他维生素，如维生素A或维生素E，已被证明会引起严重的、不可逆转的不良事件。我们将回顾这些潜在危险的抗氧化维生素的重大不良事件和安全概况。

### 一、维生素E

维生素E是一种脂溶性维生素，能通过储存在肝脏和身体脂肪组织中而达到有毒浓度。对健康成年人来说，200~800 mg/d可能导致胃肠不适，800~1200 mg/d可能导致抗血小板作用、出血风险、血栓性静脉炎、肌酐升高和性腺功能障碍[69, 70]。在几个调查维生素E对预防心脏事件的潜在益处的大型、多中心、随机试验中，许多这些研究描述了充血性心力衰竭显著增加的风险。在对1.1万名心肌梗死患者进行的多中心预防试验中，维生素E对所有研究终点均无益处，但增加了20%的充血性心力衰竭风险[71, 72]。多中心随机试验研究了超过9500名患者，维生素E治疗不能预防癌症或心血管事件，但确实增加了心力衰竭的风险[73, 74]。大剂量维生素E还可与维生素K协同作用，加剧出血症状，特别是在已经接受抗凝或抗血小板治疗的患者[75,76]。在3万名男性吸烟者中，服用维生素E的男性出血性中风发病率较高[77]。

在美国，目前维生素E的推荐摄入量为15 mg，最小年龄为14岁[78]。高剂量的维生素E已被证明会增加总体癌症和死亡风险。最大的一项研究是对19个临床试验的meta分析，调查了超过13.5万名患者，表明400 IU/d或更高剂量维生素E的摄入量可能增加全因死亡率[79]。在妇女健康研究中，多变量分析表明，维生素E血清水平与浸润性和非浸润性乳腺癌的风险增加有关[80]。对于男性来说，补充维生素E已被证明会增加前列腺癌的风险，尤其是在同时服用维生素E和其他补充剂的男性中[81]。

### 二、维生素A

维生素A与恶心、视力模糊、厌食症、精神状态改变以及电解质紊乱有关[82]。维生素A主要储存在肝脏中。维生素A的毒性范围从肝功能升高到肝硬化、肝纤维化，以及肝衰竭导致的死亡。在2000多名49~51岁的男性中，血清维生素A水平升高的男性骨折的风险是维生素A水平最低的男性的7倍[83]。维A酸是维生素A的代谢物，已被证明会加剧异源造血干细胞移植后移植物抗宿主病[84]。

在一个大的、随机、多中心、双盲、安慰剂对照试验中，在芬兰29000多名以及在美国18000名男性烟民接受胡萝卜素的一项研究中，相比安慰剂组肺癌的发病率在这些男性中高出18%[77]。日本公共卫生中心的前瞻性研究调查了膳食抗氧化维生素如维生素A、维生素C、维生素E、α-胡萝卜素和β-胡萝卜素与肺癌风险之间的关系。虽然与其他抗氧化维生素没有相关性，但较高的维生素A可能与男性肺癌风险增加有关[85]。

在女性中，两项大型研究表明，女性吸烟者服用β-胡萝卜素补充剂的结果相互矛盾。在一项研究中，即妇女健康研究中，肺癌和心血管事件的发生率没有任何益处或危害，而另一项试验中的类似

研究设计显示，肺癌和心血管疾病死亡率显著增加也没有任何益处[86, 87]。

### 三、维生素 C：没有关于维生素 C 毒性的最新数据

维生素 C 一般耐受良好，但大剂量时，急性不良反应可包括恶心、呕吐、胃灼热、疲劳、失眠和腹泻[88]。长期服用维生素 C 可导致尿酸盐、草酸盐、半胱氨酸等药物在尿路中结晶[89]。在一项对超过 45000 名没有肾结石病史的男性进行的前瞻性队列研究中，维生素 C 的摄入可能会增加结石的风险，而对每天摄入 1000 mg 的男性和每日摄入低于推荐摄入量的男性进行的多变量分析显示，有显著的结石形成风险[90]。然而，男性服用低于推荐量的药物与男性服用以克为单位的剂量的比较可能会受到质疑。

在一项对 1900 名绝经后糖尿病妇女的研究中，维生素 C 与冠状动脉疾病、中风和总体心血管死亡率的相关的风险增加有关[91]。更重要的是，在洛杉矶的动脉粥样硬化研究中，研究了维生素 C 对 500 多名没有症状的心血管疾病的男性和女性的影响，发现每天服用 500 mg 维生素 C 与男性颈动脉内壁增厚有关[92]。

这些研究表明维生素 C 补充剂会显著增加发病率和死亡率，Lee 等人直接证明维生素 C 可以将细胞膜中的脂质分解成具有基因毒素作用的化合物，导致 DNA 损伤[91]。本研究是少数直接揭示维生素 C 诱导细胞损伤和细胞功能下降的潜在机制的研究之一。

## 第八节　男性不育中氧化应激的管理

### 维生素 / 抗氧化剂补充

抗氧化剂 α- 生育酚（维生素 E）、抗坏血酸（维生素 C）和类维生素 A（维生素 A）都是活性氧的有效成分。许多研究已经调查了这些和其他抗氧化剂在改善精子参数方面的作用。然而，这些研究大多是不受控制的，关注的是没有不育症的健康男性，或者有间接的成功终点。其他几项研究由于其研究设计的质量而受到关注，并证明了抗氧化剂对改善精液参数的有效性的令人信服的证据。

Silver 等人通过饮食问卷调查了 97 名年龄在 20~80 岁之间的健康非吸烟男性抗氧化剂的摄入量，并随后检测了精液样本[93]。研究发现，与低或中度摄入抗氧化剂的男性相比，那些每天摄入大量抗氧化剂的男性精液质量有所改善，从而证明膳食抗氧化剂摄入量的增加与精液参数改善之间存在一定的相关性。

Keskes-Ammar 等研究了增加抗氧化剂摄入量对改善精液参数的治疗效果[94]。他们将 54 名男性随机分配到维生素 E 和硒或维生素 B 中，为期 3 个月，并检测精液样本中脂质过氧化标记物丙二醛（MDA），以及血清维生素 E 水平。尽管只有 20 名患者完成了研究方案，结果表明维生素 E 和硒的补充可以显著降低 MDA 浓度，提高精子活力，而维生素 B 没有影响。Suleiman 等人将有正常女性伴侣的弱精子男性随机分配服用维生素 E 或安慰剂 6 个月，发现在维生素 E 组中 MDA 水平降低、运动性增强以及妊娠率增加[95]。

相反，Rolf 等人随机选取了 31 名弱精子症男性，给予 2 个月高剂量维生素 C 和维生素 E 的治疗或安慰剂，并研究了精子参数值[96]。作者发现在治疗期间精子参数没有变化。Stenqvist 等人从睾丸激素、

LH 和 FSH 正常的不育夫妇中随机选取 77 名男性，进行联合抗氧化治疗或安慰剂治疗，以评估对不育男性的疗效，抗氧化剂组精子浓度的增加更为明显，但没有统计学意义[97]。

Greco 等人设计最佳的试验以随机、前瞻性的方式研究了增加抗氧化剂摄入的影响[78]。一组 64 名精子 DNA 碎片化＞ 15% 的不育男性被随机分为 2 组，每天服用 1 g 维生素 C 和维生素 E，或服用安慰剂，为期 2 个月，发现基本精子参数没有差异，抗氧化剂队列显示 DNA 碎片化精子的百分比显著降低。作者进一步证明，补充维生素 E 和维生素 C 可显著提高 ICSI 后的临床妊娠率和植入率[98]。

## 第九节　结　论

总之，不育症是全球一个主要的健康问题，根据地理位置，不育症的发生率高达 20%，男性因素占比高达 12%。了解 ROS 和抗氧化剂之间复杂的相互作用是进一步了解和治疗该病的关键。ROS 的影响并不是完全是负面的。然而，低水平 ROS 已被证明是精子获能和其他关键的细胞过程所必需的。抗氧化剂对于缓解精液中 ROS 的有害影响至关重要。天然抗氧化剂有很多形式，包括谷胱甘肽、丙酮酸，以及内源性维生素 E 和维生素 C 的非酶相互作用。由于难以从食物中提取抗氧化剂，合成抗氧化剂开始流行起来。尽管它们有潜在的积极作用，但文献对摄入合成抗氧化剂的好处是混杂的，如果滥用这些抗氧化剂可能会对健康产生不利影响。维生素 E 已被证明对多种疾病具有积极作用。然而，高剂量与癌症死亡率的增加有关。关于维生素 A 的数据同样与大型公共卫生研究机构的心血管事件发生率的结果相矛盾。维生素 C 的耐受性一般很好。然而，一些数据显示了有 DNA 损伤的风险。多项试验检验了使用合成抗氧化剂改善精液参数的临床疗效，尽管数据好坏参半，但精心设计的试验已经显示出对 DNA 损伤的改善。

## 第十节　审查标准

通过使用诸如 Science Direct、OVID、Google Scholar、PubMed 和 MEDLINE 等搜索引擎，对研究进行了广泛的搜索，以检验这种关系。这些搜索的开始和结束日期分别是 2011 年 1 月和 2019 年 1 月。研究识别和数据提取的总体策略是基于以下关键词：“男性不育因素”“活性氧种类”“氧化应激”“天然抗氧化剂”“合成抗氧剂”“白细胞精子症”和“维生素毒性”，以及特定氧化应激标记物的名称。用英语以外的语言发布的文章也被考虑在内。仅在会议或会议策划、网站或书籍中发表的数据不包括在内。网站和书的章节引用只提供概念性内容。

（Phillip Stokes, Ruth E. Belay 和 Edmund Y. Ko 著；计成永，龚同欣和谢俊明 译）

45

# 第四十五章　抗氧化疗法促进男性生殖健康的新进展：文献综述

**要点**

- 氧化应激是精子功能受损的重要原因，导致不育、流产，甚至可能对下一代造成长期的健康后果。
- 最佳的预防氧化应激应该关注使白细胞 ROS 生成减少的抗感染治疗（NSAID、益生菌、欧米伽 -3 鱼油），传统中和活性氧的抗氧化剂治疗（维生素 C 和维生素 E、番茄红素、辅酶 Q10 等）和强化对 ROS 减轻精子损伤的治疗。
- 使用抗氧化剂治疗男性不育症的证据说服力不足，因为使用大量不同类型和剂量的抗氧化剂的研究方法，未能在入组时筛查氧化应激，只是选择性地报告了精子质量，而不是以怀孕率作为终点且缺乏安慰剂对照试验。
- 维生素 E、维生素 C、硒、番茄红素、辅酶 Q10 和虾青素等直接抗氧化剂似乎都能通过降低精子 ROS 水平、减少精子膜过氧化和 DNA 氧化损伤来改善精子质量，此外，一些证据表明，这些抗氧化剂可能改善自然和体外受孕结局。
- 抗炎疗法如欧米伽 -3 鱼油和益生菌已经在随机对照试验（RCT）中显示可以改善精子功能，但迄今为止还没有研究分析它们提高怀孕率的能力。

## 第一节　介　绍

每 6 对夫妇中就有一对患有不育症，在所有不育症病例中，至少有一半的夫妇的精子质量受损。更令人担忧的是，有证据表明，在过去的 50 年里，精子质量实际上一直在下降[2]，导致越来越多的夫妇需要昂贵的生育治疗，如体外受精（IVF）和胞浆内单精子注射（ICSI）。这一趋势促使研究人员将更多的注意力集中在确定男性不育症的潜在原因上，从而使治疗能够根据病理而定制，而不是依赖于 ICSI 等通用的“机械”解决方案。

虽然男性不育症的病因多种多样（见第 1 章），但氧化应激已被确定为一个非常重要的原因。

与生育能力强的男性相比，不育男性的精液中含有更高水平的活性氧（ROS）和更低水平的抗氧化剂，因此，这些男性的精子氧化损伤的风险更高。据估计，30%~80% 的不育男性有证据表明他们的精子存在氧化应激损伤，即使常规精液分析结果（浓度、活力和形态变化）在世界卫生组织规定的正常范围内[2]。其次，体外研究证实，ROS 直接应用于精子或刺激精子自身产生 ROS，会降低精子活力、膜完整性和 DNA 质量，这些都与男性生殖能力下降有关。最后，在体外直接应用抗氧化剂可以阻断 ROS 对精子活力和 DNA 完整性的有害影响，证实了氧化应激与男性生殖功能受损之间的因果关系。总之，使用抗氧化剂治疗男性不育症似乎有一个非常合理的科学依据。

## 第二节　“驯服火焰”：防止精子氧化应激的整体途径

“一分预防胜过十分治疗”——Benjamin Franklin（美国政治家，1736）。

虽然这个著名的公理是 Franklin 在谈到防火时提出的，但它同样适用于 ROS 对精子的损伤。氧化应激是精子和精液白细胞产生具有潜在破坏性的 ROS 和具有保护作用的抗氧化剂中和 ROS 之间的结果[2]。因此，精子氧化应激的最佳医学治疗应该解决这一潜在破坏过程的 2 个方面。然而，尽管许多研究已经检验了直接中和 ROS 的抗氧化剂的影响，但很少关注可能实际上减少 ROS 初始生成或通过非抗氧化机制增强精子抵抗 ROS 攻击的疗法。本章的第一部分将重点介绍传统的抗氧化剂“ROS 中和”方法，后面的部分将讨论一些新的、不太为人所知的通过抗炎作用减少 ROS 产生的疗法，以及增强精子 DNA 抵抗 ROS 攻击的方法。

## 第三节　抗氧化疗法用于治疗男性不育症

这篇文献综述将主要关注在男性不育症中使用各种抗氧化和抗炎（间接抗氧化作用）药物进行的良好的随机对照试验（RCT）。最重要的结果是精子质量、抗氧化作用的生化证据和妊娠结局。在适当的情况下，还将概述重要的非随机治疗和观察性研究，以及支持动物研究。如在没有明确规定治疗方法的试验中，如使用“普通复合维生素”的试验，或使用抗氧化作用没有明确规定的植物制剂的研究，均被排除在本综述之外。

表 45.1 列出了使用抗氧化剂改善精子功能和治疗不育的现有 RCT 证据。有了这样大量的证据，人们就可以期望抗氧化补充剂在治疗男性不育症中的价值能够得到明确的结论。不幸的是，事实并非如此。首先，在研究中，不同种类和不同剂量的抗氧化剂有很大的差异。其次，大多数的研究规模较小，因此说服力不足，对抗氧化治疗对妊娠结局的影响进行有意义的分析非常困难。再次，许多试验缺乏适当的纳入标准，如在入组前筛查男性是否存在心理压力。最后，临床相关终点（如活产）的缺乏，而不仅仅是精子质量的改善，阻碍了对抗氧化制剂治疗不育症得出有益的结论[3]。

表 45.1 概述了截至 2019 年 1 月发表的现有安慰剂对照抗氧化试验方法的优缺点。下面列出了各种药物和试验的详细信息，从而使读者能够对治疗男性不育症的抗氧化补充疗法的优点作出自己的结论。

**表 45.1 抗氧化剂治疗对男性生殖健康影响的随机对照研究**

| 研究参考 | 每日治疗 | 治疗时间/月 | 精液质量的积极变化 | 精子 OS 终点的积极变化 | 生育结果的积极变化 |
|---|---|---|---|---|---|
| [7] | 维生素 E 300 mg | 6 | ↑运动性 | ↓ MDA | 妊娠 17% 治疗组对 0% 安慰剂组 |
| [8] | 维生素 E 300 mg | 3 | 零 | 零 | 改善精子透明带结合 |
| [14] | 维生素 C（200 或 1000 mg） | 1 | ↑运动性、形态和活力 | 没有测试 | 没有报告 |
| [16] | 维生素 C 500 mg | 3 | ↑运动性、形态 | 没有测试 | 没有报告 |
| [17] | 维生素 E 800 mg，维生素 C 1000 mg | 2 | 零 | 没有测试 | 没有 |
| [18] | 维生素 E 和维生素 C（各 1000 mg） | 2 | 零 | ↓精子 DNA 损伤 | 没有报告 |
| [22] | 维生素 E 10 mg，维生素 C 5 mg，锌 200 mg | 3 | 零 | ↓ MDA 趋势 | 没有报告 |
| [24] | 辅酶 Q10 300 mg | 6 | ↑注意力和运动性 | 没有测试 | 怀孕率没有差异 |
| [25] | 辅酶 Q10 200 mg | 3 | 零 | ↓ MDA | 没有报告 |
| [27] | 泛醌 200 mg | 6 | ↑浓度、运动性和形态 | 没有测试 | 没有报告 |
| [31] | Sn 100 mg，维生素 A 1 mg，维生素 C 10 mg，维生素 E 15 mg | 3 | ↑运动性 | 没有测试 | 妊娠率无差异（11% 比 0% 安慰剂） |
| [32] | Sn 200 mg，NAC 600 mg | 6 | ↑浓度、运动性和形态 | 没有测试 | 没有报告 |
| [33] | 谷胱甘肽 600 mg | 2 | ↑运动性和形态 | 没有测试 | 没有报告 |
| [36] | 左卡尼汀 2 g | 2 | 零（原始数据分析） | MDA 无变化 | 没有区别 |
| [38] | 左卡尼汀 1g | 3 | ↑浓度和运动性 | 没有测试 | 没有报告 |
| [39] | NAC 600 mg | 3 | ↑精子浓度 | 没有测试 | 没有报告 |
| [40] | NAC 600 mg | 3 | ↑运动性 | 没有测试 | 没有报告 |
| [41] | 虾青素 16 mg | 3 | ↑运动性 | ↓精液 ROS<br>↓ MDA | ↑自然及 IUI 受孕率 |
| [43] | α- 硫辛酸（ALA）600 mg | 3 | ↑浓度和运动 | ↑ TAC | 没有报告 |
| [44] | 维生素 E 400 mg，硒 225 mg | 3 | ↑运动性 | ↓ MDA | 没有报告 |
| [45] | 维生素 C 30 mg，维生素 E 5 mg，β- 葡聚糖 20 mg，木瓜 50 mg，乳铁蛋白 97 mg | 3 | ↑运动性 | DNA 质量无改变 | 没有报告 |
| [48] | 硫酸锌 220 mg，叶酸 5 mg | 4 | 零 | 没有测试 | 没有报告 |

续表

| 研究参考 | 每日治疗 | 治疗时间/月 | 精液质量的积极变化 | 精子 OS 终点的积极变化 | 生育结果的积极变化 |
|---|---|---|---|---|---|
| [49] | 硫酸锌 66 mg，叶酸 5 mg | 6 | ↑浓度和形态学（仅限生育能力不足的男性） | 没有测试 | 没有报告 |
| [51] | Menevit®（维生素 C 和维生素 E、硒、番茄红素、叶酸、锌和大蒜油） | 3 | 没有报告 | 没有测试 | ↑基于活性抗氧化剂 IVF-ICSI 受孕（38.5% 比 16% 安慰剂） |

注：OS 氧化应激，MDA 丙二醛，ROS 活性氧，TAC 总抗氧化能力，Sn（Se）硒，NAC N- 乙酰半胱氨酸，IUI 宫内人工授精。

## 第四节　维生素 E

维生素 E 是一种必需的脂溶性维生素，生育酚是食物中最常见的维生素 E 形式。维生素 E 是主要的链断裂抗氧化剂，直接中和超氧阴离子、过氧化氢和羟基自由基。由于精子膜含有丰富的易发生氧化损伤的磷脂，因此维生素 E 在保护细胞结构免受自由基和脂质过氧化反应产物的损伤方面发挥着重要作用。此外，维生素 E 显示出一些抗炎活性，因此，也可能减少白细胞引发的精子氧化应激。

根据美国国家健康研究所的建议[4]，成年人每天维生素 E 的推荐膳食摄入量（RDA）为 15 mg（相当于 22.4 IU），可耐受的上限为 1000 mg（1500 IU）。然而，一项对 19 个临床试验的 meta 分析表明，与安慰剂相比[5]，每天服用 400IU 或更大剂量的维生素 E 可能会增加总体死亡率。此外，已知它能抑制血小板聚集，并与出血性中风风险增加有关。因此，应用于服用抗凝药物或有严重出血危险的不育男性的治疗可能是禁忌的。

2 项研究通过测定补充维生素 E 前后精子丙二醛（MDA）水平，分析了维生素 E 降低精子膜氧化损伤的能力。Geva 等报道[6]，每天 200 mg 的维生素 E，连续 1 个月治疗能够显著降低 MDA 含量水平，而 Suleiman 等发现[7]，每天使用 300 mg 的维生素 E 连续 6 个月也可使 MDA 水平大幅下降。与精子膜氧化损伤的减少相一致，2 项研究也报告了通过常规受精 IVF 或使用透明带结合试验评估体外精子受精能力[6, 8]。到目前为止，还没有研究分析维生素 E 单一疗法改善精子 DNA 质量的能力。

2 项关于补充维生素 E 的小型非对照研究报告对精子数量、活力或形态没有影响[9, 10]。此外，2 项进行良好的安慰剂对照试验（每天使用 600 mg 维生素 E 治疗 3~12 个月）也未发现对精子浓度、活力或形态的影响有显著差异[8, 11]。相反，另一项使用 6 个月维生素 E（300 mg/d）的随机对照试验（RCT）报告精子活力在统计学上有显著改善，但浓度或形态没有变化[7]。然而，在上一次试验中，安慰剂组患者的“退出”率明显高于积极治疗组患者的“退出”率（分别为 20 名和 3 名患者，开始时每个研究组 55 名患者）。这种选择性地从安慰剂中“退出”增加了患者或其治疗医生在试验期间对治疗分配非盲的可能性，使最终结果产生偏差。

到目前为止，使用维生素 E 单一疗法治疗男性不育症的研究还没有充分的证据来分析妊娠结局。虽然有一些研究报道了怀孕[7, 8]，但由于怀孕的例数太少，不可能得出明确的结论。在 Suleiman 的研究中，17% 接受维生素 E 治疗的患者活产，相比之下，安慰剂组没有活产[7]。然而，如前所述，在安慰剂组中大量的“退出”率表明了潜在的显著偏差，因此不可能对维生素 E 在男性不育中帮助怀孕的价值做出明确的结论。

## 第五节　维生素 C

维生素 C（抗坏血酸）是一种重要的水溶性抗氧化剂，竞争性地保护脂蛋白免受过氧化氢自由基的攻击，同时也通过协助维生素 E 的循环来增强其抗氧化活性。精浆中维生素 C 的含量比血清高出 10 倍 [12]，提示维生素 C 在男性生殖道中具有非常重要的保护作用。成年男性维生素 C 的 RDA 为 75 mg，可容忍的上限摄入量为 2000 mg/d。然而，使用高剂量的维生素 C（≥ 1 g/d）可能是有害的，因为在这些高浓度下，维生素 C 可以作为一种促氧化剂，并可能使肾结石形成 [4, 13]。

在一项小型安慰剂对照随机研究中，30 名男性分配相同数量的参与者服用安慰剂，每天 200 mg 或 1000 mg 维生素 C，共 4 周 [14]。2 种维生素 C 剂量都能显著提高精浆维生素 C 水平，1000 mg 组的增幅更显著。在维生素 C 治疗后的一周内，精子的活力、形态均有显著改善。虽然服用维生素 C 后精子的平均浓度增加了 1 倍，但这并没有达到统计学意义。本研究中对基线特征的更多批判性分析表明，随机化可能无法成功创建平等的研究组。例如，在实验开始时，安慰剂组、200 mg 维生素 C 组和 1000 mg 维生素 C 组的精子畸形比例分别为 45%、64% 和 62%。研究结束时，安慰剂组精子形态异常率为 41%，维生素 C 组为 35% 和 36%，具有统计学意义。对这些结果的批判性分析表明，两组维生素 C 的形态学结果在进入研究时明显低于安慰剂组，而在 4 周的维生素 C 治疗后，这些形态学结果只是回到了相当于安慰剂组的水平。这就增加了选择偏倚的可能性，或者至少是精子形态能自发改善的“回归均值”。本试验未报道妊娠结局，但在引言中，作者评论说，先前一项未发表的初步研究在使用维生素 C 治疗的 20 例患者中怀孕率为 100%。

一项更大规模的研究，将 75 名吸烟者随机分配到安慰剂组，每天服用 200 或 1000 mg 维生素 C，1000 mg 组的精子形态有显著改善，但 200 mg 治疗组的精子形态无显著改变 [15]。由于这些男性没有不育，也没有试图怀孕，因此这项研究对不育人群的影响尚不确定。

最后，对 115 名可能患有氧化应激（精索静脉曲张）的不育男性接受维生素 C 250 mg/d 或安慰剂的随机对照试验（RCT），确实报告了这种抗氧化疗法在 3 个月内显著提高精子活力和形态的能力，但对精子浓度没有影响 [16]。因此，对维生素 C 单一疗法的总体效果是它可以增强精子活力，但对提高精子数量意义不大。

## 第六节　维生素 C 和维生素 E 联合治疗

2 项出色的安慰剂对照随机研究检验了维生素 C 和维生素 E 组合改变精子质量的能力。Rolf 等人报道了一项随机对照试验（RCT）[17]，不育患者被分配到安慰剂组（$n$ = 16）或服用 800 mg 维生素 E 和 1000 mg 维生素 C 2 个月的治疗组（$n$ = 15）。这项研究的纳入标准是精子运动性受损，而不是确定的氧化应激的存在。在治疗期间，在精子浓度、活力或形态上没有观察到显著差异，也没有直接的氧化损伤。此外，2组患者在治疗期间均未怀孕。一个类似的RCT，使用2个月的治疗，每天服用1000 mg维生素C和维生素E或安慰剂，也没有发现精子数量、活力或形态的显著变化[18]。然而，这个小组确实观察到精子DNA损伤的显著下降。遗憾的是，本研究未报道妊娠结局，但报道了同一临床组采用相同治疗方案的非对照研究[19]。在随后的报告中，那些在至少一个周期的体外受精治疗后未能成功怀孕的患者，以及有记录的精子DNA损伤水平升高的患者，在接受进一步的体外受精治疗前，接受2个月的维生素C和维生素E的联合治疗。共有76.3%的参与者经历了精子DNA损伤的正常化，而这一“改善”组达到了19.6%的受孕率。由于该研究没有纳入公认的安慰剂对照，因此不可能得出关于妊娠效应的确切结论。

一些小型的非安慰剂对照试验也检验了维生素C和维生素E组合对精子质量的影响。Kodama等人认为[20]，通过2个月的治疗（200 mg维生素C、200 mg维生素E和400 mg谷胱甘肽），精子DNA氧化损伤（8-羟基脱氧鸟苷，8-OHdG）和MDA显著下降。他们还报告了精子浓度的小幅但显著的增加，但补充抗氧化剂对精子活力或形态没有影响。经过2个月的抗氧化治疗（每天400 mg维生素C和维生素E，加上低剂量的维生素A、锌和硒），Menezo观察到精子DNA碎片显著下降，但精子浓度、活力或形态没有变化[21]。有趣的是，这些研究人员还注意到精子DNA去核化的显著增加。他们认为这是由于维生素C的高氧化还原电位干扰了胱氨酸向2个半胱氨酸的还原，从而打开了鱼精蛋白二硫化键。因此，Menezo警告说，对于基线时精子去负荷水平超过20%的不育男性，不要使用含有高剂量维生素C的抗氧化制剂。最后，一个小型的安慰剂对照研究，对45名不育男性分配安慰剂，维生素C 5 mg/维生素E 10 mg/200 mg锌或单独锌，观察到，在改善精子活力和MDA下降的趋势，每个治疗组、单独锌处理组MDA和运动性的改善幅度与锌和维生素C处理组相似[22]。这一观察结果表明，本研究中使用的低剂量维生素C和维生素E可能是辅助治疗的，精子质量的任何改善都更可能反映锌的作用。

总的来说，高质量的安慰剂对照研究表明，维生素C和维生素E在精子浓度、活力或形态方面不会产生很大的改善。2项试验[18, 21]中精子DNA损伤的显著下降，以及一项非安慰剂对照研究[20]中8-OHdG和MDA的下降，表明维生素C和维生素E的组合仍然可以通过增强精子功能产生积极的生殖效应，即使它们不会改变常规精子参数。维生素C和维生素E对提高怀孕率的作用仍存在争议，直到未来在这一领域进行充分有力的研究。

## 第七节　辅酶Q10

辅酶Q10的作用主要集中在精子线粒体中，在精子中起重要的抗氧化和能量产生作用。辅酶Q10通过将电子从复合物Ⅰ和复合物Ⅱ运到线粒体呼吸链复合体Ⅲ导致线粒体膜中ATP的合成。辅酶Q10以其还原形式作为一种强抗氧化剂，防止生物膜脂质过氧化。

一项小规模的非对照研究，涉及38名男性不育和先前在IVF-ICSI治疗中受精不良的男性，报道了连续3个月每天使用60 mg辅酶Q10[23]。这项研究发现辅酶Q10对精子浓度、活力或形态没有显著的改变，而IVF-ICSI的受精率却有显著的提高。这项研究没有测量精子脂质过氧化或DNA损伤，也没有解释辅酶 Q10 补充是如何在不改变精子常规参数的情况下促进受精的。

一个大型的、非常有效的安慰剂 RCT 最近报道了 212 名男性不育患者在 6 个月的时间里每天使用 300 mg 辅酶 Q10[24]，精浆辅酶 Q10 浓度显著增加。此外，还观察到精子计数和活动力的显著改善，血清抑制素 B 水平升高，卵泡刺激素浓度相应下降。这表明辅酶 Q10 疗法可以增强支持细胞功能，而不仅仅是精子功能。这项研究没有报告氧化终点，但报告了钙离子团诱导顶体反应的显著增加，表明精子膜功能有所改善。遗憾的是，在为期 12 个月的观察中，补充辅酶 Q10 组和安慰剂组 2 组妊娠率没有明显差异。当有人回顾发现精子参数在统计学上显著变化的幅度非常小，不太可能具有临床意义时，这就不足为奇了。例如，辅酶 Q10 治疗 6 个月后，精子总活力为 27.6%，而安慰剂组为 23.1%。对于辅酶 Q10 组，其精子活力较基线有统计学意义上的显著提高（22.6%），但最终的活力结果与安慰组没有显著差异，几乎不可能具有任何临床意义。

最近，一项使用 200 mg 辅酶 Q10 或安慰剂 3 个月的 RCT 报告显示，常规精子质量参数没有显著变化，但脂质过氧化标记物 MDA 显著下降，证实了生物学上相关的抗氧化作用[25]。另一项每天服用 300 mg 辅酶 Q10 的研究报告显示精子参数有所改善，在接下来的 12 个月的怀孕率为 34.1%[26]。然而，由于后期的研究没有安慰剂对照，因此很难客观地评估辅酶 Q10 促进自然受孕的能力。

泛醇，辅酶 Q10 的生物活性形式，已显示在 RCT（200 mg/d）中可显著提高精子浓度、活力和形态[27]。与使用辅酶 Q10 的同组相比[24]，使用泛醇对精子质量的改善更明显，说明泛醇可能是辅酶 Q10 治疗的最佳生物活性形式。不幸的是，该 RCT 并没有评估妊娠率。此外，最近的一项 meta 分析表明，没有足够的证据表明辅酶 Q10 能增加受孕成功的概率[28]。

## 第八节　硒

硒是男性正常生殖功能所必需的一种微量元素。抗氧化剂谷胱甘肽 / 氧化酶 4（GPX-4）存在于精子中，需要硒的存在才能发挥作用。GPX-4 不仅发挥抗氧化作用，它还参与增强精子染色质稳定性，作为一种蛋白质硫醇过氧化物酶。成年男性硒的 RDA 为 55 μg/d，上限为 400 μg/d[4]。一个人从食物中摄取的硒取决于当地土壤中硒的含量。生活在土壤常缺硒的国家（如中国）的男性更有可能从补硒中获益。相反，过量补充硒可能导致毒性，对精子质量有不利影响[29]。

Iwanier 等人在 2 个月的时间里给一组男性（33 名不育，9 名可育）每天 200 μg 硒[30]，并在治疗前后测量精子质量。研究人员在试验期间观察到精浆硒浓度和 GPX 活性显著增加，但在精子浓度、活力或形态方面没有显著改善。在一个小安慰剂 RCT（$n = 18$ 安慰剂，46 个积极治疗）中，对表现出精子活力低的不育男性补充 100 μg 硒（± 非常低剂量的维生素 A、维生素 C 和维生素 E）精子浓度无显著变化，但活性有显著改善（20.6%~28.2%）[31]。这一改善的临床意义值得怀疑，因为没有观察到妊娠率的显著差异（安慰剂组与 11% 硒组无妊娠）。

一项非常大的安慰剂对照研究，随机分配 468 名不育男性服用安慰剂，每天 200 μg 硒，含或不含 N - 乙酰半胱氨酸，为期 6 个月[32]。在补充期间和之后的 6 个月，我们评估了精子质量和男性生殖激素。这项研究观察到，在所有治疗组中，精子浓度、活力和形态均有统计学意义上的显著增加，同时血清抑制素 B 和睾酮也有所增加。然而，这些改善的幅度很小，不太可能有任何临床意义。不幸的是，这项研究没有报道怀孕结果，这使得我们不可能得出任何关于补充硒能提高怀孕率的确切结论。

## 第九节　谷胱甘肽

谷胱甘肽是附睾大量释放的抗氧化剂，反过来可以中和超氧阴离子的破坏作用，从而防止脂质过氧化物。由一组研究人员进行的 2 项试验检验了谷胱甘肽补充剂（600 μg 肌肉隔日注射，持续 2 个月）对 2 组不育男性的效果。在一项安慰剂交叉试验设计中 [33]，第一个试验涉及 20 名可能存在氧化应激的不育男性（既往泌尿生殖道感染并残留炎症、精索静脉曲张）。本研究未观察到精子浓度有显著变化，但精子活力和形态有显著改善。这些改善是在补给 1 个月内观察到的，提示是附睾而不是睾丸的活动方式。第二项较小的非对照研究采用相同的纳入标准检测了用谷胱甘肽治疗后精子脂质过氧化的变化 [34]。本研究观察到所有常规精子参数的改善和精子 MDA 浓度的显著降低，证实了抗氧化作用。两项研究均未报道妊娠结局，因此不可能得出谷胱甘肽治疗促进生育的结论。然而，肌肉注射谷胱甘肽治疗的要求很可能限制其临床应用。

## 第十节　左卡尼汀

肉碱在肝脏中产生，然后通过循环到达附睾。附睾肉碱被精子吸收，通过将脂肪酸从细胞质转移到线粒体基质，参与能量代谢。

Costa 等人首次研究了补充左卡尼汀对男性不育症的影响 [35]。他们的研究小组由 100 名不明原因的运动能力受损的不育男性组成，给予左旋肉碱（3 g/d）4 个月，同时测量精子功能的变化。他们报告说，精子的浓度和活动力有了微小但统计上有意义的改善，但精子的形态没有改变。Lenzi 等人 [36] 采用活性药物 / 洗脱 / 安慰剂研究设计，确定 2 个月的左旋肉碱治疗（2 g/d）是否会改变精子质量。对原始结果数据的分析表明左旋肉碱治疗后精子质量没有显著差异。然而，当研究人员从分析中排除几个“异常值”时，据报道，精子浓度和活力在统计学上有显著增加。主观上去除“异常值”以产生统计意义，加上左旋肉碱治疗在改善附睾功能（α- 葡萄糖苷酶）或降低精子脂质过氧化水平的失败，使人们对左旋肉碱治疗是否对男性生殖性能有任何有益影响产生了重大怀疑。

Vicari 等人研究了左旋肉碱联合非甾体类炎症药物（NSAID）改变精子功能的能力 [37]，研究对象是 98 名经证实存在氧化应激的不育男性。用非甾体抗炎药治疗前 2 个月，然后用左肉碱治疗 2 个月（2 g/d），显著降低了精子 ROS 的产生，改善了精子活力。23% 服用非甾体抗炎药 / 左旋肉碱的患者获得了妊娠，但缺少对照组，使得这些疗法对妊娠率影响的确切结论无法得到。

最后，左旋肉碱治疗（500 mg）3 个月的 RCT 报告了精子计数和活动力可有显著改善，但形态没有改变 [38]。这项研究没有报道妊娠结局，与之前所有的肉碱研究一样。因此，没有令人信服的证据表明左旋肉碱疗法实际上能改善受孕机会——这是最具临床意义的终点。

## 第十一节　N- 乙酰半胱氨酸

N- 乙酰半胱氨酸（NAC）被认为是谷胱甘肽的前体。一些高质量的安慰剂对照研究已经检验了NAC 改变推测为氧化性病变的不育男性精子质量的能力。Galatioto 等人进行了一项 RCT 研究[39]，其中 42 名少精子症患者被分配给每天服用 600 mgNAC 加维生素矿物质补充剂 3 个月或者完全不接受治疗。这个小的研究报告了精子浓度的显著增加，但没有改变精子的活力或形态。一个更大的安慰剂对照研究，使用 600 mg/d 的 NAC，持续 3 个月，报告没有改变精子浓度或形态，但在活力方面有小的改善[40]。最后，一项多疗法随机对照试验的其中一组比较了特发性男性因素不育症患者每天服用 600 mg NAC 和每天服用安慰剂的精子质量[32]。这项研究报告了精子浓度和形态的微小改善，尽管在统计学上有显著意义，但精子活力没有变化。

使用相同剂量的 NAC 的这 3 项试验的精子质量结果相冲突，且妊娠结局未被报告，这使得我们不可能得出 NAC 治疗对男性生殖性能有任何临床意义的影响的结论。

## 第十二节　其他抗氧化剂单一疗法

虾青素是从红球藻中提取的类胡萝卜素，据报道具有强大的抗氧化特性。一个小的安慰剂对照 RCT 报告了 3 个月的抗氧化剂治疗特发性男性因素不孕的效果[41]。虾青素没有改变精子浓度或形态，但显著降低了精子 ROS 水平，提高了精子活力。此外，研究人员观察到，在抗氧化剂治疗组中，自然受孕或宫腔内人工授精辅助受孕显著增加，这表明精子活力的微小改善具有临床意义。

番茄红素是一种抗氧化剂，在西红柿和西瓜等水果中含量很高，是一种强大的天然抗氧化剂。一项对 30 名男性不育症患者进行的非对照试验显示，使用 4 mg/d 剂量的番茄红素治疗 3 个月后[42]，精子质量有显著改善。然而，通过对这项研究的进一步分析，研究人员似乎只分析了 14~20 名在精子浓度、活力或形态方面都有改善的男性的精子结果。这样的分析显然是有缺陷的，因为排除了一半对治疗没有反应的研究参与者显然会得出显著差异的结论。

硫辛酸（ALA）是一种含硫的抗氧化剂，参与线粒体氧化代谢。最近的一项 RCT 研究显示，每天服用 600 mg 的 ALA 会导致精子数量和活力的增加，以及氧化损伤（MDA）的生化标志物减少，但没有改善精子活力[43]。不幸的是，妊娠结果再次没有报道。

## 第十三节　联合疗法

维生素 C 和维生素 E 的结合似乎是研究最多的联合抗氧化治疗男性不育。然而，人们已经尝试了其他独特的联合疗法，希望使用几种具有不同作用模式的抗氧化剂可能比单一抗氧化剂疗法更有益。

维生素 E（400 mg/d）和硒（225 mg/d）的组合已经在 54 名男性不育的安慰剂对照研究中进行了试验[44]。抗氧化剂治疗产生了精子活动性的小幅增加和精子 MDA 水平的下降，证实了抗氧化剂的作用。没有观察到精子浓度或形态的变化，妊娠结局也没有报道。在这项研究中一个显著的缺点是，在总共 54 名初始参与者中，只有 20 人完成了这项研究。这就增加了偏倚的可能性，使得很难得出确切的结论。

Piomboni 等人进行了一项对照研究 [45]，在 3 个月的治疗中使用抗氧化组合（葡萄糖 20 mg、木瓜 50 mg、乳铁蛋白 97 mg、维生素 C30 mg、维生素 E 5 mg）或不进行治疗。他们观察到精子运动、活力和形态有显著改善，但精子 DNA 质量没有变化。本研究未报道妊娠结局。

一项针对 33 名男性的小型非对照研究报告了在 6 个月的时间里，联合使用 600 mg NAC、30 mg 胡萝卜素、180 mg 维生素 E 和一种必需脂肪酸混合物来治疗男性不育因素 [46]。这种组合没有引起精子浓度、活力或形态的变化，但精子 ROS 水平下降，并观察到精子 DNA 氧化损伤（8-OHdG），以及离子膜诱导的顶体反应的增加。完成 6 个月治疗的夫妇中有 22.2% 成功受孕，但由于缺少对照，因此无法确定这是否比未接受治疗时有临床改善。

一个小案例系列报道了使用组合抗氧化剂（β- 胡萝卜素 5000 IU、维生素 C 60 mg、维生素 E 30 IU、锌 15 mg）成功治疗与精子氧化损伤相关的早期胚胎丢失 [47]。在筛选出的 17 名男性中，有 9 名男性被证实患有氧化应激相关的精子病理学改变，可以接受抗氧化治疗。在这 9 个案件中，有 6 个案件的伴侣随后怀孕。当男性在受孕前服用抗氧化剂时，所有妊娠都是可行的（$n=4$），而拒绝抗氧化剂治疗的男性的所有妊娠均流产。如此小的病例系列排除了明确的结论，但确实表明氧化病理学可能是早期妊娠丢失的一个重要原因。

已经进行了 2 项联合锌和叶酸治疗的随机对照试验，其中一项报告对精子质量没有影响 [48]。然而，早期的大型研究涉及 107 名有生育能力的男性和 103 名低生育能力的男性，研究报告称，5 mg 叶酸和 66 mg 硫酸锌联合使用 6 个月后，精子浓度显著增加，并且有少量（4%）正常形态增加，但仅在亚生育组中增加 [49]，未报告妊娠结局。

Menevit®（拜耳）是男性不育领域研究最广泛的组合抗氧化剂之一。该制剂由几种天然抗氧化剂（维生素 C 100 mg、维生素 E 400 IU、番茄红素 6 mg、硒 26 μg、大蒜油 333 μg）、抗炎作用（大蒜油）和其他参与精子 DNA 合成和包装的成分（锌 25 mg、叶酸 500 mg）的组合组成。据报道，使用 Menevit® 抗氧化剂治疗 3 个月后，精子浓度、活力或形态产生显著变化，但会显著降低精子 ROS 水平和精子 DNA 碎片 [50]。有趣的是，虽然 400 mg 的维生素 C 已经被证明通过干扰鱼精蛋白二硫键来产生精子染色质解聚 [21]，但据报道，含有四分之一剂量维生素 C 的 Menevit® 抗氧化剂可显著增加精子 DNA 的鱼精蛋白化 [50]。Menevit® 抗氧化剂在接受 IVF-ICSI 治疗的 60 名患者的随机对照试验中，与安慰剂进行比较也被证明可以改善妊娠结局 [51]。最后，最近的初步研究将男性不育和精子氧化应激与受损的精子 DNA 甲基化联系起来，后者可能是下一代表观遗传疾病的风险因素 [52]。Menevit® 治疗男性不育 3 个月可导致精子整体 DNA 甲基化水平提高 [52]。这项试点研究需要复制，大型流行病学研究需要确认精子 DNA 甲基化缺陷与儿童疾病之间的联系，然后才能就抗氧化剂补充剂在预防下一代表观遗传疾病方面的效用得出明确结论。

## 第十四节　减少男性生殖道内 ROS 产生的疗法

虽然在大多数男性精液中，精子数量比白细胞多至少 2 个数量级，但这些白细胞往往在产生 ROS 方面发挥主导作用[2, 53]。活化的白细胞是专业的“氧化杀手”，利用 ROS 破坏入侵的病原体和清除受损细胞。事实上，以每个细胞为单位，白细胞产生的 ROS 是精子的 1000 倍[2, 53]。有研究表明，由白细胞产生 ROS 引发的“外源性”活性氧应激也会增加精子自身“固有的”线粒体产生的 ROS，进一步增强精子细胞核的氧化损伤[54–57]。

当精子直接接触保护性“血 - 睾”免疫屏障后面的支持细胞时，精子相对较好地受到保护，免受白细胞活性氧产生的破坏[58, 59]。然而，一旦它们进入附睾（一个非免疫特权部位）[60]，它们就会受到由低度感染、性获得或其他方式引发的白细胞活性氧产生的损害[61, 62]。同样，当精子在射精时排出，它们可能会遇到来自男性附属腺体（MAG）的白细胞，感染性[62, 63]和非感染性病理学（如 NIH 第 3 类非细菌性慢性前列腺炎）[64]都会引起这些腺体的炎症，这 2 种疾病都会导致精子氧化应激[65–67]。

除了感染，肥胖也被报道会产生一种全身慢性低级别炎症，并延伸到男性生殖道，并导致精子氧化应激[68, 69]。在发达国家，现在有 2/3 的成年男性处于超重或肥胖状态[70]，这是一个日益严重的问题，可能会加剧过去 50 年观察到的精子健康状况的下降。肥胖相关炎症的病理生理学是多因素的，包括脂肪组织产生促炎细胞因子[71]，肠道细菌进入循环导致肠黏膜屏障被破坏，从而引发炎性反应，即所谓的代谢性内毒素血症[72, 73]。此外，与瘦人相比，肥胖与血清睾酮水平较低和雌激素水平较高有关。鉴于睾酮具有免疫抑制作用和雌激素促炎作用[74, 75]，肥胖男性血清睾酮与雌激素比值低与男性附属性腺炎症[76]和激活白细胞介导的精子氧化应激有关[76]，即使在没有感染的情况下，也不足为奇。

这一最佳方法可以让白细胞产生的 ROS 和其相关精子损伤减少 75%。

### 一、准确鉴别精液中白细胞的存在

传统的精液分析通常依赖于大量圆形细胞的鉴定和精液黏度的改变，pH 值是感染和白细胞增多的潜在迹象。然而，确定病理性白细胞增多症需要额外的检测，如过氧化物酶染色或 CD45 免疫组化[77]，或通过定量半动态血浆弹性酶化学检测中性粒细胞活化[78, 79]。不幸的是，大多数商业病理学实验室没有能力或倾向进行这些证实性测试，从而无法诊断。然而，采用自动化精液分析平台，例如可视化的 SQA，它能定期测试是否存在使用敏感的化学试纸[80, 81]检测白细胞精子症，将能更好地识别病理性白细胞精子症，在未来，希望能对精子氧化应激的诱因进行更多的了解。

### 二、治疗感染性白细胞精症

白细胞增多症的存在应该会促使精液培养和性传播疾病（STD）筛查[82, 83]。抗生素治疗有效的证据应在治疗后数周内反复进行精液分析和培养，因为许多男性附属性腺感染对抗生素治疗具有耐药性[63]。如果不能治愈，就必须对男性附属性腺进行放射学评估，并转诊到泌尿科医生或有治疗此类疾病经验的男科医生那里[84]。

### 三、无活动性感染的一般抗炎药

在许多白细胞精子症病例中，反复培养没有发现致病菌，或者培养的细菌不确定是否表明真实感染或只是皮肤感染，这使得目标抗生素应用困难。精液黏度改变或会阴不适症状、射精疼痛和精液变色都可能表明过去曾有 MAGI 的存在和持续的炎症[63]。这些男性在彩色多普勒上也可能有 MAG 或附睾血流量增加，在超声上前列腺形态改变或精囊壁增厚[84]，还有炎症的生化体征，如 PSA 水平升高[63]。尽管没有持续感染，前列腺或精囊分泌物中活化的白细胞的存在仍可介导对精子的氧化损伤[56, 65, 67]。然而，使用抗炎药物如非甾体抗炎药[37]、皮质类固醇[85]或非处方类药物欧米伽 -3 鱼油[86]可能会否定这一点。在不排除活动性感染的情况下，不应使用这些抗炎剂，因为活动感染对免疫系统的抑制可能会加剧感染并加重 ROS 对精子的损害性。

成功治疗 MAGI 2~4 个月疗程的非甾体抗炎药已被证明能促进精子功能和生育能力[37]。此外，据报道，短期服用泼尼松（5~25 mg/d）可提高精子数量和活力[85]。最后，最近 3 次每天使用 1.5~2 g 鱼油的 RCT 被证明可以减少氧化应激并提高精子质量[87, 88]，包括显著减少精子 DNA 损伤[89]。众所周知，鱼油中含有的二十二碳六烯酸（DHA）和二十碳五烯酸（EPA）具有强大的抗炎能力[86]，还有文献证明的全身抗氧化能力[90]。此外，对鱼油的 2 次 RCT 证实了治疗后半日血浆中抗氧化能力增强[87, 89]，而第三次 RCT 显示氧化应激的脂质过氧化标记物没有变化[88]（表 45.2）。

**表 45.2　检验抗炎治疗与抗氧化活性对男性生殖健康影响的随机对照研究**

| 研究参考 | 每日治疗 | 治疗时间 / 月 | 精液质量的积极变化 | 评价精子 OS 终点 | 生育结果的积极变化 |
|---|---|---|---|---|---|
| [37] | 非甾体抗炎药（尼美舒利） | 4 | ↑精子活力<br>↓精液白细胞计数 | ↓ ROS（鲁米诺） | 没有评估 |
| [87] | 欧米伽 -3（EPA/DHA）1.8 g | 8 | ↑精子浓度、活力和形态 | ↑ SOD<br>↑过氧化氢酶 | 没有评估 |
| [88] | 富含欧米伽 -3 的 DHA 补充剂（0、0.5、1、2 g） | 3 | ↑精子活力和形态 | LPO 没有变化 | 没有报告 |
| [89] | 富含欧米伽 -3 的 DHA 补充剂（1.5 g） | 2.5 | ↓精子 DNA 损伤 | ↑ TAC | 没有报告 |
| [98] | 共生益生元益生菌（Flortec） | 6 | ↑精子浓度、活力和形态<br>↓精子 DNA 损伤 | 没有测试 | 25% 的妊娠活动组，0% 的安慰剂组 |

注：NSAID 非甾体抗炎药，EPA 二十碳五烯酸，DHA 二十二碳六烯酸，ROS 活性氧物种，SOD 超氧化物歧化酶。

## 四、共生：男性氧化应激的一种新的潜在疗法

男科领域的发展是认识到肠道微生物组在睾丸功能和生育能力中的重要性，主要由全身暴露于肠道细菌内毒素引起的炎症介导，即所谓的 GELDING 理论（肠道内毒素导致性腺功能下降）[75]。人体肠道中含有 100 万亿个细菌，这些细菌在消化膳食纤维、生产维生素和短链脂肪酸等方面发挥着至关重要的作用，使肠道保持健康[75]。一个健康的肠道允许水和营养物质选择性地通过黏膜来维持生命，同时排除肠道细菌。然而，不良的生活方式，如肥胖、高脂肪低纤维饮食和过量饮酒，会破坏肠道黏膜屏障功能，使肠道细菌进入循环，引发慢性炎症，即所谓的代谢性内毒素血症[72, 73, 91]。这种代谢性内毒素血症与睾酮分泌减少有关[92, 93]，增加精子氧化 DNA 损伤[94]，可能是肥胖男性精子氧化应激的重要原因。针对代谢性肠毒血症的治疗包括减少膳食脂肪和酒精的摄入[72]和使用共生疗法[95, 96]。

共生菌是一种增强肠道健康的益生菌“有益菌”的组合[96]。益生菌包括乳酸菌和双歧杆菌，这2种有益的细菌可以阻止病原菌的生长，产生增强肠道屏障功能的化学物质，从而降低代谢内毒素血症、炎症及其相关ROS的产生[95, 96]。此外，益生菌已被报道在许多疾病状态中具有广泛的抗氧化活性和益处[96, 97]。

虽然这仍是一个相对较新的领域，但最近的一项RCT显示，摄入一种共生产品（Flortec，Bracco，意大利）3个月后，精子质量和数量都有所改善，睾酮分泌也有所增加[98]。此外，最近一项小型非随机研究报道，益生菌疗法能够提高精子活力和DNA完整性，并降低细胞内$H_2O_2$水平，这意味着益生菌具有抗氧化作用[99]。重要的是，动物研究也证实了这一点，益生菌对精子质量的有益作用是通过抗炎/抗氧化机制实现的[100, 101]。这种治疗不育症的益生菌/共生疗法的另一个好处是，它相对便宜且无副作用，但也可用于治疗已知与肥胖男性代谢性内毒素血症有关的其他疾病，如改善胰岛素抵抗[102]。然而，益生菌在成为广泛治疗炎症性氧化应激介导的男性不育症之前，还需要进行更多的RCT研究。

## 五、强化精子抵抗ROS损伤的疗法

氧化应激导致不育的主要机制之一是精子DNA的氧化损伤，由此产生的DNA片段会产生质量较差的胚胎，这些胚胎要么不能发育成囊胚[103]，要么被植入后流产[104]。此外，精子的氧化损伤与精子DNA甲基化的改变有关[52, 105]，精子DNA碎片和父亲基因组的表观遗传修饰都与下一代健康受损有关[105]。虽然这种不利影响可以通过减少初始活性氧的产生和释放，可以限制这种效果，一旦通过抗氧化疗法产生了中和作用[50]，精子也发展出了最后的防御手段保持其DNA完整性的机制——鱼精蛋白化。

在体细胞中，DNA链被组蛋白包裹松散地缠绕在一起，因此，负责将遗传密码翻译成蛋白质的细胞可以很容易地获得DNA信息并进行基因转录。然而，由于精子在成熟后期通常没有转录，这种松散的DNA包装是没有必要的。相反，父亲的DNA被非常紧密地包裹着，几乎完全用精蛋白替代了组蛋白，导致精子细胞核的DNA密度明显大于体细胞[106]。这是一种重要的保护反应，因为与ROS直接接触的DNA表面积被缩小，从而减少了易受ROS攻击的父系DNA的数量[106]。

不幸的是，许多不育男性的精子存在着氨基化缺陷，导致精子DNA不完整，易受氧化攻击[106, 107]。虽然目前还不清楚为什么这些不育男性的精子没有有效的精蛋白包装，但已知的是微量元素锌和硒在形成这些精蛋白交联中起着至关重要的作用[108, 109]。幸运的是，研究表明，使用锌和硒补充剂可以改善鱼精蛋白化，减少精子DNA损伤[50, 108, 109]。相反，其他研究表明，自由基在维持鱼精蛋白桥之间的二硫化物交联中起着重要作用。大剂量抗氧化治疗可引起精子失活，并可能增加精子氧化损伤[21]。这是一个引人注目的事实，它强调了一个世纪以来的治疗格言：“药物的剂量不同，毒性也不同。”（16世纪瑞士医生Paracelsus）虽然适度剂量的抗氧化剂可能对精子健康有益，但过量的抗氧化剂可能损害精子的健康，如获能性。因此，在所有抗氧化剂中都应谨慎对待，并通过良好的随机对照试验证明其具有积极的风险或效益（图45.1）。

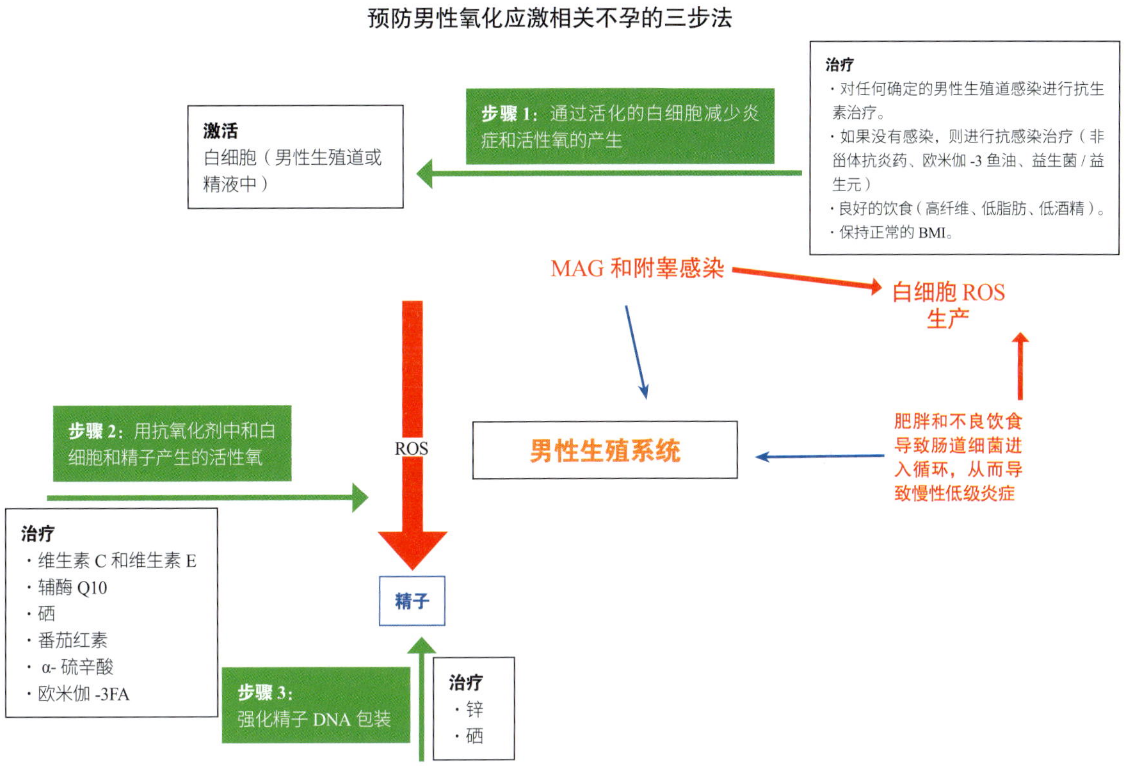


**图 45.1**　男性氧化应激相关不育症的临床处理概述

## 第十五节　结　论

目前的证据清楚地表明，氧化应激是导致精子功能受损和男性不育的主要原因。虽然已经进行了许多研究，检验各种抗氧化剂改善男性生殖功能的能力，但仍不确定许多男性先期抗氧化疗法是否真的能提高一对夫妇成为父母的机会。然而，高质量 RCT 试验表明，使用维生素 C、维生素 E、番茄红素、辅酶 Q10、锌、硒和虾青素的组合疗法可能对改善精子健康和受孕机会有益。使用其他抗氧化剂如谷胱甘肽、左旋肉碱和 NAC 作为治疗男性不育的有效方法的证据相对薄弱。最近的新方法通过减少白细胞产生的 ROS 来治疗人衰老的氧化应激，包括使用鱼油和益生菌 / 益生元疗法。RCT 显示这些疗法可以促进精子健康，但不幸的是，迄今为止没有研究证实能提高自然受孕的概率。未来预防精子氧化应激的最佳疗法很可能是将这些抗感染治疗和直接抗氧化剂结合使用（图 45.1）。考虑到这些药物的低成本和积极的安全性，我们希望针对有精子氧化应激的男性进行大型 RCT，主要终点是出生一个健康的婴儿，而不是改善精液分析。在这些试验进行之前，治疗不育夫妇的医生仍将对男性抗氧化治疗的益处持怀疑态度。

## 第十六节　审查标准

对抗氧化剂（直接抗氧化作用和通过抗炎作用的间接抗氧化作用）对精子健康的影响进行了广泛

的研究，使用 PubMed 和 Google Scholar 进行搜索。这次搜索的完成日期是 2019 年 1 月。研究鉴定的总体策略是基于以下关键词："抗氧化""氧化应激""活性氧种类""不孕""精液""精子""抗炎""怀孕"和"随机对照试验（RCT）"。仅考虑同行评议的全英文发表的文章，主要集中在对男性进行的随机对照研究。使用"普通复合维生素"的试验和使用直接抗氧化作用不明确的植物制剂的研究都被排除在外。此外，将抗氧化剂与已知的影响精子生成的内分泌疗法（氯米芬、芳香化酶抑制剂）相结合的研究也被排除在外。

发表在会议上或网站上但后来没有在同行评议期刊上发表的研究结果不被考虑。

（Kelton Tremellen 著；计成永，龚同欣和谢俊明 译）

# 第四十六章　抗氧化剂对男性生殖健康的体外研究

**要点**

- 在精子产生过程中，精子特别容易受到氧化应激的影响，因为精浆（富含抗氧化剂）被去除。
- 体外操作精子可能会导致 ROS 的产生，进而导致精子功能障碍。
- 抗氧化剂可以保护未成熟的精子免受内源性 ROS 和精液处理的损伤。
- 抗氧化剂可用于保护精子不受外源性 ROS 的影响，也可保护精子不受冷冻保存和随后解冻过程的影响。
- 有限的证据支持使用抗氧化剂保护正常精子免受内源性 ROS 和精液处理的损伤。
- 需要更多的研究来确定最佳的抗氧化制剂，以保护精子减少体外氧化应激的损伤。

## 第一节　介　绍

氧化剂对精子的有害影响在 70 年前就已被提出，并证明氧对精子有毒性。后来的研究证实了精子对氧化应激的易感性以及人精子和精液白细胞可产生活性氧（ROS）的事实。这些观察结果导致了体外研究抗氧化剂在保护精子免受氧化应激中的作用。此外，由于精浆（一种天然抗氧化剂）的去除，人类精子对氧化应激的固有易感性在精液处理过程中尤其重要。

本章的目的是讨论抗氧化治疗男性不育症的基本原理，并评估有关体外抗氧化制剂对改善精子功能的疗效的数据。文献综述表明，体外抗氧化剂在保护精子免受外源性氧化剂和冷冻保存方面的有益作用。然而，体外抗氧化剂对内源性 ROS 和温和处理精子的精子制剂的保护作用尚未确定。

## 第二节　ROS 与男性不育

精液 ROS 与男性不育症之间的关系是建议对这些男性使用抗氧化剂治疗的基础[1, 2]。在 25% 的不育男性的精液中检测到高水平的 ROS，但在可育男性的精液中未检测到[3, 4]。精液 ROS 水平与实现自然妊娠的概率成反比[5]。此外，不育男性的精子 DNA 氧化水平（氧化应激的标志）高于可育男性[6, 7]。精液 ROS 由精子（特别是有缺陷或未成熟的精子）和精液白细胞产生[8–12]。

与过量 ROS 产生的病理效应相反，少量 ROS 可能对精子关键功能的恢复（包括获能和活化）是必要的[13–15]。因此，在 ROS 清除和较低的 ROS 水平之间存在着一种微妙的平衡，而 ROS 水平是正常精子功能和成熟所必需的。

人类精子对氧化应激的敏感性主要来自存在于精子质膜内丰富的不饱和脂肪酸。这些脂肪酸为膜融合事件（如顶体反应和精卵相互作用）提供了必要的流动性。然而，这些脂肪酸的不饱和性质使它们易于氧化应激和脂质过氧化。一旦脂质过氧化级联启动，精子功能障碍（例如丧失运动性）就会随之而来，这是由于脂质过氧化物在精子膜上积累、ATP 耗尽和 DNA 氧化损伤所致[16–19]。已有研究表明，ROS 可通过脂质过氧化物的产生和随后的转位，直接或间接地对精子 DNA 造成损害[19–22]。

## 第三节　精液抗氧化剂和精子的功能

精液是抗氧化剂（酶促和非酶促）的重要来源，可保护精子免受氧化损伤[4, 23, 24]。考虑到精子对氧化应激的固有反应，以及精子本身几乎没有细胞质液和最低的抗氧化能力[4]，精浆的这一特征是至关重要的。男性生殖道和精液中存在多种抗氧化酶，如超氧化物歧化酶（SOD）、过氧化氢酶和谷胱甘肽过氧化物酶（GPX）[4, 23, 25–28]。此外，精液中还有几种小型的非酶促抗氧化剂，例如维生素 C、维生素 E、低牛磺酸、牛磺酸、左旋肉碱、番茄红素，事实上，这些非酶的成分代表了精液抗氧化活性的大部分[4, 29]。

许多研究者提出，氧化性精子功能障碍可能是精子抗氧化能力下降的继发性原因。然而，临床研究在这方面报道了相互矛盾的结果。一些研究发现，在精子 ROS 水平高的不育男性中（相对于 ROS 水平正常的男性），精子抗氧化活性降低，而其他研究没有显示出这一点[4, 30 – 32]。研究也报道了精液抗氧化剂的缺乏与精子功能障碍（包括 DNA 损伤）有关，而其他研究没有观察到这一关系[17, 33 – 37]。

没有证据表明男性不育是由系统性抗氧化剂或维生素缺乏引起的。Silver 等人对一组生育能力强的男性进行了评估，但未发现膳食抗氧化剂摄入量（维生素 C、维生素 E 或胡萝卜素）与精子 DNA 损伤之间存在任何关系[38]。尽管如此，不育男性很可能有特定的抗氧化缺陷，特别是维生素 C 缺陷[35, 39, 40]。此外，不同生活方式（吸烟、过度饮酒、节食）的不育男性也可能是抗氧化或维生素缺乏的高危人群[41, 42]。

## 第四节　体外抗氧化剂在男性不育中的作用

一些研究已经检验了补充体外抗氧化在保护精子免受氧化损伤和导致精子功能障碍（即丧失运动性和活力）中的作用。这是有临床意义的，因为精子洗涤通常在辅助生殖技术之前进行，这个过程可能会导致 ROS 的产生，从而导致精子功能障碍[43]。在精子处理过程中，精子特别容易受到氧化应激的影响，因为在处理过程中精浆（富含抗氧化剂）已经被去除[44, 45]。对于需要使用具有进行性运动能力的精子的辅助生殖技术（如 IUI 和 IVF），在精子处理过程中最大限度地减少精子功能障碍对受精和随后的妊娠至关重要。

最近，一些研究已经检验了体外抗氧化补充剂在保护精子 DNA 免受氧化损伤方面的作用，因为在 ARTs 中未修复的氧化性精子 DNA 的损伤可能会传递给后代[46]。然而，值得注意的是，精子亚群对氧化应激表现出不同的敏感性：据报道，与异常或未成熟精子相比，正常精子的 DNA 不太容易受到温和处理技术的影响[10, 47]。精子 DNA 对氧化损伤的易感性可能与精子染色质致密程度（即鱼精蛋白化水平）有关[48, 49]。实验（动物）研究表明，不育男性的精子在体外可能更容易受到氧化损伤，但比可育男性的精子更能从抗氧化剂中受益[50]。体外抗氧化剂的临床研究支持使用抗氧化剂保护精子（特别是异常精子）免受外源性 ROS 损害。然而，最佳的抗氧化剂和浓度尚未确定。

## 第五节　体外抗氧化剂在保护精子免受外源性 ROS 侵害中的作用

这是有临床意义的，因为许多精液样本含有白细胞，这些细胞有可能生成外源性 ROS[51]。抗氧化剂，比如维生素 E、过氧化氢酶和谷胱甘肽被证明可以保护精子活性免受外源性 ROS 的影响（表 46.1）[19, 52]。相比之下，超氧化物歧化酶在防止外源性氧化剂引起的运动性丧失方面效果较差[19, 52]。总之，这些数据表明 $H_2O_2$ 是对精子毒性最大的外源性 ROS。

抗氧化剂也被证明可以保护精子 DNA 免受外源性 ROS 的影响（表 46.1）[44, 53–55]。这具有临床意义，因为精子 DNA 损伤可能影响 ART 术后的生殖结局[56]。事实上，精子 DNA 损伤与人工授精和传统体外受精（IVF）的怀孕率降低有一定关系。

表 46.1　体外抗氧化剂在保护精子免受外源性 ROS 导致的运动性丧失和 DNA 损伤中的作用

| 研究 | 外源性 ROS | 抗氧化补充剂和结果 |
|---|---|---|
| 精子运动性 | | |
| de Lamirande（1992） | X + XO | 过氧化氢酶保护精子免受 X + XO 诱导的运动性丧失 |
| | | SOD、DTT 或 GSH 保护精子运动性免受 ROS 影响的效果较小 |
| Griveau（1995） | X + XO | 过氧化氢酶保护精子免受 X + XO 诱导的运动性丧失 |
| | | SOD 或甘露醇无法保护精子运动性免受 ROS 影响 |
| 精子 DNA | | |
| Lopes（1998） | X + XO | GSH+ 低牛磺酸保护精子免受 X+XO 诱导的 DD |
| | | 过氧化氢酶保护精子免受 X+XO 诱导的 DD |
| | | N- 乙酰半胱氨酸保护精子免受 X+XO 诱导的 DD |
| Potts（2000） | $H_2O_2$ + Fe + ADP | S. 血浆（＞ 60% 体积比）降低了氧化精子损伤（↓ DD，LPO） |
| Sierens（2002） | $H_2O_2$ | 异黄酮、维生素 C 和维生素 E 保护精子免受 $H_2O_2$ 诱导的 DD（异黄酮：染料木黄酮、雌马酚）<br>记录剂量效果 |
| Russo（2006） | 1.$H_2O_2$ | 蜂胶降低了氧化精子损伤（↓ LPO, DD, LDH）（蜂胶是一种天然蜂巢树脂产物） |
| | 2. 苯并芘 | |
| | 3.$H_2O_2$+Fe+ADP | |

注：ADP = 腺苷二磷酸，DD = DNA 损伤，Fe = 铁，GSH = 谷胱甘肽，LDH = 乳酸脱氢酶，LPO = 脂质过氧化，S. 血浆 = 精浆，X = 黄嘌呤，XO = 黄嘌呤氧化酶。

表 46.2　体外抗氧化补充剂在保护精子 DNA 免受刺激内源性 ROS 生成方面的作用

| 研究 | 分析 | ROS 兴奋剂 | 抗氧化补充剂和结果 |
|---|---|---|---|
| Twigg（1998） | ISNTL | NADPH | 维生素 E、超氧化物歧化酶、过氧化氢酶、低牛磺酸、白蛋白对内源性 ROS 的保护作用无效 |
| Anderson（2003） | COMET | 雌激素 | 过氧化氢酶保护精子免受雌激素诱导的氧化 DD SOD 和维生素 C 的影响（雌激素：雌马酚、大豆苷元、染料木素、DES、$E_2$） |
| Cemeli（2004） | COMET | 雌激素（1 h 37 C） | 黄酮（山柰酚）保护精子免受雌激素诱导的氧化 DD |
| Dobrzynska（2004） | COMET | DES，T3，T4，NA（1 h 37 C） | 黄酮类化合物和过氧化氢酶保护精子免受刺激诱导的氧化 DD（黄酮类化合物：山柰酚、槲皮素） |

注：COMET 碱性单细胞凝胶电泳，DD DNA 损伤，ISNTL 原位缺口翻译分析，NA 去甲肾上腺素，ROS 活性氧，SOD 超氧化物歧化酶，T3 三碘甲状腺原氨酸，T4 甲状腺素。

## 第六节　体外抗氧化剂在保护精子免受内源性 ROS 伤害中的作用

利用多种试剂（如 NADPH、雌激素）可以刺激精子产生 ROS，这种 ROS 的产生会损害精子的功能[57]。抗氧化剂保护精子不受外源性 ROS 的影响，然而抗氧化剂在保护精子不受内源性 ROS 影响方面的作用有限[58]。Twigg 等人证明，SOD、过氧化氢酶或两者都是无效的，而白蛋白在保护精子免受内源性 ROS 损害方面是有效的[58]。这些发现强调了使用温和（短时、小离心力）的精液处理方案的重要性，以尽量减少内源性 ROS 低水平的产生和不利影响。

同样，抗氧化剂在保护正常精子 DNA（染色质致密正常）免受内源性 ROS 产生（如 NADPH 诱导或离心诱导）方面的作用似乎有限（表 46.2）[58–61]。在形态和精子染色质致密性差的样本中，抗氧化剂可能会保护精子 DNA 不受内源性 ROS 的影响，因为这些样本更容易受到氧化应激的影响[10, 47]。

## 第七节　体外抗氧化剂在保护精子免受精液处理中的作用

一些研究已经报道了抗氧化剂在防止精子加工和孵育后精子活力下降方面的作用（表 46.3）。这些研究具有临床意义，因为在辅助生殖技术（如 IUI 和 IVF）之前，最大限度地提高精子活力是很重要的。现有的研究报告了关于抗氧化剂在防止精子加工过程中（如离心和孵育）精子活力丧失方面的相互矛盾的结果。一些研究表明，抗氧化剂（如维生素 E、谷胱甘肽、N- 乙酰半胱氨酸、过氧化氢酶）在降低 ROS 水平和防止精子加工（精子发育）过程中活性下降方面是有效的[62–65]。相比之下，其他研究报道抗氧化剂（如谷胱甘肽、过氧化氢酶）在保护精子不丧失活力方面无效[66–68]。值得注意的是，不育男性的精子样本可能比生育男性的精子样本更容易受到氧化损伤（来自精液处理），并且抗氧化剂提供了更大的保护[50]。

表 46.3　体外抗氧化剂对精液加工过程中精子活力的影响

| 研究 | 参数 | 精液处理 | 抗氧化补充剂和结果 |
|---|---|---|---|
| Griveau（1994） | 能动性 | 1.CF 在 400g × 2<br>2. 上游法<br>3.24 h 孵化 | DTT、过氧化氢酶、SOD 或 GSH 可改善运动性 |
| Zheng（1997） | 能动性 | 2 h 和 3 h 孵化（可育和不育） | 能提高精子活力，降低 LPO |
| | LPO | | 可增加精子 cAMP 和 cGMP |
| Oeda（1997） | 能动性 | 2 h 孵化 | NAC 降低精液 ROS 水平 |
| | ROS | | NAC 提高精子活力 |
| Verma（1999） | 能动性 | 6 h 孵化 | 维生素 E 降低精子的 LPO，保护精子不丧失活力 |
| | LPO | | |
| Donnelly（2000） | 能动性 | 细胞分离液 DGC + 4 h 孵化 | 谷胱甘肽或低牛磺酸不能保护精子不丧失运动性 |
| Calamera（2001） | 能动性 | 2~47 h 孵化 | 过氧化氢酶不能保护精子不丧失运动性 |
| | ROS | | |
| CHi（2008） | 能动性 | 离心分离（1000 r/min ×2）+ 1 h 孵化 | EDTA 或过氧化氢酶降低了氟氯化碳诱导的精子 ROS |
| | ROS | | EDTA（但不包括过氧化氢酶）保护精子免受 CF 诱导的精子活性丧失 |

注：CF 离心，DD DNA 损伤，DGC 密度梯度离心，DTT 二硫三醇，GSH 谷胱甘肽，LPO 脂质过氧化，NAC N- 乙酰 -L- 半胱氨酸，ROS 活性氧，SOD 超氧化物歧化酶。

表 46.4　体外抗氧化剂在保护精子 DNA 免受精液处理中的作用

| 研究 | 试验 | 精子处理 | 抗氧化补充剂和结果 |
|---|---|---|---|
| Hughes（1998） | COMET | DGC 分离液 | 维生素 C、维生素 E 或尿酸盐降低了 DGC 后的精子 DD |
| | | | 维生素 C+ 维生素 E 或 AC 增加了 DGC 后的精子 DD |
| Donnelly（1999） | COMET | DGC 分离液 | 维生素 C 或维生素 E 不能降低极限精子 ROS 和 DD |
| | | | 维生素 C 或维生素 E 保护精子免受 $H_2O_2$ 诱导的 ROS 和 DD |
| | | | 维生素 C+ 维生素 E 诱导精子 DD，并且增加 $H_2O_2$ 诱导的 DD |
| Donnelly（2000） | COMET | DGC 分离液 +$H_2O_2$ | GSH、低牛磺酸或二者不能改变基线精子 DD |
| | | | GSH、低牛磺酸或二者不能在 4 h 内改变精子运动性 |
| | | | GSH 和（或）低牛磺酸能够降低 $H_2O_2$ 诱导的 DD |
| Chi（2008） | COMET | 离心分离（1000 r/min ×2）+ 1 h 孵化 | EDTA 或过氧化氢酶能够降低离心分离诱导的精子 ROS |
| | | | EDTA 或过氧化氢酶能够降低离心分离诱导的精子 DD |
| | | | EDTA 或过氧化氢酶对 LPO 没有保护效果 |

注：AC = 乙酰半胱氨酸，COMET = 碱性单细胞凝胶电泳，DD = DNA 损伤，DGC = 密度梯度离心，GSH = 谷胱甘肽，LPO = 脂质过氧化，ROS = 活性氧，vit = 维生素。

较早的研究表明，抗氧化剂在保护精子 DNA 不受精液温和处理（如培养或密度梯度离心）方面的作用有限（见表 46.4）[67–70]。在某些情况下，体外补充抗氧化剂（如维生素 C 和维生素 E 的组合）

可能导致精子 DNA 损伤 [68, 70]。最近，一些研究表明，在体外使用维生素 C、对羟苯基乙醇、锌、CoQ10、硒和 CAPE 可能对 DNA 损伤具有保护作用 [71–76]。

## 第八节　体外抗氧化剂在保护精子免受冷冻保存和解冻中的作用

一些研究已经评估了抗氧化剂在保护精子免受低温保存和解冻后运动性损失方面的作用。大多数研究报告了己酮可可碱（一种抗氧化剂和磷酸二酯酶抑制剂）的使用。一些研究表明，己酮可可碱可提高解冻后精子的活力和（或）精子功能 [77–80]，而其他研究表明，这种抗氧化剂并没有有益作用 [81]。其他抗氧化剂（维生素 E、维生素 C 和瑞巴派特）已被用于增强解冻后的精子运动性；然而，研究结果并不理想 [82, 83]。

一些研究也评估了抗氧化剂在保护精子 DNA 免受低温保存和解冻损伤中的作用。大多数研究表明，抗氧化剂（维生素 C、维生素 E、槲皮素、过氧化氢酶、白藜芦醇、染料木黄酮）可以保护精子 DNA 在低温保存和随后的解冻过程中免受氧化损伤 [84–91]（表 46.5）。此外，最近的 4 项研究表明，在低温保存过程中添加维生素 E、槲皮素和过氧化氢酶可以提高解冻后精子的运动性 [84–87]。有趣的是，槲皮素和抗氧化剂的联合使用并没有叠加效应，但单独使用时可以看到有益的效果 [84]。相反，Taylor 等人报道，抗氧化剂维生素 E 在冷冻保存期间不能保护精子 DNA[92]。

表 46.5　体外抗氧化剂保护人类精子 DNA 不受冷冻保存和解冻损伤的作用

| 研究 | 分析 | 抗氧化剂 | 抗氧化剂对冷冻和解冻的影响 |
|---|---|---|---|
| Taylor（2009） | TUNEL | 维生素 E | 对精子 DNA 完整性没有影响 |
| | | | 改善能动性 |
| Li（2009） | COMFT | 过氧化氢酶或抗坏血酸 | 提高精子 DNA 完整性 |
| | | | 减少活性氧的生产 |
| Branco（2009） | COMET | 白藜芦醇或抗坏血酸 | 提高精子 DNA 完整性 |
| Martinez-Soto（2009） | TUNEL | 染料木黄酮 | 提高精子 DNA 完整性 |
| | | | 减少活性氧的产生，改善解冻后的运动性 |
| Thompson（2009） | 8-OHdG TUNEL | 染料木黄酮 | 提高精子 DNA 完整性（减少氧化损伤） |

注：8-OHdG 8- 羟基 -2- 脱氧鸟苷，COMET 碱性单细胞凝胶电泳，TUNEL 末端脱氧核苷酸转移酶缺口末端标记。

综上所述，这些数据表明，抗氧化剂通常能有效地保护精子免受冷冻保存和解冻的影响。然而，冷冻保存技术和冷冻保存剂的类型对改善解冻后精子功能也具有重要意义 [93]。

## 第九节　结　论

氧化应激在男性不育的病理生理中起重要作用。由于人类精子对氧化损伤的易感性以及精子加工（精子发育）过程中细胞的易损性，体外抗氧化剂的研究在辅助生殖时代具有高度的相关性。大多数研究已经证明了体外抗氧化补充剂在保护精子免受外源性氧化剂和冷冻保存（随后解冻）方面的有益作用。与此相反，这些抗氧化剂在保护内源性 ROS 和原精子加工过程中正常精子的作用还没有完全确定。需要更多的研究来确定最佳的抗氧化制剂，以保护精子免受体外氧化应激的损伤。

## 第十节　审查标准

本文进行了广泛的搜索，包括 1987 年至 2018 年的文章。

PubMed 和 MEDLINE 的搜索关键词包括："精子""精子 DNA 碎片""氧化应激""精液的""抗氧化剂""精子洗涤""低温贮藏""男性不育"。

用英语以外的语言发表的文章不予考虑。

主要探讨抗氧化治疗在男性不育症中的作用以及体外抗氧化制剂对精子功能的影响。

（Armand Zini, Mohannad Alharbi 和 Maria C. San Gabriel **著**；龚同欣，张云山和谢俊明 **译**）

47

# 第四十七章　抗氧化剂的使用和精子 DNA 损伤

**要点：**

- 精子 DNA 容易受到睾丸内、睾丸后和外部因素的损害，这些因素会对精子的质量和功能造成有害影响，从而导致较差的生殖结局。
- 精子质膜脂质过氧化后，致密 DNA 对氧化应激的脆弱性建立了高活性氧产生与随后的 SDF 之间的正相关关系。
- 尽管在初步评估中没有强烈建议常规使用，但仍有明确迹象表明应当要求不育男性进行 SDF 测试。
- 高 SDF 被认为除了可能的流产和出生缺陷风险外，在自然妊娠、IUI、IVF、ICSI 的结局中也扮演着重要的角色。
- 使用抗氧化剂是改善不育症男性 SDF 的合理选择，然而，需要进行精心设计的大型随机安慰剂对照试验来证明这些明确的效果。

## 第一节　介　绍

在国际辅助生殖技术监测委员会（ICMART）最近制定的一套基于共识和证据驱动的述语中，不孕被定义为“一种疾病，其特征是由于个人生育能力或与伴侣生育能力受损，在进行了 12 个月的无避孕的定期性交后仍未取得临床妊娠”[1]。全世界约有 8000 万人患有不孕症[2]，其中男性因素占到了大约 50%[3]。

在对不育男性的初步评估中，传统的精液分析通常是诊断的最初筛选工具。尽管精液分析有助于分析男性生育潜力[4]，但精液分析并不一定与生殖结局相关。它并不等同于生育能力，也不能区分不育男性和有生育能力的男性。此外，传统的精液分析不能准确描述精子的生理功能，存在一定的局限性[5]。

氧化应激（OS）是导致 30%~80% 男性不育的主要病理生理过程[6]。ROS 是一种高度活性的自由基，含有一个或多个未配对的电子，能够独立存在。在低或中浓度时，这些细胞代谢产物参与正常精子生理过程。然而在高浓度下，ROS 会产生有害的影响，如膜脂过氧化加重、DNA 损伤和凋亡。脂质过氧化的最终产物常被用作 OS 的生物标志物。其中之一是丙二醛（MDA），被用于许多研究中[7]。

早在 1953 年，Leuchtenberger 就发现男性不育症不只与常规的精液参数紊乱有关[8]。他发现不育男性和可育男性的精子 DNA 含量存在显著差异。致密性差的细胞核易受 OS 的伤害，从而导致 SDF，这对精子是致命的。此外，精子的质膜含有丰富的不饱和脂肪酸，使其容易受到 ROS 的攻击。因此，高水平的 ROS 产生和 SDF 之间的正关系似乎是可以预测的。高水平的 SDF 是由过量的 ROS 介导的[9]。

有证据表明，口服抗氧化剂的补充可以通过减少 ROS 和 SDF 来改善精子质量和功能[10]。抗氧化剂是现成的药物，通常提供给不育的男性。它们相对便宜，可以在柜台上买到。对于服用口服抗氧化补充剂的不育男性来说，关于这些药物的风险和益处的高质量研究和证据是非常谨慎的，因为有些人可能认为这种治疗是改善他们生育问题的唯一希望。Samplaski 等人[11]回顾了互联网和学术文献之间关于使用维生素治疗不育症的差异，搜索“维生素和精子”总共产生了 294 万条结果。其中尤其是在互联网上，有很多维生素补充剂的广告，都声称对精液参数和妊娠有帮助。但病人应该谨慎选择，因为许多广告并没有医学证据支持。

2017 年，世界卫生组织（WHO）对诊断男性不育症的全球适用性的共识指导方法进行了描述[12]。他们报告说，使用抗氧化剂治疗精液参数异常的不育男性缺乏足够的证据。但尽管有这些发现，使用抗氧化剂治疗男性不育症已被广泛接受。本章将主要关注抗氧化治疗对患有 SDF 的不育男性的影响。

## 第二节　精子 DNA 受损

### 一、SDF 的病理生理学和病因学

人类精子 DNA 有着复杂的结构，多种机制都会使其容易受到损害。精子发生是一个复杂的过程，有着复杂的增殖和分化机制。由于其复杂的性质，它很容易被改变。单点缺陷会对精子产生有害影响，导致不育。例如在精子形成过程中，核组蛋白被鱼精蛋白所取代则会导致不育。人们认为，鱼精蛋白负责染色质凝结，这是受精所必需的。二硫键保证了精子从睾丸到附睾运输过程中染色质的稳定性，保证了在分子水平上，精子 DNA 不会发生损伤[13]。

引起 SDF 的原因（图 47.1）既有内部因素（睾丸内或睾丸后），也有外部因素[14]。诱发 SDF 有不同的机制，包括在精子形成过程中诱导细胞凋亡，精子形成过程中的 DNA 断裂以及半胱氨酸蛋白酶和内切酶的激活。这些影响可由化疗和放疗、环境毒物和生活方式接触引起[15]。

支持细胞在精子发生过程中负责诱导细胞凋亡。这些细胞通过其筛选机制吞噬和清除缺陷的生殖细胞。然而，一些缺陷的生殖细胞仍可能在精子形成过程中进入精子重构[16]。在这一过程中，当精子通过附睾时可能会形成划痕，而半胱天冬酶和内切酶的激活可导致 SDF[17]。Esteves 等[18]注意到射精精子的 SDF 是睾丸精子的 5 倍。还需要更多的证据来解释在精子的形成过程中，睾丸内的损伤是否会使精子在从睾丸水平转移后更易受到损害。在精子成熟过程中，精子染色质中存在低水平的二硫键交联，特别是在睾丸和附睾头水平，这是容易发生 SDF 的。与支持细胞相似，在附睾水平上存在丢弃缺陷精子的筛选机制[19]。它的异常会导致 SDF 和继发性不育。

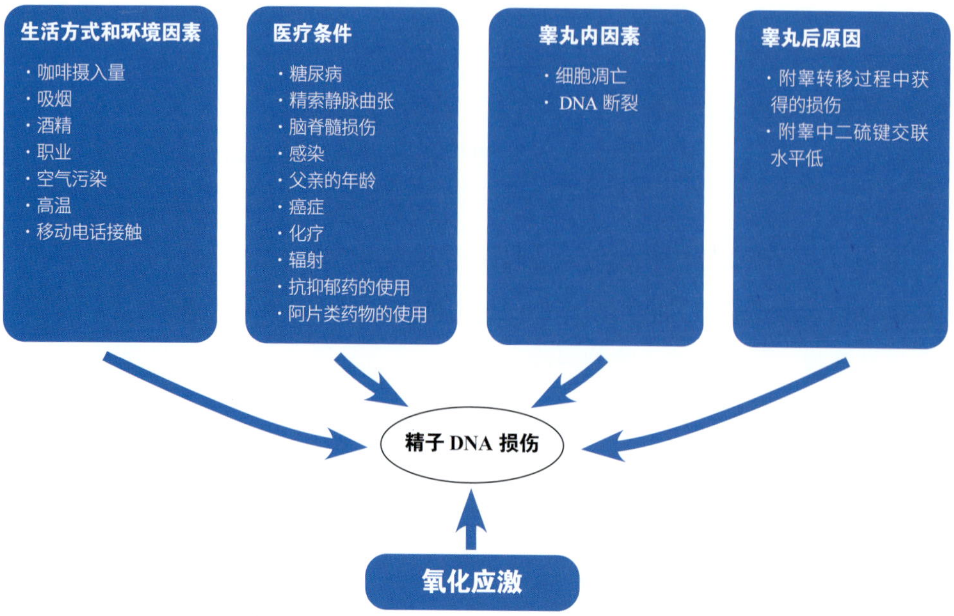


**图 47.1** SDF 病因分析。睾丸内和睾丸后损伤可引起 SDF。包括医疗条件、生活方式和环境暴露在内的外部因素可以促进其发展。造成 SDF 的大部分原因是由 ROS 引起的

在历史上，精子中自由基的存在被认为可能是男性不育的原因[20]。ROS 可产生于未成熟的精子，并会破坏附近成熟精子的 DNA。Xie 等[21]进行了 SDF 与精浆 ROS 的相关性研究。他们调查了 80 名不育男性和 20 名可育男性，发现与可育男性相比，不育男性的精子 DNA 碎片指数（DFI）（36.5% ± 3.87% 比 16.23% ± 2.65%，$P = 0.008$）和 ROS 水平（548.9 ± 108.2 比 416.3 ± 95.5，$P < 0.05$）显著升高。不育男性的精液有高水平的细胞内 ROS 导致高 SDF。在最近发表的一项对 65 项研究的荟萃（mate）分析中[10]，作者表明不育男性的精浆一氧化氮（$P = 0.001$）、羰基蛋白（$P < 0.00001$）和 MDA（$P < 0.00001$）水平显著升高。另外，不育男性的谷胱甘肽（$P < 0.00001$）、维生素 C（$P < 0.00001$）、维生素 E（$P = 0.003$）、过氧化氢酶（$P < 0.0001$）、谷胱甘肽过氧化物酶（$P = 0.0002$）和谷胱甘肽 -S- 转移酶（$P = 0.009$）的浓度也有所降低。事实证明，这几个 OS 标记物在不育男性中是不正常的。SDF 和 ROS 之间的关系可以在精索静脉曲张患者中得到最好的描述[22]。精索静脉曲张可在 15% 的普通人群和 19%~40% 的不育男性中发现[23]。精索静脉曲张切除术对降低 SDF 和 ROS 有积极的影响，从而提高妊娠率。在精索静脉曲张患者中，一些机制已知会改变他们的生殖结局。这些因素包括精子凋亡率[24]升高，睾丸内高温度导致精子 DNA 对变性的敏感性增加[25]，高 ROS 损害染色质包装[26]和异常精子染色质凝结[27]。然而，精索静脉曲张产生高 ROS 的确切机制尚需进一步评估。SDF 和 ROS 的相关性也在精液白细胞过多症（白细胞精子症）患者中得到证实。一项研究发现，精液含少量白细胞[（0.1~1.0）× $10^6$ WBC/mL]的男性与精液不含白细胞的男性相比，ROS 水平（944.8 比 116.7，$P < 0.001$）和 SDF（19.89 比 26.47，$P = 0.05$）显著升高[28]。

睾丸内和睾丸后的损伤并不是 SDF 的唯一原因。外部因素也会有着不良影响。研究表明，糖尿病男性比接受辅助生殖技术（ART）的非糖尿病男性有更多的 SDF[29]。糖尿病男性的 DFI 显著高于非糖尿病男性（37.05% ± 12.68% 比 21.03% ± 10.13%，$P < 0.001$）。此外，DNA 氧化产物之一的 8-

羟基 -2'- 脱氧鸟苷（8-OHdG）显著升高[30, 31]。在早期的研究中，同样可以看到这些指标在不育男性中升高[32, 33]。有脊髓损伤（SCI）的男性不能免于 SDF，而这些男人大多数都处于生育年龄。据报道，与有生育能力的男性相比，SCI 男性有更高的 DFI[34, 35]。感染与活性氧生成增加有关，从而导致膜脂过氧化和随后的 SDF[36]。此外，饮酒还会对生殖健康产生负面影响。Komiya 等人[37]报告，酗酒者的 DFI（49.6% ± 23.3% 比 33.9% ± 18.0%）比不喝酒的人高。一些研究已经表明，父亲年龄的增加与 SDF 之间存在关联。有相关文献认为，ROS 的产生随着父系年龄的增加而增加，ROS 是 SDF 的主要原因。父亲的高龄也与鱼精蛋白缺乏和染色质包装缺陷有关[38, 39]。

男性的日常活动和饮食消费可能导致 SDF 的生活方式和环境因素。在一项由 Schmid[40]等人进行的研究中，每天喝超过 3 杯咖啡的男性不育概率比不喝咖啡的男性约高出 20%。男性营养对男性不育也有影响，肥胖可导致 SDF。在对 333 名不育男性的研究中发现，肥胖男性的 DFI（*OR* 2.5，95%*CI* 1.2~5.1）升高[41]。饮食因素将在本章的另一部分广泛讨论。许多研究人员已经评估了吸烟与男性不育之间的关系。Pasqualotto 等[42]研究表明，吸烟与酶促抗氧化剂超氧化物歧化酶水平呈显著负相关（$P = 0.01$）。吸烟会导致 ROS 的产生，导致有缺陷的鱼精蛋白化和随后的 SDF[43]。在对 11 项有关手机对常规精液参数影响的研究分析中[44]，发现手机暴露对精子浓度有不确定的影响，但与活性和活力下降有关。需要进行更多的研究来将手机暴露与 SDF 联系起来。众所周知，接受放疗和化疗对男性生育能力有负面影响。放化疗会改变精子 DNA 完整性和致密性[45]。

其他可能导致 SDF 的原因有：抗抑郁药物的使用[46]、阿片类药物的使用[47]、职业[48]、空气污染[49]和高温[50]。为了找到这些因素与 SDF 之间的明确相关性，这些发现值得进行更多的研究。

## 二、SDF 对男性不育的影响

SDF 对生殖结果产生影响，包括自然妊娠、宫腔内人工授精（IUI）、体外受精（IVF）与胞浆内单精子显微注射（ICSI）、妊娠丢失风险和可能的出生缺陷（图 47.2）。随着科技的快速发展，对 SDF 的深刻理解是有必要的。

在一项由 Spano 等人进行的包括了 215 名丹麦首次怀孕计划者的研究中，通过精子染色质结构分析（SCSA）测定染色质的易变性，并随访 2 年时间。作者证明，如果染色质异常超过 20%，生殖力就会开始下降。当染色质异常大于 40% 时，则将不育[51]。在另一项研究中，通过 SCSA 测量的 DFI 在 127 名不育男性和 137 名被证实可生育男性之间进行了比较。与 DFI < 10% 的男性相比，DFI 为 10%~20% 的男性不育的风险增加（*OR* 2.5，95%*CI* 1.0~6.1）。不育在 DFI > 20% 的男性中更为普遍（*OR* 8.4，95%*CI* 3.0~23）[52]。

Cho 等人[53]对 SDF 对男性生育能力的作用进行了系统综述。他们报告了与 IVF 和 ICSI 结果相比，高 SDF 对流产的影响更为明显。对于自然受孕和人工授精，高 SDF 与不良生殖结局成反比。DFI 可以作为接受人工授精的夫妇再生育结果的独立预测因子。在 Bungum 等人[54]的一项研究中，共进行了 998 个周期中的 387 个人工授精。DFI < 30% 的夫妇（SCSA 测量）生化妊娠（24.0% 比 3.0%，$P < 0.05$）、临床妊娠（23.7% 比 3.0%，$P < 0.05$）和分娩（19.0% 比 1.5%，$P < 0.05$）明显高于 DFI < 30% 的夫妇。另一项对 119 例患者（154 个周期的 IUI）进行研究[55]，使用末端脱氧核苷转移酶介导的脱氧尿嘧啶三磷酸末端标记（TUNEL）检测和吖啶橙（AO）检测，DFI > 12% 没有妊娠。

分析 76 例妇女（48 例自体精子，28 例供精授精）的 DFI 与 IUI 结果的关系，DFI 与妊娠率显著相关（$P < 0.05$）。本研究采用 AO 染色后的流式细胞术评估 SDF。DFI < 26.9% 的患者的临床妊娠率为 64.29%，而 DFI > 27% 的孕妇没有生育结果[56]。

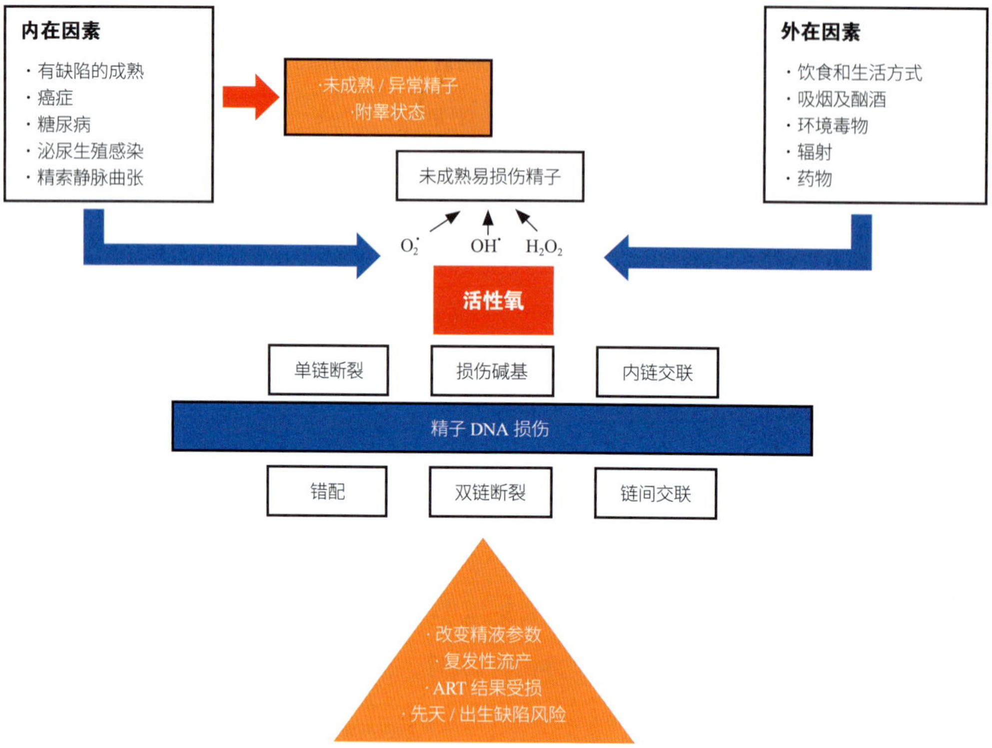


**图 47.2**　氧化应激导致精子 DNA 损伤及其对男性生育能力的影响

另外，关于 SDF 对 IVF/ ICSI 的影响的研究结果存在矛盾。Evenson 等[57]报道了 SDF 对 IUI 和 IVF 生殖结果的显著预测能力，而对使用 SCSA 的 ICSI 没有显著影响。与 DFI > 30% 的夫妇相比，DFI < 30% 的夫妇 IUI 的怀孕率高 7.3 倍（$P = 0.001$），常规试管授精的怀孕率高 2.0 倍（$P = 0.03$），ICSI 的怀孕率高 1.6 倍（$P = 0.06$）。在另一项使用 TUNEL 法的研究中[58]，SDF 水平对 IVF 受精率无显著影响（$P = 0.23$），但对临床妊娠率有显著影响（$P = 0.006$）。体外受精结果显示，SCSA 在临床妊娠率（$P = 0.09$）和受精率（$P = 0.70$）方面均无显著性差异。

最近的 2 项荟萃（mate）分析研究[59, 60]报道了 SDF 对 ICSI 和 IVF 结果的预测价值几乎没有或没有差异。作者的结论是，没有足够的证据推荐在辅助生殖技术治疗中常规使用 SDF 检测。另外，Simon 等人鉴定了 120 项研究，证明精子 DNA 异常与男性不育症和 ART 结果有关[61]。受精率与 SDF 呈极显著的负相关关系。微滴授精比 ICSI 和混合 IVF 加 ICSI 更常见。总体而言，SDF 与 ART 后的临床妊娠结局显著相关（*OR* 1.15，95%*CI* 1.08~1.23，$P < 0.0001$）。与低 SDF 患者相比，高 SDF 患者有明显的自发性流产（RR 2.16，95%*CI* 1.54~3.03，$P < 0.0001$）。本研究表明，SDF 与胚胎质量之间存在差异。

## 三、精子 DNA 损伤对精液参数的影响

一些研究调查了 SDF 和常规精液参数之间的关系，但结果不明确。即使在常规精液参数正常的情况下，仍有 25%~40% 的男性因 DFI 超过 20%~30% 而不育[62]。

Xie 等人[10]没有发现精液体积（$P$ = 0.106）、浓度（$P$ = 0.533）、运动性（$P$ = 0.068）和形态（$P$ = 0.093）之间的相关性。此外，Evgeni 等人[63]研究了 770 名希腊男性，将他们分为 3 组［组 1 为有生育能力的男性，组 2 为低生育能力的男性（怀孕但未活产）和组 3 为不育男性］。用精子染色质分散试验（SCD）测定 DFI。可育组和不育组均显示 SDF 与精子浓度、总计数、快速进行性运动、进行性运动和形态等精液参数有显著相关性（$P$ < 0.001），但与精液体积无关（低生育组 $P$ = 0.762，生育组 $P$ = 0.307）。生育组精子各参数与 SDF 值无相关性。另一项研究[64]包括 373 名患者和 28 名有生育能力的捐精者，旨在通过 AO 研究精液参数和 SDF 之间的相关性。供精组各精液参数与 SDF 无显著相关性。相反，与正常精子样本与弱精子（82.7 ± 16.0，$P$ = 0.002）和少弱精子症（79.6 ± 18.5，$P$ = 0.001）相比，SDF 有显著差异。在弱精子症男性进行的亚组分析显示，与活力< 25% 相比，活力> 25% 的 DNA 正常水平显著增加（89.72 ± 9.4 比 73.82 ± 20.0，$P$ = 0.0013）。如果形态为> 30% 与形态< 30% 相比，整个患者组的 DNA 正常程度也显著提高（89.18 ± 12.6 比 82.46 ± 18.2，$P$ = 0.011）。作者的结论是，SDF 检测是一个可靠的工具来显示与这些常规精液参数的相关性。

## 四、诊断和治疗

许多已知的医学协会不建议在男性生育能力评估中常规使用 SDF 检测。由于缺乏足够的证据，美国生殖医学会（ASRM）[65]不建议将其用于不孕夫妇的评估和治疗。同样，美国泌尿学协会（AUA）[66]和欧洲泌尿学协会（EAU）[67]也有类似的建议。然而，他们承认其在男性不育症中应用的重要性，最近出现的研究应该在未来推动对这些建议的改变。

2016 年，由 5 名泌尿科医师和 1 名男科医师组成的专家组制定了临床实践指南[68]。讨论了 AO 试验、苯胺蓝（AB）染色、色霉素 A3（CMA3）染色、甲苯胺蓝（TB）染色、TUNEL 试验、SCSA、精子染色质分布（SCD）或光晕试验、单细胞凝胶电泳（SCGE）或彗星试验等不同的检测方法。

专家小组推荐的 SDF 检查适应证如下（表 47.1）：精索静脉曲张（2/3 级精索静脉曲张常规精子参数正常，1 级精索静脉曲张常规精子参数临界值 / 异常）、原因不明的不孕、复发性流产、IUI 反复失败、IVF 和 ICSI 失败以及生活方式的危险因素。

减少 SDF 的治疗选择包括短期禁欲间隔、口服抗氧化治疗、静脉曲张手术、选择精子和在 ART 中使用睾丸精子[69]。

**表 47.1　SDF 测试的适应证**

| |
|---|
| 精索静脉曲张 |
| 原因不明的不孕 |
| 复发性流产 |
| IUI 反复失败 |
| IVF 和 ICSI 失败 |
| 生活方式的风险因素 |

禁欲时间不仅对基本的精液参数有影响，而且对后期的精子功能测试也有影响。随着禁欲时间的延长，SDF 明显增加（第 1 天 9.90% 比第 11 天 20.36%，$P < 0.001$）[70]。Wang 等人[71]进行的一项包括 7 项研究的荟萃（Meta）分析显示，患有精索静脉曲张的不育男性的 SDF 显著较高，平均差异为 9.84%（95%$CI$ 9.19 ~ 10.49，$P < 0.00001$）。接受精索静脉曲张切除术的患者 SDF 显著降低，平均差异为 –3.37%（95%$CI$ –4.09 ~ –2.65，$P < 0.00001$）。为了在辅助生殖技术治疗期间取得更好的效果，已经提出了几种降低 SDF 效果的方法。使用睾丸精子代替射精精子进行 ICSI 显示了良好的结果。Greco 等人[72]观察到 TUNEL 评估的睾丸精子（4.8% ± 3.6%）SDF 水平低于射精精子（23.6% ± 5.1%，$P < 0.001$），并且报告使用睾丸精子进行 ICSI 的妊娠率更高（44.4% 比 6%，$P < 0.05$）[84]。使用 SCD，Esteves 等人[18]证明了睾丸精子的 SDF 比射精精子低 80%（40.7% ± 9.9% 比 8.3% ± 5.3%，$P < 0.001$）。

至于 ICSI 的结果，SDF 高的患者将受益于透明质酸结合分析胞浆内精子显微注射（PICSI）和卵泡浆内形态选择精子注射（IMSI）[73, 74]。相反，Bradley 等发现 PICSI 患者（38.3%，$P = 0.151$）和 IMSI 患者（28.7%，$P = 0.680$）的活产率与未进行任何干预的高 SDF 患者相比无显著差异[75]。仍需要前瞻性随机研究来验证这些发现。

## 第三节　使用抗氧化剂防止精子 DNA 损伤

### 一、什么是抗氧化剂

ROS 和 OS 浓度的增加都与男性不育有关。抗氧化剂的产生是几个过程之一。人体必需对抗 OS。抗氧化剂来源于内源性或外源性来源（主要是膳食补充），是人体的防御机制。理想的抗氧化剂应在生理水平上消除自由基和螯合金属。这些可以是酶的或非酶的抗氧化剂。酶抗氧化剂包括过氧化氢酶、超氧化物歧化酶和谷胱甘肽过氧化物酶[76]。本章将深入讨论非酶抗氧化剂而不是酶抗氧化剂，并将其讨论限制在用于 SDF 的抗氧化剂。

用于男性不育的抗氧化剂有很多，以下是改善 SDF 的常用抗氧化剂。

#### （一）维生素 $B_{12}$

这种维生素是人体许多器官生长发育所必需的。它在同型半胱氨酸转化为蛋氨酸的过程中起着不可或缺的作用。研究表明，其抗氧化作用可降低过氧化氢对敏感细胞系的破坏作用[77]。

#### （二）维生素 C（抗坏血酸）

这种水溶性抗氧化剂是一种能够中和 ROS 的还原剂。与生育酚一起，它可以提高谷胱甘肽的水平，为蛋白质提供抗氧化保护[78]。

#### （三）维生素 E

维生素 E 主要从饮食中获得，是细胞抗氧化防御系统中主要的脂溶性有机成分。它主要位于细胞和细胞器的膜中。即使它的浓度比磷脂分子多，它仍然可以在那个位置发挥它最大的潜在保护作用。α- 生育酚是这种维生素的主要形式，可以抑制新的自由基的形成[79]。

#### （四）叶酸

叶酸通过抑制亚黄嘌呤氧化成尿酸及其羟基基团，在氧化自由基反应中发挥作用。尽管它是一种水溶性分子，但它能抑制脂质过氧化反应[80]。

### （五）类胡萝卜素

这些是脂溶性抗氧化剂，在低氧压力下通过有效清除单线态氧和捕获过氧基发挥脂质过氧化作用。胡萝卜素具有最高的维生素 A 活性[81]。

### （六）左旋肉碱

左旋肉碱是一种从膳食补充剂中获得的必需营养素，但它可以被内源性合成。众所周知，其抗氧化作用可以中和自由基，并为细胞过程提供能量来源[82]。

### （七）锌

锌是一种重要的微量元素，它通过诱导金属硫蛋白的表达来延缓氧化过程，而金属硫蛋白的表达是维持锌诱导的细胞稳态所必需的。锌作为一种抗氧化剂，能稳定蛋白质巯基的抗氧化作用，并能催化过渡金属催化反应[83]。

### （八）辅酶 Q10

CoQ10 是已知的唯一内源性形成的脂溶性抗氧化剂。它能抑制 DNA 氧化和脂质过氧化作用[84]。

### （九）硒

这是精子发生发育过程中所必需的微量营养素。它减少氧化应激的确切机制仍在争论中。然而，其作用机制被认为是由谷胱甘肽过氧化物酶介导的[85]。

### （十）N- 乙酰 -L- 半胱氨酸（NAC）

这种含硫醇的抗氧化剂具有刺激谷胱甘肽（GSH）合成从而清除 ROS 的能力。其硫醇基团降低自由基，并作为金属螯合位点[86]。

抗氧化剂确实对精子有良好的作用[85, 87]。然而，它们的不规范和过度使用，可以引发一种病理效应。有报道称，非生理和不受控制地使用抗氧化剂会产生有害的“还原状态”效应，由此提出了“抗氧化悖论”一词[88]。

尽管存在这种风险，抗氧化剂对患有 SDF 的不育男性的合理使用仍是公认的。

## 二、抗氧化剂在男性不育中的作用：综述

2015 年 Cochrane 综述[89]报道了抗氧化剂在不育男性中的积极作用。这些因素包括活产率的增加（*OR* 4.21，95%*CI* 2.08~8.51，$P < 0.0001$）和妊娠率的增加（*OR* 3.43，95%*CI* 1.92~6.11，$P < 0.0001$）。确定使用抗氧化剂和安慰剂对流产率的影响差异的证据有限（*OR* 1.74，95%*CI* 0.40~7.60，$P = 0.46$）。与安慰剂相比，抗氧化剂的胃肠道不良事件无显著性（*OR* 1.60，95%*CI* 0.47~5.50，$P = 0.46$）。这篇综述的结论是，有低质量的证据表明使用抗氧化剂可以显著改善活产和临床妊娠率。没有发现流产和不良事件风险增加的明显结果。该机构建议进行大型对照研究，以进一步调查这些结果。

总的来说，抗氧化剂的使用显示出对男性生育能力的有益作用，尽管文献报道的证据水平很低。

## 三、抗氧化剂对 SDF 的效用证据

已经进行了多项研究（表 47.2），以确定使用抗氧化剂减少氧化的效果。

**表 47.2 抗氧化剂对精子 DNA 损伤的研究结果**

| 研究 | 人口规模 | 抗氧化剂的使用 | 方法 | 结果 |
|---|---|---|---|---|
| Stenqvist 等 [105] | 77 例不育男性 DFI ＞ 25%<br>治疗组：37 例<br>安慰剂组：40 例 | 维生素 C 30 mg，维生素 E 5 mg，维生素 $B_{12}$ 0.5 μg，左旋肉碱 750 mg，辅酶 Q10 10 mg，叶酸 100 μg，锌 5 mg，硒 25 μg（每天 2 次，持续 6 个月） | 前瞻性安慰剂对照、双盲、随机研究 | 治疗 3 个月（34.0% 比 29.5%，$P = 0.18$）和 6 个月后，治疗组与安慰剂组（30.0% 比 34.5%，$P = 0.27$）相比，DFI（SCSA）无显著降低<br>治疗 3 个月和 6 个月后精子浓度没有显著增加 |
| Martinez-soto 等 [92] | 男性不育治疗组 74 例，安慰剂组 42 例，对照组 32 例 | DHA 1500 mg（每天摄入，持续 10 周） | 前瞻性安慰剂对照、双盲、随机平行组研究 | 治疗前后 SDF（TUNEL）（22.0% ± 2.1% 比 9.3% ± 1.3%，$P < 0.01$）显著降低<br>精液参数无显著差异<br>安慰剂组无明显变化 |
| Amar 等 [102] | 3 年内未成功进行 IVF/ICSI 的不育男性，共 304 名<br>第 1 组：用 Fertibiol 治疗 5 周，再用 Condensyl 治疗 4 个月；$n = 151$<br>第 2 组：Condensyl 治疗 4 个月；$n = 69$<br>第三组：未予以治疗；$n = 84$ | Fertibiol：辅酶 Q10，维生素 E 12mg，NAC 200mg，酒石酸肉碱 134mg，虾青素 4.3mg，维生素 B，螯合锌（15mg）<br>Condensyl：维生素 B，锌，甜菜素，槲皮素，NAC（每日摄入） | 前瞻性比较研究 | 组 1：DFI（TUNEL）显著降低（从 30.0% 降至 20.9%，$P = 0.001$）<br>SDI（AB）显著降低（由 39% 降至 35%，$P < 0.01$）<br>临床妊娠明显改善（50.7%，$P < 0.001$）<br>ART 前自然妊娠（22%）<br>组 2：DFI 显著降低（从 24.6% 降至 20%，$P = 0.003$）<br>SDI 显著降低（从 42% 降至 35%，$P = 0.001$）<br>临床妊娠明显改善（50.7%，$P < 0.003$）<br>ART 前自然妊娠（28%）<br>对照组：DFI、SDI 无显著性差异 |
| Gual-Frau 等 [104] | 20 例 1 级精索静脉曲张不育男性 | 左旋肉碱 1500 mg，维生素 C 60 mg，辅酶 Q10 20 mg，维生素 E 10 mg，维生素 $B_9$ 200 μg，维生素 $B_{12}$ 1 μg，锌 10 mg，硒 50 μg（每天服用，共 3 个月） | 前瞻性观察研究 | DFI（SCD）显著降低（22.1%，$P = 0.02$）<br>高度降解的精子细胞减少（31.3%，$P = 0.07$）<br>精子总数增加（$P = 0.04$）<br>其他精液参数未受影响 |
| Abad 等 [93] | 20 名少弱畸形精子症男性 | 左旋肉碱 1500 mg，维生素 C 60 mg，辅酶 Q10 20 mg，维生素 E 10 mg，锌 10 mg，维生素 $B_9$ 200 μg，硒 50 g，维生素 $B_{12}$ 1 μg（每天服用，共 3 个月） | 前瞻性观察研究 | DNA 降解的精子显著减少（7.32 ± 4.12 比 5.66 ± 3.2，$P = 0.04$）<br>治疗后各实验时间点 DFI（SCD）均显著降低<br>0h（28.5 ± 14.97 比 20.12 ± 8.26，$P = 0.004$）<br>2h（28.77 ± 13.45 比 20.7 ± 8.42，$P = 0.003$）<br>6h（31.65 ± 12.44 比 23.07 ± 11.63，$P = 0.004$）<br>8h（34.9 ± 12.92 比 25.87 ± 10.13，$P = 0.006$）<br>24h（53.97 ± 21.94 比 33.02 ± 13.35，$P = 0.0002$） |
| Vani 等 [98] | 240 名男性<br>120 名男性接触铅<br>120 名健康男性 | 维生素 C 1 g（5 次 / 周，持续 3 个月） | 前瞻性比较研究 | 与对照组相比，彗星碱性位点和平均尾长显著减少（$P < 0.001$） |
| Martinez-Soto 等 [91] | 男性不育者 36 例<br>治疗组 21 例<br>安慰剂组 15 例 | DHA 1500 mg（每天摄入，共 10 周） | 前瞻性安慰剂对照、双盲、随机研究 | 与安慰剂组（$P = 0.25$）相比，DFI（TUNEL）（0 周 25.98 ± 4.73，5 周 15.60 ± 2.46，10 周 8.79 ± 1.92，$P < 0.01$）显著降低 |
| Tunc 等 [94] | 50 名高 ROS 不育男性 | 男士爱乐维：番茄红素 6 mg，维生素 E 400 IU，维生素 C 100 mg，锌 25 mg，硒 26g，叶酸 500g，大蒜油 333g（每天摄入，共 3 个月） | 前瞻性观察研究 | SDF 显著改善（从 22.2% 到 18.2%，$P = 0.002$）<br>精子 DNA 精化的中位数水平（69.0% 比 73.6%，$P < 0.001$）、早期凋亡减少（27.3% 比 22.5%，$P = 0.004$）和 ROS 产生（66.4% 比 44.4%，$P = 0.027$）显著变化 |

续表

| 研究 | 人口规模 | 抗氧化剂的使用 | 方法 | 结果 |
|---|---|---|---|---|
| Gil-Villa 等 [103] | 17 例不育男性，其配偶在妊娠 12 周前有 > 2 胚胎丢失史 | β- 胡萝卜素 5000 IU，维生素 C 60 mg，维生素 E 30 IU，锌 15 mg（每天服用，共 3 个月） | 前瞻性观察研究 | 9/17 的男性有增加的 DFI（SCSA）<br>6/9 的配偶怀孕并成功 |
| Piomboni 等 [96] | 36 例白细胞增多症患者，15 例对照组患者 | β- 葡聚糖 20 mg，发酵木瓜 50 mg，乳铁蛋白 97 mg，维生素 C 30 mg，维生素 E 5 mg（每天摄入，共 3 个月） | 前瞻性观察研究 | 治疗组（16.7 ± 8.0 比 14.4 ± 6.0，$P > 0.05$）与未治疗组（15.8 ± 6.7 16.1 ± 5.4，$P > 0.05$）的 DFI（AO）差异无统计学意义 |
| Omu 等 [97] | 45 例不育男性<br>组 1：硫酸锌 200 mg<br>组 2：硫酸锌 200 mg + 维生素 E 10 mg<br>组 3：硫酸锌 200 mg + 维生素 E 10 mg + 维生素 C 5 mg<br>组 4：对照组 | 硫酸锌 200 mg BID，维生素 E 10 mg BID，维生素 E 10 mg，维生素 C 5 mg BID（2 次 /d，连续 3 个月） | 前瞻性安慰剂对照，双盲，随机研究 | 治疗组超氧化物歧化酶和抗凋亡 Bcl-2 表达增加<br>锌缺乏症治疗组 Bax 和 ASA 滴度表达降低与 MAL 水平升高（$P < 0.01$）和 DFI（SCSA）水平升高（$P < 0.01$）显著相关 |
| Menezo 等 [101] | 88 名不育男性，其配偶至少有 2 次 IVF 或 ICSI 治疗失败 | 维生素 C 400 mg，维生素 E 400 mg，β- 胡萝卜素 18 mg，锌 500 mg，硒 1 mg（每天摄入，共 90 d） | 前瞻性观察研究 | DFI（SCSA）显著降低（从 32.4% 降至 26.2%，$P < 0.004$）<br>SDI 显著增加（由 17.5% 增至 21.5%，$P < 0.001$） |
| Tremellen 等 [95] | 60 名不育男性 | 男士爱乐维：番茄红素 6 mg，维生素 E 400 IU，维生素 C 100 mg，锌 25 mg，硒 26 μg，叶酸 0.5 mg，大蒜 1000 mg，棕榈油（每天摄入，共 3 个月） | 前瞻性安慰剂对照，双盲，随机研究 | DFI（TUNEL）（37.9 ± 11.9 比 40.3 ± 15.3，$P > 0.05$）差异无统计学意义<br>妊娠率（63.9% 比 37.5%，$P = 0.077$）和植入率（946.2% 比 24%，$P = 0.062$）差异无统计学意义<br>存活妊娠率（38.5% 比 16%，$P = 0.04$）有显著差异 |
| Greco 等 [91] | 64 名不育男性 DFI 升高 > 15% | 维生素 C 1 g，维生素 E 1 g（每天摄入，共 2 个月） | 前瞻性安慰剂对照，双盲，随机研究 | 治疗组 DFI（TUNEL）显著降低（22.1 ± 7.7 比 9.1 ± 7.2，$P < 0.001$）<br>安慰剂组 DFI 差异无统计学意义（22.4 ± 7.8 比 22.9 ± 7.9$P >$ 0.05） |
| Greco 等 [100] | 38 名有配偶的不育男性有 1 例 ICSI 失败史 | 维生素 C 1g，维生素 E 1 g（每天摄入，共 2 个月） | 前瞻性观察研究 | DFI 显著改善（通过 TUNEL）（24.0 ± 7.9 比 8.2 ± 4.3，$P < 0.001$）<br>植入率明显改善（2.2% 比 19.6%，$P < 0.01$）<br>妊娠率明显改善（6.9% 比 48.3%，$P < 0.05$）<br>受精率和卵裂率以及胚形态没有差异 |
| Kodama 等 [32] | 不育男性 19 例对照组 17 例 | 维生素 E 200 mg，维生素 C 200 mg，谷胱甘肽 400 mg（每天摄入，共 2 个月） | 前瞻性观察研究 | 不育男性 8- 羟基 -2'- 脱氧鸟苷水平显著升高（1.5 ± 0.2 比 1.0 5 ± 0.1，$P < 0.05$） |
| Fraga 等 [33] | 10 名男性 | 维生素 C 250 mg（每天摄入，共 15 周） | 前瞻性观察研究 | 当膳食中抗坏血酸含量由 250 mg 降至 5 mg 时，精子 DNA 中 8-OHdG 含量增加到 91%<br>饱食可使 8-OHdG 水平降低 36% |

虽然对精液参数和生殖结局的有益影响已被报道，但由于不同研究中使用的方法质量不高，证据仍然不确定。大多数作者探讨了抗氧化剂在联合治疗而不是单一治疗中的应用。

最近的 Cochrane 综述[89]纳入了 48 项随机对照临床试验，以确定抗氧化剂使用对男性因素性不孕的影响。本文通过两个实验研究了抗氧化剂对 SDF 的影响。两项试验均显示，抗氧化剂治疗后，与安慰剂相比，具有统计学显著性较低的 DNA 碎片率（MD –13.85，95%*CI* –17.28~ –10.41，$P < 0.00001$）。在其中一项研究中，Greco 等人[90]调查了 64 名不育症男性，将他们随机分为 2 组（实验组：口服维生素 C 1g/d，维生素 E 500 mg/d，持续 2 个月；对照组：服用安慰剂）。SDF 由 TUNEL 测量。与对照组相比，实验组 SDF 的降低有统计学意义（58.4 ± 27.8 比 6.6 ± 12.1，$P < 0.001$）。在另一项研究[91]中，46 名男性被分配给二十二碳六烯酸（DHA）1050 mg/d 作为治疗组，葵花籽油 1050 mg/d 作为安慰剂组，持续 10 周。TUNEL 测量的 SDF 显著降低，与治疗周数成正比（0 周 25.98 ± 4.73，5 周 15.60 ± 2.46，10 周 8.79 ± 1.92，$P < 0.01$），与安慰剂组比较 $P = 0.25$。

尽管没有被包含在 Cochrane 综述中，Martinez-Soto 等人进行了另一项关于 DHA 的随机、双盲、安慰剂对照平行研究[92]。在每天服用 3 粒 DHA 胶囊 500 mg 治疗 10 周后，精液参数和精子膜的组成没有差异。但研究显示，治疗前后 SDF 显著降低（22.0 ± 2.1% 比 9.3 ± 1.3%，$P < 0.01$）。安慰剂组的精子 DNA 损伤没有任何变化。这与他们对 DHA 和 SDF 的初步研究结果一致。

Abad 等[93]对 20 名诊断为不育的患者进行研究，口服抗氧化治疗：左旋肉碱 1500 mg，维生素 C 60 mg，辅酶 Q10 20 mg，维生素 E 10 mg，锌 10 mg，维生素 $B_9$ 200 μg，硒 50 μg，维生素 $B_{12}$ 1 g，持续 3 个月。作者主要通过 SCD 试验测定了在 37℃条件下精子储存时间（0 h、2 h、6 h、8 h 和 24 h）前后 SDF 的动态变化。此外，他们还检测了对 DNA 高度降解精子的抗氧化作用。总的来说，在抗氧化处理后的所有不同实验时间内，精子 DNA 损伤均有显著降低（$P < 0.05$）。同样，DNA 损伤程度高的退化精子在处理后显著减少（7.32 ± 4.12 比 5.66 ± 3.21，$P = 0.04$）。

50 例患有 ROS 的不育男性服用男士爱乐维 1 粒胶囊（番茄红素 6 mg、维生素 E 400 IU、维生素 C 100 mg、锌 25 mg、硒 26 g、叶酸 500 g、大蒜油 333 g）[94]。3 个月后，经 TUNEL 评估，SDF 显著改善（从 22.2% 降低到 18.2%，$P = 0.002$）。这与治疗后精子 DNA 鱼精蛋白化的中位数水平（69.0% 比 73.6%，$P < 0.001$）、早期凋亡减少（27.3% 比 22.5%，$P = 0.004$）和 ROS 产生（66.4% 比 44.4%，$P = 0.027$）的显著变化相关。这表明抗氧化治疗 3 个月后精子 DNA 结构有显著改善。Tremellen 等人[95]对男士爱乐维胶囊进行了研究。这是一项前瞻性随机双盲安慰剂对照试验，对 60 对患有严重男性不育症的夫妇进行研究，旨在确定在辅助生殖技术治疗期间使用抗氧化剂对结果的影响。患者被随机分配接受 1 粒男士爱乐维或安慰剂（棕榈油），为期 3 个月。尽管男士爱乐维组的妊娠率（63.9% 比 37.5%，$P = 0.077$）和植入率（46.2% 比 24%，$P = 0.062$）在数值上较高，但与安慰剂组相比差异无统计学意义。TUNEL 测定的 DFI 水平也一样，男士爱乐维组低于安慰剂组（37.9 ± 11.9 比 40.3 ± 15.3，$P > 0.05$），但无统计学意义。男士爱乐维组存活妊娠率（38.5% 比 16%，$P = 0.04$）中均有显著影响。在一项对 36 名少弱畸形精子症合并白细胞精子症患者的研究中[96]，用 β- 葡聚糖 20 mg、发酵木瓜酵素 50 mg、乳铁蛋白 97 mg、维生素 C 30 mg、维生素 E 5 mg 治疗 3 个月后，DFI 无明显降低（16.7 ± 8.0 比 14.4 ± 6.0，$P > 0.05$）。

单药治疗和锌联合治疗通过不同机制改善弱精子症男性的精液参数，不仅可以预防 OS 和细胞凋亡，更重要的是降低 SDF 水平[97]。45 名少弱畸形精子症患者随机分成 4 组（第 1 组：硫酸锌 200 mg BID，第 2 组：硫酸锌 200 mg + 维生素 E 10 mg BID，第 3 组：硫酸锌 200 mg + 维生素 E 10 mg + 维生素 C 5 mg BID，第 4 组：对照组）。在药物治疗 3 个月后 6 周内进行精液分析。低锌水平与 SCSA 测得的 MAD 水平和 DFI 水平升高显著相关（$P < 0.01$）。伴随着 OS 生物标志物如超氧化物歧化酶和抗凋亡 Bcl-2 的表达增加，Bax 和抗精子抗体滴度表达降低。这仅仅证明了 ROS 在诱导 SDF 中的作用。与对照组相比，使用维生素 C 1g 单药治疗 3 个月后，碱性粒细胞显著减少（$P < 0.001$）[98]。

Majzoub 等人[99] 最近发表的系统综述，在 19 个随机临床试验和 10 个前瞻性研究中，通常研究维生素 E 400 mg、维生素 C 500~1000 mg、肉碱 500~1000 mg、NAC 600 mg、辅酶 Q10 100~300 mg、锌 25~400 mg、硒 200 mg、叶酸 0.5 mg 和番茄红素 6~8 mg，26 项研究表明，抗氧化剂对包括 SDF 和 ROS 以及基本精液参数的高级精子功能测试、辅助生殖技术治疗的结果或活产率具有积极作用。由于缺乏高质量的研究，这突出了抗氧化剂的良好效果。口服抗氧化剂在 ICSI 病例中的作用也进行了研究。在一次 ICSI 失败后射精 DFI > 15% 的 38 名男性接受每天维生素 C 1g 和维生素 E 1g 的治疗，持续 1 个月[100]。TUNEL 测量的 DFI 在治疗前后均有显著改善（24.0 ± 7.9 比 8.2 ± 4.3，$P < 0.001$）。同样，第二次 ICSI 的植入率（2.2% 比 19.6%，$P < 0.01$）和妊娠率（6.9% 比 48.3%，$P < 0.05$）均有显著改善。然而，受精率和卵裂率以及胚胎形态没有差异。这一观察结果使得在 ICSI 失败后使用抗氧化剂与使用睾丸精子等其他治疗方式相比是一种合理的、相对便宜的、非侵入性的选择。Menezo 等人[101] 对 88 名患者进行了研究，这些患者之前至少有 2 例试管授精或 ICSI 失败，包括服用维生素 C 400 mg、维生素 E 400 mg、β- 胡萝卜素 18 mg、锌 500 mg、硒 1 mg，持续 90 d 的患者。抗氧化剂处理后 DFI 显著下降（从 32.4% 下降到 26.2%，$P < 0.004$）。然而，精子解聚明显增加（从 17.5% 增加到 21.5%，$P < 0.001$）。作者建议对精子解聚程度超过 20% 的患者不使用抗氧化剂。Amar 等人[102] 的另一项研究中，他们将患者分为组 1［每天服用 Fertibiol 含辅酶 Q10、维生素 E（12 mg）、N- 乙酰半胱氨酸（200 mg）、酒石酸肉碱（134 mg）、虾青素（4.3 mg）、维生素 B、螯合锌（15 mg），然后服用含维生素 B、锌、槲皮素和 N- 乙酰半胱氨酸的凝糖］、组 2（仅凝糖）和组 3（不含补充剂）。包括曾尝试 IVF/ICSI 治疗> 3 年的原发性不育症的男性。组 1 患者每天服用 Fertibiol 5 周，随后每天服用康宁胶囊 2 粒，4 个月；组 2 患者每天服用康宁胶囊 2 粒，4 个月。他们使用 TUNEL 测量 DFI，并使用显微镜对 200 个细胞进行苯胺蓝染色，测量精子核去核指数（SDI）。DFI 在组 1（从 30.0% 下降到 20.9%，$P = 0.001$）和组 2（从 24.6% 下降到 20%，$P = 0.003$）中显著降低。SDI 在组 1（39%~35%，$P < 0.01$）和组 2（42%~35%，$P = 0.001$）中也有改善。对照组 DFI 和 SDI 均无变化。与对照组相比，第 1 组（50.7%，$P < 0.001$）和第 2 组（50.7%，$P < 0.003$）的临床妊娠率均有显著改善。此外，第 1 组（22%）和第 2 组（28%）在计划的 ART 周期之前发生了自然怀孕。

抗氧化剂在早期复发性流产中的作用也得到了证实。17 名配偶有> 2 次早期流产史（妊娠 12 周前）的不育男性被纳入研究[103]。53%（17 名男性中的 9 人）通过 SCSA 检测提示 DFI 增加，通过高硫代巴比妥酸反应物质（TBARS）检测脂质过氧化紊乱。建议患者服用多种维生素（β- 胡萝卜素 5000 IU、维生素 C 60 mg、维生素 E 30 IU、锌 15 mg）至少 3 个月。最终，有 5 对夫妇成功受孕，而剩下的则是胚胎死亡。这表明有流产史的夫妇的妊娠结局有所改善。尽管如此，还需要更多的大量研究来确定这种可能对胚胎发育有益的影响。

抗氧化剂还可以降低精索静脉曲张患者的 SDF 水平，即使是在较低级别的精索静脉曲张中。Gual-Frau 等 [104] 调查了 20 例患有 1 级精索静脉曲张的不育患者。服用复合维生素（左旋肉碱 1500 mg、维生素 C 60 mg、辅酶 Q10 20 mg、维生素 E 10 mg、维生素 $B_9$ 200 μg、维生素 $B_{12}$ 1 μg、锌 10 mg、硒 50 μg）3 个月。治疗后 SCD 检测的 SDF 显著降低（22.1%，$P = 0.02$），精子浓度显著增加（$P = 0.04$）。需要进一步研究抗氧化剂对精索静脉曲张患者的作用。

在 Stenqvist 等人最近发表的研究 [105] 中，与安慰剂相比，服用维生素 C 30 mg、维生素 E 5 mg、维生素 $B_{12}$ 0.5 μg、左旋肉碱 750 mg、辅酶 Q10 mg、叶酸 100 μg、锌 5 mg、硒 25 μg，3 个月后（DFI 分别为 30.0% 和 34.5%，$P = 0.27$）和 6 个月后（DFI 分别为 34.0% 和 29.5%，$P = 0.18$），没有显著差异。

尽管使用抗氧化剂对精液参数、精子功能和妊娠结局有好处，但大多数研究的方法学质量都很低。它们具有高度的异质性，所使用的 SDF 检测方法缺乏标准化，小群体不同，抗氧化剂的成分和剂量不同，以及不良事件没有报告。这应该通过进行精心设计的大型随机安慰剂对照试验来解决。尽管有这些限制，但抗氧化剂的使用可以帮助降低 SDF 的水平。

## 第四节　长期使用抗氧化剂的安全性

目前正在研究抗氧化剂对整体健康的好处和风险 [106]。在一项随机、双盲、安慰剂对照的研究中，8112 名男性和女性参与者长期补充抗氧化剂维生素 C 120 mg、维生素 E 30 mg、β- 胡萝卜素 6 mg、硒 100 mg 和锌 20 mg，在为期 77 个月的中位随访中，没有注意到对健康的显著影响 [107]。这证明抗氧化剂是相对安全的。然而，长期使用抗氧化剂治疗男性不育症的安全性还没有得到广泛的研究。

正如 2 项体外研究指出的那样，过量使用高剂量的抗氧化剂可能会矛盾地改变精子参数 [108, 109]。Verma 等 [110] 的研究表明，添加超过 1000 μm 的抗坏血酸会严重影响精子活力和运动性（$P < 0.001$）。浓度 4000 μm 时精子完全静止。在另一项研究中，50~69 ng/mL 的硒水平显示精子活力最高，怀孕率较高，流产率较低。然而，在这个水平之外，弱精子症的发生率更高 [111]。

Showell 等人 [89] 之前报道的 Cochrane 综述指出了其纳入试验中所表达的不良事件。这些症状包括胃肠不适、兴奋、流产和异位妊娠。Tremellen 等报道了服用男士爱乐维抗氧化剂 3 个月后出现的副作用 [95]。在他研究纳入的 37 名男性中，有 2 人出现轻度胃食管反流，另外 1 人出现便秘。另一项研究报告了 10 例特发性不育症患者在服用 3000 mg 镁 90 d 后，出现 1 例严重腹泻和 2 例一过性腹泻。Cavallani 等 [112] 报道的 39 例少弱精子症患者中，用左旋肉碱 2g 和乙酰 -L- 左旋肉碱 1g 治疗 6 个月，2 例出现轻度上腹疼痛和恶心，5 例出现轻度快感。然而，进一步的分析并没有显示与安慰剂相比，抗氧化剂的使用与胃肠道不适（*OR* 1.60，95%*CI* 0.47~5.50，$P = 0.46$）或兴奋（*OR* 1.21，95%*CI* 0.16~9.01，$P = 0.85$）之间存在显著相关性 [89]。

对生殖结果的负面影响也与抗氧化剂的使用有关。在一项对 11 名妇女的研究中，她们的伴侣连续 3 个月服用 200 mg 硫酸锌，其中一名妇女在妊娠约 8 周时自然流产 [113]。Suleiman 等 [114] 的另一项研究报道了伴侣服用维生素 E 100 mg 6 个月的妇女流产 2 例。Tremellen 等[95]报道了男士爱乐维组 2 例临床流产和 1 例异位妊娠。同样，对这些结果的统计分析也没有发现与不治疗相比，使用抗氧化剂与流产（*OR* 1.74，95%*CI* 0.40~7.60，$P = 0.46$）或异位妊娠（*OR* 4.48，95%*CI* 0.07~286.49，$P = 0.48$）之间存在显著相关性[89]。

目前，没有足够的证据表明不良事件和抗氧化剂使用之间有显著的相关性。需要更多的人群和更长的后续研究来确定长期使用这些抗氧化剂的安全性。

## 第五节　结　论

ROS 在 SDF 的产生中起着重要作用。这些先进的精子功能测试为男性不育评估提供了有价值的信息。越来越多的证据表明，在患有 SDF 的不育男性中使用抗氧化剂会产生有益的效果。然而，由于这些研究中使用的方法学技术的高度异质性和低质量，我们无法确定这些化合物的最终效果。应进行一项设计良好的大型随机安慰剂对照试验，以确定其用于男性不育，从而促进更好的生殖效果。尽管缺乏强有力的证据，抗氧化剂的使用仍然被认为是治疗患有 SDF 的不育男性的一个有价值的选择。

## 第六节　审查标准

使用以下搜索引擎对有关抗氧化剂使用和精子 DNA 损伤的医学文献进行了彻底搜索：PubMed、Google Scholar、MEDLINE 和 Science Direct。关键词“抗氧化剂”“精子 DNA 断裂”“精子 DNA 损伤”“不育男性”“男性不育”“精液参数”和“活性氧物种”用于研究鉴定和数据提取。只包括以英文发表的文章。

（Marlon P. Martinez, Ahmad Majzoub 和 Ashok Agarwal **著**；龚同欣，计成永和谢俊明 **译**）

48

# 第四十八章　瑜伽、冥想和针灸促进男性生殖健康

**要点：**

- 男性因素性不育是一种复杂的疾病，约 70% 病例的病因尚不清楚，15%~20% 患有非梗阻性无精子症和严重少精子症的男性存在遗传异常。
- 原因不明的不育症呈上升趋势。这些病例具有较高的精子氧化应激和 DNA 损伤。DNA 损伤是精子功能丧失的主要原因。对 DNA 的氧化损伤和氧化 DNA 加合物例如 8-OHdG 的积累是致突变的，也会对精子表观基因组产生不利影响，从而增加后代的遗传和表观疾病负担。
- 针灸，已被证明可以缓解对健康至关重要的生命能量流动的不平衡或气能量和血液循环的阻塞。
- 瑜伽是一门关于内在幸福的深奥科学。它能有效地降低氧化应激和细胞核、线粒体 DNA 损伤，上调 DNA 修复、细胞周期调控、抗炎基因的表达，调节免疫应答。它通过上调 BDNF、脱氢表雄酮、5- 羟色胺、褪黑素的表达，促进神经可塑性，从而减轻抑郁、压力和焦虑的严重程度。它可以提高端粒酶的活性和水平，减缓睾丸衰老的速度。因此，它可以减少需要辅助受孕的患者的数量。
- 瑜伽因此改善了线粒体和核基因组的完整性，从而改善了后代的健康轨迹，还可能降低不育男性罹患性腺和性腺外肿瘤的风险。

## 第一节　介　绍

健康是所有人的最佳目标，尤其重要的是延长寿命，因为它不仅需要在生命早期得到应有的关注，而且还需要在一个人的一生中得到维持。近年来，人们普遍认识到育龄人群中发生的慢性疾病之间存在着复杂的相互作用。健康和生育谱之间的关系已经得到了大量的推测。慢性复杂的生活方式障碍和生育能力之间的确切的病理生理学联系目前尚未阐明，生育能力被定义为不论怀孕意图的生物繁殖能力。据观察，患有慢性疾病的育龄个体可能会经历生育能力的缺陷，如精液质量下降、不育、妊娠丢失和先天性畸形发病率增加，对未来后代的健康产生不利影响 [13, 15, 34]。在某些社会中，生育失调与一种强烈的身心因素有关，并与一种社会耻辱感有关。慢性疾病的发生和生育能力受损是否有任何相似

或不同的病因，以及它们对怀孕结果和后代健康的影响仍是一个谜。

## 第二节　背　景

人们对探索不育症与复杂慢性疾病发展和死亡率之间关系的广泛研究领域越来越感兴趣。不育症被发现与个体间、性和心理社会健康负相关。不育症的诊断不仅会导致焦虑和抑郁等令人痛苦的症状，而且还会对患者的生活质量产生不利影响。更为复杂的是，现在已经确定，生殖能力受损（精液质量下降、不孕、子宫内膜异位症、多囊卵巢疾病）与晚年发生的疾病（如成人发病的癌症、心血管疾病以及即将发生的发病率和死亡率）有很大联系[15, 32, 33, 74]。不断发展的临床和流行病学数据支持生殖力和生命过程健康之间的联系，这促使人们呼吁将生殖力纳入一般健康筛查[14, 15, 69, 88]。不育症已经上升为一种复杂的慢性生活方式疾病。越来越多的证据表明，生活方式的选择决定了健康和生活质量（QoL），反映了许多潜在的生活方式风险，这些风险与生殖功能的改变广泛相关，直至不育症发生。生活方式因素可以被调整以提高整体幸福感，而且它们完全由一个人自己控制[70]。人们已经看到，在过去十年中，复杂生活方式疾病的发病率显著增加，如抑郁症、心血管疾病（CVD）、糖尿病（DM）、癌症、关节炎、不育症、复发性自发和种植失败[26–29, 31, 41, 85]。

这些生活方式障碍已成为快速增长的流行病和现代社会的祸根。这些各种生活方式障碍的激增需要各种生活方式改变的积极相互作用，以及采用各种补充和替代医学（CAM）方法作为现代医学疗法的辅助手段[51, 53]。在工业化国家，减少不育症患者的数量已成为许多卫生组织的首要任务[48]。此外，最近的各种研究和评论表明，男性的生殖和一般健康在很大程度上是相互交织的。这些障碍有很强的身心因素，需要通过身心干预来处理和管理。因此，对男性因素造成的不孕症和对不孕夫妇的管理采取全面的方法是当务之急。本章拟描述的概要为采用干预的措施的管理男性因素不育症。我们的目标是强调采用综合医学（IM）方法，它代表了 CAM 和传统现代医学的结合。

## 第三节　对男性不育症的身心干预和综合保健

由于不育症具有很强的身心因素，其管理的一个组成部分应包括采用整体和补充的方法。此外，与生育能力较强的夫妇相比，大多数长期不育的夫妇经历了高度的压力和焦虑。身心练习的出现、各种生活方式的干预以及健康和全面的生活方式的采用，已被证明可以改善个人健康的生物学特征，并积极改变与疾病发生有关的与压力相关的生理和身心过程。

身心干预（MBI），即广为人知的身心医学，主要集中于“关注大脑、精神、身体和行为之间的相互作用，以及情感、心理、社会、精神和行为因素能够直接影响健康的强大方式”，正如国家补充和替代医学中心所描述的那样。多种多样的技术被归因于 MBI，包括瑜伽、冥想、太极、气功、生物反馈、渐进式肌肉放松、意象引导、催眠和深呼吸练习。在全球范围内，采用 MBI 的人的百分比已大幅增加，越来越多的研究已经将基于证据的研究整合到临床实践[9]。尽管所有的做法可能各不相同，但它们确实有共同点，特别是在作为综合医学的组成部分的卫生部门。虽然许多 MBI，如催眠和肌肉放松，有着悠久的历史，但许多 MBI，如瑜伽、太极和气功，都有与之相关的精神传统。

MBI 涉及对精神注意力过程的调节，以影响身体的生理 [9]。这些干预措施已被证明在减轻症状和提高生活质量方面是有效的，研究已经开始检查这些疗法对生物过程的影响，包括炎症、氧化应激、基因表达和表观遗传修饰 [8, 9, 30]。

## 第四节　以瑜伽为基础的生活方式干预

在世界范围内，人们对改变生活方式因素以及采用整体、补充和替代的方法治疗男性不育症越来越感兴趣。瑜伽，本质上被描述为一种精神学科，旨在实现我们的思想、身体和灵魂之间的统一和谐，并带来平衡，从身体、精神、情感到精神规范的所有方面。这一古老的印度学科包括个人从健康到自我实现的所有方面。它被描述为达到超意识状态“三摩地”的个人意识与宇宙意识的最终结合。它迎合自我管理的生活，包括饮食的规则，精神态度，具体技术的练习，如体式、呼吸练习和冥想，以达到意识的最高水平。治疗性瑜伽的定义是将这些瑜伽姿势和练习应用于健康状况的治疗，包括指导瑜伽练习和教导，以预防、减少或减轻疼痛，以及疾病的痛苦和局限性。Khalsa 等在 2009 年 [55] 将此描述为“运动中的冥想”。瑜伽练习被认为可以增强柔韧性、肌肉力量、耐力和持久力，改善呼吸和心血管功能，减少压力、焦虑、抑郁和慢性疼痛，加速从成瘾中恢复，改善睡眠模式，提高整体幸福感和生活质量。此前曾进行过各种随机对照试验，列举了瑜伽对几种疾病治疗的显著积极影响，如支气管哮喘、心血管疾病、糖尿病、注意缺陷多动障碍、抑郁症 [86]、衰老 [85]、原发性开角青光眼 [66]、不孕症 [23]、植入失败 [27]、自身免疫性关节炎和类风湿性关节炎 [41] 等。

### 一、瑜伽：历史观

瑜伽最早起源于公元前 3000 年，起源于印度哲学，现在被美国国立卫生研究院视为西方世界的一种补充和替代医学（CAM）。“瑜伽”一词来源于梵语词根“yuj”，意思是“轭”或“加入”，作为一种手段或技术，转换一个人的意识，以从业力中获得解脱（moksha）[7]。瑜伽的哲学和实践是由帕坦伽利在经典著作《瑜伽经》（前 300—前 200 年）中系统化的。它被认为是关于瑜伽的最权威的文本，并将瑜伽的目的定义为认识真正的“自我”（自我实现），并概述了一条通向意识和自我觉醒的八重路径，称为“阿斯汤加” [59, 63]。

瑜伽（阿斯汤加）被比喻为一棵树，由 8 个方面或“四支”组成，代表着有目的生活的伦理原则 [62]（图 48.1）。他们引导一个人的道德行为、自律和关注一个人的健康。瑜伽的四支与整体相连，就像身体的四肢彼此相连一样。总的来说，这 8 个支体可以被概念化为帮助调节思想、情感和行为的方法，从而提高个人的幸福感。如果一个瑜伽的支体被拉掉，其他的支体自然就会像有人拉着一条腿的身体一样，没有一个阶段可以连续完成 [49]。

虽然 8 支中的任何一支都可以单独使用，但身体姿势和呼吸练习为冥想和精神发展的身心做好了准备。基于帕坦伽利的 8 支不同瑜伽学科已经发展起来，有了他们自己的预防和治疗疾病的技术 [90]。

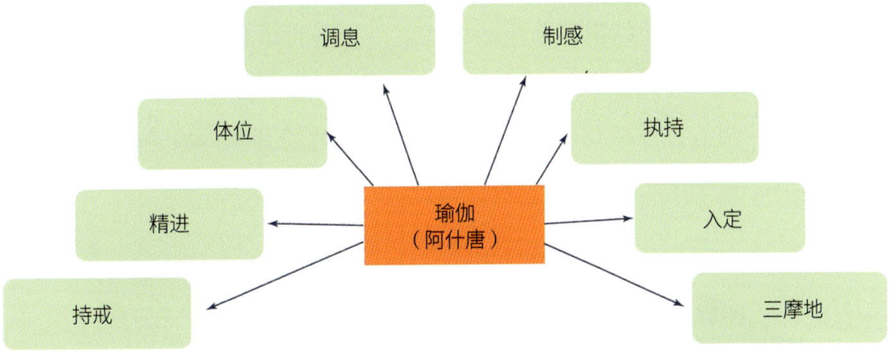


**图 48.1**　瑜伽“阿什唐”

## 二、瑜伽对生理、心理的影响

目前很少有研究采用综合性的瑜伽课程（转化瑜伽）或哈他、沙哈吉和苏达山克里亚瑜伽的练习，包括体位、调息法和冥想，其中包括禅定、超验、欧姆卡和阿姆利塔冥想。超验冥想（TM）指大脑在一系列单词（称为咒语）上做得很好。

下丘脑 - 垂体 - 肾上腺（HPA）轴、中枢神经系统（CNS）、自主神经系统（ANS）、边缘系统和免疫系统之间的协调相互作用维持激素稳态[10, 37]。在这个领域中，越来越多的研究表明，瑜伽干预对心理健康的诸多改变产生了许多有益的影响。可以推测瑜伽的作用机制有 2 种途径: ①刺激迷走神经。②副交感神经激活和 HPA 轴修饰[71]。瑜伽和冥想是一系列以身心为基础的练习，它们通过“自上而下”和“自下而上”的方法来发挥有益作用，这与涉及认知策略的经典心理治疗方法形成了对比[39, 82]。瑜伽包括冥想影响一个人的情感 / 认知状态，影响大脑区域的活动，包括眶额叶皮层、杏仁核、海马体和躯体感觉皮层。这在减轻心理压力、减少交感神经活动、增加副交感神经自主神经系统（ANS）张力、减少炎症细胞因子的产生以及增强对通过 HPA 信号产生的糖皮质激素的敏感性等方面发挥了有益作用[17, 39]。现在的研究支持这样一种观点，即瑜伽技术通过降低 HPA 轴和交感神经系统的调节，减轻压力和免疫调节来改善身心健康。控制呼吸和各种身体姿势和体式，通过“自下而上”的机制发挥影响。它被认为可以直接影响生理机能，通过引起肌肉骨骼的运动，改善心血管张力，引起下游对 HPA 活动的影响，维持交感神经和副交感神经的平衡，增加免疫功能，缓解情绪。瑜伽练习调节边缘系统，通过 ANS- 内分泌调节[44] 调节体内平衡机制。大脑中负责认知和情绪的高级皮层中心直接影响下丘脑 - 垂体 - 性腺轴和生殖。精子生成是一个高度调控的过程，包括从原始生殖细胞向成熟精子分化的转变，它受到 HPG 轴的严格调控，而 HPG 轴进一步受到包括边缘系统在内的高级皮质中心的影响。这些也被认为受到身体其他系统发生的变化的影响，包括代谢和免疫反应[26] 的干扰。因此，大脑高级皮层中心的最佳功能和调节是调节 HPA、HPG 轴以及自主和免疫系统的基础[39, 68]。思想、身体和心理状态的任何扰动都会导致生殖器官失衡，从而导致精子发生紊乱，精子结构和功能不良。通过定期练习苏达山科里亚呼吸法和有节奏的呼吸过程，观察到呼吸压力和免疫功能的改善。

因此，瑜伽和冥想能解决身心问题，它是通过明确的心理神经内分泌途径，然后影响从基本代谢、表观遗传学、DNA 修复、氧化生物过程到衰老，维持重要器官系统、主观幸福感和生殖健康的广泛过程。

过度的心理压力和焦虑导致了许多慢性疾病的发病和生活质量的下降。瑜伽和冥想等非药物治疗方式的表现是选择缓解压力和焦虑的很有前途的方式之一。各种生化标记可用于量化心理压力，如皮质醇、β- 内啡肽、IL-6 和 TNF-α。在我们的生活方式中定期采用瑜伽和冥想可以改善各种基本生物标志物，促进免疫调节，调节各种神经递质、神经调节剂的活动和基因表达的活性[17, 22, 52, 56, 81, 85]（图 48.2）。

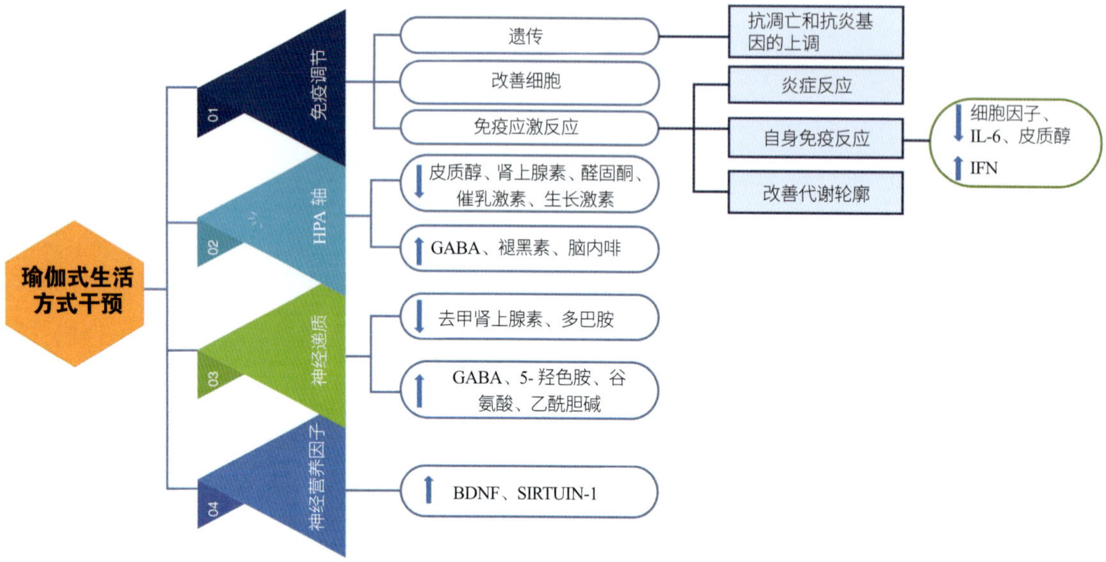


**图 48.2** 瑜伽的生理基础：瑜伽对调节影响生理和心理功能的激素和神经递质的作用。HPA 下丘脑 - 垂体 - 肾上腺轴，T3 三碘甲状腺原氨酸，GABAγ- 氨基丁酸，IL-6 白细胞介素 -6，IFN 干扰素、BDNF 脑源性神经营养因子

Tolahunase 等人[86]报道，通过短暂的瑜伽和基于生活方式的冥想干预，可降低重度抑郁症患者的临床严重程度，并增加神经可塑性。在我们实验室进行的这项随机对照试验记录了脱氢表雄酮（DHEAS）、sirtuin 1、端粒酶活性的上升，皮质醇和白介素 -6 水平的下降，以及氧化应激的 ODD 和维持的显著下降。因此，瑜伽作为身心医学的重要组成部分，有助于改善整体健康，对男性不育有显著的有益作用。

## 三、瑜伽对氧化应激、基因组完整性和端粒动力学的影响

定期练习和采用瑜伽和冥想训练作为一个人的生活方式的一部分，已经被认为可以发挥一系列有益健康的作用，包括降低氧化应激、提高基因组完整性和精液质量、端粒调节和精子转录正常化[28, 30, 31, 57, 74]。男性生殖系中的氧化应激被认为是由许多内在和外在因素引起的，它会影响男性生育能力，对胚胎的正常发育产生不利影响。由于精子质膜中含有丰富的不饱和脂肪酸，精子极易受到氧化攻击。即将发生的精子氧化攻击对精子核和线粒体基因组是有害的[4, 5]。ROS 代谢物攻击 DNA 碱基（特别是鸟嘌呤）和磷酸二酯骨架，从而破坏结构并导致 DNA 断裂[5, 27, 67]。由于自我维持的脂质 / 氧化级联，有害的诱变碱基加合物的积累影响了精子原生质膜的流动性，导致精子运动性的丧失，进而导致氧化性 DNA 损伤[2]（Aitken & De Iuliis. 2010[3, 5, 12]）。

我们实验室之前的研究报告称，即使在练习瑜伽和冥想 10 d 内，精液氧化应激也会迅速显著下

降[28, 31, 57]。在体外受精周期中复发性植入失败的男性伴侣中，通过为期 21 d 的瑜伽生活方式干预，观察到 DNA 碎片指数（DFI）有微小的、不显著的改善[28, 31]。在体外受精周期中经历植入失败的原发性不育症患者中，进展性活动力和精子计数（按 2 个不同的间隔测量）有显著改善[28]。在另一项对男性不育症患者的研究中，经过为期 6 个月的瑜伽干预后，观察到 DNA 完整性的显著改善。精子 DNA 损伤不仅是胚胎着床率和妊娠率低的潜在病因，而且还会影响后代的健康，还可能导致男性生殖系和受精后的从头突变和更高的合子后突变率。DFI 的下降伴随着氧化 DNA 碱基加合物 8-OHdG 水平的下降，氧化 DNA 碱基加合物 8-OHdG 可诱导突变和副反应[23, 57, 74]，以及精浆中总抗氧化能力（TAC）水平的增加[58, 74]。这种氧化 DNA 加合物水平的下降对评估氧化 DNA 损伤水平是重要的，而且由于这种产品具有高度的诱变性，它可以导致不育症、植入后丢失、先天性畸形，甚至儿童癌症。

目前，各种抗氧化配方被用于减轻过度氧化应激的负担及其对基因组完整性和端粒动力学的有害影响[75]。抗氧化剂能提高精子的活力或浓度，但只有少数被认为在治疗剂量下影响核 DNA 损伤[1, 64, 77]。此外，最佳精子功能所必需的氧化还原系统的理想平衡尚不清楚，而过量摄入抗氧化剂可能会导致“还原应激”，这可能对人类健康和福祉造成有害影响[12, 28, 30, 31, 45]。除了造成不利的还原应力外，抗氧化剂的不受控制和不受监督的使用也与线粒体活性受损、血脑屏障的通透性降低和内皮细胞增殖抑制有关。瑜伽和冥想干预会显著影响自由基水平，并导致抗氧化水平的增加和炎症细胞因子的减少[28, 31, 40, 43, 74]，总抗氧化能力的增加证明了这一点[58, 74]。它们已被证明是用于调节而不是简单地清除活性氧。不加选择地使用抗氧化剂会导致极低水平的自由基，导致精子功能受损和一些氧化还原敏感的代谢反应。瑜伽和冥想介导的活性氧调节可以缓解和逆转导致压力的过程。

瑜伽生活方式影响细胞和睾丸衰老的一些重要生物标志是端粒[6, 46]、相关端粒酶的活性[60, 61]和端粒相关基因的表达[20, 21, 35]。端粒是 OS 高度影响的复杂特性，是端粒快速磨损、基因组不稳定和睾丸衰老的主要原因。OS 与端粒较短导致基因组不稳定、基因组范围的低甲基化和重复元件的暴露有关[12, 27]。端粒长度在细胞分裂期间和对各种应激源相关细胞损伤的反应中逐渐缩短。因此，端粒长度被认为是细胞衰老、生理和心理应激的重要指标[20, 21, 87]（Conklin 等[21]）。更短的端粒可能与越来越多和年龄相关的退行性疾病、不育症、癌症等有关[73, 83, 92]。调控和维持这些高度保守的六聚体重复和最佳端粒长度是通过一个复杂的被称为“端粒相互作用体”的分子组成网络来完成的。端粒酶是这种相互作用体的关键成分[20, 21, 76, 93]。端粒长度和端粒酶活性已被证明对一系列心理社会和行为因素高度敏感。端粒酶活性不仅可以预测细胞存活，而且可以促进 BDNF 的作用[38]。我们实验室的研究表明端粒酶活性显著增加，血清素脱氢表雄酮（DHEA）和 BDNF 介导的临床抑郁症严重程度降低[86]。褪黑激素水平的增加调节了昼夜节律并改善了线粒体的完整性，因为最高的亚细胞浓度的褪黑激素是在线粒体中。这改善了线粒体的完整性，减少了自由基的产生，增加了 ATP 的产生。虽然轻度 OS 在维持端粒长度方面发挥有益作用，但低 OS 和高 OS 与端粒较短和基因组不稳定有关[65]。YBLI 已被证明对 OS 和 ODD 的下降以及端粒酶活性的上调有有益的作用。Kumar 等人在进行 21 d 的短暂瑜伽干预后观察到端粒酶活性随 OS 和 ODD 的下降以及总抗氧化能力的增加而增加。OS 和 ODD 显著下降，这主要是由于 COX II 活性增加导致线粒体完整性改善所致[85]。因此，这表明，尽管社会心理压力源及其生化后果有可能导致端粒侵蚀，但瑜伽和冥想的恢复力和采用可能提供某种程度的保护，防止这种退化。瑜伽可以帮助降低生物和睾丸衰老的速度。年龄相关的线粒体突变积累和相关的高自由基水平易导致基因组超突变和基因组不稳定，并可能导致癌症[25]。

男性因素不孕表型包括关注下一代，因为它与关注后代的福祉和儿童死亡率有关。了解健康、疾病和婴儿结果之间的联系，与在不育夫妇的管理过程中接受不孕治疗而怀孕的儿童非常相关。关于该病与生育障碍之间的病理生理学关系仍是一个谜，需要加以阐明。在我们小组与海得拉巴 CCMB 的 R K Mishra 博士合作进行的一项尚未发表的关于瑜伽对不育男性精子表观基因组影响的研究中，我们发现精子基因组上存在差异甲基化区域［采用的技术是亚硫酸氢盐测序（RRBS）］，叶酸膜转运和叶酸转运基因、DNA 修复和细胞周期控制基因、氧化应激反应的内在凋亡信号通路和抗炎基因的表达水平上调。因此，提高基因组 DNA 完整性可以减少男性因素不育的发病率、特发性复发性自然流产、特发性复发性先天畸形，甚至减少生殖细胞首次突变的发生率，为儿童癌症和众多常染色体显性遗传疾病奠定了基础。因此，瑜伽不仅促进健康，而且可能预防与年龄相关的复杂疾病的发生，还发挥康复和治疗的潜力。

## 第五节　中医：针灸的作用

在医疗保健中，针灸作为补充 / 替代医学的另一个组成部分的使用越来越多，也被用于治疗不孕症。因此，世界卫生组织（世卫组织）在 2002 年发布了一项全球政策，以协助采用这些方法的国家规范传统医学，促进安全和有效性，提高标准化，并保存古代知识和保护丰富的文化遗产[50]。针灸从近 3000 年前的传统中医（TCM）中借鉴而来，现已成为不可或缺的组成部分。针灸疗法现在在西方世界也获得了极大的普及[91]。针灸这个词是耶稣会传教士创造的，它来源于拉丁语“acus”，意思是针，而“punctura”指刺[91]。这一古老的中医理论表明，在身体中有特定的能量流动模式（气），这对维持最佳健康状态至关重要。中医深受儒家和道家等中国哲学体系的影响。在古代，经络的概念出现了，通过经络、气的能量流动来调节身体的和谐状态。一套完整的 365 个穴位被描述在各自的经络[47, 89]。在 6 世纪，针灸传播到邻国，如日本和韩国。

2002 年，美国国立卫生研究院在美国进行的一项访谈调查表明，有 4.1% 的受访者终生使用针灸。平均有 213 万（1.1%）美国人最近接受了[16]针灸治疗。在英国，估计有 7% 的成年人会去看针灸医生[84]。在过去的十年里，针灸在西医中非常受欢迎，而试图将中西医结合的尝试并没有取得很大的成功。

利用针灸治疗生殖疾病已经引起了极大的关注。对男性不育症患者进行了各种针灸治疗的研究。对不育男性进行的非受控试验的显著阳性报告显示，对精子浓度和活力有积极影响[72]。据报道，通过增加睾丸激素和改善黄体生成素（LH）水平调节男性不育的内分泌状态[42]。这些研究还表明，正常形状的精子增加，而形态异常的精子比例显著下降。也有研究表明，针灸并不会引发主观行为的改变，也不会影响性行为[72]。

## 第六节　针灸治疗不孕不育的生理基础

中医理论所描述的不孕症的发生是由于生命平衡失调，气血循环受阻，而气血循环对健康至关重要。这些能量流动的中断、不平衡和紊乱、器官缺陷或任何过剩被认为是导致人类生殖中各种疾病状态的原因，如不育症、多囊卵巢疾病和痛经。针灸被认为是一种治疗特定疾病的方法，可以减轻经络上生命流动的不平衡。

当能量的自由流动受阻，就会引起虚、滞或热证[94]。虚证阻碍和破坏男性和女性的性和生殖功能。停滞综合征阻碍了能量和血液的自由流动，限制了它从循环到生殖器官的组织。热证与影响精液质量和妇科感染的炎症过程有关[94]。肌内针的插入和刺激引起周围神经的传入活动。然后通过人工操作和（或）电刺激来刺激针灸针，即在特定的穴位插入电针[80]。刺激肌肉组织中的这些穴位可引起周围神经末梢释放神经肽，包括神经肽 Y、P 物质、血管肠肽和降钙素基因相关肽。肌肉传入调节脊髓和中枢神经系统的信号传输[78]。因此，中枢神经系统中垂体的调节可能调节内分泌系统[79]。

现代科学原理的最新进展使人们对针灸潜在的生理机制有了更好的理解。针灸治疗不孕症的有益作用可能与内啡肽系统调节的中枢交感神经抑制和心理应激水平的降低有关。然而，人体针灸的潜在机制仍不清楚。大多数男性不育症患者，特别是接受体外受精治疗的患者，都承受着极大的心理压力，这对生育结果是不利的。针刺在生理和心理上都发挥作用，它可能为接受不孕治疗的患者减轻压力提供一种极好的选择[18]（Yu Ng 等[91]）。在接受针灸治疗的患者中，有 86% 的人有放松的感觉[36]。因此，针灸有助于维持内源性调节系统，包括内分泌系统、交感神经系统和神经内分泌系统。目前有关针灸作为中西医结合治疗生殖功能障碍的资料还没有得到很好的研究，相关文献很少，只有少数临床研究被报道。由于设计不良的缺陷，缺乏诊断标准和有效的研究结果衡量指标，研究缺乏可靠性，结果难以解释[80]。

尽管针灸已被证明有助于提高精液质量，但支持针灸的证据仍不能令人信服。到目前为止所进行的研究中，针灸疗效的差异是很难得出明确结论的因素之一。对于男性不育患者来说，针灸治疗是一种简单的、非侵入性的方式，适用于男性不育患者选择自然生育或辅助受孕以改善精液质量。针刺对精子生成的哪些阶段和时间有影响，针灸对精子生成的生理变化有哪些，还需要进行进一步的研究。

## 第七节　结　论

不孕不育可能是健康夫妇面临的第一个健康危机，他们可能从临床医生那里了解到终生的非生殖疾病。然而，生育状况在多大程度上影响或作为未来整体健康的标志，人们所知甚少。不孕症不一定是生殖轴上的一种独特疾病，但往往在生理上或遗传上与其他疾病和状况有关。最近的流行病学研究表明，男性和女性的生育状况与各种躯体疾病和紊乱之间存在联系。

随着对不孕症的日益重视，在人们的育龄期向他们提供服务的可能性也越来越大，当他们在年轻时有强烈的动机保护他们现在和未来的健康，开始改变他们的生活方式，可能会减轻以后的疾病风险。

通过改变生活方式来管理不孕症可能成为潜在的临床“规则改变者”，其目标是为慢性疾病的诊断提供新的见解，并为未来的健康打开一扇窗。

## 第八节　审查标准

使用PubMed、Google Scholar和Science Direct等搜索引擎对全文英文文章进行了广泛的研究搜索，以检查男性生殖健康中各种补充和替代疗法的影响。这次搜索时间是在2017年6月到2018年12月之间。以下搜索项目的各种组合：“男性不育”“中西医结合”“身心干预”“瑜伽”“冥想”“针灸”“氧化应激”“DNA损伤”“睾丸老化”“睾丸癌”“ART”“ICSI”“抗氧化剂”“垂体轴”“下丘脑 - 垂体 - 性腺轴”“心理应激”以及特定的氧化应激的生物标志物，神经调质和神经营养因子的名字。然后对相关的主要研究论文、综述和meta分析进行分类和分析，以获得连贯的理论解释。在撰写手稿时，考虑了所有相关的文献报道。

（Vidhu Dhawan 和 Rima Dada 著；龚同欣，计成永和谢俊明 译）

# 第五部分

# 辅助生殖技术在男性生育中的应用

## Assisted Reproductive Technology in Male Fertility

# 第四十九章　ICSI 前降低氧化应激和提高精子 DNA 完整性的干预作用

**要点：**

- 减轻氧化应激（OS）和精子 DNA 断裂（SDF）的干预措施可能改善 ICSI 结局，并减少将 DNA 损伤的精子注入卵细胞的机会。
- 口服抗氧化剂治疗是减少 OS 和 SDF 的一种简单的非侵入性方法，但鉴于目前研究的异质性，还不能得出可靠的结论。
- 提出了各种先进的精子选择技术和使用短时间禁欲的精子，对减少 SDF 有很好的效果。然而，目前有关该技术临床应用的证据仍然缺乏。
- 对于临床伴发精索静脉曲张和高 SDF 的患者，采用精索静脉结扎术是一种合理的治疗选择，目前已有证据支持。
- 对于 SDF 高的患者和既往 ICSI 失败的患者，提取和使用睾丸精子可能会潜在地改善 ICSI 的结局。

## 第一节　介　绍

辅助生殖技术（ART）是许多面临不育问题的夫妇的治疗选择。这反映在寻求 ART 治疗的夫妇数量每年增长 4%。自 1992 年 [1] 以来，卵胞浆内单精子注射（ICSI）的出现彻底改变了不育夫妇的治疗。ICSI 技术是通过将单个精子直接注射到卵母细胞的细胞质中，用于最严重的男性和（或）女性因素或特发性不孕的夫妇。它有可能使不孕夫妇无需探究潜在不孕症的详细原因就能得到一个孩子，令不孕症变得可逆。在过去的几十年里，通过对女性伴侣的检查，ART 在提高胚胎质量和和妊娠结局方面进行了大量的探索。然而，使用 ICSI 治疗不孕症，特别是面对严重的男性因素时，活产率停滞在 30%，需要进一步改善 [2]。雄性配子贡献了子代一半的 DNA，而在所有不孕病例中，男性因素约占一半 [3]。父亲的 DNA 对 ART 治疗结局的重要性正在被越来越多的人认识到 [4]。虽然精子浓度和精子制备后的活力在决定 ART 方法的选择上被广泛接受，但是传统的精液参数不能作为预测 ART 结局的独立或联合因素 [5]。近年来，氧化应激（OS）在睾丸损伤发病机制中的核心作用已被确定为介导男性不育和各种临床症状的共同途径 [6]。精子 DNA 碎片（SDF）被认为是 OS 的主要后果之一。新的证据支持高 SDF 对 ICSI 周期妊娠结局的负面影响。更重要的是，据报道，在 ICSI 过程中，大约 50% 的注射精子含有受损的 DNA[7]。ICSI 治疗有严重男性因素致不孕的夫妇时，不应忽视将 DNA 受损的精子注射所带来的未知和潜在的危险后果。

在本章中，我们首先说明 OS 和高 SDF 对 ICSI 结果的有害影响。然后，对 OS 和高 SDF 可用的治疗策略进行了强调和回顾。

## 第二节　氧化应激、精子 DNA 断裂和 ICSI 结果

精液分析不足以评估男性生育力，我们需要寻找更佳的评估指标。目前的证据支持 OS 是男性低生育能力的一个关键因素。OS 通过多种机制对男性生育能力产生负面影响，而 SDF 是重要途径之一[6]。许多研究广泛应用各种 SDF 测定法，试图评估 SDF 升高与 ART 结局之间的关系。然而，OS 和 ART 结局之间的关系却很少被报道。

自然受孕和宫内人工授精（IUI）中高 SDF 与低妊娠率之间的明确关联，为 SDF 在男性生育力评价[8]中的临床应用提供了有力支持。然而，在 ICSI 周期中，SDF 对妊娠结局的影响尚不清楚。早期研究表明，与 ICSI 相比，IVF 周期结局与 SDF 具有更大的临床相关性。因此，对于 SDF 升高的男性，ICSI 被认为是一种潜在的治疗选择[4, 9]。最近，随着对高流产率认识的增多，SDF 对 ICSI 的负面影响变得更加明显。一项包括 16 项研究和 3106 对夫妇的系统综述和荟萃分析发现，与接受 IVF 的夫妇相反，高 SDF 因素的夫妇接受 ICSI 的流产率显著增加，但妊娠率没有显著下降[10]。虽然确切的病理生理机制尚不完全清楚，但该结果为高 SDF 和较差 ICSI 结局的可能机制提供了见解。目前，大多数研究汇集了 IVF 和 ICSI 患者的数据，单独评估 ICSI 结局的研究很少。

在 30%~80% 的不育男性中，OS 是导致精子损伤的重要因素。不育男性精液中活性氧（ROS）水平显著高于可育男性[11]，而抗氧化剂水平显著低于可育男性[11]，说明了 OS 与男性不育之间的关系。氧化剂的有害作用和抗氧化剂在体外对精子活力的保护作用进一步支持了这种关联[12, 13]。此外，有报道称 OS 与精液参数和受精率呈显著负相关[11, 14]。遗憾的是，目前还缺乏直接将 OS 和 ICSI 结局联系在一起的研究。

尽管证据越来越多，但 SDF 和 OS 检测在指导不育夫妇的治疗决策方面的临床应用仍存在争议。除了经常听到的对非标准化实验室测定的批评之外，在减轻 SDF 和 OS 方面缺乏有效的治疗是另一个主要障碍。然而，情况正在发生变化，各种治疗策略已经证明它们对高 SDF 和（或）OS 的治疗是有效的。

## 第三节　在 ICSI 前降低氧化应激和精子 DNA 碎片的干预

不考虑 SDF 和 OS 测定的临床有效性问题，对高 SDF 和 OS 患者的管理对于优化 ICSI 结局至关重要。缩短时间和口服抗氧化剂治疗已被证明可以降低 SDF 和 OS。对于伴有高 SDF 和（或）OS 和临床精索静脉曲张的患者，精索静脉结扎术可能是一种有效的治疗选择。精子的实验室内制备技术的进展，也可以降低卵胞内注射有 DNA 损伤精子的风险。目前，睾丸精子在 ICSI 中的应用已被提出，

是一种减轻 SDF 及其对 ICSI 结果有害影响的新方法。

## 一、缩短禁欲时间

基于较长的禁欲（EA）时间可以保障较高的精子浓度，通常建议在术前 3~7 d 禁欲[15]。尽管如此，长时间的 EA 可能会通过延长 OS 对暴露于附睾中的精子的破坏作用而增加 SDF[16]。

EA 对正常精子男性基本和晚期精液参数的影响已被报道。不同 EA 时期 ROS 水平保持不变，而 SDF 随 EA 时间延长而显著增加[17]。更重要的是，减少 EA 对常规精液参数并不有害，常规精液参数保持在既定的参考范围内[17]。值得注意的是，禁欲时间短的精子应该避免长时间的体外孵育，这可能会显著增加 SDF[18]。结合密度梯度离心选择精子，可以保护精子在收集后不被 ROS 进一步破坏[19]。

虽然缩短禁欲时间可能是 ICSI 术前改善 SDF 的一种有价值的非侵入性策略，但在目前文献中其有益作用仅在正常精子男性中得到证实。这项技术是否应用于常规精液参数异常的男性仍然值得怀疑。此外，只有一份报告表明禁欲 1~2d 的 IUI 周期妊娠率更贵[20]。缩短禁欲时间和 ICSI 结局之间的直接相关性缺乏数据。

## 二、口服抗氧化剂疗法

与可生育的男性相比，高达 25% 的不育男性体内存在明显更高水平的 ROS[21]。抗氧化剂能够拮抗 ROS 的作用，维持氧化还原电位的平衡，这是精子功能良好的必要条件[22]。口服抗氧化剂治疗减轻 OS 是一种容易获得且相对便宜的治疗方法。

人们研究了大量具有抗氧化性能的化合物，包括维生素 E、维生素 C、辅酶 Q10、肉碱、硒、锌、番茄红素、叶酸和 N- 乙酰半胱氨酸。这些化合物在体外具有清除[23]自由基的能力。口服抗氧化剂在体内减少 OS 和 SDF 的效果也在综述中得到了总结[24]。然而，抗氧化治疗在优化 ART 治疗结局中的作用仍存在争议，缺乏明确的共识。尽管越来越多的研究支持补充抗氧化剂在降低 SDF/OS 和改善自然妊娠率方面的作用，但有关抗氧化剂对 ART 结局的影响的数据相对较少（表 49.1）。不同研究中抗氧化剂的剂量、组合和疗效评价的不均一性进一步使争论复杂化。

尽管对 SDF 和 OS 在不育男性评估中的常规应用持怀疑态度，但该方法在全世界的男科实验室中被广泛采用[25]。随着口服抗氧化治疗在不育男性治疗中的广泛接受，在有男性因素或特发性不育的夫妇中，ART 前补充抗氧化剂治疗的作用已经被探索。在一项早期前瞻性研究中，15 名正常精子的男性口服维生素 E（每天 200 mg，持续 3 个月）可以提高试管婴儿周期的卵母细胞受精率，这些男性在之前的 IVF 尝试中受精率较低。受精率的提高[26]与精子脂质过氧化电位的降低有关。另一项研究证实了 OS 对 IVF 和 ICSI 结果的毒性作用。据报道，在 IVF/ICSI 项目中，精浆中 ROS 水平与受精率呈显著负相关[27]。

很少有研究进一步探讨口服抗氧化剂治疗对 ICSI 后临床妊娠和活产率的影响。在随后的 ICSI 试验前，17 例因男性因素不育而进行 ICSI 的受精率低的患者接受口服辅酶 Q10（60 mg/d）治疗，平均 103 d。虽然大多数精液参数没有明显变化，但在辅酶 Q10 治疗后，受精率显著提高，从前一个周期的平均 10.3% 提高到 26.3%[28]。另一项类似设计的研究评估了维生素 C 和维生素 E（每次 1000 mg，持续 2 个月）对 38 名至少有过一次 ICSI 周期失败和精子 DNA 碎片增多的男性的影响。研究表明，受精率和卵裂率或胚胎形态没有差异。然而，在接受治疗的大多数患者中，植入率从 2% 显著提高到

19%，妊娠率从 7% 显著提高到 48%，这与精子 DNA 碎片百分率的下降有关 [29]。类似地，一项随机双盲安慰剂对照试验通过分析 60 对高 SDF 的 ICSI 夫妇来检验口服男士爱乐维抗氧化剂治疗的有益效果。两组相比其受精率和胚胎形态没有差异，但抗氧化剂组的有效妊娠率（38.5%）显著高于安慰剂组（16.0%）[30]。

Cochrane 的一篇综述总结了抗氧化剂在男性不育中的应用，包括 48 个随机对照试验和 4179 个不育男性。尽管抗氧化对精液参数的影响具有相当大的变异性，在结束抗氧化治疗后，临床妊娠率（$OR$ 3.43，95%$CI$ 1.92~6.11，$P < 0.001$）和活产率（$OR$ 4.21，95%$CI$ 2.08~8.51，$P < 0.001$）均有显著提高 [31]。通过分析 17 项随机研究，包括 1665 名不育症患者，将口服抗氧化治疗与安慰剂或不进行治疗进行比较，系统综述与研究结果一致。治疗对精子质量和妊娠率的好处在大多数研究中得到了说明。然而，鉴于纳入研究 [32] 的方法学和临床异质性，作者建议需要充分的强有力的试验来指导临床实践。

另外，应该避免过度使用抗氧化剂可能带来的严重后果。过度使用口服抗氧化剂可能导致精子凝集，这可能对 ICSI 的结局有害 [33, 34]。

**表 49.1　关于氧化应激 / 精子 DNA 断裂和口服抗氧化剂在男性中的使用的研究结果摘要**

| 研究 | 抗氧化剂 | 研究对象 | 干预方案（日剂量） | 对照组 | 结果 |
|---|---|---|---|---|---|
| Suleiman, 1996[76] | 维生素 E | 有弱精子症或少弱精子症的男性 | 300 mg 维生素 E 6 个月 | 安慰剂 | 精子中 LPO 较少 |
| Kodama, 1997[77] | 维生素 E + 维生素 C + 谷胱甘肽 | 不育男性 | 200 mg 维生素 E 200 mg 维生素 C 和 400 mg 谷胱甘肽，持续 2 个月 | 无 | LPO 的生物标志物降低 |
| Lewin, 1997[28] | 辅酶 Q10 | ICSI 受精率低的不育男性 | 60 mg 辅酶 Q10，平均 103 d | 无 | 与上一周期相比，ICSI 受精率有显著提高 |
| Comhaire, 2000[78] | 乙酰半胱氨酸 / 维生素 E + 维生素 A | 不育男性 | 600 mg 乙酰半胱氨酸或 30 mg 维生素 A + 180 mg 维生素 E，持续 6 个月 | 无 | LPO 的生物标志物减少<br>ROS 减少 |
| Keskes-Ammar, 2003[79] | 维生素 E + 硒 | 志愿者和不育男性 | 400 mg 维生素 E 和 225 μg 硒，持续 3 个月 | 4.5g 维生素 B，3 个月 | 精子中 LPO 较少 |
| Greco, 2005[80] | 维生素 E+ 维生素 C | 有不明原因不育的 SDF 升高的男性 | 1000 mg 维生素 C 和 1000 mg 维生素 E，持续 2 个月 | 安慰剂 | 精子 DNA 碎片比例降低 |
| Greco, 2005[29] | 维生素 E+ 维生素 C | SDF 升高的男性第一次 ICSI 尝试失败 | 1000 mg 维生素 C 和 1000 mg 维生素 E，持续 2 个月 | 无 | 减少了精子 DNA 碎片的百分比<br>在第二次 ICSI 尝试中，着床率和临床妊娠率显著提高 |
| Tremellen, 2007[30] | 男士爱乐维 | SDF 高进行 ICSI 治疗的男性 | 400 IU 维生素 E，100 mg 维生素 C，25 mg 锌，26 μg 硒，6 mg 番茄红素，0.5 mg 叶酸，1000 mg 大蒜，持续 3 个月 | 安慰剂 | 妊娠 13 周活胎率高<br>卵母细胞受精率和胚胎质量无差异 |
| Omu, 2008[81] | 锌 / 锌 + 维生素 E/ 锌 + 维生素 E+ 维生素 C | 患有弱精子症的男性 | 400 mg 硫酸锌 +/−20 mg 维生素 E +/−10 mg 维生素 C，持续 3 个月 | 无 | 减少 SDF<br>减少 LPO 的生物标志物<br>增加总抗氧化能力 |
| Ciftci, 2009[82] | N- 乙酰半胱氨酸 | 患有特发性不育的男性 | 600 mg N- 乙酰半胱氨酸 | 安慰剂 | 增加总抗氧化能力<br>降低 ROS 水平 |
| Nadjarzadeh, 2011[83] | 辅酶 Q10 | 患有特发性少畸精子症的男性 | 200 mg 辅酶 Q10，持续 12 周 | 安慰剂 | 提高精浆总抗氧化能力<br>降低血浆 MDA 水平 |

续表

| 研究 | 抗氧化剂 | 研究对象 | 干预方案（日剂量） | 控制 | 结果 |
|---|---|---|---|---|---|
| Nadjarzadeh, 2014[84] | 辅酶 Q10 | 患有特发性少畸精子症的男性 | 200 mg 辅酶 Q10，持续 3 个月 | 安慰剂 | LPO 生物标志物降低<br>酶抗氧化活性增加<br>精浆中辅酶 Q10 水平升高 |
| Gvozdjakova, 2015[85] | Carni-Q-Nol | 不育男性 | 440 mg 左旋肉碱 30 mg 泛素 75 IU 维生素 E 和 12 mg 维生素 C，持续 6 个月 | 无 | 精子中 LPO 较少 |

### 三、精索静脉曲张结扎术

精索静脉曲张被认为是最常见的手术可纠正的男性不育因素的原因。在过去的几十年里，OS 和 SDF 在精索静脉曲张相关不育症的病理生理学中所起的关键作用已经被越来越多的人认识到，并为这个极具争议的话题提供了深入的探讨[6]。现就 OS 与精索静脉曲张的关系做一综述。许多研究都一致报道了与有精索静脉曲张的不育男性相比，那些没有精索静脉曲张的不育男性生殖道 ROS 水平升高。然而，在可育和不育的精索静脉曲张患者中观察到更高的水平，表明精索静脉曲张可能加剧 ROS 生成。精索静脉曲张的严重程度与 OS 呈正相关[35]。一项系统回顾和荟萃分析阐明了高 SDF 与临床精索静脉曲张的存在之间的密切关系，而与生育状况无关[36]。另一项荟萃分析显示[37]，7 项研究中，精索静脉曲张患者的 SDF 显著高于正常健康对照组，为 9.84%。此外，精索静脉结扎术在缓解 OS 和 SDF 方面的疗效已被广泛报道。除了减少不育男性精子中的 OS 标志物，精索静脉曲张修复术还提高了精浆和外周血血浆总抗氧化能力水平[35, 38]。一项荟萃分析总结了精索静脉结扎术在减轻氧化性 SDF 方面的效果，平均下降 3.37%[37]。最近的研究进一步评估了减少 OS/SDF 对妊娠结局的影响。术后 SDF 较低与较高的妊娠概率相关，自然妊娠和 ART 妊娠都是如此[39, 40]。表 49.2 总结了评估精索静脉曲张手术对 SDF 和（或）OS 影响的研究。

在 ICSI 前的不育症患者行精索静脉结扎术的好处在最近十年的一些研究发表后才变得更加明确。在一项回顾性研究中，242 名患有临床精索静脉曲张的不育男性接受了 ICSI，作者报告了明显较高的临床妊娠率（60.0% 比 45.0%，$P = 0.04$）和活产（46.2% 比 31.4%，$P = 0.03$）在 ICSI 前采用腹股沟下显微静脉曲张结扎手术患者中的发生率。此外，经治疗的精索静脉曲张患者的流产概率（22.9% 比 30.1%）也降低了。精索静脉曲张术后受精率提高，精子总数增加[41]。在这份初步报告之后，另一项类似设计的回顾性研究显示，接受治疗的患者和未接受治疗的患者在妊娠率（31.1% 比 30.9%）、着床率（22.1% 比 17.3%）和流产率（21.7% 比 23.9%）方面没有显著差异。尽管 ICSI 前既往精索静脉曲张切除术患者的受精率（73.2% 比 64.9%，$P = 0.04$）较高，但精子参数组间比较差异无统计学意义（$P = 0.04$）[42]。最近，2 项回顾性研究为 ICSI 前的精索静脉结扎术的作用增加了支持证据。尽管受精率相似，但 21 例精索静脉结扎术患者的临床妊娠（61.9% 比 28.3%，$P = 0.02$）和活产率（52.3% 比 24.5%，，$P = 0.02$）高于 53 例未行精索静脉曲张手术的患者[43]。一项涉及 306 名患有临床精索静脉曲张的不育男性的最大规模研究显示，手术组的妊娠率（62.5% 比 47.1%，$P = 0.001$）和活产率（47.6% 比 29.0%，$P = 0.0002$）明显高于未行静脉曲张手术组。在流产率上的差异没有达到统计学意义，尽管结果表明接受治疗的男性更有利（14.9% 比 18.1%，$P = 0.057$）[44]。在一项荟萃分析中，对已治疗和未治疗的精索静脉曲张患者进行 ICSI 的结果进行了评估。通过比较 438 名接受过精索静脉曲张手术的男性和 432 名未接受精索静脉曲张手术的男性，分析了 870 个 ICSI 周期的结果。与精索静脉曲张手术相关的妊娠率（*OR* 1.59，95%*CI* 1.19~2.12）和活产率（*OR* 2.17，95%*CI* 1.55~3.06）显著增加 [45]。虽然目前所有的研究都是回顾性的，但这些发现证实了在 ICSI 前对患有临床精索静脉曲张和高 SDF 的男性进行精索静脉结扎术的潜在益处，并为进一步的前瞻性研究提供了基础。表 49.3 总结了在精索静脉曲张治疗和未治疗的不育男性中 ICSI 的结果。

**表 49.2　评价精索静脉曲张手术对精子 DNA 断裂和（或）氧化应激影响的研究总结**

| 研究 | 设计 | 研究对象 | 对照 | SDF 分析 | OS 标记 | 结果 |
| --- | --- | --- | --- | --- | --- | --- |
| Zini, 2005[86] | 回顾性队列 | 37 例精索静脉曲张患者行显微手术腹股沟下精索静脉曲张结扎术 | N/A | SCSA | N/A | 精索静脉曲张术后平均 SDF 下降（术前：27.7%；术后：24.6%，$P = 0.04$） |
| Sakamoto, 2008[87] | 回顾性队列 | 30 名患有 2 级或 3 级精索静脉曲张的不育男性（15 名精子活力低下和 15 名正常精子）接受了腹股沟下静脉曲张显微手术 | N/A（未提供对照组 TUNEL 结果） | TUNEL | NO，8-OHdG，HEL，SOD 精浆活性 | TUNEL 阳性精子在治疗后 6 个月显著减少（术前：79.6%；术后：27.5%，$P < 0.001$）<br>静脉曲张结扎术后 NO、8-OHdG、HEL 和 SOD 活性水平显著降低 |
| Werthman, 2008[88] | 回顾性队列 | 11 例临床精索静脉曲张患者及 DFI > 27% 行腹股沟下静脉曲张显微手术 | N/A | SCSA | N/A | 11 例患者中有 10 例在精索静脉曲张结扎术后 3~6 个月 SDF 明显下降<br>11 例患者中有 7 例 DFI 降至正常水平，DFI 的平均百分比变化为 24% |
| Moskovtsev, 2009[89] | 回顾性队列 | 37 名男性临床精索静脉曲张患者单独口服抗氧化剂治疗，或 9 名男性同时进行显微手术腹股沟下精索静脉曲张结扎术和口服抗氧化剂治疗 | N/A | SCSA | N/A | 在接受精索静脉曲张手术和口服抗氧化剂治疗的患者中，SDF 下降了 78%（术前：44.7%；术后：28.4%，$P < 0.03$）<br>仅口服抗氧化剂的患者 SDF 没有改善（术前：45.3%；术后：42.5%） |
| Smit, 2010[39] | 前瞻性队列 | 49 例临床精索静脉曲张及少精子症患者行腹股沟高位结扎术（36 例）或显微手术精索静脉曲张结扎术（8 例） | N/A | SCSA | N/A | 治疗后 SDF 改善（术前：35.2%，术后：30.2%，$P = 0.019$）<br>37% 的夫妇自然受孕，24% 的夫妇在治疗后通过辅助生殖成功受孕。自然怀孕或辅助生殖的夫妇术后平均 DFI 显著低于未手术的夫妇（自然怀孕：30.1% 比 37.5%；辅助生殖：21.3% 比 36.9%） |
| Zini, 2011[36] | 前瞻性队列 | 25 例临床精索静脉曲张及精液参数异常的患者行腹股沟下静脉曲张显微手术 | N/A | SCSA | N/A | 静脉曲张结扎术后 4 个月和 6 个月观察到 SDF 的改善（术前：18%；4 个月：10%；6 个月：7%） |
| Lacerda, 2011[90] | 前瞻性队列 | 21 名青少年（15~19 岁）患有 2 级或 3 级精索静脉曲张，行显微镜腹股沟下精索静脉曲张结扎术 | N/A | Comet | TBARS 水平 | 精索静脉曲张术后核 DNA 完整（彗星 I 类）的精子数量增加（49.6%~64.5%，$P = 0.011$）<br>静脉曲张结扎术后 TBARS 水平没有改变 |
| La Vignera, 2012[91] | 未指定 | 30 例 3 级左精索静脉曲张及少弱畸形精子症患者行显微手术腹股沟下精索静脉曲张结扎术 | 30 例正常精子对照，无精索静脉曲张 | TUNEL | N/A | 静脉曲张结扎术后 4 个月 SDF 显著降低（5.0%~2.1%，$P < 0.05$），术后结果与健康对照组相似（2.0%） |
| Li, 2012[92] | 未指定 | 19 例临床精索静脉曲张患者行显微手术腹股沟下精索静脉曲张结扎术 | 19 例正常精子男性 | SCSA | N/A | 精索静脉曲张患者的 SDF 高于对照组（28.4% 比 17.4%，$P = 0.007$）<br>术后 3 个月 DFI 下降（28.4%~22.4%，$P = 0.018$），术后结果与对照组相似 |

**续表**

| 研究 | 设计 | 研究对象 | 对照 | SDF 分析 | OS 标记 | 结果 |
| --- | --- | --- | --- | --- | --- | --- |
| Baker, 2013[93] | 回顾性队列 | 24 例临床精索静脉曲张患者行显微手术腹股沟下精索静脉曲张结扎术 | N/A | TUNEL | ROS 和 TAC 水平 | 精索静脉曲张术后 SDF 下降（40.8%~24.5%）<br>术前 SDF 越高，术后改善越大<br>妊娠和非妊娠夫妇术后 SDF 无差异（22.2% 比 25.7%）<br>平均 TAC 在静脉曲张手术后下降<br>静脉曲张结扎术后 ROS 水平无统计学意义上的显著变化 |
| Kadioglu, 2014[94] | 回顾性队列 | 对 92 例临床左精索静脉曲张及精液异常不育患者行腹股沟下静脉曲张显微手术结扎 | N/A | TUNEL | N/A | 静脉曲张手术 6 个月后 SDF 下降（42.6%~20.5%，$P < 0.001$）<br>术前 SDF 越高，术后改善越大 |
| Ni, 2014[95] | 前瞻性队列 | 42 例临床患有左侧精索静脉曲张且精液参数异常的不育男性行精索静脉曲张显微手术结扎 | 10 个正常精子可育对照 | SCSA | N/A | 术前组 DFI 高于对照组（27.4% 比 11.5%，$P < 0.01$）<br>妊娠患者（20.6%）的 DFI 低于术前（27.4%）和非妊娠患者（24.7%）<br>精索静脉曲张术后妊娠患者的 DFI 与对照组无显著差异（20.6% 比 11.5%） |
| Pourmand, 2014[96] | 随机对照试验 | 100 例临床左侧精索静脉曲张或亚临床左侧精索静脉曲张不育患者，单独行精索静脉曲张结扎术（组 1）或精索静脉曲张结扎术加口服左卡尼汀 6 个月（组 2） | N/A | TUNEL | N/A | 两组在精索静脉曲张结扎术后 SDF 均有改善（第 1 组：14.0%~9.5%；第二组：13.9% 至 8.5%）<br>结果组间无差异 |
| Telli, 2015[97] | 前瞻性队列 | 72 例临床精索静脉曲张及少精子症患者行腹股沟显微静脉曲张结扎术 | N/A | 吖啶橙化验 | N/A | 精索静脉曲张术后 SDF 下降（34.5%~28.2%），平均随访 6.2 个月 |
| Tavalaee, 2015[98] | 未指定 | 23 例 2 级或 3 级不育患者行精索静脉曲张手术 | N/A | TUNEL | DCFH-DA 染色 | 静脉曲张结扎术后 3 个月，SDF 改善（15.9%~10.8%，$P < 0.001$）<br>术后 3 个月，有 OS 的精子比例改善（47.6% 比 36.6%，$P = 0.03$） |
| Mohammed, 2015[40] | 前瞻性队列 | 75 例因临床精索静脉曲张及精液参数改变而不育的患者，在放大镜下行腹股沟下精索静脉曲张结扎术 | 40 名没有精索静脉曲张的健康、可生育的志愿者 | 吖啶橙化验 | 精子染色质去核化 | 术前患者的 DFI 高于对照组（32.4% 比 18.2%，$P = 0.003$）<br>精索静脉曲张术后 DFI 明显下降（32.4%~20.0%，$P = 0.05$）<br>怀孕 1 年的患者的 DFI 明显低于未怀孕的患者（16.4% 比 24.2%，$P = 0.04$）<br>没有检测到 DNA 染色质去核化的显著变化（25.4% 比 22.0%） |
| Alhathal, 2016[99] | 前瞻性队列 | 29 例临床精索静脉曲张及精液参数异常的不育患者行腹股沟下静脉曲张显微手术结扎 | 6 名精子参数正常的健康精子捐献者 | SCSA | 精子 DNA 解凝 | 术前患者 DFI 显著高于对照组（20.0% 比 7.4%，$P = 0.01$）<br>精索静脉曲张手术后 DFI 明显改善（20.0% 比 12.0%，$P = 0.001$）<br>不育男性精索静脉曲张患者的精子 DNA 解凝明显高于对照组，而术后明显降低 |
| Ni, 2016[100] | 未指定 | 51 例临床精索静脉曲张及精液异常患者行显微外科高位腹膜后精索静脉结扎术 | 15 名男性亚临床型精索静脉曲张，22 名男性临床精索静脉曲张和正常精子症，25 名健康可生育的供体 | SCSA | 精子 MDA | 与亚临床型精索静脉曲张（14.9%）和对照组（12.0%）相比，临床精索静脉曲张（20.6%~30.0%）患者的 SDF 较高<br>临床精索静脉曲张患者的 SDF 降低，且精液参数改变，与精索静脉曲张的临床级别无关<br>临床精索静脉曲张修复后，男性精索静脉曲张患者的 MDA 水平降低<br>妊娠组 SDF 和 MDA 均低于非妊娠组 |

**续表**

| 研究 | 设计 | 研究对象 | 对照 | SDF 分析 | OS 标记 | 结果 |
|---|---|---|---|---|---|---|
| Abdelbaki, 2017[101] | 前瞻性队列控制 | 对 60 例临床精索静脉曲张及精液参数异常的不育症患者行放大镜下腹股沟静脉曲张结扎术 | 20 个正常精子健康可生育的男性 | SCSA | ROS 和 TAC 水平 | 精索静脉曲张患者的 DFI 高于对照组（29.9% 比 7.6%）<br>精索静脉曲张术后 3 个月 DFI 改善（29.9%~18.8%，$P < 0.001$）<br>术后 3 个月 ROS 水平下降，TAC 水平升高 |
| Zaazaa, 2018[102] | 随机对照试验 | 80 例临床 2 级或 3 级精索静脉曲张及 DFI ＞ 30% 的患者行精索静脉曲张结扎术（组 1），或术后口服酮替芬 1 mg 每日 2 次，持续 3 个月（组 2）<br>40 例临床 2 级、3 级精索静脉曲张及 DFI ＞ 30% 口服酮替芬 1 mg 每日 2 次，连续 3 个月（组 3） | N/A | SCD | N/A | 治疗 3 个月后，各组的 DFI 均有改善。与单纯静脉曲张结扎术相比，DFI 改善最高的是术后联合应用肥大细胞稳定剂（26.8%），其次为单纯手术（18.2%，$P = 0.04$）和肥大细胞稳定剂（16.8%，$P = 0.02$）<br>3 级精索静脉曲张的不育患者 DFI 的改善比 2 级精索静脉曲张的改善更高 |
| Sun, 2018[103] | 随机对照试验 | 358 例患有左侧临床和右侧亚临床型精索静脉曲张的不育症患者进行了单纯左侧或双侧腹股沟下静脉曲张显微外科手术 | N/A | SCSA | N/A | 两组在精索静脉曲张手术 1 年后 DFI 均显著降低（单侧：21.6%~11.8%；双侧：23.0%~12.1%）<br>两组术前、术后 DFI 无差异，但双侧组精液参数有较大改善 |

注：8-OHdG= 8- 羟化脱氧鸟苷，DCFH-DA 2'，7' = 2'，7'- 二氯二氢荧光素二乙酸酯，DFI =DNA 片段指数，HEL= 己酰赖氨酸，MDA= 丙二醛，N/A= 不适用，NO= 一氧化氮，OS= 氧化应激，ROS= 活性氧，SCD= 精子染色质分散，SCSA= 精子染色质结构测定，SDF= 精子 DNA 片段，SOD= 超氧化物歧化酶，TAC= 总抗氧化能力，TBARS= 硫代巴比黄酸反应物质，TUNEL= 末端脱氧核苷酸转移酶介导的 dUTP 缺口末端标记。

**表 49.3　男性伴侣治疗或未治疗临床精索静脉曲张的不育夫妇 ICSI 结果**

| 研究 | 结果 | 经精索静脉曲张切除术的 ICSI | 未经精索静脉曲张切除术的 ICSI | P 值 |
|---|---|---|---|---|
| Esteves, 2010[41] | 受精率 /% | 78.0 | 66.0 | 0.04 |
| | 临床妊娠率 /% | 60.0 | 45.0 | 0.04 |
| | 流产率 /% | 22.9 | 30.1 | 0.46 |
| | 活产率 /% | 46.3 | 31.5 | 0.03 |
| Pasqualotto, 2012[42] | 受精率 /% | 64.9 | 73.2 | 0.04 |
| | 临床妊娠率 /% | 30.9 | 31.1 | 0.98 |
| | 植入率 /% | 22.1 | 17.3 | 0.59 |
| | 流产率 /% | 21.7 | 23.9 | 0.84 |
| Shiraishi, 2012[43] | 受精率 /% | 70.3 | 68.8 | 0.93 |
| | 临床妊娠率 /% | 61.9 | 28.3 | 0.02 |
| | 活产率 /% | 52.3 | 24.5 | 0.04 |
| Gokce, 2013[44] | 临床妊娠率 /% | 62.5 | 47.1 | 0.001 |
| | 活产率 /% | 47.6 | 29.0 | 0.0002 |
| | 流产率 /% | 14.9 | 18.1 | 0.057 |

注：ICSI = 卵胞浆内单精子注射。

### 四、精子处理 / 选择技术

ICSI 的传统精子选择技术绕过了在女性生殖道发生的严格的自然精子选择过程。目前使用的技术主要是根据精子活力和形态来选择精子，而忽略了其他潜在的重要参数，包括精子 DNA 完整性和 ROS 生成。在 ICSI 中注射 DNA 受损精子的风险不能完全消除，其潜在后果也不容忽视。

尽管 ICSI 的程序试图尽可能地模拟自然受精的环境，但在实验室环境中无法精确地重现确切的条件。事实上，在 ICSI 过程中，配子和胚胎暴露于各种潜在的 ROS 诱导因素，包括可见光、pH、温度、培养基和氧分压浓度。在体外发生 OS 的风险比在体内大。因此，在实验室中对配子进行细致的处理是至关重要的[46]。密度梯度离心法（DGC）和上游法是 ART 中常用的精子制备方法，通常采用多种离心法。离心增加了发现罕见优质精子的机会，特别是在严重少精子症患者中，这些患者往往是 ICSI 候选者。此外，精浆含有白细胞，是 ROS 的来源之一，分离后可能会在体外保护精子免受 OS 的攻击。另外，在离心过程中产生 ROS 是一个明显的缺点。此外，高 SDF 的精子可能更容易受到离心的有害影响[47]。在 DGC 和上游法后 DNA 受损的精子比例减少的影响已经被许多研究报告。然而，结果是不确定的，其对 ICSI 结果的影响尚不清楚[48]。在培养基中添加抗氧化剂可通过清除过量 ROS 来改善 ICSI 结果。培养基中 ROS 水平与 ICSI 后妊娠率呈负相关[49]。然而，抗氧化方案尚不清楚，文献中关于在培养基中使用任何一种特定抗氧化剂治疗来改善 ICSI 结果的有效性的报道相互矛盾。鉴于目前这种做法的不足，先进的精子选择技术正引起生育专家越来越大的兴趣。通过分离成熟的、结构完整的、非凋亡的、DNA 完整的精子，推测 ICSI 的结果将得到改善。

成熟精子完成了质膜重塑、细胞质挤出和核成熟的精子形成过程，含有高密度透明质酸（HA）受体[50]。研究表明，体外与透明质酸结合的精子 DNA 片段较少，染色体非整倍体较少，基于透明质酸结合的精子选择似乎是提高高 SDF 患者 ICSI 结果的合理方法[51]。然而，文献报道了在 ICSI 中使用与 HA 结合的精子的矛盾结果。最近的一项荟萃分析总结了 7 项研究的数据，包括 1437 个 ICSI 周期。在受精率和受孕率没有差异的情况下，其胚胎质量得到改善。作者建议进一步研究确定可能受益于该选择技术的患者群体[52]。事实上，2 项研究仅在低 HA 结合评分的患者中观察到 ART 结果的改善和妊娠损失的减少，这意味着他们有更高比例的异常精子[53, 54]。

基于电泳的精子分类依靠正常成熟精子的负电荷，将功能活跃的精子从未成熟精子和白细胞中分离出来。该程序的一个明显的好处是，去掉了离心步骤，减少了对 ROS 的暴露。经电泳分离的精子显示 SDF 明显较低[55]，ICSI 从高 SDF 的精液样本中获得妊娠[56]。然而，电泳精子分类和 ART 结果的研究很少，需要进一步的临床试验来更好地评估其疗效。

基于凋亡精子细胞膜表面磷脂酰丝氨酸的存在，膜联蛋白 V 与磷脂酰丝氨酸的高亲和力被用作磁激活细胞分选（MACS）中凋亡细胞的生物标志物。被激活的磁场保留了凋亡精子，这些精子与微磁珠包裹的膜联蛋白 V 结合，而健康精子通过选择柱流动并被收集。MACS 选择的精子 SDF 较低，而鱼精蛋白含量正常[57]。使用 MACS 选择精子的 ICSI 比使用 DGC 选择的精子的胚胎卵裂率和妊娠率更高[58]。

运动精子细胞器形态学检查（MSOME）研究活精子超微结构成分的形态学，使用诺马斯基光学的数字增强光学显微镜，其放大倍数可达 6300 倍[59]。细胞核空泡化超过 50% 的精子与 SDF 有关[60]。

该技术现在经常用于标准的ICSI，即被称为胞浆内形态选择精子注射（IMSI）。研究表明，与ICSI相比，与IMSI相关的植入率、妊娠率和出生率更高，流产率更低，特别是对于严重少弱畸形精子症的男性[61]。然而，关于IMSI含义的2项荟萃分析产生了相反的结果。虽然一项荟萃分析得出了妊娠率增加和流产率降低的结论[62]，但另一项研究并没有显示IMSI和ICSI之间的显著差异[63]。

有一项研究比较了旨在选择高SDF男性中DNA完整性更好的精子群体用于ICSI的干预措施[64]。在该报告中，回顾了男性伴侣有高水平SDF的夫妇的ICSI周期。减少SDF的干预措施包括PICSI（生理ICSI，HA结合选择技术之一）和IMSI已被应用于射精精子。将结果与不进行干预的对照组进行比较。PICSI组和IMSI组的活产率分别为38.3%和28.7%。与对照组相比无统计学意义，活产率为24.2%[64]。此外，最近的一项研究表明，使用PICSI、MACS和IMSI制备的样品，ICSI的结果没有显著差异[65]。值得注意的是，许多研究将先进的精子选择技术应用于未被选择的男性群体，而不考虑SDF比率。关于各种精子选择技术对ICSI结果影响的进一步临床研究还有待进行。

### 五、使用睾丸精子

直接从睾丸取出精子进行ICSI（睾丸ICSI）是一种很有吸引力的策略，以规避射精精子高SDF导致的不孕。这种干预方法允许精子在通过附睾和男性排出管系统之前获得精子，SDF被认为是在这里获得的。12名口服抗氧化剂治疗3个月的男性，经睾丸精子提取术（TESE）获得的睾丸精子SDF比ICSI当天获得的射精精子SDF低66.7%[66]。

第一个关于使用睾丸精子进行ICSI的报告发表于2005年。该研究包括18对至少有2次ICSI周期不成功且射精精子具有高SDF的夫妇。在使用睾丸精子进行ICSI周期中，可以观察到较高的妊娠率和较低的流产率，此外，统计上还可以观察到较低的SDF[67]。在最初的报告之后，几个病例系列和回顾性队列支持了该研究结果，并证明在高SDF和既往ART失败的夫妇中使用睾丸精子进行ICSI的效果更好[68-70]。在最近的一项前瞻性研究中，对172名患有轻度至中度［（5~15）$\times 10^6$精子/mL］特发性少精子症和在口服抗氧化剂治疗后SDF持续升高的男性的射精精子和睾丸精子间的ICSI结果进行了评估。睾丸精子提取或抽吸后，SDF降低5倍。使用睾丸精子的夫妇获得了较低的流产率（RR 0.29，95%*CI* 0.10~0.82，$P = 0.019$）和较高的活产率（RR 1.76，95%*CI* 1.15~2.70，$P = 0.008$）[71]。据我们所知，只有一项研究对接受ICSI的高SDF患者的不同干预措施进行了比较。研究发现，与选择精子的PICSI、IMSI和无干预组相比，睾丸ICSI组的活产率更高[64]（表49.4）。一项荟萃分析总结了已发表的文献，发现在高SDF的男性中，采用睾丸ICSI的总临床妊娠率（*OR* 2.42，95%*CI* 1.57~3.73）和活产率（*OR* 2.58，95%*CI* 1.54~4.35）高于采用射精精子进行ICSI的男性。此外，据报道，在睾丸ICSI队列中，流产的可能性显著降低了72%[72]。然而，另一项系统综述强调了缺乏经过精心设计的前瞻性研究，并得出结论，只有有限的低质量证据表明在高SDF和少精子症的男性中使用睾丸精子，而不是仅在高SDF的男性中使用[73]。

目前支持在高SDF患者中使用睾丸精子进行ICSI的证据是有限的。这些研究主要是小规模的、回顾性的和非随机的。未确定阈值的SDF测定的可变性是另一个不足。先前报道的睾丸精子中较高的非整倍体率可能对后代健康构成威胁[74]。值得注意的是，射精精子的某些特定缺陷与生精小管来源的SDF或精子发生过程中染色质重塑缺陷有关，这些缺陷无法通过睾丸精子提取绕过[68]。在睾丸取精中可能出现的并发症和睾丸 ICSI 不确定的成本效益是目前技术推广的其他障碍。然而，最近采用先进的分子核型测序的研究显示，手术获取的精子的非整倍性与射精的精子相当。初步的数据似乎很有希望，并支持使用睾丸精子的安全性[75]。在等待进一步证据的同时，对于高 SDF 和（或）精液参数受损和（或）既往 ART 失败的不育夫妇，应该谨慎地决定是否对通过手术获取的睾丸精子进行 ICSI 治疗。

**表 49.4　比较睾丸精子和射精精子在高精子 DNA 碎片男性中 ICSI 结果的研究总结**

| 研究 | 受试者 | SDF 分析 | 精子提取 | 结果 |
|---|---|---|---|---|
| Greco,2005[67] | 18 对使用射精精子进行 ICSI 至少 2 次失败的夫妇<br>男性伴侣精液中 DNA 受损的精子≥ 15%<br>所有的夫妇都经历了连续的 ICSI 周期，其中包括射精和睾丸精子 | TUNEL | 开放睾丸活检或细针穿刺抽吸 | 睾丸内 SDF 低于射精精子（4.8% 比 23.6%，$P < 0.001$）<br>受精率（74.9% 比 70.8%）和卵裂率（95.0% 比 94.7%）无差异；形态良好的胚胎比例（51.1% 比 47.6%）无差异。使用睾丸精子妊娠率较高（44.4% 比 5.6%，$P < 0.05$） |
| Sakkas,2010[68] | 72 对多次使用射精精子体外受精失败的夫妇<br>30 对和 42 对分别在 ICSI 周期中使用睾丸精子和射精精子的夫妇<br>男性伴侣的 SDF ＞ 20% | TUNEL | NR | 睾丸 ICSI 组临床妊娠率较高（40.0% 比 13.8%，$P = 0.035$）<br>睾丸 ICSI 组植入率更高（28.1% 比 6.6%，$P = 0.021$）<br>睾丸 ICSI 组流产率降低（6.3% 比 75.0%，$P = 0.017$） |
| Mehta,2015[69] | 24 对使用射精精子进行体外受精或 ICSI 失败的夫妇<br>男性伴侣少精子症（$< 5 \times 10^6$/ mL）和高 SDF（＞ 7%） | TUNEL | 睾丸精子抽吸术 | 在取精当天，睾丸精子的 TUNEL 阳性评分低于射精精子（5% 比 24%，$P = 0.01$）<br>50% 的夫妇实现了临床妊娠<br>未观察到流产，所有妊娠均为活产 |
| Esteves,2015[71] | 172 对首次尝试 ICSI 的夫妇<br>81 对和 91 对分别使用睾丸精子和射精精子的夫妇<br>抗氧化剂治疗后男性伴侣伴中度寡精子症［（5~15）$\times 10^6$ 精子 /mL］，SDF 持续升高（＞ 30%） | SCD | 睾丸精子提取术或睾丸精子抽吸术 | 睾丸内的 SDF 率低于射精精子（8.3% 比 40.7%，$P < 0.001$）<br>使用睾丸精子与较低的双原核受精率有关（56.1% 比 69.4%，$P = 0.0001$）<br>临床妊娠率的差异无统计学意义（51.9% 比 40.2%，$P = 0.131$）<br>睾丸 ICSI 组流产率明显低于对照组（10.0% 比 34.4%，$P = 0.012$）<br>睾丸 -ICSI 组活产率显著高于对照组（46.7% 比 26.4%，$P = 0.007$） |
| Bradley,2016[64] | 男性伴侣 SDF 高（≥ 29%）的夫妇中有 448 个 ICSI 周期与常规 ICSI 的 80 个周期相比，睾丸 ICSI 为 146 个周期 | SCIT | 睾丸精子提取术或睾丸精子抽吸术 | 睾丸 ICSI 组双原核受精率降低（57.0% 比 66.0%，$P < 0.001$）<br>2 组流产率无差异（13.2% 比 10.2%），睾丸 ICSI 组种植率较高（41.1% 比 24.0%）；睾丸 ICSI 组临床妊娠率高于对照组（49.5% 比 27.5%，$P < 0.05$）<br>睾丸 ICSI 组活产率高于对照组（43.7% 比 24.9%，$P < 0.05$） |
| Pabuccu,2017[70] | 71 对使用射精精子进行 ICSI 至少 2 次失败的夫妇<br>31 对和 40 对分别使用睾丸精子和射精精子的夫妇<br>正常精子和高 SDF（＞ 30%）的男性伴侣 | TUNEL | 睾丸精子抽吸术 | 睾丸 ICSI 组的临床妊娠率较高（41.9% 比 20.0%，$P = 0.045$）<br>睾丸 ICSI 组持续妊娠率更高（38.7% 比 15%，$P = 0.023$）<br>两种原核受精和着床率的差异无统计学意义 |

注：ICSI = 卵胞浆内单精子注射，NR= 未报告，SCD= 精子染色质分散，SCIT= 精子染色质完整性测试，SDF= 精子 DNA 片段，Testi-ICSI= 使用睾丸精子进行 ICSI，TUNEL= 末端脱氧核糖核苷酸转移酶介导的 dUTP 缺口末端标记法。

## 第四节 总 结

SDF 和 OS 在男性不育症中的核心作用正得到越来越多的认同。还有新的证据显示高 SDF 对 ART（包括 ICSI）结局的负面影响。此外，SDF 和 OS 的改善也降低了在 ICSI 过程中将 DNA 损伤的精子注入卵子的风险，有可能改善 ICSI 的结局。许多干预措施已经证实了在 ICSI 之前降低 SDF 和（或）OS 的潜力，包括缩短禁欲时间、口服抗氧化剂治疗、精索静脉曲张修复、先进的精子选择技术和睾丸精子的使用。大多数措施都在显著减少 SDF/OS 方面取得了预期的结果。然而，关于该技术临床应用的数据仍然有限，而且大多数临床试验是非随机的。我们有足够的机会进一步阐明不同干预措施或联合干预措施在改善高 SDF 患者的 ICSI 结局中的作用。

## 第五节 审查标准

使用包括 Science Direct、OVID、PubMed 和 MEDLINE 在内的搜索引擎，对氧化应激 / 精子 DNA 完整性和 ICSI 辅助生殖之间的关系进行了广泛的研究。本研究基于以下关键词进行鉴定："氧化应激""活性氧""精子 DNA 损伤""精子 DNA 碎片""精子 ICSI"。搜索的开始和结束时间分别是 2000 年 1 月和 2018 年 10 月。仅考虑以英文发表的文章。仅在会议或会议记录、网站或书籍中发表的数据不包括在内。

（Chak-Lam Cho 著；琚杰昌和石红林 译）

# 第五十章　精子提取技术

**要点：**

- 经皮附睾精子抽吸术（PESA）和显微镜下附睾精子抽吸术（MESA）是获取附睾精子最常用的方法。
- 采用显微镜下睾丸取精术（micro-TESE）、经皮睾丸穿刺取精术（TESA）和睾丸切开取精术（TESE）是提取睾丸精子的方法。
- 手术取精可在门诊进行，目的是低温保存精子以备将来使用，或借助辅助生殖技术行 ICSI 助孕。
- 患有梗阻性无精子症的男性，精子生成是正常的，可以很容易地从附睾或睾丸中提取出精子。
- 在梗阻性无精子症中，精子提取技术和梗阻原因似乎对精子提取率和卵胞浆内单精子注射（ICSI）没有什么影响。同样，精子来源（附睾或睾丸）和精子状态（新鲜或冷冻）似乎也不会影响 ICSI 的结果。然而，MESA 比 PESA 能获取更多的活动精子，因此提供了冷冻保存大量精子的可能性，这可能使多次 ICSI 周期无需重复提取精子。
- 在非梗阻性无精子症患者中，显微睾丸取精术获取精子的成功率较高，并发症发生率低于常规睾丸取精术。然而，这 2 种方法都能获取精子可能与睾丸的组织学有关。与唯支持细胞综合征的男性相比，生精低下和成熟阻滞的男性效果更好。
- 在试管授精实验室中，睾丸组织或附睾精子应小心处理，因为这些标本可能比人工授精的同类标本更脆弱。
- 无精子症分为梗阻性无精子症和非梗阻性无精子症，这对精子获取率和 ICSI 成功率有显著影响。在非梗阻性无精子症患者中，结果不如梗阻性无精子症患者好。
- 在精子 DNA 碎片率高的男性中，从生精小管中获得精子行 ICSI 助孕似乎能产生更好的 ICSI 结果和更高的活产率。
- 潜在的不孕不育症似乎对 ICSI 后代的健康有显著影响。据报道，由于 ICSI 而出生的婴儿比自然受孕的婴儿更容易患先天畸形、表观遗传疾病、染色体异常、低生育力、癌症、心理和神经发育迟缓以及心脏病，使用手术获取的精子在多大程度上会加重观察到的不良后果，这一点仍有待确定。

# 第一节　介　绍

总的来说，3%~12% 的育龄男性存在与生育相关的问题，男性因素约占不孕不育的 1/3[1]。无精子症，即精液中没有精子，离心分离后也完全没有精子，影响了大约 1% 的普通男性和 10% 的不育男性[2]。

精子提取技术最初是为了克服与无精子症相关的梗阻性原因而发展起来的，无论是后天性的（例如输精管结扎术）还是先天性的（例如先天性双侧输精管缺失）。1985 年，Temple Smith 和同事们描述了显微外科手术的附睾精子抽吸术（MESA）[3]，这是首例应用该技术妊娠成功的报道。

后来，在 1994 年，Devroey 和他的同事描述了使用开放式活组织检查（睾丸切开取精）提取的睾丸精子来治疗先前未能通过附睾精子抽吸术（PESA）的男性患者[4]。然而，第一个描述使用抽吸附睾精子妊娠成功是由 Craft 和 Shrivastav 在同一年报道的[5]。1996 年，Lewin 等人使用经皮睾丸穿刺取精（TESA）治疗一名组织学诊断为成熟阻滞的非梗阻性无精子症患者，从而实现妊娠[6]。1999 年，Schlegel 描述了显微镜下睾丸取精术（micro-TESE），在显微镜下直接识别睾丸内活跃的生精区域[7]。这种方法是非梗阻性无精子症（NOA）患者精子提取的首选方法，因为与开放性手术取精相比，该方法的精子获取率显著提高。

进行精子提取的生殖泌尿科医生应熟悉所有方法，为每种情况推荐最佳技术，并为体外受精（IVF）实验室提供辅助生殖技术（ART）的最佳样本。还必须能够执行和预见挽救程序的需要，例如在梗阻性无精子症（OA）中附睾精子抽吸术失败的情况下，可能需要挽救性睾丸精子提取（TESA 或 TESE），或出现误诊为 NOA 的情况，可能需要立即进行显微镜下睾丸取精术而不是附睾精子抽吸术。

了解手术并发症、体外受精的结果，以及成功的预测因素，将有助于泌尿外科医师就手术本身及患者对整个治疗的期望向患者提供充分的建议。这些知识可能会增强患者对治疗方案的信心和参与度。

# 第二节　精子提取技术

## 一、经皮精子提取技术

### （一）经皮附睾精子抽吸术（PESA）

经皮附睾精子抽吸术（PESA）用于收集梗阻性无精子症患者的附睾精子[8]。经皮附睾精子抽吸术是一种不复杂和直接的方法，可以在异丙酚静脉（IV）镇静下进行，而不需要局部阻滞麻醉（图 50.1）。将 10 mL 的 2% 利多卡因溶液（不含肾上腺素）注射到精索外环外。我们使用放大镜，以避免损伤透过皮肤看到的阴囊小血管[9]。最初是用一个 29~33 号的蝴蝶针从附睾中取出精子[5]。或者现在更常见的是使用一根 23 号针连接到 1 mL 结核菌素注射器上，该注射器在负压下通过皮肤刺入附睾[10]。轻轻地进出附睾，可以吸入少量液体，同时用另一只手紧紧固定附睾。

经皮附睾精子抽吸术可以在从尾部 / 体部到附睾头部的不同部位重复，直到有足够的活动精子被回收用于卵胞浆内精子注射（ICSI）或冷冻保存。当没有活动精子可用于 ICSI 时，睾丸精子抽吸术应作为一种挽救性程序来进行[11]。

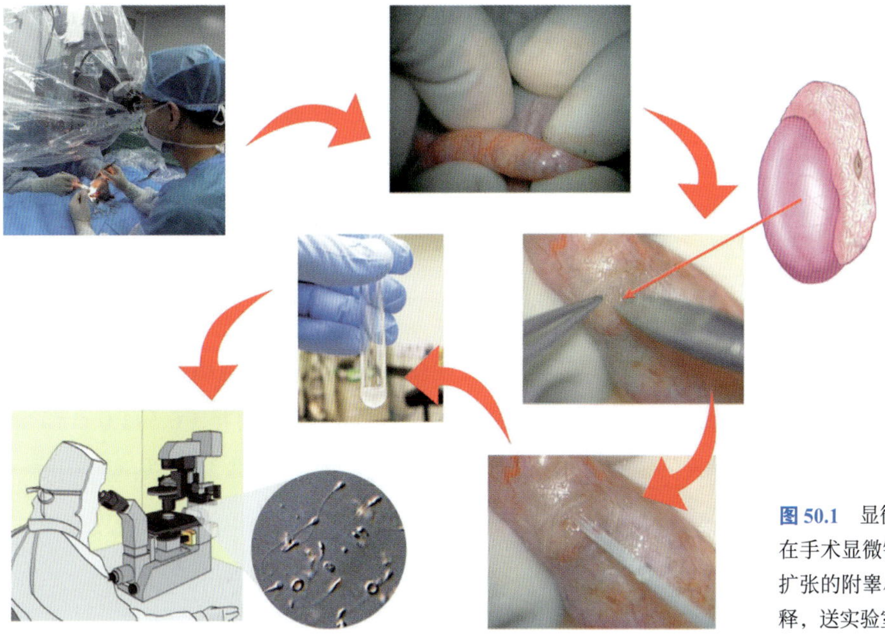

**图 50.1** 显微外科附睾精子抽吸术（MESA）。在手术显微镜和显微外科技术下，解剖并切开扩张的附睾小管。吸入精液，用精子培养基稀释，送实验室进行分析

### （二）睾丸精子抽吸术（TESA）

TESA 是在门诊基础上进行的，要么与女方取卵同时进行，以便立即将精子用于 ICSI，要么冷冻精子以备将来使用（图 50.2）[10]。TESA 已被用于从 OA 患者、部分 NOA 患者以及最近 DNA 碎片率过高的非无精子症患者中提取精子 [11–13]。偶尔，当射出的精液不足或不足以进行 ICSI 时，该方法也可用于获得额外的精子 [14]。

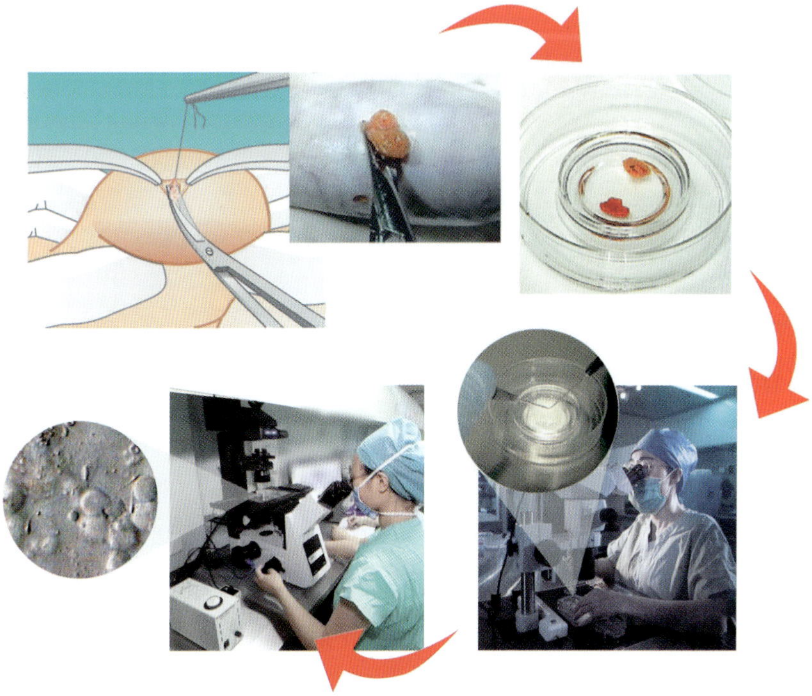

**图 50.2** 睾丸切开取精术（TESE）。在白膜上作一个或多个切口，并取一个或多个睾丸组织，在实验室进行机械切碎，并在倒置显微镜下进行检查，以获取精子

TESA 可在静脉镇静或全身麻醉的情况下进行，也可以用于精索局部麻醉。方法：用手将睾丸牢牢地固定住，用一根 18 号的针头连在 20 mL 的注射器上刺穿睾丸白膜。使用注射器支架（如 Cameco 注射器支架）施加负压，有助于抽吸生精小管。与 PESA 一样，穿刺时可使用放大镜，以避免阴囊皮肤血管损伤。针头来回移动以破坏生精小管，因此可以充分穿刺组织。理想情况下，所有的睾丸区域都应该在抽吸过程中取样；针以倾斜的角度刺入上极。样本立即在体外受精实验室进行分析，如果不充分，则在同一手术时间穿刺对侧睾丸 [15]。

## 二、开放式非显微外科手术

开放性 TESE 可以在静脉镇静下进行，也可以局部麻醉或脊髓阻滞麻醉。可以拖出睾丸或在阴囊内进行。逐层切开皮肤、肉膜、睾丸鞘膜，暴露白膜，在睾丸中段做一个小的横向切开（0.5~1.0 cm），用剪刀剪下一小部分睾丸组织。用不可吸收的 5-0 缝合线连续缝合白膜。用可吸收缝合线缝合鞘膜、肉膜和皮肤 [12, 15]（图 50.3）。

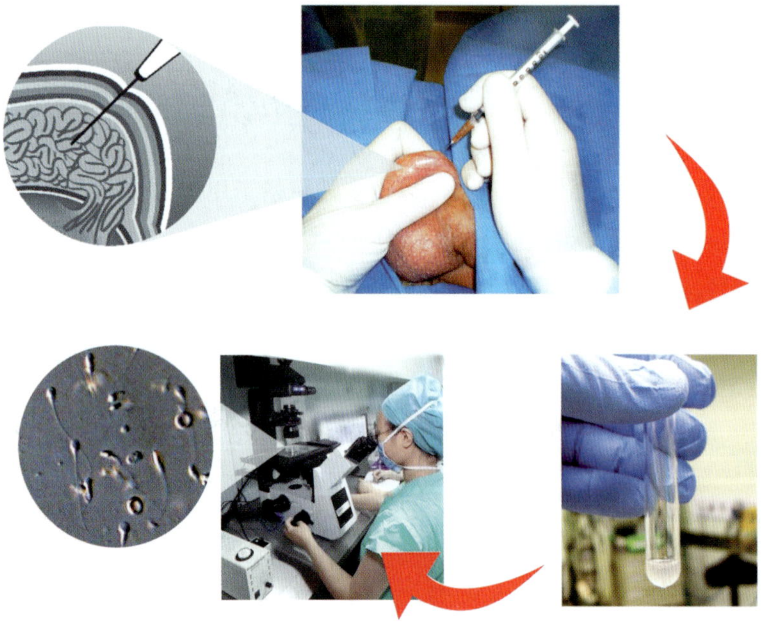

**图 50.3** 经皮附睾精子抽吸术（PESA）。是用一根细针连接到充满精子培养基的注射器上，吸出物在倒置显微镜下进行实验室检查

## 三、开放式显微外科手术

### （一）显微镜下附睾精子抽吸术（MESA）

MESA 通常通过足够大的阴囊切口进行，以暴露睾丸。可以使用控制通气下的全身麻醉，但也可以通过使用局部麻醉剂和异丙酚静脉镇静来获得足够的镇痛效果。

使用手术显微镜在 16~25 倍放大镜下解剖附睾被膜，并用显微刀或微型剪刀打开不透明的附睾管（图 50.4）。将培养基一滴一滴地添加在切开的小管上，以允许液体抽吸和精子恢复。如果不能进行足够的取样，则应比第一次更接近附睾头部的不同小管进行另一次抽吸。近端附睾吸出物的质量往往比远侧的好，远端精子的染色质完整性降低更多见 [16]。如果 MESA 不能恢复足够数量的活动精子，TESA 或 TESE 可以在同一侧和同一时间进行。然而，MESA 通常可提取大量高质量的精子，这些精子可用于即刻的 ICSI 或冷冻保存，以避免额外的手术干预 [17]。

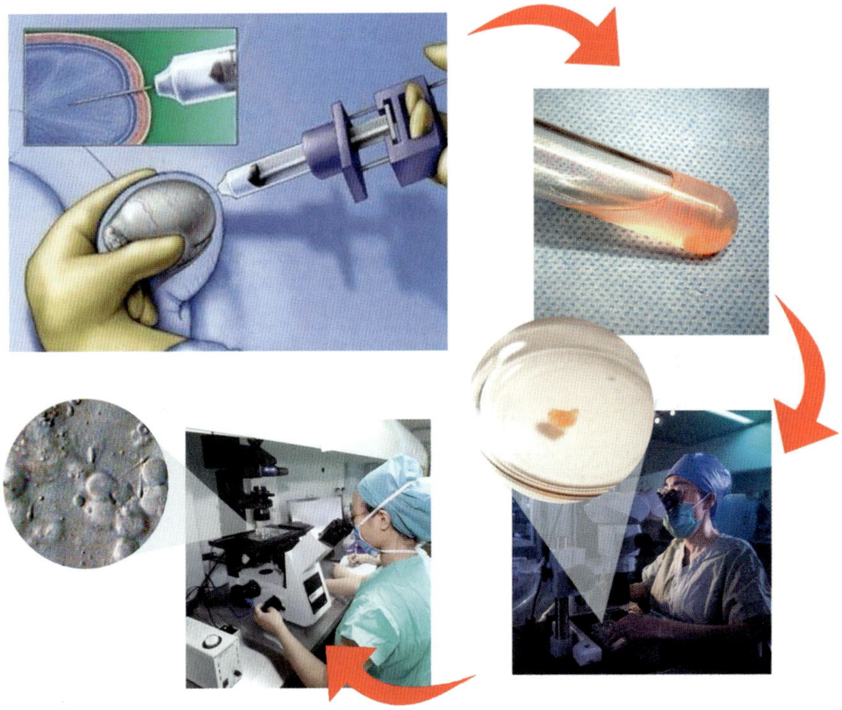

**图 50.4**　睾丸精子抽吸术（TESA）是通过将一根 40×12 mm 的针头插入安装在注射器支架（例如 Cameco 注射器支架）上的 20 mL 注射器上进行的。用手将睾丸牢牢地固定住，针头在负压作用下向不同方向移动，以破坏和促进生精小管的吸出。标本被送到实验室进行机械切碎，并在倒置显微镜下进行检查，以获取精子

### （二）显微镜下睾丸取精术（micro-TESE）

显微镜下睾丸取精术在静脉镇静加局部麻醉或全身麻醉甚至脊髓阻滞麻醉下进行[18]。经皮肤切开后，睾丸置于阴囊外。横切白膜，充分暴露生精小管（图 50.5）。在显微镜 16~25 倍放大倍数下，在每个睾丸区域内寻找出饱满的生精小管，因为这些小管有更高的机会容纳生殖细胞，从而产生精子[19]。如果所有的小管都是相同的，那么建议随机进行显微活检（睾丸上下极各选择 3~6 个区域）。积极避开血管，以保护睾丸血供。IVF 实验室立即对采集的样本进行处理，查找精子。根据精子的数量和质量，外科医生可以决定是否终止手术或将探查范围扩大到对侧[12]。

## 第三节　成功取精的预测因素

### 一、梗阻性无精子症（OA）

对于 OA 患者，无论阻塞的原因是什么，获精率几乎都是 100%[21]。然而，从精道的不同部分提取的精子质量可能不同。例如，附睾远端精子含有大量的碎片[22]。巨噬细胞数量向睾丸和附睾近端逐渐减少，而活动精子数量逐渐增加。

在一项研究中，Esteves 和他的同事评估了 146 例接受 ICSI 治疗的 OA 患者的精子回收结果[8]。作者根据梗阻原因（先天性、输精管切除术或感染后）对结果进行了比较。在他们的研究中，附睾取精成功率达到 78.0%，而睾丸取精几乎可以挽救所有附睾取精失败的患者。在所有先天性病例中，附睾精子回收是成功的，而在其他病因组（输精管切除术、感染后梗阻）中，大约 1/3 的患者需要睾丸穿刺取精。在后者中，累积获精率（SRR）为 97.3%，且各组间无差异：CBAVD（100%）、输精管结

扎术（96.6%）和感染后（96.3%）[8]。

## 二、非梗阻性无精子症（NOA）

在 NOA 中，很少有研究探讨获精率（SRR）的预测因素。最近的一项系统回顾显示，显微镜下睾丸取精术比传统睾丸精子抽吸术更有效,因为该术式有更高的累积精子回收率和更低的手术并发症，如血肿形成、纤维化和睾丸萎缩[23]。总体而言，传统睾丸精子抽吸术和显微镜下睾丸取精术累积获精率分别为 17%~45% 和 25%~63%。在上述论文中，七分之五的研究报告了显微镜下睾丸取精术获精率有显著差异（$P < 0.05$）[24–28]。

尽管如此，用这 2 种技术成功获取精子的主要因素与睾丸组织学有关。生精功能低下（HS）和生精阻滞（MA）比唯支持细胞（SCO）更容易从生精小管中获取精子[8, 29, 30]。在一项涉及 365 例接受 micro-TESE 的 NOA 患者的研究中，生精阻滞患者的 SRR（40.3%）高于唯支持细胞（19.5%）（$P = 0.007$），但两者与生精功能低下相比差异显著（SRR = 100.0%，$P < 0.001$）[31]。唯支持细胞组织病理学患者似乎从 micro-TESE 获益最多。在唯支持细胞中，micro-TESE 的成功率从 22.5% 到 41% 不等，而传统 TESE 的成功率为 6.3% 到 29%[25, 28]。在生精阻滞（MA）患者中，成功率变化很大，一些研究报告使用 micro-TESE 的累积获精率为 36.4%~75%，常规睾丸精子抽吸术为 0%~37.5%[23]。在一项研究中，与传统的睾丸精子抽吸术相比，在生精阻滞患者中使用显微手术有明显的优势[26]，累积获精率分别为 81%~100% 和 50%~84%。

其他与取精成功相关的临床预测因子有血清促卵泡激素（FSH）、抑制素水平、睾丸体积和睾酮水平。Okada 等人[25]，Colpi 等人[27] 和 Ghalayini 等人[28] 的研究发现 FSH 是成功取精的一个预测因素。虽然还没有确定确切的临界值，但作者报告说，FSH 水平的增加与睾丸精子抽吸术和 micro-TESE 更多的失败相关[27, 28]。相比之下，Ramasamy 等人，在一项涉及 NOA 患者的 micro-TESE 研究中，表明 FSH 水平对于精子获得成功的预测价值很低。在他们的研究中，FSH 水平 > 15 IU/mL 的患者的累积获精率高于 FSH 水平 < 15 IU/mL 的患者[31]。一般来说，FSH 水平与生精状态呈负相关。然而，尽管反映了主要的睾丸组织学，但 FSH 水平不能用来预测一个患有 NOA 的男性睾丸内是否存在生精区域。例如，取精失败患者的 FSH 水平正常，睾丸大小正常，这种情况可以解释为因存在大量的支持细胞和生殖细胞（在特定的生精阶段停止）；前者分泌足够数量的抑制素，对 FSH 的生成产生负反馈作用[31]。

一些研究表明抑制素 B 作为精子发生状态的指标比 FSH 更敏感[32, 33]。然而，抑制素 B 单独或与血清 FSH 联合使用也不能预测 NOA 患者的睾丸精子抽吸术结局，不应作为禁忌证的标准[34]。Colpi 等人以及 Ghalayini 等人还评估了睾丸体积作为成功取精的预测因素，但发现数据不明确[27, 28]。同样，2017 年的一项研究回顾了超过 400 名 NOA 患者的数据，发现取精成功和失败的患者血清总睾酮水平没有显著差异[35]。

至于活检的位置，Hauser 等人[36] 未能证明在睾丸的任何特定区域进行活检是提高获精率的一种手段。然而，Witt 等人研究表明睾丸中线区域可能获得精子的机会最高[37]。

在一项包括 Klinefelter 综合征（KS）患者的研究中，总体 SRR 为 51%（26/51）[38]。然而，作者在分析 FSH、LH 和睾酮水平以及睾丸体积时，没有找到任何预测成功的因素。相比之下，另一项涉及非嵌合型 Klinefelter 综合征患者的研究发现，高龄父亲年龄（> 35 岁）对累积获精率有不利影响[39]。

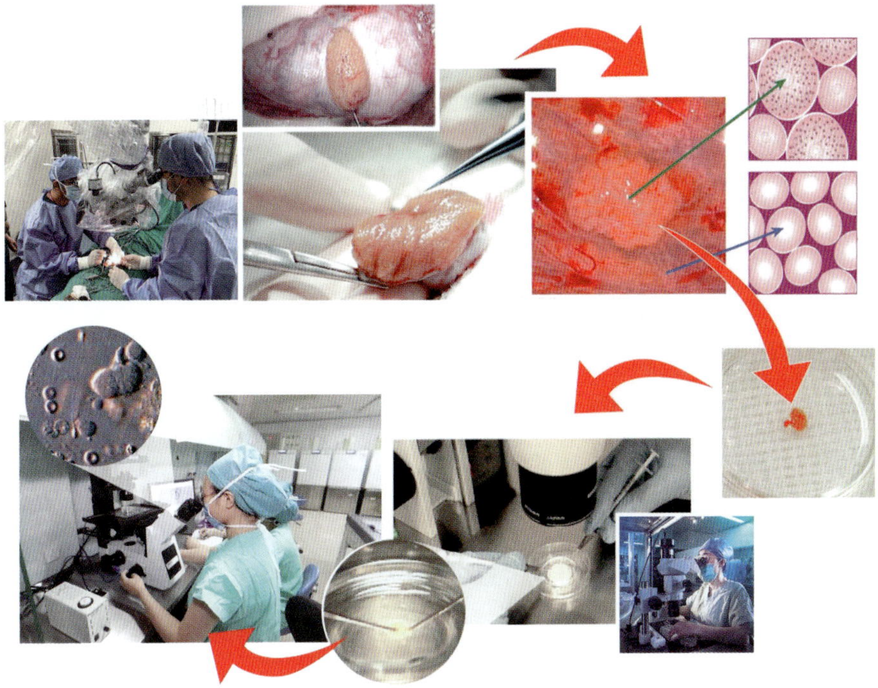

**图 50.5** 显微镜下睾丸取精术（micro-TESE）。暴露睾丸后，在白膜无血管区作横向切口，睾丸实质广泛暴露。在 16~25 倍手术显微镜下观察生精小管，以识别饱满的生精小管。镜下正确识别睾丸血液供应以减少血管损伤的机会。饱满的小管更可能含有生殖细胞，可能产生精子（绿色箭头显示扩大的小管的组织学表现，显示完整的精子生成）。细小管通常没有生殖细胞（蓝色箭头所示为仅显示支持细胞的细小管的组织学表现）。显微外科引导下的活组织检查，以提取饱满的小管，并送至实验室检查。最初的实验室步骤包括机械切割生精小管，并在倒置显微镜下检查标本以进行精子鉴定

Y 染色体微缺失检测对于指导 NOA 男性关于获精率和导致男性后代不育的风险至关重要 [18, 40]。在被诊断为完全 AZFa 和 AZFb 微缺失的男性中，micro-TESE 几乎没有获取精子的机会，因此不应被鼓励 [41]。

最后，在药物治疗方面，Ramasamy 等人评估了术前激素治疗对 KS 患者获精率的影响。他们得出的结论是，接受激素治疗且总睾酮水平高于 250 ng/dL（8.7 nmol/L）的患者，其累积获精率达到 77%，而低于该水平的患者则为 55%[42]。对于已经接受外源性睾酮替代治疗的患者，垂体受到抑制，因此建议至少在 micro-TESE 的 6 个月前停止治疗以重建性腺轴 [43]。

提高睾丸内睾酮的分泌和纠正睾酮与雌激素比率的异常被认为是优化取精成功的关键。在一项涉及 442 名 NOA 患者的多中心非随机研究中，激素优化组的获精率高于未经激素治疗组（57% 比 34%，$P < 0.05$）[44]。然而，目前可用的证据质量很低，不能推荐常规激素优化疗法 [18, 39]。

## 第四节 并发症

精子提取术后并发症包括持续疼痛、肿胀、感染、积液和血肿 [26, 45, 46]。单次或多次活检后 3 个月进行的超声扫描显示，约 80% 的患者存在睾丸内血肿，这些血肿往往会在不损害睾丸功能的情况下自行消退 [46, 47]。

然而，在大量常规 TESE 中，暂时或明确的睾丸损伤（如完全损伤血管）可能会降低血清 T 水平 [26, 48]。睾丸穿刺精子抽吸术和显微镜下睾丸取精术将并发症和长期不良后果的风险降至最低，包括性腺功能减退 [7, 18, 26, 46, 48, 49]。

在显微镜下睾丸取精术行睾丸切口，白膜下血管不受影响 [20]。光学放大和显微外科技术的使用

不仅可以保护睾丸内的血液供应，而且可以增加识别产生精子的生精小管的机会 [18, 20, 26]。因此，降低了并发症的风险，取精成功率得到了优化，并且切除的组织数量也减少了。与传统的 TESE 相比，提取的组织量更小，可以加快组织处理和精子筛查 [20, 50]。在一项涉及 435 例接受显微镜下睾丸取精术或常规睾丸穿刺取精治疗的 NOA 患者的大型队列研究中，术后超声检查证实，与睾丸穿刺取精相比，显微手术引起的急性和慢性睾丸变化更少 [26]。研究指出，尽管显微取精术后睾酮水平开始下降，但在 18 个月的随访期内，这种水平恢复到术前值的 95%。这些发现得到了其他研究的证实 [51]。

然而，睾丸严重萎缩和血清睾酮水平低的男性（如 Klinefelter 综合征）的睾酮水平可能有更显著的降低，因此需要永久性睾酮替代治疗的风险更高 [52]。在一份涉及 KS 男性的报告中，血清睾酮水平在显微手术后 1~12 个月显著下降了 30%~35%（$P < 0.01$），但在 18 个月后恢复到术前水平的 75%[43]。考虑到严重不良反应的潜在风险，由训练有素的外科医生进行显微手术是非常重要的 [48]。

## 第五节　辅助生殖技术

### 一、体外受精实验室的作用

一般来说，精子处理技术需要去除可能污染提取标本的细胞碎片、微生物和红细胞。应掌握这些方法，以避免进一步影响精子的受精能力，因为手术取出的精子的质量通常低于射出的精子 [52]。处理过的精子可以直接用于 ICSI，也可以冷冻保存以备将来使用。

从外科医生的角度来看，应该尽一切努力将有最少或没有污染物的标本送到 IVF 实验室。同时，实验室人员应该尽量减少精子制备过程中医源性细胞损伤，控制离心力和持续时间，限制紫外线照射和温度变化，优化实验室空气质量条件，使用优质试剂、培养基和一次性材料是关键因素 [53]。只要可能，应采用旨在提高精子受精能力的技术，包括使用化学刺激剂和（或）方法来选择有活力的精子进行 ICSI。当只能采集不动的精子时，后者尤为重要 [54]。表 50.1 提供了有关手术标本处理的实验室方面的概述。处理此类标本的详细实验室程序可在其他地方找到 [12, 17]。

表 50.1　处理手术提取精子的实验室策略

| 进程 | 程序 | 技术 | 主要目标 |
|---|---|---|---|
| 睾丸组织处理 | 显微镜下睾丸取精术 | 最小组织体积的提取 | 提高非梗阻性无精子症获精率和组织处理速度 |
| 睾丸组织处理 | 机械切割组织 | 用细针或微型剪刀破坏生精小管并强行通过小直径导管 | 生精小管破裂与细胞从生精小管中解离 |
| 睾丸组织处理 | 酶消化组织 | 用胶原酶和（或）DNA 酶孵育睾丸悬浮液 | NOA 患者的生精小管破裂和细胞从生精小管中解离 |
| 睾丸组织或附睾液处理 | 裂解红细胞 | 用红细胞溶解缓冲液孵育睾丸或附睾悬液 | 从睾丸或附睾标本中除去过多的血细胞 |
| 附睾液处理睾丸组织 | 增强活力 | 用己酮可可碱孵育附睾液标本 | 筛选用于 ICSI 的活精子 |
| 实验室环境和实验室操作 | 控制空气质量 | 空气颗粒物和挥发性有机化合物过滤 | 确保配子处理、精子注射和胚胎培养的最佳安全条件 |
|  | 温度和 pH 稳定性的维持 | 仪器、设备和试剂的质量控制和质量保证 | 避免医源性细胞损伤 |

续表

| 进程 | 程序 | 技术 | 主要目标 |
|---|---|---|---|
| | 离心 | 用缓冲介质或使用低离心力的小梯度离心进行简单洗涤 | 避免医源性细胞损伤 |
| | 无菌技术 | 在层流柜或受控环境中操作配子和胚胎 | 确保配子处理、精子注射和胚胎培养的最佳安全条件 |
| 卵泡浆内精子注射 | 精子选择 | 低渗肿胀试验、机械接触技术和激光辅助选择精子 | 筛选用于 ICSI 的活精子 |
| 精子保存 | 冷冻保存 | 用低容量载体冷冻精子 | 提高解冻后精子存活率 |

注：ICSI：卵胞浆内单精子注射；NOA：非梗阻性无精子症。

## 二、无精子症类型的影响

虽然 OA 患者的精子生成是正常的，但由于传统 IVF 中这些配子的受精能力较低，所以应该使用 ICSI 而不是传统的 IVF[54, 55]。对于 ICSI，使用从 OA 患者的附睾或生精小管中获取的精子，无论新鲜或冻融，似乎都不会影响结局[56, 57]。一项涉及 374 名 OA 男性的回顾性研究结果表明使用附睾精子比睾丸精子活产率可能更高（*OR* 1.82，95%*CI* 1.05~3.67）[12]，然而，这一证据并不是很充分。

一项荟萃分析汇集了 100 个 ICSI 周期，根据先天或后天原因比较 OA 的 ART 结果[58]。CBAVD 患者的受精率高于后天性梗阻患者（$P = 0.04$）。在他们的研究中，两组间的临床妊娠率（CPR）和活产率（LBR）没有差异，但是先天性组的流产率更高（RR 约为 2.7）。相比之下，Kamal 等人研究了 1121 例经组织学证实的 OA（精子生成正常）男性的 1661 个 ICSI 周期，女性伴侣的平均年龄为 30.9 ± 5.7 岁（17~45 岁）。当睾丸或附睾精子用于 ICSI 时，种植率（IR）（19.9% 比 20.8%）、临床妊娠率（43.2% 比 42.3%）和流产率（18.4% 比 17.6%）无显著差异。在梗阻原因（CBAVD 比后天性梗阻）方面也有同样结果，因此提示 ICSI 的成功与上述因素无关[59]。2PN 受精率（68.0% 比 64.2%，$P = 0.02$）是唯一体现睾丸精子有优势的重要参数。

在另一项研究中，Esteves 等人回顾性分析了 146 例 OA 患者，根据梗阻原因（先天性与后天性）比较 ICSI 结果。先天性（34.4%）、输精管结扎术（32.2%）和感染后梗阻（36.4%）的活产率（LBR）相似。临床妊娠率、流产率、早产和低出生体重率也没有显著差异[10]。

Sukharoen 等人研究梗阻时间对 ICSI 结果的影响。他们在 2 年内对 17 名患者和 21 个 ICSI 周期进行了研究，根据输精管结扎术后的时间分析了 3 组患者：0~10 年、11~20 年和 20 年以上。各组间的受精率、植入率和临床妊娠率无显著差异[60]。然而，这个队列太小，无法得出任何结论。

ICSI 的结果似乎有利于 OA 而不是 NOA，这并不奇怪，因为前者认为精子生成是正常的。在 OA 中，可以根据主治医生的偏好和专业知识，选择经皮或开放手术取精的方法，以及获取精子的部位（睾丸或附睾）。没有确凿的证据表明精子取出的部位或方法会影响 OA 患者 ICSI 的结果[61, 62]。另外，无论是梗阻的原因，或是睾丸、附睾的新鲜精子或冻融精子，对于 ICSI 的受精率、妊娠率、流产率没有明显影响。当使用 OA 患者的附睾或睾丸精子时，ICSI 的受精率在 45%~75%，妊娠率或活产率分别为 26%~57% 和 18%~55%[21, 59, 63–66]。

相比之下，NOA 患者从睾丸生精小管获得精子接受 ICSI 的助孕结局则不太理想。在一项研究中，Esteves 和 Agarwal 比较了从患有 OA（182 个周期）和 NOA（188 个周期）的男性患者中手术获取的新鲜精子与使用新鲜排出的精子（621 个周期）的不育男性的 ICSI 结局[67]。据报道，NOA 患者的 LBR 最低（21.4%，$P = 0.003$），而 OA 患者（37.5%）和使用自排精子的一般男性不育人群（32.3%）的 LBR 相似。在这项研究中，梗阻性无精子症和自排精子组的 ICSI 结局具有可比性。在另一份报告中，比较了 NOA 男性显微取精成功（$n = 365$）和失败（$n = 40$）的 ICSI 结局[29]。分别使用睾丸精子和供精精子进行 ICSI。均与 186 例 OA 患者的活产率进行了比较，这些患者均使用附睾或睾丸精子进行 ICSI。调整后的 OR 值显示，取精成功的 NOA 患者获得活产的可能性低于使用供精的 NOA 患者（*OR* 0.377，95%*CI* 0.233~0.609，$P < 0.001$）和 OA 男性（*OR* 0.403，95%*CI* 0.241~0.676，$P = 0.001$）[29]。此外，ICSI 后的受精率（47% 比 61%~64%，$P < 0.01$）、优质胚胎率（43% 比 61%~66%，$P < 0.01$）和临床妊娠率（28% 比 47%~50%，$P < 0.01$）均低于使用供精和 OA 的患者[29]。

## 三、非无精子症男性的精子提取

从附睾或生精小管中取精用于 ICSI 是克服不可治疗的无精子症相关不育症的明确策略[68]。最近，睾丸取精也被用于非无精子症男性，以减少睾丸后氧化诱导的精子 DNA 断裂。

事实上，目前的数据表明，在非无精子症不育男性中，从生精小管获得的精子 DNA 碎片（SDF）（染色质质量的标志）比自排的精子低 66.7%~80%[69-72]。鉴于精子染色质的完整性对 ART 成功的重要性，睾丸精子优于自排精子用于 ICSI 已得到越来越多的关注。其目的是通过使用基因组完整的精子来增加卵母细胞受精的机会，这可能提高植入胚胎的发育潜能。

一项前瞻性队列研究，在 172 名精子 DNA 碎片高的不育男性中，比较了使用自排精子和睾丸精子的 ICSI 结局[70]。包括患有轻度至中度特发性少精子症［浓度（5~15）$\times 10^6$/mL］的不育男性，即使在口服抗氧化剂治疗至少 3 个月后仍持续较高的精子 DNA 碎片率（$> 30\%$）。在收集精子进行 ICSI 的当天，用精子染色质弥散试验（SCD）重新评估自排精子和睾丸精子的 DNA 碎片。来自同一男性的标本显示，自排精子 DNA 碎片率（40.7% ± 9.9%）比睾丸高 5 倍（8.3% ± 5.3%，$P < 0.001$）。在这组中，用睾丸精子进行 ICSI（Testi-ICSI）。在自排精子进行 ICSI 的患者中，精子 DNA 碎片发生率为 40.9% ± 10.2%。与自排精子相比，用睾丸精子夫妇的流产率更低，活产率更高。睾丸精子组和自排精子组之间流产和活产的校正相对风险分别为 0.29（95%*CI* 0.10~0.82，$P = 0.019$）和 1.76（95%*CI* 1.15~2.70，$P = 0.008$）。与自排精子相比，5 对夫妇需要通过睾丸精子进行治疗（NNT；95%*CI* 2.8~16.8），以增加每一个新鲜移植周期的活产率[70]。这些数据表明，使用睾丸精子行 ICSI，可以避免五分之一的取卵周期[73]。

在另一项研究中，Bradley 等人还比较了自排精子 DNA 碎片高的非无精子症男性自排精子和睾丸精子的 ICSI 结局[74]。在自排精子组的病人中，应用 IMSI（胞浆内形态选择精子注射）和精子透明质酸结合试验等干预措施选择 DNA 碎片率低的精子，并与对照组（未使用特殊干预措施选择染色质完整的精子）的结局进行比较。作者评估了自排精子（有 228 个周期）和没有干预措施的精子（80 个周期）或睾丸精子（148 个周期）的 ICSI 结局。睾丸精子 ICSI 组的活产率（49.8%）明显高于 IMSI（28.7%）和 PICSI（38.3%）。当不使用任何干预措施来避免使用 DNA 碎片的精子时，活产率最低（24.2%，

$P=0.020$）[74]。

2017 年的系统回顾和荟萃分析证实了上述研究的结果，这些研究显示睾丸精子 DNA 碎片率低于自排精子；精液中精子 DNA 碎片率高的男性优先使用睾丸精子比使用自排精子进行 ICSI 的 ART 效果更好 [11]。相比之下，在患有隐匿精子症的男性中，使用睾丸精子而不使用自排精子的益处尚未得到证实。一个荟萃分析汇集了 5 个小规模的病例对照和观察研究，总共 300 个周期的 ICSI 结果 [75]。结果显示，当睾丸精子与自排精子比较时，受精率（RR 0.91，95%*CI* 0.78~1.06）和怀孕率（RR 0.53，95%*CI* 0.19~1.42）没有差异。

目前，在非无精子症男性中使用睾丸精子行 ICSI 优于自排精子，似乎仅限于精液中精子 DNA 碎片率异常高的男性；在这些情况下，睾丸精子在临床妊娠、流产和活产方面有良好的结果 [69, 70, 73, 74, 76–79]。

## 第六节 后代的健康

手术获取的精子广泛应用于 ICSI，由于相关的严重的男性不育状况以及这些配子尚未完全成熟，人们对其后代的健康状况表示担忧。关注的问题包括先天性和泌尿生殖系统畸形、表观遗传改变、染色体非整倍体、不育症、儿童癌症、心理和神经发育迟缓以及心脏代谢受损的风险增加。

一般来说，这些情况都被认为是精子缺陷的结果，而不是 ART 方法 [68]。事实上，基因组的完整性对保证精子的完整性至关重要 [80]。一些环境损伤会破坏组织内的精子 DNA，包括氧化应激。雄性配子极易受到自由基诱导的 DNA 损伤，因为在精子发生过程中，大多数的胞浆抗氧化剂都会丢失。暴露在体外条件下的自排精子持续的 DNA 损伤一部分是因为 DNA 修复酶水平低下 [81, 82]。当用于 ICSI 时，DNA 损伤的精子可能导致受精失败、胚胎发育不良、流产、先天畸形、儿童癌症和围产期发病率的增加 [80, 83]。

目前的证据表明，与自然受孕（约 0.2%）或常规体外受精（约 0.7%）相比，通过 ICSI 出生的儿童先天畸形和染色体异常的风险增加（约 1.0%）[68, 84–88]。此外，与自然受孕相比，ICSI 出生的后代中观察到儿童癌症和生殖激素紊乱 [68]，以及表观遗传障碍和神经发育受损，父母不孕不育症似乎对 ICSI 后代的健康有显著影响 [68]。

对于使用手术获取的精子通过 ICSI 出生的婴儿，健康问题的风险是否会进一步增加尚不得而知。关于这一问题的文献很少，但评估使用附睾或睾丸精子进行 ICSI 的后代先天性和染色体异常的现有数据总体上令人放心。目前的研究表明，OA 和 NOA 患者行 ICSI 出生的婴儿的先天畸形率（约 1.6%）和早产率是类似的 [67, 89, 90]。此外，当无精子症患者所生子女的总人口与接受 ICSI 并自排精子的患者所生子女的总人口进行比较时，这些比率似乎没有差别 [91, 92]。然而，一些证据表明，与传统体外受精相比，ICSI 和 TESE 治疗无精子症的子代孤独症和智力低下可能会增加。在一项前瞻性队列研究中，包括 30959 名 ART 后出生的儿童和 2541155 名自然受孕的儿童，使用手术获取的精子进行 ICSI 生育的子代孤独症（校正后的 RR 为 4.60，95%*CI* 为 2.14~9.88）和男性发育迟缓（校正后的 RR 为 2.35，95%*CI* 为 1.01~5.45）高于体外受精，然而这种关联并不明显（RR 0.70，95%*CI* 0.10~5.16）[93]。由于公布的数据缺乏强有力的证据，这些仍需要进一步研究。

## 第七节　结　论

精子提取技术广泛应用于从附睾或生精小管中获取精子，尤其是无精子症患者。手术取出的精子用于卵胞浆内单精子注射（ICSI）。在梗阻性无精子症患者中，经皮和开放式取精方法对从附睾或睾丸中取出精子都是非常有效的。在非梗阻性无精子症中，开放性睾丸取精是首选方法，最好采用显微外科手术。近年来，睾丸取精术已成功地用于从非无精子症男性身上提取染色质完整性较好的精子。总的来说，采用外科手术进行精子提取的并发症发生率较低。ICSI 的结果主要取决于无精子症的类型，而不是收集精子的方法，在非梗阻性无精子症患者中效果较差。使用手术取精的 ICSI 后代的健康总体上是令人放心的。然而，由于潜在的可能增加先天畸形、表观遗传疾病、染色体异常、生育力低下、贫血、心理和神经发育迟缓以及心脏代谢异常的风险，因此需要继续监测。使用手术获取的精子在多大程度上会加重不良后果，这还有待确定。

## 第八节　审查标准

使用 PubMed 和 MEDLINE 进行了一项研究，调查了如何使用外科技术从不育男性的睾丸和附睾中提取精子进行胞浆内精子注射。搜索的开始日期没有指定，结束日期是 2018 年 11 月。研究鉴定和数据提取的总体策略基于以下关键词："男性不育""精子提取""附睾精子""睾丸精子""无精子症""辅助生殖技术""ICSI""体外受精""卵胞浆内精子注射"。我们的研究不包括对射精功能障碍患者使用外科和非手术取精技术，因为相关问题不在本章的讨论范围之内。只有在提供概念性内容的情况下，才包括书中章节和文献的引文。

（Ricardo Miyaoka 和 Sandro C. Esteves 著；曲晓伟和万锋 译）

51

# 第五十一章　睾丸显微取精术

**要点：**

- 睾丸显微取精术（micro-TESE）被认为是非梗阻性无精子症（NOA）患者精子提取的金标准技术。
- 对前期干预过且难以诊断的患者，或者一些原本怀疑为梗阻性无精子症的患者，可以通过详细的体格检查、实验室检查和必要的影像学检查诊断其实为非梗阻性无精子症。
- 大多数病因明确的非梗阻性无精子症患者通过 micro-TESE 的成功率很高，除了有 AZFa 和 AZFb 完全缺失等危险因素的患者。
- 目前还没有确定的实验室检查可以可靠地预测 micro-TESE 的手术结果；到目前为止，最合理的预测因素是病理组织学分析（如果可用）。即便如此，也不推荐组织学活检用于常规检查中的评估。
- 高达 50% 的 NOA 患者被认为是特发性的，很可能与目前无法确定的遗传因素有关。这些人中的许多人仍然可以通过 micro-TESE 来治疗。
- 对于目前不能用 micro-TESE 治疗的男性，未来的重点是组织学处理水平的提高和基因及干细胞治疗。

## 第一节　介　绍

NOA 是男性不育的一个主要原因，患病率约占整个男性人群的 1%，男性相关不育症患者的患病率高达 10%[1]。NOA 患者的精液分析中没有精子，因为精子发生机制严重受损。尽管总体受损，但近 60% 的 NOA 患者的睾丸中可以检测到局部精子生成[2, 3]。20 年前，使用捐精者的精子或领养，是 NOA 致不孕不育的夫妇有机会为人父母的唯一选择。随着各种精子提取技术和辅助生殖技术的发展，无精子症患者的治疗方法发生了巨大的变化。各种各样的新技术被用来从这些患者身上提取精子，包括细针抽吸（FNA）、睾丸取精术（TESE）也称为传统 TESE，以及显微睾丸取精术（micro-TESE），这些技术与体外受精和卵胞浆内单精子注射（IVF/ICSI）结合使用。

在本章中，我们将重点介绍与 micro-TESE 相关的注意事项和技术。与其他精子提取方法比较，用于 NOA 的 micro-TESE 只需要提取极少数量的睾丸组织，即可获得更高的取精成功率。

## 第二节　非梗阻性无精子症的诊断

为了确定精液样本是否为无精子症，需要对精液样本进行离心分离，并对沉淀物进行细致的显微镜检查。尽管这是必要且毋庸置疑的，但不止一项研究报告称，有 35% 的被认为患有 NOA 的男性，在对其离心精液标本进行扩展分析后发现了精子[4]。此外，我们还发现，高达 10% 的术前标准评估精子不足的男性，在取卵当天，从射出的精液中可以获得可用于 ICSI 的精子。因此，我们总是在非梗阻性无精子症患者计划取精当天重复精液检查。NOA 的最终诊断包括组织学诊断，但在 micro-TESE 前不需要进行术前活检。根据病史 / 体格检查、小睾丸＜ 15 mL、附睾干瘪 / 空、精液分析无精子、血清 FSH 水平升高（睾酮和雌二醇水平正常或接近正常）可以合理地确定 NOA 的临床诊断。随后通过对取精过程中提取的组织进行组织学分析，可以做出明确的诊断。成功回收的精子可以冷冻保存以备将来使用，也可以立即用于 ICSI。每种技术都有各自的优缺点。作者的经验强烈地表明，与进行冷冻相比，新鲜精子的使用具有很大的优势，因为在加工、冷冻过程中精子会丢失，而且冷冻精子的怀孕率较低。在已发表的文献中并没有那么明确说明，但这可能反映了在高质量的“意向治疗”分析中显而易见的报道偏差。

## 第三节　手术方法

在最近一项关于 NOA 男性取精手术技术的系统回顾中，共确定了 15 项研究，共 1890 名患者。传统的 TESE 手术比睾丸精子抽吸 / 细针抽吸（TESA/FNA）的取精率高 2 倍，micro-TESE 的取精率是传统 TESE 的 1.5 倍[5]。micro-TESE 现在被许多专家公认为 NOA 中手术取精的金标准方法。

## 第四节　传统 TESE

这种手术包括在局部或全身麻醉下以开放的方式进行单点或多点睾丸活检。做阴囊切口，并行白膜切开。随机切取睾丸组织样本，并由胚胎学家评估是否存在精子。传统 TESE 的优点是耗时少，不需要专业的显微外科训练。然而，这种盲切的白膜切口将更大地增加睾丸组织血供中断的风险。传统的 TESE 未对睾丸的大部分区域进行探查，与 micro-TESE 相比，增加了错过生精灶的可能性。许多研究表明，在组织病理学评估中，生精小管和精子的存在与开放式 TESE 的成功有很强的相关性[6]。相反，由于 micro-TESE 能识别出小的生精灶，组织学不能很好地预测精子取出的可能性。一项大型研究试图解决单点或多点 TESE 的问题。他们将队列分为单点和多点活检组，并证明多点活检的成功率更高（38%：49%）[7]。然而，开放性 TESE 术后并发症发生率更高，包括白膜内 / 外血肿或因多点活检而中断血供导致的睾丸萎缩。

## 第五节　睾丸细针地图式穿刺

在人类睾丸中行细针穿刺最早由 Obrant 于 1965 年报道[8]，之后许多人对该技术进行了改进，以优化其功效。细针穿刺通常在局部麻醉下进行，与其他技术相比所需时间更少，患者通常耐受性良好，不需要高级培训。针的口径和取样的数量有技术上的差异。通常是将一个 19~23 号的蝶形针直接插入睾丸，然后将内容物吸入与针头相连的塑料管中。多针穿刺通常是直刺睾丸的不同部位。这项技术的主要缺点是睾丸血管供应中断。有阴囊手术史和瘢痕组织病史的患者受伤的风险可能更高；细针穿刺方法的另一个缺点是由于采样误差而导致失败的可能性。为了系统地解决这个问题，Turek 等人制定了“睾丸细针地图式穿刺”[9]。这项技术旨在确定睾丸内精子生成的部位，以指导术中活检。虽然细针穿刺的安全性尚未得到系统的研究，但一系列的研究显示超声随访没有血肿形成[9, 10]。然而，经验表明细针地图式穿刺或其他经皮取精术后睾丸内瘢痕发生率较高。

## 第六节　睾丸显微取精术（micro-TESE）

睾丸显微取精术是针对 NOA 患者的最精细的取精方法。最早描述该方法的是 Schlegel[11]，他提出将睾丸沿赤道线剖开并利用显微镜可以将睾丸损伤降到最小，却可将生精小管充分暴露以便完整探查和解剖，并确定可能保存有精子生成的特定区域。

即便这项手术采用了解剖学方法，但由于睾丸组织对损伤很敏感，故 micro-TESE 仍需要高级的显微外科训练。最好能请胚胎学家在手术室中同步评估样本。通过实时评估睾丸样本，一旦确认有精子存在，外科医生就可以停止手术，从而限制手术范围，最大限度地缩短手术时间和减少切除更多的睾丸组织。如果在检查过程中没有发现精子，则每个睾丸的生精小管显微解剖的时间需要长达 2 h。在我们机构的一项早期前瞻性研究中，我们报告了接受常规 TESE 的患者的精子获取率为 45%（10/22），而接受 micro-TESE 的患者的精子获取率为 63%（17/27）（$P < 0.05$）。我们进一步研究发现，常规 TESE 中，在每个人平均 722 mg 的样本中，可平均获得 64000 个精子，而 micro-TESE 中平均只有 9.4 mg 的样本可平均获得 164000 个精子（所有比较 $P < 0.05$）[11]。在另一项前瞻性研究中，Amer 等人在 100 例 NOA 患者中，一侧睾丸进行常规 TESE，另一侧睾丸进行 micro-TESE，作者报道了 micro-TESE 侧精子回收率为 47%，而传统 TESE 侧精子回收率为 30%（$P < 0.05$）。后续超声检查显示，在接受 micro-TESE 的睾丸上，急性和慢性并发症明显减少，这可能是由于血管损伤的减少[12]。另一项系统回顾在对 NOA 患者的最终分析中比较了常规 TESE 和 micro-TESE，micro-TESE 组的总精子获取率（SRR）明显更高，在常规 TESE 组为 16.7%~45%，而在 micro-TESE 组为 42.9%~63%[13]。

## 第七节　睾丸显微取精术的术前准备和优化

遗传性男性不育包括染色体改变、Y 染色体微缺失（YCMD）、基因突变和表观遗传疾病。使用先进的生殖技术，如 micro-TESE 结合 IVF 技术、植入前基因诊断（PGD）和筛查（PGS），可以克服其中一些困难[14]。康奈尔大学威尔医学院在对 190 名 NOA 患者进行测序后发现，17%（33/190）的患者在 Y 染色体微缺失和（或）染色体核型上有明确的异常[15]。鉴于遗传异常的高发生率以及其对精子获取的影响，我们认为在尝试辅助生殖之前，应对所有 TESE 候选者进行遗传学筛查。值得注意的是，男性生精功能异常者，即使有明确的遗传学因素（如克氏综合征），其获得一个有明确遗传问题的子代的风险也非常低。染色体核型评估和 Y 染色体微缺失（YCMD）分析适用于精子浓度低于（5~10）$\times 10^6$/mL 的男性。筛查中发现异常的男性在尝试取精之前，建议接受遗传咨询，以便有效地讨论其异常的潜在影响。考虑到其不育症特征或其他遗传缺陷遗传给后代的可能性，一些夫妇可能选择使用捐赠者精子或考虑植入前的遗传筛查。TESE 候选者的遗传学筛查有助于进行特定的遗传学检测和随后的胚胎植入前的选择。

## 第八节　核型测定

NOA 患者常见的异常包括 Klinefelter 综合征（即 47,XXY）、罗伯逊易位、染色体倒位和其他性染色体异常（如 46,XX）。在康奈尔大学威尔医学院接受遗传评估连续的 190 名 TESE 候选人中，33 名（17%）被发现有遗传学异常。183 例进行了 Y 染色体部分微缺失检查的患者中，17 例（9%）检测到缺陷。101 例进行了染色体核型分析的患者中，21 例（21%）有细胞遗传学异常，其中 13 例伴有 KS。在核型分析中发现有性染色体异常的 5 名男性也有 Y 染色体缺失。在发现遗传异常的 33 名男性中，31 人与其伴侣接受了遗传咨询。在 33 对夫妇中，有 7 对（21%）对特定遗传缺陷的了解影响了临床治疗的选择，包括治疗策略选择供精人工授精、收养或延迟治疗。其余的夫妇在接受遗传咨询后选择进行 TESE/ICSI 治疗[15]。

## 第九节　内分泌评价与治疗

为了提高睾丸内睾酮和血液中 FSH 水平以刺激精子生成，对睾丸功能不全所致无精子症患者的医疗优化策略进行了研究。一项多机构研究[16]评估了 612 名 NOA 患者联合使用氯米芬、hCG 和（或）hMG 将血清睾酮增加到 600~800 ng/dL，血清 FSH 增加到基线水平的 1.5 倍的有效性。在本研究中，干预组按照规定的方案进行激素优化，而对照组没有进行激素优化，干预组的精子获取率（SRR）显著高于对照组（干预组为 57%，对照组为 34%）。虽然这项研究支持医学激素优化 FSH 和内源性睾酮水平来改善 SRR，但必须注意的是，对照组的 SRR 低于以往的文献报道。此外，一项对 1054 名男性进行的大型回顾性研究并未发现激素治疗对接受 micro-TESE 的男性有益。在这里，基线睾酮

> 300 ng/dL 的男性与基线睾酮< 300 ng/dL 且未接受药物激素治疗或接受芳香化酶抑制剂、选择性雌激素受体调节剂或与 hCG 联合用药的男性相比，SRR 没有差异[17]。有数据表明精子生成严重受损的男性通常有相对于睾酮而言过高的雌激素，这一数据支持使用阿那曲唑和来曲唑等芳香化酶抑制剂来优化 NOA 和隐匿精子症患者的激素参数。尽管大多数研究都是使用显示有较少的副作用的阿那曲唑进行的，但有一项研究比较了来曲唑与安慰剂在隐匿精子症和 NOA 患者中的作用，认为来曲唑有助于提高生精能力。经过来曲唑治疗后的 NOA 患者相当一部分受试者出现性欲下降，但在其中一些患者的精液中发现了精子[18]。在我们机构中，芳香化酶疗法被推荐用于血清睾酮水平低（< 300 ng/dL）和低睾酮 / 雌二醇（以 pg/mL 计）比值（< 10）的男性以提高睾丸内睾酮水平和改善精子生成[19, 20]，我们现在常规地测定 NOA 或严重少精子症患者的睾酮和雌二醇水平。低睾酮和低 T/E2 比值的男性通常使用阿那曲唑治疗，每天 1 mg[21]。

## 第十节　显微取精技术

显微取精手术通常在全身或局部麻醉下进行。阴囊正中切口，便于进入 2 个睾丸。选择 2 个睾丸中较大的一个，切开肉膜，随即切开鞘膜。在手术显微镜下，用 15° 微型刀横切睾丸白膜，注意避开睾丸中极赤道面的血管。蚊式钳分别固定在包括生精小管边缘的白膜切口的两侧，以防止睾丸分瓣时术者手指的轻压致组织撕裂。习惯用右手的术者应该站在病人的左边，这样术者的左手可以处于病人两腿之间的一个更舒适的位置，而不是放在腹部。左手使用 3 根指头来稳定睾丸和保持暴露。在这里，中指支撑着睾丸的后侧，而拇指和食指提供了睾丸切割面的暴露。然后系统检查生精小管是否增粗、不透明。生精小管的良好呈现是至关重要的，这需要通过显微镜的清晰聚焦以及双极电凝的充分止血来确保实现。一旦识别到粗大、不透明的小管，即用显微组织镊取出整个可能生精的小管，并将其放入带有精子转运缓冲液的小型培养皿中。如果视野下没有正常的生精小管，那么这一半的睾丸组织需要彻底探查；如果识别到正常的生精小管，组织样本处理后会交给手术室内的胚胎学家来检测是否有精子。如果精子被检测出来，就没有必要进行进一步的包括对侧睾丸的探查，但是如果检测没有精子，那么探查应该继续进行。

取出的睾丸组织的处理对于成功检测到存在的精子至关重要。在胚胎学家检查之前，用剪刀将切下的小管剪碎，直到悬浮液中的组织足够碎，可以从 24 号血管留置针导管中抽吸。这项技术使精子获取量提高了 300 倍[22]。完成睾丸探查后，蚊式钳重新固定白膜边缘，然后用 5-0 不可吸收性单股缝合线连续缝合。这样可以标记切口位置以备将来二次手术的可能。睾丸回纳至鞘膜内解剖学位置，用可吸收缝合线连续缝合。如果对侧睾丸需要解剖，则以类似的方式进行。另外，鞘膜内注入局麻药，用可吸收缝合线连续缝合肉膜层，注意缝合整个切口边缘，以达到最佳止血效果。在完成打结之前，每侧阴囊注入 5 mL 局部麻醉剂，线结埋在肉膜层中。最后，皮肤可以通过水平间断缝合来闭合。有趣的是，阴囊皮肤的皮下连续缝合容易断裂，导致阴囊切口破裂。术后可以用杆菌肽软膏和适当的敷料将阴囊托起[23]。

## 第十一节　显微取精术后并发症及注意事项

一项回顾性研究回顾了 147 例行睾丸取精术的无精子症患者的连续病例[24]。所有患者术后 1 个月均行睾丸超声检查。超声上弥漫性异质性或低回声区被认为是血肿的标志。在接受常规 TESE 的 47 例患者中，24 例（51%）出现血肿；在接受 micro-TESE 的 100 例患者中，只有 12 例（12%）的超声检查结果与血肿相符。随访 6 个月时，常规 TESE 患者中 3/40（7.5%）和 micro-TESE 患者中 2/80（2.5%）出现血肿。我们机构的回顾性研究涉及一系列患者，其中无论是接受常规 TESE（83 例）还是 micro-TESE（460 例）的患者均分别于术后 3 个月和 6 个月行阴囊彩超。micro-TESE 组的急性和慢性病变均明显低于常规 TESE 组。与常规 TESE 相比，micro-TESE 可降低并发症发生率，减少血肿，减少睾丸纤维化，减少睾丸萎缩的发生率，提高精子获取率（SRR）[13]。我们还没有经历 micro-TESE 术后睾丸组织萎缩的情况，尽管有一些极少数的报道说在睾酮水平较低和睾丸较小的男性身上会发生。研究发现，micro-TESE 术后血清睾酮水平从 316 ng/dL 下降到 251 ng/dL，但在 18 个月时恢复到基线水平的 95%；在这 5%~10% 的男性中，睾丸激素水平的下降过多以致于有必要行后续的雄激素替代治疗。由于 NOA 患者体内有限的生精功能的恢复需要时间，如果需要再次行显微取精手术，至少应与上次显微取精手术间隔 6~12 个月以上[25, 26]。

## 第十二节　显微取精手术成功的预测因素

micro-TESE 通常与 IVF 周期结合进行。micro-TESE-IVF/ICSI 周期对不育夫妇来说，无论在经济和心理上负担都比较大，但显微取精和 IVF 的同步进行似乎能提供最佳的治疗效果。对生殖结局的合理预期是很重要的。

## 第十三节　既往活检或常规 TESE 手术的影响

多次活检阴性的 NOA 患者，通过 micro-TESE 有可能成功地获取精子。研究报告称，半数这类患者需要进行多点（2~14）活检才可能获取精子[23]。康奈尔大学威尔医学院评估了 NOA 患者前期睾丸活检或睾丸取精失败的经历对之后 micro-TESE 的精子获得率的影响。未曾行活检的患者的精子获得率（56%）高于双侧睾丸曾行 1~2 次活检（51%）或双侧睾丸曾行 3~4 次活检的患者（23%）（$P = 0.04$）[27]。与此相反，在先前 micro-TESE 成功取精后再次行 micro-TESE，成功率仍可达 60%~80%。然而，如果在先前的 micro-TESE 中没有发现精子，SRR 下降到 33%[28]。

## 第十四节　睾丸组织学活检诊断

诊断性睾丸活检有助于预测 micro-TESE 获得精子的机会。由于诊断性活检并不能对睾丸的所有区域进行取样，因此有生精功能的生精灶可能会遗漏。NOA 有 4 种睾丸组织学改变[22]。生精功能低下是 NOA 中最轻的一种，其手术 SRR 最高为 73%~100%，而精子晚期成熟停滞的 SRR 为 27%~86%，早期成熟停滞的 SRR 为 27%~40%，最严重的不育症类型为唯支持细胞综合征（SCOS），其 SRR 为 22.5%~41%。这些活检诊断可能具有一定价值。睾丸内的不均一性可能是预测 NOA 中 SRR 的最重要发现。由于所有患有 NOA 的男性都有精子发生异常，因此生精的差异性或更高级别生精组织的存在，尤其是在活检诊断为唯支持细胞综合征的男性中，是精子获取成功的预测因素。

## 第十五节　FSH 水平升高的显微解剖实验

睾丸功能衰竭时，支持细胞对抑制素的分泌减少。由于抑制素和其他因素介导的负反馈较少，垂体前叶产生的 FSH 增加。血清 FSH 水平升高通常与精子生成障碍有关。FSH 水平与预测显微取精手术成功率的相关性较小。尽管血清 FSH 间接反映了睾丸整体的组织学特征，但精子获得的机会只能由精子生成的最佳区域来预测，而不是由血清 FSH 水平预测的。这一假设在一项回顾性研究中得到验证，研究对象是近 800 名接受 micro-TESE 的 NOA 患者。根据血清 FSH 水平将患者分为四组（＜ 15 IU/mL、15~30 IU/mL、31~45 IU/mL 和＞ 45 IU/mL），发现 SRR 和 FSH 水平之间的相关性很小，FSH 水平低于 15 IU/mL，SRR 为 51%；FSH 水平在 15~30 IU/mL 之间，SRR 为 60%；FSH 水平为 31~45 IU/mL，SRR 为 67%；FSH 水平大于 45 IU/mL，SRR 为 60%。精子获取率随着 FSH 水平的增加而保持不变，甚至对于一些 FSH ＞ 90 IU/mL 的患者[29]。这些发现证明了 FSH 水平不能预测 micro-TESE 精子获取成功的观点。FSH 正常的无精子症患者可能是一个独特的不育人群。事实上，据报道，许多弥漫性精子成熟阻滞的患者 FSH 水平和睾丸体积正常[30]，但其精子获取率可能特别低。

## 第十六节　AZF 缺失

基于 PCR 的 Y 染色体序列标记位点的分析对预后很重要，通常用于 micro-TESE 筛选。6%~18% 患有 NOA 或严重少精子症的男性身上发现 Y 染色体微缺失，表现为 DAZ 基因的 AZFa、AZFb 或 AZFc 区域（无精子症缺失）的部分缺失[31, 32]。在单独 AZFc 缺失的男性中，睾丸中精子的发现率与其他 NOA 患者相似或更好。70% 的 AZFc 缺失男性的射精中会有精子，但通常浓度非常低，少于 100 万 /mL[33]。AZFc 缺失的无精子症患者的 SRR 在 60%~70% 之间。康奈尔大学威尔医学院在对 1591 名精子浓度低于 500 万 /mL 的男性的回顾性分析中，共发现 149 个微缺失（9.4%）。在 718 名接受 micro-TESE 的患者中，所有 AZFa、AZFb、AZFb+c 以及 Yq 完全缺失（反映 AZFa、AZFb 和 AZFc 区域缺失）的男性精子获取失败。相反，AZFc 缺失者显微手术 SRR 达 71%。在 15 例成功取精的 AZFc 缺失患者中，10 例获得临床妊娠。在与 385 例特发性无精子症患者对照研究中，AZFc 缺失患者首次被报道可获取精子，micro-TESE 精子获取率达 48.8%[33]。AZFa 或 AZFb 完全缺失患者预后异常差，我们建议推迟手术干预或首选利用供精精子，而不是显微取精。对这样的不育夫妇进行遗传咨询是很重要的，因为其男性子代将携带与父亲同样的基因（AZFc 缺失），并预计最终将面临类似的生育问题。

## 第十七节 睾丸显微取精术的患者亚群

有几个患者群体可能特别受益于显微切割 TESE，包括 Klinefelter 综合征患者、化疗后的男性，以及与隐睾症相关的 NOA。

### 一、Klinefelter 综合征

Klinefelter 综合征是导致男性不育的最常见的遗传因素，见于所有男性中的 1/600、严重少精子症患者的 0.6% 和非梗阻性无精子症患者（NOA）中的 11%[34, 35]。据报道 60% 的病例是父系遗传的，其减数分裂 I 期的不分离是多余的 X 染色体的起源。与父系年龄增加的关系是有争议的，产妇高龄被认为是生育 KS 患儿的一个危险因素[35]。传统观点认为 KS 患者是一个难以取精的群体，因为他们睾丸一般较小，FSH 水平高，且睾丸组织病理学上主要表现为生精小管纤维化。然而，其较高的精子获取率已被证实。2005 年，康奈尔大学威尔医学院回顾性分析了 42 例 KS 患者中的 54 次 micro-TESE。患者的平均 FSH 水平为 33.2 IU/L，而每次手术成功取精率为 72%[3]。患有 Klinefelter 综合征（KS）的男性有进行性睾丸内纤维化和睾酮生成和精子生成障碍。我们中心最近报告的 KS 男性患者的平均 SRR 为 66%，临床妊娠率为 50%[36]。在患有 KS 的男性中，成功取精的预测因素包括 LH ＜ 17.5 IU/L，药物治疗后睾酮增至＞ 250 ng/dL，青春期后较小的年龄，正常的睾酮 / 雌激素比[37, 38]。因此，可以考虑用芳香化酶抑制剂和选择性雌激素受体拮抗剂进行治疗。Fullerton 等人[39]回顾文献中报道的病例，选定 101 例经 TESE 或 micro-TESE 取精的 Klinefelter 综合征患者的成活胎儿。所有出生的婴儿遗传方面均正常。康奈尔威尔大学的患者在进行睾丸取精术之前，都要进行激素检测的筛查。我们之前已经证明，正常生育男性的平均 T/E2 比率为 16 ± 3，而 KS 患者的平均 T/E2 比率为 4（T 以 ng/dL 计量，E2 以 pg/mL 计量）[40]。我们用芳香化酶抑制治疗 T/E2 比值低的患者，发现严重少精子症患者的精子浓度和活动力有显著改善[21]。对于 KS 患者精子获取率较高的其他可能的解释包括：与标准 TESE 相比，采用更有效的 micro-TESE 技术，以及具有丰富的专业外科医生（PNS）经验。

### 二、化疗后无精子症

随着各类癌症筛查和治疗的不断进步，越来越多的癌症患者有机会关注生活质量问题。尽管保存生育能力的概念的重要性已经被越来越多的人认识到，但在美国，只有不到一半的肿瘤学家会在治疗前将患者转诊给生育专家，这可能会进一步威胁患者的生育潜力[41]。全身化疗药物对生精上皮的毒性呈剂量依赖性并可导致治疗后的无精子症，尤其是对接受烷化剂治疗的男性。在康奈尔威尔医院，有一部分持续化疗后无精子症患者接受了治疗。在我们对 17 名患者进行的 20 次 TESE/ICSI 初步尝试中，45%（9/20）的患者精子获取成功。化疗与 micro-TESE 的平均时间间隔为 16.3 年（6~34 年）。1/3（3/9）取精成功的患者获得了临床妊娠并有 2 例活胎分娩。76% 的患者表现为唯支持细胞型，其余患者最常见的表现为生精低下型。23% 的唯支持细胞型成功获取精子[42]。在 Hsaio 等人的后续研究中，用铂类化疗方案治疗睾丸癌的男性比接受烷化剂化疗的男性有更高的取精成功率[43]。对化疗后持续性无精子症患者使用 micro-TESE/ICSI，使受孕和分娩健康孩子成为可能。虽然理想的情况下应

该鼓励患者在治疗前冻存射精精子，但长期化疗后无精子症患者现在也可以通过先进的生殖技术成功治疗。

### 三、NOA 与隐睾症

睾丸下降失败可能与精子浓度、精子质量和生育率受损有关。隐睾也与最终睾丸生殖细胞肿瘤的风险增加有关。尽管睾丸固定术有助于睾丸检查和睾丸癌的发现，但有限的证据表明睾丸固定术可以降低患癌症的风险。相比之下，隐睾症继发的生育力低下似乎是一个时间依赖的过程。隐睾患者年龄的增加，以及双侧隐睾症，都与生育力参数的下降和结局有关[44]。有人提出了增加隐睾不育风险的几种机制。患有隐睾症的婴儿从出生后在精子生成的第一步即有所欠缺，也就是精原细胞成熟转为 A 型精原细胞的过程。未能成熟的精原细胞退化，进而导致生殖细胞总数减少。雄激素可能在出生后几个月内对睾丸的发育起重要作用，而它的生成在隐睾睾丸中受损，可能是原发性或继发性缺陷。激素分泌减少可能是生殖细胞成熟不足的一个原因。最后，与正常阴囊温度相比，隐睾睾丸的温度升高了几摄氏度[45]。

尽管有隐睾病史的男性大多数在接受过睾丸固定术治疗后会有足够的精子产生，但也有一部分是无精子症患者。在 2003 年，我们报道了康奈尔大学威尔医院的经验，在隐睾症致 NOA 的患者中进行睾丸取精。根据我们最初的经验，共有 38 名男性（平均年龄 36.7 ± 6.5 年）共进行了 8 次常规手术和 39 次显微取精手术。63%（5/8）的常规 TESE 手术和 77%（30/39）的 micro-TESE 手术获得了精子，联合率为 74%。所有有单侧隐睾病史的患者（9/9）和 68% 的双侧隐睾病史的患者（26/38）获得精子。在成功取精的病例中，有 46%（16/35）的周期获得临床妊娠。血清 FSH 与取精成功无相关性，但较大的睾丸体积（$P < 0.05$）和较年轻的患者年龄（$P < 0.001$）是成功取精的独立预测因素[46]。

## 第十八节　展　望

在不久的将来，生育率的提高可能与基因治疗、干细胞治疗、睾丸组织处理技术的改进以及体外精子生成等治疗方法的发展有关。大约 50% 的 NOA 患者有特发性潜在病因。在康奈尔大学威尔医学院，我们目前正在通过寻找新的遗传学病变来解决这个问题，这些异常或许能解释唯支持细胞综合征患者的生精细胞缺失，以及生精障碍，尤其是特发性 NOA 患者生精细胞成熟停滞和成熟受损的原因。

## 第十九节　结　论

micro-TESE 技术令精子获取最优化、组织损伤风险最小化，是治疗 NOA 患者的最佳方法。由于在有限的组织内可最大程度地取得精子，NOA 患者的实验室处理结果也得到了提高。NOA 患者的治疗非常具有挑战性，但是对于大多数先前被认为是无法生育的男性来说，成功地获取 ART 所需的精子是有可能实现的。

## 第二十节　审查标准

使用 PubMed、Google Scholar、Science Direct 和 Medline 的搜索材料，对非梗阻性无精子症患者睾丸显微取精的优缺点进行了标准化搜索。这些搜索的开始和结束日期分别是 1997 年 6 月和 2018 年 12 月。数据提取策略基于以下关键词："无精子症""非梗阻性无精子症""显微睾丸精子提取术""microdissection TESE""男性不育""Klinefelter 综合征""隐睾症"和"生精低下"。所有英文文章均被考虑。

（Ahmad A. Aboukshaba 和 Peter N. Schlegel 著；琚杰昌和石红林 译）

52

# 第五十二章 精子的处理与选择

**要点：**

- 精子选择在辅助生殖技术中非常重要，以获得DNA完整性高的优质精子。
- 离心技术可产生活性氧，导致氧化应激，并降低DNA完整性。
- 非离心技术可减少氧化应激，并选择DNA完整性高的精子。
- 磁活化细胞分选、透明质酸结合试验和微流控等先进的检测方法很有前景，值得用于进一步研究ART效果。

## 第一节 介 绍

辅助生殖技术（ART）如宫腔内人工授精（IUI）、体外受精（IVF）和卵胞浆内单精子注射（ICSI）是有效的治疗选择，可使不育夫妇有机会拥有自己的家庭。然而，只有三分之一的ART周期会产生活产，而且尚不清楚为什么如此多的尝试却未能受精[1]。男性不育是50%~60%不孕病例的一个因素[2, 3]。不育男性往往有异常的精子参数，如精子浓度低、活动性差、形态异常、精子DNA损伤水平升高[4, 5]。此外，不育男性精子样本中40%~88%含有高水平的活性氧（ROS）[6–8]。低浓度的活性氧是精子生理功能所需要的，如精子获能、顶体反应和超激活需要低浓度的活性氧，而活性氧的过量产生通常是由于抗氧化剂无法中和活性氧[9–12]。高浓度的活性氧和抗氧化剂水平的降低会导致氧化应激，从而降低精子活力、DNA完整性和活率，并增加精子中段缺陷[5, 12–14]。DNA完整性差与较低的体外受精妊娠率、植入前发育异常、早期妊娠胚胎丢失以及通过ART怀孕的后代疾病发生率增加相关[15–18]。

在自然受孕时，在阴道中靠近子宫颈的数百万精子中，只有一小部分到达卵母细胞。这表明在女性生殖道中自然存在着一个严格和有效的精子选择过程。接下来精子通过子宫颈、子宫、输卵管交界处和输卵管峡部到达卵子所在的输卵管壶腹部。精子具有不同的结构、流动性、离子和分子环境，导致精子迁移是一个复杂过程[19]。在体外受精（IVF）中，一个卵母细胞与大约50000个精子一起孵育，这些精子特征来自一个含有大约1亿精子的初始样本。在卵胞浆内单精子注射（ICSI）中，选择单个精子直接显微注射到卵母细胞中。因此，精子选择的基本挑战取决于精子生物学、样本量、精子浓度和体外寿命。精子选择过程的理想时间是每毫升含有1亿个精子的样本约10 min。这表明生物分选率高达100 kHz，远远高于当前的细胞分选技术[20]。ART中2种最常见的精子选择方法分别是密度梯度离心法和基于沉淀和迁移的上游法。密度梯度技术在大约30 min内从0.5 mL的原始精液中分离出约 36% 的精子，而上游法技术在大约 1 h 内从 1 mL 的精液中分离出约 12% 的精子，这使得精子的活动能力提高了 18%~19% 和 5%[21]。

**目前的精子处理技术受到许多限制：**

- 这些方法与体内的自然过程不同。
- 选定的精子被运动能力差的精子细胞污染。
- 存在白细胞污染。
- 由于长期暴露和离心造成的氧化应激引起的医源性损伤[22]。
- 与胚胎学专家相关的进一步视觉检验的这一特定步骤，可能会影响诊所之间精子处理的成功率[23]。

因此，有必要开发和实施改良的精子分选技术和方案，以筛选出 DNA 含量正常、活性氧含量低的精子，以提高 ART 成功率，减少出生缺陷。新的精子优选方法应该紧密模仿女性生殖道的自然选择性，以确保只有健康的精子被选中。本文综述了目前精子优选技术及其对精子形态、功能及 ART 效果的影响。

## 第二节　降低精液黏度

人类精液通常在射精后 5~20 min 内液化[24]。然而，有些射出的精液不能液化，有些则天生黏稠。精液黏度是一个问题，因为它会降低精子的活动性。为了降低精液的黏度，可以将精液与精子洗涤介质混合。然而，用这种方法处理的液化可能不适合高黏性样品。在这种情况下，精液黏性可以通过一个窄口径的针头来降低，这是另一种选择[24]。降低黏度的常用方法是用 5 mg 胰蛋白酶处理样品。如果 20 min 后样品不能液化，直接向样品中加入胰蛋白酶粉，混匀后，再培养 10 min，使样品完全液化。

## 第三节　常规精子选择方法

基于离心、过滤或精子迁移的各种精子选择技术已经被引入，在离心技术中，密度梯度离心被认为是精子制备的金标准。精子选择的最新进展集中在精子表面，结合或不结合标准制备方案，如高级精子选择部分所示。

### 一、简单的精子洗涤

一步和两步精子洗涤方法都涉及精子完全液化后在培养基中的再悬浮。一步洗涤技术确实可以去除或减少任何细胞成分，如白细胞、未成熟精子或其他细胞碎片的数量，但它只去除精浆。此外，离心分离会因异常精子和白细胞形成活性氧（ROS）而造成额外的危害[25]。ROS 水平的升高导致精子 DNA 损伤，精子活力降低，凋亡精子数量增加，精子质膜完整性下降[26]。

### 二、上游法

它是精子制备中最常用的迁移技术之一。含抗氧化剂的精子培养基提供营养支持。在传统的上游技术中，在轻轻旋转后获得的预洗颗粒放在洗涤液的底部。此外，在完全液化后，精液样本（0.5mL）

可分层在装有约 2 mL 精子洗涤液的圆底试管底部。试管呈 45° 角放置，孵育 60 min，根据原始样品，可准备多个试管。培养结束后，使用无菌技术，将干净的上清液吸入单独的试管中（图 52.1）。吸出来的上清样本可在 1600 r/min 下离心 7 min，而沉积在洗涤培养基底部的 0.5 mL 精子样本中的颗粒可以重新悬浮。上游过程是利用精子的运动活性。所有活动的精子都从细胞颗粒中移出，进入清澈的上清液中。在缺乏其他细胞、蛋白质和碎片的情况下，高度运动、形态正常的完整精子在上清液中进行富集。一种改进的上游法称为直接上游法用于少精子样本[27]。在这种方法中，精子直接从精液中游出，而不是从细胞颗粒中游出。圆底试管可使精液和培养基之间的表面积最大化[25]。上游法成本低廉，可获得高活力精子。缺点是精子回收率相对较低。只有 5%~10% 的精子被回收。当使用颗粒时，精子可能被困在颗粒中，不能进入上清液。另外，离心分离会产生活性氧[28]。此外，如果样本被白细胞污染，细胞间的密切接触可能会进一步导致活性氧（ROS）的产生。

### 三、密度梯度离心

密度梯度离心法被认为是精子制备的金标准技术。它根据密度、运动性和离心速度来分离细胞。形态正常和异常精子密度不同。与未成熟和形态异常的精子（1.06~1.09 g/mL）相比，形态正常的成熟精子密度（1.10 g/mL）更高[29]。密度梯度精子分离程序的组成部分包括用 HEPES 中提供的共价键合亲水性硅烷稳定的二氧化硅颗粒的胶体悬浮液。密度梯度有 2 种梯度：低层（80%）和上层（40%）。用精子洗涤介质（用 5.0 mg/mL 人白蛋白改良的 HTF）洗涤和再悬浮最终颗粒（图 52.3）。

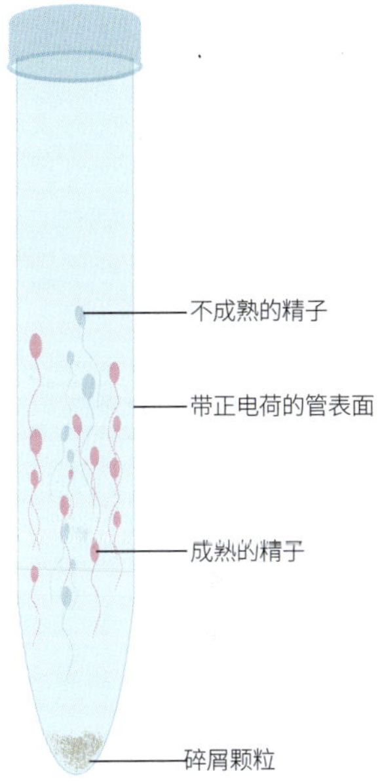

**图 52.1**　通过上游法技术选择精子

具有商标的 Percoll ™是一种涂有聚乙烯吡咯烷酮的二氧化硅颗粒的胶体悬浮液，在它退出临床应用市场之前一直被 ART 实验室广泛使用。通常使用含有硅烷涂层二氧化硅颗粒的介质，如 Isolate™（Irvine Scientific，加利福尼亚州圣安娜市）、IxaPrep™、Sperm Preparation Medium™ 和 SupraSperm™（Origio，MediCult，哥本哈根，丹麦）、Sermgrad™（Vitrolife，加利福尼亚州圣地亚哥）、SilSelect ™（FertiPro NV，比利时比尔南）和 PureSperm™（NidaCon Laboratories AB，哥德堡，瑞典）等是常用的[24]。这种方法可以使成熟的和活动的精子富集，并且可以达到 30%~80% 的回收率，这取决于初始的精液样本和操作者的技术能力。

密度梯度是在 15 mL 刻度离心管底部小心地放置 2 mL 下层液，在顶部放置 2 mL 上层液，但不混合 2 种梯度液[30]。将高达 2 mL 的完全液化的精液样本放置在梯度液的上层，离心 20 min（图 52.2 和 52.3）。在这个过程中，高度活跃的精子沿着沉淀梯度的方向运动，因此比运动不良或静止的细胞能更快地到达较低的区域。这将使精浆层与上层（40%）之间含有白细胞、细胞碎片的间层及上层（40%）和低层（80%）之间含有运动性差的形态异常精子的间层被丢弃。高度纯化的活动精子细胞在底部的软颗粒中富集。将颗粒再悬浮在 2 mL 培养基中，以 1600 r/min 再次离心 7 min。在用于宫内受精之前，透明颗粒最终再悬浮在 0.5 mL 精子洗涤培养基中。离心力和离心时间应保持在最低可能值（< 300 g），以尽量减少白细胞和无活力精子细胞产生 ROS[31]。另外，不能存活的精子细胞和碎片应该尽快从有活力的精子细胞中分离出来，以尽量减少氧化损伤。双密度梯度构成了 ART 常用的精子制备方案[25]。

与上游法相比，密度梯度法仅需 30 min，在无菌条件下相对容易实现。这种方法还可以分离少精子症患者的精子。密度梯度消除了射精中的大部分白细胞。缺点是层间的间期可能需要一些时间。有报道称，密度梯度制备的精子与上游法制备的精子相比，仍有一定程度的 DNA 断裂[32]。

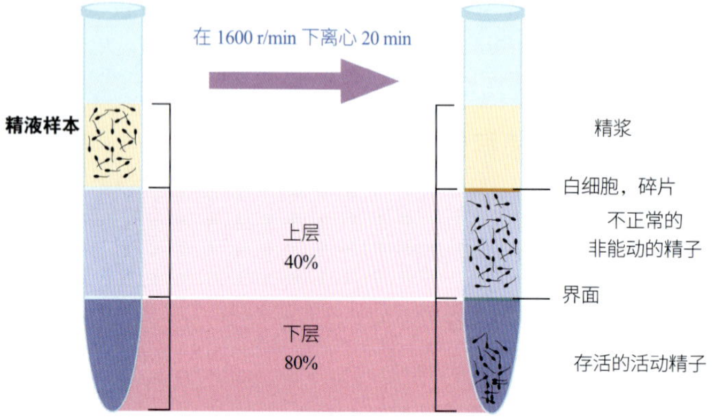


图 52.2 双密度梯度洗涤程序；精浆、异常不活动精子和存活的活动精子的分离

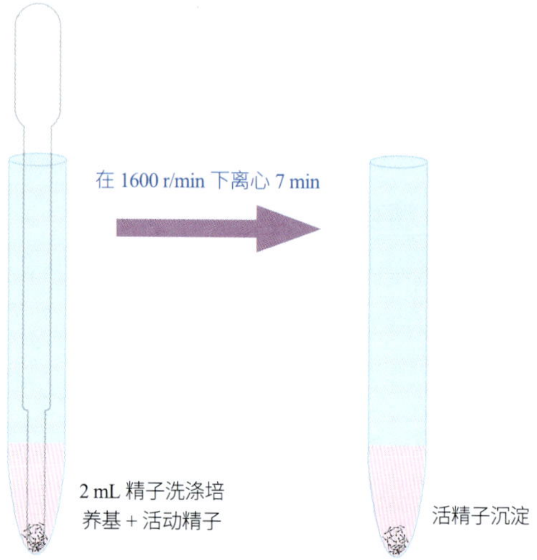


图 52.3 HIF 重悬离心样品以获得存活运动的精子

## 第四节 辅助射精标本的制备

脊髓损伤患者的射精通常具有高精子浓度和低精子活力[33]。这些射精也被红细胞和白细胞污染。这些病人中的射精可以通过直接的阴茎振动刺激或间接的直肠刺激等电刺激取精法来获得。用密度梯度离心法可以有效地制备这些射出来的精液[33]。

## 第五节 逆行射精标本的制备

当精液在射精过程中直接进入膀胱，就会发生逆行性射精。如果射精中精子数量不足，则需要回收尿液中的精子细胞。病人首先被要求在不完全排空膀胱的情况下小便。然后，射精并再次小便到另一个装有 9 mL 温精子洗涤介质的样本杯中，以使尿液碱化。离心后记录并分析尿液样本量。浓缩逆行射精标本和顺行射精标本均采用密度梯度离心技术制备，以获得活动精子，供 ART[34] 使用。

## 第六节　冷冻精液的精子制备技术

在许多医学条件下，精子库是用来保存生育能力的。青少年癌症患者和成年癌症患者是最常见的精子冷冻保存的男性群体。此外，患有狼疮、多发性硬化症、精索静脉曲张、睾丸扭转、脊髓损伤、射精功能障碍等疾病的患者和变性手术者及经常旅行的丈夫等也可以从精子冷冻保存中获益。精子冷冻的方案包括常规的缓慢冷冻[35]和玻璃化冷冻[36, 37]。在缓慢冷冻技术中，精液液化后，用无菌技术将相当于原始样品体积25%的卵黄试验缓冲液（TYB）加入精液样品中。将试样和TYB混合物放在试管摇杆上5 min，以确保样品轻轻混合。这种将25%等分的TYB加入精液样本并轻轻混合的过程应再重复3次，以使添加到4个不同等分上的TYB的总体积等于原始精液样本的体积。样品被装入冷冻瓶并储存在液氮（$LN_2$）中[35]。

玻璃化冷冻是一种基于直接浸泡在液氮中的细胞超快速冷冻技术。在这种技术中，不会形成冰晶。因精子所具有的独特特性而使精子玻璃化冷冻成为一项具有挑战性的工作。与标准慢冷冻相比，玻璃化冷冻保存的精子具有更好的活力和活率保存。精子在渗透作用下是脆弱的，使用高浓度的渗透性冷冻保护剂是有毒的，而且有潜在的致突变作用[36]。样品可采用上游法或其他方法处理，玻璃化样品可装入吸管或冷冻环，并浸入液氮中。无低温保护剂的玻璃化冷冻可以通过使用高冷却速率（约720000 ℃/min）来实现，方法是将样品直接放入液氮中，并使用非常小的样品体积增加热交换的表面积[37]。精子可以在玻璃化冷冻过程中使用冷冻环、液滴、开放式吸管和开放式的吸管储存。

## 第七节　附睾和睾丸精子的制备

当附睾梗阻或完全无精子症时，可从附睾或睾丸组织获得精子。大量的精子可以从附睾中收集，这些附睾没有受到其他非生殖细胞（如红细胞）的污染[38]。如果获得的非生殖细胞数量较少且收集到足够量的精子，则可采用精子洗涤技术；密度梯度离心法可用于制备ART应用的精子。通过开放式活组织检查或经皮穿刺活检从睾丸获得的精子中含有大量的非生殖细胞，如红细胞。精子必须与非生殖细胞分开。睾丸精子的活力一般较低。ICSI前偶尔使用低渗透液或己酮可可碱来提高附睾和睾丸精子的活动性[24]。

## 第八节　先进的精子制备方法

先进的精子制备技术可以根据精子表面电荷和形态进行选择，克服了传统精子选择程序的局限性。对精子分子生物学的新认识使分子选择策略成为可能，包括透明质酸介导的精子选择、膜联蛋白V磁活化细胞分选（MACS）和最新的微流控精子选择技术。

### 一、Zeta电位和精子双折射

带负电的精子膜与其周围的电位称为Zeta电位。负电荷是由于精子膜表面的附睾蛋白的存在[39]。

在有DNA损伤的精子中，Zeta电位较低，这一特性可用于选择DNA完整的精子[40]。洗涤后的精子（约100 μL）悬浮在15 mL无血清HEPES-HTF培养基中。在乳胶手套中旋转几次后，试管会迅速被拉出。这使得带负电的精子能够粘在带正电荷的塑料管壁上（图52.4）。悬浮液中不成熟的异常精子被丢弃。试管保持在室温下静置约1min，然后以300 g离心5 min。保留负Zeta电位的精子附着在试管壁上。这些精子可在补充含有0.2 mL血清的HEPES-HTF培养基中回收，血清可以中和试管壁上的电荷[40]。在Zeta选择的样本中，凋亡标记显示凋亡显著减少[41]。Zeta选择会导致前向运动活力的显著降低，当用于冷冻保存的精子时并不是很有帮助[41]。用带正电荷的离心管可以把高质量的精子从劣质的精子中分离出来。在ART中所需要的精子样本具有较高的运动性、正常的形态和完整的DNA，这种精子可以通过这种技术分离出来[42]。精蛋白缺乏的精子被淘汰，具有完整DNA的精子被保留，这种精子受精率较高。与双密度梯度离心法分离的精子相比，负Zeta电位的精子受精率较高（65.79%）。与少精子症、弱精子症和畸形精子症患者的DGC相比，MACS分选的用于ICSI的精子的胚胎卵裂率和妊娠率较高[43, 44]。

成熟精子中的亚微体蛋白丝是纵向排列的。因此，成熟精子的核呈现出更高的双折射，这可以用偏振光显微镜观察到。这样就可以评估双折射率并选择成熟精子[45]。利用这种技术，可以从顶体反应的精子中筛选出具有高DNA完整性的顶体完整精子[45, 46]。

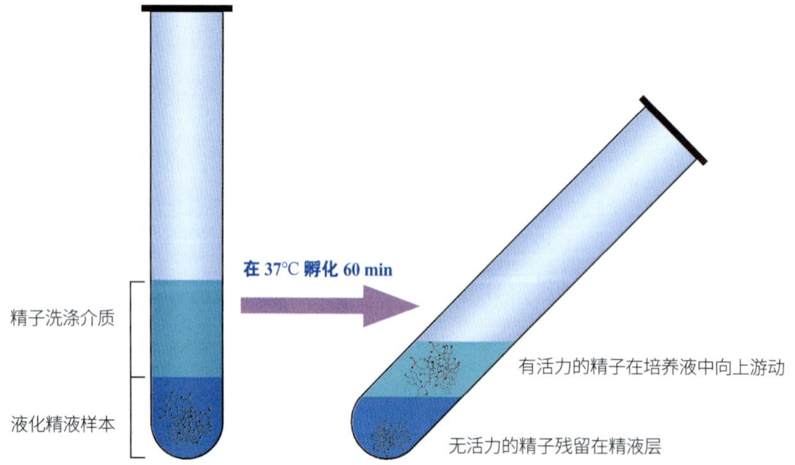


**图52.4** 用Zeta电位原理选择精子。带负电的成熟精子粘在带正电荷的离心管壁上，而悬浮液中的非成熟精子则被丢弃

## 二、精子超微结构选择

利用装载Nomarski光学增强数字成像系统的实时倒置光学显微镜可以观察到精子顶体、细胞核、线粒体、顶体后板和颈部的细微缺陷。它实现了超高倍显微镜（6300倍），称为运动精子细胞器形态检查（MSOME）[47, 48]。精子头部成分的超微结构形态与精子体外受精能力相关[49]。MSOME也被证明与受精率和妊娠结局呈正相关[47]。通过严格定义的形态正常的细胞核选择的精子，特别是在避免有空泡的精子的情况下，显著提高了先前ICSI失败夫妇的怀孕率[48]。高DNA碎片的精子比例与大的核空泡的存在也有相关性。这些结果支持MSOME用于ICSI精子的常规选择[50]。然而，这个过程是耗时的，而且被选中的精子仍可能受到氧化应激的影响。在Bradley等人的回顾性研究中[51]，检

测了生理性卵胞浆内单精子注射（PICSI）、MSOME或胞浆内形态学选择注射（IMSI）、睾丸精子或其他干预措施如频繁射精单独或联合PICSI或IMSI，或睾丸精子与具有高精子SDF的IMSI联合使用等对妊娠率、出生率、流产率的影响。在所有干预组中，接受IMSI干预的高SDF患者的预后最差，与未干预组非常相似。此外，最近的荟萃分析包括9个随机对照试验和2014对夫妇（IMSI = 1002；ICSI = 1012）比较了常规辅助生殖的ICSI。这项研究的结果显示，与ICSI相比，缺乏证据表明IMSI能提高临床妊娠率[52]。

### 三、透明质酸介导的精子选择

这是一种新的选择技术，可与早期的精子透明带结合相媲美。透明质酸受体存在于顶体完整精子的质膜上，是精子成熟的标志[53]。它也是卵丘细胞外基质的主要成分。成熟精子与透明质酸结合，因此有更好的机会到达卵母细胞进行受精。精子可以通过生理性胞浆内精子注射（PICSI）来选择，PICSI是一个塑料盘，其底部有HA斑点。精子通过头部附着在透明质酸上，可以很容易地选择精子进行显微注射。与射精精子相比，染色体二分体的精子发生率显著降低。透明质酸结合也排除了有细胞质挤压的未成熟精子、含有组蛋白的精子和含有DNA碎片的精子，表明此精子选择可降低氧化应激[53]。有报道称使用PICSI后怀孕[54]。一种含有透明质酸（HA）的黏稠介质称为“SpermSlow”，它能减慢活跃精子的速度，并能选择合适的精子。

### 四、电泳精子选择

通过电泳分离，精子可以根据其大小和表面电荷进行分离[55]。它由2个外腔和2个内腔组成，内腔由孔径为15 kDa的聚丙烯酰胺限制膜隔开。精液被放置在电泳设备中，并通上电流。孔的大小允许有活力的精子在外加电场中移动[56]。正常分化的精子被迅速分离并收集到相邻的腔室。正常分化的精子带负电荷。由此产生的精子群体显示DNA损伤的发生率很低。与密度梯度分离技术相比，该技术分选的精子在纯度、无活性氧、活力和形态方面优于密度梯度分离技术。据报道，精子运动性受电泳影响[55]。Ainsworth等人有效地利用此法从高DNA碎片率的精液样本中选择DNA完整性高的精子，并通过ICSI进行受孕[56]。

#### （一）微流池

微流池由一个外室和一个铂涂层钛电极相连，内室分为接种（加载）室和收集室。5 μm厚的聚碳酸酯膜将2个内室分隔开（图52.5）。这种膜可将含白细胞和生殖细胞等污染的细胞过滤出质量好的精子。将400 μL精液样品装入接种室、加载室和收集室的缓冲液中，并在23℃下使样品平衡5 min。施加75 mA的恒定电流，可变电压为18~21 mV[55]。高活性、高质量的精子被分选出来，准备用于ART。

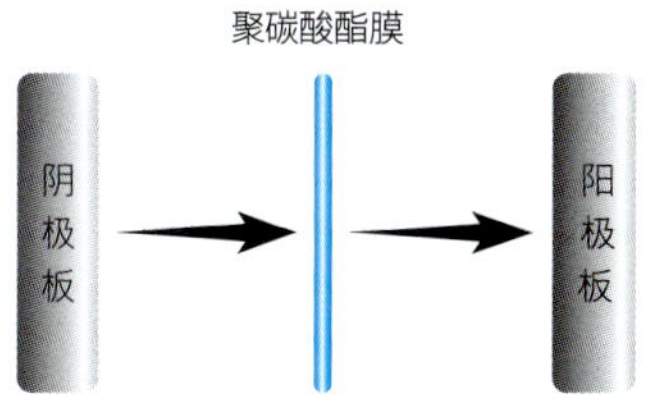


**图 52.5**　使用聚碳酸酯分离膜将精子从白细胞分离出来的微流细胞分离，并根据外加电场的运动进行分类

微电泳技术既可用于精浆中带负电荷的精子，也可用于密度梯度分选后的精子[57]。微电泳室由卵子接种室和气泡限制室组成。在ICSI阶段进行微电泳。将10~15 μL精液样品在缓冲液中电泳，并施加增加电流（6~14 mA）和可变电压（3~100 V）。在200倍的倒置显微镜下对精子进行监测，选择质量好的精子进行ICSI[57]。这项技术可以选择有活性的、形态正常的、具有高DNA完整性的活动精子。

所选精子带负电，没有氧化应激，表现出正常的透明带结合[58, 59]。在ICSI中选择的精子会产生怀孕[56]。

### 五、膜联蛋白 V 与 MACS 分离

磷脂酰丝氨酸是一种存在于质膜内小叶上的磷脂。当薄膜损坏时，它会向外表面移动。因此磷脂酰丝氨酸残基的外化是细胞凋亡的标志[60]。活性氧（ROS）不仅影响细胞核和线粒体 DNA，还参与了凋亡信号级联部分的激活[61, 62]。膜联蛋白 V 是一种磷脂结合蛋白。对磷脂酰丝氨酸残基有很强的亲和力。它不能穿透精子膜，它与精子膜结合意味着精子完整性受损，精子磷脂酰丝氨酸已被外化。因此，膜联蛋白 V 被用来标记那些膜完整性受损、不能使卵子受精的精子[63]。

磁活化细胞分选（MACS）使用胶体超顺磁性微球与膜联蛋白 V 抗体结合。使用强磁场，非凋亡精子通过磁场，而凋亡精子则被标记并保留在磁场中[64–66]。这使得从凋亡精子中可快速分离和选择非凋亡精子[64]。选择非凋亡精子用于 ART 是基于在凋亡早期精子外表面的磷脂酰丝氨酸残基的外化能力。

使用密度梯度和 MACS 选择的精子比单独使用密度梯度选择的精子质量更高[67]。当密度梯度去除未成熟的精子细胞、碎片和白细胞时，膜联蛋白 V MACS 去除细胞膜已改变、凋亡信号已激活、DNA 已断裂的受损精子[68]。这些会间接地显著地降低氧化应激。同样在冷冻保存之前，MACS 选择更多的线粒体膜完整的精子，这反映了冷冻保存后的线粒体存活率，比单独冷冻保存的精子（36.1% ± 18.9%）多[67]。因此，在冷冻保存前通过 MACS 选择精子可以提高精子的运动能力和冷冻存活率。使用膜联蛋白 V MACS 技术的临床意义在于，它可以选择运动性、活性和形态都得到改善的精子，并显著提高受精率和卵母细胞穿透率[68, 69]。据报道，与仅通过密度梯度制备的精子相比，怀孕率有所提高[43]。

### 六、微流控分离精子

这是最新的精子选择技术。微流控设备使用由无毒透明的聚二甲基硅氧烷（PDMS）硅聚合物制成的微通道[70]。芯片实验室技术已经被用来根据精子的活动性[71–73]、趋化性[73–75]、光作用力[76, 77]和电泳[78]来选择精子。精子的选择可以使用以下设备：①被动驱动微流控装置[71, 79]；②趋化剂微流控装置[80]，③趋化剂装置[74]；④微流控受精装置[81]；⑤微流控精子分选器[82]；⑥ Zech 选择器[83]；⑦圆形微流控装置[20]；⑧微槽和通道装置[84]；⑨基于边界跟踪行为的无源微流控器件[85]。

目前流行的被动式微流控装置根据边界跟随行为选择精子（图 52.6）。这个装置由放射状的通道网络（52 μm 宽）组成，这些通道将精子分为左侧、右侧和直线游泳者。使用塑料注射器，将一小份原始精液（200 μL）装入内环，并在 37℃下保持 15 min 不受干扰。活动精子在模拟生殖道液体黏度的介质中移动并流经微通道。死的或不动的精子被保留在入口，活动的精子从微通道出口收集[85]。

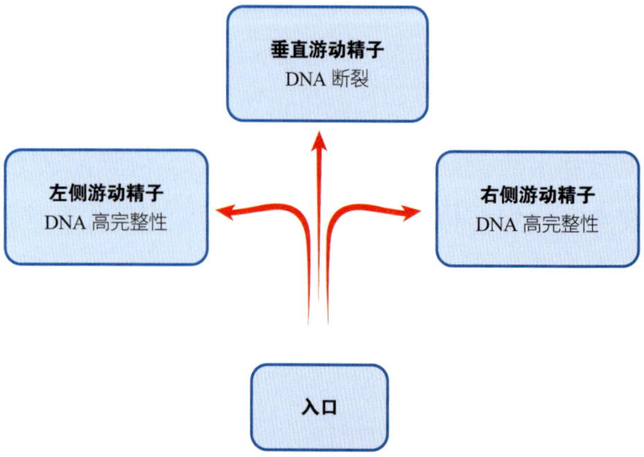


**图 52.6** 根据精子的游动模式对精子进行分类的微流控装置：左侧（左侧游动的精子）、右侧（右侧游动的精子）或直泳者（直线游动的精子）。活精子从入口流向出口，而死精子和碎片留在入口

精子是根据正常的活动性、形态和高 DNA 完整性来选择的[20, 71, 82, 83, 86, 87]。利用微流控技术选择精子在 IVF 和 ICSI 中具有巨大的潜力。据报道，一种简单的应用于临床的芯片实验室方法，根据精子前向运动性在 500 个平行微通道中进行精子选择[20]。在这个一步到位的程序中，1 mL 精液可在 20 min 内处理，使所选精子的 DNA 完整性提高 80% 以上。

与传统的选择技术相比，微流控设备的主要优点是能够处理体积小的精子样本，处理时间短，并且能够以无创方式操纵单个细胞[88–90]。微流控技术所选精子的产量约为 41%，与目前使用的方法的回收率相当[70]。另一个优点是一步到位的过程，消除了离心和活性氧的暴露，从而保持了 DNA 的完整性[20, 82]。利用微流控技术将预选的优质精子与卵子受精可在机器人辅助平台和芯片上完成[91]。

使用微流控精子分选系统分离的精子中的 DNA 碎片显著减少[88, 92]，与上游法相比，DNA 损伤率显著降低（上游法 16.4%，微流控 8.4%）。据报道，使用放射状微通道阵列选择活运动力最强的精子，分选的精子 DNA 完整性提高了 80%[20]。

微流控装置的使用缩短了 ICSI 处理猪精子的时间，增加了存活胚胎的数量，而不降低体外生产效率。建议在人类 ART 中应用[88, 93]。在小鼠体外受精模型中，该技术只需要低浓度的精子[94]。一个机器人辅助生殖平台被开发出来，通过使用微流控技术选择的优质精子使预加载的卵子受精，从而在芯片上进行体外受精[91]。因此，微流控精子分选技术在临床 IVF 和 ICSI 中有着巨大的应用潜力。微流控精子分选在临床 IVF 和 ICSI 实现早期胚胎发育方面具有巨大的应用潜力。

## 第九节　精子选择技术的特殊适应证：临床意义

有多种技术可以用来选择精子用于人工授精、IVF 和 ICSI。传统的精子制备方法如上游法和密度梯度法是非常流行的。此外，还采用了新的技术，如单用 MACS 或结合密度梯度分离进行制备。其目的是使用一种方法，从原始精液中挑选出一个 DNA 完整的高活力精子群体。在这种情况下，利用微流控技术进行精子选择是很重要的，并且越来越受欢迎。它允许在一步到位的过程中快速选择 DNA 完整的精子，取代了先前涉及与氧化应激和医源性风险相关的离心步骤的多阶段过程。

## 第十节　未来方向

精液中的精子分离也会去除精液中含有的天然抗氧化剂。为了防止对精子的过度氧化应激，必须在精子制备和辅助生殖培养基中加入人血清白蛋白等抗氧化剂。标准的精子选择技术，如密度梯度离心法，能够减少未成熟精子和白细胞的氧化应激。延长精子选择的时间，精子选择可以提高精子活力，但要以氧化应激导致的 DNA 损伤为代价。先进的精子分离技术更侧重于已经受损精子的去除。在 ART 中，诸如 IVF，尤其是 ICSI 所需的精子较少，因此精子回收率较低并不是一个不利因素，因此微流控技术更具通用性。微流体技术使人有机会更好地理解人类精子的迁移，并利用这一认识来为宫内受精、IVF 和 ICSI 准备精子。新的精子分选技术已经被证明可以改善 DNA 的完整性、形态和活动性，但是这些改进是否比传统的离心分离技术显著[46]还不清楚，这些设备需要全面的评估。

## 第十一节 结 论

综上所述，我们已经描述了许多精子制备方法，这些方法可用于处理 ART 中的精子。每对不育夫妇都必须仔细检查，以确定最佳的精子制备方法。今后的研究应致力于提高精子制备技术的有效性和安全性。先进的精子选择策略包括根据表面电荷、精子双折射进行选择。超高倍镜下的精子形态、与透明质酸结合的能力、精子凋亡和微流控分离，这些技术可以提高选择结构完整、DNA 完整性高的成熟精子的机会，并有助于提高受精率和妊娠率。

## 第十二节 审查标准

使用 Google Scholar 和 PubMed 等搜索引擎，对精子选择技术与精子质量和 ART 效果改善之间关系的研究进行了广泛的搜索。这些搜索的开始和结束日期分别是 1992 年 9 月和 2018 年 9 月。研究鉴定和数据提取的总体策略基于以下关键词："精子选择技术""离心法""活性氧种类""氧化应激""DNA 断裂""密度梯度技术""电泳细胞分离""透明质酸结合""磁活化细胞分类""微流体技术"和"ART 和怀孕率"。以英语以外的语言发表的文章被排除在外。会议或会议记录、网站或书籍中发布的数据也被排除在外。

（Rakesh Sharma 和 Ashok Agarwal 著；万锋和石红林 译）

# 第五十三章　微流控精子选择

**要点：**

- 精子细胞倾向于游动并靠近表面聚集，而不是在三维空间中扩散。这种行为可以通过增加表面的微通道来完成。
- 精子在黏性介质中的运动和迁移模式与非黏性介质中的运动模式有很大不同。这一特性可以通过使用不同黏度的培养基从而产生黏度梯度来完成。
- 精子表现出正的流变性，与液体流动趋势相反。这一特性可以通过使用恒定流量生成流量梯度来完成。
- 微流控芯片的典型结构包括入口储液罐、连接通道和出口储液罐。每个储液罐中的液体体积决定是否会有流动，如果有，流动的方向是什么。这些基本组件的缩放、定向和组合可以组成具有不同选择特性的各种系统。
- 微流控设备的选择方法类似于自然精子选择过程，间接证明了雄性配子的功能。

## 第一节　介　绍

在射出的数百万精子中，只有数百甚至几十个能到达输卵管壶腹部或受精部位 [1]。女性生殖道的选择机制阻碍了没有适当属性的精子。

一些研究报告说，在同一射精中存在不同数量的精子，它们在形态、运动性、染色质完整性、线粒体状态等方面具有不同的特征 [2–6]。这种表型异质性可能是由遗传变异、表观遗传、精子生成障碍、附睾精子转运时间改变等引起的 [7]。事实上，因为要克服各种障碍，才导致精子功能和结构的多样化表现。

在女性生殖道中，这些挑战转化为通过黏性介质（宫颈黏液）的迁移、通过受限空间（子宫绒毛）的迁移和逆流迁移（与输卵管液体流动相反）[8–10]。在组成射精的不同群体中，只有具有特定表型特征的群体才能克服各种障碍，并有机会使卵母细胞受精。

在各种研究物种交配后收集到的输卵管精子的特征中，有 3 个特征是突出的：前向运动、正常形态和染色质结构 [11]。许多在女性生殖道中共同作用的选择机制是这种选择的原因，它们排除了对卵母细胞受精和进一步胚胎发育没有作用的精子 [1]。

宫颈黏液的黏性对形态异常精子（未成熟精子）的阻碍，表现为残余细胞质和 DNA 表现这样的特征配子将在路径开始时被淘汰[12]。此外，由于受到与衰老凋亡过程有关的活性氧(ROS)的攻击，这阻碍了精子在女性生殖道中的迁移，并使得这些精子具有一定程度的线粒体损伤。这样的配子即使表现出正常的形态，也没有足够的抵抗力来完成这条路径[13-18]。因此，我们可以简单地推断，正常的形态证明了精子能够受精的概率，而活跃的运动证明了精子的动能。因此，自然的精子选择过程可以与“铁人”锦标赛相比较，在那里会有不同的挑战（游泳、骑自行车、跑步）。能够完成这一过程的精子将易于使卵母细胞受精。现在的成功将取决于他们是否在合适的时机进入合适的输卵管。沿途留下的精子永远不会有这个机会。这并不是一个绝对正确的过程，但它是一个有效的方法，从这些异质性精液样本中选择最佳的精子受精。

## 第二节　可作为选择因素的精子特性

精子是一种特殊的细胞：它是人类唯一的有鞭毛的细胞，它携带着高度致密的遗传物质，其体积通常为体细胞核的10%[19]。这个不寻常的细胞显示出特殊的特性，可以作为选择过程中的关键点。

### 一、空间受限环境中的迁移

精子细胞表现出游动的趋势，并在表面附近聚集[20]。这些细胞不是在三维空间中扩散，而是沿着通道边界或玻璃载玻片的表面扩散[21]。据估算，沿水面或边界游泳比在航道中心游泳快约50%[22]。这对通过生殖道狭窄区域或微通道有益。

### 二、通过黏性流体的迁移

精子在黏性介质中的运动和迁移模式与在非黏性介质中表现出的模式有很大不同，例如辅助生殖技术中使用的模式[10]。在低黏性介质中，游动模式的特征是鞭毛沿其纵轴旋转，随后头部滚动（滚动模式）[23]。这种尾部运动产生一种锥形螺旋图案，其横截面比精子头部的直径大很多倍[9]。也就是说，头部的形态不影响精子在低黏性介质中的流体力学行为。然而，在黏性介质中，精子的角速度（沿其纵轴旋转）降低，导致尾巴的平面运动[24]。这使得头部和中段的形态在流体力学方面更加相关。

### 三、正性流变

趋流性是指细胞的运动方向与周围的流体流动相反或相同。正流变性是指对抗这种流体流动的倾向[9]。一些研究将这种行为描述为引导精子进入卵母细胞的主要因素[25-28]。主要论点的证据是基于性交后子宫管内液体流量增加的证据。这种流动有助于将卵母细胞输送到子宫，并引导精子朝向卵母细胞游动[29]。逆流游泳需要强有力的和持续的运动。

### 四、热传导

趋热性是指随着温度梯度而改变运动方向的趋势[30]。和正性流变一样，它也被认为是一种精子定向因子，在长距离内表现出来。趋热性表现为排卵期间子宫与输卵管交界处的温度梯度[31, 32]。人们认为只有获能的精子对温度变化有反应[33]。

### 五、血液趋化性

趋化现象在体外受精的动物中已观察到多年。可以相信的是，卵母细胞分泌的趋化剂能够改变精子尾跳动的模式，使其朝向卵母细胞[34]。然而，在哺乳动物中，它们在精子定向中的作用仍然存在争议。

尽管卵泡液中存在化学吸引物质，但子宫收缩和纤毛电流会破坏梯度，使其无法进行远距离定位[35]。人们认为趋化作用可能只是一种短距离的机制。

## 第三节　目前的精子分选技术

卵胞浆内单精子注射（ICSI）为男性因素不育的治疗带来了革命性的变化。然而，这项技术的使用引起了人们对意外选择含有 DNA 损伤的精子的可能性的担忧[36-38]。ICSI 消除了所有的自然选择障碍，因为精子直接注入卵母细胞胞浆[39]。在实践中，它归结为一个主观的“选择”过程。一旦聚乙烯吡咯烷酮（PVP）阻止了运动分析，形态学分析是胚胎学家仅存的资源。虽然视觉检验允许训练有素的胚胎学家鉴定未成熟的精子，但精子 DNA 本身的损伤并不会导致任何形态学变化，因此几乎不可能对其进行鉴定[36]。精子选择的成功不仅取决于所用的技术，还取决于射精的质量。

如前所见，射精是精子的异质混合体，我们必须从中挑选一些个体。因此，先前的精液处理对 ICSI 是至关重要的，不仅对于精浆的去除，而且对于那些不具有以下基本特征的精子的去除也至关重要：优越的形态、旺盛的运动性和完整的染色质[40]。选择效率越高，意外注入无功能配子的风险就越低[37]。

精子洗涤是辅助生殖技术领域中最简单的精液处理技术。它可能不被认为是一种精子选择技术，因为没有去除不合适的精子，而只是去除精浆。这种技术被单独用于处理较差的精液样本[41]。

不连续密度梯度（DG）是最常用的精子选择技术之一。它是基于在离心后精子通过不同密度的培养基层的沉降能力[40]。对于密度较低的未成熟精子，它是有效的，但在去除带有 DNA 碎片的精子方面表现出不同的性能。

上游法是另一种广泛应用于临床的技术。在这种方法中，活动精子从放置在锥形管底部的样本迁移到覆盖介质中[42]。这种方法探索了精子的活动性，但距离很短[43]。迁移主要通过液柱进行，因为较小的表面积不允许精子通过近壁游动效应聚集[21]。上游法在去除有 DNA 损伤的精子方面是有效的；但是，它在去除异常染色质浓缩的精子方面并没有表现出相同的性能[40]。这项技术的回收率相对较低，主要有 2 个原因：迁移的表面积小和活动精子被困在样品的下层。因此，这种技术不足以处理较差的样本，仍然是精子正常和女性不育患者的标准方法[40]。

## 第四节　微流控

选择功能性精子的创新技术的一个新方法是使用微流控技术，即操纵微小体积的液体。微流控设备有微通道，可以探测精子沿表面迁移的趋势[20, 44]。以这种方式，在一个可控的环境中，使精子受到多种选择因素的影响的可能性就产生了。最近描述微流控精子选择装置的论文大多使用不同的分类，重点放在这些装置的生物工程特性上[29, 41, 45]。我们将采用一种方法，将重点放在每个设备的选择因素上，也就是说，区分本应分离的精子群体的特征。有些设备使用不同的机制来分离相同的精子群。

微流控芯片的典型结构由入口储液罐、连接通道和出口储液罐组成。如果 2 个储液罐的系统体积相等，则通道中不会有液体流动。如果入口储液罐容积大于出口储液罐容积，则会出现定向流动。一且出口储液罐的容积高于入储液罐的容积，就会出现倒流（图 53.1）。在定向流系统中，所需的迁移努力是最小的，因为流动“推动”精子进入出口储液罐。然而，在没有流动的系统中，有一个重要的迁移努力，因为精子在整个过程中必须游向出口储液罐。最后，在倒流系统中，迁移所需的努力甚至更大，因为迁移是在液体流动的情况下发生的。在寻找一种有效的装置时，这些基本特性可以是多重的，也可以是组合的。

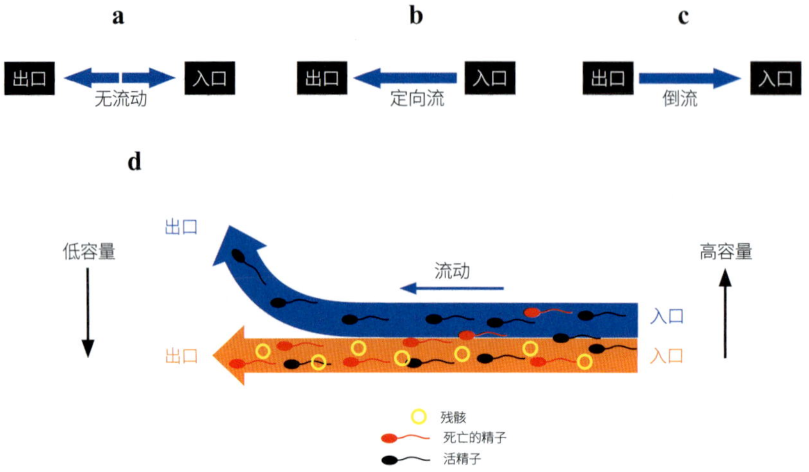


**图 53.1** 微流控精子选择芯片的基本流体动力学。（a）无流量系统。2 种储层的液体体积是相同的。通道中没有水流。（b）定向流系统。入口储液罐中的液体体积大于出口储液罐中的液体体积。从入口储液罐到出口储液罐的通道中有液体流动。（c）倒流系统。出口储液罐中的液体体积大于进口储液罐中的液体体积。从出口储液罐到入口储液罐的通道内有液体流动。（d）Cho 等人研制的微流控精子选择装置[51]。它是一个定向流系统，包含 2 个入口储液罐、两个出口储液罐和一个公共主通道。能够从一条溪流变为另一条溪流的活动精子被带到各自的出口储液罐[51]

## 一、趋化性和趋热性

精子获能是一系列结构和功能上的改变，赋予精子使卵母细胞受精的能力。人类获能精子在暴露于温度梯度或趋化剂梯度时表现出相似的行为，将游动引向刺激源，而不会改变方向。微通道可以帮助引导配子，提高选择效率。因此，只有具有特定受体的获能精子才能迁移到刺激源，并在那里聚集。探索趋化性[46–48]和趋热性[49, 50]的微流控设备在人类精子选择方面仍处于实验阶段。

## 二、短距离迁移

这种策略类似于上游法中使用的策略。重点是获取活动精子。它的目的是选择能够短距离泳动的精子，将它们与碎片、静止精子和精浆分离。

Cho 等人使用被动驱动集成微流控系统从原始精液样本中分离活动精子[51]。由于微流体领域中的一种被称为“层流”的现象，来自主通道中的 2 个平行流和来自不同储层的液体不会混合（图 53.1d）。这使得活动精子能够从含有精液样本的水流中迁移到精子分选介质流中[51, 52]。一股强大的水流将精子推到一个特定的储液罐中，将它们与原流中的碎片和死细胞分离（图 53.1d）。液体流是由储液罐入口和储液罐出口之间的压差产生的。储液罐入口中的液体体积高于储液罐出口中的液体体积，从而导致压力差[53, 54]。与原始精子相比，回收的精子具有更高的活力、更好的形态和更少的精子 DNA 碎片[55]。

Seo 等人开发了一个类似的系统，不过，他们在精子的初始分离中使用了流变学[56]。能够从入口储液罐向外迁移的活动精子被引导逆流游动，直到到达连接处。精子被强大的水流从这一点拖到出水口的储液罐（图 53.2a）。

对于这 2 种技术来说，迁移所需的动能相对较小，只够留下精液样本。通过强大的液体流动将其输送至出口储液罐。

## 三、弹性

尽管线粒体在精子功能中的作用仍然是一个争论的问题，但一些研究报告称精子的活动性与线粒体膜电位（MMP）密切相关[4, 18]。此外，MMP 也与 DNA 完整性相关[16, 17]。因此，我们可以假设能够进行高度迁移的精子拥有完整的 DNA[11]。也许这就是自然过程成功获得高质量配子的关键所在。

精子在“长滴”中的迁移已经主要用于质量差的精液样本，但是还没有精确的估计配子应该走多远才能证明其功能[57, 58]。微流控设备的使用通过比较精子通过不同长度通道的迁移，使这种分析成为可能，Tasoglu 等人确定 2cm 的迁移足以获得功能性的人类精子[59]。作者认为，精子衰竭是微流控精子选择中的一个重要现象。

基于实验数据，开发了一种临床用微流控装置[60]。该设备显示具有典型配置：进口储液罐、连接渠道和出口储液罐。系统内充满低黏度培养基。精子必须积极地从入口储液罐通过主通道游到出口储液罐，在那里它们被收集起来。没有流动，这需要一个相当大的迁移努力。对迁移抵抗力低的精子会挡住去路而被淘汰（图 53.2b）。最近发表的一项研究表明，与密度梯度离心和上游法相比，用这种装置回收的精子显示出更高的活力、更好的形态和更少的 DNA 损伤[61]。

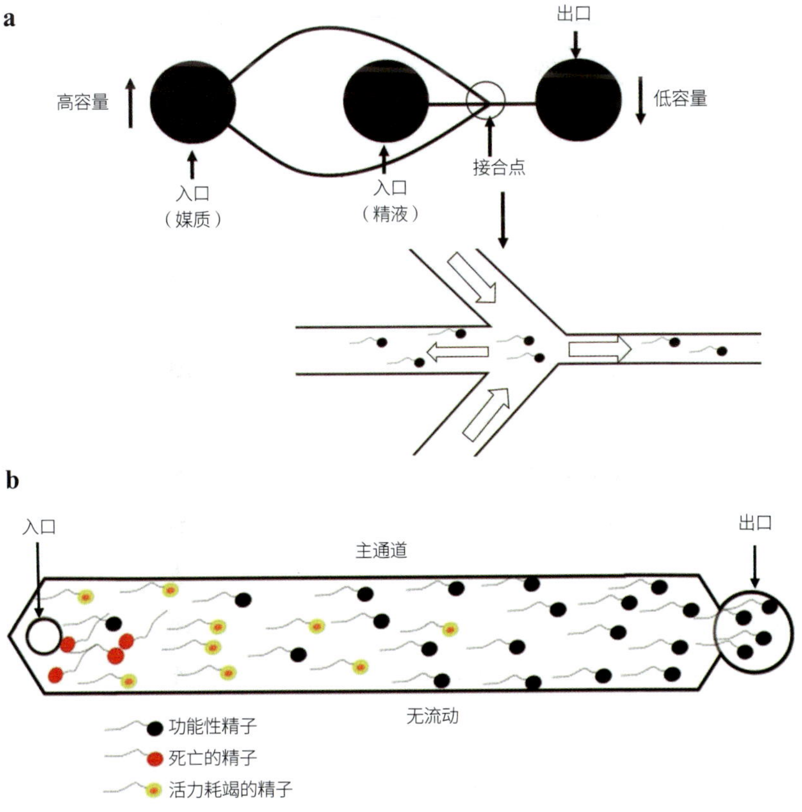


**图 53.2**　（a）Seo 等人开发的微流控精子选择装置[56]。它是一个定向流系统，包含 2 个入口储液罐和一个出口储液罐。主流发生在介质入口储液罐和出口储液罐之间。有一个微弱的二次流到精液入口储液罐，刺激了正的流变行为。到达交界处的精子被推向出口储液罐。（b）Tasoglu 等人研制的微流控精子选择装置[59]。这是一个无流量系统。有弹性的精子能够从入口储液罐迁移到出口储液罐（功能性精子）。由于结构或生理缺陷而不能长距离迁移的精子不能到达出口储液罐（活力耗竭的精子）（a：改编自 Seo 等人[56]，经施普林格国际出版公司许可）

Nosrati 等人开发了一种扩大入口 / 通道 / 出口布局的装置。它是一个包含 500 个通道的平台，径向排列，填充了黏弹性介质 [62]。然而，这里没有流动。周围介质的黏度使迁移更加困难（图 53.3）。该设备用于处理原始精液样本，显示活力提高了 89%，精子 DNA 完整性提高了 80%。

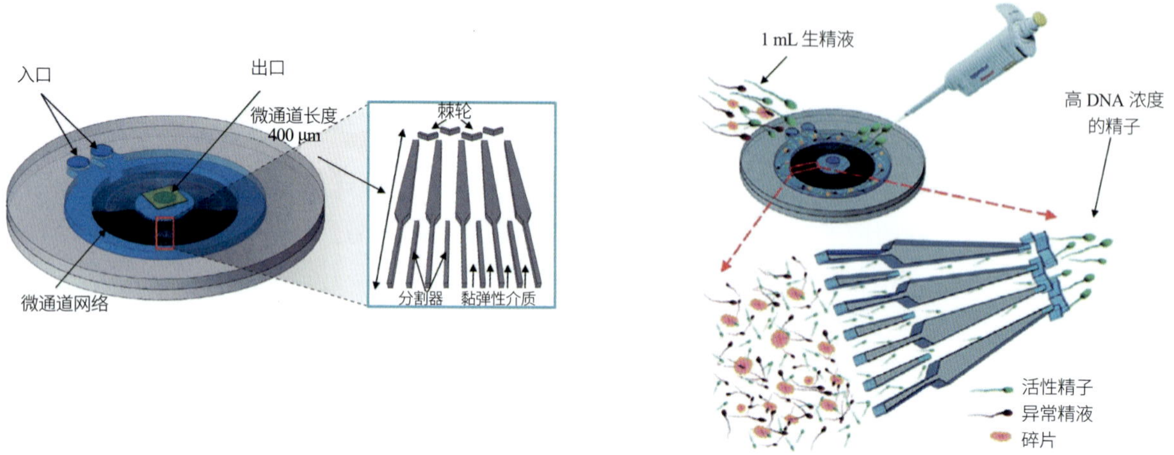


**图 53.3** 由 Nosrati 等人开发的微流控精子选择装置 [62]。它由 500 个平行通道组成，阵列内填充黏弹性介质。在分割器的引导下，活动精子通过通道向中央出口储液罐（活精子）迁移。由于结构或生理缺陷而无法长距离迁移的精子不会到达出口储液罐（异常精子）（转载自 Nosrati 等人 [29]，经施普林格国际出版公司许可）

De Martin 等人研制出正流变延伸液滴（PRED），也表现出经典构型。在这种倒流系统中，储液罐之间存在静水压力差，产生液体从出口储液罐流向进口储液罐 [63]。此外，聚乙烯吡咯烷酮（PVP）沉积在出口储层的远端，会产生黏度梯度。因此，放在入口储液罐中的精子必须离开精液样本（短距离移动），与流经连接通道的流体逆流（正流回），并逆着黏度梯度移动，直到到达将被捕获的出口储液罐（通过黏性介质迁移）。该电路手动设置在 ICSI 培养皿中（见图 53.4a、b）。能够到达出口储液罐远端的精子将被 ICSI 针收集并注入卵母细胞。因此，PRED 培养皿试图模拟精子在黏性介质中的迁移、受限环境中的迁移和逆流迁移等自然障碍。处理原始精液样本该设备能够将未浓缩的染色质精子减少到近 1%[63]。

Wu 等人描述了流动的上游精子分类（FUSS），它基本上是一个定向流动系统，起着倒流系统的作用 [64]。系统显示了经典配置（入口 / 通道 / 出口），流量从入口流向出口。最初沉积在入口的精子被一股强大的水流从回路的第一段（直流区）的出口抽出。通道的中间部分（扩散器式精子分选机）有一个扩大的部分，它减慢了流动，使精子能够逆流（正的流变性）游动。随着通道宽度的增加，流速降低，这使得精子的运动能力不同。碎片、死细胞和不动的精子被水流带到出口。活动精子收集在扩散器通道中（图 53.4c）。该系统能够回收含有 80% 活精子的浓缩样本，处理约 20 万个精子，时间为 5~15 min。

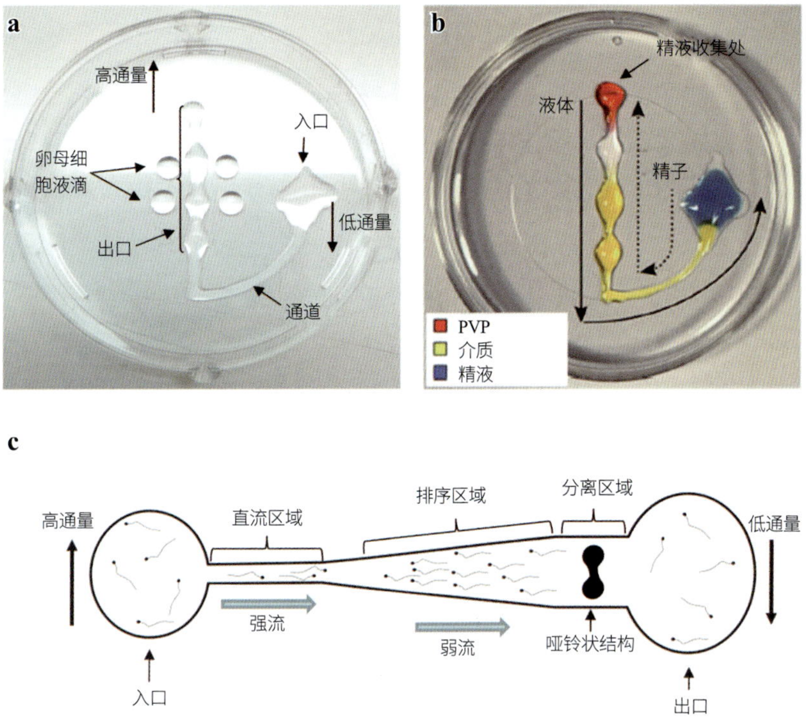


**图 53.4** 由 De Martin 等人开发的微流控精子选择装置。（a）它是一个倒流系统，由一个进水口储液罐、一个连接通道和一个长出水口储液罐组成。在出水口储液罐的远端添加 PVP。该系统设置在 ICSI 培养皿上。（b）有液体从出口储液器流过通道。培养基的这种流动防止精液样本从入口储液器扩散。存放在进水口储液罐中的精子应该逆流而行，并逆着黏度梯度游到出水口储液罐的远端，在那里它们将被捕获。（c）Wu 等研制的微流控精子选择装置[64]。它是一个具有特殊特性的定向流动系统。河道中间部分显示出逐渐变大的宽度，从而产生允许正流变行为的速度梯度。保持逆流游动的活动精子被“困”在这个区域，而静止的精子和碎片则被同一个水流带到出水口储液罐（a、b：转载自 De Martin 等人[63]，经施普林格国际出版公司许可）

# 第五节 未来展望

模拟自然选择过程的策略在获得功能性精子方面是有希望的。一些微流控设备已经在市场上出现，更全面的临床试验正在进行中。阻碍这些设备在日常临床实践中采用的因素之一是相对较高的成本。这是由于使用了适合实验室试验但不适合大规模生产的材料和生产工艺。采用工业友好的材料和工艺有助于降低制造成本，从而降低价格。

微流控技术可以前所未有地控制精子周围的环境。因此，黏度、流速、行驶距离和每一步所花费的时间都可以控制。随着微流控技术的发展，功能性精子的选择可能比女性生殖道中的精子选择更为有效。即使从劣质精液样本中也能获得 DNA 完整的精子。此外，微流控芯片在临床实践中的应用将有助于改善男性不育症治疗过程的标准化。

# 第六节 结 论

不慎注射含有 DNA 损伤的精子越来越受到关注，精子选择技术可能会阻止这种情况的发生。如果我们能在注射前了解每个精子的染色质状态，这将是理想的，但如果不破坏它或损害其功能，这是不可行的。或许，最有效的方法是间接获取雄配子的功能。因此，测试精子的不是它是什么，而是它能做什么。面临的挑战是找出能够选择功能性精子的最小挑战或努力。因此，微流控技术由于其控制能力和精确性，可能成为实现这一目标的理想工具。

## 第七节　审查标准

对截至2018年10月发表的所有与使用微流控技术选择功能性精子评价文章相关的文章进行了仔细调查。搜索引擎为Google Scholar、PubMed、Science Direct和MEDLINE。搜索仅限于以英文发表的研究。使用诸如“微流控”“微流控技术”“微流控芯片”“精子分类”“精子选择”“活动精子”“精液”“男性”“不育”“体外受精”和“精子DNA碎片”等关键词进行搜索。

（Hamilton de Martin, Guilherme J. A. Wood 和 Pedro Augusto A. Monteleone 著；夏彦清和冯科 译）

# 第五十四章　抗氧化剂在精子冻存中的应用

**要点：**

- 精子损伤可能继发于冷冻和解冻过程中的氧化应激（OS）。在这些过程中，氧化应激的发生是由于活性氧（ROS）生成增加和抗氧化水平降低所致。
- 在冷冻保存和解冻过程中发生的精子损伤表现为活动力、存活率和 DNA 完整性下降。这些变化最终会影响精子的受精潜能。
- 抗氧化剂的使用被证明可以对抗活性氧，防止其对精子的损伤。
- 向冷冻保护剂和解冻后培养基中添加抗氧化剂，可在一定程度上预防精子在冷冻和解冻过程中受到的损害。
- 精子冷冻和解冻期间的最佳抗氧化剂补充方案仍有待进一步研究。

## 第一节　介　绍

人类精子冻存及用于辅助生殖成功受精的技术已经教成熟[1]。精子冷冻保存的适应证有很多。这项技术对在不孕症治疗中遇到的许多情况可能会有帮助。它为储存精子同时保持其结构和功能提供了一个选择。保存精液的后续用途包括宫腔内人工授精、体外受精（IVF）和卵胞浆内单精子显微注射技术（ICSI）。精子冷冻保存是目前唯一可以标准化且最可行的男性生育力保存方法。癌症患者在接受放疗和化疗等治疗之前，通常会采用冷冻保存的方法来保存生育能力。此外，接受输精管结扎术的男性也可用这种方法来保存生育能力[2]。

冷冻保存和解冻会使精子受到各种影响，最终导致受精潜能的下降。因此，研究者们对超低温保存过程做了一些改进[3]。尽管冷冻保存技术取得了很多进展，但解冻后有受精能力精子的回收率仍有待提高[4]。甘油、乙二醇、二甲基亚砜（DMSO）和 1,2- 丙二醇（PROH）等低温保护剂的使用是低温保存最重要的进展之一。冷冻保护剂是一种低分子量、高渗透性的化学物质，用于保护精子免受冰结晶引起的冷冻损伤。低温保护剂的作用是降低物质的冰点，减少样品液相中存在的盐和溶质的数量，并减少精子内的冰晶的形成[5]。

氧化应激是由于活性氧和抗氧化剂之间的失衡而导致的，它对人类精子造成了严重的功能损伤。在精子冷冻保存和解冻过程中，活性氧的产生增加，抗氧化水平降低[6, 7]。因此，氧化应激确实在冻存期间精子遭受的损伤中发挥作用。所以，抗氧化剂可用于防止氧化应激引起的细胞冻伤。

## 第二节　氧化应激与男性不育

氧化应激作为男性不育的潜在原因已经成为人们关注的焦点[8-12]。在生理条件下，精子产生少量的活性氧，这些活性氧是进行获能、顶体反应和受精所必需的[13]。然而，白细胞和未成熟精子产生的过量活性氧可通过诱导脂质过氧化和 DNA 损伤而对正常精子造成损害[14-16]。精子自由基生成系统的主要产物是超氧阴离子，通过超氧化物歧化酶（SOD）的催化作用，歧化反应可以将超氧阴离子转为过氧化氢（$H_2O_2$）[17]。超氧阴离子和 $H_2O_2$ 二者协同有潜在危害，并且在过渡金属的存在下，它可以沉淀产生羟基自由基[18]。氧化应激引起的精子损伤包括细胞膜损伤和 DNA 损伤，可以导致死精子症、弱精子症和精子 DNA 断裂[19]。

正常情况下，男性生殖道中活性氧的产生与清除之间存在动态平衡。然而，精液中过量的活性氧的产生可能会破坏精子和精浆的抗氧化防御机制，导致氧化应激[20, 21]。个体的氧化应激状态可以通过直接或间接测量活性氧 / 抗氧化物水平来判断这种失衡状态[22]。活性氧水平可通过化学发光法直接测定[23]，而总抗氧化能力可通过增强化学发光法或比色法测定[22, 24]。氧化应激的间接测量包括评估脂质过氧化产物（丙二醛）、蛋白质氧化产物（羰基）和氧化 DNA（8- 羟基 -2- 脱氧鸟苷[25]。

生理条件下精浆包裹着精子，精浆中富含一系列抗氧化剂，它们作为自由基清除剂保护精子免受氧化应激的侵害[26]。这种防御机制，是对精子形成过程中，胞质损失引起的内源酶及修复机制丧失的代偿。精浆中含有许多酶型抗氧化剂，如 SOD、过氧化氢酶和谷胱甘肽过氧化物酶。此外，它还含有多种非酶型抗氧化剂，如维生素 C（抗坏血酸）、维生素 E（α- 生育酚）、丙酮酸盐、谷胱甘肽和肉碱[27]。

## 第三节　低温保存期间的氧化应激

精子冷冻保存过程中发生的氧化应激可能是由于活性氧生成增加和（或）抗氧化清除活性降低所致。精子冷冻保存和解冻过程中活性氧的生成过程已经得到了证实。资料显示，精子冷冻和解冻会导致超氧自由基的生成增加。解冻过程中还观察到一氧化氮自由基的突然爆发[7]。在最初可检测到活性氧水平的样品中，活性氧水平在冷冻保存 / 解冻后均显著增加。另外，最初未检测到活性氧的样品被冷冻保存 / 解冻后，会检测到活性氧的产生[28]。

冷冻 / 解冻后活动精子恢复率下降可能是由于氧化应激引起精子膜脂质过氧化损伤所致。与新鲜精子相比，冷冻保存 / 解冻精子脂质过氧化的增加有时似乎比活性氧水平的增加更为显著[29]。在冷冻精子中检测活性氧诱导的膜脂损伤就证明了这一点[30]。也有报道称，脂质过氧化程度与解冻后精子活力呈负相关[31]。因此，冷冻保存确实加剧了人类精子中的脂质过氧化作用，而这种增强作用至少部分是由在此过程中发生的 SOD 活性的丧失所导致的[30]。

冷冻保存过程已经被证明会降低精子的抗氧化活性，使它们更容易受到活性氧诱导的损伤。在牛精子冷冻 / 解冻循环期间，抗氧化物水平降低。冷冻保存使精子 GSH 水平显著降低 78%，SOD 活性降低 50%[6]。在人类中，结果一致提示低温保存可以降低过氧化防御酶和 SOD 的酶活性[32]。

最近的大量证据表明，精子 DNA 断裂（SDF）是精子冷冻保存过程中氧化应激增加的结果[33]。低温保存过程中线粒体膜流动性的改变将导致线粒体膜电位升高和活性氧的释放。随后，释放的活性氧会导致精子的 DNA 损伤。据报道，人类精子和精浆中的白细胞在冷却到 4℃时产生的活性氧量会增加[34]。因此，含有白细胞的精液样本在冷冻保存中更容易发生 DNA 断裂。

冷冻保存过程中精子 DNA 损伤增加的机制还有待进一步阐明。虽然一些研究记录了这种情况[4, 35]，但另一些研究认为这些现象并没有发生[36, 37]。氧化 DNA 生物标志物 8- 氧鸟苷嘌呤最近被用来评估 DNA 氧化损伤。结果表明，冷冻 / 解冻后精子 DNA 氧化损伤显著增加[38]。

氧化应激引起的 DNA 损伤不仅仅局限于射出的精子。睾丸精子的有氧培养会导致 DNA 碎片的显著增加。在冷冻保存的精子中 DNA 碎片化程度比新鲜睾丸精子中更高，并且在孵育 4 h 后达到最大值[39]。因此，在进行 ICSI 前，必须注意避免将冷冻保存的睾丸精子进行长时孵育。

在精子冷冻保存过程中，活性氧诱导的 DNA 损伤可能会被同时进行的其他操作进一步增加。目前的实验室冷冻保存方法包括冷冻原始精液和冷冻不含精浆的洗涤精子[40]。在冷冻保存前通过精子制备去除富含抗氧化剂的精浆可能会导致精子解冻后的活动力、存活率和DNA完整性下降[35, 41]。然而，值得注意的是，冷冻与解冻导致的精子质量下降可能不会引起周期妊娠率的下降[42]。精液制备过程中 ART 培养基中活性氧的潜在来源主要是通过离心或白细胞污染激活未成熟精子产生的。较长的离心时间会使精子暴露在更高的温度下，从而升高活性氧水平，并对精子参数产生负面影响[43]。此外，在精子制备过程中，培养基、氧浓度、光照程度、pH 和温度等因素都必须加以控制，因为这些因素的改变会显著提高活性氧水平，并对精子质量产生不利影响[43]。

最近的研究表明，精子中的 DNA 碎片大部分是在精子通过生精小管和附睾的运输过程中产生的[15]。这可能是由未成熟精子产生的活性氧介导的。类似的机制也发生在离心精液的颗粒中，在那里精子也会高度聚集。

## 第四节 抗氧化剂对体外精子的影响

抗氧化剂对自由基诱导的氧化应激起主要防御作用。因此，在冷冻 / 解冻过程中将它们结合于精子以避免氧化应激影响的想法已经得到广泛的实践和评估（表 54.1）。

表 54.1 体外 / 冷冻保存期间抗氧化作用的人体研究综述

| 抗氧化化合物 | 研究 | 研究设计 | 结论 |
| --- | --- | --- | --- |
| 单个化合物 | | | |
| 维生素 C | Verma 和 Kanwar[56] | 体外补充维生素 C（50~4000 μmol） | 维生素 C 浓度低于 1000 μmol 时可保护精子免受活性氧的侵害，这从提高精子的运动能力和活力以及降低丙二醛（MDA）水平可以看出。然而，1000 μmol 及以上浓度的维生素 C 并不能起到保护作用，精子活力和活力的突然下降以及 LPO 的增加就证明了这一点 |

**续表**

| 抗氧化化合物 | 研究 | 研究设计 | 结论 |
|---|---|---|---|
| 维生素 E | Taylor 等人[50] | 在冷冻保存前，将正常（$n$ = 23）和异常（$n$ = 20）样本均分成 3 份：①没有治疗；②维生素 E 100 μmol；③维生素 E 200 μmol | 维生素 E 剂量与解冻后的运动能力显著相关（$P$ = 0.041），且不同剂量的反应模式在正常和异常样本中是相似的。添加 200 μmol 维生素 E 可显著改善解冻后的运动（$P$ = 0.006），但精子存活率和 SDF 均未改变 |
| | Verma 和 Kanwar[51] | 不同浓度维生素 E（0.1~2 μmol/L）对精浆分段标本的影响 | 维生素 E 补充后，活动力和存活率均出现剂量依赖性的改善，同时丙二醛水平降低 |
| 己酮可可碱 | McKinney 等人[45] | 将 10 例弱精子症患者的样本分为 3 等份：①对照组；②己酮可可碱 3.6 μmol；③己酮可可碱 7.2 μmol | 两种己酮可可碱剂量组的活性氧均降低；然而，7.2 μmd 剂量组的活性氧降低更明显。MDA 在 2 种剂量己酮可可碱处理后的降低程度相似 |
| | Gavella 和 Lipovac[46] | 精液样本在 37 ℃下孵育 30 min，如下所示：①对照组；②己酮可可碱 3.7 μmol；③己酮可可碱 10 μmol | 处理组精子中的超氧化物水平降低 |
| N- 乙酰 -l- 半胱氨酸 | Oeda 等人[50] | 精液样本在室温下与 N- 乙酰半胱氨酸（1.0 mg/mL）一起孵育 | 用 NAC 孵育 20 min 后，ROS 水平显著降低。高活性氧组比低活性氧组的降低明显。用 NAC 孵育后，精子总活力提高，但顶体反应无明显变化 |
| 瑞巴派特 | Park 等人[53] | 将瑞巴派特添加到精液样本和冷冻保护剂中，浓度分别为 10 μmol/L、30 μmol/L、100 μmol/l 和 300 μmol/L。标本在 37 ℃下培养 1 h 或在 −196℃下冷冻保存 3 d | 在 100 μmol/L 和 300 μmol/L 浓度的瑞巴派特中培养后，精子活力显著提高。冷冻保存后，各浓度培养过的精子活力均显著降低（$P < 0.05$），但 100 μmol/L 和 300 μmol/L 浓度组的降低幅度小于其他组 |
| 谷胱甘肽 | Parinaud 等人[59] | 30 份精液样本分成两等份，在含 / 不含谷胱甘肽的培养基中培养 24 h | 无论精液中白细胞量如何，培养组精子的活动率均较高 |
| 左旋肉碱 | Zhang 等人[60] | 37 份异常和 33 份正常精子样本冷冻保存，含 / 不含左旋肉碱 1 g/L | 与对照组相比，左旋肉碱能显著改善精子解冻后精子参数，包括精子的快速前进运动、前向运动、总运动能力和 VIA<br>左旋肉碱仅在 AS 组对 SDF 有较好的保护作用 |
| 辅酶 Q10 | Lewin 和 Lavon[64] | 16 个正常和 22 个异常样品，每份样本分成 4 等份，并在下述培养基中培养 24 h：①仅含 HAM's；② 1% 二甲基亚砜和 HAM's；③ 5 μmol HAM's；④ HAM's 和 50 μmol 辅酶 Q10 | 虽然初始活力正常的样本在孵育后没有观察到显著的活动性变化，但是在 50 μmol 辅酶 Q10 亚组中，来自异常组男性的精子的活动性显著增加 |
| 瘦素 | Fontoura 等人[74] | 45 份正常精子标本在有 / 无获能和有 / 无瘦素培养条件下冻融 | 解冻后新鲜样品中 SDF 显著升高，冷冻前获能精子的 SDF 显著降低。在获能精子中添加瘦素可降低 SDF（$P < 0.0001$），提高 SOD（$P$ = 0.001）和谷胱甘肽过氧化物酶（$P$ = 0.02）的抗氧化酶活性 |
| **抗氧化剂组合** | | | |
| 维生素 C 和维生素 E | Donnelly 等人[44] | 15 例正常样本和 15 例异常样本随机分为治疗组和对照组 | 维生素 C 或维生素 E 单独使用不影响基线 DNA 完整性，但确实为精子提供了完全保护，防止 $H_2O_2$ 诱导的 DNA 损伤<br>维生素 C 和维生素 E 联合使用可引起 DNA 损伤，并加重 $H_2O_2$ 诱导的损伤；然而，添加 2 种维生素后，$H_2O_2$ 诱导的 ROS 生成显著降低，呈剂量依赖性 |
| | Donnelly 等人[58] | 10 例正常样本和异常样本分为治疗组和对照组 | 体外补充抗坏血酸和 α- 生育酚可降低精子活性氧的产生。然而，前向运动、平均速度、曲线速度、直线速度和线性显著降低，在抗氧化剂浓度最高时抑制作用也最强 |

续表

| 抗氧化化合物 | 研究 | 研究设计 | 结论 |
| --- | --- | --- | --- |
| SOD 和过氧化氢酶 | Rossi 等人[54] | 正常精子样品（$n$ = 25）分为 4 等份：①对照组；② SOD 200 U/mL；③过氧化氢酶 200 U/mL；④ SOD+ 过氧化氢酶（均为 100 U/mL）将每个等分样本与培养基混合，然后在 −196℃下冷冻 | 与单独添加过氧化氢酶的对照组相比，单独添加过氧化氢酶组的回收率无明显变化。另外，补充 SOD 和过氧化氢酶的样本精子参数得到了显著改善 |
| 维生素 C、过氧化氢酶和 SOD | Li 等人[72] | 将 30 例正常生育男性精液与改良冷冻保护剂混合，分为 6 组：①维生素 C 300 μmol/L；②维生素 C 600 μmol/L；③过氧化氢酶 200 U/mL；④过氧化氢酶 400 U/mL；⑤超氧化物歧化酶 200 U/mL；⑥ SOD 400 U/mL | 冷冻保存后，与对照组相比，维生素 C 300 μmol/L、过氧化氢酶 200 U、过氧化氢酶 400 U 组的前向运动精子率均高于对照组。活性氧在维生素 C300 μmol/L、过氧化氢酶 200 U、维生素 C300 μmol/L、过氧化氢酶 200 U、过氧化氢酶 400U 组的含量显著低于对照组。维生素 C 300 μmol/L、过氧化氢酶 200 U 和过氧化氢酶 400 U 组与未处理的精液相比，SDF 水平相似，但均明显低于对照组 |
| 维生素 C、维生素 E、尿酸盐和 NAC | Hughes 等人[75] | 150 份精液样本用维生素 C（300、600 μmol）、维生素 E（30、60 μmol）、尿酸盐（200、400 μmol）或乙酰半胱氨酸（5、10 μmol）处理<br>用 30Gy X 射线诱发 SDF | 维生素 C（600 μmol）、维生素 E（30、60 μmol）和尿酸盐（400 μmol）对精子 DNA 损伤有保护作用 |

## 第五节 活性氧水平的降低

体外补充抗氧化剂可以降低精子悬液中的活性氧。将不同浓度的维生素 C（300 和 600 μmol）和维生素 E（40 和 60 μmol）添加到精子制备介质中，可显著降低 $H_2O_2$ 含量[44]。添加 10 μmol 己酮可可碱后，超氧阴离子的释放也显著减少了 29%~72%[45, 46]。其他研究也表明己酮可可碱能够减少弱精子症患者精子中活性氧的生成和随后的脂质过氧化[47, 48]。添加 N- 乙酰 -L- 半胱氨酸（NAC）（1 mg/mL）也能有效降低活性氧水平。值得注意的是，初始活性氧较高的样品在体外补充抗氧化剂后，表现出最强的活性氧降低的趋势[49]。这一观点通过研究维生素 E 对解冻后精子完整性的影响得到了证实，这些研究揭示了老年男性和精液异常患者的样本可获得的最大益处[50–52]。

在体外研究中也证实了添加抗氧化剂瑞巴派特的积极作用。瑞巴派特能有效清除精子加工和冷冻保存过程中的活性氧。精液中的活性氧和脂质过氧化水平在培养后和冷冻保存后均显著降低，与瑞巴派特的浓度成比例[53]。

为了支持联合使用抗氧化剂，一项研究，以 25 对不育夫妇的男性伴侣为研究对象，评估在体外补充超氧化物歧化酶和过氧化氢酶的低温保护剂培养基。作者报告说，与单独使用抗氧化剂相比，SOD 只有和过氧化氢酶组合可显著改善精子完整性，这表明组合使用抗氧化剂对对抗超氧阴离子和 $H_2O_2$ 有增益作用[54]。

## 第六节 对精子活力的影响

抗氧化剂可以对抗脂质过氧化，而脂质过氧化对精子运动有负面影响[55]。体外实验证明，精子暴露于几种抗氧化剂有助于促进精子运动。维生素 C（抗坏血酸）是精浆中主要的抗氧化剂之一，它是一种链阻断抗氧化剂，可以保护脂蛋白免受过氧自由基的侵害。数据显示，维生素 C 可以保持精子的活力，但存在剂量依赖性。在 800 μmol 维生素 C 中孵育 6 h 后，精子活动力最强。但是，当浓度超过 1000 μmol 时，精子活动力下降 [56]。维生素 E 是另一种主要的链阻断抗氧化剂，当在体外添加时，可以通过抑制脂质过氧化有效地保护精子的活动力和形态 [57]。补充维生素 C 和维生素 E 对精子活力的影响也是剂量依赖性的。较高浓度的维生素 C 和维生素 E 对过氧化氢引起的运动过氧化损伤没有保护作用；相反，它们增加了正常和弱精子症患者精子的损伤 [58]。

谷胱甘肽（GSH）似乎对精子运动也有保护作用。在白细胞精子症的样本中，在精子分离制备和 24 h 培养过程中添加 GSH 可提高活动精子的回收率 [59]。同样，用 1.0 mg/mL 的 NAC 培养 2 h 后，精子的活动性也有显著改善 [49]。左旋肉碱是另一种抗氧化剂，被认为是精子运动的能量来源。与对照组相比，在冷冻保存介质中以 1∶1 的比例添加 1 g/L 左旋肉碱可改善弱精子症患者和正常精子的精子快速前向运动能力、前向运动能力和总运动能力 [60]。白蛋白是一种抗氧化剂 / 补充剂，广泛用于精子制备。它的抗氧化是由于其能够与过氧自由基反应并防止精子中过氧化损伤的蔓延 [61, 62]。与 Percoll[63] 相比，在精子准备介质中使用白蛋白可显著提高精子的活动性和活力。其他被证明有助于精子运动的抗氧化剂包括辅酶 Q10（50 μmol）[64]、亚牛磺酸和过氧化氢酶 [65]。

超氧化物歧化酶和过氧化氢酶等酶类抗氧化剂保护精子免受超氧阴离子和过氧化氢的侵害。用 SOD（400 U/mL）处理的精子悬液可显著降低精子运动能力损失和精液中的丙二醛浓度 [66]。同样，在精子悬液中添加过氧化氢酶（0.008 mg/mL）可防止过氧化氢引起的毒性 [67]。也有报道支持过氧化氢酶和超氧化物歧化酶对精子细胞内（线粒体和质膜）和细胞外（白细胞）活性氧的作用及其对精子运动的保护作用 [68, 69]。不同浓度的维生素 E（800 μmol、10 μmol）可保护精子免受脂质过氧化 [56, 66]。同样，3.6 μmol 和 7.2 μmol 的己酮可可碱也被证明可以抑制弱精子症男性精液中的脂质过氧化作用 [47]。

## 第七节　保护精子 DNA 完整性

在辅助生殖技术和冷冻保存过程中常规应用的精子操作包括重复的高速离心和从提供保护性抗氧化环境的精浆中分离精子。已经证明，活性氧生成增加可以介导精子 DNA 损伤 [70]。补充抗氧化剂（NAC 0.01 μmol）、过氧化氢酶（500 U/mL）、还原型谷胱甘肽（10 μmol）和亚牛磺酸（10 μmol）的上游试剂可显著减少活性氧产生引起的 DNA 损伤 [71]。同样，0.3%~10% 的白蛋白可以通过中和脂质过氧化过程中产生的过氧化物来保护精子 DNA 的完整性 [62]。

补充抗氧化剂抗坏血酸和过氧化氢酶的冷冻保护剂可以降低精液中活性氧水平和减轻精子 DNA 损伤 [72]。同样，在解冻培养基中加入 GSH 可以得到以下结果：①无获能活精子数量增加；②活性氧生成减少；③染色质凝聚减少；④ DNA 断裂减少；⑤卵母细胞体外穿透率提高；⑥体外胚胎数量高于对照组 [73]。

Fontoura 等人的研究表明与来自同一个体的新鲜样本相比，冷冻与解冻后精子 DNA 碎片明显增强。作者还发现，在冷冻前向获能精子中添加抗氧化剂瘦素可显著提高 SOD 和谷胱甘肽过氧化物酶活性，并减少精子 DNA 碎片[74]。

考虑添加抗氧化剂作为保护精子 DNA 完整性的保护剂，无论是单一的还是组合的，都是至关重要的。已证明分别添加维生素 E 和维生素 C 对正常精子和弱精子样本对 $H_2O_2$ 诱导的精子 DNA 损伤的保护作用[43]。然而，当联合使用维生素 C 和维生素 E 进行精子培养时，DNA 损伤增加。这可能是由于维生素 E 和维生素 C 成了促氧化剂[75]。

## 第八节　结　论

目前有大量证据支持在冷冻保护剂和解冻后介质中添加抗氧化剂来预防冷冻和解冻过程中的氧化应激。然而，对于添加抗氧化剂的类型、组合和浓度还没有达成共识。因此，对于因为过量的抗氧化剂可能会对精子造成损害应持谨慎态度。为了确定理想的抗氧化剂组合 / 浓度以补充冷冻保护剂和解冻后的培养基，仍然需要进行严谨的对照研究。

## 第九节　审查标准

使用 Science Direct、OVID、Google Scholar、PubMed 和 MEDLINE 等搜索引擎对抗氧化剂与精子冷冻保存之间关系的研究进行了广泛的搜索。这些搜索的开始和结束日期分别是 2000 年 12 月和 2018 年 12 月。研究鉴定和数据提取的总体策略基于以下关键词："抗氧化剂""氧化应激""活性氧簇""男性不育""冷冻保存""精液参数""辅助生殖"和"特定抗氧化剂补充剂的名称"。还审议了以英文以外的语言发表的文章。会议或会议记录、网站或书籍中发布的数据不包括在内。网站和书籍章节的引用仅提供概念性内容。

（Ahmad Majzoub 和 Ashok Agarwal 著；宋焱鑫，石红林和郭海彬 译）

55

# 第五十五章 ICSI 中的抗氧化剂应用

**要点：**

- 精液中的氧化应激可能是特发性男性不育的一个原因，这可能是由于导致活性氧增多的内部和外部因素造成的。其中许多可以通过详细的既往史来确定。
- 可以进行一些测试和检测，以检查精子中的氧化应激状态，尽管许多测试和检测仅能反映局部情况。
- 氧化应激在分子水平上可导致精子数量、形态或活动性的微观损伤，或对精子细胞结构和生物分子（如 DNA）造成无形损伤。
- 抗氧化剂的使用可以使活性氧控制在生理范围内，但这种稳态的破坏仍可能导致生殖功能欠佳。
- 已尝试在个体和生物样本中治疗性使用抗氧化剂来克服这些情况，但不幸的是，由于所分析结果、所研究人群以及干预方案和组合的多样性，无法从中得出单一结论。

## 第一节 引言：男性不育因素的相关性及原因

不孕症是指一对夫妇在一年以上未采取任何避孕措施，性生活正常而未能妊娠[1]。据估计，不孕不育约影响全世界 15% 的育龄夫妇，而他们中大约一半是由于单纯的男性因素或男女双方因素导致的不孕不育[1–3]。男性生育能力是指一个男人能让一个健康的、有生育能力的育龄妇女怀孕的能力。因此，不育或生育力低下将影响全球 5% 的男性[4]。

男性可以通过各种临床测试来判断其是否存在不育或生育力低下，但其主要是通过精液的实验室检查。世界卫生组织[5]制定的精液样本质量评估参数被认为是评估男性因素不育症的标准，主要基于射精量、精子浓度、活动能力和形态。然而，它无法预测通过自然手段或辅助生殖技术（ART）获得受孕的概率，也无法检测出可能导致生育力低下的分子异常[1]。另外，考虑到同一个人射精的变异性，单次精液分析通常也不足以诊断或确定生殖问题。

体外受精（IVF）和卵胞浆内单精子显微注射技术（ICSI）是 2 种需要制备精子的技术，其可以成功地克服由前向活动精子计数不理想而导致的不育问题，越过了一些自然屏障[6]。在 ICSI 注射过程中，目前选择用于注射和受精的精子的主要依据是其形态和运动能力，其由操作者选择，但也有受精失败、胚胎发育阻滞或着床失败的情况，这表明在这些水平上仍存在未检测到的导致生殖失败的因素。这通常被称为特发性不孕症，其原因不明，可能是几个因素综合作用的不良结果。其中，氧化应激，即在正常情况下有利于和促进生理过程的自由基和抗氧化剂之间的失衡，已被证明与之相关，因为特发性不育男性精液中的氧化生物标志物显著高于可生育男性[4]。科学文献中广泛地描述了精子中的氧化应激不仅与由于精子发生障碍导致的常规精液分析中的指标下降相关，而且还与精液中未经常规分析的其他特征相关，即 DNA 碎片[4]、表观遗传学[7]、精子中的 mRNA 转录失调[1]和凋亡。本章将讨论氧化应激导致男性不育的原因及其影响，以及最新文献中描述的一些不同的治疗方法，重点是使用抗氧化剂对 ICSI 后生殖结果的潜在改善。

## 第二节　氧化应激与男性因素

氧化应激是生物系统中氧化和抗氧化分子之间的不平衡，其中氧化剂压倒了防御系统。这些氧化剂是活性氧，能干扰或破坏细胞生物结构、功能和特性，其中对精子影响最大的是超氧阴离子、过氧化氢和羟基自由基。抗氧化分子也被称为抗氧化剂，包括酶类或非酶类分子，它们自然存在于生物环境（如精液）中的细胞或周围介质中，其活性可一起测量为总抗氧化能力（TAC）[1, 2]。氧化和抗氧化这 2 种拮抗活性必须维持平衡，形成复杂的系统，以维持对生殖功能至关重要的氧化内稳态，正常细胞活动需要少量可控的活性氧，在精子获能、顶体反应与精子卵母细胞融合过程中活性氧起着重要作用[8]。

人体内系统性的氧化应激直接影响精子发育的过程，其可从各个方面降低精液质量，如精子数量、浓度、活力[9, 10]和形态[11]、DNA 完整性[12]、表观遗传学[7]、染色质凝聚、mRNA 转录失调和凋亡[1, 2]。因此，导致自然受孕的机会减少，生育能力低下和需要辅助生殖技术治疗。

在这一点上，ICSI 手术的实施可以克服精子浓度、前向活动能力和形态差带来的影响，因为它避免了正常受精和常规 IVF 过程中存在的自然选择障碍。尽管如此，ICSI 仍然存在注射受损精子的风险，因为上述氧化应激的一些后果是分子水平上的，因此常规分析和选择方法不能检出，不能阻止这类受损精子通过常规的精子制备过程进行 ICSI，因为它们不影响精子的形态，所以在显微镜下检查精子的时候不能发现[13]。

同时，精液样本中过量的活性氧会通过脂质、蛋白质和 DNA 的氧化而影响精子功能[14]，可以直接影响显微镜下所见的精子活动力。另外，精子细胞膜富含多不饱和脂肪酸，使其对脂质过氧化更敏感，脂质过氧化是一种连锁反应，其会造成广泛的膜损伤，脂质过氧化的副产物包括致突变和基因毒性分子，如丙二醛（MDA）和 4- 羟基壬烯醛（4-HNE），这些都会引起 DNA 损伤。引起氧化损伤的自由基攻击 DNA，触发凋亡，导致线粒体膜破裂，激活细胞凋亡蛋白酶并释放细胞色素 C，从而增加活性氧的生成，以及半胱氨酸介导的 DNA 破坏，从而促进凋亡周期[15]。

使用受损精子进行 ICSI 可能导致受精失败、胚胎发育阻滞或胚胎质量差、着床失败，或者导致新突变的产生，在活产的情况下可能会影响后代的健康[16]。

精子中的活性氧可以根据其来源进行分类。活性氧的内源性来源是精液中存在的其他细胞，包括未成熟精子、来自精子生成不同阶段的圆细胞、白细胞和其他偶见的上皮细胞。活性氧的外源性来源是引入活性氧或刺激内源性活性氧产生的外部因素[17]。

## 一、内源性自由基来源

在精液所含的细胞中，活性氧的主要来源是未成熟精子和白细胞[18]。未成熟精子和精子形态异常的特征是精子内存在异常的细胞质微滴[19]，这是由参与葡萄糖代谢的胞浆内的葡萄糖-6-磷酸脱氢酶（G6PD）产生活性氧的地方，其通过精子质膜中的NADPH氧化酶系统，或在线粒体呼吸水平通过NADH依赖的氧化还原酶途径生产活性氧[14]。此外，已经证实，较高的活性氧水平与成熟精子低正常形态百分率有关[11]。

另外，白细胞会产生大量的活性氧，因为它们的细胞活动对实现免疫功能是必须的。尽管正常健康未处理的精液中白细胞的数量非常有限。白细胞精子症的精液样本有病理性的白细胞增加，这通常是对抗感染的反应，意味着精液中活性氧水平高，DNA损伤，精子浓度和活动力下降[1, 17]。即便WHO标准认为正常浓度白细胞仍能产生有害水平的活性氧，白细胞也能刺激精子产生活性氧。

## 二、外源性自由基来源

### （一）影响精子活性氧的生活方式及医学因素

一些生活方式因素与全身氧化应激增加有关，可能导致精子质量和生育功能下降。通过准确评估这些习惯对生殖能力的影响，才能判断它们与全身循环氧化应激的相关性，从而使临床医生能够设计一个适当的策略，在初步咨询时记录这些习惯并评估这种生活方式是否患者病情的风险因素，在开始辅助生殖技术之前，建议对其进行修改，从而有助于妊娠成功。

大约37%的育龄男性吸烟[20]。吸烟被认为是导致男性不育的主要因素，因为吸烟会通过损害精子成熟、染色质致密化、获能和顶体反应来影响精子的发育和功能[1]。原因是香烟本身含有自由基、毒素和致突变致癌物质，如苯并芘，这是一种已在吸烟男性的精液中检测到的精子毒性物质[21]。此外，吸烟似乎降低了精液中酶的抗氧化活性，同时增加了炎症反应，导致精子中白细胞增多，导致活性氧生成增加，并存在氧化应激损伤精子的风险[22]。在不育男性中，吸烟的男性患少精子症的风险是不吸烟者的1.29倍[23]，在一般人群中，吸烟者的精子浓度平均降低了 $9.72 \times 10^6$/mL，前向运动精子率减少了3.48%，正常形态精子率减少了1.37%，吸烟的不育症患者的精液质量与生育期男性比有明显下降[20]。有趣的是，最近一项吸烟者和非吸烟者不育男性的meta分析没有发现精子活动力和精液pH值的显著差异，也没有发现生殖轴的激素失调[23]。

酒精是另一种毒性物质，有时大量饮酒能引起全身性氧化应激，因为乙醇通过改变线粒体结构和呼吸功能来刺激活性氧的产生。在睾丸内，这意味着血浆睾酮显著降低，血清脂质过氧化副产物增加，抗氧化物水平下降[1]。通过这些机制，酒精似乎会导致精液质量进行性和剂量依赖性变差，从畸形精子症开始，然后是少弱畸形精子症、隐匿精子症，最后是由于精子生成阻滞而导致的无精子症[24]。即使精液参数不受影响，酒精也会导致流产率增高和试管授精出生率降低[21]。令人充满希望的是，如果没有其他的原因导致不育，3个月的禁酒可以让男性的精子恢复正常[24]。

肥胖是一种严重的慢性疾病，其定义是可能损害健康的异常或过多的脂肪堆积，是一种严重的慢性疾病，并可能伴有多种其他疾病，是不孕症的危险因素[25]。肥胖和生育力降低、精子生成障碍之间存在着明确的关系，其会对精液参数产生负面影响，尤其是精子数量和浓度与体重指数呈负相关[19]。肥胖导致精液异常是多种因素共同作用的结果，相关性最高的是活性氧的产生导致氧化应激

和下丘脑 - 垂体 - 性腺轴的失调，表现出卵泡刺激素（FSH）和黄体生成素（LH）水平降低，高雌激素和雄激素缺乏，这可能会导致继发性性腺功能减退[21]。由于脂肪组织可以衍生炎性细胞因子，肥胖者的炎症反应增强，导致白细胞产生活性氧增加，氧化应激风险增加，最终导致男性不育[25]。此外，鉴于脂肪组织中芳香化酶有很高的生物利用度，故肥胖可能是一种内分泌干扰物，不仅增加睾酮转化为雌二醇，还增加了与肥胖和内脏脂肪堆积相关的其他激素的转化生成，构成可能的共病因素[21, 25]。文献中已经描述过，通过减少卡路里摄入和锻炼而逐渐减轻体重，而不是减肥手术，可以帮助恢复正常的激素水平，改善精子生成和精液参数，从而提高生育潜力[21]，这表明不育的原因不仅是肥胖本身，而且首先是导致体重增加的一系列习惯。最后，我们必须注意到在现代世界，超重和肥胖的流行状况，在这个世界上，摄入富含脂肪和糖分的高能量食品的人数增加，同时，久坐的工作和交通工具的使用也有所增加，而体力活动却普遍减少。

另外，体重过轻也会影响激素水平，导致不育[21]。饮食不足也可能与精子中的氧化应激和精子生成障碍有关，特别是当缺乏含有必需抗氧化剂的食物时。饮食和运动习惯可能会受到大城市中许多人所遵循的充满压力的生活方式的影响，这种会影响活性氧产生和抗氧化剂活性的平衡，从而影响精子生成和男性生育能力。另外，剧烈的运动，无论是在量上还是强度上，都会因为有氧代谢而产生大量的活性氧，并可能会超过机体的抗氧化能力，导致氧化应激和精子生成障碍，降低精液质量引发不孕不育[1]。

一些疾病如精索静脉曲张与不育症密切相关，这种情况下睾丸温度升高会导致热应激，因此氧化应激影响精子生成[1]。感染、自身免疫和慢性疾病是间接导致精子氧化应激的其他因素[4]。常见的心理健康问题，如压力、焦虑或抑郁，也是影响精子产生的因素，其作用机制也与激素和氧化应激相关，但针对上述问题的药物治疗也可能是有害的[26]。

### （二）活性氧的环境来源

在过去的几十年里，工业的发展和城市的扩大导致了发达国家污染和污染物的增加。不孕症患病率的增加是其后果之一，它被认为是由氧化应激机制介导的。

大多数空气污染物对白细胞活性氧的产生起着强有力的刺激作用，导致精子脂质、蛋白质和 DNA 氧化损伤的风险升高。例如柴油颗粒物最近被世界卫生组织（WHO）列为汽车致癌物[1]。

此外，现代世界中的人们经常暴露于从结构材料、工业产品或其他消耗品中释放出来的毒素，这些毒素容易积聚在人体内，造成慢性中毒和长期不良反应[27]。例如，化妆品和医药产品（包括阴道润滑剂）中的对羟基苯甲酸酯防腐剂能够刺激精子产生来自线粒体和胞浆的活性氧，会对精子的存活能力和活动能力产生剂量依赖性的有害影响[28]，暂未检测到明显的 DNA 断裂损伤。塑料容器中的一种成分双酚 A 的生殖毒性在几年前就有了相关记录，最近在大鼠身上的研究其与氧化应激有关的机制，在给药后，大鼠的精子显示出总抗氧化能力的降低和活性氧水平的上升。邻苯二甲酸酯是一类广泛应用于几种塑料的化学物质，其可沿食物链积累并在精液中被检测，它与较高的 ROS 水平和精子 DNA 损伤有关。

暴露于低能非电离辐射是一个越来越令人担忧的问题，因为在发达国家，使用手机已成为大多数人的日常习惯，有时甚至会上瘾，人们通常把手机放在离生殖器很近的口袋里。这种辐射也存在于可见光和微波中，据研究它会增加活性氧的产生，从而潜在地影响精子质量[27]。

最后，普通人接触重金属和生物有害物质的可能性较低，更多的是与工作相关的因素，但其对精子质量存在显著影响，值得关注的是在特定工作中安全措施的疏忽，以及默许这些毒性物质突破限制在工业废物中出现[19]。活性氧的产生被认为是这些物质导致精子生成障碍，导致精子活动力、存活率和形态异常的机制[1]。

### （三）实验室操作

人们普遍认为，实验室的光线就可以给配子和胚胎带来负面影响，但事实上，实验室操作规程可能要危险得多。例如，离心时间与精液样本中活性氧水平的增加直接相关，因此精子制备过程中的这一常规步骤会严重加重精子氧化应激[17]。精子培养中的氧浓度也被证明是氧化应激的一个危险因素，使用 5% 的 $O_2$ 代替大气中的 20% 的 $O_2$ 含量可以将氧化应激最小化，这在胚胎培养中也相同[29]。其他培养条件，如 pH 值也可能影响精子中活性氧的产生，因此需要使用缓冲液将影响降至最低。但为避免不良后果，人们仍存在关于每个步骤中使用的缓冲液类型的担忧，因为有人假设，在 ICSI 过程中，缓冲液可能被引入卵母细胞中，并且其是有害的[30]。温度可以影响 pH 值，除了光照外，温度本身也可以诱导精子产生活性氧[17]。此外，最好避免使用冷冻保存的精子进行受精，因为在冷冻和解冻过程中活性氧的生成会增加，从而降低精子质量[31]，虽然其对生殖结局影响的严重程度仍存在争议。精子培养基中也可以补充多种抗氧化剂，以防止氧化应激，这一章将会进行进一步讨论。

## 第三节　精子中氧化应激对 ICSI 结果的影响

大量报道提示，在不育男性精子样本中，氧化应激（通常高 ROS 水平和低 TAC）存在的比例高于可育男性精子。在进行 ICSI 时，选择注射用精子中存在氧化应激会影响生殖结果，其后果是表现为遗传损伤、DNA 氧化、DNA 断裂和凋亡。

### 一、遗传改变

最近有几项研究发现，精子暴露在氧化应激下会引起表观遗传变化，改变基因的正常表达，这可能会对胚胎的早期发育产生影响[7]。Igf2 和 HI9 基因分别与细胞增殖的诱导或负调控有关。研究人员在不明原因不孕夫妇的正常精子样本中发现，高活性氧水平与 Igf2 甲基化和 HI9 去甲基化之间存在相关性，这与人类细胞中正常的甲基化模式相反，这两个基因都被印记，因此使得 Igf2 mRNA 从父系染色体转录，而 HI9 在其中沉默并从母系染色体表达。据此推测这种由受活性氧影响的精子所产生的胚胎可能存在表观遗传缺陷，可能会影响其发育和生殖结局[11]，甚至会影响后代的健康。

这一推测也得到另一项实验的支持，该实验使用牛配子进行体外实验，在受精前故意将一些精子样本暴露在氧化应激下。由于合子中父原核 DNA 去甲基化受损，阻碍了其与母原核的融合，从而阻碍了胚胎基因组的正确形成和激活，因此，在氧化应激受损精子产生的胚胎基因组激活时，观察到了发育停滞现象[7]。另外，另一项研究发现精子中的氧化应激会影响 mRNA，这些 mRNA 在受精和早期胚胎发育中起作用[32]。这表明精子中的氧化应激对表观遗传重编程的动力学和父系对胚胎的贡献产生了影响，同时端粒的甲基化程度降低和缩短，对胚胎发育和质量有负面影响，从而可能影响生殖结局[33]。

## 二、DNA 氧化

活性氧和自由基可以直接攻击 DNA 嘌呤和嘧啶碱，形成氧化复合物，如最常见的 8- 羟基 -2- 脱氧鸟苷（8-OHdG）。这会导致 DNA 突变，加速端粒缩短和引起所有基因组的低甲基化，导致转录失调。此外，脂质过氧化产物，如丙二醛（MDA）属于诱变剂。在最坏的情况下，精子 DNA 中氧化应激的所有这些继发性后果都会对精子的活动力和形态产生影响，但有些精子可能看起来形态和功能正常，但仍存在 DNA 氧化损伤[13]。

因此，可以预期，在精子受损的情况下进行 ICSI 会导致较差胚胎质量和妊娠结局。然而，与 DNA 氧化相关的 ICSI 结果的研究非常有限，且结果并不明确支持这一假设。一方面，宫内人工授精的妊娠率与 DNA 氧化呈负相关，11.5% 的 8- 羟基 -2- 脱氧鸟苷被认为是预测成功与否的阈值，但另一方面，在 ICSI 周期中没有发现这种相关性[34]。也未发现在 ICSI 周期中使用的精子中 DNA 氧化的百分比与着床率相关，尽管证明其会降低胚胎质量，故胚胎选择被认为是一个混杂因素[35]。

## 三、DNA 碎片

可能氧化应激后果中研究最多的，是由于活性氧直接攻击 DNA 而导致精子 DNA 完整性的直接损伤，从而导致 DNA 链断裂。虽然氧化应激不是导致 DNA 断裂的唯一原因，但已经观察到活性氧水平增加 25% 便会导致 DNA 断裂增加 10%[36]。DFI 和氧化还原电位（ORP）与男性不育和精子参数相关，发现不育患者的平均精子浓度（$32.7 \times 10^6$/mL 比 $58.7 \times 10^6$/mL），总活动率（50.1% 比 60.4%）和正常形态率（5.7% 比 9.9%），均显著低于可生育的男性，而这些患者的氧化还原电位和 DFI 均高于可生育的男性。此外，建议将 DFIDFI 的阈值设定为 25.5% 来预测辅助生殖技术的成功率[37]。另外，研究发现 DNA 碎片率高的精子仍能保持正常的运动能力和形态[12]。DNA 碎片分析最近被认为是比经典精子参数更重要的男性生育力预测因子，因为它与妊娠时间的延长和自然受孕或宫内受精（IUI）受孕概率的降低有着密切的关系[34]。

相反，IVF 技术（传统或 ICSI）会大大减少受精所需的精子数量，这使得 DFI 与妊娠结局的相关性降低，一些研究人员发现 DFI 的测定在预测常规 IVF 和 ICSI 的妊娠结局方面毫无用处[15, 34]。有趣的是，2014 年进行的一项研究发现 DNA 碎片化会影响 IVF 结果，观察到较高的 DFI 会导致受精率、优质胚胎率和着床率较低，DFI 较高组中的精子受精后，胚胎植入率为 33.33%，而 DFI 较低组的胚胎植入率为 65%[16]。其他研究表明，DNA 断裂还影响原核核仁前体模式的同步性、胚胎发育到囊胚期的能力、胚胎形态质量和囊胚形成率[1]。

一般来说，文献未能提供可靠的证据证明 DFI 与 IVF 和 ICSI 妊娠结局的相关性，这可能是由于胚胎移植时胚胎选择的偏差造成的。一些研究人员试图比较 DFI 在传统 IVF 和 ICSI 妊娠结局中的影响，其中一些研究人员发现结果没有统计学意义上的差异[38]，而另一些研究人员则发现传统 IVF 会受到轻微的负面影响，就妊娠率而言对 ICSI 的影响不大[39]，尽管 2 种方法的妊娠丢失率均高于正常水平。这 2 种技术之间差异的一个可能的解释是：IVF 中配子培养时间较长，暴露于氧化应激的时间延长，这可能导致进一步的 DNA 损伤，降低卵母细胞修复 DNA 的能力。然而，ICSI 被认为是治疗高 DFI 和既往受精失败的最佳方法，无论是通过宫内受精还是自然方法[12]。

最后，值得注意的是，精子细胞不能修复 DNA 损伤，因为它们缺乏碱基切除修复（BER）途径所需的大多数酶，此外，成熟精子中染色质极度浓缩，基因转录停止。这就是为什么卵母细胞的质量如此重要，因为在受精后，卵母细胞的任务是在受精卵开始第一次有丝分裂的 S 期之前修复父系原核的一些损伤，从而延缓损害的发生[7]。这为 2011 年获得的结果提供了一个科学的解释，即在使用不孕妇女的卵母细胞进行的体外受精周期中，精子 DNA 碎片每增加 10%，失败的风险就增加 1.31 倍，而在使用供体卵母细胞进行的体外受精的结果，没有统计学上的显著差异[38]。

当 DNA 损伤无法修复时，整个胚胎细胞都会发生突变，增加胚胎质量差、植入失败、流产或儿童期存在问题的可能性。事实上，对小鼠的动物研究表明，高 DFI 精子通过 ICSI 产生的后代肿瘤发病率增加，并且还观察到早衰、异常生长和异常行为等现象[12]。

### 四、凋亡

细胞凋亡是一种对组织损伤的非炎症反应，其特征是一系列细胞形态学和生物化学变化导致细胞死亡。在男性生殖组织中，这一机制起到控制精液质量的作用，可以消除异常精子，但有时这一过程在完成之前就中止了，导致射出的精子中出现凋亡样状态[15]。这种情况可以通过使用抗体检测精子表面磷脂酰丝氨酸来评估。研究表明，不育男性精液中凋亡精子的比率较高，尤其是浓度较低的精子，其对受精能力有负面影响。有趣的是，这种凋亡途径的确切机制尚不清楚[40]。

另外，高浓度的活性氧可能通过脂质过氧化破坏线粒体内外膜，释放凋亡诱导因子（AIF）和 Bax 蛋白来启动细胞凋亡。通过这一机制，细胞色素 C 被释放，半胱天冬氨酸蛋白酶被激活，诱导 DNA 断裂，加重凋亡恶性循环[2]。

## 第四节　自由基的控制：抗氧化剂

抗氧化剂是具有清除自由基和活性氧的能力的分子，能够阻止组织中氧化应激导致的连锁反应[3]。由于精子胞浆体积少，细胞内的抗氧化活性物质非常有限，而总抗氧化能力主要依赖精浆（SP）[19]，因为精浆是精子生存的细胞外环境，同时也提供了最佳的 pH 值、营养和足够的黏度。精浆由前列腺、精囊腺和尿道球腺分泌，它天然含有酶和非酶类抗氧化剂，因为它们是由人体通过饮食摄入、药物治疗，天然或合成产生的。在没有精浆的情况下培养精子细胞可以观察到这一点：培养 2 h 后，精子中活性氧水平升高，精子活动力显著下降[2]。此外，特发性不孕症患者的精浆中总抗氧化能力比生育男性低[9]。

超氧化物歧化酶（SOD）、过氧化氢酶和谷胱甘肽过氧化物酶（GPX）是促进生育的重要酶型抗氧化剂。

超氧化物歧化酶（SOD）家族根据活性部位的催化金属分为三类，其中 SOD-1 在精浆中最活跃。这些酶通过催化超氧阴离子转化为过氧化氢和氧气[18]。据报道，具有较高超氧化物歧化酶活性的精子样本表现出较低水平的氧化应激和 DNA 损伤标记物[2]。

另外，过氧化氢酶将过氧化氢转化为水和氧气，阻止过氧化氢与剩余自由基的反应，这将产生更多的活性氧，如极易反应的羟基自由基[1]。这种酶通过一个复杂的机制参与了获能过程[18]，在弱精子症患者的精子中，其活性低于正常男性的精子[2]。

最后，谷胱甘肽过氧化物酶以谷胱甘肽为电子供体催化 $H_2O_2$ 和超氧阴离子的反应。这种酶可以防止脂质过氧化，因为它可以解毒，把有机过氧化物转化成稳定的醇。作为谷胱甘肽过氧化物酶清除活性氧反应的副产品。还原谷胱甘肽的氧化形式，以恢复可用于进一步谷胱甘肽过氧化物酶反应的储备；因此，谷胱甘肽还原酶（GR）与谷胱甘肽过氧化物酶耦合[2]。

精液中天然存在并作为自由基清除剂的非酶抗氧化剂包括维生素 E 和维生素 C、叶酸、锌、硒、肉碱和类胡萝卜素[4]。此外，外源性非酶型抗氧化剂可能被用来保护精子在体外操作过程中不受氧化应激的影响，这将在本章后面讨论。

## 第五节　使用抗氧化剂改善生殖结局

确认或考虑到患者有上述 OS 危险因素时，可能随之就是抗氧化治疗的建议。以改善因该情况导致不良妊娠结局的建议。可以采用两种互补的方法，即通过口服补充剂治疗男性患者，或在辅助生殖技术程序中对样本进行体外处理。

### 一、治疗男性患者

一些非酶类的抗氧化剂可以在细胞内产生，但其他的需要从食物或保健品中吸收。饮食摄入增加了精浆中抗氧化剂的存在，不过也可能影响其他生物过程。人们认为，过量的抗氧化剂可能会在机体内导致氧化和还原失衡从而产生病理效应，即抗氧化剂悖论[2]。然而，口服抗氧化剂治疗患者已被证明可以改善精液常规分析中经典参数的评估结果，在某些情况下，不再需要接受 ART 治疗[41]。此外，在仍需行 ICSI 的情况下，这种改进可能使寻找合适的精子注射变得更容易，尤其是在形态学方面。

很少有完全遵循充分随机、安慰剂对照（RPCT），并且样本量足够大和主要结果合适的研究。大多数研究仅使用常规精子分析来评估其结果（精子数量、精液浓度、精子活动力和形态）（表 55.1），尽管在某些情况下，其他精子参数，如 DNA 碎片或活性氧水平，也会被评估（表 55.2）；然而，仍然很少有研究能够从胚胎质量或妊娠 / 活产结局的角度来执行和评估 ICSI 临床结果（见表 55.3 和 55.4）。此外，文献中提出的抗氧化剂和其他物质的类型和剂量之间的可变性使得很难比较结果并得出每种方法在改善妊娠结局方面的益处的有效结论。

**表 55.1　仅测量经典精子参数的研究**

| 作者 | 样本量 | 控制和研究人群类型 | 化合物 | 每日剂量 | 时间 / 月 | 精液分析改进 |
|---|---|---|---|---|---|---|
| ElSheikh（2015）[53] | $T = 30$ | 基线<br>患有特发性少弱精子症的不育男性 | 枸橼酸氯米芬 | 25 mg | 6 | C +3.2 × $10^6$ 精子 /mL<br>TM +10.33% |
| | $T = 30$ | | 维生素 E | 400 mg | 6 | C +0.7 × $10^6$ 精子 /mL<br>TM +6.4% |
| | $T = 30$ | | CC+ 维生素 E | 25 + 400 mg | 6 | C +4.83 × $10^6$ 精子 /mL<br>TM +16.83% |
| Cyrus（2015）[55] | $P = 69$<br>$T = 22$ | 安慰剂对照组<br>男性精索静脉曲张不育，精索静脉曲张切除术 + 治疗前后 | 维生素 C | 500 mg | 3 | N +15.9 × $10^6$ 精子<br>PM +20.8%<br>Nm +23.2% |
| Rafiee（2016）[56] | $T = 75$ | 基线<br>精液质量不理想的不育男性 | 维生素 C | 1 g | 6 | Vol NS<br>C +9.63 × $10^6$ 精子 /mL<br>TM +6.95%<br>Nm NS |

续表

| 作者 | 样本量 | 控制和研究人群类型 | 化合物 | 每日剂量 | 时间 / 月 | 精液分析改进 |
|---|---|---|---|---|---|---|
| Lipovac（2016）[57] | $T = 143$ | 基线<br>至少有一次近期精液分析结果异常的低生育力男性 | Profertil® | — | 3 | Vol +0.7 mL<br>PM +15.2%<br>Nm +9.7% |
| | $T = 156$ | 基线<br>至少有一次近期精液分析结果异常的低生育力男性 | 左旋肉碱 | 500 mg | 3 | Vol +0.5 mL<br>PM +9.2%<br>Nm +9.6% |
| Çinar（2016）[61] | $T = 81$ | 基线<br>患有严重或难治性寻常痤疮的男性 | 异维甲酸 | 0.66 mg/kg | 6 | C +1.66 × $10^6$ 精子 /mL<br>N +1.393 × $10^6$ 精子<br>PM +3.05%<br>Nm NS |

注：异维甲酸是一种治疗痤疮的常用药物，有多种副作用，对生育能力有潜在影响。

## 表 55.2　测量氧化应激生物标志物的临床试验

| 参考文献 | 样本量 | 控制和研究人群类型 | 化合物 | 每日剂量 | 时间 / 月 | 精液分析改进 | OS 生物标志物 |
|---|---|---|---|---|---|---|---|
| Alsalman（2018）[44] | $Cg = 60$<br>$T = 60$ | 未经治疗的可生育男性与弱精子症男性治疗前后的比较 | 锌 | 440 mg | 3 | Vol +0.56 mL<br>C +3.6 × $10^6$ 精子 /mL<br>N +23 × $10^6$ 精子<br>PM +18%<br>Nm +12% | （RSH/RSSR）[a]<br>$Cg = 1$<br>基线时 $T = 0.7$ 治疗后 $T = 1.55$ |
| Raigani（2014）[45] | $P = 18$<br>$T = 24$ | 安慰剂对照的 OAT 男性不育患者 | 锌 | 220 mg | 4 | NS | TAC NS<br>ROS NS<br>DNA 异常<br>45% → 40% |
| Nadjarzadeh（2014）[49] | $P = 24$<br>$T = 23$ | 安慰剂对照的 OAT 男性不育患者 | 辅酶 Q10 | 200 mg | 3 | C NS PM +3%<br>TM +5.78%<br>Nm NS | + 过氧化氢酶活性<br>+ SOD 活性（未公布数据） |
| Haghighian（2015）[46] | $P = 21$<br>$T = 23$ | 安慰剂对照组<br>不育症弱精子症男性，其中一些是 OAT | α- 硫辛酸 | 600 mg | 3 | Vol NS<br>N +12.55 × $10^6$ 精子<br>C +3.72 × $10^6$ 精子 /mL<br>PM +5.51%<br>Nm NS | TAC +58.9%<br>MDA −22.9% |
| Martinez-Soto（2016）[48] | $P = 25$<br>$T = 32$ | 安慰剂对照的低生育力男性 | 二十二碳六烯酸 | 1.5 g | 2.5 | NS | TAC +10%<br>（+0.8% 安慰剂） |
| Alizadeh（2018）[50] | $P = 28$<br>$T = 28$ | 安慰剂对照的 OAT 男性不育患者 | 姜黄素纳米分子 | 80 mg | 2.5 | Vol NS<br>N +10.82 × $10^6$ 精子<br>C +3.21 × $10^6$ 精子 /mL<br>PM +4.82%<br>TM +5.27%<br>Nm +2.42% | TAC +57.2%<br>MDA −23.9% |
| Guo（2015）[52] | $T = 41$ | 基线<br>少弱精子症患者 | 吲哚美辛 | 50 mg | 3 | C +4.33 × $10^6$ 精子 /mL<br>N +11.59 × $10^6$ 精子<br>PM +5.56%<br>TM +5.05%<br>Nm +0.29% | ROS −4.3%<br>TAC +0.8% |
| Guo（2015）[52] | $T = 55$ | 基线<br>少弱精子症患者 | 三苯氧胺 | 20 mg | 3 | C +0.82 × $10^6$ 精子 /mL<br>N +1.21 × $10^6$ 精子<br>PM + 3.25%<br>TM +5.3%<br>Nm +0.19% | ROS −30.6%<br>TAC +31.8% |

注：治疗组的样本量用 $T$ 表示，安慰剂组用 $P$ 表示，没有安慰剂的对照组用 $Cg$ 表示。精液分析改善指将研究组治疗后的体积（Vol）、浓度（C）、精子总数（N）、前向运动率（PM）、总活动率（TM）和正常形态率（Nm）的基线值进行比较的结果。差异无统计学意义记为 NS。

aRSH/RSSR = 精浆中硫醇氧化还原指数值。

**表 55.3 记录妊娠结局的 ICSI 周期研究**

| 参考文献 | 样本量 | 控制和研究人群类型 | 物质 | 时间 / 月 | 受精率 | 优质胚胎 D3 | 每次转移妊娠率 | 流产风险 |
|---|---|---|---|---|---|---|---|---|
| Korosi（2017）[51] | *Cg* = 13<br>*T* = 22 | 有或没有口服抗氧化剂治疗的 OAT 男性 | Folandrol® | 2 | *Cg* = 60'5%<br>*T* = 84.8% | *Cg* = 32%<br>*T* = 54'7% | *Cg* = 0%<br>*T* = 50% | —<br>*T* = 9% |
| Rago（2017）[47] | *Cg* = 59<br>*T* = 59 | 前次 ICSI 周期未口服抗氧化剂治疗的男性与其本次接受口服治疗的周期的比较 | Fertiplus SOD® | 1 | *Cg* = 52.8%<br>*T* = 86.3% | +19.8% A 类胚胎<br>−14.7%B 类胚胎 | *Cg* = 8.9%<br>*T* = 44.8% | *Cg* = 100%<br>*T* = 19% |

注：治疗组的样本量用 *T* 表示，对照组用 *Cg* 表示（不使用安慰剂）。

**表 55.4 记录了妊娠结局数据，但研究仅对经典精液参数进行了评估：精液浓度（C）、精子总数（N）、前向运动精子率（PM）、总精子活动率（TM）和正常形态精子率（Nm）**

| 参考文献 | 样本量 | 控制和研究人群类型 | 物质 | 时间 / 月 | 精液分析改进 | 报告怀孕的患者百分比 | 流产风险 |
|---|---|---|---|---|---|---|---|
| Canepa（2018）[41] | *T* = 100 | 基线<br>至少有一个精液参数改变的男性 | Sinopol® | 3 | C +7.8 × $10^6$ 精子 / mL<br>N +22.6 × $10^6$ 精子<br>PM +5.3%<br>Nm +3% | 40% = 7%IUI + 30% ICSI +3% 自然受孕 | — |
| Amory（2017）[62] | *T* = 19 | 基线<br>少弱精子症患者 | 异维甲酸 | 5 | C +1.3 × $10^6$ 精子 / mL<br>TM NS | 31% = 一半是自然受孕一半是通过 ICSI 受孕 | 16.7% |
| Busetto（2018）[42] | *P* = 49<br>*T* = 45 | 安慰剂对照组<br>至少有一个精液参数异常的不育男性，一些 OAT | — | 6 | C +10.6 × $10^6$ 精子 /mL<br>N +49.3 × $10^6$ 精子<br>PM +5.2% | *P* = 4%<br>*T* = 22% | *P* = 50%<br>*T* = 0% |

注：治疗组的样本量用 *T* 表示，安慰剂组用 *P* 表示。差异无统计学意义记为 NS。

### （一）微量元素

硒是一种重要的微量元素，与几种主要的代谢途径有关。它作为 GPX 酶的辅助因子参与抗氧化剂防御系统。它还与调节甲状腺激素代谢和免疫功能有关。精子中的硒含量与精子数量和活动力有关[42]。故一些复合抗氧化剂产品的配方中含有硒（表 55.5）。

锌是一种微量元素，其不能在体内储存，所以我们需要通过食物摄入。已在不育的吸烟者中发现高活性氧水平会降低体内锌的水平，从而影响精子的生理作用，其可能参与调节获能和顶体反应。此外，锌是睾酮的激素平衡剂；锌缺乏会降低血清中睾酮的浓度，从而对精子生成产生不利影响，导致精子畸形。锌也是男性尿素系统中的一种抗菌剂，有助于前列腺和性健康。尽管有几项研究发现精浆中的锌含量与精子功能障碍和不育之间存在显著的相关性，但这一点并没有被更多的其他研究所证实，同时有研究发现高浓度的锌对精子有毒性，因此无法确定锌缺乏是否为导致不育的原因，尽管它可能对精子功能有潜在影响。因此，这种微量元素在预防、诊断和治疗男性不育方面有许多潜在的用途[43]，而且它还具有抗氧化的功能，可以防止脂质氧化[2]。最近的一项研究发现，弱精子症患者补充锌后，除了能改善精子活动力和形态外，患者的氧化应激指标也几乎恢复到正常值（与健康捐献者的对照组相比）[44]。与之相反，最近的安慰剂随机对照试验 RPCT 没有发现精液参数、总抗氧化能力、活性氧水平或精浆中锌含量有任何显著改善（表 55.2），只有 DNA 完整性在考虑安慰剂效应的情况下，治疗后异常 DNA 的百分率显著降低了 5%[45]。

表 55.5　复合抗氧化剂产品的组成

| 产品 | Folandrol® | Sinopol® | Profertil® | — | Fertiplus SOD® |
|---|---|---|---|---|---|
| 参考文献 | Korosi(2017)[51] | Canepa(2018)[41] | Lipovac(2016)[57] | Busetto(2018)[42] | Rago[a](2017)[47] |
| 肌醇 | 1 g | 1 g | — | — | — |
| 叶酸 | 200 μg | 400 mg | 800 μg | 200 μg | — |
| α- 硫辛酸 | — | 800 mg | — | — | Yes |
| 左旋肉碱 | 30 mg | — | 440 mg | 1 g | — |
| 乙酰左旋肉碱 | — | — | — | 500 mg | — |
| L- 精氨酸 | 30 mg | — | 250 mg | — | — |
| 谷胱甘肽 | — | — | 80 mg | — | Yes |
| 甜菜碱 | — | 100 mg | — | — | — |
| 富马酸盐 | — | — | — | 725 mg | — |
| 硒 | 55 μg | — | 60 μg | — | — |
| 锌 | — | — | 40 mg | 10 mg | Yes |
| 辅酶 Q10 | — | — | 15 mg | 20 mg | — |
| 维生素 E | 30 mg | — | 120 mg | — | — |
| 维生素 C | — | — | — | 90 mg | — |
| 维生素 $B_2$ | — | 1.7 mg | — | — | Yes（标注为维生素B） |
| 维生素 $B_6$ | — | 1.9 mg | — | — | |
| 维生素 $B_{12}$ | — | 2.6 mg | — | 1.5 μg | |
| 微胶囊 SOD（Extramel®） | — | — | — | — | Yes |
| Oriod® 复合物 | — | — | — | — | Yes |

注：a 作者仅标注了成分未详细表明每种成分的浓度。

### （二）α- 硫辛酸

α- 硫辛酸（ALA）又称硫辛酸，是 2 种线粒体酶 α- 酮戊二酸脱氢酶（α- 酮戊二酸脱氢酶）和丙酮酸脱氢酶（丙酮酸脱氢酶）的辅酶，是三羧酸循环中的关键酶，因此 α- 硫辛酸缺乏可能是能量代谢和 ATP 生成的限制因素，从而影响精子的活动力和存活率。此外，α- 硫辛酸及其还原型 DHLA 在细胞内更常见，其具有抗氧化的能力，能够清除水相和脂质相的活性氧，螯合过渡金属，通过与谷胱甘肽的相互作用防止脂质过氧化和蛋白质损伤。由于这些特点，α- 硫辛酸口服补充疗法被认为可以通过降低精子中的氧化应激和提高精液质量来改善生育能力。2015 年，对特发性弱精子症患者（包括一些 OAT）进行了三盲 RPCT。结果表明，添加 α- 硫辛酸可显著提高精子浓度、数量和总运动能力，而精液体积和精子形态无明显变化。在上述研究中测定的精液氧化应激生物标志物是丙二醛（脂质过氧化的稳定产物）和总抗氧化能力的水平，发现用 α- 硫辛酸治疗使精浆总抗氧化能力显著增加 58%，脂质过氧化的稳定产物水平平均下降 22%（表 55.2）。因此，α- 硫辛酸被认为是治疗弱精子症的一种合适的抗氧化剂[46]。

锌和 α- 硫辛酸，以及谷胱甘肽和维生素 B 都在一种叫做 Fertiplus SOD® 的产品中，2017 年 2 个意大利生殖中心向 59 对夫妇提供了该产品。所有入选的夫妇都被诊断为输卵管性不孕或原发性不孕和轻度原发性 OAT（男性因素），以其前次失败的 ICSI 周期作为对照，第二次尝试被认为是研究组，在 ICSI 前 1 个月补充抗氧化剂。研究结果比较了前一周期和本周期的部分结局，包括受精率、优质胚胎率、胚胎植入率、每次移植的临床妊娠率和流产率（每次临床妊娠）（表 55.3 和表 55.4）。虽然发现女性年龄、受精率与临床妊娠率呈负相关，但在男性伴侣的补充治疗后，仍有相当数量的妊娠患者最终成功分娩。在前次治疗中，只有 5 例患者怀孕，最终所有人都流产了，而在干预之后，有 26 人怀孕，只有 5 人流产，但最终患者获得的胚胎数量差异并没有统计学意义。这可能与受精率（+33.6%）和 A 类胚胎（+19.8%）增加及 B 类胚胎减少（−14.7%）有关，并且在前次周期中只有 4.6% 的植入率，而治疗后植入率上升到了 20.3%。有趣的是，补充治疗前后精子参数没有显著变化，这提示 ICSI 结果的改善可能与精子成熟终末阶段的变化有关[47]。

### （三）二十二碳六烯酸

二十二碳六烯酸（DHA）是一种欧米伽 –3 多不饱和脂肪酸，在人类精液中含量极高，与精液质量和生育能力有关。所以作为一种抗氧化剂，其有可能改善精液质量。通过 RPCT 来评估 10 周 DHA 治疗对精子质量的影响，发现精液参数没有显著变化，但总抗氧化能力增加，DNA 碎片减少。这些结果表明精液质量得到了改善（表 55.2），其可能可以改善生殖结局，尽管这些变化在常规精液分析中并没有显示出来[48]。

### （四）辅酶 Q10

辅酶 Q10 是一种非常强大的抗氧化剂，是线粒体电子传递链的关键中间体，其可以调节细胞质氧化还原电位。已发现在不育男性中辅酶 Q10 浓度较低，其与精子质量差和 OAT 等疾病有关。2012 年进行的一项 RPCT 显示，在接受 3 个月的辅酶 Q10 补充治疗后，精子前向运动率和总活率显著改善，精子中辅酶 Q10 浓度与精子正常形态率呈正相关，尽管平均精子正常形态率、精子计数和精液浓度没有显著改善。研究虽然没有测量活性氧水平，但通过测量 SOD 和过氧化氢酶间接发现在与精子中辅酶 Q10 浓度呈正相关的治疗组中，氧化应激减弱（表 55.2）。因此，辅酶 Q10 可以通过增强抗氧化酶活性来减轻氧化应激，但其似乎不足以中和活性氧对精子和男性生育能力的损害[49]。

### （五）姜黄素纳米胶束

最近，一项对 OAT 患者进行的双盲 RPCT 分析了在姜黄素纳米分子治疗 10 周前后的精液中总抗氧化能力和丙二醛的水平。与安慰剂组和基线值相比，干预组的精子计数、精液浓度和精子活动力均有所改善，但精子形态没有改善（表 55.2）。干预组的总抗氧化能力比基线增加了 57%，而安慰剂组没有差异，丙二醛水平在治疗后降低了 24%。这项研究还认为炎症因子和性激素是评估治疗效果的有趣参数，因为 OAT 男性的基线激素水平异常，姜黄素治疗能够使其恢复到正常水平，同时由于其没有副作用，故认为姜黄素治疗是比激素治疗更好的方案[50]。

### （六）肌醇

肌醇是一种已在生殖医学领域被广泛研究的分子，无论是在体外应用还是口服补充。肌醇中最具生物活性的成分由葡萄糖 -6- 磷酸在人体睾丸中合成。以前的文献描述了它在许多生理过程中的意义，其中最有趣的是其在生殖系统中可以调节精浆渗透压和精液体积，诱导精子趋化、获能和顶体反应所必需的蛋白质的表达以及调节细胞内钙离子浓度（作为信号通路中的元件），这些均在精子功能中起着关键作用[31]。这使其在提高生育能力的口服补充治疗方案中被广泛应用，同时还有一些配方中含有肌醇营养药品被开发，如 Sinopol® 和 Folandrol®，其化学配方详见表 55.5。

在一项前瞻性研究中，对低生育率男性服用 Sinopol® 3 个月前后的经典精子参数的基线值进行比较发现其对精液浓度、精子数、前向活动（+5.3%）和形态学正常的精子（+3%）有显著改善。虽然没有将妊娠作为研究终点，也没有测定 OS 生物标志物，但随访发现 40% 的患者最终成功妊娠，其中大多数接受了 ICSI 治疗（表 55.3 和表 55.4）。这可能提示这种治疗存在正向影响，但没有对照组可以用于比较。

另外，Folandrol® 也进行了随机对照试验，尽管样本量较小，且对照组没有服用安慰剂。在 2 个月的治疗期内患有特发性少弱性精子症和既往有 ICSI 失败史的男性患者每天服用 2 粒该胶囊。治疗结束后进行 ICSI 治疗，结果发现受精率（+24.3%）和优质胚胎率（+22.7%）显著增加，而且仅治疗组有成功怀孕，对照组没有怀孕（表 55.3 和表 55.4）。不过结果的改善不能单纯归因于口服治疗，因为卵子在注射前于补充 2 mg/mL 肌醇的培养液中培养了 2 h[51]。这些结果为严重男性因素导致不孕的夫妇（如 OAT）提供了希望。

### （七）抗雌激素

三苯氧胺（TAM）是雌激素受体的选择性调节剂，可间接促进睾酮合成，促进精子发育。这种化合物通常用于治疗特发性男性不育，因为它可以降低氧化应激和改善线粒体功能，从而提高精子活力。2015 年在特发性少精子症男性患者中进行的一项随机临床试验比较了三苯氧胺与吲哚美辛的疗效（表 55.2）。与吲哚美辛治疗相比三苯氧胺治疗 3 个月后，其提高精子数量和精液浓度方面的效果明显优于吲哚美辛，这 2 种物质都轻微地提高了精子的活力。对精浆中的活性氧水平和总抗氧化能力进行测量后本研究还发现，三苯氧胺可使活性氧水平降低 30.6%，总抗氧化能力增加 31.8%，而吲哚美辛仅能使活性氧值降低 4.3%，总抗氧化能力增加 0.8%。为了评估线粒体功能，我们还测量了精液中的 ATP 含量，2 种治疗后都观察到 ATP 含量增加。虽然这项试验不是安慰剂对照试验，但可以肯定的是，除了经典的精子参数外，三苯氧胺在改善精子氧化方面比吲哚美辛有更好的效果[52]。

氯米芬（CC）是一种合成的非甾体类抗雌激素药物，就像三苯氧胺有时也作为治疗特发性少精子症的经验性药物。使用这种分子的目的是通过阻断下丘脑的雌激素和睾酮受体来刺激精子发育，从而间接提高 FSH 和 LH 的分泌。一项随机临床对照试验研究了其对特发性少精子症男性精子参数的影响，发现近 24% 接受 CC 治疗 6 个月的患者的精子浓度和精子活动力都有显著改善（表 55.1）。这项研究的缺点是缺乏安慰剂对照组，没有测量氧化应激生物标志物，以及没有进一步研究受精潜力。同时这项研究还比较了单独使用 CC 或联合使用维生素 E 作为抗氧化剂的效果，发现联合使用的效果更佳，因为 40% 的联合治疗患者的精子浓度和精子活动力都有显著改善[53]。

### （八）维生素

维生素 E（番茄红素）是一种脂溶性维生素，具有抗氧化性，能够保护必需脂肪酸免受氧化。在过去的 20 年里，抗氧化剂与维生素 E 单独或联合治疗在治疗氧化应激性男性不育方面的潜力已被广泛研究。在那些采用 RPCT 设计的研究中，一些人确实报告了维生素 E 治疗后精子活力的增加，精子浓度没有改善，其他人报告这 2 个参数都有改善，还有一些人没有发现任何显著的改善，但这些研究的样本量均不是很大，故关于补充维生素 E 对治疗男性不育是否有效尚无统一结论。在上述随机对照临床试验中，仅 10% 的患者在接受维生素 E 治疗 6 个月后，精子活力明显改善，但精液浓度几乎没有改善（表 55.1），这表明疗效较差[53]。同时也没有进一步的生育能力测试或维生素 E 治疗同妊娠结局关系的研究报道。

抗坏血酸（维生素 C）是一种水溶性分子，可以中和活性氧。在治疗氧化应激性男性因素不孕症不育方面，一些人没有发现维生素 C 对检查结果有任何改善，甚至认为其有害，而另一些人则报道，精子参数（活动力、浓度、形态）、DNA 完整性增加，而且在这种抗氧化治疗后怀孕率也有所提升[54]。2015 年进行的一项研究证明，在精索静脉曲张切除术后，维生素 C 的摄入量（每天 2 次，每次 250 mg，持续 3 个月）可以改善精索静脉曲张术后患者的精液参数，尤其是精子运动能力和精子形态，尽管他们没有发现其对精子计数产生的正向影响[55]。另外，后来的一项研究发现，维生素 C 的摄入（1 g/d，持续 6 个月）显著提高了精子的浓度和精子活动力，但并没有显著增加精液体积或正常形态精子率[56]。

### （九）肉碱

左旋肉碱是一种亲水分子，其存在于线粒体膜中作为自由基捕捉剂，在文献报道中其与男性生育能力有关，可以改善常规精液分析参数。2016 年进行的一项前瞻性、开放性、非随机对照研究旨在比较肉碱补充治疗（500 mg，每日 2 次）与名为 Profertil（包括左旋肉碱，表 55.5 中的配方）复合物（每日 1 次，持续 3 个月）的疗效。尽管与基线值相比，这 2 种治疗方法都改善了所有精子参数，但联合治疗比单一治疗提高了精子浓度和 6% 的总精子活动率，使活动精子增加了 15%（表 55.1）[57]。这项研究的缺点是缺乏随机分组和安慰剂对照，用于评估精子质量的样本量和检测指标有限，也没有进行任何氧化应激、DNA 完整性或其他生育功能指标（如顶体反应或受精能力）的测量，亦没有对 ICSI 结局进行分析。

最后，代谢物、抗氧化剂和微量元素的几种组合（表 55.5）已被证明可以增加精子数量和精液浓度，精索静脉曲张合并少精子症和（或）弱精子症和（或）畸形精子症的患者（分开的组）治疗 6 个月后，与安慰剂组比较精子总活动率及前向运动率和精子形态有所改善（表 55.3 和表 55.4）。虽然样本量不是很大，但作为一项双盲的 RPCT 研究其结果较有说服力。虽然有很多其他精子质量指标和生育功能指标没有进行分析，ICSI 获得胚胎情况和妊娠结局也不是本研究的终点，但治疗组报道了 10 例自然妊娠（$n = 45$），安慰剂组报道了 2 例妊娠（$n = 49$），其中一例以流产告终[42]。

## 二、样品处理

在体外受精过程中，实验室对配子和胚胎进行的操作被认为是活性氧的一种来源，其增加了氧化应激的风险，从而导致胚胎质量差和妊娠成功率降低。因此，一些研究小组认为，在体外引入抗氧化剂是很有意思的尝试，通过增加精子培养液的抗氧化能力来维持氧化平衡，避免实验室操作过程中样品中活性氧水平的增加，从而降低氧化应激及其带来的后续风险。有几种方法可以用来选择抗氧化剂及其在实验室的使用时机。

### （一）胚胎培养基

2014 年进行了一项研究，以确定 2 个商业品牌的胚胎培养基哪一个更有利于胚胎发育。他们发现活性氧水平较低的培养基中培养的囊胚在形态学上更好[58]。

按照这一思路，我们可以认为，发育中胚胎产生的活性氧可以作为其移植的选择标准。最近的一项研究发现，培养基中活性氧水平与胚胎质量、发育或停滞或受孕的可能性之间没有显著的相关性。然而，IVF 和 ICSI 胚胎的活性氧水平存在差异，特别是在体外发育的前 3 d，这提示这些活性氧的主要来源是精子[59]。

### （二）精子处理

各种研究发现，在体外添加抗氧化剂有助于保护成熟精子免受氧化应激的侵害，因为射出精液中的其他细胞（主要是白细胞和未成熟精子细胞）会增加活性氧的生成[1]。精子的冷冻和解冻也是活性氧的来源，它增加了由氧化应激导致精子质量下降风险，其不仅影响常规精子分析参数，而且影响精子 DNA 完整性和表观遗传学，导致受精失败和胚胎质量差的概率增加，种植率及妊娠率下降。为了改善这一状况，许多药物被研究作为精子培养或冷冻保存介质的体外添加剂[31]。

其中之一是抗坏血酸（又名维生素 C），它是一种水溶性维生素，人体无法产生，但存在于可生育男性精液中，在一定浓度下起到抗氧化作用，在不育男性精液中会减少。许多研究试图用抗坏血酸改善体内和体外的精子质量，但结果却不理想。在体外研究中，常用的方法是使用含抗坏血酸培养液培养精子，然后测量精液参数和氧化应激。在一些研究中，精液分析是手工进行的，另一些则是计算机辅助操作系统进行的，用来评估氧化应激的技术方法也不同。其中一个实验显示，在 600 μmol/L 抗坏血酸中培养 1 h 后，精子形态得到改善；另一个实验则发现，在培养 2 h 和 4 h 后，精子形态没有改善（可能是由于时间过长）。另外，同样的实验表明，维生素 C 的浓度能够保护精子对抗热诱导的氧化应激，但当添加 $H_2O_2$ 作为第二个氧化应激诱导剂时，则会抵消这一效果。然而，另有一研究表明，在对弱精子样本进行类似的培养后，精子的活动力会下降[54]。

另一种很有前景的物质是 N- 乙酰 -L- 半胱氨酸（NAC），它已经被研究用于牛精子的冷冻保存，并于解冻后进行 ICSI。在了解活性氧降低胚胎质量的基础上，进行了 3 种 ICSI 胚胎的发育和质量的比较实验：氧化应激诱导后注射 NAC 处理的精子，氧化应激诱导后注入未处理的精子和未经氧化应激诱导注射 NAC 处理的精子。其目的是找出适宜的 NAC 的浓度范围，在这个范围内，NAC 本身不会降低胚胎质量（避免抗氧化悖论），但可以有效地避免氧化应激（由 $H_2O_2$ 孵育引起）损伤。这种治疗似乎有助于通过保护精子免受氧化应激提高胚胎质量，但他们未对进一步的妊娠结局进行分析。此外，在使用冷冻保存的样本时，NAC 被建议在人类精子中进行检测，作为使用冷冻保存的样本时进行 ICSI 前的预处理，目的是减少冷冻保存和解冻过程中引起的氧化应激[13]。

另一个例子是 T-AT- 过氧化还原蛋白 2，一种融合蛋白，当添加到低温保存介质中时，它作为一种潜在的低温保护剂被研究。实验比较了新鲜和解冻后精子的质量，冷冻保存时加入和不添加这种蛋白质（将每个精液样本等分成 3 等份）。评估与氧化应激损伤相关的各种参数，以评估精子质量，如活动力、存活率、线粒体电位、DNA 断裂碎片、活性氧水平、脂质过氧化、顶体反应和受精能力（无透明带仓鼠卵母细胞穿透试验）。他们发现弱精子症样本的改善尤其显著，但每种样本都证明了其具有一定的低温保护作用，氧化应激指标降低，从而改善了其余参数[60]。

向体外精子培养液中添加肌醇是由于先前的文献报道的肌醇的抗氧化特性和可能的多种来源的

OS 的保护作用支持的，尽管其机制尚不明确。此外，这种分子已被证明在体外精子对其有良好的耐受性，这使得它可以用于辅助生殖技术中精子的制备[31]。一些研究发现，在精液参数正常和异常的男性中，用肌醇孵育精子可以显著提高精子活动力和处理后的精子回收数量。2015 年进行的一项研究发现，使用在富含肌醇（2 mg/mL）的培养基中制备的精子进行 ICSI 可提高受精率和胚胎质量。2 年后，OAT 患者使用同样浓度的药物，并结合 2 个月口服抗氧化治疗后（包括肌醇），其受精率、第 3 天胚胎质量和妊娠率都有所提高[51]。最近的一项研究将新鲜和解冻的人类精液样本与肌醇一起培养 15 min 后，发现两者的运动能力都显著提高[31]。

另一项最近旨在研究慢冷冻保存方案的实验发现，将其作为冷冻保护剂，将一小份精子与 1 mg/mL 肌醇一起孵育 20 min，另一份不含肌醇的精子作为对照。但 2 组在解冻后精液浓度和精子形态与冷冻前没有显著差异，并且它们的存活率和前向运动率差异没有统计学意义。在实验的样本中，只有冷冻存活率（CSR = 解冻后 TM / 冷冻前 TM × 100）是唯一有改善的参数，并且仅在异常样本中有所改善，因此它被认为是对解冻后精子恢复率更精确的指标。这表明肌醇可用于低质量精液样本的冷冻保存[31]。

## 第六节　结　论

氧化应激对 ICSI 妊娠率的影响仍存在争议，尽管其对妊娠时间和经典精子参数的影响已被大量证明。有趣的是，在 2 项关于 ICSI 的研究中，经典的精液参数并没有因抗氧化处理而发生显著变化。常规精液分析中可能出现的并能提示氧化状态异常的因素有弱精子症、精液黏稠度过高（与丙二醛水平有关）和白细胞数量增多、未成熟精子或有残余细胞质的形态异常精子，因为这些细胞是精液中活性氧的主要产生者。在第一次就诊时追溯既往史，寻找可能的氧化应激诱发因素，然后推荐改变生活方式和（或）口服补充抗氧化剂，可能是提高自然妊娠率的一种经济有效的策略。对于已经接受辅助生殖技术治疗的患者，既往有失败史或流产史，在排除其他不孕原因的情况下进行氧化应激测试可能是一个不错的方法，但是目前没有生育指南推荐基于存在 OS 的系统性抗氧化检验和补充治疗。

## 第七节　审查标准

使用 PubMed，Google Scholar 和 Science Direct 搜索引擎，对氧化应激、抗氧化剂和 ICSI 结果之间的关系的研究进行全面的检索。检索期为 3 个月（从 2018 年 11 月到 2019 年 1 月）。根据关键词“精子氧化应激”，汇编了关于这一主题的最新文章。根据文章内容和研究类型对文献进行了分类。本研究选取综述性研究来回答前 2 个问题。在前瞻性研究和荟萃分析的基础上进行数据提取，以回答最后的问题，并使用以下附加关键词：“抗氧化剂和 ART 效果”和“精子氧化应激和 ART 效果”，对 ICSI 周期的数据进行分析。

（Clara Palacio，Rocío Rivera 和 Nicolás Garrido Puchalt 著；宋焱鑫，琚杰昌和郭海彬 译）

56

# 第五十六章　精子透明质酸结合试验在评估和治疗活性氧导致男性生育力低下中的作用

**要点：**

- 氧化应激（OS）和相应的 DNA 链降解是导致男性不育的最相关因素之一，影响了精子对胚胎的父系贡献。
- 被氧化应激损伤的精子不会与透明带（ZP）结合，精子透明质酸（HA）结合试验评估精子与透明带结合的比例。
- 用透明质酸介导的方法筛选出的精子是有活力的，而且没有 DNA 碎片、持久性组蛋白和凋亡标记物，染色体二倍体和二倍体频率均在正常范围内。
- 迄今为止进行的系统回顾和荟萃分析表明，确定可能受益于这项技术的患者需要进一步研究，并且需要精心设计的试验。
- 因此，对于那些对抗氧化治疗没有反应但希望生育的男性，透明质酸选择可能是一种可行的代偿方法。

## 第一节　介　绍

活性氧（ROS）是一种具有一个或多个能氧化相邻生物分子的不成对电子的自由基，其对男性不育的影响已经被广泛报道。目前的文献报道活性氧可能是 30%~80% 不育男性的一个因素[1]。过量的自由基会降低精子功能完整性，而活性氧水平与精子质量呈负相关，从而影响精子的生育力。在临床上，人们仍在寻找能客观地选择健康的精子进行胞浆内单精子注射（ICSI）的方法，精子形态异常与染色体畸变之间的潜在关系一直是人们长期关注的问题。透明质酸（HA）是宫颈黏液和卵丘 - 卵丘复合体的自然分泌物。精子能选择性地与 HA 结合，结合 HA 的精子是有活力的，染色体二倍体和二倍体范围正常，没有 DNA 碎片、持久性组蛋白和凋亡标记物，如半胱氨酸蛋白酶 -3。

在这一部分的综述中，我们总结了透明质酸结合试验（HBA）用于人类精子选择的科学原理，以及 HA 结合介导的 ICSI 精子选择的临床研究的主要结果。本文就精液氧化应激标志物和活性氧评估的研究进展进行了综述。此外，我们还讨论了与 ROS 相关 DNA 缺陷相关的精子特性，HA 选择精子的细胞属性的改善，以及对精子受 ROS 影响男性生育力的评估。由于透明质酸介导的精子选择可以优化受精率和精子质量，因此，HA 介导的成熟精子选择可能有助于避免精子受到氧化损伤的影响，并可能成为治疗因精子氧化损伤而导致的男性不育的机会。

## 第二节　人类精子透明质酸结合试验（HBA）：ART 中一种优选精子新技术背后的科学原理

在自然受精过程中，通过阴道、宫颈管、宫颈黏液、子宫和输卵管，从女性生殖系统中挑选出合格的精子使卵母细胞受精。精子的生存能力和运动性是精子生育能力的重要方面；然而，在数百万射出的精子中，少数精子在自然受孕时到达受精部位。了解和阐明女性生殖系统中的体内精子选择机制，将有助于通过了解可育精子的性质，为体外受精（IVF）治疗中成熟精子的选择开发有用的工具。近年来，有关人类精子发育和功能的生化标记已取得重大进展。在 Sakkas 等人的评论中[2]，系统地比较了各种体外精子选择方法在体内选择精子的特性。尽管在体外受精实验室中，通常使用基于梯度的系统来选择活动精子和某种程度上成熟的精子，但更复杂的精子选择技术主要依赖于精子的特定细胞特征，如精子膜完整性、DNA 完整性、表面电荷或在高放大倍数下评估精子形态。这些最近的技术并没有在常规中使用，而是在临床研究中，研究它们在选择最佳精子进行体外受精治疗以生育健康子代的潜力。其中一种基于精子膜成熟度的选择技术是精子透明质酸（HA）结合试验。

人类精子细胞成熟是获得与透明带（ZP）结合和卵母细胞受精能力所必需的，它包括3个相互关联、同步的过程：①正常发育阶段多余细胞质的挤压促进了正常精子形态的形成；②精子发生过程中精子膜重构及 ZP 和 HA 结合位点的获得；③伴有组蛋白 - 鱼精蛋白置换里程碑的精子核成熟，以及 DNA 包装和染色体状态的相关变化。在过去的 30 年里，Huszar 实验室研究精子成熟的几个关键事件，包括细胞质挤压（可通过低肌酸激酶含量测定）和 HspA2 伴护蛋白的表达独立于经典的精液参数，其中 CK 和 HspA2 的比例浓度（或 HspA2 比率）反映了成熟和不成熟的精子比例[3-12]。HspA2 低表达的精子细胞的特点是细胞质滞留，头部形态异常，活性氧（ROS）浓度增加，并导致额外的 DNA 断裂。此外，由于精子发生不完全，质膜没有发生重构，没有减少 ZP 和 HA 结合位点的形成。因此，成熟停滞的精子不能与透明带结合，也不能通过自然受孕或体外受精，而只能通过卵胞浆内单精子注射（ICSI）进行受精。在 CK 免疫染色的精子半带复合体中证明了这一点，其中所有半带结合的精子头部清晰，没有细胞质滞留[5, 9, 13]。发育正常的精子能够与 HA 和 ZP 结合，显示出高 DNA 完整性和高比例正常 Tygerberg 形态[12, 14-16]。在有关精子功能和受精潜力的实验中，Huszar 等人已经证实，在精子形成末期，细胞质挤压的同时，有一个促进 ZP 和 HA 结合位点形成的质膜重塑[13]。将透明质酸固定在玻片或培养皿上的研究表明精子与透明质酸结合牢固。然而，并不是所有的精子都具有 HA 结合能力[17, 18]。这些数据支持精子 HA 结合能力与精子细胞成熟度有关的假说。通过研究 HA 结合精子和 HA 非结合精子的性质，利用精子成熟度和功能的各种生化指标，证实了这一概念的正确性。研究表明，只有在精子形成后期完全完成成熟过程的精子，伴随着细胞膜重构、细胞质挤压和组蛋白 - 鱼精蛋白置换等步骤，才能与透明质酸结合。

基于发育完全的精子中存在 HA 受体，但发育停滞的精子中没有 HA 受体，并且没有质膜重塑，因此，选择 DNA 完整性高、染色体非整倍体频率较低（X、Y 和 XY 二倍体减少 80%）的成熟单精子进行 ICSI[19]，透明质酸结合精子的属性表明，HA 选择的精子部分没有细胞质保留、持久组蛋白、DNA 片段和凋亡标记物 caspase-3[10]。这些特性非常重要，因为细胞核和细胞质的不成熟，特别是 DNA 碎片的存在，造成精子对受精卵的父系贡献产生不利影响[11, 12, 14, 15, 20–25]。

## 第三节　HA 结合介导的 ICSI 精子选择的临床意义

在 ICSI 精子选择方面，精子形态异常与染色体畸变之间的潜在关系一直是研究的热点。对同一个体精子的形态和染色体非整倍体进行检查已成为可能，因为已经确定精子在去凝聚和变性步骤后可以保持其形态，这是荧光原位杂交分析的先决条件[22]。这些实验表明，视觉形状评估，即选择“最好看”的精子，是 ICSI 选择成熟单倍体精子的不可靠方法[26, 27]。染色体畸变率的增加以及使用人工精子进行 ICSI 的其他潜在后果是主要关注的问题[28–30]。

许多研究已经进行了 HA 选择精子和传统的精子选择技术临床结果的比较。尽管有研究得出结论，HA 精子选择对于提高胚胎发育早期阶段的生育能力没有任何益处[31]，但许多研究表明受精率、胚胎质量和着床率都有所改善[32–37]。在一项前瞻性随机研究中，评估 HA 精子选择对精液参数正常的不明原因不育症患者 ICSI 结局的影响，而 ICSI 组和生理 ICSI 组（PICSI）（透明质酸处理的培养皿）的受精率和临床妊娠率相似，与 PICSI 组相比，ICSI 组妊娠率丢失率较高（25%：12%），但差异无统计学意义[38]。最近的一项研究比较了传统形态精子选择（ICSI-PVP）和通过 PICSI 进行的选择（当男性因素相关时），发现 PICSI 比那些仅通过形态学评估选择精子的人有更高的怀孕概率（约 5 倍）[39]。畸形精子症患者是 PICSI 获益最大的患者。研究建议，该技术应纳入实验室常规，应避免选择过氧化率和 DNA 断裂率增加的未成熟精子。虽然应谨慎对待这样的结论，但前瞻性和随机性研究值得进一步探索。

总的来说，到目前为止，对于 HA 选择的精子对 ART 结局的影响还没有达成一致意见，这已经在各种系统性评论中进行了评估[40, 41]。2014 年，Cochrane 的一项回顾包括 2 项随机对照试验，2 项试验均通过 HA 结合 ICSI 来评估精子选择，但只有一项报告是活产[40]。作者的结论是，尽管证据不足以表明通过 HA 结合选择的精子可以改善 ART 中的活产或妊娠，但也没有关于不良反应的数据。2016 年，Beck Fruchter 等人进行了系统回顾和荟萃分析。包括 7 项研究和 1437 个周期，所有研究均显示胚胎质量和着床率有所改善，但证据并不支持在所有 ICSI 周期中常规使用 HA 结合试验[39]。2018 年的一项系统回顾旨在确定 PICSI 与传统 ICSI 在男性因素夫妇预后方面的疗效，包括活产率、临床妊娠率、着床率、胚胎质量、受精率和流产率[42]。这些作者排除了 21 种出版物，纳入并分析了 2 种出版物，在分析的结果中没有发现 PICSI 和 ICSI 之间的差异有统计学意义。总之，目前的系统回顾和荟萃分析表明，确定可能受益于这项技术的患者需要进一步的研究，以用于临床实践。

2018 年，有报道称，针对圆形精子应用 HA-ICSI，有助于避免注射不成熟、DNA 碎片化的精子，获得健康分娩和持续妊娠成功[43]。常规 ICSI（ICSI-PVP）在同一组卵母细胞上的失败提示 HA-ICSI 可能是一种安全、经济、有效的方法。透明质酸结合试验在英国的 15 个中心进行，旨在检验这样一个假设：与标准 ICSI 相比，在 ICSI 前使用 HA 结合选择注射用精子对临床结果有好处，这将是迄今为止在英国最大的男性不育试验[44]。该试验的主要优势是它充分补充了临床和基础科学方面的内容，很快会得出最终报告。综上所述，最近对人类精子透明质酸（HA）选择的有效性的文献进行了综述，报告缺乏有效性，证据不充分或质量低下，需谨慎对待。因此，需要进行精心设计进一步的研究。

## 第四节　ROS 在精子 DNA 损伤中的作用及辅助生殖的临床表现：ROS 对男性生育有威胁

ROS 在精子的许多生理过程中有着重要的作用，会导致精子损伤[20, 45, 46]。因此，许多关于氧化应激对精子的影响及其 ROS 的有益和有害影响的报告已经发表[47–51]。

精子产生低水平的自由基也可能促进精子获能。过氧化氢刺激顶体活化和超激活运动，从而改善精子在受精过程中通过卵丘和透明带的运输。低浓度过氧化氢也会引起酪氨酸磷酸化，酪氨酸磷酸化与精子膜与卵母细胞的相互作用有关[52, 53]。然而，过量的自由基会降低精子的功能完整性[52–54]。Gomez 等人证明精子产生的 ROS 水平与原始精液中精子的质量呈负相关[55]。精液中 ROS 产生的“内源性”“外源性”和“医源性”来源被鉴定：精液中 ROS 的内在来源是形态异常和成熟阻滞的精子和白细胞。精子质量差，表现出精子成熟受阻的特征，与精子形成末期细胞质挤压停止相关的剩余细胞质过多导致 ROS 生成增加有关。同时，在 Aitken 和 Huszar 实验室，发现精子肌酸磷酸激酶含量（残余细胞质的一个组成部分）与精子脂质过氧化之间存在相关性。这表明 ROS 的产生和 CK 活性的增加都与精子细胞质含量的增加有关[56, 57]。此外，将具有高和低（正常）细胞质含量和丙二醛（MDA）水平（代表 ROS 生成）的精子组分进行共孵育和共离心，通过活性氧从高到低产生（正常）精子片段水平，从而检测活性氧高产量的潜在繁殖力[57]。在这些实验中，低丙二醛和高丙二醛结合的精子组分中 ROS 的产生没有增加。因此，我们得出的结论是，活性氧的增加（以及较高的细胞质含量）是单个精子的“先天”属性，而不是后天获得的属性[3, 57–59]。其他人也证实，含有过多细胞质液滴的精子被归类为不成熟和功能缺陷的细胞，是 ROS 生成增加的来源之一。

高浓度的 ROS 可能会破坏精子膜和 DNA，导致精子受精能力和父亲对胚胎的贡献下降。精子中的 DNA 损伤似乎与受精率降低、胚胎质量和妊娠率降低、流产率、畸形和儿童疾病有关[60]。Ghaleno 等人（2014）报告称，细胞内过氧化氢（$H_2O_2$）和超氧物（$O_2^-$）水平与精子线粒体膜电位受损负相关，会导致原核胚胎质量低下[61]。此外，在精子 DNA 损伤严重的患者中，早期胚胎发育的完整性和着床率似乎显著降低[62]，这表明第二次和第三次有丝分裂是敏感期[63]。目前，硫醇氧化、酪氨酸硝化和 S - 谷胱甘肽化被报道为氧化还原依赖的蛋白修饰，与精子功能受损和父亲基因组改变有关，可导致不育[64]。然而，仍有许多未知因素。

精液中的白细胞，特别是中性粒细胞和巨噬细胞等其他因素的作用被证明与过量的 ROS 生成和精子功能的降低有关。然而，文献中出现的相互矛盾的数据，表明男性低生育能力 / 不育与生殖道感染和白细胞数量增加之间的关系对精子受精潜力没有影响[65]。精浆中含有天然抗氧化剂，作为自由基清除剂，在体内正常射精后至关重要[66–69]。

精子高水平的DNA损伤是与男性不育相关的主要因素之一。具有负面影响的生活方式包括吸烟[49, 70]；毒品[71]；酗酒[72]；热暴露[73, 74]；金属，尤其是过渡金属，如铁和铜[75]；射频电磁辐射[73]；环境毒物如丙烯酰胺[76]；空气污染；塑化剂；杀虫剂[77]；氯乙酰苯胺类除草剂，如甲草胺[78]；肥胖[50, 79]。

其他导致DNA损伤的因素是精子储存和精子分离技术，它们提高ROS的产生。有数据表明，ART期间的精子准备有可能加重精子氧化应激[80]。一个促成因素可能是由于去除了含有保护性抗氧化剂的精液[81]。精子冷冻保存是ART中另一种常用的技术，它与精子氧化应激的增加和DNA链降解的增加有关。事实上，通过原位DNA缺口翻译的方法，已经观察到精子冷冻保存后DNA链完整性的降解[82]，尤其是解冻后[83, 84]。

不育患者精液中40%的精子检测到活性氧的形成，精子膜和DNA受损[85, 86]。Jones等人报道，ROS诱导的精子膜过氧化降低了其流动性，增加了膜的硬度，从而减少了尾部运动[87, 88]。精子膜中含有大量不饱和脂肪酸，因此很容易受到这种损伤。另外，脂质过氧化通过最终产物间接导致含羰基化合物的形成，如MDA，各种4-羟基-2-烯醛，如4-羟基壬烯醛（4-HNE）[49]和2-烯醛[89]，这些化合物具有遗传毒性和致癌作用[49, 90]。因此，它们会影响男性的生育能力，从而可能导致更高的畸形率[91]。氧化应激直接或间接损害精子的活动性、DNA的完整性和精子与卵母细胞融合的能力[92–95]。因此，精子HA结合试验可能是一种很好的检测精液样本中细胞成熟停滞、精子膜完整性受损、受精功能降低的精子比例的方法。此外，透明质酸介导的精子结合有助于选择个体发育完全、无活性氧产生且具有高DNA链完整性的精子[10, 14]。

正常情况下，精子DNA与蛋白质紧密结合，复合物能很好地抵抗自由基的攻击。然而，成熟度降低的精子通常表现出苯胺蓝染色法检测到的过量组蛋白[12, 96, 97]，由此导致的精蛋白缺失使精子DNA更容易受到ROS攻击[98]。一些研究者已经证明了氧化应激和精子DNA损伤之间的联系[66, 94, 99, 100]。最近对所有可用的精子DNA碎片分析方法进行了回顾[101]。

## 第五节　精子特性与ROS相关的DNA缺陷、HA选择精子的细胞特性的改善以及对精子受ROS影响的生育力低下男性的评估

通过对单个精子进行双染色的研究，我们进一步研究了精子细胞成熟受阻的特性以及早期和晚期精子生成失败之间以及核质事件之间的潜在关系[12]。用苯胺蓝染色和CK免疫染色（持久组蛋白和细胞质滞留）、苯胺蓝染色和caspase-3免疫染色（持久组蛋白和凋亡）检测同一精子及苯胺蓝染色和DNA缺口翻译（持久组蛋白和DNA链降解）表明，这种细胞属性的存在或缺失显示出大约70%的一致性，是令人印象深刻的[12]。因此，同一精子内的早期和晚期精子生成事件之间有着密切的关系，无论是探测细胞核还是细胞质。这项实验对精子的受精潜力很重要，因为精子膜重塑不足，ZP

或 HA 结合的减少受到上游事件的影响，因为 HA 结合的精子在检测精子发育受阻的探针上不会显示出染色，例如保留组蛋白的苯胺蓝染色，细胞质滞留，或凋亡标记物 caspase-3 和 DNA 链降解的存在，这些属性共同相关，反映精子 ROS 水平的升高。

尽管 HA 选择精子的临床成功率仍存在上述局限性，但仍保留着未来应用的潜力。据我们所知，目前还没有研究测试活性氧影响精子的 HA 结合能力。此外，在比较 ROS 影响的生育力低下的男性中 ICSI 和 PICSI 的结果也很有趣。然而，最近文献中关于 ROS 和 HA 结合精子的报道很少。2015 年，一项研究评估了人类精子中 HBA 与常规精液参数、脂质过氧化、细胞内 ROS、DNA 断裂、DNA 成熟度和线粒体膜电位水平的相关性，发现 HBA 不是预测精子细胞内 ROS 的敏感测试 [102]。2017 年的另一项研究调查了在 PVP 或 HA 暴露后选择用于 ICSI 的人类精子的氧化还原潜力，发现在 PVP 和 HA 中培养的精子在卵母细胞激活和胚胎发育方面产生相似的结果，而 PVP 提供了更多的抗氧化保护 [103]。2018 年的一项最新研究评估了蛋白激酶 C 和酪氨酸激酶在 HA 诱导的牛精子获能过程中参与的细胞内信号传导和氧化代谢，发现 HA 细胞内信号系统可能以低于肝素的氧化代谢来调节冷冻保存公牛精子的获能 [104]。

## 第六节　精子氧化应激标记物

精子氧化应激有多种潜在原因，包括各种病因，如特发性、医源性、生活方式、环境、感染、慢性病、自身免疫和睾丸因素 [105–107]。男性不育是一种多因素的疾病，氧化应激在其中起着中心作用 [107]。如上所述，这最终导致 MDA、4-HNE 和丙烯醛的形成 [107]。因此，这些反应性醛类被认为是氧化应激的标志物。此外，还观察到，它们随后与蛋白质中的阳性亲水性氨基酸反应而受损，不仅导致 ROS 的产生，还导致线粒体失调和线粒体内膜的 ROS 泄漏。

一篇综述中总结表明了精子氧化应激可能存在的常规实验室试验“前哨信号” [105]。这些包括精子运动能力差、畸形精子症、精液中白细胞数量高、精液黏度增加、低渗透肿胀试验（HOST）精子膜完整性差、IVF 受精不良、隔夜孵化后精子活动性差、在没有明确的女性因素的情况下囊胚发育不良（除潜在的女性因素外，如母亲年龄＞ 40 岁或卵巢储备不足）。

最近，氧化还原电位（ORP）被认为是氧化应激的一个新的标志物，MiOXSYS 系统 [108] 已显示出作为男性不育诊断工具的前景。ORP 试验有其优点，因为它是一种成本效益高且方便的选择。然而，在不同的病人群体和分析治疗效果的试验解释还不完整。因此，它的测量并没有作为一个独立的测试纳入标准的临床应用中。

有细胞质滞留和形态异常的精子产生活性氧的能力增强 [56, 57, 109]。例如，精子浓度在正常范围内，但精子发育受阻的频率增高，因此降低了生育能力，与正常男性相比，其活性氧水平升高，抗氧化能力降低。精液 / 精子质量和功能（包括透明带结合能力）的这些变化可通过 10 min 长的精子 HA 结合评分较低（＜ 65%）检测出来。根据 Hussar、Aitken 和其他实验室的研究，我们还可以考虑增加精子胞浆存留、caspase-3 凋亡活性，增加苯胺蓝染色和低 HA 结合评分的精子比例 [4, 12, 15, 21, 56, 57]。无论是通过 DNA 缺口翻译法，还是吖啶橙荧光法，HA 介导的透明质酸镀膜玻璃载玻片或 IVF-ICSI “PICSI”

培养皿选择的精子具有较高的精子 DNA 完整性 [10, 110]。

## 第七节　精液中 ROS 的评估：我们现在在哪里

尽管氧化应激的筛查在男科实验室很重要，但有 3 个因素阻碍了这一发展：①测试的成本；②测试的复杂性；③缺乏公认的氧化应激测量评估 / 方法。目前，有超过 30 种不同的方法用于评估氧化应激 [111–113]。

直接检测包括化学发光、硝基蓝四氮唑（NBT）试验、细胞色素 C 还原、过氧化氢和超氧阴离子的流式细胞术测量、电子自旋共振和基于二甲酚橙的分析 [114]。基于鲁米诺或荧光素的发光方法经常被用来检测精液中 ROS 的产生 [115]。这项技术的主要关注点之一是白细胞作为混杂因素的存在。因此，需要精子数高（$> 1 \times 10^6$/mL）的新鲜精液样本 [116]。反应物浓度、样品体积、孵育时间、pH 值、试剂注入、温度控制、仪器灵敏度和背景发光也是影响结果的其他因素 [117]。

各种氧化还原敏感的荧光探针可以被装载到精子中，然后通过流式细胞术或荧光显微镜进行监测。与化学发光法相比，荧光技术具有更高的特异性、准确度、灵敏度和重现性等优点。然而，这些分析方法复杂且需要昂贵的硬件，但结果不能量化目标活性氧，而只是显示百分比具有高活性水平的细胞，没有被分析代谢物的浓度或细胞含量的信息 [118]。由于昂贵的设备（光度计）和高水平的必要质量控制，以标准化培养时间和精浆污染，在临床男科实验室中普遍引入这些检测方法一直进展缓慢 [119, 120]。此外，目前还没有明确的精子活性氧参考值，以帮助预测不同研究的生育结果，这可能是因为研究的患者样本量小，患者有不同的发病机制，或使用非标准化分析来评估 ROS[121]。

硝基蓝四氮唑（NBT）试验是另一种评估精液氧化应激以确定精浆白细胞活化状态的试验。NBT 还原试验通常可用，易于实施，成本低廉，并且具有高灵敏度 [122]。尽管之前的报告已经为确定个体受试者的生育状况而确定了甲氧氮含量的临界值，但由于相对较小的群体，其在临床男科实验室中的应用受到了阻碍，并且该结果还需要其他大型多中心试验的验证。据报道，这种方法在白细胞污染或精子浓度低的样本中相对无效 [123]。建议尽早检测新的生物标记物，如 TLR2、TLR4、COX-2 和 Nrf-2，以便更好地进行治疗干预，分析白细胞增多症患者精液中氧化应激导致的不育症 [124]。

间接方法包括通过骨髓过氧化物酶试验、氧化还原电位测量、脂质过氧化水平、趋化因子水平、抗氧化剂和抗氧化酶测量 DNA 损伤和蛋白质组学变化水平 [114]。主要方法是用硫代巴比妥酸法测定精子 MDA 水平。基于异前列烷 8-iso-PGF2a 或 c11-BODIPY 分析的精子膜脂质过氧化的其他评估方法很有前途，但应用并不广泛 [96, 125, 126]。精子中的丙二醛含量很低。因此，需要使用灵敏的高压液相色谱（HPLC）设备或铁基促进剂和荧光光谱测定法 [127–129]。另一个选择是评估抗氧化酶（SOD、过氧化氢酶、谷胱甘肽过氧化物酶和还原酶）的活性，以及氧化还原谷胱甘肽的比率所定义的氧化还原电位 [130]。

由于氧化应激似乎是精子 DNA 受损的主要原因之一 [54, 99, 131, 132]，精子 DNA 也可能受到非氧化机制的损害，例如异常的凋亡和不完全的鱼精子蛋白化。精子 DNA 氧化损伤通过精子或精浆中氧化脱氧核苷酸 8-OHdG 的水平来反映 [96, 133]。事实上，一项研究表明，自然受孕的概率与精子 8-OHdG 水平成反比关系[134]。免疫组织化学或蛋白质印迹分析已用于研究和量化氧化 DNA 加合物 8-OHdG[135]。然而，商用试剂盒可直接用于评估 8-OHdG。

精液中总抗氧化能力（TAC）的测量是另一种方法，通过抑制不断添加的 ROS 源（如辣根过氧化物酶）产生的化学发光。总抗氧化能力可根据维生素 E 类似物量化，并以 ROS-TAC 值表示[136]。由于 ROS 对受精和妊娠的影响是有争议的，部分原因是对哪种类型的患者适合进行 ROS 检测以及应该使用哪种检测方法缺乏共识，目前不建议将常规 ROS 和 TAC 检测作为标准男性不育评估的一部分[113]。

为了使用分子健康精液样本进行授精，还推荐了一种基于定量 PCR（qPCR）的技术，该技术可用于特定基因（PRM1、BIK、FSHB、PEG1/MEST、ADD1、ARNT、UBE3A 和 SNORD116/PWSA）的 DNA 评估，该技术可帮助选择和改进临床使用的冷冻保存方案[137]。

化学发光法和荧光法是临床常用的活性氧检测方法。然而，他们中的大多数不能确定 ROS 的来源（白细胞与不成熟或不正常的精子）[138]。由于人类精液中上述 ROS 测量的复杂性，需要临床上有用的测试来评估精子的 DNA 片段或选择 DNA 完整性高的精子。由于受自由基影响的精子具有 DNA 断裂和脂质过氧化作用，因此 HA 结合能力可以很好地区分成熟精子和 ROS 损伤的未成熟精子。数据充分表明，成熟度降低的精子 DNA 损伤和膜重构受阻（无法与 HA 或卵母细胞结合），从而妨碍自然受孕，可通过 HA 介导的精子选择加以消除[10, 14]。

## 第八节　结　论

氧化应激和相应的 DNA 链降解被认为是男性不育的最相关因素之一，影响受精过程和（或）精子对胚胎的父系贡献。

关于精子透明质酸相互作用的诊断和治疗益处，在精子透明质酸结合试验发展之前，没有客观的方法来评估受活性氧影响的自然精子的比例，包括质膜损伤和 DNA 链降解。在过去的 15 年中，精子 HA 结合分析被引入精液实验室和生殖医生，这是一个受欢迎的补充，原因有四：

（1）精子透明质酸结合试验是一项 10 min 的客观试验，它可以检测质膜相对于 HA 和 ZP 受体的完整性。因此，除了测量透明带结合评分外，该测试还反映了细胞完全成熟的精子中透明带结合候选精子的比例。

（2）DNA 缺口翻译试验和吖啶橙荧光显示，HA 结合的精子群体没有发生 DNA 降解[10, 110]。HA 结合的精子也缺乏精子发育受阻的特征，如细胞质滞留、苯胺蓝可检测到的持久组蛋白和凋亡过程。

（3）此外，HA 结合精子组分在 Tygerberg 正常形态的精子中的富集程度与 ZP 结合精子相同。

（4）HA 所选精子的遗传完整性得到了以下发现的支持：除了缺乏 DNA 片段外，这些精子还表现出与正常精子生育男性相当的非整倍体频率[10, 16, 19]。

从 2008 年开始，已经进行了各种研究来比较 HA 选择精子和传统精子选择技术的临床结果。尽管有一项研究得出结论，HA 精子选择对于提高胚胎发育早期的生育能力没有任何有益的作用，但许多研究表明受精率、胚胎质量和着床率都有所改善。总的来说，迄今为止进行的系统回顾和荟萃分析表明，对于临床上常规使用HA选择的精子还没有达成共识；然而，确定可能受益于这种技术的患者还需要进一步的研究。

由于氧化应激损伤的精子不与ZP结合，这些男性不育患者通常接受ICSI治疗，然而，在用肉眼选择的精子进行ICSI受精后，染色体数目和结构畸变率增加，自然流产和出生缺陷率增加可能发生[28, 139, 140]。HA介导的ICSI精子选择可以优化受精率和精子质量。因此，HA介导的成熟精子选择可能有助于避免精子受到氧化损伤的影响。因此，透明质酸介导的精子选择可能是由于精子氧化损伤而导致的男性不育的治疗机会。

## 第九节　审查标准

使用Science Direct、OVID、Google Scholar、PubMed和MEDLINE等搜索引擎对人类精子透明质酸结合与氧化应激之间关系的研究进行了广泛搜索。这些搜索的开始和结束日期分别为2018年5月和2018年12月。研究鉴定和数据提取的总体策略基于以下关键词："精子透明质酸结合""透明质酸""PICSI""精子功能""氧化应激""活性氧物种""男性不育"和"卵胞浆内精子选择"。以英语以外的语言发表的文章不予考虑。仅在会议或会议记录、网站或书籍中发布的数据不包括在内。网站和书籍章节的引用仅提供概念性内容。

本章是为了纪念我们出色的同事和导师Gabor Huszar博士，一个对男科有着深厚热情的人。他是生殖科学多个领域的资深研究员，能够鼓舞和激励全世界数百万人。我们将怀念Huszar博士，但他的记忆将在我们心中永存，我们将满怀敬意。

（Ciler Celik-Ozenci，Leyla Sati和Gabor Huszar著；曲晓伟和李付军译）

# 第五十七章　体内外雄性配子：非梗阻性无精子症的临床和实验室管理

**要点：**

- 梗阻性和非梗阻性无精子症的诊断有相当大的重叠。
- 睾丸组织病理学在预测手术取精方面存在局限性。
- Y 染色体微缺失检测是预测的基石。
- 精索静脉结扎术可以提高取精成功率，也可以降低术后并发症。
- 医学干预可能有助于纠正激素环境的改变，并能增加获精率。
- 在任何干预措施后监测射精的精子和冷冻保存是一个很好的实践点。
- TESA 可在诊断流程中应用，但有损害精子发生唯一病灶的风险。
- micro-TESE 是一种更有效地识别和寻找最佳生精小管的方法。
- 良好的实验室处理技术对手术取出的精子至关重要。

## 第一节　介　绍

无精子症是男性不育最具挑战性的临床表现之一。虽然分类、诊断和处理在文献中似乎很明确，但在实际应用中却有相当多的重叠。本章着重于非梗阻性无精子症（NOA）的诊断和治疗的临床方面。

## 第二节　定义和流行病学

无精子症的定义是精液中没有精子。如果最初在显微镜检查下没有发现精子，世界卫生组织（WHO）建议对样本进行离心（3000 g 或以上，15 min）。如果精液离心仍未见精子，应重复精液分析。在任何一个离心样本中出现少量精子被定义为隐匿精子症，完全没有精子被定义为无精子症[1]。

无精子症的发病率在不育男性中为 10%~20%，在普通人群中为 1%[2]。非梗阻性无精子症包括除梗阻性病因外的所有无精子症原因，包括睾丸前原因和睾丸原因。在睾丸前原因中，下丘脑 - 垂体对精子发生的调节功能存在障碍；在睾丸原因中，下丘脑 - 垂体 - 性腺轴是完整的，但由于睾丸的固有缺陷，精子发生障碍。由于生殖管道功能正常，上述 2 个原因属于非梗阻性无精子症的范畴。

## 第三节　非梗阻性无精子症的病因学

睾丸前无精子症可能是由于内分泌异常导致异常的类固醇和促性腺激素水平。原因可能是先天性（如 Kallmann 综合征）、后天性（如获得性下丘脑或垂体紊乱）或继发性（如药物所致）。

睾丸原因包括先天性、后天性或特发性疾病，导致生精障碍。先天性睾丸病因包括无睾症、睾丸发育不良（如隐睾症）、遗传异常（如 Y 染色体缺失）、生殖细胞发育不全（如唯支持细胞综合征）和生精功能障碍（如生精阻滞）。获得性睾丸原因包括外伤、扭转、感染（腮腺炎或睾丸炎）、睾丸肿瘤、使用促性腺激素药物、放疗、手术（损害睾丸血管）、全身性疾病（肝硬化、肾功能衰竭）和精索静脉曲张 [3]。

尽管 NOA 患者没有排出精子，但有针对性的干预和促进精子生成有助于实现妊娠。在这一章中，我们回顾了目前 NOA 处理中的科学证据和技术。

## 第四节　NOA 的睾丸组织病理学研究

睾丸活检有助于 NOA 的诊断和预测。

在睾丸活检中已经描述了 5 种主要的精子生成的组织学模式，即：①生精小管缺失（小管硬化）；②生精小管内没有生殖细胞（唯支持细胞综合征）；③精子生成不全，未超过精子细胞阶段（生精停滞）；④所有生殖细胞阶段都存在，包括精子，但生殖细胞数量明显减少（生精功能低下）；⑤大多数情况下，这些模式共存，导致混合模式 [4]。

尽管包括 Johnsen 评分在内的各种评分系统旨在对组织病理学进行定量分类，但它们与手术取精率缺乏相关性。Esteves 和 Agarwal 的研究评估了 356 例 NOA 患者，发现 19.5% 的 SCO 男性和 40.3% 的生精阻滞患者取精成功（$P = 0.007$）。生精功能低下的男性手术获精率（SRR）较高（SRR 100.0%，$P < 0.001$）。这项研究证实了一个流行的观点，即生精小管的主要组织学分类对于成功的精子采集具有最好的预测准确性 [5]。

## 第五节　NOA 调查

病史和体格检查为 NOA 的划分提供了线索。Klinefelter 综合征患者可能出现青春期发育不全，体态可能异常。由于睾丸实质和生精小管为睾丸提供了体积，所以小体积的睾丸怀疑精子生成有缺陷。因此，任何缺陷都会导致生精障碍和小体积睾丸。但由于生精停滞导致的生精失败，睾丸体积可以正常 [6]。合成代谢性类固醇滥用、嗅觉缺失史或垂体瘤或功能失调都表明促性腺功能减退。

与梗阻性无精子症（OA）相比，NOA 的诊断是非常重要的，因为预后不良。很多时候，OA 和 NOA 的体征和检查有相当大的重叠，虽然 NOA 包括睾丸前病因和睾丸病因，但这 2 种情况的预后范围很广。低促性腺激素性腺功能减退症的特征是卵泡刺激素（FSH）和黄体生成激素（LH）< 1.2 IU/ mL；睾酮（T）水平< 300 ng/dL 可能是由于固有的下丘脑 - 垂体功能障碍或外源性雄激素类固醇所致。这类患者对使用外源性促性腺激素或促性腺激素释放激素激动剂（GnRH-a）的靶向治疗有显著恢复[7]。

我们对所有无精子症患者进行激素检测，并对怀疑是由于生精停滞引起的 NOA 患者进行基因检测。

### 一、激素检测

测定血清 FSH、LH、睾酮、雌二醇和催乳素。血清 FSH 显著升高（超过正常上限的 2 倍）是精子生成异常的可靠指标[8]。

高水平的 FSH 和 LH 水平，以及正常低限或低于正常的睾酮水平，提示睾丸功能衰竭，可能有先天性（如 Klinefelter 综合征）或后天原因。由于 FSH 和 LH 分泌的反馈分别由精原细胞和间质细胞的数量决定，因此在生精功能低下或生精阻滞的患者中，FSH 和 LH 值可能在正常范围内[6]。

伴随着低水平的 FSH 和 LH 可能涉及促性腺功能减退。这种情况可能是先天性的，也可能是继发于分泌催乳素的垂体瘤[9]，克氏综合征（KS）中睾酮转化为雌二醇的较高转化率导致雌激素过多，肥胖患者通过负反馈途径抑制睾酮的分泌，可能表明睾丸和脂肪组织中的芳香化酶 CYP19 的过度表达[10]。

### 二、基因检测

我们中心对因睾丸原因导致的 NOA 男性患者进行常规的核型分析和 AZF 检测，其目的主要是预测手术取精成功率和评估对后代的潜在风险[11]。AZF a 和 AZF b 区微缺失患者的预后较差，建议供精或领养。AZF c 区微缺失的患者需被告知男性子代 100% 遗传的风险。

## 第六节　NOA 合并精索静脉曲张

对于患有 NOA 和精索静脉曲张的男性，ART 术前精索静脉曲张的修复一直是学术争论的话题。精索静脉曲张导致无精子症的病理生理学尚未阐明。在组织学预测良好的患者中，精索静脉结扎术可以提高获精率，也有助于恢复精子生成，并导致射精中出现精子。在 3 项队列研究的荟萃分析中，Esteves 等的研究指出与没有行精索静脉结扎术的患者相比，在取精前接受显微镜下精索静脉结扎术的 NOA 和临床型精索静脉曲张患者的获精率显著增高（*OR* 2.65，95%*CI* 1.69~4.14，$P < 0.0001$）[12]。

在不同的研究中，精索静脉结扎术和手术取精之间的时间间隔范围很广。由于生精周期的持续时间为 64 ± 8 d，因此谨慎的做法是在 3 个月后复查精液。在一项回顾性研究中，较短的间隔（42.2 ± 8.9 个月比 80.0 ± 12.3 个月）与较好的妊娠结局相关[13]。由于精索静脉结扎术后，射精中有精子的男性可能会出现无精子的情况，因此在术后精液分析中一旦确认有活动精子，就应立即进行精子冷冻保存。

## 第七节　NOA 的医疗管理

虽然对精子发生的睾丸内分泌环境缺乏完整的了解，但认为睾丸内作用于雄激素受体的睾酮浓度是关键因素。因此，药物治疗的首要目标是优化手术前的激素水平，以期在生精小管内睾酮含量较高环境下，出现更多的生精灶[14, 15]。

## 第八节　SERM

氯米芬和三苯氧胺破坏了雌激素在下丘脑和垂体前叶的负反馈，从而提高了血清FSH和促黄体生成激素（LH）水平，从而刺激精子生成和睾酮的产生。选择性雌激素受体调节剂已被用于治疗特发性男性不育。唯一支持氯米芬对NOA患者有效性的研究纳入标准仅局限于预后良好的组织学患者[14]。正在进行的试验NCT02137265是一项随机、双盲、安慰剂对照试验，用于治疗雄激素低下和无精子症。

### 一、芳香化酶抑制剂

在NOA患者中，由于睾酮降低和过度转化为雌二醇而导致的睾酮与雌二醇比值的损害可能是可逆的，并形成一个潜在的治疗靶点。在2个不同的试验中，芳香化酶抑制剂治疗（类固醇和非类固醇）对无精子症患者没有任何改善，尽管它提高了他们的T/E2比率[16, 17]。

### 二、促性腺激素

外源性促性腺激素的使用将抑制内源性促性腺激素的产生，这被假设为“重置”睾丸中的促性腺激素受体，最终反应更好。在这方面，文献有相互矛盾的证据。Selman等和Efesoy等报道了用促性腺激素治疗后，非梗阻性无精子症伴生精障碍的男性射精中出现精子[18, 19]。Shiraishi等回顾了48名第二次TESE的NOA患者的数据[20]。其中28名男性接受了由hCG5000IU组成的促性腺激素治疗，2个月后，在FSH抑制的患者中加入重组FSH（150 IU，每周3次，持续2个月），其他人则继续接受hCG治疗，直到再次micro-TESE。没有使用促性腺激素治疗的患者二次取精失败，而治疗组21%的患者通过micro-TESE获得了精子。Selman等人通过治疗染色体核型正常、基础睾酮水平正常的男性也获得了类似的结果[18–21]。

低促性腺激素性腺功能减退症是预后最好的NOA。此类男性患者对补充促性腺激素有反应。一般的共识是用FSH和hCG补充治疗这些男性，并且大多数现有的研究支持这一点。GnRH激动剂的脉冲疗法也有帮助，但成本和注射的技术问题限制了其使用。它可能在对外源性促性腺激素无反应的男性中有用[22–25]。

在我们中心，所有准备手术取精的NOA患者均用HP-HMG（150 IU，每周3次）和hCG（5000 IU，每周2次）治疗3个月，如果T/E2 $<$ 10，每天补充1 mg阿那曲唑。

## 第九节　NOA治疗成功后射精精子的监测和冷冻

考虑到一个生精周期的长度，在进行药物治疗3个月后，应重新分析精液。精液分析应该在胚胎学实验室进行，如果存在精子就可以及时被冷冻保存。

## 第十节　非梗阻性无精子症的睾丸穿刺取精术

由于 OA 和 NOA 病例在体征和实验室参数方面有相当大的重叠，在我们的中心，对除克氏综合征外的所有无精子症患者进行 TESA 诊断。克氏综合征患者睾丸体积很小，质地坚硬，间质细胞增生，增加了 TESA 的难度和并发症的风险。尽管如此，这种方法的缺点是，我们可能会破坏精子生成过程中仅存的生精灶，从而影响将来取精的成功率[26]。此外，TESA 的组织病理学结果，即使显示了 SCO 的模式，也不能确定 micro-TESE 中是否能够发现生精灶。部分组织行组织病理学检查，以确认 NOA 的诊断。

## 第十一节　micro-TESE 情况选择

除 AZFa 和 AZFb 缺失外，所有试验性 TESA 结果阴性的病例均可行 micro-TESE。手术取精与血清 FSH、睾酮及组织病理学无相关性。

## 第十二节　micro-TESE 与微管修复

所有的显微取精手术都应该由有显微外科经验的男科学家来完成。在我们的中心，手术是在椎管内麻醉下进行的。病人处于仰卧位，暴露睾丸，打开白膜，暴露生精小管。我们使用落地式手术显微镜（OPMI Vario/S88 系统，卡尔蔡司，杰纳，德国）进行显微手术。在 25 倍放大倍数下解剖生精小管。与 180 μm 组织钳尖端的大小相比较，发现有扩张生精小管的区域，获得多个睾丸组织（图 57.1），撕碎所有生精小管，分析是否存在精子，若有可利用精子，则收集并准备用于 ICSI[27]。

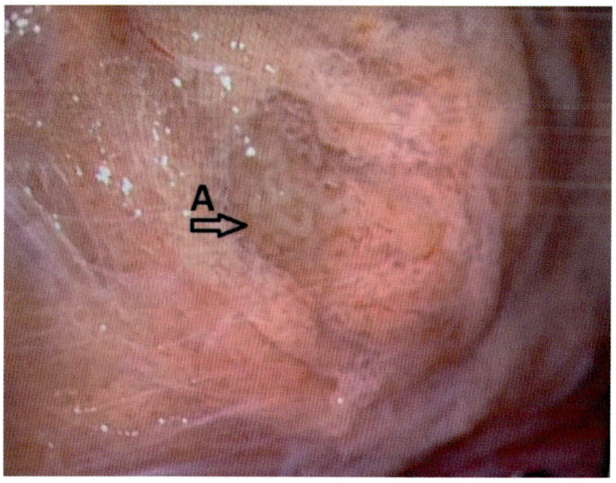


**图 57.1**　与周围组织相比，生精小管扩张

## 第十三节　体外受精实验室中的显微组织处理

显微取精手术的主要目标是最大限度地提高活动精子和成熟精子的获取，同时尽量减少病人的风险和费用。实验室男科团队的重点应该是尽可能减少细胞损伤和保持无菌环境。实验室所有步骤使用层流柜，以优化无菌处理条件。显微取精获取的组织是用 23 号结核菌素注射器针头处理的[28]，针头弯曲与培养皿平行，以便在体视显微镜下清除血块并打散生精小管。然后，转移到含有新鲜精子培养

基的培养皿中，在倒置显微镜下检查，并使用附在倒置显微镜上的数字成像系统（CIVA，Hamiltion-Throne，美国）测定小管的直径。用该系统在 100 倍放大倍数下捕获单个细精小管的图像，从扩张的小管边缘到边缘，以微米为单位进行测量，并对每个患者管径较大的生精小管进行分析（图 57.2）。随后用结核菌素注射器对生精小管进行机械切碎，直到看不到小管为止。然后在放大 200~400 倍的倒置显微镜上检查，以确认是否存在精子。这些步骤均应用在所有 micro-TESE 中。一个由 2 名实验室技术人员组成的团队参与组织加工：一个负责组织切碎，另一个负责检查精子。发现精子后，立即通知手术医师。初次镜检后未观察到精子时，用精子培养基稀释细胞悬液，以 300g 离心 7 min。将上清液丢弃，并将组织细胞沉淀重悬在约 0.2 mL 的精子培养基中。将 1~5 μL 的睾丸组织细胞悬液装入培养皿中制备的精子培养基的扁平微滴上。添加茶碱（GM501 permMobil–Gynemed）有助于识别原地打转 / 前向性运动的精子，因为在大多数情况下，当精子处于悬浮状态时，可以观察到原地打转 / 前向性运动的精子[29]。新鲜（过夜）或解冻精子的简单体外培养可能有助于获得更具活力和功能正常的精子，从而避免使用非选择性精子进行 ICSI 的风险。

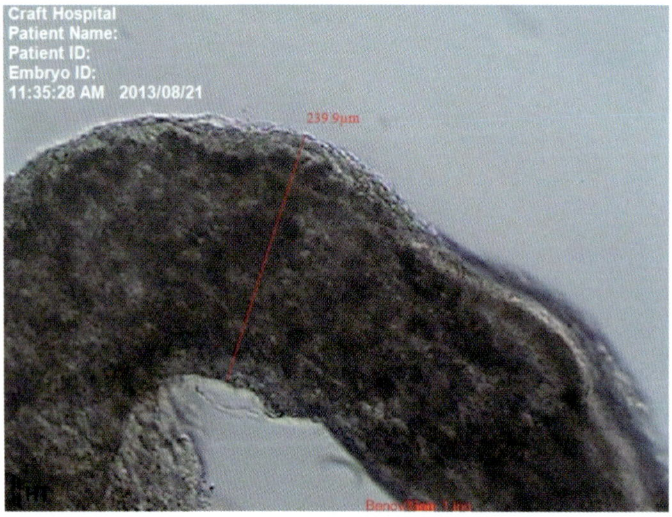


**图 57.2** 正常生精小管的大小

与传统的 TESE 相比，micro-TESE 切除的睾丸组织量通常要少 98%~98.6%[30, 31]。提取的少量组织增加了精子处理的容易性和速度，传统 TESE 切除的大量组织可能会影响找寻精子而导致偶尔丢失一些精子。

TESE/micro-TESE 可安排在取卵和 ICSI 的当天或前一天。在后者中，处理后的标本在室温下（在层流柜内或洁净室中）封闭的 HEPES 缓冲培养系统（矿物油下的微滴）中培养，以避免细菌污染。通常应避免在培养箱中培养标本，因为可能发现来自阴囊皮肤的细菌污染。数据显示，从 hCG 给药到手术取出精子行 ICSI 以获得最佳受精的时间范围应少于 44 h[32]。处理睾丸组织，寻找和选择活动精子进行 ICSI 可能需要几个小时。我们已经观察到，在 NOA 的病例中，从处理单个睾丸精子到 ICSI 大约需要 12 min，而 OA 只需要 5 min。换句话说，在取卵 8~12 枚的标准 NOA 治疗周期中，进行 ICSI 所需的平均时间约为 2 h。因此，当第二天 IVF 实验室工作繁忙时，建议在取卵前一天进行睾丸取精。

有研究表明，精子发生严重受损的男性睾丸精子的受精潜能降低，且更容易携带中心粒和遗传物质缺陷，最终影响受精和胚胎发育[33]。事实上，在 NOA 中使用手术获取的睾丸精子进行 ICSI 的临床结果低于 OA 患者射精或附睾 / 睾丸精子获得的临床结果[32]。

### 一、选择用于 ICSI 存活不动精子的方法

据观察，传统的精液参数对 ICSI 结果几乎没有影响，除非只有不动的精子可用[34, 35]。在某些情况下，睾丸精子取出后，只有不动的精子可用于 ICSI。下面介绍识别不动精子的策略。

### 二、低渗肿胀（HOS）试验

首先，从精子培养基中取出一条形态正常的不动精子到移液管中，将移液管浸入 HOS 微液滴中[36, 37]。再将精子转移到低渗溶液中，不是将精子完全放入培养基中，而是将精子尾部从移液管尖端移到 HOS 微滴中。将尾部放入溶液中 5~10 s，观察尾端是否肿胀，精子尾部的微小肿胀是新鲜标本存活的标志。然而，HOS 试验不适用于冷冻保存的精子[35]。

如果出现尾部肿胀，则将精子吸入新鲜的培养基中进行渗透平衡（尾部肿胀通常在 5~20 s 内消失）。将选择的精子放置在 PVP 液滴中，直到有足够数量的活精子用于 ICSI。

单次激光的应用会导致活精子的精子尾部卷曲，但在解冻的标本中还没有得到验证[38]。

### 三、精子尾部柔韧性试验

形态正常的精子通过移动尾巴进行显微操作。当精子尾部独立于精子头部运动时，它被认为是灵活的。精子尾部柔韧性被认为是精子活力的标志[39, 40]。如果精子的尾部在接触时仍然僵硬，精子的头部和尾部一起移动，那么精子就被认为是不适合行 ICSI 的。

### 四、己酮可可碱激发精子活力的研究

将 4 μL 新鲜或冷冻保存的睾丸精子悬液装入激活液微滴中。将标本孵育 20 min 后，用显微镜检查以寻找能活动的精子。轻微的尾巴摆动被认为是活动的[35]。用微量注射吸管将活动精子取出并转移到新鲜的精子培养液微滴中。这一步骤重复几次，以清除任何残留的己酮可可碱（PF），因为在动物研究中，PF 有胚胎毒性。活动精子保存在培养液中或置于 PVP 液滴中进行精子选择和胞浆内注射。

有人建议在不动精子注射前或解冻后使用茶碱，以提高精子活力和受精能力。茶碱是一种甲基黄嘌呤衍生物，它能提高精子的 cAMP 和 cAMP 依赖性过程，包括运动、获能和顶体反应。它立竿见影的效果使我们能够更快、更准确地选择有活力的精子，进而改善受精和妊娠结局[29]。在 Wober 和同事进行的一项研究中，28 个样本中有 24 个样本的运动能力得到增强，受精率、可利用胚胎率、着床率和临床妊娠率都得到了提高[41]。

## 第十四节 ICSI 培养皿制备与精子打捞

准备一个含有 HEPES/MOPS 缓冲液（50~70 μL，像一条河）以及卵母细胞微滴和 PVP 滴的 ICSI 培养皿，用于从处理过的睾丸组织细胞悬浮液中提取精子（图 57.3a）。如果精子活动性低下，或样品被细胞碎片污染，则将 1~4 μL 的精子悬浮液等分装入保存介质中，以便于寻找和选择活动精子（图 57.3b）。在 70 μL 的保存液中加入茶碱（20~25 μL）将增强精子的活动性，并使 ICSI 操作过程更快[29]。

我们实验室实践的最佳方案如下所述：

睾丸标本可以在室温下进行 ICSI 前 48 h 的培养，以提高睾丸精子的活动性（图 57.3c）。

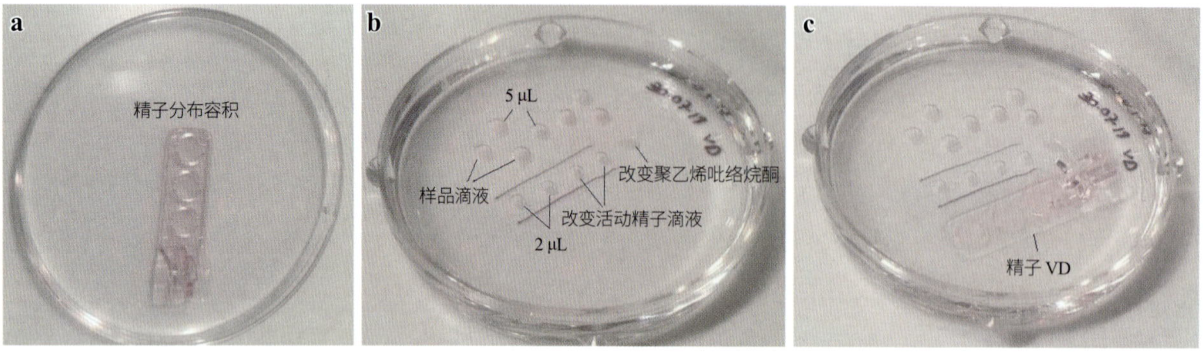


**图 57.3** （a）用于冷冻少量精子的新型精子玻璃化冷冻装置（VD）；（b）放置 VD 前的培养皿制备和样品装载；（c）放置精子 VD 后的培养皿

可以使用稍大直径的 ICSI 显微注射吸管（例如内径为 9.0 μm 的 Humagen 9~30），以避免在寻找精子时针头堵塞。在大多数情况下，活动精子在培养基中可以很容易地被捕捉到。一旦用大直径移液管从细胞悬浮液中提取所需数量的精子，这些精子就被转移到 PVP 液滴中进行固定。此时，将注射移液管改为常规移液管，将精子固定，吸入微量移液管，注入中期Ⅱ型卵母细胞的细胞质中。精子处理和加工过程中培养基温度保持在 32~37℃的范围内。

## 第十五节　睾丸精子与卵母细胞辅助激活

受精失败可能是由于雄性或雌性配子的缺陷或注射过程造成的[27, 28]。精子活力问题、缺乏精子染色质去凝集和精子不能启动精子激活可能是受精失败的原因[42]。

在受精失败的过程中，细胞周期的协调进程被扰乱了[43]。在哺乳动物卵母细胞中，钙的振荡先于钙浓度的指数阶段，这是由三磷酸肌醇（IP）的上升所驱动的[34, 35]。可溶性精子因子磷酸肌醇特异性磷脂酶 C（PLC-Z）负责精子与卵母细胞融合过程中产生的钙振荡[40]。诱导的钙振荡在细胞和分子水平上引起一系列事件，如减数分裂恢复、精核去浓缩、母体 RNA 的募集、雌雄原核的启动、DNA 合成的开始以及最终的细胞分裂。卵母细胞的激活标志着一系列的事件，包括第二极体的挤压、单倍体染色体的解聚、染色体周围核膜的形成以及胚胎发育的开始[44, 45]。

在短期或长期培养的睾丸样本中，由于精子完全缺乏运动能力，也可能发生完全受精失败。在这种情况下，精子运动刺激剂和钙离子载体辅助卵母细胞激活已经被许多研究团队尝试过。每个实验室都应该将这些专门技术标准化，并且应该谨慎使用，因为我们还不知道这些化学物质可能引起的分子水平影响。

## 第十六节　micro-TESE 与 ICSI 结局

研究显示了相互矛盾的结果。有很少的研究表明 NOA 和 OA 的受精率没有差别，而其他研究表明 NOA 的受精率降低。研究发现使用 NOA 和 OA 的睾丸精子的优质胚胎数量和妊娠率相似，表明选择最佳精子和移植 TQE 可以消除这种差异[46–50]。

## 第十七节　micro-TESE 标本的低温保存

手术取精和冷冻保存男性配子的概念提供了一个优势，当没有从睾丸标本获得精子时，可避免卵巢刺激。睾丸精子的冷冻保存可以按照射出精子的常规方法进行[3, 4]。

当发现精子并冷冻后，可以随时解冻，因此无需在同一天组织 2 次手术（取卵和取精）。如果治疗周期没有妊娠，将来的 ICSI 周期可以通过 ICSI 后冷冻保存的剩余标本来进行，从而避免了重复的手术取精。对于 NOA 患者，他们可能需要多次 ICSI 助孕，但可能没有足够数量的精子可供重复获取，精子冷冻是一个有效的选择。

解冻后，用简单的洗涤方法去除低温保护剂。然而，在解冻后，睾丸精子通常是不动的或只显示一个摆动的运动。与使用活动睾丸精子相比，使用不活动睾丸精子产生的 ICSI 结果更低，包括妊娠率[43, 51]。虽然有选择 ICSI 中不活动精子的方法，但是对于冷冻保存的标本，结果要么是有限的，要么是无效的[34, 35, 39]。精子培养基的成分应提供不动精子的正常代谢，这些精子可能通过孵化而变得活跃[40]。因此，体外培养最长应限制在 48 h 内。可以根据每组的结果制定不同的策略。如果手术取精的冷冻标本与新鲜精子有相似的结果，那么冷冻标本会更好。如果没有，可以使用新鲜标本。到目前为止，标准的液氮熏蒸法使用测试卵黄缓冲液和甘油作为冷冻保护剂，用于手术取出的精子的冷冻保存。睾丸精子从睾丸实质中游离出来，即冷冻睾丸匀浆。保存一个测试管来检查精子存活率。

处理过的组织和精子或整个试管都可以冷冻。冷冻是用冻存管完成的，并在手术前 1 d 解冻。组织被适当地粉碎并通过密度梯度离心（DGC）处理。对于 DGC，80/40 梯度，每个使用 1 mL。最近，有研究表明，人类精子可以成功地玻璃化冷冻，这种策略可以用来保存少量手术取出的配子[44]。细胞休眠器和精子 VD（玻璃化冷冻装置）是一种新型的精子冷冻装置。最近，Coetzee K 等[45]报道了利用细胞休眠器冷冻精子的成功经验，研究结论表明在休眠细胞中冷冻的精子显示出很好的恢复性，这可以避免男性在取卵当天重复进行 micro-TESE 或外科手术。

## 第十八节　特殊情况下的 micro-TESE

尽管证据仍然有限，但在以下情况下可以考虑 micro-TESE：

（1）非无精子症不育男性精子 DNA 碎片率高或隐匿精子症，尤其是在多次 IVF/ICSI 失败的夫妇中。

（2）低促性腺激素性腺功能减退症患者经药物治疗后未能出现精子时。因为睾丸体积很小，TESA 很难执行。micro-TESE 还可以防止生精小管受损，减少损伤的数量。

（3）如果孤立的睾丸与肿瘤有关，可手术保留部分睾丸。

## 第十九节　NOA 的围产期和产后结局

Esteves 等人报道了 ICSI 的新生儿情况，并显示了使用 NOA、OA 或供精者具有相似的结果。研究的数量非常有限，因此有待进一步的研究和数据随访。

在过去 6 年中，本中心共进行了 748 例 micro-TESE。临床资料见表 57.1。共有 359 例患者在显微手术中成功获取精子，ICSI 取精后临床妊娠率为 38%。在我们的研究中，活产率为 32.1%，而流产率为 10%。

**表 57.1　2014—2018 年在 CRAFT 医院和研究中心接受 micro-TESE 的 748 名患者的数据**

| 患者特征 | 显微取精失败 | 显微取精成功 | *P* 值 |
| --- | --- | --- | --- |
| 数量 | 389 | 359 | |
| 男性年龄 / 岁 | 32.73 ± 5.94 | 33.22 ± 6.52 | 0.28 |
| 促卵泡激素 /IU · mL$^{-1}$ | 19.47 ± 15.42 | 17.32 ± 14.41 | 0.049 |
| 睾丸体积 /mL | | | |
| 　左侧 | 8.27 ± 3.05 | 8.47 ± 3.16 | 0.34 |
| 　右侧 | 8.26 ± 3.04 | 8.33 ± 3.21 | |
| 总睾酮 /ng · dL$^{-1}$ | 5.49 ± 28.16 | 6.18 ± 23.42 | 0.72 |
| 促黄体生成素 /IU · mL$^{-1}$ | 7.59 ± 5.71 | 7.13 ± 5.27 | 0.22 |
| 催乳素 /IU · mL$^{-1}$ | 13.58 ± 8.10 | 15.31 ± 7.43 | 0.54 |
| 促甲状腺激素 /IU · mL$^{-1}$ | 2.85 ± 4.82 | 3.09 ± 5.25 | 0.43 |
| 雌二醇 /pg · mL$^{-1}$ | 38.86 ± 50.84 | 44.38 ± 105.07 | 0.3550 |
| 克氏综合征（N） | 27 | 11 | |
| 卡尔曼综合征（N） | 0 | 1 | |
| 隐睾症（N） | 7 | 9 | |

注：显微取精失败：未发现精子。
　　显微取精成功：存在用于 ICSI 的活精子。

## 第二十节　结　论

外科取精技术无疑增加了 NOA 患者的生育遗传学亲生子代的机会。通过病例选择策略、尝试取精前的预处理、micro-TESE 和睾丸精子的实验室处理来优化结果是未来的发展方向。

## 第二十一节　审查标准

使用 Science Direct、OVID、Google Scholar、PubMed 和 MEDLINE 等搜索引擎对非梗阻性无精子症的研究进行了广泛的搜索。搜索策略基于以下关键词："男性不育""非梗阻性无精子症""生精失败""基因测序""睾丸精子""手术取精""micro-TESE"和"实验室处理"。以英语以外的语言发表的文章不予考虑。仅在会议或会议记录、网站或书籍中发布的数据不包括在内。

（Dharmaraj Palanisamy，Simi Mohandas，Mohamed C. Ashraf 和 Alex C. Varghese **著**；
曲晓伟和姜宏卫 **译**）

58

# 第五十八章　精子 DNA 损伤、ART 结果和 ICSI 选择 DNA 完整精子的实验室方法

**要点：**

- 精子 DNA 断裂是特发性男性不育的一个可能原因，有 3 种机制可以解释它是如何产生的，以及与之相关的外部因素。
- 主要的诊断方法有精子染色质结构分析法、精子染色质扩散实验、末端脱氧核苷酸转移酶 -dUTP 缺口末端标记法，它们分析了精液样本中不同程度的精子碎片。
- 携带有 DNA 碎片的精子可以使卵母细胞受精，而由卵母细胞或胚胎修复 DNA 损伤的能力尚未完全阐明。
- 卵胞浆内单精子注射（ICSI）仍然是辅助生殖技术的金标准。然而，一个形态正常的精子会有受损的 DNA，被显微注射，并对胚胎发育产生负面影响。
- 有几种精子选择方法都是基于精子的最佳内在特性来降低在 ICSI 周期中选择 DNA 受损精子的概率。

## 第一节　介　绍

世界卫生组织（WHO）描述的传统精液分析仍然是目前唯一的男性不育常规检测方法[1]。尽管如此，它本身通常不足以诊断男性生育能力，因为它不能解释精子分子生理功能异常，如染色质不成熟、氧化应激状态和 DNA 损伤等，因此，根据世界卫生组织 2010 年的标准，越来越多的男性被归类为不明原因的男性不育[2]。

自 20 世纪 80 年代以来，精子 DNA 损伤的诊断分析提高了预测生殖结果的准确性，并为辅助生殖实验室的治疗确定或界定了阈值。然而，越来越多的文献报道了 DNA 完整性与生殖结果之间的关系，导致了大量文献的混乱，解释极其困难，临床适用性和可推广性受限[3]。

精子 DNA 碎片（SDF）是指 DNA 链断裂，造成这种损伤的原因有很多。主要的分子机制包括睾丸内精子发生和精子形成的缺陷，附睾成熟的缺陷，以及由于易感性增加或外部影响可能导致的氧化应激损伤[4]。疾病、生活习惯、实验室操作和药物等外部因素也会引起精子 DNA 损伤，其中大部分是通过产生氧化应激条件造成的[5]。

SDF 在男性不育因素中的重要作用得到了现有证据的支持[6]。与其他辅助生殖技术（ART）相比，卵胞浆内单精子注射（ICSI）似乎是精子 DNA 碎片较高时的首选方法，也是辅助生殖实验室的常规技术[7]。通过这种方式，再加上 SDF 对显微注射供体卵母细胞胚胎发育延迟的影响[8]和反复妊娠失败[7]的证据，至少对于选定的病例而言，似乎有理由在临床上同时应用 DNA 碎片诊断技术和精子选择技术。

本章的目的是描述精子 DNA 损伤的起源和类型，以及目前采用的主要 DNA 碎片试验，从其与辅助生殖技术的结果角度评估其价值，结合显著减少精子 DNA 碎片的精子选择策略，在 ICSI 治疗或鉴定 DNA 最完整的精子和临床效益方面，都显示有突出的贡献。

## 第二节　精子 DNA 断裂的起源是什么

目前描述精子 DNA 损伤的分子机制主要有 3 种理论：精子凋亡异常理论、精子发生异常理论和氧化应激理论[9]。此外，一些外部因素与这些过程有关，从而增加了 SDF（图 58.1）。

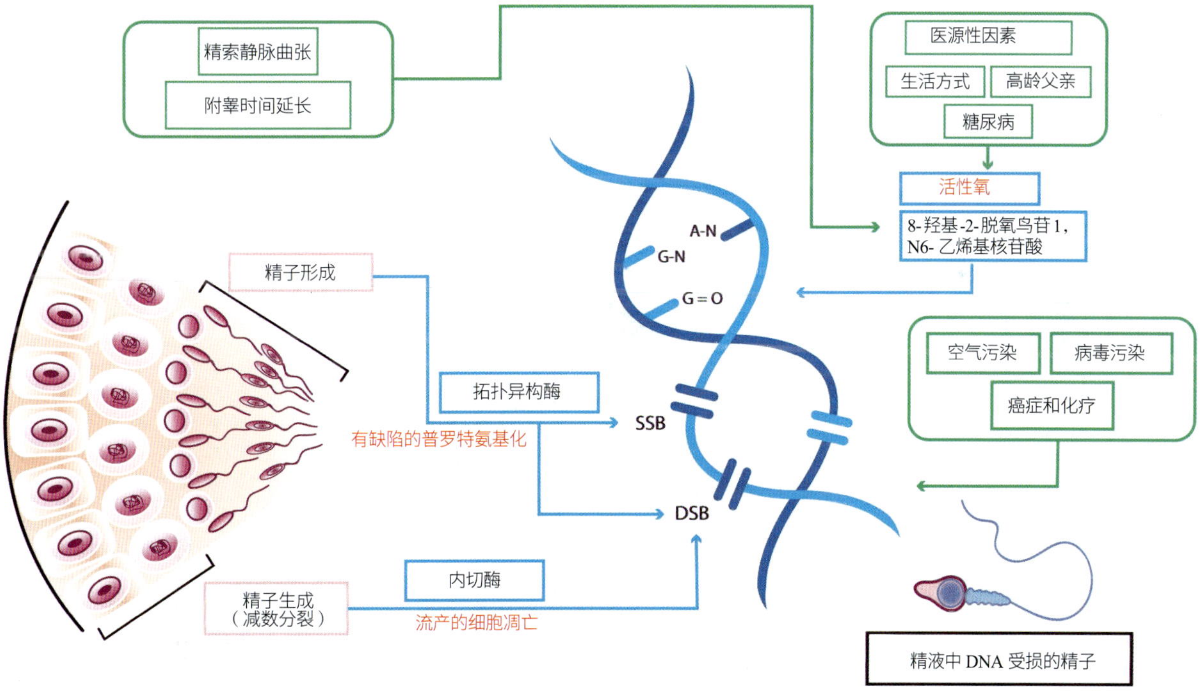


**图 58.1**　产生不同类型精子 DNA 损伤的主要因素。图中显示了分子机制的 3 种理论（蓝色箭头）和 OS 中不同外部因素的输入（绿色箭头）。SSB 单链断裂；DSB 双链断裂；OS 氧化应激

根据精子凋亡异常理论，精子通过诱导激活的核酸内切酶引起 DNA 双链断裂来启动凋亡。然而，由于精子的转录不活跃，它们失去了进行程序性细胞死亡的能力，因此无法完成这一过程。因此，在精子中发现了一种限制性的凋亡形式，导致 DNA 碎片与其他精子功能相容，这种现象在不育男性中更为普遍[10]。细胞凋亡的特征是质膜磷脂酰丝氨酸（PS）外化和效应因子半胱天冬酶级联反应的激活，从而导致 DNA 断裂[11]。因此，在某些情况下，通过流式细胞术测量的凋亡标记物的存在来进行

细胞凋亡检测，以及 SDF 试验[12]。有研究表明在精索静脉曲张不育男性的射精中，精子凋亡百分比与 SDF 呈正相关，两者均高于可育男性[12]。除此之外，有证据表明在不育男性射精中高水平的 SDF 可能导致胚胎凋亡[8]。

另外，鱼精蛋白替代组蛋白是一个循序渐进的过程，从初级精母细胞开始，部分体细胞组蛋白被睾丸特异性组蛋白变体交换[9]。随后，在精子形成阶段，过渡蛋白和大多数组蛋白被鱼精蛋白取代，染色质被卷曲成独特的超螺旋结构，称为环状体[13]。染色质的稳定性是通过精子附睾转运过程中形成的二硫键来实现的[14]，这种密集的凝聚可以防止外源性攻击和对精子 DNA 结构的潜在伤害[15]。据估计，目前人类精子中只有 5%~15% 的染色质由组蛋白组成，而主要部分由鱼精蛋白组成[16]。某些酶作为拓扑异构酶或其他核酸酶的作用有助于组蛋白和鱼精蛋白替换在延长精子细胞的过程中诱导单链和双链（ss 和 ds）DNA 断裂，以减少扭转应力，但如果这些缺口随后没有正确连接，根据精子发生异常理论，它们将进化成成熟精子上永久性的 DNA 碎片[15]。

文献中描述的第三种主要的 DNA 断裂机制涉及活性氧（ROS），活性氧被认为是 DNA 损伤的主要原因[9]。氧化应激（OS）是由精液中 ROS 生成和抗氧化清除活性之间的不平衡引起的[17]。与其他细胞不同，精子由于其脂类性质（富含多不饱和脂肪酸）而更易受到 OS 的侵袭[18]。因此，为了保护精子免受活性氧引起的损伤，精浆中富含天然非酶抗氧化剂（维生素 A、维生素 C 和维生素 E、抗坏血酸和谷胱甘肽）和酶抗氧化剂（超氧化物歧化酶、谷胱甘肽过氧化物酶和过氧化氢酶）[17, 18]。

由于 ROS 产生不平衡，或由于精子细胞修饰缺陷导致精子染色质包装减少和附睾转运过程中巯基氧化不足而形成二硫键桥，精子细胞极易受到 ROS 诱导的 DNA 断裂的影响[17]。因此，ROS 与精子 DNA 发生反应，导致含氮碱基的变化和缺失，分别作为 8- 羟基 -2- 脱氧鸟苷（8-OHdG）和乙烯基核苷酸（1,N6- 乙烯基腺苷酸和 1,N6- 乙烯基鸟苷）等氧化碱基修饰，作为 OS 和脂质过氧化的标志物，因此 DNA 断裂的频率很高[9, 19]。

最近，在一项线粒体膜电位的研究中，观察到精子线粒体的高度活动减少了精子 DNA 的碎片化，另外，在膜电位耗散的情况下，观察到 ROS 增加[20]。

除此之外，最近还有几个外部因素与疾病[12, 21–24]、生活习惯[5, 25–28]、实验室操作和药物[23, 29, 30]相关的精子 DNA 损伤的分子机制，但尽管其中大多数会造成氧化应激状态，但其中一些因素会直接影响 DNA 链（表 58.1）。

这些证据证明有必要对参加辅助生殖治疗的不育症患者进行详尽的记述，以提供有关 DNA 可能的危害的信息，并应在常规临床中加以适当的介绍练习。从这些发现确定具有高 SDF 水平风险的男性，然后推荐他们使用 SDF 测试应用程序进行诊断研究的可能性。此外，所有的理论都不是相互排斥的，因为 DNA 中的氧化损伤可能是由精子发生过程中有缺陷的鱼精蛋白化引起的，或者是由于程序性细胞死亡的缺陷而导致的 DNA 链的易感性，因此通过诊断技术很难知道和分离出 DNA 的独特来源。

在任何情况下，已经证明了含有染色质碎片的精子可以使卵母细胞受精，并且可能与进化中的妊娠相适应，主要是由于优质卵母细胞在受精后或胚胎发育期间修复这种损伤的能力促进的[31]。在过去的几年中，由于 SDF 对夫妇的 ART 结果和后代的健康造成的可能后果已被广泛研究。

表 58.1　影响精子 DNA 的外部原因

| 原因 | 精子 DNA 的结果 | 参考文献 |
| --- | --- | --- |
| 精索静脉曲张 | 精索静脉曲张通常会造成 OS，影响精子功能，特别是鱼精蛋白缺乏和 DFI 增加 | [12, 21] |
| 感染 | 人类乳头状瘤病毒感染者的 SDF 值高于非 HPV 感染者，这种损伤的可能原因是受感染细胞 DNA 损伤修复的缺陷而增加了 DNA 断裂的敏感性 | [24, 108] |
| 癌症与化疗 | 在接受化疗的睾丸癌患者中观察到精子非整倍体和 SDF 显著增加。此外，与有生育能力的捐赠者相比，癌症患者在治疗前的 SDF 值更高，与癌症类型无关 | [23, 109] |
| 糖尿病 | DM2 引起炎症，OS 增加导致精子活力下降，DFI 增加；DM1 改变附睾排空功能，导致射精量减少，线粒体损伤导致精子活力下降 | [22] |
| 高龄父亲 | APA（≥ 40 岁）患者的 SDF 较高，这是因为 ROS 生成随着年龄的增长而增加，其体外受精结局和流产率最差 | [110] |
| 生活方式 | 高 BMI 与精子 DNA 完整性受损之间的关系尚不清楚；近年来，它已显示出对精液参数如浓度和活力的影响，但与 DNA 片段化、精子质子化和精子凋亡无关<br>吸烟和饮酒会导致酶抗氧化活性的增加，这是由于长期的抗氧化 / 氧化比率不平衡而导致的，从而导致 SDF 和染色质去浓缩<br>双酚 A（一种内分泌干扰物、塑料衍生物）的暴露与抗氧化水平和精液质量呈负相关，与 SDF 呈正相关，尤其是由于精浆脂质过氧化缺陷 | [5, 26–28, 60] |
| 空气污染 | 代谢基因存在一些多态性（XPD6 和 XPD23），它们与 SDF 的高水平有关，更容易受到高水平的空气污染 | [5, 25] |
| 医源性因素 | 实验室程序：<br>据报道，由于离心力和处理不育男性样本的持续时间，DGC 导致 SDF 增加<br>男性射精禁欲＞4 d 与精子 DNA 断裂指数显著升高、受精率降低、第 3 天高质量胚胎、囊胚发育、植入和妊娠有关 | [29, 30] |

注：OS 氧化应激，DFI 精子 DNA 碎片指数，SDF 精子 DNA 片段，HPV 人乳头瘤病毒，DM1 和 DM2 糖尿病 1 型和 2 型，APA 高龄，BMI 体重指数，DGC 密度梯度离心。

## 第三节　我们如何检测不同类型的精子 DNA 损伤

自 20 世纪 40 年代以来，精子 DNA 的研究不断发展，Pollister 和 Mirsky 发现围绕精子 DNA 的蛋白质复合物大部分不是由组蛋白组成，而是由鱼精蛋白组成 [32]。此后，人们研究了精子 DNA 的生理特性和损伤对生育能力的可能影响，因此开发了几种精子 DNA 损伤分析的试验方法，并通过设计初始试验和新方法不断改进技术 [4, 33]。

简言之，所有这些测试可分为两大类：直接和间接测量精子 DNA 完整性的方法，这取决于所测量的损伤类型 [4, 34]。直接法可以直接识别和测量精子 DNA 的断裂部分，而间接法通常测量精子 DNA 在分析产生的实验条件下受损的易感性 [12]。

在现有的方法中，精子染色质结构分析（SCSA）和精子染色质扩散（SCD）被认为是间接方法，而 TUNEL（末端脱氧核苷酸转移酶介导的脱氧尿苷三磷酸缺口末端标记）和彗星试验是直接方法，它们都是目前 DNA 断裂评估中使用最广泛的技术 [3, 34–36]。每种方法在临床上的应用各有优缺点（表 58.2）。

20 世纪 70 年代，吖啶橙（AO）试验 [37] 作为第一种精子 DNA 损伤测量工具，专门用来评估公牛精液样本中精子 DNA 在精子生成过程中的稳定性，并用微荧光法显示荧光结果。AO 是一种核酸选择性阳离子荧光染料，在精子 DNA 轻度酸变性后与 dsDNA（通过插层）或 ssDNA（通过静电吸引）相互作用[38]，当与 dsDNA 结合时显示绿色荧光，当与 ssDNA 结合时显示红色荧光[4]。最近，由于 AO 染色荧光褪色和玻璃 /AO 相互作用引起的伪影，该方法被 Evenson（2016）怀疑[39]。

第一个发展起来的方法是精子染色质结构分析（SCSA）法，它建立于 20 世纪 80 年代，旨在建立精子 DNA 完整性与妊娠结局之间的第一个关系[40]。在这种方法中，精子 DNA 通过酸或热变性，DNA 链断裂的位置用荧光阳离子染料 AO 染色[4]。在用 AO 染色液染色后，精子染色质损伤可通过流式细胞仪测量（在 488 nm 光源下）从绿色（天然的，dsDNA）到红色（变性的，ssDNA）荧光的变化来量化[41]。SCSA 还测量高 DNA 稳定性（HDS），这被认为是含有过量组蛋白或其他异常蛋白质的未成熟精子的表达[42]（表 58.2）。

从那时起，关于在动物和人类中使用 SCSA 试验的数百份出版物已经证实了 SCSA 结果是一种非常有用的试验，比后来开发的其他方法更可靠并且具有可重复性[39]。这就是为什么现在它被一些人认为是测量 DNA 损伤的金标准方法[33]。

在 20 世纪 80 年代，单细胞凝胶电泳（SCGE）也被开发出来，也被称为彗星分析，它可以量化每个精子的 DNA 损伤量。在电泳条件下将溶解的精子细胞装载到琼脂糖凝胶上，并通过荧光显微镜对结果进行评估[4, 43]（表 58.2）。如果 DNA 中含有断裂，则游离的小 DNA 片段会因负电荷而向阳极迁移[43]。这种迁移会留下一个彗星状的尾巴，作为尾巴的荧光强度，它形成大小不同的 DNA 片段的产物，代表从头部迁移的 DNA 量，表明 SDF 的不同程度[4, 38]。

彗星试验还提供了关于几种损伤（基底断裂或氧化损伤）程度的信息，这取决于孵育过程中使用的酶[43]。根据测量的精子 DNA 损伤程度，这种方法有 2 种变体。dsDNA 损伤可在中性缓冲液中测量，但碱性缓冲液可检测所有 ssDNA 和 dsDNA 损伤[35]。后者包括无嘌呤和无嘧啶位点，它们是由于受损碱基的损失而产生的[43]。因此，双尾彗星试验，一种整合了 2 种缓冲液的双向电泳，可以区分同一精子细胞内 ssDNA 和 dsDNA 的断裂[44]。

10 年后，TUNEL 分析成为可能，其中末端脱氧核苷酸转移酶（Tdt）将荧光 dUTP 核苷酸（脱氧尿苷三磷酸）标记到 ssDNA 的 3'-OH 端，或 dsDNA 通过酶反应产生信号，信号随着 DNA 断裂次数的增加而增加[33, 38]。可使用流式细胞仪或明亮 / 荧光显微镜（表 58.2）进行检测，随后通常使用荧光素 5（6）- 异硫氰酸酯（FITC），一种荧光色素（激发 / 发射 450/570 nm），具有绿色荧光[4, 33, 38]。最近进行了一项研究，目的是在实验室间和实验室内开发这种方法的标准化染色方案，使用相同的流式细胞仪模型和染色方案获得相同的 SDF 结果[33]。TUNEL 目前被认为是 ART 中预测妊娠最准确的方法，因为根据其自身的敏感性，该测试结果的 SDF 值往往低于间接方法[45]。这些较低的 SDF 值可以解释为这些测试测量了 SDF 的不同方面，虽然 TUNEL 仅测量了存在 DNA 断裂的精子比例，但间接方法评估了存在 DNA 断裂的精子比例以及由于先前存在 ssDNA 或 dsDNA 断裂而可能变性的 DNA 的比例[45]。

原位缺口移位法（ISNT）是 TUNEL 评估的一个变体，它通过 DNA 聚合酶定量连接到 ssDNA 断裂的生物素化 dUTP[46]。因此，ISNT 的临床价值非常有限，与其他评估方法相比缺乏敏感性[35]。

另一种直接测量 DNA 损伤的方法是 DNA 断裂检测荧光原位杂交（DBDFISH）法，这是后来发展起来的。在这种方法中，精子固定在琼脂糖基质中，用碱性解旋溶液将 DNA 转化为 ssDNA。去除蛋白质后，DNA 就可以进行杂交了。如果 DNA 链含有更多的 DNA 断裂，更多的探针将杂交，从而导致荧光增强。该技术可用于检测特定序列区域内的 DNA 损伤[4]。

考虑到技术和材料要求，精子染色质扩散（SCD）或卤素测定法[4]很可能是评估精子 DNA 完整性的最常用的测试方法之一。在这个实验中，精子经过酸变性以除去核蛋白，暴露在裂解溶液中，随后嵌入琼脂糖凝胶基质中。松弛的 DNA 环阻止扩散到周围区域，这表明 DNA 损伤导致染色质处于不稳定状态。相反地，没有 DNA 损伤的精子有着密集的 DNA 环，呈现出分散的光晕[4, 38]。如果使用 Diff-Quick 快速染色法进行染色，则可通过荧光显微镜观察晕；如果使用 DNA 定向荧光色素，则可通过荧光显微镜观察晕（例如 6- 二氨基 -2- 苯基吲哚、DAPI）[47]（表 58.2）。

由于荧光或染色模式，每次检测都会得到一个 SDF 值或 DNA 碎片指数，它可以作为一个诊断指标来预测或以某种方式预测 ART 的结果，从而做出临床决定，并向患者推荐一种特定的辅助生殖治疗。尽管半个世纪前，精子 DNA 分析技术的改进及其在生育中的意义进行了巨大的努力，但人们对精子 DNA 的真实性质还没有完全了解，也不清楚每一次测试所衡量的是什么。此外，许多测试的 SDF 阈值（或截止值）还没有被清楚地描述[4, 33, 38]。所有这些都使得在专业机构和专家组对精液的常规分析中，关于精子 DNA 片段测试的适应证提出任何官方的、全球性的或统一的建议都变得不可能[48]，最重要的是，一旦结果出来，这些方案将被遵守，以提高患者的生育机会。

**表 58.2　确定 DNA 断裂等级的主要方法**

| 方法 | 设备 | 优势 | 局限 | 参考文献 |
|---|---|---|---|---|
| SCSA | 流式细胞仪 | 快速可靠的分析<br>标准化协议<br>一般接受的临床阈值约为 30%<br>能够检测到未成熟精子 | 设备费用高 | [38] |
| COMET | 荧光显微镜 | 可以分析活性氧（ROS）产生的不同类型的 DNA 损伤（在培养过程中添加额外的酶） | 繁重的程序<br>需要高度专业化的人员<br>很难区分内源性和诱导性 DNA 断裂<br>由于 DNA 链的缠结，DNA 损伤的程度可以被低估 | [35, 38, 43] |
| TUNEL | 荧光显微镜<br>流式细胞仪 | 识别单链 DNA 和双链 DNA 断裂 | 设备费用高<br>评估未成熟细胞的能力有限 | [33, 35] |
| SCD | 光学显微镜<br>荧光显微镜 | 检测速度快<br>不需要复杂的仪器 | 焦平面中光晕位置不同可能产生的误差<br>低染色质密度可能无法分辨<br>晕大小的分类有时是主观的 | [35, 38] |

注：SCSA 精子染色质结构分析，TUNEL 末端脱氧核苷酸转移酶介导的脱氧尿苷三磷酸缺口末端标记，SCD 精子染色质扩散。

# 第四节　在男性生育方面，SDF 的含义是什么，在 ART 中应该遵循哪些指征

精液分析是目前评价男性不育最为普遍接受的方法，其测量参数包括精子浓度、活力、运动力和形态学[1]。尽管可以从中收集有用的信息，并粗略估计男性的生育潜力，也可以从其结果中得出关于最方便的生殖选择或是否需要额外试验的指导意见，但是传统的精液分析不能提供有关精子所有功能的信息，也不足以预测男性的生育潜力和 ART 成功的可能性[49]。

通过这种方式，许多研究发现不明原因男性不育患者的 SDF 显著增加。根据传统的诊断方法，在精液参数正常的情况下，他们的精子 DNA 碎片化程度非常高，约为 17.7%；男性的精子 DNA 碎片化指数 20% ≤ DFI < 30%（95%*CI* 10.8~24.5）和 8.4%（95%*CI* 3.40~13.4）DFI ≥ 30%（CI：置信区间）[49]。另一项研究也显示，与有生育能力的捐赠者相比，患有不明原因不育的男性的 DFI 和 OS 显著升高[50]。尽管缺乏评估 DNA 损伤的标准方法，但人们一致认为，在不育男性中，SDF 似乎更高，并且众所周知 SDF 与精子活力和浓度相关[35]。因此，一些研究试图确定 SDF 与所有类型的 ART 及其结果之间的关系。

首先，与 ART 结果的报告相比，关于 SDF 和自然受孕概率之间关系的报告数量似乎很少[51]。丹麦第一怀孕规划研究小组在他们的研究中纳入了 215 对夫妇在 2 年的随访期内的怀孕时间（TTP），他们已经证明，在 SDF > 20% 的男性中，怀孕的概率降低（*OR* = 0.43，95%*CI* 0.24~0.76，*P* < 0.01），当高达 40% 时，几乎没有怀孕发生（*OR* = 0.13，95%*CI* 0.02~0.97，*P* < 0.05）（OR：优势比；CI：置信区间）[52]。

目前，SDF 对自然受孕和宫内人工授精（IUI）结局的显著影响已被报道[6]。在成功妊娠的 154 个 IUI 周期中，未成功妊娠的夫妇在准备后的 SDF 程度显著增高（TUNEL 法 SDF > 12%，高于那些成功怀孕的夫妇（13.9% 比 7.3%，*P* < 0.05）。此外，在所有怀孕的病例中，发现 2 名流产的患者用于人工授精的精液样本 DNA 断裂程度最高（10% 和 12%）[53]。几年前，一些研究提供了可靠的证据，在对 400~600 名患者进行的人群研究中，说明了妊娠失败与 DFI > 30% 之间的关系（表 58.3）[54, 55]。因此，提示 SDF 检测可提示此类不明原因的不孕夫妇，以减少怀孕时间（TTP），有可能在辅助生殖实验室应用其他治疗方法，并更早地实现怀孕[53]。然而，随着时间的推移，SDF 的影响一直存在争议。Muriel 等人的研究小组（2006）没有发现 SDF 在 IUI 结果中的相同关系；尽管如此，根据无晕或有非常小晕的精子细胞分数（SCD 测量），研究患者的 SDF 值相对较低（原始精液 < 30，上游后 < 20）。除此之外，在 100 对接受 IUI 治疗的夫妇中，最高的 SDF 值（以光晕非常小的精子细胞为单位）与精子活力呈负相关（*r* = –0.22，*P* < 0.05）。作者的结论是，未来的研究使用诸如 TUNEL 等测量原始 dsDNA 片段的测试可能会证明与 IUI 中妊娠结局的相关性比 SCD 分析更为密切[56]。一般来说，SDF 直接或间接影响自然妊娠和 IUI 结果[6]。

其次，关于体外受精技术，评估 SDF 对体外受精（IVF）和卵胞浆内单精子注射（ICSI）结果影响的研究和信息是复杂和多样的（表 58.3[35]）。关于受精率，虽然有研究显示高 SDF 男性组

和低 SDF 男性组在 IVF/ICSI 结果方面存在显著差异[57, 58]，但其他研究发现，在受精方面没有发现相关性[8, 59, 60]。此外，一些研究表明，SDF 值显著升高的男性在 ICSI 周期中的受精率（74.9% 比 55.1%，$P < 0.001$）与 IVF 周期中的受精率无相关性[57]，而其他作者则证明与 IVF 周期中的受精率呈负相关（$r = -0.32$，$P < 0.01$）[58]。

同样，在考虑了 IVF/ICSI 中其他 ART 结果的研究中，SDF 胚胎发育与妊娠率之间存在负相关关系，在受精率方面呈现出不同的结果[8, 57, 58, 60, 61]（表 58.3）。

Bach 和 Schlegel（2016）等一些作者认为，IVF/ICSI 结果之间缺乏一致性可以解释为这样一个事实：即许多研究将同时接受 IVF 和 ICSI 的患者包括在内，尽管 2 种技术的结果存在差异，也因为他们观察了不同的临床结局，如临床妊娠、流产和活产。此外，SDF 分析方案、各自的阈值和研究人群之间存在一些差异，这导致系统综述和荟萃分析充满异质性，无法得出可靠和直接的结论[62]。

另外，关于 SDF 在胚胎发育中的作用，Muriel 等人的研究小组（2006）研究了 85 对接受 IVF/ICSI 治疗的夫妇，结果表明，与较低的 DNA 碎片率相比，较高的 DNA 碎片化率使显示受精卵原核核仁前体之间不同步的合子比例增加（73.8% 比 28.8%，$P < 0.001$）。此外，第 6 天胚胎发育缓慢和形态最差与精子 DNA 断裂率较高相关（47% 比 29.4%，$P < 0.05$）。该研究还观察到 DNA 碎片与植入率呈负相关（$r = -0.25$，$P < 0.05$）。然而，在成功妊娠的周期中，SDF 值与未怀孕周期相比并无统计学差异（33.2% 比 28.2% 和 32.4% 比 34.7%，$P > 0.05$）。因此，似乎 SDF 与妊娠率无关，尽管观察到未怀孕的患者 SDF 略有增加。这些作者的结论是，由于在移植前进行了高质量的胚胎选择而没有意义，并且结果不同，这可以解释为 DNA 损伤的多样性以及每个卵母细胞的 DNA 修复能力变化的交互作用的极端复杂性[61]。也许，分析冷冻 / 解冻胚胎移植后每个刺激周期的累积活产率，而不是每次移植，可能更能说明 DNA 碎片检测对生殖结果的影响。

事实上，最近的一些研究已经将来自年轻和健康捐赠者的卵母细胞作为 ICSI 治疗的模型，并通过延时监测（TLM）评估胚胎，以控制女性因素并检查卵母细胞的修复能力[8, 63]。在一项对 79 例胚胎细胞分裂延迟患者的研究中，这些患者从第二极体出现到桑葚胚期，这可能是由于卵母细胞修复父系遗传 DNA 所需的时间所致[63]（表 58.3）。另外，在 82 例不育症患者的研究中，高 SDF 值与低囊胚形成率有关，大多数卵裂球中存在凋亡模式（caspase 3 和 survivin，凋亡标记物，免疫组化定位）[8]。胚胎质量与精子 DNA 断裂之间的明显相关性可以解释与着床率的负相关。无论如何，SDF 似乎直接或间接地影响着体外受精的结果，从受精到胚胎发育的后期阶段。

此外，Simon 等人最近的一项荟萃分析（2017）由 41 篇文章组成，由于大量的 IVF/ICSI 周期（8068）证明精子 DNA 损伤对 IVF 和 ICSI 治疗后的临床妊娠有负面影响（对于 IVF $OR = 1.65$，95%$CI$ 1.34~2.04，$P < 0.0001$；对于 ICSI $OR = 1.31$，95%$CI$ 1.08~1.59，$P < 0.01$）或混合（两者 $OR = 1.68$，95%$CI$ 1.49~1.89，两者 $P < 0.0001$）。在这项研究中，女性因素被控制，并且包括 4 种主要检测方法的所有阈值（SCSA、TUNEL、SCD 和 COMET）。作者得出的结论是，现有文献中有足够的证据表明精子 DNA 损伤对 IVF 和（或）ICSI 治疗后的临床妊娠有负面影响，SDF 值的影响似乎因用于测量精子 DNA 损伤的测试类型和由于每种方法的敏感性测量的不同阈值，所有这些方法都会对体外受精的结果产生负面影响[64]。

尽管 IVF 治疗的结果存在争议，但据 1102 个 IVF 周期的报道，在高 SDF 组（SDF > 30%）中，ICSI 周期的妊娠率显著高于 IVF 周期（44.8% 比 25%，$P < 0.05$）（表 58.3）[65]。此外，当 SDF 值> 20%（*OR* 1.7，95%*CI* 1.2~2.9，$P < 0.05$）[7] 时，ICSI 周期与 IVF 周期相比增加了活产的概率 [7, 65]，从而得出结论，ICSI 可能是 ART 降低 SDF 对受精可能影响的最佳方法。最近，一项更引人注目的荟萃分析也报道了类似的结果，得出了类似的结论 [66]。

最后，需要注意的是，独立于所采用的技术和 ART 结果，目前 SDF 的高值与流产和反复妊娠失败（RLP）有关（表 58.3）[7, 41, 67, 68]。在对 1633 个 IVF/ICSI 周期的回顾性研究中，由于 DFI > 40%，流产率显著增加（*OR* 3.8，95%*CI* 0.38~0.97，$P < 0.05$）。除此之外，一些专注于 RPL 分析的研究发现，RPL 夫妇的 SDF 高值与未应用 ART 的生育男性对照组相比（26% 比 19.4%，$P < 0.001$），通过不同的测试进行测量（表 58.3）[41]，这种负相关关系在最近的研究中也得到了证明 [41, 67, 68]。最近的研究还表明，与对照组相比，在多个 ART 周期中高水平 SDF 和 RPL 患者的总抗氧化水平升高显著相关（84.9% 比 2.7%，$P < 0.001$）。这些证据表明，DNA 损伤的精子可能在 ICSI 后使卵母细胞受精，发育出能够植入的异常胚胎，并导致妊娠失败，损害后代和夫妇的健康。

然而，从 Bellver 等人（2010）之前的研究来看，后面的问题也存在一些矛盾。研究发现由于本分析缺乏统计能力，SCD 测量的 SDF 不足以作为 RPL 病例的诊断工具，但应注意的是，这些夫妇并未尝试辅助生殖治疗 [69]。不像上述其他研究和为测量 SDF 值而进行的不同测试。随后的一项研究是基于对 60 名患者（30 对有生育能力的捐赠者作为对照，30 对有 RLP 病史的夫妇）的精液样本和 SDF 值的评估，尽管作者不能证明诊断测试可以避免 RLP 的发生，但在可育的对照组和 RLP 患者组之间 SDF 值存在显著差异（24% 比 33.5%，$P < 0.05$）[69]。

从这个意义上讲，SDF 试验（表 58.3）缺乏一个普遍接受的临界值，这就对这些试验的广泛和全球临床应用产生了怀疑 [70]。一些专业机构和专家组，如 2010 年的欧洲人类生殖与胚胎学学会（ESHRE）和 2013 年的美国生殖医学学会（ASRM）得出结论，目前评估精子 DNA 完整性的方法不能可靠地预测治疗结果，正确设计和控制的前瞻性研究绝对需要证实这些结果 [38, 48, 71]。值得注意的是，由于 SDF 的不同性质，这种方法并不适用于所有情况，并导致多个连续变量与其他混杂因素相互作用，包括女性子宫内膜容受性、卵母细胞质量及其与精子的相互作用 [70, 72]。

因此，在过去的几年里，Cho 等人（2016）的研究表明，单一的 SDF 检测临界值可能并不适合所有人，因此建议在临床实践中根据不同的场景采用多个临界值 [70]，为 SDF 测试提供临床实践指导。专门研究这一课题的研究人员如阿加瓦尔等人（2016）建议有不明原因不孕症、复发性妊娠失败（至少是下调 ART 治疗）、反复 ART 失败、临床型精索静脉曲张或生活方式因素可能造成损害的夫妇进行 SDF 检测，因为这些人群可能因高 SDF 值而导致不孕 [38]。

**表 58.3　SDF 在男性生育中的意义概述**

| | 研究设计 | 研究人群（规模） | 考虑的 SDF 阈值（低比高）（%）（诊断分析） | 结果（%）和 SDF 影响 | 参考文献 |
|---|---|---|---|---|---|
| NC | 系统回顾<br>随访研究 | 616 对夫妇<br>215 对夫妇 | SDF < 30 比≥ 30（SCSA 测量）<br>SDF < 20 比> 20（SCSA 测量） | SDF ≥ 30 难以怀孕（*OR* 7.01，95%*CI* 3.68~13.36，*P* < 0.001）<br>SDF > 20 延长 TTP 并降低生育潜力：怀孕概率降低（*OR* 0.43；95%*CI* 0.24~0.76，*P* < 0.01）。当这个值达到 40% 时，它可以忽略不计（*OR* 0.13，95%*CI* 0.02~0.97，*P* < 0.05） | [52, 55] |
| IUI | 前瞻性队列研究<br>前瞻性队列研究<br>前瞻性队列研究 | 387 对不育夫妇<br>154 对不育夫妇<br>100 对不育夫妇 | SDF ≤ 30 vs > 30（SCSA 测量）<br>SDF < 12 比> 12（通过 TUNEL 测量）<br>（未定义）<br>（SCD 测量） | SDF > 30% 可减少以下可能性：<br>生化妊娠率（3 比 24，*OR* 0.10，95%*CI* 0.02~0.41）<br>临床妊娠率（3 比 23.7，*OR* 0.10，95%*CI* 0.02~0.42）<br>活产率（1.5 比 19，*OR* 0.07，95%*CI* 0.01~0.48）<br>未怀孕的夫妇的 SDF 高于成功怀孕的夫妇（13.9 比 7.3，*P* < 0.05）<br>通过 SCD 检测，DNA 离散度与 IUI 妊娠结局无关 | [53, 54, 56] |
| IVF/ICSI<br>IVF/ICSI | 前瞻性队列研究<br>回顾性研究<br>前瞻性队列研究<br>前瞻性队列研究<br>回顾性和前瞻性研究<br>前瞻性队列研究<br>回顾性队列研究 | 390 个体外受精周期（IVF *n* = 238，ICSI *n* = 152）<br>550 个体外受精周期（IVF n = 415，ICSI *n* = 135）<br>605 个体外受精周期<br>1102 个体外受精周期（IVF *n* = 379，ICSI *n* = 723）<br>1633 个体外受精周期（IVF *n* = 1117，ICSI *n* = 516）<br>82 例捐献卵母细胞 ICSI 周期（胚胎 *n* = 187）<br>79 例捐献卵母细胞 ICSI 周期不孕患者（胚胎 *n* = 644） | SDF < 30 比≥ 30（SCD 测量）<br>SDF ≤ 22,3 比> 22,3（SCD 测量）<br>SDF < 5 比 5~10 比 10~15 比 ≥ 15（SCD 测量）<br>SDF < 30 比≥ 30（SCD 测量）<br>SDF ≤ 10 比 10~20 比 20~30 比> 30（SCSA 测量）<br>SDF ≥ 15 比 < 15（TUNEL 测量）<br>SDF < 6.5 比 6.5~10.7 比 10.7~20.1 比> 20.1（TUNEL 测量） | 在高 DFI 和 IVF/ICSI 结果之间没有发现任何关系<br>高 SDF（> 22.3）比低（≤ 22.3）与 ICSI 受精率降低相关（74.9 比 55.1，*P* < 0.001）<br>IVF 周期中高 SDF（≥ 15）与以下因素呈负相关：受精率（*r*=–0.32，*P* < 0.01）卵裂率（*r* = –0.19，*P* < 0.01）<br>优质胚胎（*r* = –0.40，*P* < 0.01）<br>临床妊娠（*r* = –0.20，*P* < 0.01）<br>活产率（*r* = –0.09，*P* < 0.05）<br>高 SDF（≥ 30）组临床妊娠率高于 IVF（44.5 比 35，*P* < 0.05）<br>在 SDF > 20 的组中，IVF 的活产率降低（*OR* 0.61，95%*CI* 0.38~0.97，*P* < 0.05）<br>在高 SDF 组（> 20）（*OR* 1.7；95%*CI* 1.2~2.9，*P* < 0.05）中，ICSI 比 IVF 更高<br>与较低值（< 15）相比，SDF 值较高（≥ 15）与以下因素有关：<br>促进优质卵母细胞卵裂球凋亡途径激活（21.9 比 16.4，*P* < 0.05）<br>卵裂球碎片化程度高（15.9 比 9.1，*P* < 0.05），而 SDF 值较低（< 15）对爆炸率有负面影响（37.5 比 59.2，*P* < 0.01）<br>较高的 SDF 值（> 20）可延迟胚胎发育的分裂时间，具体表现在：<br>存在第二极体（3.6 h 比 3.4/3.3/3.5 h，*P* < 0.01）<br>桑葚胚期发育（78.5 h 比 79.5/68.6/75.1 h，*P* < 0.05） | [7, 8, 57–59, 63, 65]<br>[7, 8, 57–59, 63, 65] |
| 流产 | 回顾性和前瞻性研究<br>前瞻性队列研究<br>病例对照研究 | 1633 个体外受精周期（IVF *n* = 1117，ICSI *n* = 516）<br>605 个周期的 IVF42 对 RLP 夫妇和 42 个可生育男性（对照） | SDF ≤ 10 比 10~20 比 20~30 比 > 30（SCSA 测量）<br>SDF < 5 比 5~10 比 10~15 比≥ 15（SCD 测量）<br>（未定义）<br>（SCSA/TUNEL 测量） | SDF > 40% 的男性组流产风险显著增加：（*OR* 3.8，95%*CI* 1.2~12，*P* < 0.05）<br>高 SDF（≥ 15%）与流产呈正相关（*r* = 0.23，*P* < 0.01）<br>与正常生育男性相比，高 SDF 值与 RPL 组相关（26 比 19.4，*P* < 0.001）/（14.5 比 9.7，*P* < 0.0） | [7, 41, 58] |

注：自然受孕，TTP 妊娠时间，OR 比值比，CI 置信区间，SDF 精子 DNA 断裂，SCSA 精子染色质结构分析，IUI 宫内授精，TUNEL 末端脱氧核苷酸转移酶介导的脱氧尿苷三磷酸缺口末端标记，体外受精，ICSI 胞浆内单精子注射，DFI DNA 片段指数，SCD 精子染色质离散度，RPL 反复妊娠损失，h 小时数，n 研究队列的规模。

## 第五节　是否可以选择一个 DNA 完整的精子进行 ICSI

不应忽视传递缺陷基因的长期后果，尤其是在使用 ICSI 治疗的极高 SDF 的情况下[6]。此外，在精液样本中，存在着不同 DNA 完整性的精子混合物。因此，最近有几种策略可以提高选择 DNA 完整精子进行 ICSI 治疗的可能性，其中许多策略已经作为治疗工具提供给不育患者，尽管到目前为止，大多数研究还没有将 ICSI 的结果与 SDF 的显著降低联系起来，并且在某些情况下支持其使用的证据也很少[73]。总的来说，他们的目的是降低精液样本或完整射精（NE）的固有的平均 SDF，同时避免传统精液处理方法如密度梯度离心（DGC）和上游（SU）离心力可能造成的损害，以提高患者的成功率。

最广泛应用的方法之一是磁激活细胞分选法（MACS），这种方法将对 PS 具有高亲和力的膜联蛋白 V 与超顺磁性微球结合，对凋亡和非凋亡精子进行识别和选择性分选，从而降低这些精子在 ICSI 治疗中受精的机会[74, 75]。

这样，当先前用膜联蛋白 V 结合磁性微球孵育的精子样本被装入柱状过滤器并施加磁力时，表达 PS 的凋亡精子附着在壁上（膜联蛋白 V 阳性部分，MACS+），而非凋亡精子（膜联蛋白 V 阴性部分，MACS–）通过柱状物被收集并随后用于 ART[74]。目前，这种精子选择方法对使用该技术怀孕的儿童分娩和围产期结局没有明显的不良影响[76]。

而包括 MACS-DGC 方案在内的一些研究显示，在高质量胚胎百分比（87.8% 比 46.3%，$P < 0.001$）、临床妊娠率（66.7% 比 29.2%，$P < 0.05$）和植入率（50.0% 比 19.5%，$P = 0.01$）方面，ICSI 结果有所改善[75, 77, 78]，在高 DFI ICSI（DFI ≥ 20%）的患者中，DGC-MACS 组与单纯 DGC 组相比，显著高于 DFI 值较低的患者（DFI < 20%）[77]，其他人没有发现 DGC-MACS 应用的优势[79–81]（表 58.4）。这项后来的研究包括 237 名接受 ICSI 治疗的不育症患者，在受精率、高质量胚胎、临床妊娠和活产率方面，SU-MACS 和 SU 组在 ICSI 后的结果相似[81]。

这些 ICSI 结果的差异可以解释为这项后期研究在 MACS 后进行 DGC；事实上，最近的一项研究证实，MACS-DGC 方案比 DGC-MACS 方案具有更高的精子运动性和正常形态[82]。此外，当单独应用 MACS 时，相对于其他方法和 NE，NE 的 SDF 的降幅最大（约为 60%）[74]。

在后来的研究中，Gonzalez-Martinez 等人（2018 年）发现，与 NE 相比，MACS 分数显著降低（7.1% 比 41.4%，$P < 0.001$），特别是在 SDF 非常高（> 30%）的患者中。虽然作者的结论是这种减少是不均匀的，因为在负 MACS 分数中存在离群值而没有 SDF 的减少。因此，对这些结果的可能解释是在 MACS– 部分中存在碎片精子，这些精子是由其他 DNA 降解过程产生的，之前已经评论过，不一定与凋亡相关[74]。此外，在 MACS+ 组分中存在没有受损 DNA 的精子强化了这一假设。因此，只有一些具有与细胞凋亡相关的合理男性不育类型的患者，如畸形精子症和不动精子人群，由于凋亡分数的降低，可以从精子的 MACS 选择中受益[78, 83]。

此外，不同的研究表明，通过精子选择过程，即透明质酸结合试验（PICSI）将精子附着在透明质酸（HA）上，可以改善 ICSI 后的胚胎质量和发育，尽管所有这些研究都相对较小[84, 85]。在这项分析中，培养皿中的透明质酸人工模拟卵母细胞外基质的性质，通过质膜上存在透明质酸酶，有助于选择成熟精子进行受精[85]。

总之，与 ICSI 中的常规形态精子选择相比，PICSI 技术在胚胎质量、着床和临床妊娠率方面都有改善[85, 86]，尽管这些研究与 SDF 分析的 PICSI 结果并不相关[84–87]。通过这种方式，先前的一项研究表明，关于 NE 的 SDF 显著降低了约 60%，在 ICSI 周期中使用这部分精子后，在胚胎质量和发育方面（表 58.4）显示了 ICSI 结果的改善（35.8% 比 24.1%，$P < 0.05$）和（95% 比 84%，$P = 0.001$）[88]。然而，在随后的研究中，接受 ICSI 治疗的患者 SDF 水平较低（< 20%）。

此外，在 PICSI 周期中，这种精子选择方法并没有改善受精率和流产率[85, 88]。事实上，胚胎发育和妊娠率提高的真正原因与 SDF 值的降低并不完全相关。因此，PICSI 被认为是评估精子形态完整性、高进行性运动能力和核成熟的敏感方法，但并不是预测 SDF、MMP 风险、细胞内 ROS 以及健康精子选择的可靠测试[87]，因为 PICSI 对畸形精子症患者的益处最大[85]。因此，没有证据支持常规使用透明质酸结合分析，所有的 ICSI 周期和可能受益于该技术的患者的识别需要进一步研究[84]。

类似的情况也发生在卵胞浆内形态学选择精子注射（IMSI）中。虽然一些研究显示了 IMSI 对 ICSI 结果的改善[89]，但其他研究并未证明 ICSI 临床结果与传统 ICSI 相比有显著改善，包括最近的研究，如回顾性研究和荟萃分析[90, 91]。此外，还缺乏检测来检查所有这些工作中 SDF 的下降。

关于 IMSI 在降低 SDF 中的作用，精子的形态参数与其 DNA 完整性有直接关系，发现畸形精子症患者的 SDF 值较高[92]。事实上，在一项随机前瞻性研究中，已经证明严重男性因素（如畸形精子症）患者 ICSI 结局得到改善[89]，证明了 IMSI 在这些病例中的适应证。然而，单凭 IMSI 技术不足以选择细胞核完整的精子[92]，尽管在正常精子症患者中，SDF 明显减少了约 78%（IMSI 能够选择放大 200 倍数的精子；4.1% 比 18.7%，$P < 0.001$）[93]（表 58.4）。通过这种方式，已经证明了 SDF 存在于形态明显正常的精子中，并且表明在选择和注射的情况下，这对 ICSI 周期中的胚胎质量和妊娠率有负面影响[94]。

因此，一项对 33 名正常精子症男性队列的前瞻性研究表明，精子头部双折射模式与正常活动精子细胞器形态检查（MSOME）和无核空泡（由于 97.2% 的精子具有完整的 DNA 引导这一模式）的结合，可能是 DNA 完整性的最佳预测因素之一[95]。这 2 种方法的结合，使用单偏振光显微镜，在放大倍数大于 6000 倍的情况下实时评估精子，可以选择双折射的精子进行 ICSI。双折射的存在是由于一束光线在穿过精子细胞的各向异性时分解成 2 条光线，这是由于核蛋白丝排列在杆状物中，并纵向朝向精子头部，这表明一个正常的核组织[95]。然而，这些人的受精能力没有得到测试，也没有因为 SDF 的减少而改善 ICSI 的结果。

睾丸精子提取 / 睾丸精子抽吸术（TESE/TESA）用于 ICSI，甚至对于射精内有精子的男性，作为 SDF 高患者的治疗策略，也显示出了很好的结果[36, 96, 97]。尽管目前对睾丸精子的使用存在质疑，但由于干预产生的潜在危害，非无精子症男性的精子提取非常成功，需要最少的组织切除[98]。事实上，这种精子选择策略对于射精中 SDF 值较高的男性最为合适，因为有研究表明，在精子通过生精小管和附睾的过程中，ROS 水平升高会导致 SDF，从而导致睾丸后损伤[99]。

最近对 Esteves 等人的荟萃分析（2017 年），包括 143 名为睾丸和射精精子提供配对 SDF 率的患者，报告了 SDF 的相对降低率在 67%~80% 之间[6, 45, 96]，显著高于上述其他技术（表 58.4）。事实上，与其他精子选择技术相比，使用睾丸精子的益处已经得到证实。在对 Bradley 等人的回顾性分析中（2016 年），评估了 1924 名接受 ICSI 治疗的高 SDF（≥ 29%）患者。使用睾丸精子的活产率为 49.8%，明显高于 PICSI（38.3%）和 IMSI（28.7%）（$P < 0.05$）。此外，高 SDF 干预组的囊胚移植结局明显改善，与低 SDF 组相似；高 SDF 干预组的单胚胎移植活产率（43.8% 比 24.9%，$P < 0.05$）高于高 SDF 组（43.8% 比 40.6%，$P > 0.05$）[96]。另外，与在 ICSI 中使用射精精子相比，使用睾丸精子的其他一些临床结果也有所改善，临床妊娠的结局更高（50% 比 29.4%，$P < 0.001$），而流产率较低（9.4% 比 29.1%，$P < 0.001$）[45]。Pabuccu 等人最近的一项前瞻性研究（2017 年）显示，71 名正常精子症男性 SDF 高（> 30%）和至少 2 次 ART 失败，报告了使用睾丸精子的临床和持续妊娠率明显优于射精精子组（41.9% 比 20%，38.7% 比 15%，$P < 0.05$），尽管没有显示该策略能明显降低 SDF，但缺乏干预前后对同一样本患者 ICSI 结局的分析[97]（表 58.4）。

因此，精子 DFI 应作为 ART 尝试失败后男性伴侣评估的一部分，因为它对 ICSI 结局的负面影响有明确的证据。此外，当检测到高 DFI（> 30%）时，使用 TESE/TESA 获得的睾丸精子进行 ICSI 似乎是一个有效的选择，尤其是对于那些在临床、持续妊娠方面反复 ART 失败的患者来说，即使精子常规参数在正常范围内。因此，使用睾丸精子是一种独特的策略，一些研究已经证明，在 SDF 水平较高的情况下，该方法与其他微创治疗方法相比可以显著降低 SDF，改善 ICSI 结局[36, 97]。尽管如此，仍需要对后代的健康状况和精子提取的潜在并发症进行持续监测[36]。

除了与透明质酸结合的能力、凋亡阶段缺乏 PS 外化和明显正常的形态外，精子还表达其他标志物，这些标记物的存在表明卵母细胞具有良好的受精能力，目前被选中进行精子选择。Ainsworth 等人（2011 年）通过质谱研究发现，精子表面糖蛋白是精子细胞负电荷的主要负责者[100]。因为这个发现，包括他的团队在内的许多作者都试图通过电泳分析来设计一种基于精子电荷的精子选择方法[101–103]。据报道 CD52 是一种高度唾液酸化的糖基磷脂酰肌醇锚定蛋白，在附睾成熟过程中被引入精子表面，是这个过程中产生负电荷的主要前体[104]。因此，在电泳分析中，精子细胞电泳（SCE）允许选择带负电的精子（NCS），这些精子在电泳分析中是成熟的，有能力迁移到阳极上，面对的是由不动、不成熟的精子和碎片组成的带正电荷的精子（PCS）[102]。此外，Ainsworth 等人（2005 年）在一项对 31 名健康捐赠者的实验研究中，评估了这种 NCS，结果显示 SDF 与其他精液处理方法（如 DGC 和重复离心）相比明显降低，并且，相对于 NE（$P < 0.05$），提供了一种新的选择方法来为 ICSI 选择完整 DNA 的精子[102]（表 58.4）。Ainsworth 等人（2007 年）也证明了精液样本冷冻与解冻程序后 SDF 的 NCS 显著降低（15% 比 30%，$P < 0.01$）和睾丸活检精子（12% 比 30%，$P < 0.05$），但样本量有限[103]。几年后，Simon 等人（2015 年）在一项针对 128 名不育症患者的前瞻性研究中，在微电泳仪中进行了该分析。作者再次证明了 NCS 与非选择性精子（3.9% 比 17.3%，$P < 0.001$）、中性电荷（3.9% 比 12.1%，$P < 0.001$）、PCS 群体（3.9% 比 27.8%，$P < 0.001$）以及逐渐活动和形态正常的 ICSI 选择的精子（3.9% 比 9.8%，$P < 0.001$）的碎片化显著减少[101]。此外，这部分精子与 ICSI 结局的改善有关（表 58.4）。NCS 的百分率与囊胚发育呈正相关（$r = 0.308$，$P < 0.01$），与胚胎停滞呈负相关（$r = -0.253$，$P < 0.05$）。另外，NCS 含量> 15% 的患者组的植入率（53.13% 比 8.33%，$P < 0.01$）

高于 NCS < 15% 的患者组。最后，实现临床妊娠的夫妇具有较高的 NCS（53.20% 比 33.16%，$P < 0.01$）和较低百分比（42.47% 比 64.23%，$P < 0.01$），与未达到临床妊娠的夫妇相比。此外，这种方法非常通用，使用方便，既不需要复杂的仪器，也不需要额外的合格技术人员，这是最重要的。综上所述，尽管 NCS 选择了游离 DNA 损伤的结果，但这一原则仍有待于男性不育的 ART 和管理[101]中得到证实。因此，需要进一步的研究来证实 ICSI 的治疗效果。

另一个有希望的策略是使用微流控精子分选机（MFSS），它包括一个基于流体动力学的装置，在不进行离心的情况下从样本中分离出活动的和形态正常的精子，与 SU 和 DGC 程序相比，可能避免了氧化应激和 DNA 损伤[105]。这项创新技术基于微流控通道内的层流，模仿女性生殖系统中选择健康精子到精子选择的自然路径，这取决于精子自身游过精液流进入中流的能力，认为它是最有可能到达卵母细胞并使其受精的精子[105, 106]。另外，这是一种简单、耗时少的程序，具有较高的临床适用性和可重复性，而不是传统技术所涉及的离心阶段[106]。Quinn 等人（2018 年）最近报道了 70 名不育男性与 DGC 和 NE 精子相比，MFS 中的 SDF 显著降低（分别为 0% 比 15% 比 > 30%，$P < 0.05$），Shirota 等人（2016 年）发现 37 名健康志愿者的生育能力与 SU（0.8% 比 10.1%，$P < 0.05$）相比有显著降低[105]。在 2 项研究中，与传统的精子程序相比，SDF 的减少率接近 100%[105, 107]。虽然这两项研究还没有包括 ICSI 的结局，但对于 SDF 值高的男性来说，这似乎是一种有前途的无创精子选择策略。在最近的一项前瞻性随机对照试验中，Yetkinel 等人（2018 年），分析了 122 例不明原因不育症患者，通过微流控选择精子对 ICSI 结局的影响，与 SU 程序（对照组）相比。本研究并未显示，与传统的 SU 手术相比，MFSS 技术在受精率（63.3% 比 57.4%，$P > 0.05$）、临床妊娠率（48.3% 比 44.8%，$P > 0.05$）和活产率（38.3% 比 36.2%，$P > 0.05$）方面显著改善 ICSI 结局。然而，在精液样本用 MFSS 处理的男性中，这些比率更好，并且显示 ICSI 处理后的可用 1 级胚胎数量显著高于用 SU 处理的对照组（1.5% 比 0.8%，$P < 0.05$）。然而，这项研究既没有评估患者的 SDF 值（表 58.4）也没有评估其对 ICSI 结局的可能影响[106]。

包括 PICSI、IMSI 和 MACS 在内的精子选择技术带来了相互矛盾的结果[6]。同样，使用 DGC 和 SU 制备精子对 ART 结果的影响仍不确定[6]。一些研究发现，与 NE 相关的 SDF 率降低[79, 80, 105, 107]，因此，结合传统程序和 MACS[79, 80]，SDF 的降低更多。然而，没有确切的临床证据表明这些方法中的任何一种可以避免异常精子对 ART 结局的潜在有害影响。精子选择技术面临局限性，因为目前的技术都不能完全阻止 DNA 损伤精子的选择[35]。

此外，它建议验证 ICSI 结局新的有希望的策略，如 MFSS、SCE、IMSI 的使用以及双折射，这似乎使 DFI 降低了近 100%，这一百分比还没有任何精子选择技术能够达到。

**表 58.4 包括精子选择和 SDF 减少方法以及 ICSI 临床结果的研究**

| ICSI 的选择方法 | 研究设计 | 研究人群（规模） | 精子选择的机制 / 标准 | SDF 相对降低（%）（与不同方法对照） | 临床结果（%）（显著） | 参考文献 |
|---|---|---|---|---|---|---|
| PICSI | 前瞻性队列研究 | 志愿者（$n=20$）<br>不孕患者（$n=206$）<br>不孕患者（$n=98$） | 与透明质酸结合的精子的形态和膜抗原的存在使其更有能力与卵母细胞受精 | PICSI 与 NE 和 SU-PVP 与 HA 结合的精子（5.3 比 16.5 比 11，$P \leqslant 0.001$）<br>没有一个 | HA-ICSI 与 PVP-ICSI 的胚胎质量和发育均有改善<br>（35.8 比 24.1，$P<0.05$）<br>（95 和 84，$P \leqslant 0.001$）<br>NS | [87, 88] |
| IMSI | 前瞻性队列研究 | 不孕患者（$n=8$）<br>N、OA、OAT（$n=45$） | 形态正常的精子头部没有空泡，DNA 完整，能够与卵母细胞受精 | 无空泡头部的 200 倍活动正常精子与 IMSI（4.1 比 18.7，$P<0.001$）<br>没有一个 | NS | [92, 93] |
| MACS | 前瞻性队列研究<br>前瞻性队列研究 | 特发性不育，N 例（$n=20$）<br>不孕不育患者（$n=216$）<br>N（$n=10$）<br>以 MACS 组和 SU 组供体卵母细胞为对照的 ICSI 周期不育夫妇（237 例） | 选择 DNA 理论上完整的非凋亡精子片段（MACS–） | SDF < 30 和 SDF > 30 患者中 MACS 与 NE 比较（8.6 比 18.3，7.1 比 41.4，$P<0.001$）<br>DGC-MACS 比 DGC<br>（55 比 65，$P>0.05$）<br>SU-MACS 比 SU<br>（10.3 比 21.4，$P>0.05$）<br>SU-MACS 比 SU（NS） | NS<br>活产率和流产率没有改善<br>（42.9 比 34，8，$P>0.05$）和（8.7 比 0，$P>0.05$）<br>NS<br>与对照组相比，MACS 组 ICSI 结果无显著差异<br>受精率（75.3% 比 72.1%）、第 3 天优质胚胎百分比（54.2% 比 48.9%）、着床率（42.2% 比 40.1%）、临床妊娠（63.2% 比 68.6%）和活产率（48.4% 比 56.4%）（$P>0.05$） | [74, 79–81] |
| TESE | 荟萃分析<br>前瞻性队列研究 | 不孕症患者 278 例，ES 患者 229 例，TS 患者 31 例，ES 患者 40 例 | 选择精子的睾丸活组织检查避免了 ROS 在精子运输过程中可能暴露在精子上 | TS 比 ES<br>（8.9 比 33.4，$P<0.0001$）<br>（44 比 44.5，$P>0.05$） | TS 比 ES 临床 / 持续妊娠（50 比 29.4，$P<0.001$）（41.9 比 20，$P<0.05$）/（38.7 比 15，$P<0.05$）<br>TS 与 ES 的活产率（46.9 比 25.5，$P<0.001$）<br>TS 与 ES 的流产率（9.4 比 29.9，$P<0.01$） | [45, 97] |
| SCE | 实验室研究<br>前瞻性队列研究 | 健康捐献者（$n=31$）<br>不孕患者（$n=128$） | 电泳中正极的正细胞部分允许选择带负电荷的精子（NCS），其性质是膜上的糖基化残基提供负电荷，成熟的染色质有能力获得能力，到达卵母细胞并使其受精 | SCE 比 NE<br>（5 比 13，$P<0.05$）<br>NCS 比 NE<br>（3.9 比 17.3，$P<0.001\%$） | NS<br>NCS 与 IVF 受精率相关（$r=0.47$，$P<0.01$）和囊胚发育（$r=0.31$，$P<0.05$）与胚胎停滞呈负相关（$r=-0.25$，$P<0.05$）。NCS 为 15% 的患者组植入率更高（53.13 比 8.33，$P<0.01$）<br>临床怀孕夫妇的 NCS 高于未临床怀孕夫妇（53 比 33.16，$P<0.01$） | [101, 102] |
| MFSS | 前瞻性随机研究<br>实验室研究<br>前瞻性随机对照研究 | 不育男性（$n=98$）<br>健康捐献者（$n=37$）<br>不明原因不孕男性（$n=122$）：MFSS（$n=61$），SU（$n=61$） | 微流体装置模拟女性生殖系统的自然条件，能够选择有能力的精子与卵母细胞受精，并在物理上（根据其能动性、形态）分离碎片和无法活动的丧失能力的精子 | MFSS 比 DGC 比 NE<br>（0 比 15 比 > 30，$P<0.05$）<br>MFSS 比 SU<br>（0.8 比 10.1，$P<0.05$）<br>MFSS 比 SU（NS） | NS<br>受精率（63.3 比 57.4，$P>0.05$），临床怀孕率（48.3 比 44.8，$P>0.05$），以及活出生率（38.3 比 36.2，$P>0.05$）改善但不显著。<br>ICSI 后可用的 1 级胚胎数量更高（1.5 比 0.8，$P<0.05$） | [105–107] |

注：PICSI 生理性胞浆内单精子注射，IMSI 胞浆内形态学选择单精子注射，MACS 磁细胞分选，NE 净射精，SU 上游法，DGC 密度梯度离心，HA 透明质酸，PVP 聚乙烯吡咯烷酮，200 × 200 倍放大，TESE 睾丸精子提取，TS 睾丸精子，射精精子，MFSS 微流控精子分选机，NS 未研究。所有研究均表明使用睾丸精子可降低 SDF，但（*，未研究活检后患者的 SDF 值；研究队列的 $n$ 个大小、正常精子、OA 少弱精子症、特发性少弱精子症、SCE 精子细胞电泳、NCS 带负电精子。

## 第六节 结 论

综上所述，精子 DNA 损伤的起源似乎是一个多因素的过程，在这一过程中有多种内外因素参与，氧化应激是大多数情况下的主要因素之一。这种难以确定链断裂唯一真正起源的困难不仅使其诊断困难，而且也使选择 DNA 完整的精子变得困难。

由于这个原因，目前在临床上如何在精子常规分析中引入精子 DNA 碎片分析，以及如何在临床上处理其结果，似乎没有一个万能的解决方案是有效的。目前，有不同的患者，如不明原因不育、反复妊娠丢失、反复 ART 失败、临床型精索静脉曲张，或受到各种生活方式因素的可能危害，这些患者可能在不同情况的方法和数量上受益于精子 DNA 碎片分析提供的信息，因为他们可以被确定为高 SDF 值引起的不孕不育病例。

因此，鉴于 ART 结果中其他影响因素的未知因素以及方法敏感性的差异，建议对每种类型的风险患者制定相应的 SDF 临界值。

关于 SDF 对生育力的影响，有证据表明 SDF 对自然受孕和宫内人工授精结局有负面影响。尽管对 IVF 结果的负面影响存在争议，但总体而言，在精子 DNA 碎片值较高的夫妇中，ICSI 治疗似乎比 IVF 更能改善临床结局，而且在男性中也有报道。因此，有必要选择最佳的精子选择策略，以排除在 ICSI 中显微注射 DNA 受损精子的可能性。

目前，有不同的策略来降低射精中的 SDF 值，但到目前为止，还没有证明显著降低 SDF 值能有效地改善 ICSI 的结局。睾丸精子的使用已经显示出 ICSI 的最佳结局，这是因为有既往失败患者 SDF 减少的显著证据，并且 SDF 值很高，尽管不能确保其完全减少。

进一步的研究无疑将澄清其中的一些知识差距，并将有助于改善不育夫妇的生殖结局，其中男性因素对生殖失败有重要贡献。

## 第七节 审查标准

使用 PubMed、Google Scholar 和 Science Direct 等搜索引擎，对精子 DNA 片段化与辅助生殖技术结果之间的关系进行了一项综合研究。搜索期为 3 个月（从 2018 年 11 月到 2019 年 1 月）。以“精子 DNA 损伤”为关键词，对有关这一主题的最新文章进行了第一次修订，根据其内容和研究类型对文章进行了分类。本研究选取回顾性研究来回答前 2 个问题。在前瞻性研究和荟萃分析的基础上进行数据提取以回答最后的问题，并使用以下附加关键词：“精子 DNA 损伤和 ART 结果”“精子 DNA 损伤和精子选择”，主要集中在 ICSI 周期的数据分析。

（Joanna Picó, Rocío Rivera 和 Nicolás Garrido Puchalt 著；冯科，姜宏卫和郭海彬 译）

59

# 第五十九章　睾丸精子在氧化诱导高精子DNA损伤的非无精子症男性不育患者中的应用

**要点：**

- 精子DNA的完整性对健康的人类胚胎发育和成功的妊娠结局至关重要。除了不孕和生殖功能受损的风险外，当使用含有DNA碎片率高的精子进行自然或人工授精时，后代患疾病的风险也会增加。
- 精子DNA碎片（SDF）检测已被用来检测有关精子DNA质量，特别是用于评估可能导致不育的男性因素。对SDF状态的了解可以用来加强患者咨询，并使临床医生对夫妇希望采用的每种治疗策略提供更现实的预后。
- 由转化医学学会发布的临床实践指南为SDF测试提供了建议。在辅助生殖技术（ART）中，如果没有其他明显的原因可以解释助孕失败，建议在IUI、IVF或ICSI失败后进行SDF测试。在这种情况下，使用睾丸精子而不是射精精子可能对少精子症、高SDF和反复IVF失败的男性有益（B-C级推荐）。
- 在精子通过男性生殖道的过程中，睾丸条件和氧化应激（OS）引发的细胞凋亡是精子染色质易受损伤的主要原因。OS的来源可以是从特定的临床状况，如精索静脉曲张和亚临床生殖道感染，环境中接触毒物、高龄、肥胖和吸烟。
- 纠正潜在因素可以降低SDF，并有可能通过使用射精的ART实现自然受孕或增加怀孕的可能性。
- 当潜在因素治疗后SDF仍然很高，或者没有明显的条件可以进行治疗时，使用睾丸精子（睾丸ICSI）而不是射精精子进行ICSI可能会克服氧化诱导的SDF。
- 睾丸精子中的精子DNA碎片明显低于射精精子。精子经附睾转运过程中，睾丸ICSI可绕过OS引起的睾丸后染色质损伤。
- 观察性研究的数据表明，精液中SDF含量高的男性，Testi-ICSI的妊娠结局明显好于射出的精子。此外，前者流产率更低。
- 与用于目前的实验室方法选择SDF较低的标本相比，Testi-ICSI方法具有更高的活产率。
- 进一步的研究需要以精心设计的前瞻性随机试验的形式来证实睾丸ICSI作为克服氧化诱

导的 SDF 的一种临床效用的手段，而且还需要更多的研究来确定这种方法对后代健康的影响。

# 第一节　介　绍

根据世界卫生组织（WHO）制定的标准，男性不育的实验室评估仍然依赖常规精液参数[1]。然而，根据世界卫生组织的正常值不能准确区分可生育和不育男性。事实上，有 15%~40% 的难以生育的男性精液参数在正常范围内，体检没有明显异常[1–7]。

如今，无论男性不育是哪种病因或严重程度如何，相当数量的夫妇使用辅助生殖技术（ART），特别是卵胞浆内精子注射（ICSI）作为治疗不孕症的一种手段[8]。然而，ICSI 的活产率（LBR）不超过每个周期的 30%，精液异常（按常规评估）不能预测 ART 结果[9]。

现代精子功能检测对预测妊娠有一定的临床价值，对从事 ART 治疗的夫妇是有利的。目前，研究的重点是与男性不育病因有关的分子机制[6, 10, 11]。近年来，在分子水平上对精子染色质的评估引起了越来越多的关注。在临床实践中，使用精子 DNA 碎片（SDF）测试在 ART 中变得很普遍，主要有 2 个原因[2, 3, 11–13]。首先，不育男性的精液中 SDF 含量高于可生育男性[2, 11, 14, 15]。第二，随着公开数据的增加，SDF 对自然生育和 ART 结果的不利影响的证据变得越来越有力[16–20]。

精索静脉曲张[21]、全身性疾病、男性副性腺感染、高龄[22]、肥胖、生活方式和环境因素、辐射和热暴露[5]是与 SDF 异常相关的一些情况[4, 5]。这些应激源大多有一个共同的特点，即过度氧化应激（OS），这被认为是 SDF 病理生理学的一个重要因素。

有人提出了几种缓解 SDF 的策略，包括治疗潜在疾病、改变生活方式和饮食模式、使用抗氧化剂以及 ART[23]，这些方法可以单独或联合应用。第一步是通过使用探针或染料，借助荧光显微镜、光学显微镜或流式细胞术，测量射精中带有 DNA 碎片的精子的比例，来确定受影响的个体[24]。尽管需要进一步的标准化和建立一致的临界值，SDF 测试可以提供一个测量氧化诱导的 SDF 的共同途径[2, 25, 26]。

至于 ART，尽管射精的精子已经完成了在男性生殖道的转运，因此被认为比睾丸精子具有更好的受精潜力，但最近的研究表明，在 SDF 较高的非无精子症不育男性中，使用睾丸精子比射精精子可以达到更高的妊娠结局[15, 18, 21, 27–34]。在本章中，我们讨论了在高 SDF 的男性中使用睾丸精子（TESA/ICSI）优先于射精精子进行 ICSI 的生物学可行性，并总结了有关 TESA/ICSI 在这种特定临床情况下的临床实用性的最新文献。

# 第二节　氧化诱导精子 DNA 断裂

精子染色质损伤主要包括精子细胞核中的单链和双链 DNA 断裂[4]。解释 SDF 的关键机制包括细胞凋亡、鱼精蛋白缺陷和 OS[4, 5]。适当的鱼精蛋白可以稳定和保护细胞核 DNA 在附睾转运和射精后不受损伤[27, 35]。在正常情况下，男性生殖道中活性氧（ROS）的产生与抗氧化防御之间存在平衡[4, 11]。当 ROS 的产生超过了抗氧化剂的防御时，OS 就发生了。在精子通过男性生殖道的过程中，过多的 ROS 攻击精子膜、细胞核和线粒体 DNA[4, 6, 10, 11, 26, 35, 36]。ROS 还可以对精子 DNA 碱基对造成氧化损伤，从而导致基因突变或多态性[5]。

2018 年，28 项观察性和干预性研究的系统回顾和荟萃分析数据显示，不育男性的 SDF 率高于可育男性（WMD –1.67%，95%$CI$ –2.12%，–1.21%，$I^2 = 97\%$，$P < 0.00001$）[3]。考虑到可能由于使用了各种不同的 SDF 试验而产生的高度统计异质性，作者根据每种 SDF 试验分别对数据进行了分析，即精子染色质扩散试验（SCD）、精子染色质结构分析（SCSA）和末端脱氧核苷酸转移酶介导的原位缺口末端标记法（TUNEL）。他们的结果证实，根据 SDF 方法对患者进行分组后，差异仍然具有统计学意义。此外，一个亚组分析比较了证实有生育能力的男性和有不明原因不育症的男性，发现后者的 SDF 率更高（$P = 0.003$）。在上面提到的研究中，当所有数据集和 SDF 分析分组时，20% 的 SDF 阈值最能区分可育男性和不育男性（AUC 0.844，$P < 0.001$）。在这个临界值下，SDF 的敏感性和特异性分别为 79% 和 86%。

动物和临床研究证实了 SDF 与 OS 之间的关系。在最近的一份报告中，Majzoub 及其同事表明，不育患者的氧化还原电位（OS 的标志）是可育对照的 5 倍［（5.44 ± 0.34）mV/（$10^6$ 个精子 · $mL^{-1}$）比（1.18 ± 0.94）mV/（$10^6$ 个精子 · $mL^{-1}$），$P < 0.001$］[13]。同样，不育男性的 SDF（通过 SCD 测定）明显高于对照组（15.7% ± 0.9%，$P < 0.001$）。

## 第三节　精子 DNA 断裂对 ART 的临床影响

许多研究调查了 SDF 对接受 ART 治疗的不孕夫妇胚胎和妊娠结局的影响[13, 16, 17, 37–40]。总的来说，高水平的 SDF 会降低受精率、影响胚胎发育、着床和妊娠[2, 3, 5, 9, 10, 21, 26, 32, 41–43]。

ART 研究的 meta 分析总体上一致认为精子 DNA 损伤会降低妊娠成功率。2014 年的一项研究表明，男性伴侣射出的精液中 SDF 率较高的夫妇怀孕的可能性较低（RR = 0.81；95%$CI$ 0.70~0.95，$P = 0.008$）[32]。在这篇报告中，无论采用何种授精方法、IVF 或 ICSI，如果男性伴侣的精子 DNA 损伤程度较高（$OR$ 2.68，95%$CI$ 1.40~5.14，$P = 0.003$），流产风险显著增加。在一份 2017 年的调查报告中，来自 56 项研究和超过 8000 个治疗周期的数据显示，SDF 对 IVF（$OR$ 1.65，95%$CI$ 1.34~2.04，$P < 0.0001$）和 ICSI（$OR$ 1.31，95%$CI$ 1.08~1.59，$P = 0.0068$）的临床妊娠产生了不利影响[5]。此外，接受 ART 治疗的夫妇中，流产的风险增加（RR 2.16，95%$CI$ 1.54~3.03，$P < 0.0001$）。

鉴于最近的这些观察结果，转化医学协会在其 2017 年男性不育患者 SDF 检测临床实践指南（表 59.1）[9] 中认可了 ART 和其他临床方案前 SDF 测试的潜在价值。

**表 59.1　转化医学学会：基于临床场景的精子 DNA 碎片测试的临床实践指南**

| |
|---|
| **1. 临床精索静脉曲张** |
| 对于常规精液参数正常，精索静脉曲张 2/3 级患者，建议进行 SDF 检测（C 级推荐） |
| 对于精索静脉曲张 1 级患者，常规精液参数结果为临界 / 异常，建议进行 SDF 检测（C 级推荐） |
| **2. 原因不明的不孕 / 人工授精（IUI）失败 / 反复妊娠丢失（RPL）** |
| 对于患有 RPL 的不孕夫妇或在开始 IUI 之前，建议进行 SDF 测试（C 级建议） |
| IVF 早加精或 ICSI 可能是替代 RPL 或 IUI 失败的不孕夫妇的一种方案（C 级推荐） |
| **3. IVF 和（或）ICSI 失败** |
| SDF 测试适用于辅助生殖反复失败的患者（C 级推荐） |
| 对于少精子症、高 SDF 和反复 IVF 失败的男性，使用睾丸精子而不是射精精子可能是有益的（B-C 级推荐） |
| **4. 临界异常（或正常）精液参数与危险因素** |
| 生活方式危险因素可改变的男性不育症患者应建议进行 SDF 测试（C 级推荐） |

注：SDF 精子 DNA 断裂，RPL 反复妊娠丢失，IVF 体外受精，ICSI 卵胞浆内单精子显微注射，IUI 宫腔内人工授精。
根据证据质量的推荐等级：A 级，基于质量良好且至少与一个随机试验一致的临床研究；B 级，基于设计良好的研究（前瞻性，队列），但没有良好的随机临床试验；C 级，基于质量较差的研究（回顾性，病例系列，专家意见）。

## 第四节　非无精子症男性睾丸精子进行卵胞浆内单精子注射的生物学合理性

### 一、射精、附睾和睾丸精子的 SDF 率

早期的人类研究比较了来自梗阻性无精子症（OA）男性的双侧附睾和睾丸标本，发现睾丸精子的 SDF 低于附睾精子。在一组 20 名 OA 患者的实验中发现睾丸精子中 DNA 完整性的百分比（83.0% ± 1.2%）显著高于近端附睾（75.4% ± 2.3%，$P < 0.05$）[44]。作者还比较了 39 例 OA 患者的睾丸标本（84.0% ± 0.9%）和 10 名即将接受输精管结扎术的可育男性对照组（86.8% ± 1.8%）的精液样本中DNA完整的精子比例,发现结果没有统计学上的差异[44]。在另一项涉及25名OA患者的研究中,作者使用改良的长聚合酶链反应研究线粒体 DNA（mtDNA）和改良的彗星试验来检测睾丸和附睾精子中的核 DNA（nDNA）碎片[45, 46]。他们发现睾丸精子的 mtDNA 和 nDNA 比附睾精子的突变和断裂更少。

最近，2017 年的一项研究使用 TUNEL 分析比较了睾丸和附睾精子之间的 SDF 率，为 OA 患者建议优先使用睾丸精子（相对于附睾精子）提供了确凿的证据[47]。作者评估了 21 例由于先天性双侧输精管缺如、感染后和特发性梗阻而导致的 OA 患者。对于每个病人，作者从睾丸、附睾头和附睾体 / 尾端获取标本。总的来说，睾丸精子的 SDF 率（6.71% ± 0.75%）低于附睾头精子（14.9% ± 1.9%，$P = 0.0007$）和体 / 尾精子（32.6% ± 3.1%，$P < 0.0001$）。根据梗阻的病因，SDF 发生率无明显差异。在他们的系列研究中，所有的分娩都是用低 SDF 率的标本完成的。作者指出，睾丸精子的 ICSI 比附睾精子的

ICSI 有更好的分娩率（35.7% 比 12.1%，$P = 0.06$）。

对来自非无精子症男性的射精和睾丸标本的配对特征研究也表明，睾丸精子的 SDF 低于射精精子（表 59.2）。2005 年，Greco 等人首次提出可以通过使用睾丸精子代替射精进行 ICSI 来避免 SDF[30]。作者还表明，睾丸精子的 SDF 率明显低于射精精子。Moskovtsev 等人 [34] 在一组精液高 SDF 的不育男性中证实了这些发现，在他们的研究中，口服抗氧化剂 3 个月后，睾丸精子的 SDF 仍比射射精精子低 66.7%（13.3 ± 7.3% 比 39.7 ± 14.8%，$P < 0.001$）。2015 年，Esteves 等人评估了一组患有特发性少精子症（每毫升 $5 \times 10^6$~$15 \times 10^6$ 个精子）的不育男性，尽管使用口服抗氧化剂治疗 3 个月，但 SDF 持续高（DFI > 30%）。精液 DFI 值（40.7% ± 9.9%）比睾丸高 5 倍（8.3% ± 5.3%，$P < 0.001$）。最后，在一个严重少精子症男性人群中，Mehta 等人 [31] 使用 TUNEL 分析发现睾丸精子中的 DFI（5%，95%*CI* 3%~7%）低于射精精子（24%，95%*CI* 14%~34%，$P < 0.001$）。

2017 年的一项系统回顾和荟萃分析检测了精液高 SDF 的非无精子症不育男性的配对射精和睾丸样本的 SDF 率 [15]。综合估计表明，睾丸和射精精子之间的 SDF 率的平均差异为 –24.6%（95%*CI* 32.53~ –16.64，$I^2 = 92\%$，$P < 0.001$）。考虑到统计上的高度异质性，作者采用 SDF 方法对数据进行单独分析。在 TUNEL 中，合并的平均差仍有统计学差异，结果支持睾丸精子 SDF 较射精精子低（$P < 0.001$）。在使用 SCD 测试的单个研究中，平均差异为 –32.4%（95%*CI* –34.85%~ –29.95%，$P < 0.001$）表明睾丸精子优于附睾精子 [15]。

**表 59.2　评估同一受试者配对射精和睾丸精子中 DNA 片段的研究**

| 研究 | 人群 | 病人量 | SDF 试验 | DFI 截止值 /% | 与射精精子相比，睾丸精子的 SDF 率中位数 | 睾丸精子中 SDF 值低于射精精子的患者 /% |
|---|---|---|---|---|---|---|
| Greco 等人 [30] | 非吸烟者；平均精子数：$26.8 \times 10^6$/mL；精子活力：36.7%；精子形态：20.9% | 18 | TUNEL | 15 | 4.8% 比 23.6%，（$P < 0.001$） | 17（94.5%） |
| Moskovtsev 等人 [34] | 高 DFI 尽管给予 AOX | 12 | TUNEL | 30 | 13.3% 比 39.7%（$P < 0.001$） | 11（91.7%） |
| Esteves 等人 [18] | 特发性少精子症［（5~10）$\times 10^6$/mL］；尽管给予 AOX，但 DFI 较高 | 81 | SCD | 30 | 40.7% 比 8.3%（$P < 0.001$） | 81（100.0%） |
| Mehta 等人 [31] | 特发性少精子症（$< 5 \times 10^6$/mL），IVF 失败 | 24 | TUNEL | 7 | 5.0% 比 24.0%（$P = 0.0013$） | ND |

注：DFI：精子 DNA 碎片指数，SDF：精子 DNA 碎片，AOX：口服抗氧化疗法，TUNEL：末端脱氧核苷酸转移酶介导的 dUTP 缺口末端标记，SCD：精子染色质扩散试验，ND：未描述。

## 二、射精、附睾和睾丸精子的非整倍体率

Suganuma 等人在一项小鼠研究中指出，附睾尾的活动精子比睾丸精子或附睾头精子的染色体畸变频率更高。在他们的研究中，由附睾尾部的精子受精导致的胚胎染色体结构异常的百分比明显高于使用睾丸精子的胚胎（24%~33% 比 10%~13%，$P < 0.05$）[35]。

相比之下，Moskovtsev 等人研究了 12 名不育男性，发现睾丸精子的非整倍体率（12.4 ± 3.7% 比 5.7 ± 1.2%，$P < 0.05$）高于射精精子，尽管 TUNEL 法测得的 SDF 在前者（13.3% ± 7.3 比 39.7% ± 14.8）低约 66.7%[34]。Cheung 等人最近在 2018 年的一项研究中报告了相反的发现。世界卫生组织使用全外显子组测序分子核型来评估射精和睾丸精子中的精子非整倍体率 [48]。作者研究了有生

育能力的捐赠者和不育患者（非梗阻性无精子症患者和高 SDF 的非无精子症患者）。下一代测序数据显示，睾丸精子的非整倍体率与来自有生育能力的捐赠者的射精精子的非整倍体率一样低（1.9% 比 1.2%），而不育患者射精标本的非整倍体率为 11.1%（$P < 0.0001$）。此外，在高 SDF 的非无精子症男性的射精和睾丸标本中的配对评估显示，睾丸精子的 SDF 率和非整倍体率（8% 和 1.2%）都显著低于射精精子（20% 和 8.4%）。

根据 ICSI 使用的精子类型评估胚胎非整倍体率的研究文献不足。然而，一些证据表明，无论精子类型如何，非整倍体率都是相似的[49]。在一份报告中，通过 FISH 分析在染色体 13、18、21、X 和 Y 中筛选 572 个胚胎的非整倍体，在附睾（41% ± 31%）、睾丸（48% ± 38%）和射精（48% ± 31%）组比较无统计学差异[48]。然而，在这项研究中，平均女性年龄在胚胎遗传状况中起着重要作用，在使用射精精子的夫妇中较高，因此可能会使总体结果偏向于附睾和睾丸组。

目前，还缺乏对高 SDF 的非无精子症伴侣夫妇单独评估胚胎遗传状况和 Testi-ICSI 后代健康状况的报告。虽然研究使用来自无精子症父亲的附睾和睾丸精子评估 ICSI 所生婴儿的健康总体上令人放心[25,50－52]，但需要进一步研究来证实这些观察结果是否适用于非无精子症男性。

## 第五节　高 SDF 非无精子症男性睾丸精子 ICSI 结果分析

2005 年，Greco 等人首次在 18 对使用射精后反复 ICSI 失败的夫妇中使用睾丸精子[30]。男性伴侣为非无精子症，射精中 DFI 较高。作者指出，睾丸精子的 ICSI 临床妊娠率显著高于射精精子（44.4% 比 5.6%，$P < 0.05$）。

2010 年，Sakkas 和 Alvarez 证实了上述研究结果[53]。作者回顾性分析了 72 例 SDF 高（> 20%）的患者，其中 42 例用射精精子行 ICSI，30 例用 TESA 采用睾丸精子行 ICSI，睾丸精子组的 CPRs 和植入率（分别为 40.0% 和 28.1%）显著高于射精组（分别为 13.8% 和 6.5%，妊娠时 $P = 0.03$，植入时 $P = 0.002$）。

随后，在 2015 年，Esteves 等人进行了一项前瞻性比较研究，纳入 172 名患有特发性少精子症和口服抗氧化剂后持续高 SDF（SCD > 30%）的不育男性[31]。在他们的研究中，与用射精精子行 ICSI 的夫妇相比，睾丸精子行 ICSI 的夫妇流产率更低，活产率（LBR）更高。睾丸精子组和射精精子组之间流产和活产的校正相对风险（RR）为 0.29（95%*CI* 0.10~0.82，$P = 0.019$）和 1.76（95%*CI* 1.15~2.70，$P = 0.008$）。此外，作者报告说，在每一个新鲜移植胚胎周期中，为了获得额外的活产，需要通过睾丸优先治疗而不是射精的精子来治疗的人数为 4.9（95%*CI* 2.8~16.8）。

同年，Mehta 等人报道了一组 24 对用射精精子行 ICSI 周期失败的夫妇，他们的男性伴侣有严重的少精子症和高 SDF（TUNEL > 7%）[31]。用睾丸精子进行 ICSI 后，CPR 达到 50%，所有怀孕女性都能生出健康的宝宝。

2016 年，Bradley 等人查询他们的数据库，以分析高 SDF 患者的 ICSI 结果[23]。他们比较了 3 种不同来源的精子 ICSI 结局，分别为用某些实验室方法选择 DNA 断裂减少的射精精子进行 ICSI（220 个周期），使用没有任何特定精子选择方法的射精精子进行 ICSI（80 个周期），以及使用睾丸精子进行 ICSI（148 个周期）。选择染色质完整性较好的精子进行 ICSI 的实验室方法有形态选择性胞浆内单精子注射（IMSI）和透明质酸筛选精子作细胞质内单精子注射（PICSI）。在他们的研究中，睾丸 ICSI 组的 LBR 值（49.8%）高于 IMSI 组（28.7%）和 PICSI 组（38.3%）。当不采取干预措施对 DNA 碎片化精子选择时，最低 LBRs（24.2%）出现（$P = 0.020$）。

Pabuccu 等人 2017 年的一项研究，评估了 71 对反复 ICSI 失败的夫妇的 ICSI 结果[15]。男性伴侣精子正常，SDF 高（TUNEL > 30%）。在本报告中，当 ICSI 使用睾丸精子而不是射精精子时，每个开始周期的 CPR（41.9% 比 20.0%，$P = 0.04$）和持续妊娠率（38.7% 比 15.0%，$P = 0.02$）更高。

上述研究[18, 23, 28, 30]是在 2017 年的荟萃分析中进行了整合，共分析了 507 个 ICSI 周期和 3840 个注射的卵母细胞[15]。综合评估显示，睾丸精子组和射精精子组的 CPR 和 LBR 的 OR 分别为 3.6（95%*CI* 1.94~6.69，$I^2 = 0$，$P < 0.0001$）和 2.6（95%*CI* 1.54~4.35，$I^2 = 0\%$，$P = 0.0003$）。此外，睾丸和射精组流产的 OR 为 0.40（95%*CI* 0.10~1.65，$I^2 = 34\%$，$P = 0.005$）[15]。

在 2018 年，文献中增加了 2 项有关该事项的研究。在一项前瞻性队列研究中，Arafa 等人用睾丸精子评估 36 对有射精 ICSI 失败史的夫妇的 ICSI 结果[29]。男性伴侣为正常精子或少精子，但精子 SDF 均较高（SCD > 30%）。在他们的研究中，睾丸精子组的 CPR 明显高于射精组（38.9% 比 13.8%）。此外，作者报告了睾丸精子组 17 例活产，射精精子组仅 3 例活产（$P < 0.0001$）。在另一份包含 102 对没有 ICSI 失败史的夫妇的报告中，Zhang 等人比较睾丸精子和射精精子的 ICSI 结果[54]。男性伴侣精子 SDF 均较高（SCSA 检测 DFI ≥ 30%）。睾丸精子组第 3 天胚胎移植后的 CPR（36% 比 14.6%，$P = 0.017$）和分娩率（36% 比 9.8%，$P = 0.001$）显著高于射精组。

鉴于在精子 SDF 较高的男性患者中，睾丸精子在 ICSI 中明显优于射精精子，因此对上述研究进行批判性评价是有必要的。首先，Greco 等人、Mehta 等人和 Arafa 等人在使用射精精子 ICSI 失败后用睾丸精子进行 ICSI。因此，作者比较了已经应用给定干预后同一患者的 2 项干预措施。理想情况下，以病人为对照的研究应该采用交叉设计。为此，患者应该在连续的一段时间内接受一系列治疗，作为序列治疗的一部分，过渡到替代治疗。在研究开始时，每个患者都被分配到一个序列治疗中（例如，射出精子接着是睾丸精子，睾丸精子接着是射出精子），连续的治疗通常间隔一个洗脱期。

Bradley 等人的研究以及 Pabuccu 等人提供了一些有利于睾丸精子的证据，但作者采用了回顾性设计（证据等级 2c），这有其固有的局限性。最后，对 Zhang 等人的研究进行了细致的检查，无法确定该研究是前瞻性队列还是回顾性队列研究。据我们所知，目前可用的最好的研究是由 Esteves 等人的研究，他们提供了确证证据，证明在男性伴侣 SDF 高的进行 ICSI 的夫妇中，睾丸精子的使用是安全的（证据水平 2b）。

表 59.3 总结了上述论文的特点。精心设计的随机对照试验可以证实这些观察结果。在此类试验中，至少需要 770 名患者（每组 385 名）提供 80% 的检测机会，在 5% 水平显著，LBR 增加 10%（例如，对照组的从 30% 增加到实验组的 40%）[33]。

**表 59.3　精液中精子 DNA 碎片化程度高的非无精子症男性睾丸精子与射精精子 ICSI 结果的特点和主要结果衡量标准**

| 作者和年份 | 设计（证据水平） | 受试者和队列规模（*N*） | SDF 实验方法 | SDF 截止值 | SDF 结果 /% | 精子获取方法 | 受精率 /% | 临床妊娠率 /% | 活产率 /% |
|---|---|---|---|---|---|---|---|---|---|
| Greco 等人[30] | 病例系列；应用于连续患者的干预措施（4） | 以正常精子为主的不育男性（18）<br>有 ICSI 失败史的夫妇 | TUNEL | 15% | 23.6 ± 5.1（E）和 4.8 ± 3.6%（T）[a] | TESE 和 TESA | 74.9[b] | 44.4（T）[c] | NR |
| Sakkas and Alvarez[52] | 案例系列（4） | 不育夫妇（72） | TUNEL | 20% | NR | TESA | NR | 13.8（E）比 40.0（T） | NR |
| Esteves 等人[18] | 前瞻性队列（2b） | 少精子不育男（172）<br>没有 ICSI 失败史的夫妇 | SCD | 30% | 40.9 ± 10.2（E）和 8.3 ± 5.3（T）[a] | TESE 和 TESA | 69.4（E）比 56.1（T） | 40.2（E）比 51.9（T） | 26.4（E）比 46.7（T） |
| Mehta 等人[31] | 案例系列（4） | 严重少精子不育男性（24）<br>有 ICSI 失败史的夫妇 | TUNEL | 7% | 24.0（95%*CI* 14%~34%）（E）和 5.0（95%*CI* 14%~34%）（T）[a] | micro-TESE | 54.0[b] | 50.0 | 50.0 |
| Bradley 等人[23] | 回顾性队列（2c） | 少精子不育男（228）[d] | SCIT | 29% | NR | TESE 和 TESA | 66.0（E）比 57.0（T） | 27.5（E）比 49.5（T） | 24.2（E）比 49.8（T） |
| Pabuccu 等人[28] | 回顾性队列（2c） | 正常精子不育男性(71)<br>有 ICSI 失败史的夫妇 | TUNEL | 30% | 41.7 ± 8.2（E） | TESA | 74.1 ± 20.7(T) 和 71.1 ± 26.9(E) | 41.9（T）和 20.0（E） | 38.7（T）比 15.0（E） |
| Arafa 等人[29] | 前瞻性队列；连续患者的干预措施（2c） | 少精子和正常精子不育男性（36）<br>有 ICSI 失败史的夫妇 | SCD | 30% | 56.3 ± 15.3（E） | TESA | 46.4（T）和 47.8（E） | 38.9（T）和 13.8（E） | 38.9（T）比 8.0（E） |
| Zhang 等人[53] | 前瞻性队列（2b）[e] | 少精子和正常精子不育男性（102）<br>没有 ICSI 失败史的夫妇 | SCSA | 30% | NR | TESA | 70.4（T）比 75.0（E） | 36.0（T）比 14.6（E） | 36.0（T）比 9.8（E） |

注：证据水平：2b，个体队列研究或低质量随机对照试验（例如＜ 80% 的随访）；2c，“结果”研究，生态学研究；4，病例系列（低质量队列研究和病例对照研究）。

[a] 射精和睾丸标本的 SDF 结果。

[b] 使用睾丸精子的 2PN 受精率，未提供使用射精精子的先前周期的数据。

[c] 作者仅报道了一例射精怀孕后流产的案例。

[d]ICSI 周期数；SDF：精子 DNA 断裂；TESE：睾丸切开取精术；TESA：睾丸精子抽吸术；micro-TESE：显微镜下睾丸切开取精术；NR：未报告；SCD：精子染色质扩散试验；SCIT：精子染色质完整性试验，精子染色质结构分析法（SCSA）；TUNEL：末端脱氧核糖核酸酶介导的原位缺口末端标记法；E：射精精子；T：睾丸精子。

[e] 根据研究报告的数据推断，未联系作者进行澄清。

# 第六节　非无精子症男性的精子获取（SR）方法

对于精液中 SDF 含量较高的非无精子症男性，经皮获取精子和开放获取精子的方法是非常有效的[33, 55]。这些过程通常在门诊进行，同时需要提取卵母细胞和立即注射精子。与非梗阻性无精子症（NOA）患者不同，由于精液中 SDF 含量高的男性具有完全的精子发生能力，因此无需显微外科手术，就可以通过经皮或开放的方法以最小限度地切除组织获取精子。此外，这些男人的睾丸通常大小适中。因此，NOA 患者 SR 后偶尔出现的主要不良反应，如睾酮分泌减少和潜在睾丸萎缩不太可能发生[33, 44, 56, 57]。然而，考虑到可能出现的并发症，包括疼痛、肿胀、感染和血肿，SR 应该由熟悉睾丸解剖结构的生殖泌尿科医生进行。据报道，精液中 SDF 高的非无精子症男性 SR 术后并发症发生率为 5% 或更少[18, 23, 28–30]。

## 第七节　后代健康

ICSI已成为克服严重男性因素不育的最广泛的受精方法。然而，与自然受孕的儿童相比，ICSI使用可能增加先天畸形、表观遗传疾病、染色体异常、生育能力低下、癌症、心理和神经发育迟缓以及心脏代谢受损的风险，可能是由于双亲生育能力不足的影响[8]。

精子基因组和表观基因组的完整性对健康婴儿的出生至关重要[58]。由于精子在精子发生过程中丧失了大部分的胞质抗氧化物质，雄性配子极易受到氧化性DNA损伤。低水平的关键DNA修复酶可以解释不育男性射出的精子中DNA损伤的持续性[10, 59]。这些精子通过ICSI使卵母细胞受精可能会增加受精失败、胚胎停滞、流产、先天畸形以及围产期和产后发病率的风险[21, 60]。

非整倍体率在本章前面已经讨论过。一些报道表明，睾丸精子和来自Testi-ICSI的胚胎的整倍体率都高于射精和附睾精子及其衍生的胚胎[48, 49]。此外，线粒体DNA突变（mtDNA）与精子功能缺陷和慢性衰弱性疾病有关，包括神经肌肉和神经退行性疾病，例如阿尔茨海默氏病和帕金森病[45]。如前所述，睾丸精子中mtDNA缺失的平均数低于附睾精子（1.5比3.6，$P < 0.01$）。此外，睾丸精子中mtDNA缺失的平均大小似乎比附睾精子小（1.7比4.27，$P < 0.01$）[45]。同样，睾丸精子中的核DNA碎片（nDNA）显著低于附睾精子（16%比26%，$P < 0.01$），nDNA碎片与数量和平均大小之间和在附睾和睾丸精子中检测到的mtDNA缺失有很强的关系。

因此，使用染色质完整性较好和非整倍体率较低的精子进行ICSI，如来自具有较高SDF的非无精子症男性的睾丸精子，可能有助于解释在各种研究中所看到的与睾丸精子使用的生殖结果的改善。此外，将此类配子用于ICSI可能会对后代健康产生积极影响。但是，尚无关于使用高SDF的非无精子症男性睾丸精子对ICSI婴儿进行健康调查的研究。由于支持Testi-ICSI的证据仍然有限，因此需要对子代健康进行连续监测和更广泛的调查，直到完全确认该策略的安全性为止。

## 第八节　非无精子症患者睾丸精子SDF检测及ICSI的应用

目前的证据表明，有不明原因不孕和反复妊娠失败的夫妇的男性伴侣应进行SDF检测。此外，如果没有其他明显的原因可以解释失败，建议在IUI、常规IVF或ICSI周期后进行检测（表59.1）[9, 21, 61]。

在高SDF存在的情况下，可以通过治疗与氧化诱导的精子染色质损伤相关的潜在条件来降低SDF的发生率。这些情况包括精索静脉曲张和亚临床生殖道感染、肥胖、吸烟和环境接触毒物[24]。如果治疗后SDF仍然很高，或者没有发现明显的潜在条件，使用睾丸精子进行ICSI似乎是一种有效的策略，可以绕过精子通过附睾时OS引起的睾丸后染色质损伤（图59.1）。根据现有证据，应与受影响的患者讨论这种选择的益处和风险。

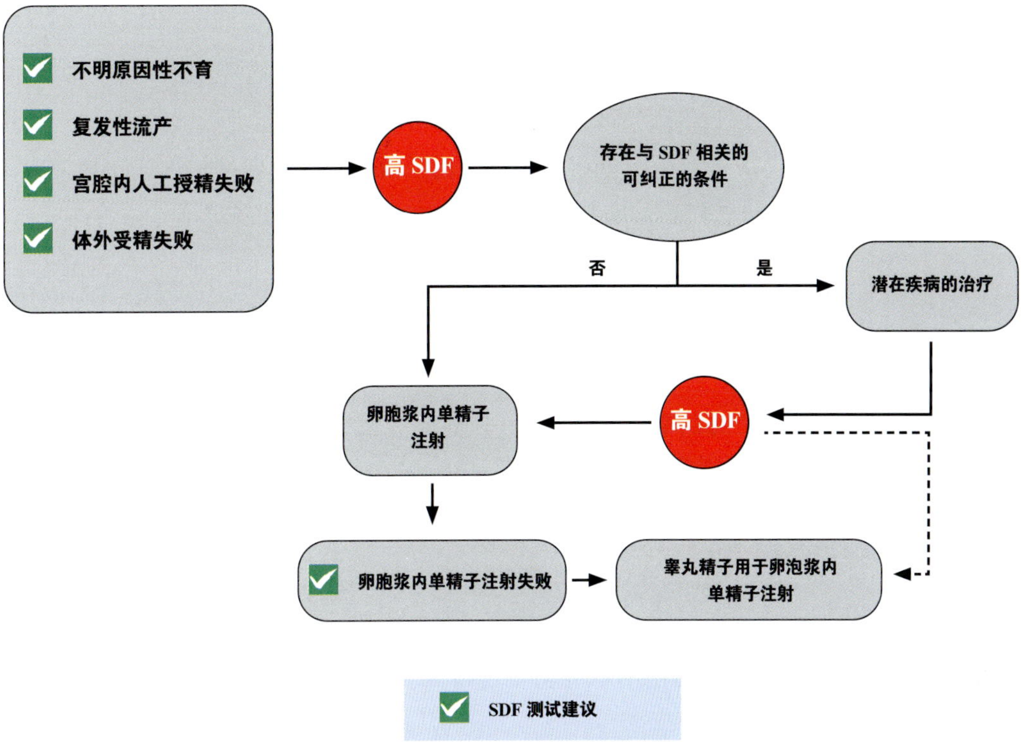


**图 59.1**　精子 DNA 碎片和睾丸精子用于 ICSI。实心箭头表示优先决策树，而虚线箭头表示可选方法

## 第九节　减少精子 DNA 碎片的其他策略

缩短禁欲时间、反复射精和自精保存是旨在减少精液中 SDF 的一些策略 [62, 63]。此外，先进的实验室精子选择技术，包括电泳、zeta 电位、磁细胞分选（MACS）、形态选择性胞浆内单精子注射（IMSI）和透明质酸筛选精子作细胞质内单精子注射（PICSI），都被用于同样的目的 [62]。这些方法降低染色质受损精子比例的效果各不相同，但没有一种方法能够完全消除 DNA 损伤 [57, 64]。

Bradley 等人 2016 年的一项研究评估了 2175 个 ICSI 周期，其中 20.6% 是在高 SDF 精液中的患者中进行的 [23]。在他们的研究中，减少用于 ICSI 的样本中 SDF 的干预措施包括睾丸精子获取、IMSI 和 PICSI。然后，他们比较了使用干预和不干预射精精子与睾丸精子的 ICSI 结果。睾丸 ICSI（49.8%）的活产率（$P < 0.05$）显著高于 IMSI（28.7%）和 PICSI（38.3%）。当不进行干预以去除 DNA 片段化精子时，LBR 最低（24.2%）（$P = 0.020$）。据我们所知，Bradley 等人的研究，是迄今为止发表的唯一一项比较使用睾丸精子和其他实验室方法降低精液中 SDF 的研究。尽管提供了有见地的信息，但必须前瞻性地收集额外的数据，以评估在高 SDF 患者中，哪种干预措施（单独或联合）将使妊娠成功率增加最多。

## 第十节　结　论

现有的证据表明，非无精子症男性的睾丸精子 ICSI 可能对那些射精中 SDF 高的患者有利，结果比使用射精精子的情况更好。考虑到这些有希望的结果，对不孕夫妇进行辅助生殖技术治疗时，应该包括 SDF 检测。应考虑睾丸优先于射精精子的 ICSI，尤其是那些 ICSI 失败的夫妇。对于精液中 SDF 较高的非无精子症患者，需要进行前瞻性随机试验，以证实睾丸精子优于射精精子进行 ICSI 的临床实用性和成本效益。此外，还应调查使用这些男性睾丸精子所产生的胚胎的倍性状态。最后，睾丸精子 ICSI 克服氧化诱导的 SDF 对后代的短期和长期健康影响也值得进一步研究。

## 第十一节　审查标准

使用 PubMed 和 MEDLINE 对从精子 DNA 碎片较高的非无精子症男性中提取的睾丸精子在用于 ICSI 的作用进行了广泛的研究。搜索的开始日期为 2005 年 1 月，结束日期为 2018 年 11 月。研究鉴定和数据提取的总体策略基于以下关键词："精子 DNA 碎片""精子 DNA 损伤""男性不育""精子获取""睾丸精子""非无精子症男性""生殖技术""辅助""ICSI""体外受精""精子注射""卵胞浆内注射"和"体外受精"，带有"人类"和"英语"过滤器。只有在提供概念性内容的情况下，才包括搜索日期之外的引文。未考虑使用睾丸精子进行 ICSI 的文献，这些文献来自患有隐精子症或未经 SDF 测试的非无精子症男性。

利益冲突：作者声明没有利益冲突。

（Leonardo Seligra Lopes 和 Sandro C. Esteves 著；夏彦清和李付军 译）

60

# 第六十章　人工配子的发展

## 缩略词部分

| | |
|---|---|
| **AA** | 激活素 A |
| **ACR** | 精子酵素 |
| **ACT** | 睾丸内 cAMP 反应元件调节器的激活剂 |
| **ADMSC** | 脂肪组织间质干细胞 |
| **AKT** | 蛋白激酶 B |
| **AMH** | 抗缪勒氏管 |
| **AHMR2** | 抗缪勒氏激素受体 2 |
| **AP2γ** | 激活蛋白 2γ |
| **APSC** | 成体多能干细胞 |
| **ART** | 人工生殖技术 |
| **bFGF** | 碱性成纤维细胞生长因子 |
| **BLIMP1** | B 淋巴细胞诱导成熟蛋白 1 |
| **BM** | 骨髓 |
| **BMMSC** | 骨髓间充质干细胞 |
| **BMP15** | 骨形态发生蛋白 15 |
| **BMP4** | 骨形态发生蛋白 4 |
| **BMP7** | 骨形态发生蛋白 7 |
| **BMP8b** | 骨形态发生蛋白 8b |
| **BOLL 或 BOULE** | 无精子因子家族中的同系物 |
| **BVSCH18** | 包含 Bllimp1-mVenus（BV）和 Stella-ECFP（SC）的胚胎干细胞系 |
| **CD117** | 分化簇 117 |
| **CD44** | 分化簇 44 |
| **CD45** | 分化簇 45 |
| **CD49f** | 分化簇 49f（整合素 α6） |
| **CD61** | 分化簇 61（整合素 β3） |
| **CHIR99021** | GSK3 的氨基嘧啶衍生物抑制剂 |
| **C-KIT** | 酪氨酸蛋白激酶 Kit |
| **cMYC** | MYC 原癌基因，bHLH 转录因子 |
| **COC** | 卵丘与卵母细胞复合物 |
| **CXCR4** | 4 型 C-X-C 趋化因子受体 |
| **CYP19A1** | 细胞色素 P450 家族 19 亚家族 1 |
| **DAZ** | 无精子因子 |
| **DAZL** | L 型无精子因子 |
| **DDX4** | DEAD- 解旋酶 4 |
| **DMC1** | DNA 减数分裂重组酶 1 |
| **DNA** | 脱氧核糖核酸 |
| **DND1** | 终末蛋白同源蛋白 1 |
| **DNMT3B** | DNA（胞嘧啶 -5-）- 甲基转移酶 3 |
| **EB** | 胚胎体 |
| **ECFP** | 增强型绿色荧光蛋白 |
| **EGF** | 表皮生长因子 |
| **EpiLC** | 外胚层样细胞 |
| **ESC** | 胚胎干细胞 |
| **FBS** | 胎牛血清 |
| **FE-J1** | 顶体蛋白 |
| **FGF2** | 成纤维细胞生长因子 2 |
| **FGF5** | 成纤维细胞生长因子 5 |

| | |
|---|---|
| **FIGα** | α 生殖细胞因子 |
| **FLC** | 卵泡样细胞 |
| **FOXL2** | 叉头盒 L2 |
| **FRAGILIS** | 干扰素诱导类同源跨膜人蛋白 1 |
| **FSH** | 促卵泡激素 |
| **FSHR** | 卵泡刺激素受体 |
| **GASZ** | 生殖细胞特异性锚蛋白 |
| **GATA4** | GATA 结合蛋白 4 |
| **GATA6** | GATA 结合蛋白 6 |
| **GC** | 颗粒细胞 |
| **GDF9** | 生长分化因子 9 |
| **GDNF** | 胶质细胞衍生性神经营养因子 |
| **GFP** | 绿色荧光蛋白 |
| **GFRA1** | GDNF 家族受体 α1 |
| **GLC** | 颗粒细胞样细胞 |
| **GSCLC** | 精原样细胞 |
| **GSK3** | 糖原合成酶激酶 3 |
| **H19** | 印迹母系表达的转录 H19 |
| **hAFSC** | 人羊水干细胞 |
| **HAP** | 肝素 |
| **hBMSC** | 人骨髓间充质干细胞 |
| **hESC** | 人类胚胎干细胞 |
| **hFGS** | 人胎儿性腺基质细胞 |
| **hiPSC** | 人诱导多能干细胞 |
| **hMSC** | 人间充质干细胞 |
| **HSP90α** | 热休克蛋白 90α |
| **hUSCS** | 人脐带干细胞 |
| **ICM** | 细胞内团块 |
| **ICSI** | 胞浆内精子注射 |
| **ID1** | DNA 结合抑制剂 1 |
| **ID2** | DNA 结合抑制剂 2 |
| **ID4** | DNA 结合抑制剂 4 |
| **iPSC** | 诱导多能干细胞 |
| **ITGA6** | 整合素 α6 |
| **KLF4** | Kruppel 样因子 4 |
| **LIF** | 白血病抑制因子 |
| **LIN** | 谱系损耗 |
| **LIN28** | 谱系损耗 28 |
| **MAD3** | 有丝分裂阻滞蛋白 3 |
| **MEF** | 小鼠胚胎成纤维细胞 |
| **MESA** | 显微外科附睾精子抽吸 |
| **mESC** | 小鼠胚胎干细胞 |
| **MII** | （细胞分裂）中期 II |
| **miPSC** | 小鼠诱导多能干细胞 |
| **MSC** | 间充质干细胞 |
| **MVH** | 小鼠 Vasa 同源物 |
| **NANOG** | 同源框转录因子 Nanog |
| **NANOS** | Nanos CCHC 型锌指 |
| **NANOS1** | Nanos CCHC 型锌指 1 |
| **NANOS3** | Nanos CCHC 型锌指 3 |
| **NEUROD1** | 神经元分化 1 |
| **NOA** | 非阻塞性无精子症 |
| **OA** | 油酸 |
| **OCT4** | 八聚体结合转录因子 4 |
| **ODF2** | 精子尾部外层致密纤维 2 |
| **OLCs** | 卵母细胞样细胞 |
| **PAX6** | 配对框 |
| **PGCLC** | 原始生殖细胞样细胞 |
| **PGC** | 原始生殖细胞 |
| **PGP9.5** | 蛋白基因产物 9.5 |

| | |
|---|---|
| **PI3K** | 磷酸肌醇 3- 激酶 |
| **PIWIL2** | Piwi 样 RNA 介导的基因沉默 2 |
| **PIWIL4** | Piwi 样 RNA 介导的基因沉默 4 |
| **PLZF** | 早幼粒细胞白血病锌指 |
| **POI** | 原发性卵母细胞功能不全 |
| **PRDM1** | 阳性调控域 I 结合因子 |
| **PRM1** | 鱼精蛋白 1 |
| **PTEN** | 磷酸酶与张力蛋白同源 |
| **R115866** | 细胞色素 P450 26A1 抑制剂 |
| **RA** | 视黄酸 |
| **RAD51** | DNA 修复蛋白 RAD51 同源物 1 |
| **RBM** | RNA 结合主题 |
| **REC8** | 减数分裂重组蛋白 REC8 同源物 |
| **RET** | 原癌基因酪氨酸受体 Ret |
| **REX** | 还原表达 -1（锌指蛋白 42） |
| **RNF17** | 环指蛋白 17 |
| **SCA1** | 干细胞抗原 -1 |
| **SCF** | 干细胞因子 |
| **SCP1** | 联会复合体蛋白 1 |
| **SCP3** | 联会复合体蛋白 3 |
| **SDSC** | 皮肤衍生干细胞 |
| **SMAD1/5** | 母亲 DPP 同源物 1/5 |
| **SMC1β** | 减数分裂特异性内聚亚基 SMC1β |
| **SMRPN** | 小核糖核蛋白多肽 N |
| **SNT** | 体细胞核转移细胞 |
| **SOX17** | 性别决定区域 Y- 框 17 |
| **SOX2** | 性别决定区 Y- 框 2 |
| **SPO11** | 减数分裂重组蛋白 SPO11 |
| **SSC** | 精原干细胞 |
| **SSEA1** | 阶段特异性胚胎抗原 1 |
| **STAG3** | 内聚蛋白 SA-3 亚基 |
| **STELLA** | 发育多能相关蛋白 3（DPPA3） |
| **STRA8** | 受维 A 酸 8 刺激 |
| **TCFAP2C** | 转录因子 AP-2γ |
| **TDRD5** | Tudor 域包含 5 |
| **TEKT1** | Tektin 1 |
| **TESE** | 睾丸精子提取 |
| **TEX14** | 睾丸表达基因 14 |
| **TEX18** | 睾丸表达基因 18 |
| **TFAP2C** | 转录因子 AP-2γ |
| **TGF-β1** | 转化生长因子 β1 |
| **TH2** | 酪氨酸羟化酶 2 |
| **TP1** | 过渡蛋白 1 |
| **TP2** | 过渡蛋白 2 |
| **TSPY** | 睾丸特异性 Y 编码蛋白 1 |
| **TTF** | 尾尖成纤维细胞 |
| **VASA** | DDX4 |
| **VSEL** | 非常小的胚胎样干细胞 |
| **W/W$^v$** | 缺乏酪氨酸激酶 c-Kit 受体的小鼠 |
| **WNT3** | Wnt 家族成员 3 |
| **ZP1** | 透明带糖蛋白 1 |
| **ZP2** | 透明带糖蛋白 2 |
| **ZP3** | 透明带糖蛋白 3 |

**要点：**

- 人工配子通常来源于多能干细胞，包括胚胎干细胞、诱导多能干细胞、成体多能干细胞和“很小”的胚胎样干细胞。
- 胚胎干细胞，直到8个桑葚胚细胞阶段，被认为是全能的。在囊胚期，内部细胞团分为外胚层和下胚层。外胚层细胞包含多能细胞，可以从3个胚层中分化出细胞。此外，人类胚胎干细胞等同于小鼠外胚层细胞。
- 通过引入对维持胚胎干细胞的基本特性重要的基因和（或）通过体细胞核转移到受精卵中，和（或）在特定的培养条件和（或）环境下，可以将单能细胞重新编程为多能状态。
- 在动物模型和人类中，大多数研究都集中于将干细胞转分化为原始生殖样细胞。此外，仅在动物模型中的一些研究成功地实现了将原始生殖样细胞分化为成熟的功能性配子。关于人类人工配子，原始生殖细胞在体外通过减数分裂的进程仍然是一个巨大的挑战。
- 使用人类人工配子产生后代涉及重要的伦理问题，使得这些先进技术的临床应用距离医学实践还有一段距离。

## 第一节　介　绍

精子和卵母细胞的受精是哺乳动物胚胎发育的第一步，因此遗传信息在几代人中得以延续[1]。该事件是生物系统最具挑战性的事件之一，因为在生产功能配子之前发生了许多过程。雄配子和雌配子是在配子发生过程中形成的，包括不同的步骤，例如后外胚层内的原始生殖细胞（PGC）的特化、PGC的迁移、PGC对生殖器脊部的定植、向卵原或精原细胞的分化、有丝分裂、减数分裂，并最终形成功能成熟的生殖细胞[2-4]。配子成熟后，卵母细胞等待精子受精以引发一系列事件，包括母体转录物的降解、雄性和雌性原核的形成、合子转录物的产生以及表观遗传的亲本基因组修饰[3, 5, 6]。最后，动物生殖极定向第一个分裂的方向，从而产生要置入准备好的子宫的囊胚。

生殖的成功（生育力）取决于配子的准确产生，有效的配子结合以及正确的胚胎发育。在这些步骤中，许多事件都可能出错，从而导致不孕。根据定义，不孕症是指在未经避孕保护措施且规律性生活一年后未能怀孕[7, 8]。据估计，全世界有8%~15%的育龄夫妇在配子成熟方面存在一些问题，他们被认为是不育不孕的[7, 9, 10]。在某些地区，例如南亚和中亚、中东和北非、中欧和东欧，不孕率可以达到30%[7, 11]。卵巢功能早衰、多囊卵巢综合征、子宫内膜异位、子宫肌瘤和子宫内膜息肉在女性不孕症中起重要作用，而男性不育症可能是由睾丸和睾丸后缺陷引起的[12]。

自1978年Louise Brown出生以来，对实验室技术的改进使越来越多的不育不孕夫妇有了家庭[13]。在过去的几十年中，技术创新导致引入了几种生殖技术，这些生殖技术为不孕症提供了有效的治疗方法[13]。其中我们可以确定的几种技术为卵胞浆内单精子注射（ICSI）、显微镜下附睾精子抽吸术

（MESA）、睾丸精子提取（TESE）、配子冷冻保存、睾丸和卵巢组织移植和生殖细胞移植[13, 14]。最近，有关体外产生配子的令人兴奋的结果吸引了全世界的研究人员，并为没有成熟配子的个体提供了希望。潜在的医学应用包括该技术的开发，以帮助精子发生不全的男性及原发性卵母细胞功能不全（POI）的女性[8, 15]。

尽管哺乳动物的精子发生是一个非常复杂的过程，涉及许多因素以及体细胞和生殖细胞之间的相互作用[16]，但一些科学家正在尝试使用精原干细胞（SSCs）结合特定的培养系统在体外产生精子[8]。SSCs 体外分化产生精子的机制对于非梗阻性无精子症患者具有重要价值[17]。Kanatsu-Shinohara 及其合作者（2003）[17]在含有多种因子（例如 GDNF、FGF2、EGF、LIF 和 FBS）的培养基中培养了 SSCs，但在培养系统中却没有形成精子。Deng 和 collals（2016）[18]能够在体外培养基中补充褪黑激素产生了绵羊精子。尽管未评估后代的生存力，但单倍体的精子样细胞激活了卵，并形成了大量囊胚。在牛[19]和小鼠[20]中开展了其他成功的实验。然而，直到现在，仍无法使用该系统获得人类配子[21]。通常，SSCs 的体外培养存在局限性，因为它们的每个睾丸 SSCs 计数低且纯化分离困难[8]。

正如精子发生所指出的，哺乳动物卵子发生也是一个非常复杂的过程，涉及大量的卵巢内和卵巢外因素[22]。由于大多数哺乳动物卵母细胞没有得到充分利用，因此有人提出体外卵子发生可以增加雌性生殖细胞库，从而增加辅助生殖技术的可能性[23]。遗憾的是，正如 Lonergan 和 Fair（2016）证明和审查的那样[24]，体外卵子发生的成功率很小，而且卵母细胞的成熟并不总是能够实现的。通常，女性生殖细胞在性腺微环境外无法进入减数分裂前期 I 的第一阶段[23]。此外，值得一提的是，大多数未成熟的卵母细胞无法发育为囊胚期。

人工配子一词用于描述通过操纵其祖细胞或通过将多能体细胞定向分化为生殖细胞谱系而衍生的成熟配子（精子或卵子）[21]。如文献所述，干细胞可被视为全能性、全能干细胞或多能干细胞（图 60.1），而胚胎干细胞（ESCs）直到 8 个细胞桑葚胚期，才被认为是全能的，即它们能够产生一个完整的有机体[25]。

在囊胚期，内部细胞团（ICM）分为外胚层和内胚层。外胚层细胞呈现多能细胞，可以从 3 个胚层中分化出细胞[8, 23, 26, 27]，而内胚层细胞负责卵黄囊的形成。多能干细胞可以发展为一种以上的细胞类型，但比多能细胞的局限性更大，因为它们可以在一种特定的体系内分化为所有细胞类型[25, 28]。

通过引入对维持 ESCs 基本特性至关重要的基因（例如 Oct4、Sox2、Klf4、cMyc、Nanog 等），可以将单能分化细胞重新编程为多能态（图 60.1，绿线），从而产生了诱导多能干细胞（iPSCs）。类似地，可以通过对成为多能干细胞的单能细胞进行核重编程来生成体细胞核移植细胞（SNTs）（图 60.1，绿色虚线）。此外，在特定的培养条件和（或）环境下，一些实验表明，多能细胞可以采用不同的多能性状态（图 60.1，黑线）。

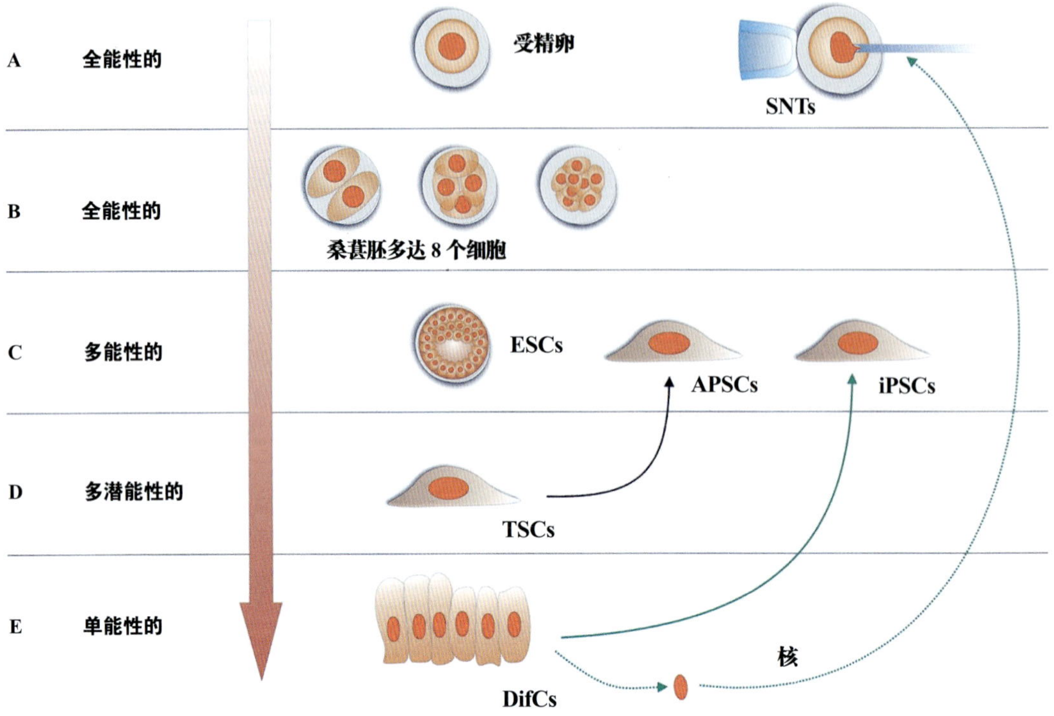


**图 60.1** 干细胞分化步骤。从新受精卵（A）到 8 个细胞桑葚胚（B），干细胞被认为是全能的。胚胎干细胞（ESCs）被认为是多能干细胞，因为它们有能力从 3 个生殖层分化成细胞。由于其分化能力有限，组织干细胞（D，TSCs）具有多潜能性。分化细胞（DifCs）被认为是单能的，因为它们对某些功能高度专一。当暴露在特定的培养条件和(或)环境中时，TSCs 可以产生成体多能干细胞(APSCs)，并且 DifCs 可以通过基因诱导（绿色箭头）或核转移（绿色虚线箭头）重新编程，以呈现多能干状态

用于生产人造配子的最常见干细胞是 ESCs、iPSCs，成体多能干细胞（APSCs）和非常小的胚胎样干细胞（VSELs），并且大多数研究都集中在将干细胞转分化为 PGCs 样细胞（PGCLCs）（图 60.2）。正在讨论多能细胞在体外采用外胚层样发育程序，产生外胚层样细胞（EpiLCs）的可能性[27]。值得注意的是，已经确定人 ESCs 与小鼠外胚层细胞相同。另一个关键点是 PGCLCs 分化为配子（图 60.2）。当提供合适的因子 / 环境时，这种分化事件可以在体外或体内实现[2, 29]。为了确定人工配子的生产进展，使用形态学、组织化学和分子标记的组合对细胞进行评估。图 60.3 列出了与细胞分化进程相关的最常见的分子标记。通常，这些标记以顺序方式（非随机）表达，从而可以更好地定义细胞类型。在此，对几项研究的主要发现进行了综述，详细描述观察到的最先进的细胞类型以及它们的分子标记表达。

人工配子生物技术已经成功应用于雄性和雌性生殖[8, 23]。人们相信，这种技术将使同性恋夫妇和绝经后妇女成为完全遗传的父母，并带来其他好处[21]。本章概述了在雄性和雌性个体中产生与生物学相关的人工配子的进展，并将深入了解辅助生殖领域的所有技术发展。尽管这个话题引起了科学家、新闻媒体和普通大众的特别关注，但值得一提的是，这个话题相对较新，并且存在相当大的争论。因此，需要进行广泛的实验，新开发技术的临床应用需要仔细验证。

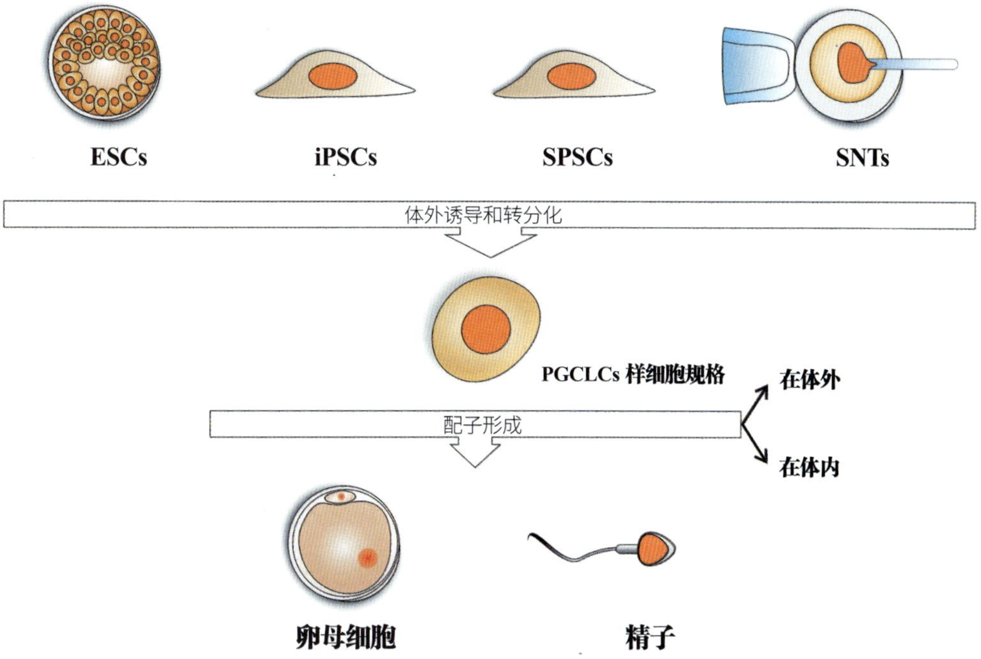


**图 60.2** 涉及人工配子产生的主要目标。大多数研究集中在与 PGCs 样细胞规范（PGCLCs）相关的事件上。研究描述了胚胎干细胞（ESCs）、诱导多能干细胞（iPSCs）、成体多能干细胞（APSCs）和体细胞核移植细胞（SNTs）向 PGCLCs 的早期分化过程。另一个重要的挑战是通过体内和体外实验将 PGCLCs 分化为配子（配子发生）

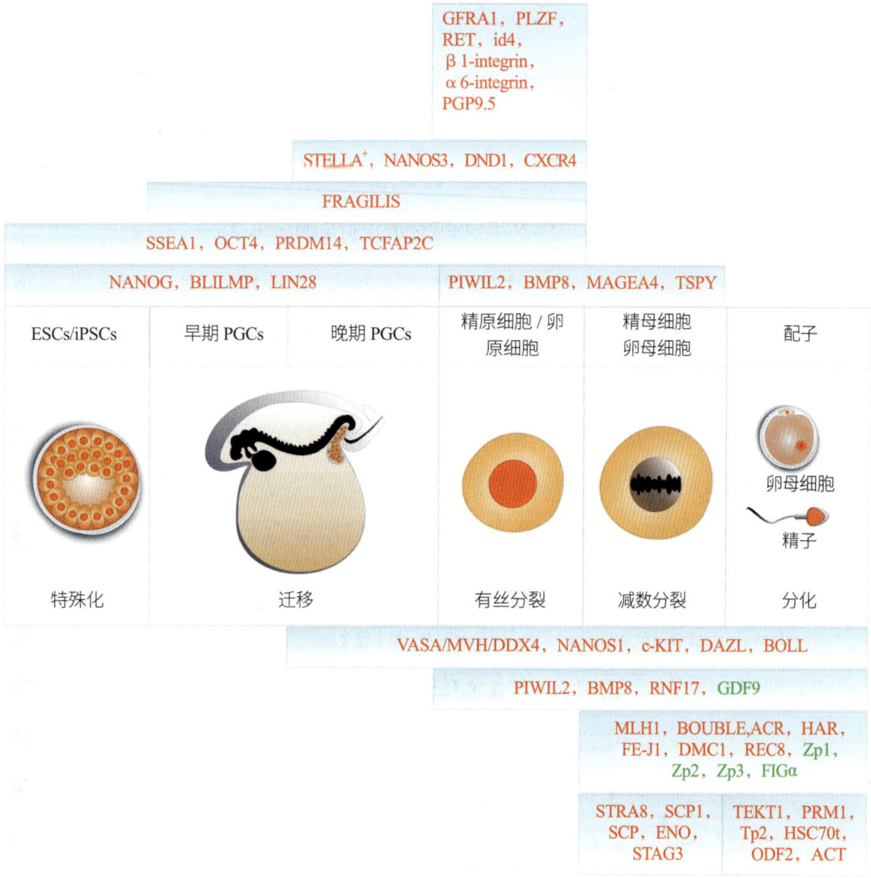


**图 60.3** 用于识别人工配子产生阶段的主要细胞分子标记。虽然仅仅利用体外生殖细胞的形态特征很难对其进行精确的鉴定，但有几种细胞标记物可以用来确定它们的分化进程。红色的分子标记被认为是最普遍的雄性和雌性分化特定的路径。雄性分子标记用黑色表示，而特定的雌性分子标记用绿色表示

# 第二节　在动物模型中人工配子的发展

为了在体外产生人造配子，世界各地数个小组的研究工作集中在使用动物模型研究 ESCs、iPSCs、EpiLC 和多能体干细胞的潜在用途。雄性和雌性动物生殖细胞在培养中的发展促进了许多领域的进步，包括不育治疗、核移植、生殖细胞的遗传操纵和种系表观遗传学编程。此外，这些研究有助于更好地理解与生殖细胞和体细胞谱系分离有关的基因功能，以及它们在配子发生过程中的相互作用和分化。

## 一、人工雄性生殖细胞和来自胚胎干细胞的配子

在小鼠中，胚胎第 6.5 天左右，近外胚层细胞中的生殖细胞能力是由胚外外胚层发出的特定信号诱导的，包括骨形态发生蛋白（BMPs）形成 PGCs[30, 31]。因此，人工配子生成的第一个基本步骤涉及将多能细胞分化为功能性 PGCs（图 60.2）。同样，体外细胞生成，相当于外胚层细胞，代表了生殖细胞诱导的重要步骤。一些研究小组表明，这些独特的早期生殖细胞可以在动物模型中从不同来源的多能干细胞体外培养出来[32–34]（图 60.1）。

2003 年，Toyooka 和合作者[35]率先从培养的 mESCs 产生雄性 PGCs，并从这些 ES 衍生的生殖细胞体内形成精子。mESCs 分化为雄性生殖细胞取决于胚胎体（EB）的形成，这是一种三维结构，其中 ESCs 具有分化为多种细胞类型的能力。带有报告基因的 ESCs 在分化生殖细胞中特定表达的 MVH 的控制下，与产生 BMP4 的细胞共培养形成 EB，随后展示出数量有限的 $MVH^+$ 细胞。与解离的胚胎睾丸细胞聚集并在宿主睾丸囊腔内移植后，ES 衍生的 PGCs 分化为生精细胞，包括表达 HSC70t 的细长精子。从 mESCs 衍生的 EB 中分离出的 $SSEA1^+$ 和 $Oct4^+$ PGCs 没有 Igf2r 和 H19 基因的表观遗传印记，表明其表型和生物学特性与在体内的 PGCs 相当。在视黄酸（RA）处理的培养物中，这些细胞经历了体外分化（$Acr^+$、$Hap^+$ 和 $FE\text{-}J1^+$），最终形成了单倍体圆形精子样细胞。将这些细胞注射到卵母细胞中后，二倍体染色体得以恢复，从而允许囊胚发育[36]。然而，关于 ESC 衍生的生殖细胞的功能性，仍然存在大量未解决的问题。Dazl（在生殖细胞分化中起关键作用的生殖细胞特异性基因）的异位表达还促进了 mESCs 在体外向雄性单倍体细胞的分化。ICSI 表明 Dazl 诱导的精子能够使卵子受精，尽管无法实现胚胎的完整发育[37]。其他作者表明，通过 RA 诱导进入 EB 使 mESCs 的雄配子的体外产生，而无需进行任何遗传操作或预先选择。形成的配子样细胞表达生发特异性基因（Vasa、Stella、Dazl、Piwil2、Tex14、Bmp8b 和 Rnf17），并显示减数分裂和减数分裂后雄性生殖特异性标记（Scp1、Scp3、Stra8 和 Hap）的阳性标记。值得注意的是，这项研究表明，XY mESCs 还可产生推定的雌配子[38]。

Wolfgang Engel 的研究小组是第一个报告使用 mESCs 体外衍生的单倍体雄配子存活子代出生的人。为了评估人造雄配子的功能，开发了一种从胚胎干细胞建立精原干细胞（SSCs）系（$Oct4^+$、$Fragillis^+$、$Stella^+$、$Vasa^+$ 和 $Rnf17^+$）的策略。SSCs 能够在体外经历减数分裂（$Scp3^+$、$Acr^+$ 和 $Dmc1^+$），并在 RA 诱导后产生单倍体细胞群（$Tp2^+$ 和 $Prm1^+$）。向卵母细胞胞浆中注射体外产生的单倍体细胞导致幼犬的出生，但该幼犬过早死亡[39]。由于源自 ES 的配子的分化可能会影响配子发生

中的关键重编程事件，因此有人提出，死亡的发生是由于畸形配子的产生，而配子不能显示正常发育所需的准确甲基化印记。

为了调查在多能干细胞发展成胚样细胞之前发生的事件，后来的研究工作集中在建立可以重现 PGCs 规范途径的明确的体外系统上。将 mESCs 诱导成表达 Wnt3、Fgf5 和 Dnmt3b 的前原肠胚外胚层样细胞（EpiLCs），可以在体外生成原始生殖细胞样细胞（PGCLCs）（Blimp1$^+$、Prdm14$^+$、Tcfap2c$^+$、Nanos$^+$、Stella$^+$、Tdrd5$^+$ 和 Dnd1$^+$ 细胞），从而概括了在体内外胚层细胞形成 PGCs 的表型和表观遗传特征 [2, 40]。PGCLCs 移植到不育小鼠的生精小管（W/W$^v$）后，恢复了精子形成。它们形成了能够通过 ICSI 使卵母细胞受精的精子，并产生了具有正常印迹模式的健康后代。F1 个体达到成年年龄并表现出正常的生育能力 [2]。当与睾丸体细胞聚集时，源自 mEPCs 的 PGCLCs 可以在体外形成表达 Id4、Ddx4、Ret、Gfra1、Plzf、Dazl、Itga6、Piwil4、Piwil2 和 Kit 的精原细胞样细胞（GSCLCs）[41]。

GSCLCs，而非 PGCLCs，能够在移植后定植于成年睾丸，恢复生精能力并促进可育子代的产生。对全球 DNA 甲基化谱图的分析表明，GSCLCs 表现出部分异常的表观遗传特性，这可能会限制其生精潜力 [41]。周等成功地为源自 mESCs 的 PGCLCs 在体外完全减数分裂进程的所有关键标志提供了证据，并证明了获得的单倍体精子样细胞的功能。通过暴露于 RA、BMPs 和激活素 A（AA）并与新生儿睾丸体细胞共培养，PGCLCs 分化并开始表达减数分裂标记（Stra8、Dmc1 和 Scp3）。这些细胞表现出正常的染色体联会，DNA 双链断裂和同源重组修复，这可以通过 SPO11 和 RAD51 的表达进行监测。用卵泡刺激素（FSH）、睾酮和牛垂体提取物进行激素刺激可诱导体外表达 Tp1、Prm1、Acr 和 Hap 的单倍精子样细胞的形成。全转录图谱聚类分析揭示了体外精子样细胞与体内精子细胞之间的相似性。亚硫酸氢盐测序还证实了体内圆形精子在 H19 和 Snrpn 位点等效的差异甲基化。最后，将产生的精子样细胞进行卵胞浆内注射，能够产生经历了正常胚胎发育的胚胎，从而产生了可育的后代，从而孕育了下一代 [27]。

## 二、人工雄性生殖细胞和多能干细胞衍生的配子

在动物模型中已经证明了通过表达特定转录因子来生成 iPSCs 的方法，并基于其在体外分化为多种细胞类型的能力，为再生医学和生殖科学提供了新的潜力。多项研究表明，iPSCs 还可在小鼠体内重建生殖细胞特异性途径。

源自小鼠胚胎成纤维细胞（MEF）[42-44] 的不同 iPSCs 系被诱导进入 EpiLCs，并在 BMPs 处理后促进 PGCLCs 的形成。尽管这些细胞不能在体外达到这个前体阶段，但是分离的 SSEA1$^+$ 和整联蛋白 –β3$^+$ PGCLCs 移植到 W/W$^v$ 小鼠的生精小管中后，会分化成成熟的精子，而未分选的细胞则导致了受试者睾丸内畸胎瘤的形成。应用 ICSI，然后进行胚胎移植，iPSCs 衍生的精子有助于产生后代 [2]。值得注意的是，一些后代过早死亡，表明尽管 miPSCs 具有诱导特性，但它们可能形成功能异常的 PGCLCs。通过使用同种异体睾丸移植 [45, 46] 和生殖细胞移植到不育小鼠睾丸中，探索了 miPSCs 在体内从神经祖细胞分化成雄性生殖细胞的潜力 [47, 48]。但是，这些研究并未证明 iPSCs 衍生的雄配子的功能。最近在体外探索了雄性生殖细胞发育的分子机制，并表明 BMP4 通过 imad、Id2 和 Gata4 基因的激活通过 Smad1/5 途径促进了 iPSCs 雄性生殖细胞的发育 [49]。有趣的是，已证明来自不育三体性 XXY 和 XYY 小鼠的成纤维细胞在重编程以诱导多能干细胞过程中会丢失多余的性染色体 [50]。因

此，来自性染色体三体性成纤维细胞的 XY iPSCs 可以通过外胚层样状态进行分化，从而在体外创建 PGCLCs。Blimp1$^+$ PGCLCs 分离并移植到生殖细胞缺陷型 W/W$^v$ 睾丸中后，会导致完全的精子生成。特别是，来自 SCT 的 XY iPSCs 的精子产生了染色体正常、健康和可育的后代。额外染色体的丢失也适用于常染色体，从唐氏综合征模型的细胞中发展出整倍体 iPSCs[50]。因此，这些发现与克服不育症和其他三体性表型有关，如克氏综合征。

iPSCs 在体内任何阶段是否具有转分化的能力仍然不清楚，并且仍很少进行研究。EB 的形成和 RA 和（或）睾酮的诱导似乎能够促进源自 MEF 的 miPSC 分化为雄性生殖细胞。DNA 含量和转录本分析表明，这些方法可在体外产生衍生的单倍体雄性生殖细胞（Odf2$^+$、Act$^+$ 和 Prm1$^+$）[51]。然而，尚未评估用该系统获得的精子样细胞的功能。

尽管在小鼠中取得了成功，但是从大型动物的 iPSCs 诱导 PGCLCs 的方法仍未得到充分研究。在 2016 年，从 iPSCs 诱导 PGCLCs 的既定培养体系已经稳定。细胞形态、生殖细胞标志物基因表达和表观遗传学特性用于鉴定 pPGCLCs。由 pPGCLCs 诱导的 SSCs 样细胞可以在体外引发减数分裂，异种移植到生殖细胞切除的睾丸中后，iPSCs 衍生的 SSCs 样细胞得以存活并定居在受体的精曲小管中[52]。在 RA 和 BMP4 的存在下，牛 iPSCs 也通过 EB 形成被诱导为 bPGCLCs。然而，根据牛 Vasa/DDX4 的检测，体外生殖细胞分化率较低[53]。最近，已报道了将雄性恒河猕猴 PGCLCs 与 riPSCs 区分的方案[54]。这项研究表明，体外产生的 rPGCLCs 对应于 SOX17$^+$、TFAP2C$^+$ 和 PRDM1$^+$ 新指定的生殖细胞，这些生殖细胞在全局表观遗传重编程中尚未启动。

为了在功能上验证 rPGCLCs 的分化，我们在生殖细胞切除的睾丸中进行了异种（猴对小鼠）和同种（猴对猴）移植。移植后分析显示，rPGCLCs 产生了 VASA$^+$ 和 MAGEA4$^+$ 细胞，与早期的精原细胞形成相对应。同时，小鼠和猴子的成年睾丸生态都不能支持精原细胞分化（ENO2$^-$）[54]。

## 三、来自成年多能性的人造雄性生殖细胞和配子细胞

考虑到 ESCs 和 iPSCs 的致癌潜力、有限的来源以及涉及在再生医学中应用的伦理问题，具有多能性的干细胞已成为分化各种细胞群体的理想选择。APSCs 已在世界范围内得到广泛研究，并且在动物模型中已对 APSCs 的治疗信号转导，特别是其营养特性进行了深入研究（图 60.1）[55–57]。在过去的十年中，研究表明，某些成体干细胞不仅固有地表现出生殖细胞的特性，而且在某些刺激物的存在下，它们可以在体外被诱导分化为生殖细胞（图 60.2）。有趣的是，一些性腺外的体细胞器官被报道为男性生殖细胞的来源，如骨髓间充质干细胞、皮肤来源干细胞和脂肪组织来源干细胞，这为这些细胞在生殖医学中的应用开辟了新的可能性。

成人骨髓干细胞（BMSCs）是特征明确的细胞，可以自体选择，因此长期以来一直用于治疗。RA 治疗能够诱导离体的骨髓间充质干细胞（MSCs）在体外转分化为雄性生殖细胞[39]。BMMSCs 衍生的生殖细胞表达 PGCs 的分子标记（Oct4、Mvh、Stella、Fragillis 和 Rnf17）以及 SSCs 和精原细胞的分子标记（Dazl、Piwil2、Rbm、Hsp90alpha、Tex18、c-Kit、Stra8、beta1 和 alpha6 整合素），表明这些细胞在减数分裂前期的分化停滞。在体内，BMMSC 衍生的生殖细胞在移植后具有增殖、迁移至基底膜和定居受体生精小管的能力。尽管很少产生减数分裂前的精母细胞，但在移植后未观察到进一步的分化，表明小鼠 BMMSCs 衍生的生殖细胞的减数分裂程序可能失败[39]。除了 RA 之

外，基于 Mvh 的表达，还建立了诱导小鼠 BMMSCs 中 PGC 特征的最有效浓度的 BMP4[58]。已经证明 BMSCs 可以在体内促进睾丸生发上皮的再生。从小鼠中分离出的 BM 细胞，当被移植到受体睾丸的小管和间隙中时，可以存活并分化成雄性生殖细胞（精原细胞和精母细胞）和体细胞（支持细胞和间质细胞）[59]。同样，大鼠 BMMSCs 可能在移植后有助于睾丸生发上皮的重建。研究人员表示，rBMMSCs 不仅分化成 SSCs，而且还进一步形成了精母细胞、精子细胞和精子。然而，这些结论严格基于睾丸细胞的形态学分析，并未研究产生的细胞的基因表达模式或分子特征 [60]。

最近，通过从小鼠 BM 单核细胞中分离出的 $SSEA1^+$ 细胞向 3 个生殖层的细胞分化来支持其多能性。此外，用 RA 诱导后，$SSEA1^+$ 细胞表现出 PGC 和 SSCs 特异性标记（Mvh、Fragillis、Dppa3、Stra8、Dazl、Piwil2、β1 和 α6- 整合素），以及减数分裂的阳性标 Scp3[61]。但是，RA 或 BMP4 不足以诱导 PGCLCs 在体外进一步发展为晚期雄性生殖细胞 [61]。

还报道了 TGF-β1、BMP4 和 BMP8b 在体外促进 ram BMSC 向生殖细胞转化的潜能 [62]。TGF-β1 能有效诱导细胞克隆表达绵羊精原细胞标志物蛋白基因产物 9.5（PGP 9.5）。同样，体外经 RA 处理的绵羊骨髓间充质干细胞也表现出转分化为表达 VASA、β1 整合素和 PGP 9.5 的雄性生殖细胞的能力 [62]。为了评估它们的功能，将羊骨髓间充质干细胞来源的生殖细胞移植到公羊睾丸中 [63]。睾丸内少数 $PGP9.5^+$ 生殖样细胞在受体生精小管基底膜附近归巢后形成集落。然而，没有一个来源于骨髓间充质干细胞的家系进行额外的分化，并且在所有移植睾丸的附睾中也没有标记的精子 [63]。STRA8、BOULE 和 DAZL 基因的过度表达也能促进山羊骨髓间充质干细胞体外转分化为雄性生殖细胞。虽然没有进一步检查单倍体细胞的 DNA 含量和受精能力，但作者指出，生殖细胞从 gPGCLCs 发育到减数分裂后的所有阶段都已在培养过程中完成 [64]。

尽管研究尚处于起步阶段，但是从皮肤细胞中提取的干细胞的体外种系潜能也有文献报道。与成纤维细胞共培养后，可以诱导小鼠皮肤源性干细胞（SDSCs）分化为 EB 并形成生殖细胞。$MVH^+$ 和 $SSEA1^+$ 细胞是 SDSC 衍生的 PGCLCs，可响应 RA 治疗，增加体外增殖并上调 cyclin D1 和 cyclin 依赖性激酶 2 的表达 [65]。AA 还可以诱导小鼠 SDSC 在 EB 样结构和共培养阶段分化为 PGCLCs，并且这些细胞在表观遗传调控方面表现出与体内产生的 PGC 相似的动态变化。MAX 二聚蛋白 3（MAX3）被认为是 AA 的关键下游信号，参与促进小鼠 SDSCs 产生 PGCLC。在共培养的后期，可以鉴定某些减数分裂基因的表达（Stra8、Dmc1、Scp3 和 Scp1）[66]。

与 SDSCs 相似，脂肪间充质干细胞（ADMSCs）与其他组织来源的 MSCs 相比，具有一个重要优势，因为它们易于获取。在一项体内研究中，测试了大鼠 ADMSCs 在移植后恢复实验性不育雄性小鼠精子发生的能力。作者表示，ADMSCs 不仅支持内生源性精原细胞的生精恢复，而且还可以分化为雄性生殖细胞 [67]。值得注意的是，犬 ADMSCs 中整合素 β3（CD61）的过度表达通过激活 TGF-β 信号通路促进了它们向 PGLCLCs 的分化，相应地上调了 PRDM1、PRDM14、AP2γ、CD49f、SOX2 和 Nanog 的表达 [68]。

最近，已经提出了一种新的多能干细胞群体，称为来源于成年性腺的非常小的类胚胎干细胞（VSELs），被认为是体外获得配子的一种有吸引力的选择 [34, 69]。研究表明，VSELs 的尺寸非常小（3~5 μm），与 SSCs 不同，它们的表面表型为 $LIN^-$、$CD45^-$、$SCA1^+$、$SSEA1^+$ 和 $OCT4^+$。在成年睾丸以及其他体细胞组织中，VSELs 的数量非常少，被描述为能在化学疗法中存活下来的静态细胞[70-73]。

## 四、人工雌性生殖细胞和胚胎干细胞衍生的配子

与雄性相比，在动物模型中，关于雌性生殖细胞从多能干细胞分化的研究较少。2003 年，Hübner 等人[74]是第一个提出小鼠多能干细胞可以产生配子的报道，并报道了在体外从雌性和雄性 mESCs 成功衍生出卵母细胞样细胞（OLC）。利用 Oct4-GFP 小鼠 ESCs 建立了对应于迁移后生殖细胞的能够 $GFP^-$、$c\text{-}kit^-$ 和 $Vasa^+$ 群体识别的自发 PGC 形成所需的条件。尽管功能没有得到证实，但离体的细胞集落在体外形成了卵泡状结构，$Gdf9^+$、$Zp2^+$、$Zp3^+$ 和 $Fig\alpha^+$ 卵母细胞经历了减数分裂（$SCP3^+$ 和 $SCP1^+$ 细胞），后来被孤雌发育为囊胚[74]。使用类似的方法，已证明由 mESCs 体外形成的初级和原始卵泡表达 SCP3，但以异常方式表达，与染色体无关。也没有检测到其他基本减数分裂蛋白的表达，例如 SCP1、SCP2、STAG3、REC8 和 SMC1β，以及正常的减数分裂染色体组织，这表明由 ESCs 形成的 OLCs 不能通过减数分裂进程[75]。在 Gdf9 基因启动子的控制下，通过构建 EGFP 报告基因进行基因修饰，显示培养的 XX mESCs 特定群体包含自发驱动卵母细胞特异性基因表达的转录机制，并且这些细胞类似于卵母细胞，即表现出 Zp3 表达的透明带，具有浓缩染色体和极体样结构的典型中期板。一些源自 ESCs 的 OLCs 也能够进行孤雌发育并形成囊胚[76]。

一些研究侧重于使用特定的培养基和因子进行体外卵母细胞诱导。Oct4-GFP 强度结合 SSEA1 表达可用于 PGCCLs 的分离，这些细胞在特定培养条件（BMP4、Kit- 配体、SCF、RA、R115866 和 βFGF）下具有启动减数分裂的能力；然而，卵母细胞体外成熟最终失败。当移植到受体小鼠的肾包囊下时，这些细胞形成了原始的和初级样卵泡[77]。在从新生雄性动物的睾丸细胞培养物中收集的条件培养基中培养的 mESCs 得到了卵泡封闭的卵细胞。检测到 Fig-α 和 ZP3 的表达，但没有可见的透明带[78]。也有报道称，通过与卵巢颗粒细胞共培养，诱导 mESCs 产生 OLCs[79]。RA 处理也被证明可以诱导 mESCs 向雌性生殖细胞分化，而齐墩果酸（OA）在体外诱导向雄性和雌性早期生殖细胞分化，这表明 OA 可以单独用作生殖细胞诱导剂[80]。

在 2012 年，Hayashi 等人[81]成功地开发了 ESC 衍生的 PGCLCs，作为全功能卵母细胞衍生的前体步骤。与雄性相似，转基因的 Stella-ECFP XX ESCs 被诱导进入 EpiLCs，进一步被诱导进入 PGCLCs[81]。这些细胞与雌性性腺体细胞聚集在一起，在体外形成重组卵巢后，经历了印记擦除，X 再激活并表现出减数分裂的潜力，SCP3 的表达和定位模式证实了这一点。将重组卵巢移植到受体小鼠的卵巢囊或肾包囊下可以使 PGCLCs 发育成具有多层颗粒和卵泡细胞的成熟卵母细胞，但累积的复合物存在一定的不稳定性。经过体外成熟和受精（IVF），PGCLC 衍生的 OLC 有助于子代健康。但是，与从体内 PGC 或野生型卵母细胞获得的幼犬相比，获得 PGCLC 来源的幼犬效率较低。源自 PGCLC 的受精卵 / 卵母细胞约有一半未能排出第二极体，导致三倍体表型[1, 81]。迄今为止，尚未对此失败的潜在机制进行彻底研究，但是以一种有希望的方式，由 ESCs 衍生的 OLC 的全部效力得到了发挥。

通过这种方式，后来报道了从胚胎干细胞体外重建女性生殖细胞的整个周期[82]。首先，将转基因胚胎干细胞系（BVSCH18）与雌性性腺体细胞融合，并进行体外 PGLCCs 分化。Foxl2 的表达和减数分裂染色体的分析揭示了减数分裂前期 I 的进程，并提示从 ESCs 诱导原始卵母细胞。在 FSH 处理下，

次级卵泡状结构中的初级卵母细胞长成生发囊泡卵母细胞并排出第一个极体。尽管体外卵子发生过程中的全局转录动力学揭示了基因的失调，但源自ESCs的MII卵母细胞能够发育成BVSCH18可育后代。然而，胚胎的形成在许多阶段经常被延迟，例如卵裂期以及妊娠早期和晚期。发育停滞可部分归因于非整倍性和异常基因表达[82]。显然，体内发育的PGCs和体外衍生的PGCLCs与以前讨论的并不完全相同[1, 83]。实际上，将多能干细胞转化为PGCLCs涉及广泛的表观遗传变化，这可能很难在体外实现[84]。

## 五、人工诱导的女性多能干细胞衍生的女性生殖细胞和配子

随着iPSC技术的出现，该技术允许将分化的体细胞重编程为多能状态（图60.1），一些研究还集中于从iPSCs产生雌性PGLCCs，以及在无体内步骤的配子样细胞中诱导其发育。首次报道了从成体肝细胞衍生的miPSCs中发育出类似非成熟卵母细胞的MVH$^+$圆形细胞[85]。通过在RA和猪卵泡液分化培养基中培养附着EBs，进一步诱导miPSCs分化为表达Mvh、Dazl、Stra8、Scp3和Zp3的OLCs[48]。如上所述，可以将iPSCs诱导为功能齐全的卵母细胞。BMP4在体外诱导了源自雌性MEF的转基因Pou5f1（Oct4）-EGFP miPSCs，并纯化了整合素β3$^+$和SSEA1+PGCLCs以产生重组卵巢。在卵巢囊或肾包囊内移植后，iPSC来源的PGCLCs成功促进卵子发生，形成完全生长的生发囊期的OLCs。OLCs在体外成熟和IVF，然后进行胚胎移植，获得表达EGFP和Pou5f1转基因的后代，并发育成可育成年动物[81]。为了区分功能性内分泌组织并评估优先表观遗传记忆的证据，卵巢颗粒细胞（GC）被用于诱导生成iPSCs系[86]。通过对不同细胞系分化出的EBs的比较分析发现，在相同培养条件下，GC来源的iPSCs比从成纤维细胞或mESCs分化出的iPSC合成的雌二醇多10倍。此外，与其他细胞系相比，GC衍生的iPSCs亚群从早期生殖细胞生成的效率得到了显著提高，OLCs和生殖细胞抗原表达的高发生率证明了这一点。这些数据支持了表观遗传学介导的iPSCs同型分化机制的假说，当将其应用于治疗中的特定靶向组织衍生时可能证明是有用的[86]。为了验证Hikabe及其同事[82]开发的用于mESCs的培养系统的可重复性，通过将MEF来源的2个iPSCs系和成年尾端成纤维细胞（TTFs）来源的2个iPSC系在体外诱导生殖细胞分化和卵子形成。从MEF衍生的iPSC细胞系和TTF是衍生的iPSC细胞系产生完全成熟的卵母细胞。受精后，继而转移给代孕母亲，iPSC衍生的卵母细胞产生了可育幼仔[82]。

涉及非啮齿类动物模型的iPSCs衍生OLCs的研究仍在进行中。已经研究了源自成纤维细胞的山羊iPSCs产生生殖细胞样细胞和OLC的潜力。在RA和BMP4存在的情况下，giPSCs可以分化为PGCLCs，并且鉴定出一些类似于山羊卵丘与卵母细胞复合体（COCs）的GDF9$^+$卵母细胞样结构。此外，在山羊OLCs中检测到透明带特异性基因ZP3和ZP2[87]。值得注意的是，用5-氮杂胞苷（一种DNA甲基转移酶抑制剂）处理牛皮肤来源的成纤维细胞可以诱导多能性因子SOX2、NANOG、OCT4和REX的表达。这些细胞在补充有BMP2、BMP4或卵泡液的分化培养基中维持，导致细胞形态改变，并促进了生殖细胞（VASA、DAZL和cKIT）、减数分裂（SCP3）和卵母细胞（ZPA和GDF9）的标志物表达[88]。

## 六、源自成年多能干细胞的人工雌性细胞和配子

如前所述，成体干细胞具有广泛的分化潜能。一些研究发现，骨髓（BM）是生殖细胞的潜在来源，可以在成年后维持卵母细胞的产生。骨髓间充质干细胞移植到一个无菌的受体雌性中，有助于形

成含有未成熟卵母细胞的原始卵泡。尽管 BMSCs 来源的细胞表现出卵母细胞的许多固有特征，例如形态学和生殖细胞及卵母细胞分子标记的正常表达，但仍未确定其功能性[89]。相似的研究结果证实，移植后接受化疗的受体卵巢中存在供体 BM 来源的卵母细胞。然而，所有后代均来自受体种系，这表明骨髓间充质干细胞除了分化成雌性生殖细胞外，还可以为内源性生殖细胞和恢复生育能力提供支持作用[90]。确实，进一步的研究表明，在小鼠中注入 BMSCs 后，可以挽救生育能力并促进卵巢卵泡生长[91-93]。

在猪物种中，卵泡液成功地模拟了从 SDSCs 获得的干细胞培养过程中卵母细胞的分化[94]。SDSCs 向类似 COCs 的细胞聚集体分化已通过 Oct4、GDF9、Dazl 和 Vasa 转录物的清晰表达得以证实。在进一步分化时，这些细胞形成了卵泡状聚集体，分泌了雌二醇、孕酮并排出了表达透明带和减数分裂标记物的大型 OLCs。一些 OLCs 自发地发展为孤雌性囊胚样结构，其细胞表达 Oct4[94]。当从表观遗传学角度研究猪 SDSCs 衍生的 PGCLCs 时，其印迹消失，并且在 H19 DMRI 中具有与猪卵母细胞相同的甲基化模式[95]。小鼠 Oct4-GFP SDSCs 在与卵巢细胞聚集并在卵巢去除小鼠的肾包囊下移植后，也能够分化成早期 OLCs（ZP3$^+$）。在重组的移植卵巢结构中，在亚细胞群中鉴定出 GFP$^+$ 卵母细胞[96]。

成年的胰腺干细胞能够在体外自发分化为各种体细胞类型。同样，Danner 及其同事证明了大鼠 PSCs 可以在培养中分化为雌性生殖细胞。克隆的胰腺干细胞系在体外自发聚集，并将大的单细胞释放到培养基中。对这些细胞的分析显示出卵母细胞样的形态和减数分裂特异性标志物 SCP3 和 DMC1 的表达[97]。

还研究了猪肌肉源性干细胞（pMDSCs）在暴露于逆转素后体外分化为雌性生殖细胞的潜力。确认其多能性并用牛卵泡液处理后，经可逆处理的 pMDSCs 分化为大的圆形胚样细胞。免疫细胞化学分析表明，与猪卵母细胞相似，体外衍生的细胞 Vasa、Dazl、Stra8、Scp3、Zp2 和 Zp3 蛋白表达呈阳性[98]。总的来说，使用 APSCs 在体外产生配子已经为生殖细胞的发育研究提供了一个新的平台，有关动物模型的科学发现令人鼓舞，值得进一步研究。但是，在将其引入诊所之前，还需要做更多的工作。

## 第三节　人工配子的发育

在过去的 20 年中，人们在开发具有将多能干细胞分化为人类人工配子能力的人工生物系统做出了巨大的努力[99]。为此，已经描述了关于使用几种起源的多能干细胞的一些研究，包括人胚胎干细胞（hESCs）、人诱导多能干细胞（hiPSCs）和成体多能干细胞（图 60.1）。在这一重要领域已经观察到一些进展，主要是在体外将干细胞分化为 PGCLCs。

### 一、人工雄性生殖细胞和来自胚胎干细胞的配子

hESCs 已显示出在体外可分化为几种谱系，包括神经、胰腺、肌肉、内皮和造血细胞[100-105]。关于从 hESCs 产生生殖细胞的第一项研究比较了人 ICM（内部细胞团）和多能人类胚胎干细胞（ES）系之间的转录谱。ICM 细胞表达 NANOS1、STELLAR 和 OCT4，而 hESCs 表达这些基因和 DAZL，指出未分化的 hESCs 系表达减数分裂前生殖细胞的标记。而且，由于未成熟生殖细胞的 RNA 和蛋白

质标志物的表达（VASA、BOLL、SCP1、SCP3、GDF9 和 TEKT1）发生了向成熟生殖细胞的转移，hESCs 能够自发分化成 EBs[106]。尽管表达了早期减数分裂标记，如 SCP1 和 SCP3，但未观察到完全减数分裂的迹象。为了提高 PGCLCs 从 hESCs 分化和通过减数分裂进程的百分比，已经开发出了几种方法，包括在培养基中添加生长因子和细胞因子[107–109]，富集 PGCLCs 的方法[110, 111]，与支持细胞的共培养[111, 112]，以及参与 hESCs 向 PGCLCs 分化相关的基因的过表达[108, 113, 114]。

在这种情况下，已经表明，在将 hESCs 分化为 EBs 的过程中，重组人 BMP4 的加入增强了生殖细胞特异性标志物（VASA 和 SCP3）的表达。BMP7 和 BMP8b 还显示出与 BMP4 相关的对生殖细胞诱导的累加效应。此外，添加 BMP 还增加了 VASA 阳性染色细胞的百分比，表明这些生长因子在改善从 hESCs 分化 PGCLCs 的影响。尽管存在最初在减数分裂（SCP3）中表达的生殖细胞特异性标记，但未观察到单倍体细胞产生的证据[107]。在培养系统中添加 BMP 和诱导基因 DAZL、DAZ 和 BOULE（也称为 BOLL）过表达的研究已经完成，证明了人类 DAZL 在原始生殖细胞形成中发挥作用，而 DAZ 和 BOULE 则促进了后期减数分裂和单倍体配子的发育，这些配子在形态和分子特征上都类似于圆形精子[113]。在 XY 细胞中，这 3 个基因的过度表达导致 SCP3 染色的细胞百分比最高。单独的 DAZ 过度表达会导致超过 20% 的细胞 SCP3 染色阳性，而 DAZL 或 BOULE 足以诱导长的联会复合体形成。此外，在所有 3 个家族成员都过表达的细胞中，成熟精子标记 TEKT1 和 ACR 的 RNAm 表达高度升高，并且由于 2% 的细胞显示 1N 含量，这些发现表明可能形成单倍体配子[113]。

在培养基中添加 RA 还可以通过激活 STELLA 的表达来促进人类 hESCs 细胞向 PGCLCs 的分化，STELLA 是 VASA 表达后的种系分化标记[108]。此外，STELLA 的过表达不会干扰 hESCs 干细胞状态的维持，但是在 RA 诱导后，它会导致生殖细胞系和内胚层相关基因的上调，而神经标记 PAX6 和 NEUROD1 则下调[108]。还可以使用三步培养基和基于藻酸钙的 3D 培养系统（添加 BMP4 和 RA）从 hESCs 获得单倍体细胞。PGCLCs 分化后，将细胞转移至具有睾丸体细胞的 3D 共培养系统，2 周后获得 3% 的男性单倍体生殖细胞[112]。其他研究使用了 hESCs 与支持细胞共培养。然而，未观察到单倍体细胞的产生[111]。同样，使用睾丸体细胞和小鼠胚胎成纤维细胞饲养层培养的 hESC，已证明将 PDGF 添加到 PGCLCs 培养物中会通过激活 PI3K/AKT 途径而增加这些细胞的多能菌落数量，从而引起 OCT4 基因的上调和 PTEN 基因的抑制[115]。先前的报告显示通过调节 SOX2 可以维持 ESCs 多能性[116]。此外，PRDM1 抑制 SOX2 的转录，有利于生殖系的分化而不是神经系的分化，这提示了调节 hESCs 分化的神经或生殖系命运差异的新途径[117]。此外，SOX17 的敲除可诱导多能性基因 NANOG 以及 PGCLCs 基因 BLIMP1、NANOS3、TFAP2C、STELLA 和 KIT 的抑制，表明 SOX17 可能对已建立的种系基因表达网络具有重要的调控作用[29]。

外源补充 AA 还上调了源自 hESCs 的 PGLCLCs 中的 STELLA/DPPA3 和 cKIT 受体基因。此外，基于 DAZL 和 VASA/DDX4 在 mRNA 和蛋白质水平的高表达，AA 与 BMP4 结合可大大提高 hESCs 的 PGCLCs 分化潜能。PGCLCs 也表达 SCP3。但是，在蛋白质水平上 SCP3 的缺乏清楚地表明，需要采取其他成熟步骤才能有效地将衍生的 PGCs 推向减数分裂。此外，还观察到内胚层特异性基因 GATA4 和 GATA6 的上调[109]。在先前的研究中，也使用 AA 和 BMP4 补充，GASZ 是一种参与出生后精母细胞减数分裂的基因，导致人和鼠 ESCs 的 PGCLCs 上调[114]。还可以通过使用糖原合成酶激酶 3（GSK-3）抑制剂 CHIR99021 和补充 RA 也可观察到 hESCs 向 PGCLCs 的分化。结果表明，在与 RA 共培养的 CHIR99021 中可以检测到 DAZL 蛋白，而在单个 CHIR99021 或 RA 处理的培养物中不能表达 DAZL 蛋白。此外，PGCLCs 表现出几种生殖细胞标记（DDX4/VASA、BLIMP-1、NANOS、TFAP2C、c-Kit）和 CXCR4，它们主要在迁移的生殖细胞上表达 [118]。此外，基于 SCP3 染色和 FISH 分析，结果证实减数分裂的开始，并形成了推定的单倍体细胞 [119]。尽管有几项研究报道了使用不同方案在体外将 hESCs 分化为 PGCLCs，但这些 iPSCs 通过减数分裂和形成雄性单倍体生殖细胞的进程仍面临重大挑战。因此，考虑到小鼠和人类胚胎干细胞中不同的多能态也可能导致生殖细胞系分化机制的差异，未来的研究应集中在阐明 hESCs 向 PGCLCs 分化的特定分子机制上。

## 二、人工雄性生殖细胞和衍生自多能干细胞的配子

若实现在小鼠中一样的进展，由人类诱导的多能干细胞（hiPCSs）分化产生雄性生殖细胞仍然面临许多障碍 [120]。发生这种情况的原因是，hiPSCs 具有良好的多能性，生殖细胞命运的可能性较小 [121–123]。

基于产生小鼠 iPSCs 的程序 [2]，已将多种方法应用于 hiPSCs 以获得雄性生殖细胞，包括自发分化 [124]，生殖细胞调节因子过表达 [125–127] 以及添加细胞因子和生长因素 [29, 128]。此外，在一些研究中还报道了 hiPSCs 与性腺细胞的体外共培养以及体内异种移植的应用 [124]。在首次尝试产生源自 hiPSCs 的人 PGCLCs 的过程中，通过 pMIG 载体引入了 OCT4、SOX2、KLF4 和 MYC 基因，将成年和胚胎成纤维细胞重新编程为多能性。除此之外，还证明了 OCT4 和 SOX2 是生产 PGCLCs 所必需的，而 MYC 和 KLF4 则提高了这些细胞集落形成的效率 [125, 129, 130]。然而，只有一小部分已经用 4 种逆转录病毒转导的人成纤维细胞获得了 iPS 细胞特异性，这表明该技术的效率很低 [125]。此外，在未来的研究中应改进引入基因的非逆转录病毒方法，例如腺病毒、细胞可渗透的重组蛋白或基因编辑工具。在这种情况下，Park 等（2009）[124] 报道了第一个成功的检测方法，该方法是通过与人类胎儿性腺基质细胞（hFGS）共培养从 hiPSCs 创建 PGCLCs。此外，从人类皮肤成纤维细胞的重编程产生 PGCLCs 的效率与人类胚胎干细胞（hESCs）相似，表明 hFGSs 细胞产生重要的 iPGC 存活和（或）自我更新因子。然而，遗传印记的擦除在源自 hiPSCs 的 PGCLCs 中并未有效启动 [124]。

关于多能干细胞的存活和自我更新的维持，与小鼠胚胎干细胞明显不同 [131]，已证明 BMP 诱导 hESC 分化 [132]。BMP 与 DAZ 基因家族成员的过表达相关，诱导 hiPSCs 形成具有联会复合体的减数分裂细胞和具有精子顶体素染色的减数分裂后单倍体细胞，类似于人类的精子细胞 [126]。此外，其他研究表明，VASA、DAZL、MVH、DAZL、GFRa1、NANOS3 和 DMRT1 的过表达增强了 hiPSCs 分化为 PGCLCs 的能力，并通过减数分裂进程 [127, 133]。但是，使用标准化的小鼠精原干细胞培养条件 [33, 83, 134]，一些研究表明，hiPSCs 还可获得减数分裂后的单倍体细胞，而不会过度表达种系特异性因子。使用这些方案，PGCLCs 能够分化成表达精细胞和（或）精子中特异蛋白质的单倍体细胞，例如顶体素、过渡蛋白 1（TP1）和鱼精蛋白 [134]。

尽管一些研究报道了体外 hiPSCs 向 PGCLCs 的分化，但尚未实现 PGCLCs 在体外完全发展为人类精子。考虑到体内的性腺环境对于成功的减数分裂是重要的 [14]，另一种替代雄性生殖细胞分化的方法是将 hiPSCs 异种移植到内源性精子化学消耗的免疫缺陷小鼠中。为了评估其分化为种系细胞的潜力，将 hiPSCs 直接移植到免疫缺陷小鼠的生精小管中。移植的 hiPSCs 迁移到生精小管的基膜，但

分化的细胞仅表达 PGCLCs 和减数分裂前生殖细胞标记[135]。同样使用异种移植，将无精子症和可育男性的 hiPSCs 移植到小鼠生精小管中。具有无精子症因子缺失的人 iPSC 在体内产生的 PGCLC 少得多，且基因表达存在缺陷，这表明了供体遗传背景的影响[136]。此外，为了支持供体遗传背景的影响，最近的一项体外实验表明，与患有梗阻性无精子症男性的细胞系相比，唯支持细胞综合征的患者的 NOA-iPSCs 系减少了单倍体细胞的形成[135]。

为了研究生殖细胞命运的调控途径，开展了数项研究以评估早期胚外组织释放的细胞因子和生长因子的影响[29, 128, 137]。然而，尽管初步阐明了某些分子机制，但大多数从 hiPSCs 分化的细胞仍处于早期阶段，例如 PGCLCs。

总而言之，尽管一些研究表明 PGCLCs 在体外可分化为单倍体细胞，但人类雄性生殖细胞并非来源于 hiPSCs。因此，改善细胞培养条件以支持从 hiPSCs 有效生产 PGCLCs[138]，并维持人类 PGCLCs 的分化应该将在未来的研究中得到解决。

## 三、人工雄性生殖细胞和成人和胚胎多能干细胞衍生的配子

男性生殖细胞也可以源自从不同组织来源分离的人骨髓间充质干细胞（hMSCs），例如成人和胎儿骨髓（hBMSCs）以及人源羊水干细胞（hAFSCs）[139–142]。最初，已证明成年和胎儿的 hBMSCs 能够通过 RA 诱导转化为雄性 PGCLCs，从而促进 hBMSCs 中早期生殖细胞标记物表达的增强并诱导进一步分化[139, 141]。成年的 hBMSCs 显示了早期生殖细胞标志物 OCT4、FRAGILIS、STELLA 和 VASA 的表达以及雄性生殖细胞特异性标志物 DAZL、TSPY、PIWIL2 和 STRA8 的表达[139]。同时，胎儿 hBMSCs 表现出生殖细胞标记 OCT4、STELLA、NANOG 和 VASA，以及雄性生殖细胞特异性标记，例如 DAZL、TH2、c-kit、β1-整合素、ACR、PRM1、FSHR、STRA8 和 SCP3[141]。SCP3 是已知的雄性和雌性生殖细胞减数分裂的特定标志物[143]。然而，尽管这些研究表明源自胎儿 hBMSCs 的 PGCLCs 可能正在经历减数分裂，但没有证据表明减数分裂完成。

人羊水也被认为是分离人 hAFSCs 的来源[140]。此外，在 hAFSCs 培养 5 d 后，获得了胚状体（EBs），显示出 OCT4 和 SOX2 的存在，以及生殖细胞发育早期涉及的基因表达[142]。

## 四、人工雌性生殖细胞和胚胎干细胞衍生的配子

在少数研究中已经描述了从 hESCs 体外产生 OLCs[144] 和颗粒样细胞（GLCs）[145, 146]。因此，使用补充有 RA、BMP4 和 NMT 的单层培养系统，观察到了源自 hESCs 的类似于原始卵泡的结构（卵泡样细胞，FLCs）。此外，这些假定卵泡的分化也与卵子发生标志物 GDF9 和 ZP1 的 mRNA 表达相关。然而，无法获得透明带基质的免疫定位[147]。此外，通过使用一些生长因子（例如 AA 和 BMP4）体外治疗的多步骤方法，可以成功地将 hESCs 分化为功能性卵巢 GLCs。基因表达分析显示，hESCs 向原始条纹中内胚层、中间板中胚层进展，并最终成为表达颗粒细胞特异性标志物 FOXL2、P450 19A1（CYP19A1）、AMH、AMHR2 和 FSHR 的功能性 GLCs。而且，这些 GLCs 具有生物学功能[145]，它们也能够产生 AMH 并将芳香化睾酮 -1 转化为雌二醇。因此，这些功能性 GLCs 可用于改善从 hESCs 发展人类雌配子的体外条件。在这种情况下，颗粒细胞共处理丰富了表达 Oct4-EGFP 的 hESCs 的数量。这些人工采集的 H9 Oct4-EGFP$^+$ 细胞表达了更高水平的 VASA 和 GDF9。此外，H9 Oct4-EGFP$^+$ 细胞发展为卵巢 FLC，但效率较低。尽管从 hESCs 可以衍生出大量的 PGCLCs，但这

项研究表明 SCP3 的表达仍然很低。然而，此研究表明 RA 和颗粒细胞共培养在 hESCs 向单倍体生殖细胞分化中的潜在应用[146]，RA 共处理在 28 d 后显著增强了分化细胞中 VASA、GDF9 和 SCP3 的表达。

证实 DAZL 在人类女性生育中具有重要作用[148]，首次报道源自 hESCs 的类似原始卵泡的 FLCs 表明，DAZL 和 BOULE 的组合可用于诱导 hESCs 在体外进入减数分裂。此外，重组 GDF9 和 BMP15 在培养系统中的联合培养促进了体外卵泡的诱导。另外，FLCs 在中间包含 OLCs，在外层包含 GLCs，这表明分化培养物中的混合细胞群具有自组织成有序生物实体的能力[144]。

### 五、人工女性生殖细胞和多能干细胞诱导的配子

从 hiPSCs 产生雌性生殖细胞的首次尝试是建立一种有效的替代方法来治疗 POI 的需要，POI 是导致女性不育的主要疾病[149, 150]。通过使用慢病毒载体过表达 OCT4、SOX2、NANOG 和 LIN28 基因，成纤维细胞能够分化为 POI-iPSCs。然而，基因表达谱分析表明，从这些细胞中分化出来的 PGCLCs 是减数分裂前的[149]。同时，在未使用病毒转染的情况下，在补充有 TGFβ-1、BMP4 和 RA 的体外系统中培养的 POF-iPSCs 显示出表达减数分裂起始标志物 STELLA、VASA 和 SCP3 的 PGCLCs[150]。在最近的一篇报道中，hiPSCs 在用小鼠胚胎卵巢体细胞重建的异种重组卵巢中进行了 4 个月的体外培养，逐渐分化为卵原样细胞。尽管这些细胞表现出表观遗传重编程并获得了减数分裂重组的直接前体状态，但未观察到单倍体细胞[151]。

### 六、人工雌性生殖细胞和成年多能干细胞诱导的配子

由于 hAFSCs 具有分化为 3 个胚层的能力[152, 153]，因此一些研究已经研究了从 hAFSCs 产生 OLCs 的过程[154–156]。事实证明，hAFSCs 具有广泛的自我更新能力，并且在长期培养中仍具有很高的生存力[154]。此外，当 hAFSCs 被补充有猪卵泡液的培养基诱导时，分化 15 d 后可观察到直径为 50~60 μm 的 OLCs 和透明带状的形态[154]。此外，这些 OLCs 表达了与卵母细胞成熟和受精有关的基因 BMP15[157]。从 hAFSCs 衍生的 OLCs 在分化路径上也有不同的 ZP1、ZP2 和 ZP3 mRNA 的表达谱[154]。为了提高纯度和测定的重现性，采用两步法筛选并分化出具有成纤维细胞形态和内源性表达的干细胞和生殖细胞标记的 $CD117^+/CD44^+$ hAFSCs。在诱导期，检测到细胞聚集体的形成和类固醇激素的合成，并观察到 50~120 μm 的 OLCs 呈现透明带。而且，一些 OLCs 自发地发展成类似于植入前胚胎的多细胞结构，大约 2% 的 hAFSCs 分化为减数分裂的生殖细胞，它们表达了卵泡发生和卵子发生相关的标志物[156]。但是，尽管将 hAFSCs 分化为 OLCs 的效率很高，但仍需要研究诱导的 OLC 的生理功能。

MSCs 也可以从人脐带（hUCSCs）获得，并且能够分化成几种细胞类型，包括生殖细胞[155, 158]。结果显示，hUCSCs 分化为表达生殖细胞标记 OCT4、VASA、DAZL、ZP2、ZP3 和 STRA8 的 OLCs[155]。此外，已经证明 OLCs 可以源自男性和女性 hUCSCs[155]。

## 第四节　人工配子临床应用的生物学进展和伦理方面

目前，不孕症的治疗主要是通过辅助生殖技术（ART）来完成的。尽管在这一领域已经取得了实质性进展，但是 ART 的潜力似乎受到了限制，因为它无法帮助缺乏功能配子的不育夫妇[120]。在这种情况下，干细胞技术的发展成为一种有希望的替代疗法，因为它使从人类多能干细胞获得人工配子成

为可能。此外，人工配子技术还可帮助缺乏功能性配子的夫妇生育遗传相关的孩子[120, 159]。除了帮助不育的异性夫妇，人工配子还可以潜在地帮助绝经后的妇女和同性伴侣怀上与她们有遗传相关的孩子。然而，由于这些新技术的临床应用可能会带来社会后果，因此应积极考虑可能产生的影响[160]。

关于不同的干细胞来源，hESCs 可以在体外分化为雄性和雌性生殖样细胞。然而，由于涉及人类胚胎使用的伦理问题，它们的利用具有强烈的社会影响[161, 162]。因此，由于成人体细胞能够在体外重编程并获得多能性基因表达并分化为人配子[129, 163]，因此使用 hiESCs 代表了另一种替代方法。此外，由于其使用似乎涉及较少的伦理问题，因此 hiPSCs 被认为是生殖医学应用中干细胞的替代来源。然而，一段时间以来，人们已经知道，由于遗传疾病而缺乏功能配子的患者体细胞保留了一些表观遗传标记，这导致 hiPSCs 向生殖细胞的分化效率较低[133, 164]。因此，尽管在体外诱导人类干细胞分化为配子的方案上已有重大进展，但是原始生殖细胞向单倍体细胞的发展仍面临重大挑战。此外，使用人工配子产生后代涉及重要的伦理问题，使得这些令人惊叹的技术的临床应用与医学实践相距甚远。

## 第五节　结　论

由于影响生殖特别是配子发生的多种因素，人类的生育能力在全世界范围内急剧下降，主要是在工业化国家，这对那些计划生育与自己有遗传关系的孩子的人来说是一个大问题。幸运的是，在过去的十年中，通过允许在体外产生人工配子的创新技术的重大进步，使没有成熟配子的个体获得了很大的希望。但是，即使在这些研究更加先进的动物模型中，使用不同细胞来源和技术的可用技术仍然显示出有限的成功，主要是针对雌性。即便如此，除了与再生医学有关的潜在影响外，涉及动物人工配子开发的研究还促进了多个领域的发展，包括不育症的治疗、干细胞核移植的基因操作和生殖系表观遗传学编程。然而，为了将这些方法应用于临床医学并克服伦理问题，有必要进行进一步的研究来应对改进产生人工配子所需方案的挑战。

## 第六节　审查标准

针对不同来源的干细胞产生人工配子的研究进行了广泛的搜索，特别是使用搜索工具，如 Science Direct、Google Scholar 和 PubMed。研究工作由 2018 年 11 月开始，至 2019 年 3 月结束。考虑到动物模型和人类进行的研究，研究识别和数据提取的策略基于以下关键词：“人工配子”“人工精子产生”“人工卵母细胞产生”“原始生殖细胞”“胚胎干细胞”“诱导多能干细胞”和“成人多能干细胞”。本书的章节只提供概念性内容。以英文以外的其他语言发表的文章也被考虑在内，而仅在会议、会议记录或书籍中发表的数据则不包括在内。

（Marcela Santos Procópio,Samyra Maria dos Santos Nássif Lacerda, Guilherme M. J. Costa 和 Luiz Renato de França 著；万锋和穆强 译）

61

# 第六十一章　ICSI 与男性不育：对后代的影响

**要点：**

- 卵胞浆内单精子显微注射（ICSI）使许多男性不育相关疾病的治疗方法发生了革命性的变化。然而，ICSI 的应用引起了人们对其子代健康的担忧。
- 父源的精子缺陷可能是这些疾病发病率增加的原因，而非辅助生殖技术（ART）。人们对 ICSI 手术的侵入性也存在担忧。
- 对于通过 ART 技术出生的婴儿，评估其先天畸形情况的研究的质量一般或较低，主要是因为研究的异质性，存在着选择偏倚以及与研究设计相关的问题。然而，在仅评估单胎妊娠的高质量的系统综述和荟萃分析中，先天畸形的风险似乎增加了。进一步的研究应考虑到夫妇的生育史和不孕因素，以确定子代先天畸形的风险是与 ART 有关，还是与不孕因素有关。
- 自然受孕和 ART 助孕分娩的儿童在甲基化模式上有所差别，然而这种差别对二者遗传印迹和表观遗传病发生率的差异影响不大。进一步针对限定人群的大样本研究可以对这些差异进行探究。ART 助孕分娩儿童的染色体异常的风险比自然受孕分娩的儿童更大，尤其是在性染色体相关的非整倍体中。ICSI 似乎比常规 IVF 更容易出现染色体异常。
- 显然，通过 ART 助孕出生的年轻人的精液质量低于自然受孕出生者。
- 通过 ART 受孕分娩的儿童罹患癌症的风险仍然未知。以癌症风险增加为主要结果的研究表明，自然受孕分娩的儿童与 ART 助孕分娩的儿童风险度相似。然而亚组分析显示，某些癌症亚型的风险增加。
- 在通过 ART 出生的儿童或青少年中，与神经 - 精神 - 运动发育障碍风险相关的证据尚不明确。这些研究在控制了多胎妊娠的因素后，总体数据是可信的，但在亚组分析中似乎存在差异。
- 有少量研究评估了 ART 助孕分娩的儿童的心血管代谢疾病的相关结局，有限的证据表明其高血压和空腹血糖升高的风险有所增加。

# 第一节 介 绍

卵胞浆内单精子显微注射（ICSI）使许多男性不育相关疾病的治疗方法发生了革命性的变化。然而，ICSI 的应用引起了人们对其子代健康的关注。这些担忧基于 ICSI 绕过了自然选择、优胜劣汰的机制这一事实。虽然 ICSI 治疗的主要目标是分娩出健康的婴儿，但人们担心的是，与自然受孕分娩出的儿童相比，经 ICSI 助孕分娩出的儿童发生先天性畸形、表观遗传疾病、染色体异常、不孕、癌症、心理和神经发育延迟以及心血管代谢受损的风险可能增加[1]。

父源的精子缺陷可能是这些疾病发病率增加的原因[2]，而非辅助生殖技术（ART）。具体来讲，研究者们推测使卵母细胞受精的生殖能力低下男性精子，无论是自然受精还是通过体外受精（IVF）和 ICSI，都有可能增加胚胎的风险，从而最终导致着床失败、胚胎发育停滞、先天性畸形、流产、儿童癌症和其他围产期疾病[3, 4]。

人们对 ICSI 手术的侵入性也存在担忧。在操作过程中，精子注射可能破坏精子核的去凝集，从而产生非整倍体胚胎[5]；显微注射针可能意外破坏卵母细胞中减数分裂的纺锤体，从而间接导致染色体异常分离[6]。此外，在培养箱外长期处理卵母细胞，如在 ICSI 时，改变温度和 pH（尽管温度和 pH 的改变并不剧烈），但仍可能增加应激诱导产生胚胎非整倍体的比率[7]。在本章中，我们总结了与这一可能现象的最相关的研究。

# 第二节 ICSI 对后代健康的风险和后遗症

## 一、先天性畸形

ART 治疗的主要目标是生下健康的婴儿。生殖内分泌学专家们的一大担忧是，ART 助孕分娩的儿童罹患先天性畸形的风险增加，已有多项系统综述和荟萃分析的科学证据证明了这一点[8–10]。然而，一项将双胎妊娠的先天性畸形率作为主要结果的荟萃分析发现，ART 助孕与自然受孕分娩的婴儿之间的发病率没有差异[11]。此外，比较 ART 手术（ICSI 与 IVF）中先天性畸形发生率的荟萃分析中，并未显示 ART 助孕分娩的儿童的总体先天性畸形的风险增加[12, 13]。

值得一提的是，这些荟萃分析包括了结果相悖的前瞻性和回顾性队列研究，其中有些研究的队列小、偏倚风险高[8–14]。此外，畸形的特征往往是异质性的，这进一步增加了偏倚的风险。

Zhu 等人发表的一项丹麦全国出生队列研究表明，通过 ART 治疗受孕分娩的儿童的先天性畸形率的增加可能与不孕症的诊断或其致病因素有关[15]。根据作者的说法，与生育能力正常的夫妇所生育的孩子相比，被诊断为生育能力不足的夫妇所生育的孩子的先天性畸形的风险增加了 20%。作者还发现，随着不孕时间的延长，先天性畸形的患病率也有所增加。考虑到不孕年限，Rimm 等人重新研究了 2004 年发表的荟萃分析。这项新的荟萃分析的结果表明，通过 ART 治疗受孕与自然受孕分娩的婴儿之间先天性畸形的风险差异并不显著[13]。

综上所述，纳入荟萃分析的前瞻性和（或）回顾性队列研究显示了显著的异质性，由“正常”人群组成的不恰当的对照组可能高估了仅由生育力低下引起的先天性畸形的风险。在新的研究中，不孕症和先天性畸形之间的关系需要进一步研究（表 61.1）。

**表 61.1　总结：ART/ICSI 治疗对后代健康结果的影响**

| 结果 | 概括效应 | 解释 |
|---|---|---|
| 先天性畸形 | ↑ | 当评估限于高质量的单胎系统综述和荟萃分析研究时，先天性畸形的风险似乎增加。一项研究显示，ICSI 婴儿总体泌尿生殖系统先天性畸形的风险高于 IVF 婴儿[14] |
| 表观遗传障碍 | ↑ | 自然受孕和 ART 出生儿童的甲基化模式存在差异。然而，尚不清楚这种差异如何转化为自然受孕和通过 ART 受孕分娩的儿童之间的印迹和表观遗传疾病。一项研究表明，与 ICSI 婴儿相比，体外受精婴儿的产妇外周血和脐带平均甲基化指数较高[31]，而在其他组中，ICSI 与 IVF 组的风险无差异 |
| 染色体异常 | ↑ | 接受 ART 治疗的儿童染色体异常的风险比自然受孕的儿童高，尤其是在评估性染色体相关非整倍体时。ICSI 儿童染色体异常的风险似乎比常规 IVF 儿童高。少精子症与更高的性染色体双体风险[52]和囊胚滋养细胞的非整倍体风险相关[7]。精子正常的 ICSI 组和 IVF 组之间没有差异 |
| 不育 | ↑，男性<br>↔，女性 | 通过 ICSI 出生的年轻男性的精液质量发生了改变。在通过 ICSI 出生的年轻女性中，数据仍然非常有限，无法得出可能存在负面影响的结论 |
| 癌症 | ↔ | 通过 ART 出生的儿童是否有增加患癌症的风险，这一点尚待确定。然而，有限的证据表明某些类型的癌症在通过 ART 出生的儿童中更为常见。在用 ART 方法进行的亚组分析中，ICSI 和 IVF 之间没有显著差异 |
| 心理和神经发育 | ↔ | 关于通过 ART 出生的儿童和青少年的神经精神发育相关变量，结果相互矛盾。然而，一些风险，如孤独症和智力迟钝，在控制多胎因素后降低，或仅在亚组分析中观察到增加（男性因素不育的 ICSI）[70] |
| 代谢与心血管疾病 | ↑ | 有限的数据表明 ART 儿童的血压和空腹血糖水平可能升高。ICSI 组与 IVF 组的危险度无差异 |

注释：↑ 增加，↔ 无效果，ART 辅助生殖技术，ICSI 卵胞浆内单精子显微注射，IVF 体外受精。

## 二、表观遗传疾病

个体基因的表达不仅取决于他们的 DNA 序列。表观遗传因子是基因组中存在于 DNA 遗传序列上的信息片段，在基因组功能中发挥关键作用。表观遗传的变化可以激活或抑制基因转录，从而决定哪些蛋白质将被表达[16]。表观遗传调控在许多正常的细胞过程中发挥作用。基因可能通过表观遗传修饰而被沉默，这可能是基因差异性表达的原因。DNA 甲基化、组蛋白修饰和 RNA 沉默 3 种系统相互作用来沉默细胞中的基因[17]。

表观遗传变化似乎是正常和健康的胚胎发育所必需的，然而它们也可能与某些疾病的发病机制有关。这 3 个系统中任何一个系统的破坏都有可能激活或抑制基因。这些异常与癌症和涉及残疾和智力发育迟滞的染色体综合征有关。

表观遗传活动与发生在配子生成和早期胚胎发育的关键发育阶段有关[18]。当基因根据母系 / 父系来源进行表观遗传调控和表达时，一个基本的现象是遗传印迹[19]（图 61.1）。对于大多数常染色体基因，表达同时发生在 2 个等位基因中。如果双亲中一方遗传的等位基因经历了基因组印迹而被沉默，那么只有表达另一方遗传的等位基因。如果剩余的等位基因有显著的缺失或突变，则该个体可能会出现表观遗传疾病，虽然这种疾病在普通人群中很少见[20]，但在亚生育群体[21]中可能更常见。

最近的研究表明，ART 治疗可能会导致表观遗传异常，从而影响正确的基因组印迹[22]。卵巢刺激和卵母细胞提取、精子操作和胚胎培养条件可能与异常甲基化过程和印迹障碍相关[23]。大多数评估 ART 治疗影响表观遗传变化的研究并无统一定论，因此无法建立因果关系。出现这些结果的原因包括研究个体、组织样本和实验室方法之间的差异。在男性不育的具体案例中，已有少精子症 / 无精子症与表观遗传异常之间关联的相关描述[22, 24–28]。

显然，如果自然受孕和 ART 助孕分娩的儿童之间的印迹表观遗传状态发生变化，其影响很小[29–44]。尽管如此，检测印迹缺陷可能需要在更大规模、更明确的人群中用更加严格的标准化的方法进行更多的对照研究。在低生育力夫妇通过 ART 和非 ART（暴露和未暴露）分娩的子女群体中，不局限于 ART 技术，探索生育问题本身对后代表观遗传变化的影响同样至关重要（表 61.1）。

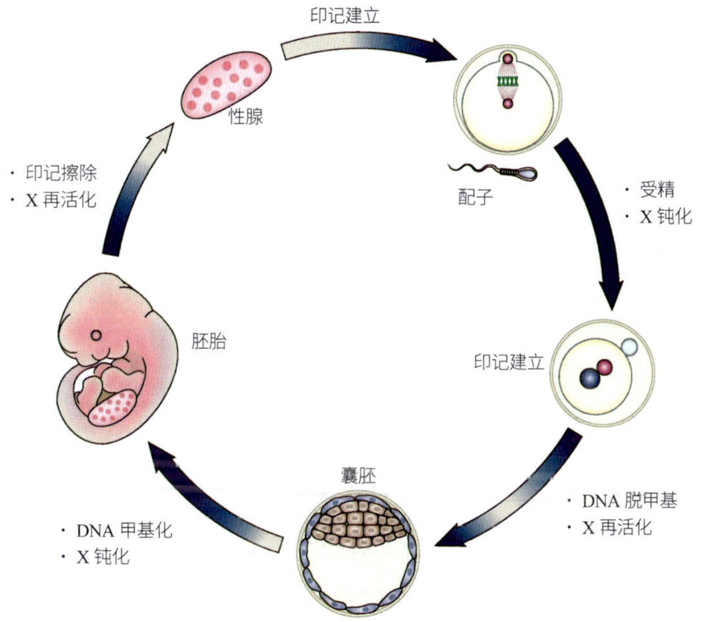


**图 61.1** 表观遗传重编程周期。表观遗传重编程主要发生在配子生成期间和受精后。在配子生成过程中，大部分亲本的表观遗传标记在精卵生成时被清除和重建。第二次表观遗传重编在受精后很快出现，伴随着快速、活跃的父系去甲基化和缓慢、被动的母系去甲基化。囊胚期，内部细胞团中建立了新的甲基化模式，而滋养外胚层保持相对的非甲基化。DNA 甲基化水平的波动由箭头中的差异表示，蓝色表示甲基化水平较高（转载自 Esteves 等人[82]，经施普林格国际出版公司许可）

## 三、染色体异常

染色体的错误分离导致成熟生殖细胞的染色体数目异常，该异常可传递给胚胎。非整倍体和染色体结构异常是导致受精失败、着床失败、自然流产、死产、先天性畸形以及精神和行为障碍的主要因素[45, 46]。

与自然受孕相比，接受 ART 治疗与染色体异常发生率的关系目前尚不明确。然而，手术的侵入性被认为是一个潜在的影响因素。ICSI 受精可能有以下危害：①破坏精子的核解凝，从而导致胚胎出现非整倍体；②在精子注射过程中使用显微注射针影响卵母细胞减数分裂的纺锤体，可能导致染色体的异常分离；③与标准化 IVF 流程相比，在培养箱外处理卵母细胞的时间较长从而会影响胚胎发育。在培养箱外处理精子时难以维持最佳温度、pH 等环境条件，可能导致应激诱导产生的非整倍体的概率增加。

通过 ICSI 治疗不孕症的相关数据表明，该技术绕过了自然选择机制，能增加妊娠早期非整倍体的发生率[47, 48]。尽管 ICSI 已成为治疗男性不育症的首选方法，人们担心不育男性的精子染色体异常的发生率更高。

与这种担忧相一致的是，一些研究表明，由男性因素导致的不育患者的精子细胞中的非整倍体比例高于健康对照组[49-51]。因此，在应用ICSI治疗的患者中，诞生异常染色体后代的风险可能会增加，因为这种技术可能通过注射二体精子造成非整倍体[52]。

最近的证据表明，在接受ICSI治疗的夫妇中，性染色体非整倍体的风险增加。这种风险与ICSI操作过程本身无关，而是与精子注射时所用精子的质量有关[7]（表61.1）。

## 四、不育

有研究评估了与通过ART出生的儿童的生殖潜能相关的各种参数[53-57]。然而，这些儿童在成年生育阶段的生殖潜力的相关信息仍然很少。

一项纵向队列研究通过评估了3月龄男婴的血清激素水平来比较通过ART助孕和自然受孕分娩的男婴的睾丸功能[53]。由于不育男性的睾丸间质细胞功能受损，血清睾酮水平较低，研究人员决定评估3月龄ICSI后代的激素水平，作为成年生殖功能的预测指标。研究发现，通过ICSI受孕分娩的男孩的睾丸间质细胞功能有细微的损伤，这可能遗传自他们的父母。尽管这一发现的意义尚不明确，但作者认为有必要对通过ART受孕出生的男性进行进一步的研究[53]。

另一项前瞻性队列研究评估了通过各种不孕治疗后分娩的18岁男性的精液分析、血清激素水平和体格检查[54]。与对照组相比，因不孕症治疗后受孕分娩的男性后代的精液参数明显改变，睾丸体积更低，其激素水平也发生了变化，但差异无统计学意义[54]。一组长期随访数据通过分析18~22岁ART助孕分娩的男性的精液质量和血清激素水平得出以下结论[55]。精液分析参数显示，与自然受孕出生的男性组成的对照组相比，通过ART受孕出生的男性的精子浓度和活动性较低[55]。幸而其激素水平尚可，FSH、LH、抑制素B和睾酮的平均数和中位数水平与对照组相似，但值得注意的是，通过ART受孕出生的男性的抑制素B水平更有可能低于第10百分位，FSH水平更有可能高于第90百分位[56]值得注意。

对通过ART助孕分娩的女性的长期评估得到了相似的结论。通过ART出生的18~22岁女性的血清抗缪勒氏激素和促卵泡激素水平与自然受孕分娩的女性所组成的对照组相似。两组窦状卵泡计数的结果也相似[57]（表61.1）。

## 五、癌症

儿童癌症是发展中国家儿童死亡的重要原因之一。目前对儿童癌症的病因仍知之甚少；但已有某些癌症是在胎儿发育的早期阶段就开始了的假设[58]。因此，在受孕前后发生的事件可以起到重要的作用，并且可以用来合理地评估其与儿童癌症发生的关系。

已有关于不孕症治疗后出生的儿童罹患癌症的独立报告发表，但很少有大规模的流行病学研究，且其结果也不一致。首篇评估ART受孕分娩儿童患癌风险的系统综述和荟萃分析并未显示出癌症风险的总体增加[59]。然而，最近的一项系统综述和荟萃分析表明，接受ART治疗后出生的儿童罹患癌症的风险在总体上有所增加（RR 1.33，95%$CI$ 1.08~1.63）[60]。从统计学上讲，包括白血病、神经母细胞瘤和视网膜母细胞瘤在内的特定类型癌症的风险之间存在显著的关联[60-64]。最近，未纳入系统综述和荟萃分析的大型纵向队列研究显示癌症的总体风险并未增加[61-63]。然而，在亚组分析中，肝母细胞瘤和横纹肌肉瘤[61]、神经系统肿瘤和恶性上皮性肿瘤[62]、白血病和霍奇金淋巴瘤[63, 64]的风险增加，尽管其绝对风险很小。

一般情况下，在初步分析没有发现显著差异时，应谨慎解释次级分析中的显著差异。然而，癌症的病因各不相同，因此可以想象，在某些特定类型的癌症中，ART 助孕出生的儿童患癌的风险增加了，而总体风险没有增加。因此，尚不清楚接受 ART 治疗出生的儿童罹患癌症的风险是否会因此而增加（表 61.1）。

## 六、心理和神经发育

研究表明，关于儿童神经发育障碍与 ART 之间关系的数据存在分歧。长期神经发育与精神障碍（包括认知、运动和语言发展）的研究结果仍然是争议的来源[65–73]。纵向队列研究对于计划接受 ART 治疗的夫妇的宣教至关重要。

一项最全面的系统综述分析了通过 ART 受孕出生的儿童的长期神经发育，认为需要更多的数据来确定 ART 对这些结果的实际影响[65]。确定 ART 受孕出生的儿童可能存在的神经发育缺陷相对复杂，可能有以下几个原因。首先，ART 与较高的双胎妊娠率有关，这增加了早产、低出生体重和小于胎龄的风险。这些是神经发育缺陷的危险因素[65]。即使在独生子女中，通过 ART 受孕出生的儿童的早产率和胎儿生长受限率也较高，这是评估神经发育缺陷的一个重要偏倚因素[65]。另一个需要考虑的关键因素是低生育力（不论是否接受 ART 助孕）对子代神经发育差异的影响[65]。最后，计划研究不孕症和 ART 助孕对子代预后影响的研究人员，必须考虑使用不同的控制和分析方法来控制混杂变量和中介变量[67]。

睾丸取精（TESE）和 ICSI 助孕对子代神经发育的长期影响鲜有报道；然而，目前的证据表明这些儿童的整体发育和健康状况尚可。有证据表明，通过 TESE 和 ICSI 助孕分娩的子代罹患孤独症和智力迟钝的相对风险高于与仅通过 IVF 助孕分娩的子代[70]。尽管这些疾病的患病率很小，与常规 IVF 相比风险上升的绝对值也不大，故需要更多的研究来评估其关联。

值得一提的是，评估青少年心理适应能力的研究数据令人欣慰，通过 ART 出生的儿童具有积极的亲子关系和良好的适应能力[71]。研究者还评估了青少年的心理健康，包括行为、与同事的关系、社交和情感功能。与上述研究结果相反，一项基于国家数据的评估学业成绩的研究表明，通过 ART 受孕出生的青少年的平均得分明显低于自然受孕出生的青少年[72]，然而差异很小，很可能没有临床意义（表 61.1）。

## 七、代谢与心血管系统

全世界有数以百万的婴儿通过 ART 助孕出生，因此与 ART 治疗相关的潜在健康风险对公共卫生至关重要。包括卵巢刺激、配子操作和胚胎培养在内的 ART 固有程序，都发生在建立基因组甲基化模式的关键窗口。这都有可能会增加中老年心脏代谢疾病的风险。

多项研究评估了通过 ART 受孕出生的儿童的长期心血管和代谢相关结果[74–79]。尽管已有大量报告，但研究深度尚浅，结论也不完全一致。此外，通过受精方法评估 ART 个体效应的研究还很少。另外，与生育力低下相关的特征也可能发挥重要作用[80]。与有生育能力的女性相比，低生育力的女性往往年龄更大、更肥胖，而且多未经产，这可能解释了为什么与自然受孕出生的儿童相比，接受 ART 治疗出生的儿童的心脏代谢状况更差。在这种情况下，肥胖和超重女性的胚胎表现出发育和代谢水平低下[75]。肥胖或超重女性的卵母细胞小于体重指数正常的女性。这些卵母细胞进入囊胚期的概率较低，而达到囊胚期的卵母细胞发育加快，滋养外胚层的细胞较少[81]。这些胚胎还表现出显著的代谢变化，葡萄糖消耗减少、氨基酸代谢谱改变、甘油三酯水平升高，这些都可能对后代产生长期影响[75]（表 61.1）。

## 第三节　结　论

目前的证据表明，与自然受孕出生的儿童相比，通过 ICSI 受孕出生的儿童有更高的染色体异常，尤其是性染色体异常的风险。数据表明，这些影响与父母有关，而与方法无关。然而，相互矛盾的报告表明，接受 ICSI 治疗出生的男孩的生殖潜能可能受到损害。目前，ICSI 助孕分娩的儿童罹患癌症的风险在总体上是否增加尚不明确；然而，有限的证据表明，某些癌症类型在 ICSI 受孕出生的儿童中比自然受孕出生的儿童中更常见。ICSI 受孕出生儿童的先天性畸形与表观遗传缺陷的高风险性之间的联系仍然是不明确的，通过 ICSI 出生的女孩的生殖潜力是否受影响同样尚不清楚。尽管有一些报告表明，使用取自非梗阻性无精子症患者的睾丸精子出生的儿童，比使用射精精子的经 ART 受孕出生的儿童，罹患孤独症和智力迟钝的风险略高，相比之下，通过 ICSI 受孕出生的儿童和年轻人的心理和神经发育水平得到了很好的保存。

## 第四节　审查标准

我们广泛搜索了 PubMed 和 MEDLINE 上探讨卵胞浆内单精子显微注射与男性不育、子代健康之间关系的研究。这些研究的起止时间是从 2006 年 1 月到 2017 年 2 月。研究识别和数据提取的总体策略基于以下关键词：（“卵胞浆内单精子显微注射”或“ICSI”）和（“子代”或“儿童 *”）和（“心理 *”或“神经发育”）或（“不育的”）或（“表观遗传 * 障碍”或“表观遗传 * 疾病”或“印迹 * 疾病”或“印迹 * 甲基化”）或（“先天性异常”或“先天性畸形 *”或“出生缺陷 *”）或（“代谢性 * 特征”或“心脏代谢的特征”或“代谢”）或（“癌症或肿瘤学 *”）。通过筛选“人类”和“英语语言”，共识别出 860 篇相关文章。我们排除了会议文章、学术会议记录、网站文章和专著。在搜索日期之外的引文、网站引文和书籍章节引文仅提供概念性内容。

（Giuliano Bedoschi, Matheus Roque 和 Sandro C. Esteves 著；宋焱鑫，姜宏卫和郭海彬 译）

# 第六部分

# 男性不育和抗氧化剂指南和最佳实践

Guidelines and Best Practices in Male Infertility and Antioxidants

# 第六十二章　男性不育症诊断与管理最佳实践指南

**要点：**

- 不孕不育的定义是指性活跃的夫妇在 1 年内不能自然怀孕。
- 美国泌尿外科协会（AUA）、美国生殖医学协会（ASRM）和欧洲泌尿外科协会（EAU）是 3 个定期制定和更新不育男性的诊断和管理指南的主要组织。
- 全面的病史和体格检查以及 2 次精液分析是不育男性初步评估的基本内容。
- 如果患者在最初的评估或 2 个精液分析中的一个有异常发现，AUA 和 ASRM 建议进行男科检查。EAU 的建议有所不同，它要求在进行男科评估之前进行 2 次异常精液分析。
- 接受的 WHO 精液分析参考值之间的差异造成了被选择进行男科评估的患者之间的潜在差异。EAU 和 ASRM 参考的是 2010 年发布的最新标准，而 AUA 仍然引用 1999 年的版本。

## 第一节　介　绍

典型的不孕不育是指性活跃的夫妇在 1 年内不能自然怀孕[1]。美国生殖医学会将不孕症描述为男性或女性生殖道的任何疾病过程（中断、停止或系统性障碍）导致无法在 1 年内自然受孕，或女性无法维持妊娠状态至分娩[2]。最近的评估指出，8%~15% 的夫妇在 12 个月内无法通过规律的、无保护的性交受孕[2]。虽然最近在有限人群中进行的横断面研究表明，男性不育率约为 10% 或 10.1%（*CI* 9.2~11.1），但 WHO 最近的一项合作表明，许多混杂因素、地域生育率的差异以及缺乏统一公认的不育标准，使得全球评估非常困难[3, 4]。

男性因素的不育可由一些先天性或后天性的泌尿生殖系统异常引起。全身性疾病、环境、生活方式（如肥胖、淋病、吸烟等）、勃起功能障碍、遗传异常、阴囊温度变化（精索静脉曲张）、泌尿生殖道感染、泌尿生殖器外伤、不正确的同房习惯等均可导致一定程度的男性不育症[5]。近半数的病例都不能确定男性不育的病因。这在很大程度上是由于人们对自然受孕的复杂性认识有限，以及目前诊断测试识别异常的能力有限[6]。据 AUA 估计，尽管已经做出了最大的努力，但仍有近 5% 的夫妇因某种男性或女性因素导致的不孕症而无法受孕[7]。人们开始关注开发治疗不明原因的男性因素不育症的新方法。这些努力主要集中在干细胞生物学和基因疗法上，但尚未转变为基于指南的实践，通常是在常规治疗失败后凭经验使用[8]。

最近，由于人们对不育症的医学复杂性有了更多的了解，促使人们认识到有必要制定临床指南来帮助医生评估不育症男性。在这些指南中已经概述的标准化的诊断和治疗有助于提高效率。世界各地的知名组织通过多学科合作制定了指南，以实现这一目标[2, 7, 9, 10]。在这些资料中，专门从事生殖医学的泌尿科医生和医师通常利用3个主要的指南来评估和治疗男性不育症。①美国泌尿外科协会（AUA）关于不育男性评估的最佳实践声明[7]；② ASRM 实践委员会关于不育男性诊断评估的报告[2]；③欧洲泌尿外科协会（EAU）关于男性不育的指南[9]。

虽然来自不同组织的几个同时合作制定了专家意见小组和最佳实践声明，但前面引用的机构提出了最全面和最新的指南。这些组织利用多学科团队使用的临床证据制定符合医学研究所（IOM）制定的“临床实践指南”的标准的建议。IOM 将临床实践指南定义为“包括旨在优化患者护理的建议的声明，这些建议是通过对证据的系统回顾和对替代性护理方案的益处和危害的评估而获得的”[11]。指南未打算作为法律代理使用。它们应该作为一套原则来使用，为护理的标准化提供模板，并有助于提高诊断效率，同时保留医生的自主权。将医生判断和基于指南的管理相结合，也许最能代表当前的护理标准[12]。

## 第二节　AUA 最佳实践声明：男性不育的最佳评估方法

AUA 董事会最初于 1999 年成立了男性不育症最佳实践政策委员会。2001 年，该委员会成为 AUA 和 ASRM 之间的一项合作倡议，目标是制定一系列有关男性因素不育症管理的最佳实践声明。该委员会的最初目标是“根据专家意见，为诊断和治疗男性不育症的最佳临床指南”。在最近一次题为“不育男性的最佳评估：最佳专家共识”的更新中，AUA 实践指南委员会选择了一个由 9 名泌尿科医生和 1 名研究型男科医生组成的 10 人小组[7]。专家组成员与 AUA 均没有 利益冲突。

2015 年，AUA 发布了《美国泌尿外科协会临床实践指南制定标准操作程序》[13]。该文件详细介绍了 AUA 最佳实践声明和指南的制定方法，涵盖了泌尿科内所有非肿瘤亚学科。该文件在 AUA 网站上有概述，并提供免费下载的未删节版本。最初，指南的主题由实践指南委员会成员或 AUA 会员在线提名。根据相关主题，组成一个小组，并特别关注候选成员的特殊专长。如前所述，这些潜在的小组成员不能与所考虑的指南有利益冲突。然后，小组通过设置排除 / 纳入标准的参数和创建要调查的研究问题来制定研究范围。在制定证据报告之前，进行初步的文献回顾，并对其结果进行数据提取、分析和综合。此时，整理最后的文献综述，并写出指南，供同行评议[13]。该方法于 2015 年采用，但由于最近一次更新是在 2011 年发布的，因此尚未落实到 AUA 不孕不育指南的制定中。

在 2011 年更新的《AUA 最佳实践声明：不育男性的最佳评估》中，专家小组建议，如果在定期无保护性阴道性交 1 年后仍未发生自然妊娠，则应进行初次不育症检查。如果男性和（或）其女性伴侣有已知的不孕不育风险因素，建议考虑更早进行检查。手稿中提供的最佳实践声明建议，男性不育症的初始评估包括彻底的生殖史和泌尿生殖系统体检，以及 2 个特定禁欲期内的精液样本分析。如果在初始评估中发现异常，不能以其他方式确定不育症的病因，以及尽管对女方进行了适当的治疗，但不育症问题仍然存在，则应考虑进行其他检查。表 62.1 详细说明了制定 AUA 准则的范围和方法。

# 第三节　ASRM 准则

自 2006 年成立以来，ASRM 的建议和最佳实践声明经历了多次修订。如上文所详述，ASRM 实践委员会最初是与 AUA 共同提出的，在 2012 年发布了最新的指南和最佳实践声明，于 2015 年再次在《生育与不育》上发表[2]。

**表 62.1　AUA、ASRM 和 EAU：不育男性评价准则的制定范围和方法**

| | AUA | ASRM | EAU |
|---|---|---|---|
| 指南标题 | 不育男性的最佳评价：AUA 最佳实践声明 | 对不育男性的诊断评估：委员会的意见 | 男性不育症指南 |
| 目标 | 为不孕不育夫妇男性伴侣的最佳诊断评估提供建议 | 为临床医生提供评估有男性不育问题的夫妇的原则和策略 | 协助泌尿科医生和相关专业的医护人员治疗男性不育症 |
| 目标用户 | 内科医生 | 内科医生 | 内科医生 |
| 收集和选择证据 | 从 1999 年到 2007 年 10 月的 Medline 文献综述，辅以人工检索已发表的文献 | 未说明 | 使用 EMBASE、Medline、Cochrane 综述数据库进行文献检索，仅限于 RCT 和至少 3 年的荟萃分析。其他高级别证据和其他组织的高质量指南 |
| 证据分析 | 审查已发表的荟萃分析和系统评论 | 未说明 | 系统性综述和荟萃分析的首选报告项目（PRISMA）* |
| 评估证据的质量和强度 | 未说明 | 未说明 | 修改后的牛津循证医学中心证据等级法［aa］ |
| 拟订建议所用的方法 | 专家共识 | 专家共识 | 专家共识 |
| 拟订建议所用方法的说明 | 实践指南委员会主席根据专业知识和领导能力任命小组主席。小组主席最多提名另外 7 名成员。每家机构的小组成员人数不得超过 2 人该小组的目标是通过分析手段或小组共识，制定基于循证医学证据的建议，帮助指导男性不育症管理的最佳做法 | 一个由 16 名成员组成的小组起草了第一版，在临床实践中提供了共识和基于循证医学证据的建议。酌情列入了应用时道德和财政方面的考虑 | 由对不孕不育症和男科学有特殊兴趣和经验的泌尿科医生、内分泌科医生和妇科医生组成的集体小组。使用 PRISMA* 方法对文献进行审查并评估证据质量。分级建议通过修改后的牛津循证医学中心证据等级［a］进行 |
| 确定证据强度的方法 | 未说明 | 未说明 | 修改后推荐等级的建议评估、发展和评价（GRADE）** |
| 指南验证技术 | 内外部同行审查 | 拟议的文件在最后批准和公布之前，先在学会成员中分发审查 | 内外部同行审查 |
| 指导性算法 | 未提供 | 未提供 | 未提供 |

续表

| | AUA | ASRM | EAU |
|---|---|---|---|
| 实施策略 | 不育男性最佳评价的节略版和未删节版可从 AUA 查看或下载。<br>来自 SSMR 的指南和最佳做法声明可在 SSMR 下载 | ASRM 的实践委员会 2015 年在《生育与不育》杂志上发表了一份报告，并可在 ASRM 网站上进行查看 | EAU 指南长版的年度重印。可提供案文。<br>光盘上有参考资料的超链接。<br>每年重印的 EAU 指南的额外浓缩袖珍版，免费提供给所有 EAU 会员。<br>删节版作为原创论文发表在欧洲泌尿学杂志上。<br>用 25 种不同语言出版和介绍所有内容的指南 |
| 提供成本分析 | 无 | 无 | 是 |
| 出版历史 | 2001 年与 ASRM 实践委员会合作首次发布。2010 年修订，2011 年确认有效 | 自 2001 年与 AUA 合作出版第一版以来，该实践委员会于 2006 年和 2012 年提供了更新。该报告最近一次发表在 2015 年的《生育与不育》上 | 2001 年首次发表，随后在 2004 年、2007 年、2010 年、2014 年和 2015 年进行了全文更新 |
| 准则能在哪里找到 | 可在 AUA 网站查看或下载 | ASRM 会员可查看和下载，非会员只能查看 | 可在 EAU 协会网站上在线观看或下载 |
| 发表日期 | 2001 年 4 月（2010 年修订；2011 年审查并确认有效性） | 2012 年 6 月 | 2010 年 4 月（2013 年 3 月修订） |

注：RCT 随机对照试验。

[a] 系统性综述和 meta 分析的首选报告项目（PRISMA）是评估和进行系统性综述和 meta 分析的基于证据的最低标准。这一特定方法旨在报告 RCT，但也可用于报告其他证据的系统性综述[14]。

[b] 修改后的建议评估、发展和评价分级（GRADE）方法是 EAU 采用的一种方法，用于评估指南中的证据质量。这有助于提供一种结构化的方法来确定分级系统[15]。

[c] 证据级别。

1a：从随机试验的荟萃分析中获得的证据。

1b：至少从一项随机试验中获得的证据。

2b：从一项设计良好的无随机化对照研究中获得的证据。

2b：从至少一种其他类型的精心设计的准实验性研究中获得的证据。

3：从精心设计的非实验性研究中获得的证据，如比较研究、相关性研究和病例报告等。

4：从专家委员会的报告或权威机构的意见或临床经验中获得的证据。

[d] 建议等级评定办法。

A 级：基于针对具体建议的高质量和一致性的临床研究，并包括至少一项随机试验。

B 级：基于进行得很好的临床研究，但没有随机临床试验。

C 级：在没有直接适用的高质量临床研究的情况下。

该委员会由 125 名医生和基础科学研究人员组成，他们来自泌尿学、生殖男科、妇科、家庭医学和初级保健、男科学和生殖医学领域。2012 年修订的“不育男性的诊断评估：委员会意见”已获得 AUA 董事会和 ASRM 的批准。实践委员会报告的既定目标是“为临床医生提供评估有男性不育问题的夫妇的原则和策略”[2]。该文件提出，它可以作为临床治疗的辅助手段，指出“虽然本文件反映了对生殖医学实践中遇到的问题的适当处理，它并不打算成为唯一被批准的实践标准，也不打算规定唯一的治疗方案。考虑到个别患者的需要、可用资源、指导或临床实践的限制，其他管理计划可能是合适的”[2]。表 62.1 对制定 ASRM 指南的广度和方法进行了逐项总结。AUA 和 ASRM 指南和主要建议的比较见表 62.2。

**表 62.2　AUA（2011）和 ASRM（2012）指南**

| | AUA | ASRM |
|---|---|---|
| 评价目标 | 如果在定期和无保护性性交后1年内未发生妊娠，应进行男性不育症的初步筛查。在某些情况下（如双侧隐睾史或女性高龄），可考虑在1年阈值前进行评估。初步筛查精液分析异常或病史时，应由泌尿科医生或其他生殖专家进行全面评估。对于诊断和治疗女性因素后仍持续不孕的病例，也可考虑进行全面评估 | 不孕不育症的评估适用于经过12个月或更长时间的定期无保护性性交仍未能成功怀孕的夫妇。根据病史和身体检查结果，可以考虑更早的评估和治疗，对于年龄超过35岁的女性，在6个月或更长时间后就应该进行评估。对未来生育能力有顾虑的男性也值得评估。初步筛查评估至少应包括生殖史和至少一份精液样本的分析 |
| 全面评价的组成部分 | 对不育男性的全面评估应从泌尿科医生或生殖专家进行全面的病史、生殖史和体格检查开始。同时应进行至少2次精液分析。这些样本应至少间隔一个月产生。理想情况下，在进行全面评估之前，"异常"样本应该至少有2个异常的精液参数。泌尿科医生或生殖专家应酌情采用全面评估的其他内容（详见下文）以帮助阐明不育症的病因 | 当初步评估得出异常病史或精液分析参数异常时，应考虑进行更详细的评估。这应该由泌尿科医生或其他男性生殖专家进行。完整的评估应包括病史、体格检查和在初步筛查中获得的精液分析，此外还有各种诊断性实验和程序（详见下文）由专业医护人员酌情使用 |
| 内分泌评估 | 内分泌评估应至少包括晨间血清睾酮和FSH。当精液分析异常（特别是当精子浓度< 1000万/mL）、性功能受损或其他临床发现提示潜在的内分泌病变（如高催乳素血症）时，鼓励进行这种评估 | 男性有以下情况应考虑进行内分泌评估：①精液参数异常，尤其是精子浓度低于1000万/mL；②性功能受损；③临床发现提示内分泌病变。至少应包括血清睾酮和FSH浓度的测定。当T水平较低（< 300 ng/mL）时，应获得第二次清晨总T水平与血清游离睾酮（T）、LH和催乳素。抑制素B已被证明与精子参数有较好的相关性。然而，由于测量抑制素B的成本原因，应首先利用FSH |
| 射精后的尿液分析 | 当出现射精后无精液流出或低容量（< 1 mL）精液应考虑做射精后尿液检查。已确诊为CBAVD的患者或有性腺功能减退临床症状的患者不应进行本试验 | 射精后尿液分析适用于男性射精后尿液检查。射精量小于1 mL，但被诊断为性腺功能减退或CBAVD者除外 |
| 经直肠超声检查 | 在可触及双侧精囊，射精量少的无精子症患者，应考虑经直肠超声检查。精囊体积测量前后径大于2.0 cm，应警惕射精管梗阻 | TRUS适用于低容量、酸性无精子症或不含果糖的样本。精囊的前后径大于1.5 cm时，应警惕完全或部分射精管阻塞 |
| 阴囊超声检查 | 当临床阴囊结构检查困难或怀疑有睾丸肿块时，应采用阴囊超声检查 | 当仔细体检无法确定结构或病理时，可以考虑做阴囊超声检查 |
| 严格的精子形态结构 | 使用严格标准的精子形态学尚未被证明能可靠地预测生育能力。不应将其作为唯一的诊断测试来指导治疗决定 | 未提出具体建议 |
| DNA完整性 | 文献中没有足够的证据支持在不育男性的全面评估中应常规应用DNA完整性检测。此外，目前还没有制定出治疗异常测试的成熟疗法 | 在不育男性中，精子DNA损伤更为常见，可能导致不育。然而，有关生殖结果和DNA完整性的相关数据十分有限，无法常规地建议对男性伴侣进行检测 |
| 活性氧种类（ROS） | ROS尚未被证明可以预测生育能力。没有足够的证据支持在不孕不育评估中常规使用ROS测试。此外，目前还没有经证实的医疗或手术干预措施来治疗精液样本中的ROS | 未提出具体建议 |

**续表**

| | AUA | ASRM |
|---|---|---|
| 专业测试 | **白细胞的定量**<br>脓性精液症（每 mL 白细胞超过 100 万）的患者应评估是否有生殖道感染 | **白细胞的定量**<br>患有脓性精液症（每毫升精液白细胞超过 100 万）的男性应评估是否有生殖道感染或炎症 |
| | **抗精子抗体检测**<br>在精液参数正常的情况下，发现单一的弱精子症。 | **抗精子抗体检测**<br>常规检测不适用。当计划进行 ICSI 时不应进行 |
| | **精子活力测试**<br>可用于考虑进行 ICSI 的有活力、无运动能力的精子的病例 | **精子活力测试**<br>可用于评估无运动能力的精子是否可用于 ICSI |
| | 精子与宫颈黏液的相互作用解释不一，往往因使用辅助生殖技术而被否定 | **精子穿透力测定**<br>可能有利于评估 ICSI 候选者，但由于 ICSI 在 IVF 中的常规使用，往往被取代 |
| | **去透明带仓鼠卵母细胞试验**<br>精子穿透试验（SPA）应保留给那些异常检查将指导治疗决定的患者。其受制于不同的解释 | **精子染色体非整倍体**<br>形态学严重异常的精子、具有异常核型的男性或非梗阻性无精子症可能会从精子非整倍体检测中获益。然而，检测是有成本限制的，而且鉴定用于 ICSI 的精子是很困难的，因此不被常规推荐 |
| | **计算机辅助精子分析法（CASA）**<br>有助于评估运动性和运动参数。不经常使用 | |
| | * 不需要用于诊断男性不育症。可帮助在特定情况下选择治疗方法 | |
| 遗传筛查和测试 | 先天性双侧输精管缺失应进行囊性纤维化跨膜转导调节因子（CFTR）突变检测。如果检测结果为阳性，在进行辅助生殖采集精子之前，应向女方提供 CFTR 检测。反之，单侧输精管缺失应进行肾脏造影随访。CFTR 评估至少应检测与囊性纤维化相关的常见点突变和 5 T 等位基因。<br>如果妻子是携带者，而患有 CBAVD 的丈夫在常规 CFTR 检测中呈阴性，则可考虑对夫妇进行基因测序。<br>对所有非梗阻性无精子症和严重少精子症（< 500 万 /mL）的患者应提供染色体核型分析和遗传咨询。<br>现有数据不足，无法推荐对进行 Y 染色体微缺失分析的患者进行检测的序列标记位点的最低数量。涉及无精子症因子（AZF）a 或 b 区大范围缺失的患者往往预后不良。然而，这一结果不能可靠地排除有活力精子的存在。 | 患有非阻塞性无精子症或严重少精子症（精子数 < 500 万 /mL）的男性应评估是否存在遗传异常<br>CBAVD 病例应考虑检测 7 号染色体 CFTR 基因突变。单侧无输精管的患者应提供肾脏影像学检查，不建议对其进行 CFTR 基因突变的检测。<br>非阻塞性无精子症或严重少精子症的男性在接受 ICSI 评估时，应采用染色体异常的核型测试。<br>Y 染色体微缺失，又称无精子症因子（AZF）区域，可有近端、中心或远端区域突变。远端突变（AZFc）只有使用试管婴儿才有可能获得生育能力。因此，在进行 ICSI 之前，应对非梗阻性无精子症或严重少精子症的男性进行 AZF 检测 |

注：CBAVD 先天性双侧输精管畸形，TRUS 经直肠超声，ICSI 卵胞浆内单精子注射。

# 第四节　欧洲泌尿外科协会指南

欧洲泌尿外科协会（EAU）指南办公室（1996年成立后于2004年被授予此称号）面临着制定欧洲临床泌尿外科指南的挑战[16]。这个小组主要由泌尿科医生、妇科医生和生殖内分泌医生组成，创建了“EAU男性不育指南”。自2001年首次发布以来，这些指南经历了定期更新，最近一版指南于2015年以全文更新的形式发布[9]。很多非泌尿科医生普遍使用这些指南指导工作。EAU将为泌尿科医生创建资源作为他们的工作重点。小组的各成员（均为EAU的成员）在参与指南的制定之前，必须提交保密声明，并告知EAU任何潜在的利益冲突。对小组成员的考虑是基于他们的科学和临床价值，以及他们是否愿意投入大量的时间来制定有根据的、全面的指南。每位成员的任期为4年，可连任一次。该小组由一名EAU指南办公室任命的主席来领导。为了使这些指南的重点保持在泌尿学领域，主席总是由一位经过董事会认证的全职泌尿科医生担任。一旦小组制定了初步指南、新版指南或最佳实践声明，至少有3~4名评审员被要求对提交的文件进行评估和正式评审。这些审稿人可能与EAU有关联，也可没有关联，不收取任何金钱报酬[9]。截至2015年最后一次更新，EAU明显减少了非肿瘤学指南的文字量，并对格式进行了标准化，便于使用[9]。

长期以来，循证建议的制定一直是该委员会的重点。这是因为EAU临床指南主要是为了提高医师的临床决策能力。与这一目标相一致的是，为每项推荐制定递增的证据水平和相关等级，有助于根据基础证据的质量对每项推荐进行量化。这有助于保持医生的自主性，并使临床医生能够衡量他们对每个建议的严格遵守程度[9, 16]。表62.1提供了委员会制定EAU指南的范围和方法的摘要。

在制定新的指南或现行指南的新版本时，委员会从当前文献中收集和评估证据。在2015年的更新中，最初从广泛的文献综述中共收集了409篇独特的记录，并对其有效性和相关性进行筛选。其中，有9篇出版物被选入新建议的制定中[16]。这些信息被制定成一系列的声明。这些陈述被总结为建议，并与其相关的证据水平一起呈现。每项推荐的强度根据基础证据的质量（证据水平 = LE）进行分级（推荐等级 = GR）。GR并不总是与LE呈线性关系。这在很大程度上是由于研究设计的变异性、方法的局限性和（或）特定建议的可用数据的差异。反之亦然。如果由压倒性的临床经验和（或）普遍共识所决定，没有高水平证据的声明可能会得到高水平的建议。这些情况通常在文中被记录为“基于小组共识的升级”[9]。在分配等级后，会对每个推荐进行综合评估，以确保每个陈述在得到基础科学证据或小组共识支持的同时，在价值、偏好和成本方面是公平的。截至2018年更新，EUA报告使用了修改后的GRADE方法，这是一种结构化的方法，用于评估制定建议时使用的证据[15, 17]。这基本上是为了消除A、B或C级推荐的模糊性，并将陈述重新分类为“强”或“弱”推荐[16]。此外，只有当多个随机对照试验针对同一问题，且结果以类似方式报告时，才会将meta分析作为系统性综述的一部分。在这些情况下，遵循系统性综述和meta分析的首选报告项目（PRISMA）指南[18]。

EAU提供的临床实践指南涉及男性不育症的13个不同主题。其中包括流行病学和病因学、射精障碍、睾丸功能障碍、精索静脉曲张、梗阻性无精子症、遗传性疾病、睾丸微钙化的生殖细胞恶性肿瘤和精液低温保存。表62.3提供了EAU的部分建议，旨在帮助临床医生评估和管理男性因素不育症。

许多国家的泌尿外科协会已经提交了正式的答复，将 EAU 指南纳入各自的指南中。全世界有 50 多个国家的学会提交了对 EAU 指南的认可[16]。

**表 62.3　EAU（2018）对不育男性的评价指导建议**

| 地区 | 建议 | 建议等级 |
| --- | --- | --- |
| 流行病学和病因学 | 夫妻双方应同时评估不孕不育的特征 | 强 |
| | 被诊断为不孕不育或精液参数异常的男性应进行检查 | 强 |
| 不育男性的诊断评估 | 女性伴侣的生育状况应纳入对亚生育男性的评估和治疗中，因为这可能会影响生育结果 | 强 |
| | 精液分析应按照世卫组织《人类精液检查和处理实验室手册》（第五版）的准则进行 | 强 |
| | 对于至少有 2 次精液分析异常的患者，应保留全面的男科评估 | 强 |
| | 遵守 2000 年世卫组织关于男性不育症的标准评估、诊断和管理手册 | 弱 |
| 原发性睾丸缺损 | 即使基因检测为阴性，也要对进行精子回收的男性进行适当的遗传咨询 | 强 |
| | 对非梗阻性无精子症的男性，应进行睾丸活检（TESE 或显微 TESE）。这可以帮助确定精子生成的程度，冷冻保存精子，以及原位诊断生殖细胞肿瘤 | 强 |
| 遗传性疾病和男性不育症 | 所有精子生成障碍（精子数＜ 1000 万 /mL）的男性都应考虑进行核型分析，这应该是为了诊断目的而进行的 | 强 |
| | 在临床或遗传评估中发现遗传异常时，应向所有夫妇提供遗传咨询，并向可能是遗传性疾病的携带者的患者提供遗传咨询 | 强 |
| | 对 Klinefelter 综合征患者应进行长期的内分泌随访，并适时进行相应的治疗 | 强 |
| | 患有梗阻性无精子症（OA）的男性不应进行微缺失试验，因为精子生成往往不受影响 | 强 |
| | 希望尝试卵胞浆内单精子注射（ICSI）的 Yq 微缺失患者应被告知，微缺失会遗传给男性后代，但不会遗传给女性。 | 强 |
| | 输精管结构异常的患者应与其伴侣一起检测囊性纤维化跨膜传导调节因子（CTFR）基因突变情况 | 强 |
| 梗阻性无精子症（OA） | 继发于附睾或输精管梗阻的 OA 应行显微手术、输精管吻合术或输精管切除术 | 强 |
| | 只有在有冷冻保存设施的情况下，才能进行取精手术（即显微镜下附睾抽吸术、睾丸取精术和经皮附睾抽吸术） | 强 |
| 精索静脉曲张 | 患有精索静脉曲张且体检发现同侧睾丸体积缩小或其他睾丸功能障碍症状的青少年应进行治疗 | 弱 |
| | 亚临床静脉曲张和不育男性精液分析正常，不应治疗 | 强 |
| | 临床上有精索静脉曲张、精液分析发现少精子症，以及其他原因不明的不育症的男性应进行治疗 | 弱 |
| 性腺功能减退 | 有症状的原发性或继发性性腺功能减退症患者，如不考虑生育，应给予睾酮替代治疗 | 强 |
| | 对确诊为性腺功能减退的男性，应给予有效的药物治疗（人绒毛膜促性腺激素、人更年期促性腺激素、重组卵泡刺激素、高纯化 FSH） | 强 |
| | 睾酮替代疗法不应用于治疗男性不育症 | 强 |

**续表**

| 地区 | 建议 | 建议等级 |
|---|---|---|
| 隐睾症 | 激素治疗不宜用于成人隐睾症的治疗 | 强 |
| | 对未降睾丸进行矫正的成年患者，应同时进行睾丸活检，以检测睾丸内生殖细胞原位肿瘤 | 弱 |
| 特发性男性不育症 | 性腺功能减退的患者应进行治疗。 | 强 |
| | 对使用促性腺激素、抗氧化剂和抗雌激素尚缺乏足够的证据来提供合理的建议 | 强 |
| 男性避孕 | 在输精管结扎术中使用烧灼术和筋膜填塞术已被证明是预防术后再复通的最有效技术 | 强 |
| | 追求输精管结扎术的患者应被告知手术技术、失败风险、可能的不可逆性、手术后至精子排净前必须避孕，以及潜在并发症的风险 | 弱 |
| | 显微外科附睾精子抽吸术、经皮附睾精子抽吸术或睾丸取精术与卵胞浆内单精子注射术联合利用，可作为拒绝输精管复通术的男性和输精管复通手失败的男性实现妊娠的二线选择 | 弱 |
| 男性附属性腺感染 | 为已证实或疑似淋病患者继发的附睾炎患者提供指导或沙眼衣原体感染患者及性伴侣进行评估和治疗 | 强 |
| 生殖细胞恶性肿瘤和睾丸微钙化 | 应鼓励有睾丸微石症证据的男性进行自我检查，以早期发现睾丸生殖细胞肿瘤（TGCT） | 弱 |
| | 睾丸活检、阴囊超声随访、生化肿瘤标志物或腹部 / 盆腔 CT 成像不应被用于没有相关危险因素（即不育症、隐睾、睾丸癌和萎缩性睾丸）的孤立性 TM 的男性 | 强 |
| | 睾丸微石症的男性如果属于以下高危人群之一，应考虑进行睾丸活检。双侧睾丸微石症，萎缩性睾丸（小于 12 mL），有未降睾丸或睾丸肿瘤病史 | 强 |
| | 在体检或超声评估中发现有 TM 或相关病变的患者，应进行手术探查，包括睾丸活检和可能的睾丸切除术 | 强 |
| | 患有 TGCT 的男性应随访，以确定是否会有性腺功能减退和（或）性功能障碍的风险增加 | 强 |
| 射精障碍 | 在进行精子采集和辅助生殖技术（ART）之前，应提供射精障碍的特殊治疗。短效 SSRIs，如达泊西汀等，配合或不配合局部麻醉剂治疗早泄 | 强 |
| 精液冷冻保存 | 对于计划接受化疗、放疗或手术的男性，如果可能影响精子生成或导致射精功能障碍，则应进行冷冻保存 | 强 |
| | 如果睾丸活检是为了生育指征，应该提供精子冷冻保存 | 强 |
| | 如果当地无法提供低温保存服务，应在治疗开始前告知患者可以前往或转到有低温条件的单位 | 强 |
| | 采取预防措施，防止病毒、性传播或任何其他感染通过低温储存的材料从捐赠者传给接受者，并防止储存的样本受到污染。这些预防措施包括对患者进行检测，并使用快速检测和隔离样本，直到检测结果出来。不要将肝炎病毒或 HIV 阳性的男性样本与经检测无感染的男性样本存放在同一容器中 | 强 |

## 第五节　对《不育男性评价指南》的评估

鉴于 AUA 和 ASRM 的合作历史，许多指南和最佳实践声明的重叠并不奇怪。事实上，2 个组织在 2001 年制作的第一版文件是由 AUA 的男性不育症最佳实践政策委员会与 ASRM 的实践委员会共同制定的[19]。随后，AUA 在 2010/2011 年和 ASRM 在 2006/2012 年分别对这些文件进行了修订和更新。这些文件与 EAU 提供的文件[9]确实在不同程度上存在差异。

虽然 AUA/ASRM 和 EAU 指南之间存在许多相似之处，但也有一些明显的不一致之处。例如，AUA/ASRM 指南建议对不育男性进行初步评估，包括医学 / 手术史和精液分析[2, 7]。EAU 指南选择不指定最低限度的初始检查。它提到病史和体格检查是所有患者的“标准评估”，并应包括精液分析[9]。AUA 和 ASRM 文件建议，当初步评估发现精液分析异常或临床病史 / 结果提示内分泌病变时，必须由泌尿科医生或其他生殖系统专家进行全面评估。相反，EAU 指南规定，根据 WHO 标准，只有在至少 2 次精液分析异常的情况下，才能进行完整的男科学评估[20]。这意味着正常的精液分析排除了功能障碍的精子作为不育症的病因，而许多不明原因的不育症患者的精液特征是正常的。当排除了女性不孕因素，而男性在病史、体检、精液分析中没有可确定的原因时，就会出现不明原因的不孕症[6]。报道的不明原因不孕症的发生率变化很大（在 6%~30% 之间），并取决于诊断标准和人群人口统计学[5, 6, 21–23]。

尽管上述指南之间存在差异，但 3 个委员会都明确强调了传统精液分析对诊断的重要性。在所有 3 个指南中，在进行全面的泌尿学评估之前，需要进行异常的精液分析（EAU 指南中的 2 个）。EAU 和 ASRM 的最新指南考虑了 2010 年 WHO[20] 更新的精液分析标准，而 AUA 指南仍坚持 1999 年发布的版本[24]。这种差异可能会对临床产生重大影响，因为 2010 年更新版本的正常精液参数参考范围较低，可能会将许多患者排除在进一步评估之外。在对比研究中，1999 年 WHO 标准中至少有一项参数异常的男性中，有高达 15% 的人在 2010 年 WHO 标准中被重新归类为正常范围内[24, 25]。另一项采用类似方法的研究发现，高达 19% 以上的男性在 1999 年 WHO 标准中至少有一项精液分析异常后被重新归类为“正常”[26]。虽然许多原本有资格进行全面评估的男性可能会因为新标准的采用而被排除在外，但可以认为新的参考值提供了更准确的自然变异代表。这可能为消除不必要的评估提供了一个更具成本效益的参数，这无疑将是未来进一步研究的主题。

无论参考值和指南的具体内容如何，很明显，这 3 个协会都对常规精液分析的诊断价值给予了重要的评价。这就对该检测作为男性不育症标志物的有效性提出了质疑[27]。精液参数旨在划分可育和不育男性之间的界限并不总是很明确，只有约 40% 的不育男性在公认的参考范围内[28–30]。虽然精液样本之间固有的自然变异性确实存在，但诸如诊断错误、附属性器官的功能和射精禁欲等混杂因素确实存在，不应忽视[31–35]。最近的证据表明，个体内部和执行精液分析的特定实验室都可能存在变异性。一项研究梳理了精液分析中的实验室内变异，表明形态学（系数变异度超过 80%）和计数（系数变异度大于 60%）的测量变异度最高[36]。该研究的另一个结果表明，标准化训练评估特定的精液参数仅在形态学方面有次要的改善。另一项研究利用健康参与者在 10 周内评估个体内部的变异性，结果显示精子浓度（26.8%）、形态学（19.6%）和前向运动（15.2%）的变异性最高[32]。活率的评估中，变异性最低（10.3%）。由人群均值和精液特征分析形成的参数的实用性主要与每个特征内的个体差异性有关。那些具有显著变异性的精液特征的参考值可能提供有限的临床价值[37, 38]。对人工授精供体精液的分析，在第一次试验中选择那些特征异常的样本时，显示出向平均值的回归。这一结果在第二次测试中重复时被放大[37]。评估每个个体的多个样本有助于解释每个特征内的变异性，并最终提高参数的准确性[38]。虽然这对防止向平均数回归的效果有限，但多个样本的平均数有助于减少其规模。因此，根据指南的建议，对精液进行简单的"正常"分析的合法性是值得怀疑的。最近一项采用2010年WHO标准的回顾性研究回顾分析了2566名提供了至少2份精液样本的患者的5132份精液样本，发现51.2%的第二次分析证实了第一次分析的结果[39]。当初始样本被发现为"正常"时，大约有27%的第二次样本被发现为病理样本。相反，当初始样本被发现为异常时，23%的第二样本被发现为正常。即使是"正常"的精液分析，许多男性仍然不育，原因无法用常规精液特征和参数来解释。在"不明原因不育"的男性中，大约有30%的男性出现了内在精子功能障碍，见于DNA破坏或不成熟的染色质。这些男性的精子功能障碍只能通过精子功能评估（氧化应激、DNA/染色质整合和抗精子抗体测定）来解释[40–42]。虽然精液分析的使用确实有一定的局限性，但AUA和ASRM指南确实建议，当未发现不孕症持续存在且女性因素已被排除或治疗时，应考虑进一步检查男性因素。

在解决精液分析的应用和参数的同时，这3个指南都强调了获得正确的分析的重要性。3个指南都采用了WHO[20]或临床实验室改进修正案（CLIA）[43]的机构质量控制标准。然而，现有的实验室实践调查数据表明，精液分析的标准化程度仍然很低。实验室间全球标准化的必要性已经得到了充分的证明[44–48]。鉴于精液分析在评估不育男性方面的临床价值，临床医生应该对精液分析的准确性和可重复性有合理的信心。

除了对常规精液分析有不同的解释外，AUA/ASRM和EAU准则之间在什么是"全面评价"的问题上仍然存在差异。AUA/ASRM指南详细描述了评估的组成部分，包括何时应利用进一步的程序或侵入性测试。这些包括诊断，如射精后尿液分析、经直肠阴囊超声、精子功能检测、基因检测和内分泌评估（表62.2）。相反，EAU的指导原则是指WHO手册中关于不育夫妇的标准化调查、诊断和管理的内容（表62.1和表62.4）。该手册于1993年首次制定，2000年进行了修订，旨在为病史、体检技术和实验室检查提供详细的指导[1]。虽然该手册在当时是可靠和准确的，但许多人认为，该手册需要修订，以反映过去18年技术和认识的重大进步。

**表62.4　精液特征的下限参考值（第五百分位数及其95%*CI*）**

| 参数 | 参考下限（范围） |
|---|---|
| 精液量 /mL | 1.5（1.4~1.7） |
| 精子总数 /$10^6$·射精$^{-1}$ | 39（33~46） |
| 精子浓度 /$10^6$·mL$^{-1}$ | 15（12~16） |
| 总运动率（PR + NP） | 40（38~42） |

续表

| 参数 | 参考下限（范围） |
|---|---|
| 前向运动率（PR，%） | 32（31~34） |
| 活力（活精子，%） | 58（55~63） |
| 精子形态（正常形态，%） | 4（3.0~4.0） |
| 其他协商一致的阈值 | |
| pH | ＞7.2 |
| 过氧化物酶阳性白细胞 /$10^6 \cdot mL^{-1}$ | ＜1.0 |
| 可选调查 | |
| MAR 试验（带有结合颗粒的活动精子，%） | ＜50 |
| 免疫珠试验（有活动力的精子与结合珠，%） | ＜50 |
| 精液锌（μmol/ 一次射精总量） | ≥2.4 |
| 精液中的果糖（μmol/ 一次射精总量） | ≥13 |
| 精液中性葡糖苷酶（mU/ 一次射精总量） | ≤20 |

**方框 62.1　卫生组织的建议：精液分析**

所有男性的标准评估除了阴囊超声检查和精液分析外，还应该包括病史和体格检查。当精液分析与参考值相比出现异常时，应进行男科学评估（表 62.4）。实验室参考值的标准化有助于指导重要的治疗决定。WHO 提供了 WHO 人类精液检查和处理的实验室手册（第五版）。大家一致认为，现代精子学必须遵守这些参考值（根据欧洲统一组织的建议）。

虽然 AUA/ASRM 和 EAU 的许多建议都是以证据为基础的，但有些指南仍然得到非随机临床试验、回顾性研究和专家意见的支持（表 62.3）。EAU 采用的上述 GRADE 方法试图通过划分有质量支持数据和无质量支持数据的指南来解决这一问题。赋予“强”或“弱”GR 的目的是简化分级系统，然而它要求使用原则模板对建议进行内在的主观评价[15, 16]。相反，AUA 实践指南委员会发现没有足够的证据来制定正式的循证指南，指出大多数推荐来自非随机试验、专家意见或两者的某种组合[7]。这无疑给今后的进一步研究和改进留下了机会。

# 第六节　结　语

指南的目的是为泌尿科医生和其他生殖专家提供参考，帮助提高护理质量和效率，同时保护患者免受潜在的有害或不必要的干预。在众多的资料中，最常用的参考资料和最新的指南是 AUA 不育男性评估的专家共识，ASRM 实践委员会关于不育男性诊断评估的报告，以及 EAU 关于男性不育的指南。

虽然这些指南旨在帮助指导医师进行临床实践，但用于制定建议的不同方法可以改变所提供的声明的强度和质量。在本章详细介绍的 3 个协会中，只有 EAU 承诺为给出的建议制定循证等级。然而，所引用的证据往往是基于非随机的临床试验、专家意见和回顾性研究。这无疑为进一步研究男性不育症的各个领域和制定更高质量的建议提供了机会。

尽管存在上述差异，AUA、ASRM 和 EAU 指南建议对男性不育症进行类似的初始评估。首先要进行全面的病史 / 外科病史和正确的精液分析。如果初步筛查发现病史或精液分析异常（在 EAU 指南中，有 2 项精液分析异常），可考虑进行全面评估。最终，这些指南线作为一个参考。在执行这些指南时，医生的临床判断应始终纳入其中，以便在个案基础上提供最佳护理。

## 第七节　审查标准

对美国泌尿外科协会（AUA）、美国生殖医学会（ASRM）、欧洲泌尿外科协会（EAU）和世界卫生组织（WHO）在各自网址上提供的最新和更新的男性不育症诊断和管理指南线进行了系统检索。在 2018 年 9 月至 2018 年 12 月期间，使用 PubMed、Google Scholar、CINAHL Complete 和 Cochrane Library 等搜索引擎对最新的相关研究进行了广泛的检索，关键词如下："男性不育症""不育率""精液分析""精液分析参数""不育症诊断"和"不育症指南"。以英文以外的语言发表的文章不被考虑。不包括为演讲、小会议、大会议、书籍或网站发表的数据。书籍章节和特定网站被引用，以帮助提供讨论的背景内容。

(Edward D. Kim 和 Oliver Benton IV 著；石红林和夏彦清 译)

63

# 第六十三章　精子 DNA 碎片检测的最佳临床指南

**要点：**

- 正常的精子 DNA 是人类成功受孕的重要因素之一，高水平的精子 DNA 碎片可能会影响受孕的状况，包括胚胎质量和囊胚发育。
- 目前已有多种方法被用来检测精子 DNA 碎片，最常见的方法包括末端脱氧核苷酸转移酶介导的 dUTP 缺口端标记（TUNEL）试验、精子染色质分散（SCD）试验、单细胞凝胶电泳（SCGE）和精子染色质结构试验（SCSA）。
- 在评估复发性自然流产、不明原因的不孕症、精索静脉曲张、辅助生殖治疗（ART）失败以及生活方式有危险因素的患者时，精子 DNA 碎片检测最有价值。
- 保守治疗、抗氧化治疗、精索静脉曲张结扎术、策略性精子选择和使用睾丸精子进行卵胞浆内精子注射等都是可用于高精子 DNA 碎片患者的治疗方式。

## 第一节　介　绍

世界卫生组织（WHO）认为不孕不育是一个全球性的公共卫生问题[1]。其定义是指年龄＜ 35 岁的妇女在规律无保护性性交 12 个月和年龄≥ 35 岁[2]的妇女规律无保护性性交 6 个月仍不能受孕。男性不育症是人类生殖领域的一个重要问题。它近乎占所有不孕不育症病例的一半[2]。男性因素相关的不孕症的发病率越来越高，近 50% 的不孕不育患者与该因素有关[2]。

传统的精液分析检查可测量精子的基本参数，如计数、活动力和形态。虽然这些指标被认为是男性生育力评估的基石，但却可能无法全面了解生育潜力[3]。事实上，大约只有 15% 的不育男性精子参数可能正常，所以其他因素可能导致他们不育[4]。精子 DNA 的完整性被认为是影响正常受精、着床、怀孕和胎儿发育的重要因素[5]。因此，在临床实践中，精子 DNA 碎片（SDF）的检测已被用于临床实践，以揭示男性因素对夫妇不育的重要性，并有助于在一些情况下制定治疗决策[6]。

正常的精子 DNA 是人类成功受孕的重要因素之一，高水平的 SDF 可能会影响受孕的状况，包括胚胎质量和囊胚发育，使妊娠更加困难[6, 7]。

有几种因素可以改变精子 DNA，如染色质装配和重构的错误，精液氧化应激状态，以及其他发生在附睾的凋亡事件[8]。最近，氧化应激被认为是可能影响精子 DNA 的重要因素[9]。它是由 ROS 和保护性抗氧化分子之间的不平衡导致的，引起精子脂质过氧化和 SDF 等有害影响[10]。高达 80% 的不孕不育症患者发现 ROS 水平升高，说明氧化应激实际上可能是各种疾病状况和生殖改变之间的中间状态[10]。

SDF 检测已公认为是评估不育男性的一个有价值的工具。其在男性生育力评估中的作用已被用于复发性自然流产、不明原因的不孕症、精索静脉曲张、辅助生殖治疗（ART）失败以及生活方式有风险因素的患者[11]。本章旨在回顾 SDF 检测在临床实践中的实用性。

## 第二节　SDF 检测方法

已有多种方法用来检测精子 DNA 碎片，可通过直接利用探针和染料或间接测量 DNA 易变性的程度[12]。不同方法使用不同的检测程序，会导致不同的测量参考值。最常用的 SDF 检测方法（表 63.1）包括：

### 一、TUNEL 测定法

TUNEL 测定法通过终端脱氧核苷酸转移酶介导的 dUTP 缺口末端标记来检测精子 DNA 链断裂，这些断裂是由氧化应激（ROS）和凋亡引起的[13]。在细胞凋亡过程中，一组称为 caspase 的酶通过激活其他称为核酸酶的酶来诱导细胞死亡[14]。这些核酸酶诱导核 DNA 碎片化，使碎片化的 DNA 的 3′ 端游离。TUNEL 检测使用一种末端脱氧核苷酸转移酶（TdT）来催化标记的核苷酸与碎片化受损 DNA 的 3- 羟基末端结合。流式细胞仪或荧光显微镜可用于量化该酶促反应产生的信号[15]。

### 二、彗星测定法

彗星法又称单细胞凝胶电泳法（SCGE），是一种灵敏、快速、定量的分析细胞中 DNA 损伤的技术[16]。在这种方法中，首先将精子细胞嵌入琼脂糖凝胶中，放在微型载玻片上。这些细胞被洗涤剂溶解，使 DNA 游离。然后，使其在中性或碱性介质中进行电泳，并应用荧光。从细胞核迁移出来的受损的 DNA 及未受损的 DNA，形成彗星的形状（因此该检测方法也被称为彗星）[17]。彗星的形成是由于带负电荷的断裂 DNA 末端以比未受损的 DNA 更快的速度向阳极自由迁移[17]。彗星的头部代表未受损的 DNA 片段，而彗星的尾部代表受损的 DNA 片段。彗星尾部的 DNA 数量与 DNA 的损伤量有一定的比例关系。

### 三、精子染色质分散试验

SCD 试验又称 Halosperm 试验，可间接测定 DNA 碎片[18]。这是通过定量测定精子裂解和酸变性后去除核蛋白后的核分散（晕）量来实现的。变性后，加入裂解液，将导致核分散。在荧光或光学显微镜下测量这种分散的大小。只有正常的 DNA 才会分散，而破碎的 DNA 不会形成光环，因此分散的量与DNA损伤的程度成反比。这种方法不需要使用复杂的实验室设备，是一种简单快速的检测方法，能够检测 SDF[19]。市场上有很多试剂盒可以协助医生快速检测染色质分散度（如 Halotech）[20]。SCD 测试方法见图 63.1。

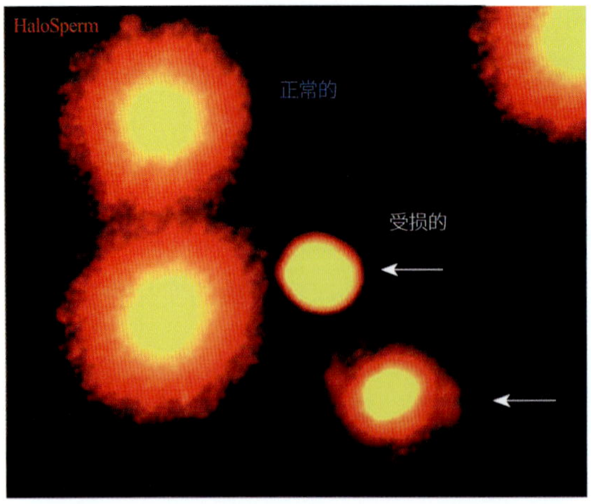


**图 63.1** Halosperm 试验的解释 [20]

## 四、精子染色质结构测定法

精子染色质结构检测（SCSA）是 SDF 的另一个直接的检测方法，已被证实是确定 DNA 完整性的一种有力的检测方法 [21]。精子中 DNA 碎片的百分比可在 5 min 左右测出，比其他任何检测方法速度快很多 [22]。

用酸性溶液变性后，加入荧光染料（吖啶橙）进行染色。然后使用流式细胞仪，可以分析 5000~10000 个精子细胞。使用特定的 SCSA 软件，创建一个散点图，显示红色和绿色精子的比例。红色精子的百分比代表 DNA 碎片指数（DFI），也就是有 DNA 碎片的精子。至于红色精子则称之为高 DNA 染色能力（HDS）精子，代表着不成熟的精子 [23]。DFI 大于 30% 是对生育能力的不良预测 [22]。与传统的精液分析相比，SDF 测试可以被认为是一种更可靠的生育能力测试，因为它较少受到生物学变异的影响 [24]。此外，几种 SDF 的检测方法已经标准化，并在临床实践中得到验证 [13, 25]。更重要的是，由于所测量的结果可能会因所使用的不同检测方法而不同（如染色质解聚或 DNA 链断裂），研究已经建立了不同 SDF 检测方法之间的显著相关性 [26, 27]。最后，每种 SDF 检测方法都有几个阈值（表 63.1）。这可能会使结果的解释更加复杂，结果甚至会受到临床情况的影响，建议男科实验室在验证其结果后建立自己的参考水平。

**表 63.1　不同 SDF 测试方法的比较**

| 检测法 | 原理 | 结果 | 阈值 | 优势 | 劣势 |
|---|---|---|---|---|---|
| TUNEL | 量化 dUTP 掺入 DNA 断裂的酶法 | 荧光 DNA 代表碎片化的 DNA | 36.5%[78]<br>36%[79]<br>35%[80]<br>15%[81] | 直接测量<br>可对新鲜或冷冻样品进行检测<br>可检测单链和双链断裂<br>可提供商业化检测 | 需要实验室之间的标准化，费时费力，不评估未成熟的精子 |
| Comet | DNA 片段的电泳评估 | 尾巴的大小代表了 DNA 碎片的数量 | 56%[82]<br>52%[17] | 直接测量<br>可检测多种类型的 DNA 损伤<br>由于只需 5000 个精子，因此可在严重少精子症患者中进行 | 仅可在新鲜样本上进行，观察者之间具有差异性，耗时长<br>要求有经验的观察者 |

续表

| 检测法 | 原理 | 结果 | 阈值 | 优势 | 劣势 |
|---|---|---|---|---|---|
| SCD | 评估变性后碎片化 DNA 的分散度 | 含 DNA 碎片的精子不会产生光环 | 35%[83]<br>30%[37] | 简单测试<br>可提供商业试剂盒 | 间接测量，观察者之间具有差异性，耗时长 |
| SCSA | 评估 DNA 对变性的敏感性 | 正常 DNA →绿色碎片 DNA →橙红色 | 30%[40]<br>27%[84] | 可提供标准化程序<br>快速测试<br>可检测的数量多<br>新鲜或冷冻样品 | 间接测量，没有商业化的检测方法，昂贵的仪器需要有经验的技术人员 |

# 第三节　SDF 检测的适应证

SDF 检测在临床实践中越来越多地被用于评估男性不育症。最近的一项来自全球 18 个国家的 65 位专业人员调查报告显示，81.6% 的受访者通常会要求进行 SDF 检测，他们最常使用 TUNEL 和 SCSA 方法进行 SDF 评估[28]。该调查是“精子 DNA 碎片”专刊的一部分，该专刊包含了 SDF 检测在临床实践中的实用性指南。这一指南[11]得到了转化医学会的认可，确定了以下 SDF 检测的临床适应证（表 63.2）。

## 一、患有临床型精索静脉曲张的男性

睾丸精索静脉曲张是指负责睾丸静脉引流的蔓状静脉丛的异常扩张。大约 40% 的不育男性发现这种情况，其主要的治疗方法是手术[29]。然而，手术患者的选择一直是一项值得考虑的问题，主要因为临床上可触及的静脉曲张患者中，有相当数量的男性能够自然受孕。研究一直致力于寻找辅助实验室测试来帮助选择可以从手术中获益的患者，目前已经认识到 SDF 检测的临床价值。

这些结果表明，精索静脉曲张与 SDF 密切相关，精索静脉曲张修复有助于改善患者 DNA 的完整性。SDF 检测作为评估精索静脉结扎术预后和结果的工具。

精索静脉曲张的 DNA 损伤可由多种因素引起，主要与睾丸过热及睾丸内血液淤积有关，从而导致缺氧和氧化损伤[30, 31]。在可育和不育男性中可以观察到精索静脉曲张和 SDF 之间有显著的直接关系[32]。一项对 2399 名在不育诊所就诊的男性进行的横断面研究发现，精索静脉曲张患者（$n = 391$）的 SDF 水平比无精索静脉曲张的不育男性更糟糕（$n = 2399$）[33]。这一观察结果与精索静脉曲张组的常规精液参数明显较差相一致。在精索静脉曲张组中，作者还发现 SDF 与早期凋亡和异常线粒体膜电位显著正相关[33]。

另外，从研究中得到的证据表明，精索静脉曲张切除术后 SDF 水平显著降低，证明该测试适用于临床精索静脉曲张患者[32, 34, 35]。一项研究报告 49 例不育精索静脉曲张患者术后 3 个月 SDF 有显著改善（用 SCSA 评估）（术前 35.2% 比术后 30.2%，$P = 0.019$）[36]。Ni 等人将接受精索静脉曲张切除术的不孕精索静脉曲张患者与正常生育对照组进行了比较，发现术后常规精液参数和 SDF 得到显著改善（术前 28.4% 比术后 22.4%，$P = 0.018$）。精索静脉曲张切除术后生育患者的 SDF 水平与生育对照组相比无显著差异；然而，他们术后 SDF 值低于术前结果和非生育患者的 SDF 水平[37]。

虽然 SDF 对较低等级精索静脉曲张男性生育能力的影响尚未得到彻底的研究，但仍有少数研究报道不同等级精索静脉曲张 SDF 水平均升高[37, 38]。更重要的是，在较低级别的疾病行手术治疗并观察到术后 SDF 改善及手术后生育潜力的提高，这一发现能够证明 SDF 检测在所有级别疾病中的实用性[37, 38]。这些结果表明，精索静脉曲张与 SDF 密切相关，精索静脉曲张修复有助于改善患者的 DNA 完整性。SDF 检测可作为评估精索静脉曲张切除术预后和结果的工具。

## 二、不明原因的不孕、反复流产或宫内人工授精失败

不明原因的不孕症是指所有的生育能力评估检查都正常，但男方仍然不育。这种情况发生在 10%~30% 的不孕夫妇中[39]。

要知道，精液参数正常的不育男性，其 SDF 水平仍可能较高[40]。因此，SDF 检测可能适用于不明原因的不育男性。

在最近的一项包括 25 对不明原因不育夫妇的研究中，43% 和 29% 的患者 SDF 水平分别高于 20% 和 30%（通过 SCD 测试评估）[20]。同样，Saleh 等将不明原因的不孕症的男性与正常生育的对照组进行了比较，报告使用 SCSA，前者的 SDF 水平（23%）明显高于后者（15%）[41]。

至于 IUI 失败，一项研究显示，当男性伴侣的精子具有较低水平的 DNA 损伤时，不孕夫妇怀孕的可能性更高（7.0~8.7 倍）[42]。Duran 等评估了 154 名接受 IUI 的男性的精液样本。使用 TUNEL 测试观察到，与成功的周期相比，失败的周期中 SDF 水平明显较高，并确定了 12% 的 SDF 临界值，如果超过这个值不能通过 IUI 受孕[43]。Bungum 等采用 SCSA 方法检测 SDF，确定了 30% 的临界值，超过该值的夫妇在 IUI 后生化妊娠率、临床妊娠率和分娩率将显著降低[40]。

研究还将 SDF 与复发性自然流产（RSA）联系起来，RSA 的定义是妊娠 20 周前发生 2 次或 2 次以上的自然流产。患有 RSA 的夫妇有比正常对照组高 1.2 倍的 SDF 水平（通过 SCSA 测量）（分别为 $28.1 \pm 4.9$ 比 $21.7 \pm 4.7$，$28.1 \pm 4.9$ 比 $21.7 \pm 4.7$，$P < 0.05$）[44]。另一项将 30 对 RSA 夫妇与 30 对对照夫妇进行比较的研究也有类似的结果[45]。

**表 63.2 精子 DNA 碎片的临床实践指南**

| SDF 适应证 | 推荐级别 |
|---|---|
| 临床型精索静脉曲张 | C 级 |
| 2/3 级和正常精液参数 | |
| 1 级和临界异常的精液参数 | |
| 复发性流产 | |
| 不明原因的不孕症 | |
| 反复性 IUI/IVF 失败 | |
| ICSI 后复发性流产 | |
| 生活方式具有危险因素的患者 | |

注：基于 Agarwal 等人[11]的数据。

## 三、体外受精（IVF）/ 卵胞浆内单精子显微注射（ICSI）失败

有证据表明，SDF 水平可以显著影响 ART 的结果，如 IVF 和 ICSI。SDF 可以影响受精、胚胎质量、临床妊娠、活产和流产率 [5]。系统性综述和荟萃分析的数据表明，高 SDF 水平与 IVF 的妊娠率降低和 IVF、ICSI 后流产率增加有关 [46–48]。高 SDF 患者 IVF 后妊娠率降低 1.27%~1.57%[48, 49]，而 IVF 和 ICSI 后流产的概率为 2.48%[49]。

IVF 和 ICSI 的技术差异可以解释 2 种方法对妊娠率的不同影响。IVF 时，精子要经过长时间的培养，可能会加重 SDF 的水平，从而加强其不利影响 [50]。此外，卵母细胞的质量也是影响 ART 结局的重要因素，据报道，卵巢储备减少的女性 ART 结局差 [51]。

## 四、有危险因素的患者

SDF 检测适用于暴露于几种已知会诱发 DNA 碎片风险因素的不育男性。目前特别确定了吸烟、肥胖、职业暴露（主要是铅和镉）、有机氯污染物或农药（多氯联苯和二氯二苯三氯乙烷的代谢物）以及双酚 A（一种用于食品和饮料行业塑料容器的化合物）等风险因素 [6, 52–55]。在 SDF 测试之前，在讨论病情时评估这些风险因素非常重要，将有助于改变患者的生活方式，并在随后的就诊中跟踪他们的反应。

此前发表的调查已经探讨了 SDF 测试在医疗从业人员中在上述临床场景中的实用性，并揭示了该测试最常用于反复 IVF 失败夫妇的检查（87.2%），其次是复发性流产，无论使自然妊娠或 ICSI 后（两者均为 79.5%）[28]。其余的适应证的应用见图 63.2。

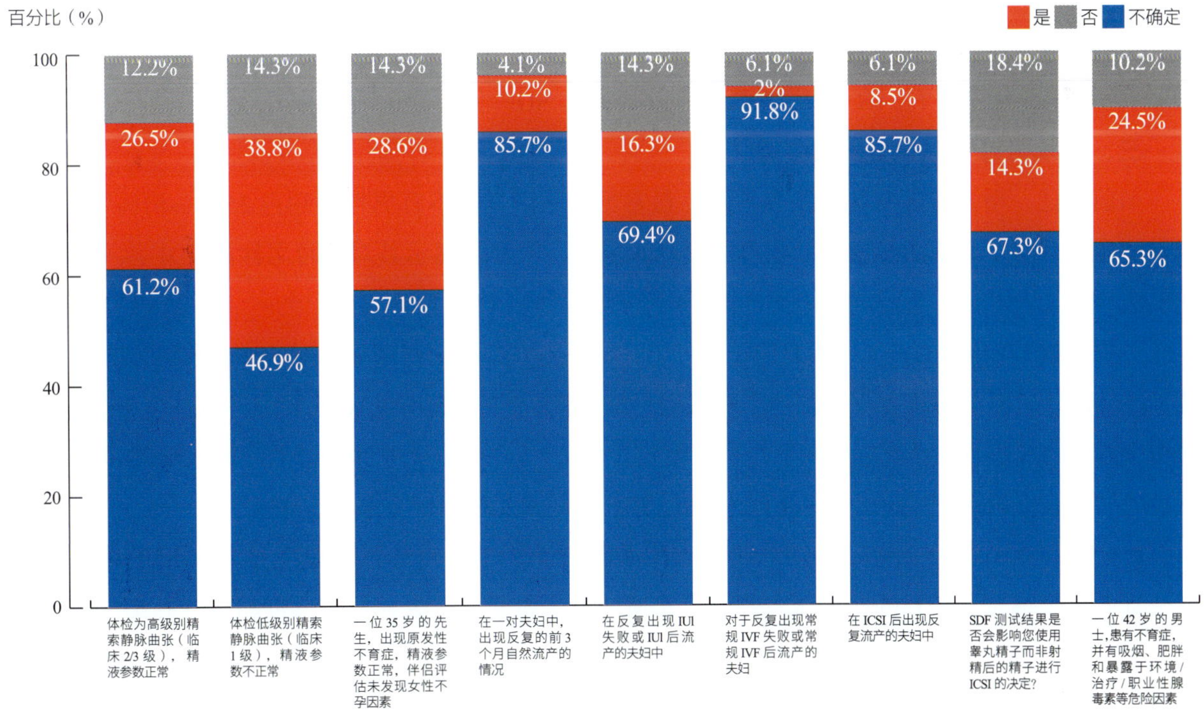


**图 63.2**　SDF 在各种临床中的应用。SDF：精子 DNA 碎片，IUI：宫腔内人工授精，ICSI：卵胞浆内单精子注射，IVF：体外受精

# 第四节　治　疗

## 一、保守法和咨询法

在 SDF 值较高的情况下，可以采取一些保守和（或）咨询措施。目前在这方面已经确定了一些可以调整的风险。出现高 SDF 水平的患者应进行筛查，以确定是否存在此类风险因素。这些因素包括物理因素，如辐射、热暴露、吸烟、空气污染物、化学制剂（如抗癌药物）、性传播感染，以及生物因素（如体重指数升高和糖尿病）。因此，应调整生活方式，如有泌尿生殖系统感染，应使用适当的抗生素治疗。

多项研究表明，男性生殖器感染和炎症可以增加 SDF[56]。同时，炎症也会导致 ROS 的产生，而 ROS 会导致 DNA 的修饰和损伤[57]。

最后，可以建议患者进行频繁的射精，尤其是在排卵期，因为这可能有助于通过减少精子通过附睾的时间来减少 DNA 的损伤，从而减少氧化应激的暴露[58, 28]。Agarwal 等人证实了短时间禁欲的效果，与禁欲时间较长的患者相比，禁欲 1 d 的患者观察到的 SDF 显著降低[59]。

## 二、抗氧化剂处理

目前认为氧化应激是 SDF 的主要原因[9]。因此为扭转这种氧化还原状态的失衡应采取措施，通过赋予精子 DNA 完整性和生育潜力整体上的保护作用。抗氧化剂为通过饮食或口服补充剂补充的化合物，为治疗男性不育症的常用处方，一些评论已经证明其能够改善精液参数、氧化应激、临床妊娠和活产率[60–63]。

一般来说，探讨抗氧化剂补充剂对 SDF 水平影响的研究较少。我们曾进行过一项综述，该综述发现维生素 C、维生素 E、硒、锌、叶酸和左旋肉碱对 SDF 水平有显著的有益作用[60]。

## 三、手术治疗（精索静脉结扎术）

如前所述，精索静脉曲张是男性不育症最常见的原因，在不育男性中约占 25.4%~81%[64]。精索静脉曲张治疗除了对精液参数和妊娠率的有利影响外，研究还显示其对不育男性的 SDF 水平也有有利影响[32, 65]。

一项包括 177 例患者的 6 项研究的荟萃分析评估了精索静脉曲张切除术对 SDF 的影响。作者证实，精索静脉曲张患者的 SDF 水平往往高于对照组，平均差异为 9.84%（95%$CI$ 9.19~10.49，$P < 0.00001$），而精索静脉曲张手术会降低这些水平，平均差异为 –3.37%（95%$CI$ –4.09 ~ –2.65，$P < 0.00001$）[65]。作者最后建议将精索静脉曲张切除术作为降低 SDF 水平的合理治疗方案。

Zini 和 Dohle 在 2011 年完成的另一项大型系统性综述也支持精索静脉曲张与高 SDF 相关的证据，SDF 可能继发于精索静脉曲张介导的氧化应激。该研究还认为，可以预期精索静脉结扎术对精子 DNA 损伤有有益影响[32]。

因此，精索静脉曲张修复在缓解氧化应激、增加精液抗氧化剂、降低 SDF 方面的功效已经得到证实。SDF 值仍未列入公认的精索静脉曲张治疗指征中，其中包括具有正常或可治疗女性因素的夫妇的异常精液参数[64]。SDF 检测结果是否会被纳入未来社会对精索静脉曲张治疗的建议值得关注。

## 四、在 ART 治疗中

SDF 水平为接受 ART 的夫妇提供重要的预后信息。我们曾参考 SDF 值制定了 ART 算法（图 63.3）[7]。发现 SDF 水平较高的反复 IUI 或 IVF 失败的患者应进行 ICSI。当面临 ICSI 后反复妊娠失败时，则应尽量选择 SDF 水平较低的精子进行后续的 ICSI 试验。这些包括体外精子选择技术或使用睾丸精子 [11]。

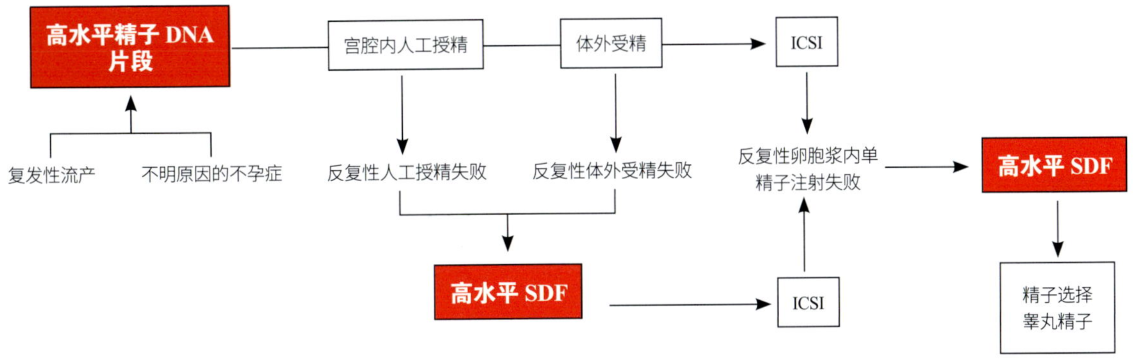


**图 63.3**　精子 DNA 碎片在辅助生殖治疗中的应用流程。

从射出精子中 SDF 水平较高的男性睾丸中提取的精子往往具有相对更好的 DNA 质量和完整性 [66]。背后的原理是，从睾丸中找寻精子可避免其在通过附睾时由氧化应激引起的 SDF 增高。因此，具有更好的 DNA 完整性和质量的精子在受精前会被优化，将导致更好的生殖结果。

为了评估使用睾丸精子与射精精子的效果，一项前瞻性研究评估了 147 对接受 ICSI 的夫妇，研究了 ICSI 使用睾丸精子与射精精子的效果 [66]。结果显示，射精精子的 SDF 水平高于睾丸精子（40.7% 比 8.3%）。此外，使用睾丸精子代替射精精子时，临床妊娠率（51.9% 比 40.2%）和活产率（46.7% 比 26.4%）更高，流产率更低（10% 比 34.3%）[66]。

因此，该研究认为，与射精精子相比，使用睾丸精子进行 ICSI 的男性组的 ICSI 结果明显好于射精精子，且睾丸精子的 SDF 显著降低 [66]。

另一项研究评估了使用睾丸精子对既往使用 SDF 高的射精精子（用 TUNEL 测定）ART 失败的少精子症男性进行 ART 的结果 [67]。作者证实睾丸精子的 SDF 值比射精精子低，使用睾丸精子进行 ICSI 可使之前使用射精精子周期失败的夫妇的妊娠率和活产率达到 50%。

Arafa 等比较了对 36 名高 SDF 男性进行的连续睾丸精子 ICSI 周期的临床结果与之前射精精子 ICSI 周期的临床结果 [68]。与射精精子 ICSI 周期相比，睾丸精子 ICSI 具有较高的妊娠率（38.9% 比 13.5%，$P < 0.001$）和活产率（47.2% 比 8.3%，$P < 0.001$）[68]。

在 SWOT 回顾分析中，作者总结了已发表的关于高 SDF 男性使用睾丸精子进行 ICSI 的研究 [69]。SWOT 分析提出了该课题的优势、劣势、机会和威胁（图 63.4）。作者得出的结论是：①睾丸后高 SDF 患者使用睾丸精子进行 ICSI 是有文献支持的；②这种治疗方式只有在其他非侵入性的治疗方法失败时才能适用；③需要进行监测，以确定对子代健康的潜在风险和睾丸取精术的并发症。

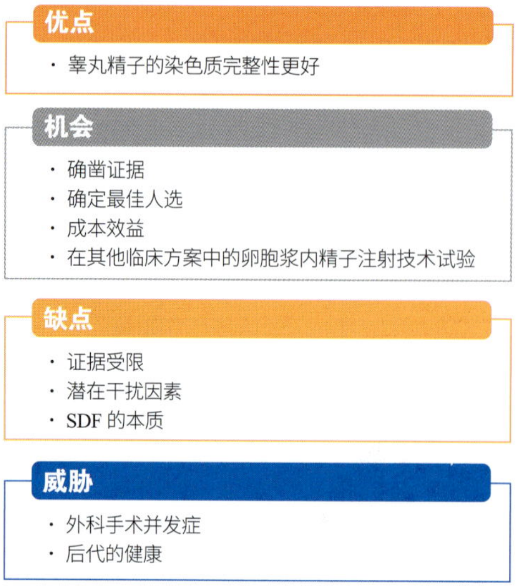


**图 63.4** 睾丸精子在 ICSI 中使用的 SWOT 分析（基于参考文献 [69] 的数据）

精子选择技术在 ICSI 周期的过程中并不少见[70]。这些技术的目的是选择结构完整、成熟、DNA 完整性高的精子进行受精。主要取决于精子表面电荷、凋亡、双折射度、超高倍镜下的形态或与透明质酸结合的能力[71]。

在 ICSI 的背景下，已经研究了许多降低 SDF 的实验室技术。例如，缩短射精禁欲期、重复射精和分离完整成熟精子的密度离心法，可将受损 DNA 的比例从 47% 降至 22%[56, 69]。同样，使用上游法选择运动能力较强的精子，使受损 DNA 的精子比例降低了 35% 左右[72, 73]。另一项研究评估了上游法和密度梯度离心法去除单链和双链 DNA 损伤的能力。结果表明，二者在消除含有双链 DNA 损伤的精子和 DNA 高度损伤（退化）的精子方面效率相同，密度梯度离心法在选择无单链 DNA 损伤的精子方面比上游法更有效[74]。其他方法如形态学（IMSI）或生理学（PICSI）选择精子用于 ICSI 和磁珠细胞分选选择 SDF 较低的精子用于 ICSI，结果效果不一[75, 76]。Bradely 等[77] 比较了 PICSI、IMSI 和睾丸精子之间的 ICSI 结果。作者确定 PICSI 和睾丸精子都能获得较好的效果。但使用睾丸精子时活产率最高，其次是 PICSI。

## 第五节 结 论

SDF 是一种重要的生育力检测。最近发表的指南推荐其在不明原因的不孕症、复发性自然流产、精索静脉曲张、ART 失败和存在生活方式风险因素的患者中进行检测。现有证据表明，SDF 检测结果可以影响治疗决策，从而获得更好的治疗效果。SDF 的结果可以帮助临床医生推荐 / 监测生活方式的改变，为精索静脉曲张切除术、开具抗氧化药物治疗、选择合适的 ART 助孕方案，以及在 ICSI 之前进行精子选择或使用睾丸精子提供依据。

## 第六节　审查标准

利用 Science Direct、OVID、Google Scholar、PubMed 和 MEDLINE 等搜索引擎对精子 DNA 碎片的研究进行了广泛的搜索。研究识别和数据提取的总体策略基于以下关键词：“精子 DNA 碎片”“精子功能检测”“治疗”“诊断”“指南”“精液参数”和“辅助生殖”。以英文以外的语言发表的文章也被考虑。仅在会议或会议记录、网站或书籍中发表的数据不在考虑之列。

（AhmadMajzob, Ashok Agarwal, ChakLam Cho 和 Sandro C. Esteves 著；
万锋和石红林 译）

64

# 第六十四章　抗氧化剂在男性不育症内外科治疗中的应用

**要点：**

- 精子DNA和细胞膜极易受到活性氧化物（ROS）的影响，从而导致DNA断裂和膜脂质过氧化。
- 抗氧化剂治疗是男性不育症的有效治疗方案，尤其是在确定了精子ROS引起的损伤之后。
- 已开发出多种具有抗氧化特性的化合物。
- 根据循证医学的标准，维生素C、维生素E、肉碱和辅酶Q10可作为一线治疗，而谷胱甘肽、锌、番茄红素和肌醇作为二线治疗。

## 第一节　介　绍

氧化应激（OS）所致的男性和女性不育，是由于活性氧（ROS）的产生和抗氧化清除活性之间的不平衡所导致的[1]。OS在人类精子功能病理生理学中的作用已被广泛探讨。事实上，精子对ROS极为敏感，因为它们含有大量的多不饱和脂肪酸（PUFA），而且它们修复脱氧核糖核酸（DNA）损伤的能力有限[2, 3]。已有研究表明，精液高ROS水平会损害精子的活力、形态和DNA完整性[4]。此外，meta分析数据提供了精液ROS水平对辅助生殖技术结果有负面影响的证据[5]。因此，有人提出使用抗氧化剂来提高精子质量，进而提高生育能力。

多年来，治疗方法各不相同，涉及使用许多不同的化合物。最常用的是锌、叶酸、N-乙酰半胱氨酸、辅酶Q10、维生素E、维生素C、肌醇、硒、肉碱和己酮可可碱有不同的剂量和组合[6]。它们大多通过降低ROS浓度，进而改善精子活动力而发挥作用。然而，有些化合物也通过不同的机制发挥作用，改善精子活力。例如，肌醇通过敏化结合后受体的机制而起作用[7]，而肉碱则可能改善线粒体内脂肪酸的运输[8]。

对不孕不育患者进行抗氧化剂治疗是对男科医生的一大挑战。事实上，在开出抗氧化剂治疗处方之前的第一步是考虑临床病史和实验室数据，以了解特定患者是否适合抗氧化治疗或是否应采取不同的治疗策略。一个合适的策略是根除所有增加ROS过度生成和(或)降低精浆清除作用的原因。基于此，意大利男性和性医学协会（SIAMS）建议在正确、完整的诊断性检查后开具抗氧化剂处方[9]。抗氧化剂的疗效可以通过使用能够在治疗前可靠测量OS的标记物和（或）评估OS对精子膜和DNA造成的损伤的标记物来明确评估。在过去几年中，已经开发了几种策略来评估精液 ROS 水平或 ROS 诱导的精子损伤。更详细地说，精液 8- 羟基 -2- 脱氧鸟苷（8-OHdG）和丙二醛（MDA）水平分别代表精子 DNA 和脂质过氧化的标志物[6]。此外，线粒体膜电位（MMP）以及精子 DNA 碎片（SDF）也间接提供了 ROS 诱导精子损伤的信息[10]。有人建议，在记录到 SDF 水平增加的情况下，使用抗氧化剂是合适的[9]。尽管人们普遍同意，但至今尚未达到一个明确的 SDF 分界值；有人认为超过 20% 的值是不正常的[9]。

许多在动物模型中进行的研究表明，抗氧化剂可能在人类中得到成功应用[11–16]。来自随机对照研究的 meta 分析结果表明，抗氧化剂对男性不育症具有良好的疗效[17, 18]。据此，来自 34 项 RCT 的数据，包括总共 2900 对夫妇，发现服用抗氧化剂（维生素 E、维生素 C、维生素 B、L- 乙酰肉碱、N- 乙酰半胱氨酸、二十二碳六烯酸、硒或它们的组合）的患者活产率（*OR* 4.85，$P = 0.0008$）与对照组相比增加了 5 倍[18]。同一组作者发表的另一项关于 48 项 RCT（包括 4200 例不孕患者）的 meta 分析也基本证实了这些发现（*OR* 4.21，$P < 0.0001$）[17]。与安慰剂或不治疗相比，抗氧化剂的使用也与临床妊娠率（PR）的增加有关（*OR* 3.43，$P < 0.0001$）[18]。

然而，关于这一主题的科学文献有很大的分歧[19]。事实上，尽管许多研究都描述了抗氧化剂对精子参数的影响，但在发生氧化应激时并没有明确清除活性氧的方法，而且实验设计往往不是双盲和（或）安慰剂对照的。此外，在一些研究中加入了非同质的患者队列。最后，已经使用了大量的化合物，但对其中的许多化合物来说，公布的证据很少。

我们采用循证医学（EBM）方法，更好地了解各种抗氧化剂在治疗不育男性中的作用（表 64.1）。为了实现这一目标，我们使用了由皇家全科医师学院、谢菲尔德大学临床医学院制定的《2 型糖尿病国家临床指南》，因为它们似乎更适合于药理试验。指南对证据和建议进行了分类，如表 64.2 所示。

**表 64.1　本章涉及的抗氧化剂**

| 抗氧化剂 |
|---|
| 抗坏血酸（维生素 C） |
| α- 生育酚（维生素 E） |
| 抗坏血酸（维生素 C）+α- 生育酚（维生素 E） |
| α- 生育酚（维生素 E）+ 硒 |
| 谷胱甘肽 |
| 左旋肉碱 + 乙酰左旋肉碱 |
| 辅酶 Q10<br>肌醇 + 叶酸<br>肌醇、维生素 E、左旋肉碱、左旋精氨酸、叶酸、硒 |
| 番茄红素 |
| 碧萝芷 |
| 乙酰半胱氨酸 |
| 维生素 A 和维生素 E |
| 己酮可可碱<br>锌<br>锌 + 叶酸<br>碧萝芷和左旋精氨酸 |
| 硒 |
| 少腹逐瘀汤 |
| 虾青素 |
| 玛卡 |
| α- 亚麻酸和木脂素 |
| 维生素 C、维生素 E、番茄红素、硒、叶酸、大蒜油 + 锌 |
| 巴戟天提取物 |

表 64.2 《2 型糖尿病国家临床指南》（英国皇家全科医学院，谢菲尔德大学临床医学院）的证据和推荐

| 证据分类 | |
|---|---|
| Ⅰa | 随机对照研究 meta 分析 |
| Ⅰb | 至少一项随机对照试验 |
| Ⅱa | 至少一项非随机的研究 |
| Ⅱb | 至少一项其他类型的准试验研究 |
| Ⅲ | 非试验的描述性研究，例如对比研究、相关研究、病例对照研究 |
| Ⅳ | 专家委员会的报告或意见，以及权威经验 |
| **推荐等级** | |
| A | 直接基于Ⅰ类证据 |
| B | 直接基于Ⅱ类证据，或根据Ⅰ类证据推测 |
| C | 直接基于Ⅲ类证据，或根据Ⅰ、Ⅱ类证据推测 |
| D | 直接基于Ⅳ类证据，或根据Ⅰ、Ⅱ、Ⅲ类证据推测 |

## 第二节　抗坏血酸（维生素 C）

抗坏血酸在精浆中的浓度比血清中高 10 倍[20]。对于水相的氧自由基，维生素 C 是一种有效的清除剂[21]，但在膜脂内却没有同样强大的清除作用[22]。据报道，当 ROS 浓度增加时，精浆中维生素 C 的含量明显减少[23]。同样，在白细胞精液症的样本中，精液抗坏血酸的浓度也会显著下降。当出现这种情况时，与抗坏血酸水平正常或高的精液样本相比，发现 SDF 明显升高[24]。有趣的是，维生素 C 在低浓度时起到抗氧化作用，但在高浓度时可启动自身氧化过程[25]。此外，人类维生素 C 的血浆饱和度为每日 1 g，更高的量可能会促进肾结石的发生，因为草酸盐的排泄增强[26]。

给予维生素 C（1 g/d）可使抗坏血酸水平增加 2.2 倍[27]。此外，有报道称，在一项对照临床试验中，精浆维生素 C 浓度与正常精子数呈正相关[28]（Ⅱa）。在早期的研究中，有人提出补充维生素 C（1 g/d）可以改善不育患者的精子质量[29]（Ⅲ[30]、Ⅰb）。精子参数也随着维生素 C 摄入量的增加而增加，表现为精子浓度和总的前向运动精子数（TPMS）的增加[31]（Ⅱb），以及精子活力和形态[32]（Ⅲ）。在一项安慰剂对照研究中，给重度吸烟者服用维生素 C，剂量为 200 mg/d 或 1000 mg/d，持续 4 个月，可改善精子参数。服用剂量为 1000 mg/d 的组有改善的更明显[30]（Ⅰb）。此外，维生素 C 还能保障人类精子免受内源性 DNA 氧化损伤[33]（Ⅱb）。最近，一项随机、双盲、安慰剂对照的临床试验评估了抗坏血酸的有效性，抗坏血酸在精索静脉曲张切除术后以 250 mg 的剂量口服给药，每天 2 次，持续 3 个月。接受该治疗的组别精子活动力和形态明显高于接受安慰剂的组别。精子生化参数未进行评估[34]（Ⅱa）。

## 第三节　α- 生育酚（维生素 E）

在一项单盲研究中，8 名患者用 100 mg 维生素 E 治疗 4 个月，并没有显示出任何精子参数的改善[35]（Ⅱa），而这种每次 100 mg、3 次 /d 的方法只是精浆维生素 E 浓度略有增加。在对 15 名受试者进行的研究中，在服用维生素 E 期间，精子数量、具有前向运动的精子百分比、显示前向运动精子率的半衰期和精子低渗肿胀率均未见明显改善。作者解释说，精浆中维生素 E 的小幅增加对这些参数没有影响。他们推断更高剂量的维生素 E 可能更有效[36]（Ⅰb）。

已经进行过的许多试验都通过服用维生素 E 来改善不育男性的精子参数。在一项双盲随机、安慰剂对照、交叉试验中，给 30 名精液 ROS 浓度升高的健康男性和健康女性伴侣服用维生素 E（600 mg/d）或安慰剂 3 个月。维生素 E 能显著提高血清 α- 生育酚浓度和精子功能，用透明带结合试验评价[37]（Ⅰa）。一项单盲研究中 8 名患者接受 300 mg/d 的维生素 E，分 3 次每天服用，每次 100 mg，持续 4 个月。接受 α- 生育酚的患者没有任何改善[35]（Ⅱa）。一项安慰剂对照的双盲研究表明，服用维生素 E 后，弱精子症和少弱精子症和少精子症男性精子的高 MDA 明显下降，这也改善了弱精子症患者的精子活动力。此外，在 6 个月的治疗中，治疗组 52 名妻子中有 11 名（21%）怀孕，其中 9 名妻子正常分娩，2 名妻子在怀孕前 3 个月自然流产。安慰剂组无妊娠报告[38]（Ⅱa）。此外，在 15 名可育正常精子的男性中进行的前瞻性研究中，升高的 MDA 浓度显著降至正常水平，并且在连续 3 个月服用 200 mg/d 的维生素 E 后，每个周期的受精率显著增加。治疗 1 个月后，升高的 MDA 浓度明显下降到正常水平，每个周期的受精率明显增加[39]（Ⅱa）。此外，向 97 名健康、不吸烟的男性提议增加具有清除能力的日常营养素（食物和保健品补充剂，如锌、叶酸、维生素 C、维生素 E 和 β- 胡萝卜素）的摄入，表明维生素 E 的摄入量与最高的前向运动能力和前向运动精子总数（TPMS）相关[31]（Ⅱb）。最后，一项随机对照研究发现，对 22 例精索静脉曲张术后的患者与 23 例对照组进行为期 12 个月的维生素 E 给药，剂量为 300 mg，每天 2 次，对常规精子参数没有益处[40]。

## 第四节　抗坏血酸（维生素 C）和 α- 生育酚（维生素 E）

维生素 C 和维生素 E 可以一起使用，以减少对精子的过氧化损伤，分别利用其亲水性和亲脂性。此外，如果这些化合物直接作用于精子，防止 ROS 引起的损伤，鉴于这 2 种维生素在附睾内和射精后的精液内都能接触到精子，改善效果可能很快。

有人在弱精子症或中度少弱精子症男性中进行了一项双盲、安慰剂对照的随机试验。维生素 C（1 g）和维生素 E（800 mg）同时给药 2 个月，但未见精液参数改善的报道[41]（Ⅰb）。这些不满意的研究结果与其他研究[38, 42]的结果相吻合，但与其他已发表的数据[39, 43]有出入。也有可能是治疗时间太短，尤其是对于睾丸来说，不能产生效果。

将 64 例特发性不孕不育患者和精子 DNA 碎片率增加（≥ 15%）的患者随机分为 2 组：一组每天给予维生素 C（1 g）和维生素 E（1 g），另一组给予安慰剂。治疗 2 个月后，抗氧化剂治疗组的精子 DNA 碎片率明显下降，而安慰剂组则无变化[44]（Ⅰb）。另一项试验是对 38 名射精中精子 DNA 碎片率升高（≥ 15%）的患者进行的。在一次 ICSI 周期失败后，给他们每天服用维生素 C（1g）和维生素 E（1 g），服用 2 个月。其中 29 例（76%），清除治疗法使精子 DNA 碎片率下降，ICSI 治疗成功，临床妊娠率（48.2% 比 6.9%）和植入率较高[45]（19.6% 比 2.2%）（Ⅱb）。

## 第五节　α- 生育酚（维生素 E）和硒

使用维生素 E 和硒的组合进行的研究很少[46-48]。在 9 名少弱畸形精子症患者中进行了一项试验，给他们开了维生素 E（400 mg）加硒（100 μg）的处方，每天服用，持续 1 个月。此后，在接下来的 4 个月里，硒的补充量增加到 200 μg/d。这种联合治疗方法产生了精子活力、形态和活力的显著改善[46]（Ⅰb）。另一项研究采用同样的关联，对 28 名男性每天给予维生素 E（400 mg）和硒（225 μg），持续 3 个月，结果与对照组相比，MDA 浓度显著降低，精子动力学参数增强[47]（Ⅰb）。此外，在 690 例不育患者中，每日联合服用维生素 E（400 U）和硒（200 μg）至少 100 d，可显著提高精子活力和自发性前向运动率[48]。

## 第六节　谷胱甘肽

谷胱甘肽（GSH）是最常用的药物之一，因为它在不同的疾病中具有抗毒和清除作用。虽然它不能穿过细胞膜，但全身摄入后，其在生物体液中的浓度会增加。GSH 能够到达精浆并在精浆中发挥作用。在这里，它能保护精子免受 ROS 的攻击。因此，GSH 可能在一些男科疾病中发挥有益的作用，特别是在男性生殖道炎症期间[49]。

在为期 2 个月的试验中，给 11 名与不同男科疾病相关的精子参数异常的患者开出了 GSH（600 mg/d，每天 1 次）。精子动力学得到改善，特别是在男性附属腺感染（MAGI）和患有精索静脉曲张的男性中[50]（Ⅲ），这 2 种情况下，ROS 或其他有毒物质可能会起到致病作用。在这些令人鼓舞的发现之后，同样的研究人员对患有单侧精索静脉曲张和非微生物 MAGI 的不育男性进行了安慰剂对照、双盲、交叉研究。患者被分配到接受 GSH 治疗，600 mg，肌肉注射，隔天一次，安慰剂安瓿治疗。接受 GSH 治疗的男性显示出更高的精子数量、活力、动力学参数和正常形态的百分比。这些对精子活力和形态的影响在停止治疗后持续了一段时间。作者推测，这些发现可能与 GSH 作用于精母细胞形成后的阶段有关，因为治疗的时间并没有覆盖完整的精子发生的全过程[49]（Ⅰb）。当细胞膜损伤不是太严重时，这种精子的改变可以通过 GSH 的使用得到部分纠正[51]（Ⅱa）。

上述报道的数据表明，至少在某种程度上，GSH 的有益作用适合于膜组织的生化变化及其对细胞膜脂质成分的防御作用。精浆中脂质过氧化物水平的下降，使人认为 GSH 能使血管或炎症性疾病产生的脂质过氧化的后果降到最低。

## 第七节 肉 碱

肉碱参与若干细胞器的许多代谢途径。这些化合物在男性生殖器官内的精子成熟过程中发挥着主要功能，并通过提供可立即获得的能量供精子利用，在精子的新陈代谢中发挥着相关作用，这与精子的活力和浓度呈正相关[52]。随着附睾管内左旋肉碱浓度的增加，精子活力也会同时增加。[53]。

已经进行了几种不同类型的研究（对照、非对照、人类、动物）来评价肉碱作为清除剂的潜在应用[54]。1992 年，一项研究对 20 对特发性少弱精子症（浓度＜ $20 \times 10^6$ 精子 /mL，进行性活动度＜ 50%）的夫妇的男性伴侣进行了研究，给他们服用 4 g/d 的 L- 乙酰肉碱 2 个月。对精子浓度、总活力和形态没有明显影响，但前向运动率有明显改善（21.7 ± 3.2% 比 38.2 ± 4.7）[55]（Ⅱb）。之后，对 100 名特发性弱精子症男性进行了多中心开放研究。口服左旋肉碱，剂量为 1 g，3 次 /d，持续 4 个月，多项精子动力学参数均有明显改善[56]（Ⅱb）。另一项研究得出了类似的结果，给 47 名特发性弱精子症患者口服左旋肉碱（1 g）溶液，每天 3 次，持续 3 个月[57]（Ⅱb）。一篇综述文章提出肉碱治疗作为更广泛的医学治疗 OS 所致不孕症患者的一种替代方法[58]。

临床证据表明，前列腺精囊附睾炎（PVE）的不育患者可从肉碱治疗中获益，因为抗生素和（或）非甾体抗炎药虽然能有效消除微生物感染，但清除活性氧的作用差[59]（Ⅰb）。另一项对 98 例 PVE 和白细胞精液症患者进行的研究表明，一旦这些患者预先使用非甾体抗炎药物进行治疗，肉碱清除治疗就会完全成功[60]（Ⅰb）。

在一项安慰剂对照、双盲、交叉试验中，左旋肉碱能够提高精子参数，即使它不能成功降低 LPO 浓度。这些研究结果提示左旋肉碱对抗 ROS 攻击的作用不完全[61]（Ⅰb）。同一小组提出了一项双盲、随机、安慰剂对照试验。他们对 60 名少弱畸形精子症不育男性给予左旋肉碱（2 g/d）和 L- 乙酰肉碱（1 g/d）或安慰剂联合治疗。所有精子参数均得到改善，但最重要的是精子活动力的进步和总活力的增强，尤其是在重度弱精子症患者中[62]（Ⅰb）。另一项同样在少弱畸形精子症患者中进行的安慰剂对照研究显示，同样的治疗可以改善精子的浓度、活动力和形态，特别是当加入辛诺昔康（每 4 d 1 次栓剂）时[63]（Ⅰb）。此外，60 名弱精子症患者参加了左旋肉碱（3 g/d）、L- 乙酰肉碱（3 g/d）、左旋肉碱（2 g/d）加左旋乙酰肉碱（1 g/d）或安慰剂的双盲临床试验，为期 6 个月。总运动能力和前向运动能力包括通过计算机辅助精子分析分析的动力学参数，在单独或与 L- 乙酰肉碱联合使用的男性中得到改善。精液中对羟基和过氧自由基的总氧自由基清除能力也得到改善，并与精子动力学的增强相关。运动能力和精液总氧自由基清除能力较低的患者对治疗有更多的反应机会[64]（Ⅰb）。在另一项试验中，给 90 名少弱精子症男性患者口服左旋肉碱（2 g/d）和左旋乙酰肉碱（1 g/d）3 个月。在治疗组中，有 10 名女性伴侣（11.6%）实现了怀孕，而对照组只有 2 名怀孕（3.7%）。此外，她们的前向运动精子率和总运动精子率显著增加[65]（Ⅰb）。在 De Rosa 及其同事领导的试验中，66 例运动力＜ 50% 的患者接受左旋肉碱（1 g/d）和 L- 乙酰肉碱（500 mg，3 次 /d）治疗 6 个月，在治疗 3 个月和 6 个月后，精子总运动力、活力、膜的完整性、精子运动的线性均有明显增加，6 个月后穿透宫颈黏液的能力增加[66]（Ⅱb）。有 21 例不孕症患者，精子活动力在 10%~50% 之间，给予肉碱（每天

2 g 左旋肉碱和 1g L- 乙酰肉碱）口服 6 个月，研究结果与其他研究相反，对精子活动力没有产生明显影响[67]（Ⅰb）。在另一项试验中，对患有 PVE 和 ROS 产生增加的男性给予左旋肉碱（2 g/d）和左旋乙酰肉碱（1 g/d）3 个月。一旦精液白细胞在正常范围内，肉碱就会显示出良好的治疗效果[68]（Ⅱb）。鉴于许多研究探讨肉碱对精子参数的影响，最近发表了一篇系统的综述。荟萃分析比较了左旋肉碱和（或）L- 乙酰肉碱治疗与安慰剂的治疗效果，发现精子的总活力和前向运动活力、非典型精子细胞和 PR 均有显著改善。在精子浓度方面没有发现显著差异[69]（Ⅰa）。

## 第八节　辅酶 Q10

辅酶 Q10 是呼吸链的脂溶性成分。泛醇是还原形式和活性形式。它在某些生物成分中是一种强大的清除剂，例如脂蛋白和膜。

在 32 名不育患者的精浆和精液中测量了还原和氧化形式的辅酶 Q10（泛醇 / 泛醌）以及过氧化物的浓度。观察到泛醇浓度和精子数量之间呈正相关，而精子数量与泛醌浓度或过氧化物水平之间呈负相关。已发现精子浓度、活动力和精液中泛醇 -10 含量之间存在重要的相关性，而在总精液中，有报道称泛醇 / 泛醌比值与畸形精子症的严重程度呈负相关。这些研究结果表明，泛醇 -10 能阻碍精液和精浆中过氧化物的发生[70]。

曾对 17 例男性不育症 ICSI 术后受精率低的患者口服辅酶 Q10，剂量为 60 mg/d，在随后的 ICSI 术前平均服用 103 天。结果显示受精率明显提高[71]（Ⅱb）。

在人类精液中，已发现相关浓度的辅酶 Q10，它与精子浓度和动力学表现出直接关联。不同的是，在精索静脉曲张患者中，尽管精浆中辅酶 Q10 的比例较高，但未观察到与精子活动力的相关性[72]。在无精索静脉曲张的少精子和弱精子症患者的精子中发现辅酶 Q10 水平升高。在精索静脉曲张患者中没有发现这种相关性，另外，他们的辅酶 Q10 细胞内绝对浓度略低。细胞内水平较高可能与精子保护系统有关。在精索静脉曲张患者中，这种系统可能是不充分的，导致对 OS 的过度敏感[72]。

一项双盲随机试验已在 60 名不育的特发性弱精子症患者中进行。患者接受辅酶 Q10（200 mg/d）或安慰剂双盲给药 6 个月。治疗后，辅酶 Q10 和泛醇在精浆以及精子中的含量明显上升。有趣的是，精子的运动能力得到改善。精子活动力较差、辅酶 Q10 浓度较低的患者，对其服用有较好反应的概率有统计学意义[73]（Ⅰb）。

最近，一项随机安慰剂对照试验证实，与安慰剂相比，在 212 例特发性少弱畸形精子症不育患者中，口服 300 mg 剂量的辅酶 Q10 对精子浓度、活动力和形态有疗效[74]（Ⅱb）。也有报道称，较高剂量的辅酶 Q10（300 mg，每日 2 次，持续 12 个月）可提高常规精子参数，对 PR 也有有益影响[75]（Ⅱb）。相应地，辅酶 Q10 补充剂已被证明可以提高精液中的催化酶和 SOD 活性水平[76]。与上述研究结果相反，一项对 47 例不育患者进行的随机、双盲、安慰剂对照研究发现，与安慰剂组相比，虽然血浆 MDA 水平较低，血浆抗氧化能力较强，但在每日服用辅酶 Q10（200 mg）12 周后，常规精子参数没有任何差异[77]（Ⅰb）。最后，meta 分析数据支持辅酶 Q10 给药对精子浓度和活力的益处[78]（Ⅰa）。

# 第九节　肌　醇

肌醇是磷脂酰肌醇多磷酸酯的前体，参与细胞内信号转导[7]。体外用肌醇培养精子，可提高 MMP 和精子的活力，以及通过上游法回收的精子数量[79–81]。口服补充剂量为 2000 mg（加叶酸 200 μg）/d，持续 3 个月，与安慰剂对照组（Ⅰb）相比，特发性不育症患者的精子浓度和活动力均有增强作用[82]。长达 2 个月的 4000 mg（加 400 μg 叶酸）/d 剂量的肌醇补充剂（Ⅱa）后，精子数量增加，但活动力没有增加[83]。

当肌醇与维生素 E、左旋肉碱、左旋精氨酸、叶酸和硒（Andrositol®）联合给药时，精子的浓度、活动力和形态都有很大的改善（Ⅱb）[84]。因此，在一组弱精子症患者中，Andrositol® 的使用改善了精子的活动能力（Ⅱb）[85]。

# 第十节　番茄红素

番茄红素是人体氧化还原防御系统中的一种元素，可对抗氧化应激。口服番茄红素可能在治疗特发性不育症患者中发挥作用。给予番茄红素 2 g，每天 2 次，持续 3 个月后，精子数量和活动力发生显著增加，但精子浓度的增加只发生在精子浓度＞500 万 /mL 的男性身上[86]（Ⅱb）。在每日 8 mg 的剂量下，番茄红素似乎也能有效地增加 PR（Ⅲ）[87]。最后，一项对 44 名少精子症不育患者进行的随机临床试验发现，与对照组（未接受任何治疗）和抗氧化组（服用维生素 C 600 mg、维生素 E 200 mg 和谷胱甘肽 300 mg，每天）相比，在服用番茄红素 12 周、日剂量 30 mg 后，精子活动力得到改善，精液白细胞浓度下降（Ⅰb）[88]。

# 第十一节　其他化合物

## 一、N- 乙酰半胱氨酸（NAC）、维生素 A+ 维生素 E、必需脂肪酸

一项对 27 例不育患者进行的开放性、前瞻性研究表明，给予 N- 乙酰半胱氨酸（NAC）或维生素 A+ 维生素 E 和必需脂肪酸联合口服抗氧化治疗，可增加少精子症患者的精子浓度。此外，该治疗可显著降低 ROS 和 8-OHdG 的产生，并在平均时间内增加了顶体反应精子的百分比、磷脂和精子膜中 PUFA 的数量[89]（Ⅱb）。最近，120 例特发性不育患者随机给予 NAC 单药（600 mg/d 口服）或安慰剂 3 个月。NAC 可增加精液量、精子活力和精液黏度[90]（Ⅰb）。

## 二、己酮可可碱

用己酮可可碱对来自 15 名弱精子症和高 ROS 水平患者的精子进行体外处理，以评估该化合物对 ROS 生成和精子运动的影响。己酮可可碱能够减少精子产生 ROS，并能减缓体外 6 h 内曲线速度和鞭打频率的下降。这 15 名患者和 18 名弱精子症患者，其精子在稳定状态下不产生 ROS，然后给他们开出 2 种不同剂量（每天 300 mg 和 1200 mg）的己酮可可碱，以验证其在体内对 ROS 产生、精子

动力学和精子受精能力的结果。己酮可可碱对精子诱导的 ROS 形成没有影响，对精子的运动能力和受精能力也没有任何影响。尽管如此，在每日 1200 mg 的剂量下，它还是增加了运动能力和鞭打频率（Ⅱb）[91]。在每天 2 次，每次 400 mg，持续 24 周的剂量下，与安慰剂相比，己酮可可碱能改善精子的浓度、运动能力和形态（Ⅰb）[92]。

## 三、硒

33 名不育患者单独补充硒 3 个月，对精子数量、活力和形态没有任何改善[93]（Ⅱa）。随后，有人对 69 例弱精症患者进行了试验，他们每天接受安慰剂、单用硒或硒加维生素 A、维生素 C 和维生素 E 治疗 3 个月。治疗并没有显示出精子浓度的任何改善，而硒治疗组的精子活动力有所增加。该研究表明，口服硒剂是有效的，尤其是对低硒患者[94]（Ⅰb）。一项临床试验调查了硒（200 μg）和（或）NAC（600 mg）对 468 名患有特发性少弱畸形精子症的不育男性的有效性，为期 6 个月。这种治疗被证明对所有测量的精子参数都是有效的，并且在精浆硒浓度、NAC 和精液特征之间显示出明显的相关性[95]（Ⅰb）。

## 四、锌

锌治疗对降低弱精子症男性的 OS、精子凋亡和 SDF 有价值。锌与维生素 E 联合应用，或与维生素 E 加维生素 C 联合应用，都不会产生进一步的显著效果[96]。

另外，在一项非对照研究（Ⅱb）中，14 例不育患者口服锌补充剂（220 mg，每天 2 次，持续 4 个月）可有效增加精子数量、活力和形态[97]。同样，与安慰剂相比，在 100 例弱精子症患者中，以 250 mg 每日 2 次的剂量进行为期 3 个月的给药，可改善精子数量和前向运动（Ⅰb）[98]。这些发现最近得到了证实（Ⅱa）[99]。

最后，一项随机、双盲、安慰剂对照的研究发现，给予锌（每天 220 mg）加叶酸（每天 5 mg）16 周，对精子质量没有疗效（Ⅰb）[100]。对精索静脉曲张切除术后的患者（Ⅰb）报告了对比数据（Ⅰb）[101]。

表 64.3 总结了关于少腹逐瘀汤，碧萝芷，玛卡，巴戟天提取物和抗氧化剂组合，如 Menevit®、Proxeed® 和 Prelox® 的证据[108–111]。

**表 64.3　根据《2 型糖尿病国家临床指南》（英国皇家全科医学院，谢菲尔德大学临床医学院），对每种抗氧化剂单独或联合使用对精子质量和功能的影响的证据和分级建议的总结**

| 组成 | 证据分级 | | 推荐等级 |
|---|---|---|---|
| | 积极作用 | 无作用或消极作用 | |
| 维生素 C | | | |
| Dawson 等（1987）[29] | Ⅲ | | B |
| Fraga 等（1991）[33] | Ⅱb | | C |
| Dawson 等（1992）[30] | Ⅰb | | A |
| Thiele 等（1995）[28] | Ⅱa | | B |
| Eskenazi 等（2005）[31] | Ⅱb | | B |
| Akmal 等（2006）[32] | Ⅲ | | C |

续表

| 组成 | 证据分级 | | 推荐等级 |
|---|---|---|---|
| | 积极作用 | 无作用或消极作用 | |
| Cyrus 等（2015）[34] | Ⅰb | | A |
| 维生素 E | | | |
| Giovenco 等（1987）[35] | | Ⅱa | B |
| Moilanen 等（1993）[36] | | Ⅰb | A |
| Kessopoulou 等（1995）[37] | Ⅰa | | A |
| Suleiman 等（1996）[38] | Ⅱa | | B |
| Geva 等（1996）[39] | Ⅱa | | B |
| Eskenazi 等（2005）[31] | Ⅱb | | B |
| Ener 等（2016）[40] | | Ⅰb | A |
| 维生素 C+ 维生素 E | | | |
| Rolf 等（1999）[41] | | Ⅰb | A |
| Greco 等（2005）[44] | Ⅰb | | A |
| Greco 等（2005）[45] | Ⅱb | | B |
| 维生素 E+ 硒 | | | |
| Vézina 等（1996）[46] | Ⅰb | | A |
| Keskes-Ammar 等（2003）[47] | Ⅰb | | A |
| Moslemi 和 Tavanbakhsh（2011）[48] | Ⅲ | | C |
| N- 乙酰半胱氨酸 + 维生素 E | | | |
| Comhaire 等（2000）[89] | Ⅱb | | B |
| 硒 +N- 乙酰半胱胺酸 | | | |
| Safarinejad 和 Safarinejad（2009）[95] | Ⅰb | | A |
| N- 乙酰半胱氨酸 | | | |
| Ciftci 等（2009）[90] | Ⅰb | | |
| 谷胱甘肽 | | | |
| Lenzi 等（1992）[50] | Ⅲ | | C |
| Lenzi 等（1993）[49] | Ⅰb | | A |
| Lenzi 等（1994）[51] | Ⅱa | | B |
| 肉碱 | | | |
| Moncada 等（1992）[55] | Ⅱb | | B |
| Costa 等（1994）[56] | Ⅱb | | B |

续表

| 组成 | 证据分级 | | 推荐等级 |
| --- | --- | --- | --- |
| | 积极作用 | 无作用或消极作用 | |
| Vitali 等（1995）[57] | Ⅱb | | B |
| Vicari 等（2001）[59] | Ⅰb | | A |
| Vicari 和 Calogero（2001）[68] | Ⅱb | | A |
| Vicari 等（2002）[60] | Ⅰb | | A |
| Lenzi 等（2003）[61] | Ⅰb | | A |
| Lenzi 等（2004）[62] | Ⅰb | | A |
| Cavallini 等（2004）[63] | Ⅰb | | A |
| Balercia 等（2005）[64] | Ⅰb | | A |
| Li 等（2005）[65] | Ⅰb | | B |
| DeRosa 等（2005）[66] | Ⅱb | | A |
| Sigman 等（2006）[67] | | Ⅰb | A |
| Zhou 等（2007）[69] | Ⅰa | | B |
| 辅酶 Q10 | | | |
| Lewin 和 Lavon（1997）[71] | Ⅱb | | B |
| Balercia 等（2009）[73] | Ⅰb | | A |
| Safarinejad（2009）[74] | Ⅰb | | A |
| Safarinejad（2012）[75] | Ⅱb | | B |
| Nadjarzadeh 等（2011）[77] | | Ⅰb | A |
| Lafuente 等（2013）[78] | Ⅰa | | A |
| 肌醇＋叶酸 | | | |
| Calogero 等（2015）[82] | Ⅰb | | A |
| Gulino 等（2016）[83] | Ⅱa | | B |
| Andrositol® | | | |
| Montanino Oliva 等（2016）[84] | Ⅱb | | B |
| Dinkova 等（2017）[85] | Ⅱb | | B |
| 番茄红素 | | | |
| Mohanty 等（2001）[87] | Ⅲ | | C |
| Gupta 和 Kumar（2002）[86] | Ⅱb | | B |
| Yamamoto 等（2017）[88] | Ⅰb | | A |

续表

| 组成 | 证据分级 | | 推荐等级 |
|---|---|---|---|
| | 积极作用 | 无作用或消极作用 | |
| 碧萝芷 | | | |
| Roseff（2002）[102] | Ⅱb | | B |
| Pentoxyfilline | | | |
| Okada（1997）[91] | Ⅱb | | B |
| Safarinejad（2011）[92] | Ⅰb | | A |
| 硒 | | | |
| Iwanier 和 Zachara（1995）[93] | | Ⅱa | B |
| Scott（1998）[94] | Ⅰb | | A |
| 锌 | | | |
| Tikkiwal 等（1987）[97] | Ⅱb | | B |
| Omu 等（1998）[98] | Ⅰb | | A |
| Hadwan 等（2015）[99] | Ⅱa | | B |
| 锌＋叶酸 | | | |
| Azizollahi 等（2013）[101] | | Ⅰb | A |
| Raigani 等（2014）[100] | Ⅰb | | A |
| 少腹逐瘀汤 | | | |
| Yang 等（2003）[103] | Ⅱb | | B |
| Astacarox® | | | |
| Comhaire 等（2005）[104] | Ⅰb | | A |
| 勃锐精® | | | |
| Comhaire 等（2005）[104] | Ⅰb | | A |
| 玛卡 | | | |
| Gonzales 等（2001）[105] | Ⅱb | | B |
| Lee 等（2016）[108] | Ⅰb | | A |
| 亚麻籽油 | | | |
| Comhaire 和 Mahmoud（2003）[106] | Ⅳ | | 无 |
| 爱乐维® | | | |
| Tremellen 等（2007）[107] | Ⅰb | | A |
| Prelox® | | | |
| Nikolova 等（2007）[109] | Ⅰb | | A |

续表

| 组成 | 证据分级 | | 推荐等级 |
|---|---|---|---|
| | 积极作用 | 无作用或消极作用 | |
| Stanislavov 等（2009）[110] | Ⅰb | | A |
| Stanislavov 和 Rohdewald（2014）[111] | Ⅰb | | A |

## 第十二节　结　论

已经有许多使用不同的抗氧化改善精液参数的研究。遗憾的是，这些研究考虑的终点往往是不同的，这对于了解一种特定抗氧化剂的功效帮助不大。此外，应该记住的是，任何独立于 OS 的男科疾病，根据治疗干预时的损伤程度，可能是可逆的或不可逆的。长期暴露于 OS 也会造成广泛的损伤，随着时间的推移，会损害男性附属腺体对精子功能的效率。这代表了许多没有考虑疾病持续时间的试验的额外偏差。所有这些原因使得清除治疗对男科医生来说是一个巨大的挑战。

考虑到这一点，我们试图对化合物中起到积极作用的抗氧化剂和起到消极作用的化合物进行初级区分，如表 64.3 所报告。利用 EBM 方法，我们提出一些化合物可以考虑作为一线治疗，因为调查广泛，EBM 证据较多。这些化合物包括维生素 C、维生素 E、肉碱和辅酶 Q10。其他抗氧化剂的疗效尚无足够数量的研究支持。其中包括碧萝芷、己酮可可碱等，需要更多的对照试验。其他清除分子，如谷胱甘肽、锌、番茄红素和肌醇等，由于对它们进行的研究设计良好，虽然数量不多，可以作为二线治疗提出。不过，也欢迎对这些化合物进行研究，以澄清先前分析的疑点。

## 第十三节　审查标准

通过 PubMed、MEDLINE、Cochrane、Academic One Files、Google Scholar 和 Scopus 数据库，从各数据库建立之初到 2018 年 12 月 15 日，利用医学主题词表（MeSH）索引和关键词检索进行系统检索。

检索策略采用 MeSH 术语和关键词相结合的方式，并基于以下关键词："男性不育" "抗氧化剂" "少精子症" "精子" "精液" "精子" "氧化应激" "精子 DNA 碎片" "怀孕率" "抗坏血酸" "维生素 C" "α- 生育酚" "维生素 E" "硒" "谷胱甘肽" "肉碱" "辅酶 Q10" "肌醇" "番茄红素" "N- 乙酰半胱氨酸" "叶酸" "碧萝芷" "己酮可可碱" "锌"。使用相关研究的参考文献列表进行额外的人工检索，任何文献检索都没有使用语言限制。

（Rossella Cannarella, FrancescoLanzafame, Rosita Condorelli, Aldo E.Calogero 和 Sandro LaVignera 著；
琚杰昌和穆强 译）

# 第七部分

# 专题

Special Topics

65

# 第六十五章　男童及青少年男性的生育力保存

**要点：**

- 在男童及青少年男性中，生育力保存（FP）一直极具挑战。
- 睾丸防护和睾丸转位是 FP 的简单方法，但价值有限。
- 冷冻保存是 FP 的金标准方法，但青春期前男孩可能无法获取精液样本。
- 试验性干细胞冷冻保存以将来用于精子生成，这是 FP 在青少年中的新希望。

## 第一节　介　绍

儿童癌症很少见。在新诊断的癌症病例中，20 岁以下仅占 1%[1]。根据美国国家癌症研究所 2017 年指南，0~19 岁的儿童和青少年中约有 15270 名将被诊断为癌症[2]。根据国际癌症研究机构（IARC）的报告，近年来，全球报告的儿童期癌症发病率增加了 13%（14 岁及以下儿童的新发病例从每年 165000 例增加至 215000 例）。他们还指出，由于许多国家 / 地区缺乏儿童癌症登记处，全球尚有许多未报告的病例[3]（表 65.1）。

**表 65.1　按发病率美国 0~14 岁儿童中最常见癌症类型**

| 年龄 | 0~14 | 15~19 |
|---|---|---|
| 癌症的常见类型 | 白血病 | 淋巴瘤 |
| | 脑和其他中枢 | 脑和其他中枢 |
| | 神经系统肿瘤 | 神经系统肿瘤 |
| | 淋巴瘤 | 白血病 |
| | 软组织肉瘤（主要是横纹肌肉瘤） | 性腺（睾丸和卵巢）生殖细胞 |
| | 神经母细胞瘤 | 肿瘤 |
| | 肾脏肿瘤 | 甲状腺癌 |
| | | 黑色素瘤 |

随着癌症检测和治疗（包括化学疗法、放射疗法和外科手术）的发展，在发达国家，2017 年儿童、少年和青年人癌症的总体 5 年生存率由 1975 年的 50% 提高至 80%。即使存活率是癌症特异性的，但

大多数患儿可以存活至成年。在这一年龄组中，最常见的 2 种癌症是急性淋巴细胞白血病和非霍奇金淋巴瘤。1975 年至 2017 年之间的 5 年生存率分别从 10% 增加到 88% 和< 50% 增加到 89%。相反，在其他一些癌症中，例如弥漫性桥脑神经胶质瘤、Wilms 肿瘤和肉瘤，因转移率更高 [4, 5]，存活率仍然很差。

# 第二节　儿童和青少年生殖生理学

## 一、下丘脑 - 垂体 - 性腺轴

下丘脑 - 垂体 - 性腺轴的激活发生在青春期，随后刺激精子生成。但是，青春期前，此轴亦有两个激活期，即子宫内和产后。在妊娠的后半期，性腺轴的激活与高水平睾丸激素的产生有关。这个激活期对于外生殖器的发育和睾丸从腹股沟管下降至阴囊的第二期非常重要。第二个激活期发生在产后 3 个月时，结束于 6 个月时，此时睾丸激素水平几乎达到了青春期水平，睾丸体积轻微增加。这个阶段的意义尚不清楚。在青春期，在促性腺激素释放激素的脉冲释放作用下，黄体生成素（LH）和卵泡刺激素（FSH）的释放增加。LH 刺激间质细胞中的类固醇生成，从而导致睾丸激素的产生，而 FSH 刺激支持细胞和生精细胞启动并维持精子生成 [6]。

## 二、精子生成

在胎儿的早期生命中，精原细胞从原始生殖细胞迁移到睾丸，在睾丸中它们被嵌入到生精小管的中心并与睾丸支持细胞结合。它们经历增殖和向生精小管周围、基底膜的迁移，分化为精原细胞 A 型和 B 型。青春期前睾丸由内衬支持细胞和精原干细胞的生精小管和含有睾丸间质细胞的管周基质组成。然后，精原细胞保持静止直至青春期，待青春期时在激增的激素的调控下，它们开始有丝分裂，形成精母细胞，然后经一系列减数分裂形成精子细胞，并最终成为成熟精子。当生精小管因生精细胞而膨胀时，这种增殖与睾丸体积随之增大。研究发现，青春期前男孩甚至在具备射精能力之前已经产生精子，因在他们的尿液样本中可检测到精子 [7, 8]。

# 第三节　癌症对青少年生殖功能的影响

癌症本身及其治疗都可以通过多种不同方式影响生育能力。

## 一、癌症对生育力的影响

甚至在开始任何治疗之前，睾丸癌就与不孕症有着最直接的关系。多项研究报道了睾丸癌患者精液参数降低。推测的机制是肿瘤破坏生精小管中的生精细胞，由于血睾屏障的破坏而产生抗精子抗体，导致相关的精子发生缺陷（睾丸发育不良综合征）或肿瘤破坏正常下丘脑 - 垂体 - 性腺轴而影响生殖激素的产生。值得注意的是，在隐睾患者中睾丸癌和不孕症可能是由于先天性睾丸成熟缺陷所致 [9, 10]。

除睾丸起源外，任何其他癌症均可影响生精和男性生育能力。盆腔和腹膜后肿瘤会影响睾丸的静脉回流，可能导致继发性精索静脉曲张，在这些情况下通常是高级别的肿瘤。精索静脉曲张是男性不育症的一个常见的原因，它影响精子数量、活力和形态，以及精液的氧化应激和精子 DNA 碎片[11]。

可能解释癌症对生育力的有害影响的其他机制包括：由于癌细胞的过度增殖导致产生性腺毒素物质，使机体处于高代谢状态。另外，可能与霍奇金病相关的发热可能会影响生精。一些肿瘤导致维生素缺乏，对精子生成产生继发效应。最后，与癌症的诊断和治疗相关的压力可能导致激素紊乱[12]。

## 二、化学疗法对生育的影响

化学疗法影响快速分裂的细胞，包括癌细胞和生精细胞。但是，化学疗法对睾丸功能的影响取决于所用化学疗法的类型以及药物的剂量。另一个重要因素是精子生成的初始状态。在生精缺陷的患者中，预计对精液参数产生的影响会更强和更持久。最后，受性腺毒素影响的生精细胞的类型在癌症治疗后的未来生育力恢复起着非常重要的作用，如果精原细胞或精原干细胞被影响，其预后最差。青春期前的男孩和青少年的问题在于，可能精子生成尚未开始，因此，精原细胞更易受到影响，从而更有可能完全丧失睾丸产生精子的能力[13–15]。

烷基化剂和铂类似物的预后最差，尤其是如果在青春期或青春期前服用，将会导致长期无精子症。博来霉素、脱碳酸钾药和植物衍生物通常会引起暂时的无精子症。但是，如果将它们添加到其他化疗药物中，则可能导致永久性无精子症[11, 16]。而且，长期反复的化学疗法通常预示着生育能力的不良预后。已经证明间质细胞对化疗的影响呈剂量依赖性，长期治疗会导致生殖功能恶化。高累积剂量的化学疗法会导致间质细胞功能持续严重受损[17]。

## 三、放射治疗对生育的影响

放疗对精子生成的影响取决于照射的剂量和持续时间以及被照射的面积和照射的方法。照射后大约需要 2~3 年才能恢复生精。根据不同的研究，0.1~1.2 Gy 的照射剂量对生精即可产生不利影响，在 4~6 Gy 的剂量下可造成严重损害。引起不可逆性无精子症的剂量临界值尚不明确。正如预期的那样，治疗持续时间越长，生育能力的预后越差，生精恢复的时间越长，不可逆性无精子症发生率越高[11, 18]。

睾丸可能会像许多恶性肿瘤（如盆腔恶性肿瘤）一样直接受到辐射，或者受到身体其他部位的分散辐射的间接影响。当睾丸是靶器官时，照射后会增加生精不可逆性损害的风险。将放射疗法联合化学疗法时，受损的风险增加。同样，全身照射比靶向治疗承担更多的生精受损风险[11]。

生殖激素也可能受到放疗的影响。间质细胞对辐射的抵抗力更强，但剂量为 15Gy 时，间质细胞开始受损，剂量为 24~30 Gy 时损伤不可逆。下丘脑和垂体照射可导致促性腺激素短暂或永久性枯竭，进而引发低促性腺激素性腺功能减退。影响儿童和青春期男孩性腺轴的照射剂量通常低于成人（分别为 24~300 Gy 和 45 Gy）[19]。

## 四、癌症手术对生育的影响

因睾丸肿瘤行根治性单侧睾丸切除术可导致 50% 的患者精液参数下降，甚至可能发展为无精子症。这种影响可以是永久性的也可以是暂时的[20]。另一种会影响生育能力的手术是腹膜后手术，因为腹膜后淋巴结清扫术可能因损伤调控射精的交感神经节而导致不射精症[20, 21]。

# 第四节　保存生育力的方法

对于儿童和青少年患者，在生精开始之前，其生育力保存可能特别困难。简单的措施，例如睾丸防护和精子冷冻保存非常有效。还有更为复杂的方法，如盆腔放疗前行睾丸转位术。另外在生精之前，还有一些试验性的方法可用于部分患者。

## 一、睾丸防护

这是一种非常简单且古老的方法，可能有助于减少放射疗法对生精的危害。将铅制的防护物放在睾丸周围，以防止其受到辐射。许多研究评估了这种治疗方法的有效性，发现它可以将放射疗法的剂量减少 3~10 倍，具体取决于照射区域。有多种类型的防护罩，如“蛤式防护罩”，是一种应用于睾丸的蛤壳形器械（图 65.1）。一些研究提出争论，由于提睾反射，睾丸周围没有被适当地屏蔽，建议应用 10 cm 铅棒以增加盆底阻滞。但是，其他研究表明，这种修改没有额外的益处。我们认为，只要不损害患者，就应使用各种修改，相反，即使比例很小，这也可能对生精的产生额外保护[22, 23]。

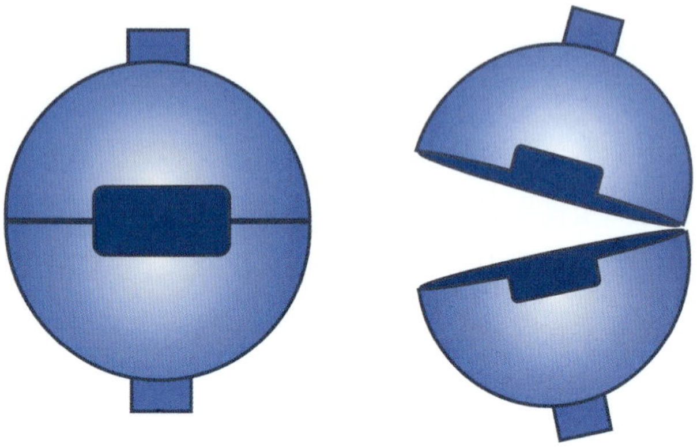

**图 65.1**　睾丸防护罩

## 二、精子冷冻保存

精子冷冻保存是生育力保存的金标准方法。有充分的研究和报道证实，解冻后的精子数量显著减少，尤其是在冷冻保存时间延长的情况下，如在多年之后才寻求生育的青少年，可能面临难以恢复生育的风险。但是，这并不是该年龄段精子库面临的主要挑战。用于冷冻保存的精子来源可能是射精的精液或睾丸精子。

### （一）射精

获取用于冷冻保存的精液样本是生育力保存的最直接方法。精子生成在青春期之前开始，尽管在青春期前无法通过射精获得精子，但在青春期前男孩的尿液中可以发现精子[24]。处于 TannerⅢ期以上发育阶段的男孩，在理论上、心理上和身体上都足够成熟，可以通过自慰取得精液样本。但是，在这个年龄段的患者（男孩和青少年）中，还有许多其他挑战限制了精液样本的成功采集。青春期前男孩可能尚未开始生精，因此这种方法将无益。患者的年龄可能会限制其射精的能力，尤其是受到某些禁止自慰的文化和宗教的影响，以及来自癌症本身的心理压力影响下。如果肿瘤（如脑肿瘤）影响了患者的意识水平，或者破坏了射精的神经通路（如脊髓病变中所见），则肿瘤本身导致肿瘤患者射精功能异常[25]。

如果无法获得精液样本，可以使用电刺激射精术，其中使用直肠探针将电脉冲传递到骨盆和前列腺区域以刺激射精[26]。该过程是在全身麻醉下进行的，可能对患者不方便。但是，由于这些患者通常会接受其他外科手术来诊断或治疗原发癌，因此可以在该手术麻醉时同步进行电刺激射精。关于青少年电刺激射精效果的研究有限，但现有数据表明成功率达 50%[27]。

精液的质量及其是否适合冷冻保存是另一个挑战，因为没有关于青春期和青少年男性精液质量的明确数据。几项关于青春期男孩的研究表明，除了较低的射精量外，精液参数与成人相当。因此，对于这些患者，可能需要多次取精进行冷冻保存[13, 28]。还有其他因素也可能影响这些患者的精液质量。如前所述，某些肿瘤（例如霍奇金淋巴瘤）可能与精液质量差以及癌症对生精的其他影响有关。根据不同的研究报道，青少年精子冷冻成功的率为 66%~93%[29, 30]。

### （二）睾丸精子提取

未能获得精液样本或精液样本不适合冷冻保存的青春期和围青春期男孩，可以尝试手术取精。可以通过睾丸精子抽吸术，或更具侵入性的显微取精手术来获取精子。这种方法的潜在挑战是需要麻醉，由于取精过程而延误对原发疾病的治疗，或者对于睾丸肿瘤患者，因操作过程可能导致肿瘤扩散，而属禁忌[31]。但是，睾丸肿瘤患儿，可在进行睾丸切除术时同步行睾丸精子抽吸术（onco-TESE）。尽管尚未在青少年中对此问题进行研究，但有极少研究报道通过 onco-TESE 在成年患者中成功提取精子。这种手术的主要缺点是破坏了组织病理学标本，可能会妨碍癌症的正确分期[32]。

## 三、睾丸转位

睾丸转位是一种生育力保存的新方法，已在接受盆腔照射治疗不同癌症的青春期前男孩中进行了评估。它来源于将睾丸从放射治疗照射野移开的简单想法。这是通过手术完成的，其中精索被移到腹股沟外环，然后解剖并切开睾丸引带，以使睾丸自由移动。操作时应格外小心，以免伤害睾丸或（更重要）血管。之后可以用或不用硅材料包裹睾丸，后将其横向固定在大腿上或向上固定在前腹壁下方。将睾丸固定在这个新位置，直到完成放疗，然后将其放回原位并固定在阴囊上。手术后关于精液结局的报道很少，但初步数据非常有前途[33, 34]。尽管这个想法可能会吸引一些生育力保存专家的目光，但就我们个人而言，我们认为此操作的好处有限。首先，睾丸仍靠近辐射，并可能受到散射辐射的影响。其次，对一名男孩，该手术操作复杂，且没有证明其有效，也耽误了最确切的治疗时机。

## 四、试验性方法

生育力保存的主要挑战是年轻男孩，他们的生精过程尚未启动，也没有精子产生。针对这种情况，提出了许多试验性方法：

### （一）冷冻保存睾丸组织和精原干细胞（SSC）

在生精仍处于休眠状态的青春期前男孩中，建议冷冻保存睾丸组织以备将来用于启动精子生成。青春期前睾丸包含 SSC。青春期后，SSC 能够分化为 2 种 A 型精原细胞：Ad 型负责 SSC 自我更新，Ap 型分化为精母细胞，最后成为精子。该方案的主要理论基于以下假设：可以将这些干细胞冷冻保存，然后在将来受到适当刺激的情况下，可以分化并开始生精[35, 36]。

通过常规睾丸精子提取术收集睾丸组织。然后，可以整个组织或细胞悬液[37]的形式将其冷冻保存。使用酶消化或机械切碎组织进行细胞悬浮，然后在含有冷冻保护剂（例如甘油、DMSO 和丙二醇）的培养基中冷冻保存[38]。现在，该方法已在某些肿瘤中心尝试过，但仅在获得 IRB 批准后实验性操作。冷冻整个睾丸非常困难，因为睾丸内包含不同的组织，每种组织都有不同的冰点。因此，在该过程中，某些细胞中形成细胞内结晶的可能性增加，从而影响冷冻保存的成功[37]。冷冻保存细胞悬浮液和 SSC 可降低这种风险，但是，在组织中鉴定 SSC 非常困难，需要鉴定多种细胞标志物[38]。

癌症患者睾丸组织的冷冻保存具有许多风险。获取和处理标本很困难，并且缺乏证据表明该组织将来可以使用。冷冻保存过程中还存在 SSC 遗传不稳定的风险。尽管一些研究表明冷冻保存具有显著的遗传稳定性，但必须进行多中心研究以确定其副作用。

### （二）精原干细胞成熟

睾丸组织或 SSC 移植的主要挑战是这些细胞的体外生长。通常，SSC 依靠来自周围“微环境”的许多信号来增长和分化。这种微环境很难模拟。然而，动物研究成功地在小鼠和大型动物中如猴子、山羊等进行了 SSC 的体外培养[39]。最初使用的培养基包含 Dulbecco 的改良 Eagle 培养基（DMEM）、胎牛血清（FBS）、青霉素和链霉素[40]。通过添加 GDNF、FGF2、脂质混合物以及与细胞（例如睾丸基质）共培养来完成培养基的补充[41]。

使用这种体外培养物导致小鼠 SSC 分化并形成用于授精的成熟精子，从而产生可育的后代[42]。这种现象已经在山羊中形成囊胚，在大鼠中产生精子[43]而观察到。

### （三）精原干细胞移植

将 SSC 移植到睾丸中，并在无精子症患者的睾丸中启动精子发生是年轻男孩、青少年甚至成年男性生育力保存的未来希望。移植后，SSC 迁移到生精小管的基底膜并开始生精[39, 44]。该方法首次报道于 1994 年，当时供体的 SSC 能够在受体的睾丸中增殖，并开始生精，从而形成成熟的精子[45]。该过程可以通过 2 种机制完成，即自体移植和异种移植。

自体移植 SSC 是指将培养的自体干细胞重新引入同一个体或物种的睾丸中[46]。这是在小鼠中首先发现的[47]，然后在灵长类动物中重复。据报道，对 5 只食蟹猴进行的一项研究成功地提取了 SSC，并在进行辐射灭菌之前将其冷冻保存。自体 SSC 移植后 4 只猴子的睾丸体积增加，其中 2 只已恢复生精，尽管未发现成熟的精子[48]。在对恒河猴的另一项研究中，成年和青春期前猴子自体 SSC 移植达到青春期后 9/12 只成年和 3/5 只青春期前猴子的恢复生精[49]。到目前为止，这方面尚无人类研究，除了 2000 年一项来自曼彻斯特的研究，不幸的是，此研究迄今为止尚未报告其研究结果[50]。

异种移植，即将一种物种的 SSC 移植到另一物种的睾丸，是另一种 SSC 移植方法[39]。已经在较小的动物（如大鼠和兔子）中尝试了此方法，在这些动物中，SSC 已成功移植到裸鼠的睾丸网中。这在狒狒、猪和山羊等较大的动物中得到了成功的复制。在这些研究中生精过程可以启动，并分离出了精母细胞，但无成熟的精子[51, 52]。在人类中，进行了类似的实验，其中将人类 SSC 注射到小鼠睾丸中。SSC 维持了 6 个月，但数量减少且没有功能，这表明精子发生的进一步发展取决于人类的睾丸微环境[53]。

当解决青春期前男孩生育力保存的问题时，可能会出现另一个问题。该技术要求大量的 SSC，而在较年轻的患者群中可能并不存在。因此，可能需要在体外扩展 SSC 来增加其数量，而这又大大增加了技术难度[40]。这已在啮齿类动物 SSC 的研究中得到了成功证明，其中 SSC 在移植 2 年后仍保留了生精小管基底膜定植的能力[54–56]。已从成人和青少年的睾丸活检组织中分离出人类 SSC，并使用不同的培养系统对其进行原代培养以增加其数量，为 SSC 移植做准备[57, 58]。

已经尝试了不同的方法进行 SSC 移植。在小鼠中，多处 SSC 管内显微注射成功[59]。后来尝试了其他方法，包括在输出小管或睾丸网中注射，效果良好[60, 61]。在睾丸较大的灵长类动物中，尝试在睾丸网注射 SSC。超声引导下睾丸网注射 SSC 仅在最近改良了 SSC 睾丸网滴注后才成功[62, 63]。

SSC 移植存在一些严重的风险。可以推测有体内恶性细胞再播种的可能性，特别是在睾丸肿瘤或淋巴瘤的情况下。同样，不能排除由于培养和移植引起的遗传不稳定性[64]。在动物研究中，发现从 SSC 移植的小鼠中受精产生的小鼠后代具有轻微的生长迟缓。另外，发现精子质量较差[64]。尽管如此，SSC 移植仍有望为年轻男孩和青春期癌症患者保留生育能力。

### （四）未成熟睾丸组织（ITT）的移植

整个睾丸组织移植而不是分离的 SSC 也是一种生育力保存的方法。它具有维持睾丸结构和微环境的优势，可以保留生精所需的 SSC 微环境。

在未成熟睾丸组织自体或异种移植后，多项动物研究已成功启动了生精作用。研究表明，当将 ITT 猪、兔和羊的未成熟睾丸组织异种移植到免疫缺陷小鼠的皮肤下时，可成功地完成生精子发生直至成熟精子产生[51, 65–69]。在小鼠和兔中 ITT 异种移植后，形成了成熟精子，并通过 IVF 技术产生了健康子代[66]。

在人类中，将青春期前男孩的人未成熟睾丸组织异种移植后，无法完成精子生成。仅保留了支持细胞，几乎没有 SSC。这很可能是由于精子生成缺乏适当的微环境。但是，这仍然是将来对该技术进行修改以使其适合用于生育力保存的重要一步[70–74]。

### （五）体外配子成熟（IVM）

冷冻保存的睾丸组织的体外成熟（旨在保存成熟精子）是青春期前男孩生育力保存的另一种有前途的方法。它还有助于克服 SSC 移植面临的癌细胞污染的风险。这可以通过 2 种方法来实现：器官培养（整个组织培养）或分离的生精细胞的培养[75]。该方法于 1997 年首次在大鼠中得到描述，成功地实现了低温保存的睾丸组织的 IVM 和精子的产生[76]。然而，在人类中，结果仍然限于 SSC 的存活和精子细胞的产生，而精子生成没有进一步的进展。

器官型培养具有维持精子生成所需的睾丸微环境的优势[42]。据报道，人类睾丸组织的 IVM 会诱导睾丸支持细胞和间质细胞的成熟，并产生睾丸激素并降低抗米勒管激素。SSC 表现出相当强大的增殖能力，并存活了超过 4 个月，但在整个培养过程中数量却显著下降。一些研究报道了精子细胞的存在，只有一项研究报道了圆形精子细胞的出现[77, 78]。对于青春期前的男孩，另一个问题是未成熟的血睾屏障，这是完成完整生精的先决条件[79]。为了使这种方法适合作为生育力保存的选择，还需要对培养技术进行进一步的研究和改进。但是，它仍然是未来使用的良好希望。

离体生精细胞的体外培养是 SSC IVM 的另一种方法，其中 SSC 是从青春期前男孩的睾丸组织中分离出来的，然后在模拟睾丸微环境的藻酸盐、胶原蛋白和琼脂基质中进行培养[80]。此方法无法成功启动小鼠的完整精子生成。在人类中，很少有关于 IVM 的研究，而且得到了不同的结果。一项研究报道了圆形精子细胞的存在，该细胞被用于圆形精子卵母细胞的注射，并形成了可存活的胚胎，但不幸地未能移植成功[81]。另一项研究报道了存在圆形和长形的精子细胞，但并未用于使卵母细胞受精[82]。

### （六）人工配子

恢复青春期前癌症男孩和青少年生育力的另一希望是人工配子，即通过操纵其祖细胞或体细胞来产生配子（精子）[83]。有 3 种不同的方法来生成人工配子。首先是通过将核物质从患者的分化体细胞转移到供体的胚胎干细胞（ESC），从而形成包含个体遗传物质的干细胞。第二是通过将核物质从患者的分化体细胞转移到诱导多能干细胞（iPSC）中。然后可以将通过这 2 种方法产生的细胞进行体外培养或移植到睾丸中以产生精子。第三是通过分化的体细胞直接分化为配子，而不经过干细胞或生殖细胞的发育[84]。

前两种方法已成功用于小鼠中，产生精子的能够受精并产生子代。在牛中，也可以使用人工配子技术生产精子。在人类中，仅有极少的研究报道产生人工精子，但没有关于其受精能力的研究[83]。

## 第五节　儿童和青少年生育力的冷冻保存挑战

尽管生育力保存在成人肿瘤学中是一个简单明了的过程，但在儿科中仍然存在很多挑战和局限性。在讨论此类问题之前，我们必须知晓很多相关要点。

### 一、患者 / 家庭相关

患者及其父母通常由于疾病本身及其处理而承受严重的心理压力。他们的主要担忧通常是患者的生存，并且考虑到患儿尚是孩子，还没有到达生育期，因此有时并没有考虑患儿生育能力。与他们讨论生育力保存可能会增加他们的焦虑感，并且这种讨论的认知可能因人而异。对年轻男性癌症患者的研究表明，孩子对生育的关注度高于父母（44%：21%）[85]。患者的这种关注或意识随患者年龄的增长而增加，尽管父母的反应几乎始终是在关心孩子的幸福和生存，而不是生育[86]。

对于成年男性，建议所有肿瘤患者选择冷冻保存精液或睾丸精子。但是，在年轻的男孩和青少年中，通过手淫获得精液标本并不总是可行。这些男孩可能还没有开始生精。此外，即使是有生精功能，一些青春期前的男孩也无法手淫，根据某些社会和宗教信仰的父母的要求，让男孩手淫有时似乎并不合适。患者本人可能不愿意与他的家庭成员或他的主治医生分享其手淫的事情。因此，应谨慎地针对该主题采取适当的方法。再者，讨论需要麻醉的电刺激射精或手术取精，在已经需要癌症治疗的基础上增加另一种操作，这为保留生育能力的讨论增加了更多障碍[31, 88]。

患者的健康状况是另一个问题，癌症患者的治疗或身体状况会影响精液的产生。同样，生育力保存的操作可能会推迟癌症开始治疗的时机。因此，在生育力保存与癌症的诊断和治疗干预同时进行的情况下，需要对治疗计划进行适当的安排，例如，在患者接受全身麻醉进行诊断性活检或腰穿时，可以进行手术取精[89]。

冷冻保存和手术取精的花费非常昂贵，尤其是在西方国家。对于年轻男孩，则花费更为巨大，因为冷冻保存是一个长期的过程。而且，在生命后期再利用冷冻保存的精子进行 IVF 也是昂贵的。这种财务负担可能会影响生育力保存的决策，尤其是在没有医疗保险的情况下[90]。

### 二、医师相关

医师在强调癌症患者生育力保存的重要性和选择生育力保存方面起着非常重要的作用。但是，在处理此类问题时，与医师有关的挑战很多。缺乏相关知识是重要因素之一。许多医生不知道向哪里转诊患者以保存生育力。另外，对于不同的生育力保存技术，尤其是在这个年龄段的年轻男孩中，医师缺乏相关知识[91]。2009 年在美国进行的一项研究发现，有 25% 的肿瘤科医生不知道在哪里或如何推荐患者进行生育力保存[92]。

沟通障碍是医师们面临的另一个阻碍他们讨论生育力保存的困难。医师表示，与癌症患者讨论生育力保存问题时尤其是在年轻男孩中，他们感到不舒服，尤其是在父母或翻译在场的情况下，这可能会使情况变的更加复杂[93, 94]。另一个障碍包括患者的健康状况或疾病的侵袭性，需要尽快开始癌症的治疗，这可能会使医生感到更不舒服或不太渴望触发这种对话。在讨论生育力保存问题时，医师的态度各不相同。在美国和英国，这种做法越来越普遍，发展中国家的医生缺乏有关生育力保存的知识[95, 96]。

### 三、系统相关

对生育力保存而言，即使医师有适当的知识，患者也有一定的了解，生育力保存中心的可用性也可能是一个很大的障碍。尽管在发达国家有已知的精子冷冻保存中心，对转诊至这些中心患者通常有预设的处理流程，但在发展中国家尤其是农村地区通常不可用。患者可能不得不从他们的城市前往其他城市进行精子冷冻保存，这增加了该过程的难度。即使在发达国家，儿科医院也缺乏样本采集和接收场所，阻碍了生育力保存技术的开展。保存生育力的新方法和试验性方法仅限于一些发达国家，那里有先进的生育力保存研究，这使得对男孩进行生育力保存非常具有挑战性[95, 97]。

## 第六节 伦理考量

在尚无明确的生育力保存指南的情况下，出现了许多需要妥当处理的伦理问题。大多数国际机构都同意讨论癌症治疗对青春期男孩生育能力的影响，但是没有明确的法则讨论生育力保存。在英国，国家健康与护理卓越研究所建议对精子冷冻保存不设年龄下限，但没有讨论使用试验性生育力保存的程序[98]。在美国，美国生殖医学学会伦理委员会已明确指出，所有未经证实的生育力保存方法均应在伦理批准的情况下进行的实验性研究，而不应作为常规操作[99]。

病人尚未成年，无法做出自己的决定是另一个伦理问题。父母或监护人在决定生育力保存方面占主导。但是，开始进行此类手术通常需要患者的同意和签名，应与患者进行彻底的解释和讨论[89]。

另一个伦理问题是为生育力保存的患者，尤其是应用尚未证实有效的试验性操作的患者，提供生育能力得到保存的错觉。这在青春期前的男孩中更明显，因其未来生育力仍然取决于未来的发现[100]。同样，使用试验性生育力保存方案也存在胎儿畸形和先天性缺陷的风险。在尝试任何生育力保存之前，必须向患者及其父母明确说明所有这些风险[89]。权衡生育力保存的风险 – 收益和延迟癌症治疗是一个大的伦理问题。由于大多数男孩的生育力保存技术都处于试验阶段，因此延缓治疗以及这种延误对儿童生存的影响是一个非常敏感和重要的问题。这就是为什么需建立一个包括肿瘤学专家、生育力保存专家和精神科专家在内的多学科团队对每个病例进行单独评估，并根据个案研究[101]提供有关生育力保存建议的原因。

## 第七节　结　论

随着近来儿童恶性肿瘤存活率的提高，儿童生育力保存的需求呈指数增长。研究人员一直在尝试针对这一年龄组的生育力保存的新方法，包括睾丸组织冷冻保存、精原干细胞移植、体外配子成熟和人工配子。尽管这些方法背后的科学是合乎逻辑的，但结果仍然令人怀疑，这使得很难将这些方法从试验阶段转化到临床应用。在用于人类受试者之前，需要更多的努力来验证这种方法。

## 第八节　审查标准

使用 PudMed、Medline、Google Scholar 和 Science Direct 对 1970 年到 2018 年的文献进行了广泛的搜索。搜索词包括“生育力保存”“冷冻保存”“青少年”“儿童癌症”“精原干细胞”“精子生成”“干细胞”“体外”“异种移植”“自体移植”“同种异体移植”“多能性的”和“胚胎干细胞”。筛选论文标题的相关性，并阅读相关论文的摘要。只选择用英语撰写的论文。书中的章节和网站也包括在内。

（Mohamed Mostafa Arafa 和 Haitham Tharwat Elbardisi 著；姜宏卫，曲晓伟和郭海彬 译）

# 第六十六章　新型家用男性不育筛查装置

**要点：**

- 约 30% 的不孕夫妇在接受 ART 助孕前没有进行男性生育能力评估。
- 许多男性很难在实验室环境中提供精液样本，他们认为这是有压力的、困难的事情。
- 家用精液检测设备通常只能检测精子浓度，但它可能会促进专业评估，避免对女性伴侣进行不必要的诊断和医疗干预。
- 常规实验室精液分析包括对 pH 值、体积、浓度、活动度、形态、活力和氧化应激标志物的评估。实验室筛查和基于智能手机的筛查间的差异仍需比较研究。
- 与计算机辅助精液分析相比，Yo Home 精子检测仪提供了精准的运动精子计数结果。

## 第一节　介　绍

不孕症是指一对夫妇在无避孕措施的正常性生活 12 个月后仍无法妊娠的情况。在全部不孕症病例中，50% 可归因于单纯男方因素或双方因素[1, 2]。男性和女性伴侣都应寻求评估和治疗，以最大限度地提高他们妊娠的机会。然而，与女性相比，男性在就医过程中更加犹豫不决[3]。在一项对 25~44 岁男性的调查中，只有 9.4% 的人接受了生育力评估，而在对应年龄的女性中这一比例高达 13%[4]。此外，大约 30% 的不育夫妇在进行辅助生殖技术助孕前完全未对男性生育能力进行评估，这存在局限性[5]。精液分析是评估男性生育潜力的主要筛查方式。最近的证据表明，不育男性在以后的生活中可能面临着更高的健康风险。有必要进行进一步的研究，以阐明男性不育与其可能对健康造成的长期影响之间关联的性质和病因。然而，越来越多的人对商业化的、负担得起的家用精液分析筛查试验感兴趣，目的是在家里筛查男性生育力参数，并作为去专门的男科实验室进一步筛查的参考[6]。

精液分析为临床医生和患者提供了有用的信息，但妊娠是一个复杂的过程，传统的精液分析可能不能真正地预测生育结局[7–9]。在标准精子参数中，活动精子总数（TMSC）比浓度、活动度和形态更能预测生育能力[10, 11]。低活动度与精子 DNA 损伤成负相关[12]。人工显微镜精液评估和计算机辅助精液分析（CASA）都是可以接受的常规精液分析的方法。这 2 种技术都有局限性，如人工操作导致的错误、设备相对昂贵以及患者可及性不足[13, 14]。正式的检测也需要训练有素的男科实验室人员和专用设备，这在世界上许多地方都不是很容易得到。此外，许多男性很难在实验室环境下提供精液样本，并认为这会是有压力的、困难的事情[15]。

为了克服这些局限，并防止对男性因素不育症夫妇中的女方进行不必要的医疗干预，家用精液筛查测试方法应运而生。家用精液分析为解决该问题提供了一个方便、快速和经济的方法，有助于识别犹豫求医的生育力低下的男性，从而促使他们进行更正式的评估[3-5]。对评估自己的生育潜力感兴趣的男性或那些生活在男科医疗服务有限的地区的男性也可能会认为家用检测仪很有用。此外，这些设备可能对输精管结扎术后的患者和放/化疗后的癌症患者的精液筛查很有吸引力和帮助。本章回顾了基于家庭和智能手机的精液分析的发展前景，并讨论了这些设备的局限性和未来的发展方向。

## 第二节　常规精液分析

自 1980 年以来，世界卫生组织一直在努力实现全球范围内精液分析和报告参数标准化。世卫组织手册目前是 2010 年出版的第五版[1]。精液参数的参考值随时间的推移而变化且争议不断。对于超出参考值的结果，美国泌尿学会建议对男性进行临床和（或）实验室评估[16]。精液分析为临床医生和患者提供了有价值的信息，但它只是能代表男性的生育能力，并不能保证其一定能生育。目前尚不清楚为什么一些精液分析“正常”的男性可能无法使女性受孕，而精液分析“异常”的男性可能具有生育能力[17]。

临床实验室改进修正案（CLIA）为确保精液分析结果的质量和准确性规定了实验室具体指导方针[18]。但由于所使用的技术、观察员/实验室之间仍有较大的差异，很难实现标准化。精液检测可以手动或通过自动检测系统进行。自动化检测系统指的是计算机辅助精液分析（CASA）或精子分析仪，如 SQA-Vision 和集成视觉光学系统（IVOS）[19]。虽然人工精液分析结果是主观的，但经训练有素的男科医学技术人员分析的结果可认为是准确的[1, 19]。同样，自动化检测系统也面临着例如设备昂贵、样品准备不充分、光学系统或者在低精子浓度时性能较差等挑战[20]。精液需要通过宏观和微观的分析以确定精液的定量参数。通常在 20~60 min 内，精液会发生液化。一旦精液液化，应对精液样本进行宏观评估，包括体积、pH、颜色和黏度。随后，显微镜检查确定精子的浓度、活动度、形态和活力[11]。

对于临床医生来说，认识到同一男性在不同时间所取的不同精液样本的参数会发生变化有重要意义[21, 22]。这种情况的发生可能与许多因素有关，比如禁欲时间的不同和生理变化[23]。因此，通常建议至少进行 2 次单独的精液分析[1]。为避免多次到访实验室，并减少与医疗保健相关的支出，家用精液筛查检测仪应运而生。

## 第三节　家用精液检测仪

美国食品和药物管理局（FDA）已经批准了几种家用精液检测仪的使用。这为男性在家里舒适地进行精液测试和结果解释提供了机会。这对于不愿寻求医疗评估或无法获得男科服务的患者来说可能是很有价值的。目前可用的家用精液检测仪包括 SpermCheck 生育能力检测仪（普林斯顿生物医学技术）、SwimCount 精子质量检测仪（MotilityCount ApS）、Micra First Step（Micra）精液检测仪和

Trak 男性生育能力检测仪（Sandstone Diagnostics）[24–27]。许多产品只向使用者提供精子浓度检测，而这只是用于评估生育潜力的精液分析的一个方面。然而，简单的评估可能有助于确定进行更正式的评估的时间，并有可能避免对女性伴侣进行不必要的诊断和医疗干预。

## 一、SpermCheck 生育力检测仪

这款设备经 FDA 批准，是一种免疫诊断试验，其工作原理类似于妊娠试验，商业售价为 39.99 美元。它设定大于 $20\times10^6$/mL（M/mL）的精子浓度作为正常结果的阈值，高于目前 WHO 标准的 $15\times10^6$/mL。但它有一些局限性，因为它没有提供精子数量，以及有关精子活力或形态的信息。它利用单克隆抗体来检测位于精子头部的表面抗原 SP-10。SP-10 浓度已被证明与精子浓度相关 [24]。SpermCheck 生育力检测仪由 SpermCheck 装置、精液转移装置、采精杯和 SpermCheck 溶液组成 [25]。

精液与 SpermCheck 溶液混合后，精子中释放出 SP-10 蛋白。混合物被转移到样品加样孔中，SP-10 蛋白与胶体金蛋白相结合形成胶体金 -SP-10。当新形成的胶体金 -SP-10 复合物穿过测试膜后，当精子浓度大于 $20\times10^6$/mL 时，结果窗中会出现一条红线；当精子浓度小于 $20\times10^6$/mL 时，则不会出现红线。测试时间大约 10 min。制造商报告说，该测试在检测正常精子、少精子症或严重少精子症时的准确性高达 96%[24, 25]。

## 二、SwimCount ™精子质量检测仪

该产品是一种易于使用的家用测试设备，可报告前向运动精子浓度（PMSC）[28]。带有 CE 标志的欧洲版 SwimCount™ 精子质量检测试剂盒包含一个塑料杯、注射器、使用说明和测试设备。一旦病人提供了样本，他们必须等待 30 min 待精液液化。用注射器抽取 0.5 mL 的样品（避免气泡，因为气泡会影响体积）转移到有 3 个不同腔室的装置中。只有前向运动精子能够从第一室（样品室）移动到第二室（分离室）。在第二室中用染料对前向运动精子染色，在第三室（检测和结果窗口）中产生蓝色。精液样本中前向运动精子越多，检测和结果窗口中的颜色越深。大约 30 min 后将滑块拉回，用户必须将结果窗口中的颜色深浅与设备上的参考颜色进行比较。结果将前向运动精子浓度分为 $<5\times10^6$/mL（浅色表示“低”精子质量）、$5\text{~}20\times10^6$/mL（中等颜色表示“正常 - 中等”精子质量）、$>20\times10^6$/mL（深色表示“正常 - 高”精子质量）。与传统的精液分析相比，其精液分析的准确率、敏感性和特异性分别为 95%、88.1% 和 93.3%[28]。该检测仪目前正在等待 FDA 的批准，在欧洲和包括巴西和新西兰在内的欧洲以外的国家的售价为 49.99 欧元 [14]。

## 三、Micra First Step 精液检测仪

该产品是一种家用显微镜套装，由塑料显微镜、移液管和载玻片组成，用于评估精液量、浓度和活动力 [14]。用户使用移液管将射出的精液样本转移到载玻片上。显微镜镜头包含一个“分析网格”，帮助用户计算特定视野内的精子浓度和活动度，这一过程类似于实验室中进行的人工精液分析。然而，设备的质量较低，用户也不太可能像实验室技术人员那样训练有素地在显微镜下分析精子，这在解释结果时可能会出现更多的用户错误和更差的准确性。该设备已获 FDA 批准，售价约为 85 美元 [14]。

## 四、Trak 系统精液检测仪

该产品是基于离心微流控原理开发的，包括一个仪器（Trak 引擎）、一次性模块（Trak 模块）和一个用于记录和监控结果的移动应用程序，仅能检测精子浓度 [29]。用户收集自己的精液并将其转

移到液化杯中。用移液管将 0.25 mL 的液化样品放置在装载在 Trak 引擎上的一次性测试支柱上。一旦盖子关闭，引擎将对样品进行大约 6 min 的离心。精子将在测试模块通道的底部形成离心团。离心团的高度与受孕时的最佳（$> 55 \times 10^6$/mL）、中等［（15~55）$\times 10^6$/mL］或低（$< 15 \times 10^6$/mL）精子浓度相对应。通常用户在低、中和最优类别中的准确率分别为 93.3%、82.4% 和 95.5%[25]。作者还证明了装置与计算机辅助精液分析呈正线性关系（$r^{1/4}$ 0.99）[25]。该产品经 FDA 批准，零售价为 124.99 美元[29]。

## 第四节　基于智能手机的精液检测设备

据估计，2016 年有 21 亿智能手机用户，2019 年这一数字增长到 25 亿。在本书出版时，全球超过 35% 的人口使用智能手机[30]。由于这种增长很大程度上来自资源有限且难以获得医疗保健服务的发展中国家，智能手机正逐渐成为搜索即时诊断测试的有力工具[31]。随着智能手机技术的进步，通过应用程序的用户友好界面快速处理和传输数据成为可能。此外，智能手机还提供安全的内存存储、高分辨率摄像头和内置传感器，可用于检测和评估各种人体生物信号[31]。智能手机可以在用户和中心实验室之间传递这些数据，以获得专业指导[32, 33]。一些组织已经开发出与智能手机兼容的设备，有可能提供负担得起的、方便的家用精液检测装置[34–36]。

2016 年，Kobori 和他的同事制造了一种安装在智能手机上的经济型单球透镜[33]，以评估精液浓度和活动度。该装置由聚乙烯片和直径 0.8 mm 的单球透镜组成，可达到放大 555 倍的效果，其生产成本约为 7 美元。将精液的一小部分放在通过磁力附着到单球透镜显微镜装置上的聚乙烯片上。然后，用户可通过与智能手机相连的个人电脑，观看 3 s 的精子片段，手动评估精子浓度和活动度。与计算机辅助精液分析相比，该设备测量少精子症（$< 15 \times 10^6$/mL）的灵敏度和特异度取决于所使用的智能手机的类型，其灵敏度在 75.5%~90.9% 之间，特异度在 87.8%~90.9% 之间[34]。该设备目前尚未获得 FDA 批准，其局限性在于不但需要一台个人电脑来解释结果，还存在着潜在的用户错误。

另一个即时智能手机精液检测系统是利用微流体和无线称重系统设计的[35]，由智能手机的光学附件和一次性微流控载玻片组成。开发人员分析了 350 份精液样本，并将其与计算机辅助精液分析测试进行了比较，确定该设备的准确率为 97.71%[35]。与该产品相关的智能手机应用程序能够分析存储的视频片段，计算精子浓度和活动度。平均报告时间小于 5 s，并且可以由用户或临床医生查看。另一个显著的优势是，其成本不足 5 美元。然而，该设备的局限性包括对与精子头大小相似的非精子物体的错误识别，以及精子浓度$> 100 \times 10^6$/mL 的饱和点[34, 36]。它目前处于原型阶段，尚未得到 FDA 的批准。

YO Home 精子检测仪（医疗电子系统）于 2016 年获得 FDA 批准，是第一款商用的基于智能手机的精液检测设备[36]。该检测仪利用智能手机的摄像头和闪光灯记录精子的视频，测量活动精子浓度（MSC）。YO 试剂盒包含 YO 装置、采精杯、移液管、液化粉和 YO 载玻片，以完成 2 次该检测仪精子测试。

说明：

（1）通过自慰（不使用润滑剂）在采精杯中采集精液标本。将一小瓶红色粉末倒入精液样品中并等待 10 min。

（2）将 YO 夹放在智能手机上（2019 年版本的 YO 设备将用插入手机的外部测试模块取代夹）。

（3）使用吸液管将一滴样品转移到 YO 载玻片的红点上。

（4）将 YO 载玻片插入 YO 夹中，然后点击“开始测试”。

（5）结果通常需要 3 min。

YO 设备利用智能手机的摄像头来捕捉精子运动引起的光波动。该设备确定精子浓度和活动度，最终计算出 MSC。YO 测试结果将以每毫升 $6 \times 10^6$ 个活动精子作为阈值，报告 MSC 是“低”还是“中等 / 正常”[37]。Agarwal 和同事进行了一项双盲实验[38]，比较了 YO Home 精子检测仪和自动化实验室分析仪（SQA-Vision）。他们分析了来自 24 名健康捐赠者的 144 份精液样本，证明 YO 设备比 SQA-Vision 具有更好的相关性，Pearson 和一致性相关系数均在 0.92 以上。YO 装置的准确率为 97.8%，精度为 16%。制造商给出的准确度和精确度分别为 97% 和 20%[38]。

该设备目前售价为 59.95 美元[36]。与前面提到的家用检测仪一样，即时的精液测试可以提供活动精子浓度，但通常不能评估男性生育能力的所有参数。

## 第五节　家用精液分析仪的局限性

即时筛查能够识别出犹豫求医的生育力低下的男性，避免对女性伴侣进行不必要的医疗干预，这显然能改善患者的治疗，但即时筛查也存在诸多局限性。基于智能手机的精子检测设备只提供基本的精液参数，如精子数量或活动精子数量，而实验室的精液分析则对包括 pH 值、体积、浓度、活动度、形态、活力和氧化应激标志物等在内的重要的精子参数进行评估。应继续比较研究实验室筛查和基于智能手机的筛查间的差异，以确保不同的临床情况下评估的准确性和可重复性。在某些情况下，用户使用错误或质量控制的潜在缺乏可能会导致假阴性结果，这可能会延误实际的诊断或治疗过程。全面的病史和体格检查是男性生育力评估的基础，家用的精液筛查测试装置不能取代由医生进行的诊室就诊。

## 第六节　结　论

基于智能手机的新型精液筛查设备的增加，可能会克服包括便利性、价格、实验室的可及性以及在实验室射精的尴尬在内的实验室检测的限制，是朝着正确方向迈出的一步。对理想的成本低、操作简便、结果可靠的筛查检测装置的设计需求持续存在，以提供更标准的精子参数的大量信息。目前和未来的智能手机和即时护理技术的进步将使更多的男性能够在家里评估精液参数，这将有助于识别犹豫就医的男性不育症患者，或表明其进行更正式的生育力评估的时机。一种可靠和更准确的家用男性不育筛查检测仪将减少对女性伴侣不必要的检查，减轻夫妇的经济和心理压力。

## 第七节 审查标准

我们广泛搜索了 Google Scholar、PubMed、Medline、ClinicalKey 和 Science Direct 上有关精液分析、男性不育和家用精液检测的英文文章。文献检索自 2018 年 9 月开始，于 2019 年 1 月完成。搜索中使用如下关键词："精液分析""微流体""SpermCheck 生育力""SwimCount 精子质量测试""Micra""Trak 男性生育力检测系统"和"Yo Home 精子检测"。图像均获得书面同意。

（Neel Parekh, Sarah C. Vij 和 Ashok Agarwal 著；穆强，李付军和郭海彬 译）

67

# 第六十七章　男性不育的伦理问题

**要点：**

- 伦理学与我们作为个人和社会所珍视的道德观念和理想有关，是辅助生殖技术（ART）中的一个重要的考虑因素。
- 医学伦理学或生命伦理学的4个核心原则是自主、不伤害、行善和公正，最初由Beauchamp和Childress提出。
- 当今男性不育症的主要伦理问题包括肿瘤生育学、死后生殖和精子冷冻保存、高龄父亲、变性人生育和经济差距。
- 医疗服务提供者应该意识到当前的伦理问题和框架，以便充分解决男性不育症中遇到的任何困境。

## 第一节　介　绍

伦理学与我们作为个人和社会所珍视的道德观念和理想有关。由于辅助生殖技术（ART）和其他治疗手段的推广，寻求治疗不孕不育的夫妇和个人显著增加。这些技术的迅速发展和应用，也带来了新的伦理困境和政策。此外，专注于生殖问题的卫生服务提供者人数激增，不仅只有医学博士和医学助理。因此，所有的卫生服务提供者都精通与男性不育有关的伦理问题和标准至关重要。我们必须谨慎地跟上随生育技术进步而产生的伦理问题。

虽然有无穷无尽的潜在情况，本章将集中讨论当今男性生育面临的主要问题。医学伦理学或生命伦理学的4个核心原则是自主、不伤害、行善和公正，最初由Beauchamp和Childress提出[1]。这将作为思考提供者在寻求治疗男性不育症患者时可能面临的主要伦理问题的框架。男性不育症的主要伦理问题如下：肿瘤生育学、死后生殖和精子冷冻保存、高龄父亲、变性人生育和经济差距（表67.1）。

**表67.1　Beauchamp和Childress关于生命伦理学的核心原则和定义**

| 生命伦理学原则 | 定义 |
|---|---|
| 自主 | 尊重和支持自主的决定和思想，不强迫，从而使患者能够在充分知情的情况下做出决定 |
| 公正 | 在人群中公平分配治疗的风险、收益和成本，并纳入现有法律 |
| 行善 | 提供医疗的目的是使成本和风险的收益最大化，减少或预防伤害，平衡收益与成本和风险 |
| 不伤害 | 提供旨在避免造成伤害的医疗 |

注：基于参考文献中的数据[1]。

## 第二节　肿瘤患者的生育问题

在美国，男性一生中被诊断为浸润性癌症的概率约为40%[2]。众所周知，潜在的肿瘤过程可能会对男性的生育能力产生负面影响，精子损伤可能发生在开始治疗之前[3, 4]。包括放疗、化疗和手术在内的治疗方法，对男性生育能力均有明显的不良影响，如直接损伤的男性生殖器官最终影响精子生成和勃起功能、通过下丘脑 - 垂体 - 性腺（HPG）轴的破坏导致激素变化、细胞毒性以及影响性功能和备孕的心理压力和抑郁[3, 4]。尤其是泌尿生殖系统的癌症，可能会影响生殖过程中从 HPG 轴到精子发生和勃起的不同阶段的生育能力。值得注意的是，睾丸癌是 15~45 岁男性中最常见的泌尿系统癌症。因此，精子很容易受到各种治疗方式的影响，在癌症治疗之前需要保存健康的精子。

由于精子库的便利，男性癌症患者更容易实现生育。此外，年轻的男性癌症患者似乎也渴望未来能够实现生育。Schover 等人的一项调查研究显示，大约 50% 的 14~40 岁新诊断为癌症的男性希望在未来成为父亲。因此，在对男性癌症患者的多学科护理中，专门研究生育能力的泌尿科医生是必不可少的[5]。

男性癌症患者的生育存在着各种各样的伦理问题。据估计，30%~50% 的人在进行癌症治疗前可能没有获得关于生育风险和生育力保存做法的足够信息。这表明患者存在认知鸿沟。缺乏精子冷冻保存的信息可以归因于几个因素。

患者可能只能有限地接触到对癌症背景下保留生育能力的风险、益处和选择有充分了解的提供者。基于保险范围的精子保存的提供者和设施也可能存在限制，这可能会影响这个主题的呈现方式（如果有的话）。提供者关于癌症治疗潜在不可逆转的影响的适当而全面的咨询，应是医疗保健的一个基本方面。无法提供完整的信息违反了公平的伦理原则，因为这会造成风险和成本的不平衡。此外，如果患者没有获得充分完整的信息，他们就很难拥有自主权。另外，年轻的男性癌症患者可能没有意识到选择不保存精子的后续影响。秉持坚持仁慈的原则，提供者可能会强迫患者保存精子，这是对自主权的侵犯。

## 第三节　死后生殖 / 取精（PHR/PSR）

几十年来，死后生殖（PHR）一直是一个伦理问题，指孩子在父母中一方或双方去世后出生的情况。这存在 2 种可能途径：直接从垂死或已故男性身上提取精子以供将来使用，或者将其之前冷冻的精子进行授精。这是一个与高风险人群特别相关的问题，包括身患绝症的男子和军人等。与普遍接受的死后器官捐赠相比，PHR 的独特之处在于它创造生命而不是延长了生命（表 67.2）。

在 PHR 的设置中也出现了多重伦理问题。首先，PHR 是对已故男性自主权的威胁。这名男性是否同意进行精子提取程序？如果他这样做了，是否出于 PHR 和死后成为父亲的意图？这很受质疑，特别是对于那些并未阐明或思考自己的最终意图就将精子存入精子库的未成年男性。他想让他的伴侣在他死后抚养他的孩子吗？他想在死后做手术切开睾丸吗？不过，如果这是死者表达出来的意愿，那么不按照他的意愿行事也可能是对自主权的侵犯。

另外，对 PHR 的渴望可能是想要保护和保存死者遗产的配偶或家庭成员的直接悲痛反应。其他必须考虑的伦理原则包括围绕死者储存的精液的所有权和权益的概念。如果死者没有明确说明储存精液的意图，储存的精液是否合法属于配偶或家人？此外，作为 PHR 的后代，儿童受到的长期心理影响可能是有害的。美国生殖医学学会（ASRM）总结的指南，可以指导泌尿科医生谨慎处理这些情况。

已经有一些里程碑式的法庭案例涉及 PHR，并可能提供在这一领域的伦理困境中的一些关键例子。在 1993 年 Hecht 诉洛杉矶县（加利福尼亚州）高等法院的案件中，一名已故男子的伴侣想要将男子贮存的 15 支精液用于 PHR，该男子的子女与其发生了争执[7]，最终法院站在配偶一边。在 1997 年 Blood 或 Regina 起诉人类受精和胚胎学管理局（英国）一案中，在 Blood 的要求下她昏迷的丈夫的精子被手术取出并冷冻[8]。当其丈夫后来去世时，她用他的精子怀上了一个孩子[8]。然而法院裁定，根据现行法律，冷冻保存精子并在去世以后使用是不允许的。

**表 67.2 美国生殖医学学会（ASRM）关于死后生殖的指南**

| |
|---|
| 如果有死者授权的书面文件，进行死后配子（精子或卵母细胞）的获取和生殖在伦理上是正当的 |
| 方案策划者没有义务参加此类活动，但在任何情况下都应就其是否参与此类活动的具体情况制定书面政策 |
| 在没有死者书面文件的情况下，只有在尚存的配偶或终身伴侣提出获取死者的配子或生育请求时，死后生殖才会被予以考虑 |
| 出于生育目的在使用已故者的配子或胚胎之前，留出足够的时间进行哀悼和咨询是非常重要的 |

注：基于参考文献中的数据[6]。

## 第四节 高龄男性生育

在过去的 20 年里，男性的生育年龄一直在增加。这与高龄产妇比率上升的现象类似，其趋势是多因素的。最重要的潜在因素是事业对生育计划的影响，从而导致生育延迟。此外，ART 的发展和广泛应用使高龄男性在未来计划生育时有可能成为人父。

从生物学的角度来看，男性在生育方面不存在健康风险，这与高龄产妇形成鲜明对比。高龄孕产妇中面临的产科风险和负担很大，并且会随着孕周的增加而增加。因此这些情况下考虑的重点是女性，男方的年龄从来都不是一个真正的考虑因素。例如，ASRM 伦理委员会不鼓励，甚至建议拒绝对 50 岁以上的女性进行胚胎移植[9]。指南中没有声明拒绝对 50 岁以上男性的伴侣进行胚胎移植[9]。目前，ART 对男方的生育年龄没有限制。

男性生育力的下降发生在 40 岁前后[10, 11]。多项研究已经证实，高龄男性的子代出生率下降和宫内妊娠丢失的风险增加，可能是由于非整倍体率和染色体结构异常的增加[10, 11]。例如，加利福尼亚州对 5000 多名孕妇进行的一项大型前瞻性队列研究发现，自然流产率随着男方年龄的增加而增加，并与早期妊娠丢失有关[12]。此外，一些研究已经注意到男方高龄和早产率之间存在关联[11]。男方高龄也与多种常染色体显性疾病有关，如软骨发育不全、2B 型多发性内分泌肿瘤和颅缝融合疾病[10]。也有一些数据表明，更复杂的疾病如精神分裂症和孤独生殖自由是指个人生育的决定权不受国家或其他政党的干涉[15]。然而，这种个人权利是以未来的儿童和社会为代价的。受多种原因的影响，高龄男性背景下的生育自由已成为问题，其中许多也被确定为高龄产妇的原因。尊重某些人的自主权和生殖自由引发的一个主要问题是使子代在出生时和（或）一生中面临一些上述的医疗风险。选择在成年早期生育的人面临着后代基因异常和残疾的问题。对于已生育者，这些都是已知的、普遍可以接受的风险。然而，常见的产科风险与高龄父母承担的风险大有不同。虽然高龄产妇通常被认为更有害，但大量证据表明高龄男性生育子代时出现异常的风险也会增加。作为医疗服务的提供者，当我们清楚地意识到这些风险增加时，我们是否真的对高龄父母所生育的子女遵循了不伤害和公正的伦理原则呢？尊重某人的生殖自由和自主权是否比减少其未来子女残疾和畸形更重要？棘手的问题是，我们是否应该接受这些风险，帮助高龄男性患者的生育。

另一个值得注意的伦理问题涉及孩子与高龄父母的生活。失去父母的心理痛苦在任何年龄段都是显著的。然而，与年长的中年人相比，青少年失去父母的害危更大。这种损失的长期影响可能会对孩子的一生产生重大影响。此外，成年人必须为年迈的父母承担的一些责任对年轻人来说可能相当困难。高龄父母所生的孩子也可能生活在特定的条件下，并可能怀有一些怨恨，特别是这种情况限制了他们对社会做出贡献的能力时。

社会对生育的限制给高龄父母带来了正义和公平的问题。目前，有大量的州和地方项目来帮助未成年人管理早产的风险。虽然理论上他们的医疗风险无法与高龄人群相比，但有观点认为社会应该更好地顺应高龄父母时代的变化。这可能需要为高龄父母启动项目，同时也有助于减轻他们的后代在分娩时面临的独特风险。

随着我们对这一儿童群体所受的各种长期影响的不断深入，日益增长的高龄男性生育现象将在未来产生重大的政策影响。

## 第五节　变性人生育（自男性变为女性）

变性人医学为生育问题的讨论带来了新一波的伦理问题。变性人指的是一个人的性别身份与出生时指定的性别不同[16]。本节的重点是变性女性，即出生时被指定为男性者。人们从出生时指定的性别转变为变性人的生命阶段会影响生育选择。根据美国生殖医学协会，在个人决定通过手术和激素变性治疗之前，提供者应该为他们提供保留生育能力的选择[16]。如果提供者不能充分提供有关生育力保留的信息和资源，他们有义务将患者转介给适当的提供者[16]。

变性人生育中存在的一个主要问题是提供完整而准确的信息，包括精子冷冻保存。从男性变为女性的患者，获取有关生育力保存技术的信息是具有挑战性的，并会导致不知情的决策。许多患者没有意识到，男性向女性转变的激素治疗比女性向男性转变更不容易被逆转。外源性激素治疗和性腺切除术（变性女性的睾丸切除术）对生育力的影响已得到证实[16]。确保变性者意识到这些影响是医疗服务提供者的伦理义务。

变性人医学中的主要伦理问题涉及对自主权的侵犯。包括医疗服务提供者在内的许多人对变性人及其生育自由抱有偏见。其中一些偏见包括质疑变性人的心理稳定性以及他们是否适合为人父母。多项研究表明，在变性人的孩子中，性别焦虑症、抑郁症和心理社会问题之间没有关联[16, 17]。来自医疗服务提供者的社会污名和公开歧视导致对变性人的信息和咨询不完整，这阻碍了变性人在充分知情的情况下做出生育方面的决定。

此外，考虑到接受激素治疗的人的子代存在未知的医疗风险，试图将对未来潜在儿童的伤害降至最低对医疗服务提供者来说也是一个挑战。变性人生育选择的保险范围仍然不清楚，也没有标准化。随着越来越多的变性人在积极地寻求生育选择，伦理挑战和相关政策也不断演变。

## 第六节　经济差距

众所周知，辅助生殖技术是一项昂贵的风险投资。特定治疗方案的平均费用因治疗方案类型和保险范围的不同而不同。在 Lemos 等人的一项回顾性保险索赔研究中，获得成功的单胎分娩的平均女性全因费用（例如卵巢刺激、取卵、卵子移植和冷冻保存、精子移植和冷冻保存）估计约为 16000 美元[18]。在一项全球经济和政策研究中，Chambers 等人估计，一个标准的体外受精周期的成本约为 12500 美元[19]。鉴于胚胎移植和其他生殖方法的成功率，重复周期并不少见[20]。在 Boyle 等人的一项多中心研究中，不包括冷冻保存费用，经皮睾丸精子抽吸术的平均费用估计为 725 美元[21]。上述费用通常非常高昂，在某种程度上仅限于处于较高社会经济阶层的人。保险覆盖范围和医疗援助因工作地点和情况的不同而有所不同，这确实有助于公平竞争。考虑到这些治疗的高昂成本，公正作为一项基本伦理原则正在发挥作用。辅助生殖技术的成本是否应该标准化，以确保美国人都能公平地享有这一利益。不幸的是，目前的实践和法律并未规范这些治疗费用。这是一个超越了医疗服务提供者的更广泛的伦理问题，但在咨询患者的生育选择时，必须考虑到这一点。

## 第七节　结　论

在男性不育症中存在着多种伦理问题，这是提供者通常面临的问题。本章强调了泌尿科医生和其他健康提供者目前面临的一些主要问题。本章提出的生命伦理原则和论点可以作为解决男性生殖医学中遇到的一些复杂困境的框架。重要的是，医疗服务提供者要意识到这些伦理原则并在日常实践中不断应用。

（Denise A. Asafu-Adjei 和 Lawrence C. Jenkins 著；穆强，宋焱鑫和郭海彬 译）

68

# 第六十八章　抗氧化剂治疗的危害

**要点：**

- 男性不育是一种常见疾病，影响着越来越多的人，现在已经成为人们关注的一个主要问题。
- 氧化应激是男性不育的主要原因。
- 抗氧化剂可治疗氧化应激。
- 为了保证精子功能正常，必须维持氧化和还原之间良好的平衡。
- 如果过量摄入抗氧化剂，会诱导氧化应激从而对健康不利。
- 后者被称为“抗氧化剂悖论”。

## 第一节　介　绍

氧化应激在大多数人类疾病、衰老甚至生殖的病理生理学中起着不可或缺的作用。随着人口的快速老龄化，人们越来越多地关注和研究抗氧化疗法的应用。其吸引力在于，人们认为抗氧化剂是“天然”的，因此是与健康饮食相关的“健康的”物质。在一个价值数十亿美元的市场上，积极的营销活动向大众强化了这一普遍假设。该假说认为减少氧化应激可以预防癌症、冠心病等疾病[1, 2]。考虑到这些抗氧化剂可以在没有任何处方的情况下在药店购买，甚至食物中都含有这些物质，因此无毒和没有副作用是至关重要的。虽然最初的研究表明补充抗氧化剂在疾病预防中起到了有益的作用，但最近的临床试验和meta分析对这些疗法的益处提出了质疑。几项研究表明，过量补充实际上可能是有害的[3–6]。这些担忧在后来的研究分析中得到了证实[7]。其他研究表明抗氧化剂治疗对提高男性生育力有积极作用[8]，同时也有研究表明过高水平的抗氧化剂会导致胚胎畸形[9]。因此，最近的研究也集中在男性不育的抗氧化剂治疗上。本章侧重于抗氧化剂治疗的潜在有害影响。

## 第二节　活性氧

活性氧（ROS）是氧的高活性衍生物，半衰期在纳秒级（$10^{-9}$s）到毫秒级（$10^{-3}$ s）范围内[10]。这些分子既可以是自由基（在其外轨道上有一个或多个未配对电子，导致这些分子在电子上不稳定，如超氧化物或羟基自由基），也可以是非自由基，如自然界中的过氧化氢（$H_2O_2$）。由于自由基的这种不稳定性，它们会在其生成的位置立即发生反应。相反，非自由基活性氧在外层轨道上具有反向平行自旋的成对电子[11]，因此更稳定、更持久，很少有长达 7 s 的半衰期（烷氧基自由基）。如果分子是不带电荷的，比如过氧化氢，它们可以自由移动更远的距离，甚至可以穿透质膜，这是带电分子做不到的。

在生物系统中，活性氧是细胞代谢的生理产物。在线粒体产生细胞能量的过程中，氧通过吸收四个电子作为中间产物变成高度活性的自由基而被还原，最终导致水的产生。线粒体具有至少 9 个在超氧化物歧化酶作用下可产生超氧阴离子自由基并使其歧化为 $H_2O_2$ 的位点。此外，这些活性氧的产生是通过所谓的 Fenton 反应和 Haber-Weiss 反应来耦合的，$Fe^{2+}/Fe^{3+}$ 促进羟基自由基的产生，考虑到线粒体电子转移链可能被破坏，从而导致随后的电子泄漏，这一过程导致吸入的氧气中有 1%~5% 被转化为自由基[12, 13]。通常，这些细胞代谢毒性副产物的产生可被锰超氧化物歧化酶、铜 / 锌超氧化物歧化酶、谷胱甘肽过氧化物酶和过氧化氢酶等清除剂清除。然而，这些过程并不能被完全清除活性氧，细胞必须处理这种情况。如果活性氧的含量处于细胞可以承受的水平，那么活性氧在细胞的正常生理功能中是必不可少的角色，包括细胞信号和基因转录，以及调节男性生殖功能[14, 15]。正常精子功能也需要生理水平的活性氧，以触发必要的过程，如获能和顶体反应，从而完成成功受精[16, 17]。另外，在疾病、不良生活方式（包括饮酒、吸烟和吸电子烟）、暴露于手机电磁波或辐射、环境污染和身体压力的情况下，身体暴露于过量的活性氧水平[18]，这可能对男性生殖功能产生负面影响[19, 20]。后一种情况会导致氧化应激，这种情况可以并且经常用抗氧化剂来清除有害水平的活性氧。

## 第三节　氧化应激

在正常的生理条件下，细胞在一定范围内的还原状态下可以正常工作。然而，在精子使卵母细胞受精时，必须保持氧化还原微妙的平衡[21]。如果由于体内产生过量的活性氧、过量暴露于外源性氧化剂或抗氧化剂供应不足，从而缺乏抗氧化能力，那么这种平衡将被破坏，这种情况被称为氧化应激（OS）。OS 是氧化还原生物学中的一个概念，由 Sies 于 1985 年首创[22]，描述了氧化剂和还原剂（抗氧化剂）之间有利于氧化剂的失衡。

因为雄性生殖细胞的细胞质很少，并且质膜中的多不饱和脂肪酸含量非常高，精子本身普遍缺乏抗氧化保护，因此这些细胞对氧化应激非常敏感。氧化剂会攻击膜脂的双键，从而在脂质过氧化的过程中氧化它们。这一过程包括 3 个步骤：启动、传播和终止[23]。在启动过程中，自由基与脂质中的共轭双键反应，形成脂质自由基，其中来自自由基的自由电子在所谓的共振结构中自由分布，这种结构在电子上更稳定。在传播过程中，这些脂质自由基与氧元素反应形成脂质过氧化物自由基，后者又与邻近的脂质分子反应形成脂质过氧化氢自由基，从而将自由电子传递到另一种脂质分子上，该脂质分子转变为自由基。这种将自由基传播到下一个分子的过程称为自由基连锁反应。最后，如果质膜中脂质自由基的数量增加，2 个脂质自由基可以相互反应，从而阻止自由基连锁反应。在整个过程中，脂质过氧化氢自由基还会反应生成最终产物，如丙二醛、2- 烯醛和 4- 羟基 -2- 烯醛，这些化合物具有高度诱变性和遗传毒性，并且还会形成 DNA 加合物[24, 25]。通过诱导脂质过氧化，氧化应激降低了质膜和细胞膜的流动性，从而破坏其功能，最终损害精子的受精能力[26, 27]。通过这些分子机制，OS

对男性生育能力产生负面影响，是男性不育的主要因素[28–31]。

## 第四节　抗氧化剂和男性不育

根据定义，抗氧化剂是抑制氧化的化合物，因此，这些抗氧化剂是电子供体，而氧化剂是电子受体。为了使身体的氧化还原反应保持平衡以维持内环境稳态，氧化剂和抗氧化剂必须保持平衡。要做到这一点，身体必须在摄取营养的同时摄取抗氧化剂。如果体内氧化剂水平升高或饮食不佳，就应该补充抗氧化剂。因此，人们需要区分饮食中的抗氧化剂和抗氧化剂补充剂，补充剂经常被大量宣传并可以在药店随意购买。

为了减轻氧化应激的影响，临床医生已经开始用抗氧化剂治疗各种原因的不孕不育患者，用以清除过量的活性氧[32–34]。在这方面，不同的临床团队表明补充抗氧化剂，如左旋肉碱、维生素 C、维生素 E 或辅酶 Q10 对精液质量有显著的积极影响，包括精子 DNA 碎片、染色质包装、精子浓度和活动率等方面[8, 33–36]。Showell 和他的同事进行的一项 Cochrane 研究表明[37]，在不育男性中补充抗氧化剂可能会提高怀孕率和出生率。在最近的一项 meta 分析中，通过分析来自 65 项研究的 1024 篇文章[38]，Huang 和他的同事证实，低浓度抗氧化剂导致的精液氧化应激与男性不育有关。特别是患有特发性男性不育症和精索静脉曲张的患者可以从抗氧化治疗中受益[8, 39–41]。尽管用抗氧化剂来治疗氧化应激看起来是合乎逻辑的，治疗结果也是卓有成效的，但是有一些研究报告说，这种治疗方法对特定参数的精子无效甚至会产生负面的影响[42–44]。

## 第五节　抗氧化剂：一把双刃剑

### 一、“抗氧化悖论”

众所周知，抗氧化剂清除活性氧，从而减少氧化应激，临床医生因此开出抗氧化剂处方，患者在药店或其他柜台上也可以购买这些产品，这样的抗氧化剂补充是有意义的，因为人们的不健康生活方式会使身体处于氧化应激状态。例如，肥胖通过高水平的活性氧（ROS）引起全身炎症反应[45]，暴露在吸烟、酒精、辐射或环境污染物等毒物中也会引起同样的炎症反应[46, 47]。由于没有法规明确规定，加上商家大肆宣传这些产品，患者可能无意中服用了非常高剂量的此类抗氧化剂[48]。

相反，研究表明，服用抗氧化剂不仅有有益的效果，也会产生有害的影响。例如，高剂量的维生素 E 已被证明会增加患者的总体死亡率[49]，此外，补充维生素 A 似乎会在吸烟者中引发癌症，而不是预防或减少癌症[50]，人体维生素 C 水平过高对诱导氧化应激和 DNA 损伤的作用与过低水平的作用相同[51, 52]。抗氧化剂的这种相互矛盾的作用被称为抗氧化剂的“抗氧化剂悖论”[55]，保持氧化和还原之间的微妙平衡是至关重要的[53]。这种“抗氧化剂悖论”对身体健康和男性生殖有严重的后果，因为并不是所有认为是好的东西实际上都对身体有益，这还取决于氧化剂和抗氧化剂适当的浓度。

### 二、还原应激

维持氧化还原平衡不仅对身体至关重要，对精子也是如此，因为获能和顶体反应等基本精子功能是由少量的活性氧触发的，而高水平的抗氧化剂将抑制这些功能，从而导致精子无法使卵母细胞受精[54–56]。活性氧水平过高很好判断，氧化应激已被认为是男性不育的主要原因[57]。然而，非生理性高浓度的抗氧化剂对细胞也有明显的不利影响，男性生育能力似乎也不例外。身体氧化还原平衡向还原侧的转移称为“还原应激”[58]，这种情况被认为与氧化应激一样危险[59]。

在其他医学学科，如心脏病学或神经病学，一些病理过程和疾病可以用还原应激这个概念来解释，如癌症、心肌病、心力衰竭、脑微血管、血脑屏障功能障碍或阿尔茨海默病[60–65]。在生殖领域，对于哺乳动物胚胎来说，非常有必要严格控制细胞氧化还原系统的平衡[66]，因为高水平的抗氧化剂能够导致畸形发育[9]。反过来，早期胚胎中糖酵解产生的能量似乎有利于细胞致密和囊胚形成，因为这些早期胚胎在子宫内天然地面临相当的低氧环境[67]。作者假设，随着代谢的改变，氧化还原敏感的转录因子甚至也会发生变化，基因表达可能也会发生改变。这可能会影响胚胎发育的主要过程，如受精过程本身、基因组激活和（或）细胞分化。总体而言，对现有文献的回顾表明，人们对生殖的氧化还原作用知之甚少。虽然关于男性不育的氧化应激相关的文章已经发表了很多，但与其对应的还原性应激却鲜为人知，也没有得到认可，尽管有迹象表明，高浓度抗氧化剂或不当的抗氧化剂混合物组成可能会产生有害的影响[68]。在这方面，Menezo 和他的同事调查了服用由维生素 C 和维生素 E、β- 胡萝卜素、锌和硒组成的配方治疗的患者[69]，发现患者的精子 DNA 碎片得到改善。然而，可能是由于维生素 C 减少了鱼精蛋白中的二硫键，引起精子核解凝集增加[70]，从而使染色质不稳定，导致受精失败。

## 第六节 抗氧化剂治疗的临床应用

### 一、抗氧化剂治疗的积极作用

目前，还没有研究表明血清和精液中包括抗氧化剂含量在内的氧化还原水平的生理范围。临床医生和科学家既不知道氧化应激和抗氧化剂的正常水平，也不知道这些参数的生理范围。因此，抗氧化剂配方的组成及其在临床试验中的剂量和有效性是经验性的，没有明确的和科学验证的患者治疗指南。这可能是这类研究结果不一致的原因之一，尤其是在较老和较小的研究中。然而，最近更大规模的研究显示出令人鼓舞的积极结果，使用含有左旋肉碱[8, 71]、辅酶 Q10[72, 73]和抗氧化酶辅助因子（如锌、硒[8, 74–76]或维生素 C[8, 77]）的各种配方的治疗成功地改善了精子数量和活力，其疗程从 2 个月到 14 个月不等。然而，关于这种治疗的妊娠和活产率的证据仍然有限[78]。

### 二、抗氧化剂治疗的风险

如上所述，抗氧化剂对人体有正面和负面的影响，因此，保持氧化和还原之间的平衡对正常健康的身体功能至关重要。然而，问题是，我们不知道这种平衡在哪里，身体的容忍度有多大。更糟糕的是，研究还表明，压力、疾病、接触有毒物质或不健康的饮食习惯会使身体的氧化还原水平朝任何一个方向变化[79–84]，所有这些最终都取决于体内可获得的或通过食物或补充剂摄取的氧化剂和抗氧化剂的浓度，这对包括男性生育能力在内的人类健康构成明显的威胁[68]。因此，抗氧化剂是一把双刃剑，过量和无节制地摄入抗氧化剂可能会导致有害的影响（图 68.1）。

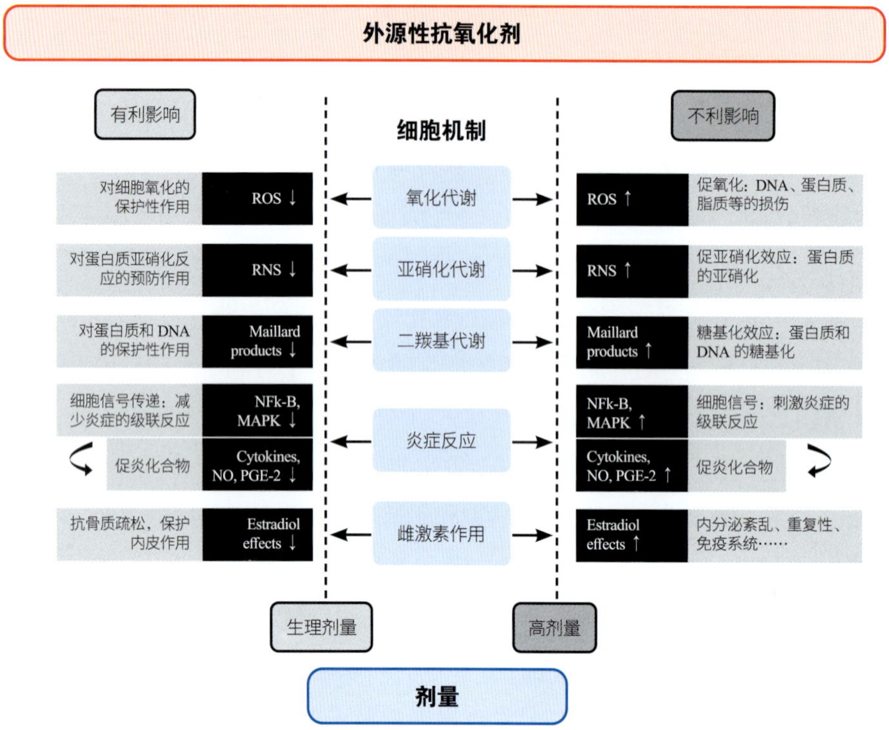


**图 68.1** 外源抗氧化剂对细胞反应具有双刃性作用：氧化、亚硝基、二羰基代谢，以及其他途径，如炎症过程。这些作用是否有益取决于它们的浓度：生理剂量导致有益的影响，而高剂量可能导致有不利影响[68]

## 三、膳食中抗氧化剂的风险

某些蔬菜含有很高的草酸、植酸和单宁。这些相对较强的还原酸可与胃肠道中的膳食矿物质结合并减少它们的吸收从而降低营养作用[85, 86]。因为发展中国家的肉类消费量较少，并且豆类和未发酵的全麦面包中的植酸含量很高，故而钙和铁的缺乏很常见[87]。在均衡饮食更为普遍的现代工业化国家，过量摄入抗氧化剂的不良影响微乎其微。表 68.1 列出了含有草酸、植酸和单宁的食物。

**表 68.1　饮食中的抗氧化剂**

| 食物 | 含有的还原酸 |
|---|---|
| 可可豆和巧克力、菠菜、萝卜、大黄 | 草酸 |
| 全谷物、玉米、豆类 | 植酸 |
| 茶、豆类、卷心菜 | 单宁酸 |

### （一）草酸

草酸可形成不溶性盐草酸钙从而损害钙的吸收。缺钙病例与食物中草酸含量过高有关[88]。高水平的草酸摄入对婴儿和新陈代谢正常的成年人构成健康风险。菠菜是草酸含量最高的蔬菜之一，红薯和鲜花生也富含草酸。

### （二）植酸

植酸对婴儿和成人的铁吸收都有很强的抑制作用[90]。铁缺乏症和锌缺乏症在发展中国家的婴幼儿中普遍存在，这些国家的植物蛋白来源往往与谷物混合在一起。婴儿缺铁会导致精神运动和智力发育减退。补充食品增加了谷类食品中的蛋白质含量，改善了蛋白质质量。谷类和常见的豆类，如大豆、绿豆、黑豆、扁豆和鹰嘴豆，植酸含量很高。植酸减少 90%（约 100 mg/100 g 干品）可以使铁吸收增加约 2 倍。对于高危人群，建议使用煮沸等烹调方法，这样可以完全酶解植酸[85, 89]。

#### （三）单宁酸

单宁包括缩合单宁（原花青素）和衍生单宁，属于类黄酮家族[91]。单宁存在于苹果、浆果、巧克力、红酒和坚果等各式各样的食物中。衍生单宁是在食物处理和加工过程中形成的，主要存在于红茶、乌龙茶、红酒和咖啡中，类黄酮和单宁对氧化酶和烹饪条件相当敏感。

缩合单宁与消耗的植物蛋白结合之后动物更难消化，并干扰蛋白质吸收和消化酶发挥作用，从而抑制草食动物的消化。单宁一直被认为是抗营养的，而且现在已经知道，对于敏感体质的人来说，大量摄入单宁可能会导致脏器损伤，如肝脏、胃肠道刺激[92]。

#### （四）其他

如果滥用未稀释的精油，其毒性可能会超过极限，精油中含有非极性抗氧化剂，丁香油的主要成分丁香酚就是非极性抗氧化剂。与非极性抗氧化剂相比，高剂量水溶性抗氧化剂（如抗坏血酸）没有那么大危害，因为这些化合物可以迅速从尿液中排出。

### 四、抗氧化剂补充剂的风险

众所周知，饮食中需要一定数量的抗氧化剂、维生素和矿物质。然而，大多数抗氧化剂补充剂的益处、剂量要求和风险概况在很大程度上是未知的。当用于疾病预防时，剂量比推荐的每日摄入量（RDA）大几倍。研究人员已经证明抗氧化剂补充剂可以预防疾病的假设是错误的。尽管有这些信息，许多公司仍在生产和销售各种不同配方的含有抗氧化剂的膳食补充剂。常见的补充剂包括维生素 A、维生素 C 和维生素 E、硒、白藜芦醇（在葡萄籽和虎杖根中发现），以及草药提取物，如绿茶和绞股蓝。

抗氧化剂治疗的潜在有害作用已经被提出，例如在β- 胡萝卜素和维生素 A 功效试验（CARET）中，这是一项随机、双盲、安慰剂对照的化学预防试验，涉及 18314 名肺癌高危男性和女性[93]。这项研究是由于观察到其他研究发现血清β- 胡萝卜素浓度高的人患肺癌的概率较低而发起的[93]。Caret 研究的假设是，这些抗氧化剂将降低本已高危人群患肺癌的风险。受试者接受了长达 6 年的治疗。这项研究表明，每天摄入 30 mgβ- 胡萝卜素和 25000 IU 维 A 酸棕榈酸酯（维生素 A）的吸烟者患肺癌的概率比安慰剂组高 28%，死亡人数高 17%。Caret 的干预提前 21 个月停止，因为有明确的证据表明没有好处，而且有大量证据表明可能会造成伤害。

其他研究也发现了类似的不良事件研究结果。表 68.2 列出了观察到的补充抗氧化剂的副作用。α- 生育酚（维生素 E）β- 胡萝卜素癌症预防研究小组报告了一项随机、双盲、安慰剂对照的一级预防试验[94]。目的是确定每天补充维生素 E、β- 胡萝卜素或二者都补充是否会降低肺癌和其他癌症的发病率。来自芬兰西南部的 29133 名 50~69 岁的男性吸烟者被随机分配 4 组：单独服用α- 生育酚（50 mg/d）、单独服用β- 胡萝卜素（20 mg/d）、同时服用α- 生育酚和β- 胡萝卜素、安慰剂组。随访 5~8 年。服用 5~8 年维生素 E 的男性吸烟者的肺癌发病率没有下降，服用β- 胡萝卜素的男性与安慰剂相比肺癌发病率增加了 18%。与安慰剂相比，β- 胡萝卜素组死于缺血性心脏病和肺癌的人数也有所增加。与安慰剂相比，维生素 E 组出血性中风的死亡率和其他癌症的发病率都有所增加。虽然这些数据表明这些补充剂可能有有害的影响，但为了验证这些结果，还需要进行进一步的研究。

对这些不良反应的观察并不局限于吸烟者。Bjelakovic 从 2007 年开始实施一项 meta 分析，其中包括 68 项随机试验，参与者为 232606 人。该研究显示，使用 β- 胡萝卜素、维生素 A 和维生素 E 治疗可能会增加全因死亡率，而维生素 C 和硒对死亡率的潜在作用可能需要进一步研究 [3]。

Bjelakovic 使用 Cochrane 协作方法在另一份出版物中证实了这些结果 [3]。在这篇综述中，可以注意到了以下几个关键发现：① β- 胡萝卜素、维生素 A 和维生素 E 单独服用或与其他抗氧化剂补充剂联合服用似乎显著增加死亡率；②没有证据表明维生素 C 延长寿命；③硒倾向于降低死亡率；④偏倚对照不足的试验高估了干预效果 [95–98]。应该指出的是，这项研究只评估了所有原因的死亡率，而不是分析死亡率增加的原因。癌症和心血管死亡率的增加很可能是全因死亡率增加的主要原因 [99, 100]。

其他一些研究不同意 Bjelakovic 的 meta 分析结论 [49, 95, 99–101]，并且表示对全因死亡率没有影响。Hercberg 等人做了一项补充维生素和矿物质抗氧化剂（SU.VI.MAX）的研究，是一项随机、双盲、安慰剂对照的一级预防试验。13017 名参与者每天服用一粒胶囊，该胶囊含有 12 mg 抗坏血酸、30 mg 维生素 E、6 mg β- 胡萝卜素、100 μg 硒和 20 mg 锌，对照组服用安慰剂。平均 7.5 年后，2 组之间在总癌症发病率、缺血性心血管疾病发病率或全因死亡率方面没有发现重大差异 [101]。

Miller 等人通过评估随机对照试验，对补充维生素 E 与总死亡率之间的剂量与反应关系进行 meta 分析。维生素 E 的剂量从 16.5~2000 IU/d 不等，有 135967 人单独或与其他维生素和矿物质联合服用。虽然结果显示，高剂量维生素 E（≥ 400 IU/d）很可能会增加全因死亡的风险，但较低剂量并没有显示出同样的担忧 [49]。

尽管 Bjelakovic 等人没有发现令人信服的证据来表明抗氧化剂补充剂对大肠腺瘤形成的一级或二级预防有显著的益处，但他们对 8 项随机临床试验进行了 meta 分析，将抗氧化剂补充剂与安慰剂或不干预进行了比较，结果显示，补充 β- 胡萝卜素、维生素 A、维生素 C 和维生素 E 以及单独或联合补充硒没有统计上的显著差异。在 3 个低偏倚风险试验（1.2，0.99~1.4）中，抗氧化剂补充剂似乎增加了结直肠腺瘤的发生率，而在 5 个高偏倚风险试验（0.59，0.47~0.74）中，抗氧化剂补充剂似乎显著降低了大肠腺瘤的发生率。在包括死亡率（0.82，0.47~1.4）在内的不良事件方面，干预组之间也没有显著差异 [95]。

抗氧化剂补充剂可能产生负面影响的机制目前为止是推测得到的。首先，众所周知，氧化应激是不同慢性病发病机制的一部分；然而，究竟氧化应激是慢性疾病的原因还是慢性疾病引起氧化应激 [102]？第二，一些基本的防御机制，如吞噬、解毒和凋亡，依赖于自由基。如果自由基受损，可能随之而来的是对体内平衡的负面影响 [103–105]。第三，与处方药不同，抗氧化剂补充剂没有经过同样彻底的毒性研究 [106]。需要更好地理解抗氧化剂在特定疾病过程中的机制和作用 [107]。最后，如果抗氧化剂减少癌细胞中的氧化还原压力，那么它们可能会降低化疗和放射治疗的效果，然而，其他研究认为，抗氧化剂将减少癌症治疗的副作用并延长生存时间 [108, 109]。

表 68.2　补充抗氧化剂的副作用

| 抗氧化代谢物 | 推荐每日供给量（RDA） | 已报告副作用 |
|---|---|---|
| 谷胱甘肽 | 250 mg/d 或者男性不育患者 600 mg 肌肉注射隔天一次 | 急性：胃肠道疾病 |
| 胡萝卜素 | 15~30 mg/d | 急性：皮肤颜色改变 |
| | | 慢性：可能增加死亡和某些癌症的风险 |
| α- 生育酚（维生素 E） | 22.4 IU/d | 急性：头痛、疲劳、肌肉无力、肌酐 |
| | | 慢性：骨矿化受损、出血增加、心血管疾病；总死亡率增加 |
| 抗坏血酸（维生素 C） | 75~90 mg/d | 急性：腹泻 |
| | | 慢性：高草酸尿症、尿结石形成、铁超载 |
| 泛醇（辅酶 Q10） | 60~90 mg/d | 急性：肠胃不适、胃灼热、腹部不适 |
| | | 慢性：出血性中毒 |
| 硒 | 55 μg/d | 急性：疲劳、肠胃不适、皮疹、烦躁不安 |
| | | 慢性：关注糖尿病、脱发和指甲脱落、神经病变 |
| 褪黑激素 | 10 mg/d（睡前） | 急性：腹泻、皮疹、头晕、头痛、胃灼热、恶心 |
| | | 慢性：睡眠障碍 |
| 锌 | 8~11 mg/d | 急性：胃肠道疾病、嗅觉失调（鼻内） |
| | | 慢性：增加患前列腺癌、铜缺乏、免疫系统抑制、贫血的风险 |

## 第七节　结　论

虽然病人和临床医生因为抗氧化剂的大肆宣传，普遍认为抗氧化剂是健康的，并具有显著的“抗衰老”作用，但人们普遍认为，身体机能处于氧化和还原之间的平衡。然而，某些关键的生理功能，包括基因激活、基因调控和精子功能（如获能），甚至受精过程本身，基本上都需要少量的活性氧来触发这些事件，而过量的抗氧化剂会阻止这些功能的发生。因此，需要患者和临床医生转变认知，认识到这些所谓的健康化合物也会产生有害影响，不仅可能导致不孕，还可能导致更严重的疾病，如癌症、心肌病和其他疾病。因此，服用抗氧化剂时必须小心。

## 第八节　审查标准

使用 Google Scholar 和 PubMed 等搜索引擎对研究抗氧化剂对男性生育能力的影响进行了广泛的研究。搜索不受时间限制。然而，最新的记录是首选的。研究鉴定和数据提取的总体策略基于以下关键词：“抗氧化剂”“氧化应激”“男性不育”“维生素 C”“维生素 E”“治疗”和“处理方案”，以及阅读最多的作者的名字。用英语以外的语言发表的文章也被考虑在内。仅在会议记录、网站或书籍中发布的数据不包括在内。网站和图书章节引用仅提供概念性内容。

（Ralf Henkel 和 Ashok Agarwal 著；姜宏卫和石红林 译）

69

# 第六十九章　发展中国家的男性不育

**要点：**

- 非洲、亚洲和东欧发展中国家的不孕率最高。
- 发展中国家不孕症的主要原因是继发性不孕症。
- 发展中国家的男性不育患病率为 4%~12%。
- 在过去的 35 年中，非洲的精子数量下降了 75% 以上。
- 最常用的男性不育治疗方法是抗氧化剂和抗雌激素药物。
- 发展中国家鲜有辅助生殖技术，大多数不育夫妇难以获得治疗。

## 第一节　介　绍

世界卫生组织将性活跃夫妇在定期性交（至少每周 2 次、连续 12 个月）后的妊娠失败定义为不孕症[1]。不孕是世界范围内的一个重要问题，在发展中国家社会中尤其重要[1, 2]。全球有 4850 万不育夫妇和 3000 万不育男人。根据最新的人口统计调查，在非洲撒哈拉以南地区，不孕症的患病率为 22%~35%。使用"Sharlip 因子"调查得到的男性因素不育率范围为 4.4%~11.5%[3–5]。在非洲撒哈拉以南的某些地区，在"不孕症带"的国家中，这个问题似乎最为明显[5]。从西部的喀麦隆到东部的坦桑尼亚，其中包括喀麦隆、中非共和国、加蓬、刚果民主共和国、多哥、苏丹、肯尼亚和坦桑尼亚，在这些国家中，多达 1/3 的夫妻无法受孕[4]。男性因素不育的比率为 20%~30%。该因素可用于计算男性因素的不孕率（Sharlip 因子），因为不孕率主要用女性不孕率代替。目前的研究表明，西非、南非和东非的部分地区不孕率很高，特别是毛里塔尼亚、加纳、塞内加尔、加蓬、纳米比亚、南非、苏丹和埃塞俄比亚[6–8]，不孕率为 26.4%~36.5%。

在其余的发展中国家中，不孕率最高的地区是东欧、西亚、中亚和南美部分地区，这些地区的不孕率在 32.8%~38.2%，男性因素不育的范围为 6.56%~11.5%，特别是墨西哥、巴西、厄瓜多尔、土耳其、巴基斯坦、泰国和缅甸等国家的不孕率最高[6–8]。

一般而言，发展中国家的男性不育症患病率最高。中欧和东欧（8%~12%）、澳大利亚（8%~9%）、北美（4.5%~6%）和欧洲（7.5%）发病率最高。撒哈拉以南非洲地区的发病率最高，为 4.4%~11.5%。由于该地区缺乏数据，因此预计实际比率可能会更高。生育率受生育治疗的影响，与发展中国家的文化沉默相比，发达国家男人自我报告的意愿更强[9, 10]。

除此之外，在过去的 50 年中，非洲的精子数量下降了 75%。在世界其他地区，这种下降幅度高达 57%。在欧洲，精子数量下降了 32.5%，对于这种差异的一些可能的解释包括非洲男性的卫生健康知识贫乏、艾滋病等性传播感染、环境污染、酒精摄入量高以及吸烟增加有关[11–13]（图 69.1）。

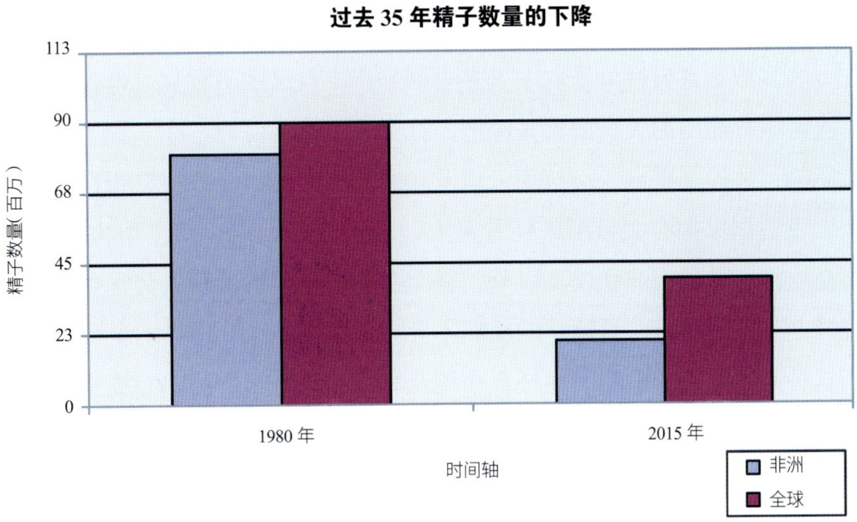


**图 69.1**　在过去 35 年中，全球与非洲精子数量的下降

需要更多的研究来评估男性不育在非洲许多地区的患病率、风险因素和预防措施，而对于非洲和亚洲次大陆发展中国家的不孕不育的研究，世界卫生组织一直走在前列。尽管世界各地的许多不孕不育夫妇都患有原发不孕，但在撒哈拉以南非洲，继发性不孕的优势已被广泛接受[11–13]。亚洲大陆和南美的发展中国家也是如此。此外，随着非洲这一地区人类免疫缺陷病毒感染的高流行，结核病、性传播感染以及与分娩有关的败血症并发症的发病率增加，从而加剧了这种继发性不孕症的发病。非洲撒哈拉以南地区男性不育的信息仍然很少。尽管在社会上女性首当其冲地接受不孕症治疗，但研究表明，不育症的很大一部分是男性因素引起的。20%~30% 的不育病例是因为男性因素[7]。Ikechebelu 指出，在尼日利亚东南部，有生育能力的夫妇中，有很大一部分仅因男性因素而致病（42.4%），而仅由女性因素引起的比例为 25.8%。人们普遍认为，男性不育原因占不育夫妇的 20%~30%，而在 30%~40% 的夫妻中，男性和女性均与不育有关。因此，在就诊的一对夫妇中，导致不育的一半原因在男性方面[14]。

辅助生殖技术（ART）是治疗不孕症的主要方法。成功率各个国家不同，如日本成功率为 5%，美国为 30%。这些技术价格昂贵，需要大量投资，因此，在发展中国家没有得到广泛应用。在发展中国家，治疗的主要手段是药物和抗氧化剂，但成功率较低。世界卫生组织建议在发展中国家使用技术简单的辅助生殖技术服务，这可能更容易建立。但是，传染病带来的疾病负担使卫生健康部门很难为生育治疗提供足够的资源[14]。

## 第二节　发展中国家男性不育的患病率

在非洲大部分地区，男性不育的患病率尚未得到全面研究。关于男性不育的大多数观点是根据女性不育研究得出的。拉森（Larsen）进行了撒哈拉以南非洲地区不孕症的第一项综合流行病学研究。这项研究表明，该地区国家的不育患病率为12.5%~16%，所谓的不育带国家的患病率明显更高[15-17]。

但是，最近的研究表明，尽管在过去50年中非洲男性人群的精子数量已大幅下降，据估计，非洲撒哈拉以南、东欧和中亚的发展中国家男性因素不育症患病率最高（表69.1）。

由于精子功能下降、遗传异常增加以及性传播感染等各种继发原因，男性不育的患病率随着年龄的增长而增加。大多数不育男性会采取一夫多妻制来解决自己的不育症，但这样的多重伴侣关系有很多附带风险。决定生育能力的关键因素是经济、社会、文化和医疗。在非洲，生育能力的医学决定因素是艾滋病毒感染、性传播感染、结核病，以及在非洲高流行地区的血红蛋白病（例如镰状细胞病和地中海贫血）。发达国家拥有大量泌尿科专家（1：100000人口），他们能够管理和预防男性不育症，在非洲却不是这样。除了南非和埃及以外，整个非洲的泌尿科医师人数很少。早期发现隐睾、睾丸扭转和精索静脉曲张意味着这些可治疗的疾病不会导致男性不育。通过内科或外科手术手段对不孕症的管理也受到这种人力约束的限制。此外，在埃及和南非只有很少的中心提供各种辅助生殖治疗方法。总生育率只是男性生育率的一个指标。男性生育率的一个更直接的决定因素是精子数量。在过去的40年中，全世界的精子数量有所下降[15, 16]。

**表69.1　世界上某些地区男性不育症的流行情况和区域性男性不育症患病率**

| 地区 | 患病率估计值 | 来源 |
|---|---|---|
| 北美 | 9.4% | Agrawal等（2015） |
| 东欧和中亚 | 8%~12% | |
| 撒哈拉以南非洲地区 | 4.4%~11.5% | Stat compiler DHS |
| 欧洲 | 9% | |

# 第三节　非洲男性不育的病因

在非洲撒哈拉以南地区，男性不育的主要原因是获得性的，并导致继发性不孕。这是由于许多地区手术护理不佳而导致的性传播疾病和医源性原因。由于解剖、遗传、激素和免疫因素而导致不育的男性占不育男性的比例很小，几乎在所有人口中都有反映，估计约占不育男性人口的5%。在撒哈拉以南非洲，性传播疾病是男性不育的主要原因[17, 18]。

# 第四节　生殖道感染

## 一、淋球菌

淋病是一种全球性的传染病，在过去的几十年中已普遍流行。与感染淋病的女性进行一次阴道性交后，约有22%的男性会出现淋病[19]。这种感染始于女性的宫颈炎，在很大程度上是无症状的，并促进了它的传播。在男性中，淋病最初是一种有症状的尿道炎。Dunn等人在一项对印度农村男子的研究中，发现了一些严重的生殖健康问题。这些男人中有 10% 以上患有尿道分泌物。他们不寻求医疗救治，并且在不使用安全套的情况下仍保持着性关系。这种情况在撒哈拉以南非洲的许多地区也普遍存在。未经治疗的尿道炎会向上发展，并累及前列腺、精囊和附睾。慢性精囊炎和慢性附睾炎与精子参数异常有关，严重时并发梗阻性无精子症 [20]。

## 二、沙眼衣原体

沙眼衣原体常在性活跃的男性中引起非淋球菌性尿道炎，并经常并发附睾炎。这是一种惰性感染，长期以来未被重视，是不育男性的常见病 [21]。

## 三、人类免疫缺陷病毒感染

HIV 感染是一种全球性流行病，全球有数百万人感染。大多数感染发生在第三世界。据估计，由于这种大流行，撒哈拉以南非洲因艾滋病毒 / 艾滋病造成的死亡占全世界 210 万例死亡人数的 76%[22]。艾滋病毒 / 艾滋病是撒哈拉以南非洲死亡的主要原因。联合国艾滋病毒 / 艾滋病联合规划署（UNAIDS）估计，2007 年有 250 万新的艾滋病毒 / 艾滋病感染者，其中 68% 发生在撒哈拉以南非洲 [22]。感染了艾滋病毒的男性有因精子发生改变而继发不育的风险。尽管确切的机制尚不清楚，但推测是由于感染的直接作用，以及对性传播感染和后遗症导致的敏感性增加。

## 四、生殖器结核

结核病（TB）仍然是世界性问题，在非洲，艾滋病毒感染已导致患者人数急剧增加。伴随着艾滋病的高流行率，结核病的发病率也很高。世界卫生组织报告说，目前有超过 19 亿人感染了结核病 [23]。其中大多数在亚洲和非洲的中低收入国家。据报道，由于艾滋病毒，发展中国家的结核病每年增加 10%[23]。HIV 感染患者中 TB 合并感染率很高，主要发生在 $CD_4$ 计数低于 200 时。肺外结核约占 15%，其中泌尿生殖系统结核患者为 14%[23]。在人约 1/3 的泌尿生殖系统结核患者中，感染仅影响生殖道。泌尿生殖系统结核感染的男性多于女性（比率 2：1）。发生率最高的年龄段是 30~50 岁。前列腺、附睾和精囊是通常受影响的部位。最常见的部位是附睾。在 3.9% 的病例中已经描述了从女性到男性的性传播 [23]。诊断很困难，需要高度怀疑，以便在出现梗阻性并发症之前及早诊断并开始治疗。不典型的泌尿系主诉、无菌脓尿、持续性膀胱炎、无明显生殖器病变的不育症或经评估的精子异常应进行调查，以排除泌尿生殖道结核。生殖道结核可作为一种孤立的疾病发生，导致精管和输精管阻塞，导致不育。

## 五、泌尿生殖道血吸虫病

血吸虫感染是一种在发展中国家具有重要公共卫生意义的传染病，不幸的是仍然被忽视。据估计，有超过 2 亿人感染了这种寄生虫，其中 80% 以上的人生活在非洲 [18]。泌尿生殖道疟原虫是由血吸虫感染引起的。导致不育的血吸虫感染影响前列腺、精囊、精索和附睾。睾丸对血吸虫感染有显著的免疫力。这些结构中的疾病通常会影响 20~40 岁的育龄人群，并伴有慢性模糊症状，可能包括会阴部不适，下背部疼痛，排尿困难和血精症。随着感染进入慢性期，纤维化过程占主导地位。精囊纤维化的程度是任何其他器官都无法超越的，包括膀胱 [24]。如果不及早诊断和治疗，这些结构中的广泛纤维化会导致梗阻性无精子症 [25]。

## 六、麻风结节性麻风

麻风病主要发生在亚洲、非洲和南美。麻风病是一种由人的麻风分枝杆菌引起的慢性分枝杆菌疾病，主要影响周围神经，其次涉及皮肤、睾丸和其他器官。睾丸是体外唯一的内部器官，麻风分枝杆菌偏爱这些器官中较低的温度[26]。麻风患者的睾丸萎缩很常见，这将导致不育和阳痿[26, 27]。

## 七、镰状细胞性贫血症

在疟疾流行的非洲地区，镰状细胞病（SCD）的患病率很高。疟疾是一种寄生虫感染，是 5 岁以下儿童死亡和发病的主要原因。镰状细胞性状降低了携带者的疟疾严重程度和疟疾发病率。因此，由于这种保护作用，该性状在镰状细胞病和其他血红蛋白病的广泛流行中持续存在。在中部、西部和北非地区，SCD/ 地中海贫血的患病率为 15%~20%[28]。在 SCD 患者中，有 10%~15% 的患者会反复出现阴茎异常勃起，这可能导致勃起功能障碍并影响生育能力。与对照相比，患有 SCD 和地中海贫血的男性精子数量减少。这种不育是垂体水平下获得性性腺功能减退的结果。此外，由于反复感染和睾丸内梗阻导致睾丸功能进一步降低，使病情恶化[28]。

## 八、霉菌毒素和环境毒素

发展中国家的男性不育率高于发达国家，这通常是由性传播感染、结核病和艾滋病毒的广泛流行率造成的。但是，一些工人表明，这种差异可能与经济活动有关。许多发展中国家的农村人口众多，其经济活动以农产品为基础。这使男人暴露在已证明会干扰生殖功能的农药和霉菌毒素中[29]。这些化学物质已被证明会损害生殖细胞，从而导致精子数量减少。先前支持该研究的研究表明，与霉菌毒素如黄曲霉毒素 B1 和曲霉毒素 A 密切接触的男性，其精子数量下降。非洲社区的本地腌制食品中含有这些霉菌毒素[29, 30]。

## 九、吸烟和饮酒对男性不育的影响

在许多发展中国家，吸烟和饮酒的流行率正在上升。吸烟和酗酒调查显示，10~20 岁男孩吸烟和酗酒率有所增加。许多论文显示酒精对精子数量和质量会有一定影响。但是，许多论文表明，饮酒和吸烟可能不是影响男性生育力的最重要因素，研究表明，主要因素是性传播感染和其他睾丸疾病[29, 30]。

## 十、非洲男性不育的医源性病因

虽然对西欧不孕不育的医源性原因的回顾显示，医源性原因仅占不孕不育病因的 5% 左右，但在非洲，这一比例更高[31]。尽管大多数证据强调了女性的这一原因，但它也是男性不育的原因。Kuku 和 Osegbe 发现，尼日利亚的疝修补术出现由于医源性损伤导致的男性不育[31]。

## 十一、非洲男性不育的管理

在非洲文化中，不孕经常归咎于女性并导致离婚。男性很不情愿地寻求生育服务，并且常常在几次失败的婚姻之后寻求生育服务。在寻求医疗建议之前，男性患者通常会尝试几种当地疗法。不孕的时间越长，受孕的机会就越少。如果在无保护的性交的情况下不育症的持续时间超过 4 年以上，则每月的受孕率仅为 1.5%。因此，尽早开始诊断和治疗不孕症是非常重要的。

评估和治疗不育夫妇是一项昂贵的过程，在非洲，采用了一种成本效益高的方法。对这对夫妇进行了整体对待和治疗，并对两者进行了调查，以提供成功结果的最佳机会。成功的结果是分娩出健康的孩子。继发性不孕症在该地区更为常见，并遵循某些基本原则以最大程度地减少时间和检查费用。

双方的详细病史以及简单的精液分析通常足以进行临床诊断。回顾以前的性传播感染、疝气手术、任何感染性疾病，如结核病、血吸虫病和艾滋病毒等导致不育的地方性感染的病史，应减少对更复杂且昂贵的检查的需求。在此之后，可以根据需要进行内分泌激素分析。射精后尿液和超声检查是另外的评估方法，具体取决于病因。在非洲的许多研究中心，临床医生主要依靠病史和精液分析。精液分析的参数使用 WHO 指南进行评估。诊断时需要分别在 6~8 周的不同时间提供 2 个样本。

治疗分为内、外科和 ART。在许多情况下，生殖道梗阻或精索静脉曲张，手术是唯一可用的选择。静脉曲张切除术在治疗不孕症的应用已取得有效的成果。经精索静脉曲张切除术后，多达 2/3 的患者精子质量有所改善[32, 33]。在缺乏专业知识和技术的撒哈拉以南非洲地区，外科手术治疗输精管梗阻已经开始提供更大的机遇。药物治疗由几种经验疗法组成，成功率各不相同。使用的常用药物包括具有抗雌激素特性的氯米芬，它可以通过降低雌激素同时增加促卵泡激素（FSH）的水平来发挥作用，从而增加精子的生成，他莫昔芬的作用机制与此类似。可用于治疗男性不育的另一种药物是己酮可可碱，它可改善血液循环，并已证明可改善精子运动能力。临床还使用多种抗氧化剂维生素，例如维生素 A、维生素 E 和维生素 C，它们可以改善精子的活力和质量。

非洲不育症管理中的另一个合乎逻辑的措施将是 ART 的引入[32, 33]。尽管适应证与发展中国家无异，但由于输卵管梗阻和男性不育因素的普遍存在，需求将会增加。在大量非洲不育男性中发现的精液参数未达最佳标准可以通过胞浆内精子注射（ICSI）有效治疗。因此，非洲地区对 ART 治疗服务的需求怎么强调都不为过。毫无疑问，在非洲建立 ART 治疗服务面临着巨大的障碍，因为这些服务的建立和维护是非常昂贵的。在尼日利亚和加纳已得出结论，在大约 60% 的不育人群中，在公立医院系统中提供 ART 治疗是可行且有效的，可以作为常规治疗难以治愈的不育病例的后备方案。尽管需要专门的人力、设备和基础设施，但在南非、尼日利亚、加纳和埃及仍然建立了 ART 治疗服务，中产及以上阶层人群正在使用 ART 服务。这种治疗手段对这个地区不孕症治疗的影响微乎其微，因为大多数患者来自经济困难地区。随着该地区的国家寻求 ART 技术，宫内人工授精可能是合乎逻辑的第一步，因为它是一种不那么昂贵的方案。

### 十二、非洲男性不育的预防

有许多理由可以证明，在发展中国家开展预防运动是管理男性不育的一个重要部分。除了生殖道感染是男性不育的主要原因并且是可以预防的这一事实之外，其他原因包括：

（1）诊断上的困难，复杂的内科和外科治疗，以及糟糕的远期结果，我们需要防止这些情况令并发症发展为不育。此外，这些昂贵的诊断方式和治疗集中在少数几家三级中心，许多夫妇无法获得。

（2）缺乏管理不育夫妇的专业知识，并且几乎没有发展中国家的不育研究数据。

（3）大多数卫生当局未能将不孕症治疗列为优先事项，并将其纳入生殖健康服务中。

（4）确保所有卫生保健人员不断更新 STI 管理，以确保及时诊断和有效治疗。

（5）一场针对年轻人的全国性教育运动，内容是性传播感染的性质、后果、控制和治疗。这项运动应该强调禁欲和使用避孕套的重要性，以防止性传播感染。

（6）开展广泛的教育活动，确保所有人都知晓并且在性传播感染后得到治疗[34]。

## 十三、男性不育（赞比亚）

如非洲南部的赞比亚所示，撒哈拉以南非洲地区的男性不育表现出非常难以管理的临床状况。不幸的是，许多前往卫生机构接受治疗的患者的期望与许多卫生当局强调预防不孕不育而不是治疗的目标不符。此外，传统的生殖健康观点主要是“妇女健康问题”，这种观点渗透到政府决策者中，导致对男性生殖健康的资助微乎其微。赞比亚的人口为 1400 万，艾滋病毒感染率为 13%，人均收入为 1600 美元。传统上，生育率是根据特定人口中每名妇女的出生人数计算的。赞比亚人口与健康调查（ZDHS）是一项关于赞比亚人口健康状况的调查，每 5 年进行一次。该调查包括对人口中生育率的评估。平均生育率是 5.3%。这是每名妇女的平均分娩数。在过去的 20 年中，赞比亚的生育率与其他非洲国家一样普遍下降。在 2014 年的 ZDHS 中，生育率从 1980 年的 7.2% 下降到 2014 年的 5.3%[35]。赞比亚的一般女性生育率为每千人 184（18.4%）。根据 2014 年的 ZDHS，不育率是 24.1%。使用“Sharlip 因子”计算，赞比亚的男性不育率为 4.82%~7.23%。这仅略低于撒哈拉以南非洲地区 4.4%~11.5% 的平均值[35]。所有省份的总生育率都下降了，最低的是铜带省和卢萨卡省。这 2 个省的艾滋病毒感染率也最高（图 69.2）。

如表 69.2 所示，赞比亚的不孕率与该区域和亚区域的非洲国家的不孕率相似。

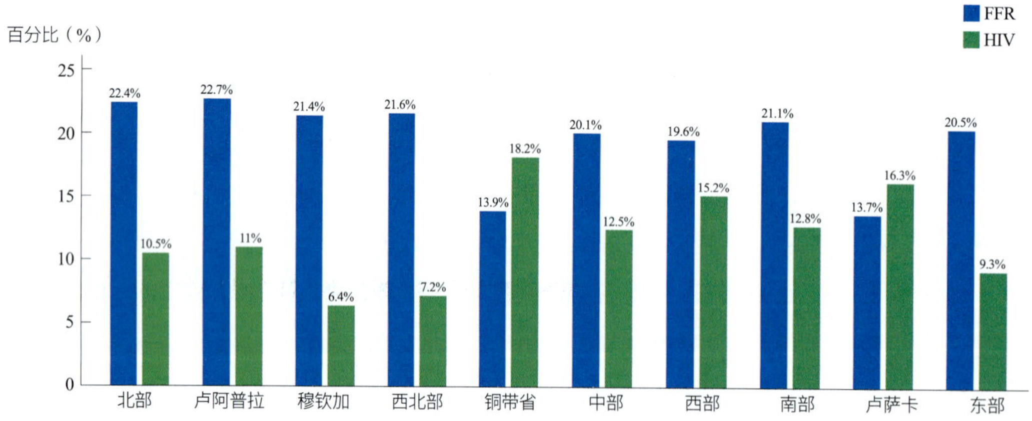


**图 69.2** 赞比亚的 9 个省和各省的艾滋病毒流行率和生育率（来自 35 个数据）（FFR 为女性生育率）

**表 69.2 赞比亚的不孕率与该区域和亚区域的非洲国家的不孕率相似**

| 国家 | 女性不孕率（每 1000 人） | 不孕率 | 男性不育率 |
|---|---|---|---|
| 赞比亚 | 184 | 24.1% | 4.82%~7.23% |
| 肯尼亚 | 137 | 25.7% | 5.14%~7.71% |
| 坦桑尼亚 | 170 | 24.5% | 4.9%~7.53% |
| 加纳 | 146 | 28.7% | 5.74%~8.61% |
| 尼日利亚 | 179 | 23.8% | 4.76%~7.14% |
| 乌干达 | 189 | 24.2% | 4.84%~7.26% |

众所周知，艾滋病毒感染对生殖有一定影响。在女性中，这包括生殖系统中的流产和病理疾病[36]。在男性中，HIV 引起勃起功能障碍、睾丸萎缩和各种精子功能障碍[37]。HIV 感染还与睾丸肿瘤和睾丸结核有关。所有这些都会对男性生育产生不利影响。

尽管辅助检查和实验室设施方面受到许多限制，但该地区的许多医院通过合作研究协议，现在能够评估患者的内分泌状况，并对接受睾丸活检的无精子症男性进行组织学诊断。在赞比亚卢萨卡大学教学医院，因不孕不育而进行的睾丸活检在 10 年内增加了 5 倍[36, 37]。无精子症是睾丸活检的唯一指征。在回顾同一时期艾滋病毒与男性不育之间的关系时，注意到在泌尿科门诊就诊的男性中，艾滋病毒的患病率为 26%，而普通人群为 13%[38]。在这组患者中，结核病和性病的患病率也很高。结核病是在 UTH 见到的最常见的机会性感染。

药物治疗在很大程度上是凭经验的，并且由于随访方面的挑战和长期患者依从性差，因此尚未确定治疗效果。主要的治疗方式是使用抗雌激素。它利用它们增加脑下垂体黄体生成素（LH）和卵泡刺激素（FSH）的作用，从而刺激睾酮的产生和精子的生成。使用的抗雌激素是氯米芬和他莫昔芬。常用的其他非手术治疗方法是使用抗氧化剂。这些补品，尤其是维生素 E 和维生素 C，分别用于改善精子功能和保护精子 DNA 免受氧化应激的已知作用。

提供的外科治疗范围非常有限。精索静脉曲张切除术适用于表现为不育症、精液分析异常和临床可证实的精索静脉曲张的患者。该地区大多数不育男性没有外科治疗选择，因为这需要专业知识和设备，而撒哈拉以南非洲缺乏这些专业知识和设备。疏通梗阻的输精管所需的显微技术需要在人力、培训和设备上投入巨资。对于该地区的大多数国家而言，在目前的经济环境下进行这项投资并不明智。治疗该地区不育夫妇的另一种选择是使用辅助生殖技术（ART），特别是随着艾滋病毒治疗结果的改善（现在随着 HAART 的改善而明显改善）[39]。

目前，ART 治疗已超出该地区国家的经济范围。自 2017 年以来，ART 服务已在首都卢萨卡的私营部门提供。这些服务仅适用于数量有限的中上层和上层中产阶级夫妇。

## 第五节　结　论

由于大多数数据使用女性不育率，因此很难确定男性不育的具体情况。但是，使用“Sharlip 因子”，可以推断出人群中的男性不育。非洲，亚洲和东欧的发展中国家是世界上不育率最高的国家，不育率从 4%~12% 不等。在发展中国家中，撒哈拉以南非洲的不孕带男性不育率最高。在过去的 30 年中，全球男性精子数量有所下降，非洲的下降幅度最大。在发展中国家，特别是非洲，男性不育的主要原因是性传播感染。原发性不孕很少见，占男性不育症病因的 5%，其他原因包括生殖道感染、环境毒素和酒精滥用。

绝大多数男性不育是使用常规药物治疗的。在这些资源贫乏的国家，ART 服务通常并不常见。赞比亚提供了一个案例研究，说明在资源匮乏的情况下，在艾滋病毒感染的背景下男性不育管理所面临的挑战。预计在未来 5 年内，在解决男性不育问题的同时，将有更多的动力发展 ART 治疗服务和性传播感染预防策略。

## 第六节　审查标准

使用 PubMed、Google Scholar 和“非洲期刊在线”（AJOL）搜索引擎回顾了有关发展中国家男性不育的这一章。世界卫生组织网站上的文献搜索对此进行了补充。检索范围在 2018 年 9 月至 2018 年 12 月之间，涉及亚洲、非洲、东欧和南美有关男性不育的所有文献。搜索关键词为男性不育、发展中国家、非洲、东欧和南美。这些术语与主题搜索词“男性不育”结合使用。获得的数据被进一步归纳为与流行率、病因、管理和赞比亚有关。这篇综述包括全文和摘要。该评论仅包括英文文章。

（Kasonde Bowa, John S. Kachimba, Victor Mapulanga, Mumba Chalwe 和 Elaikim Manda 著；
夏彦清和石红林 译）

70 70

# 第七十章 糖尿病与男性不育

**要点：**

- 糖尿病（DM）是一种多因素的代谢性疾病，其特征是由于胰岛素分泌障碍而导致的慢性血糖升高或高血糖，由于胰岛素分泌异常所引起。
- 虽然一些研究区分了 1 型和 2 型糖尿病的影响。然而，对男性生殖系统的大部分影响通常与这 2 种类型的糖尿病均有关。
- 糖尿病影响生育能力的主要机制包括氧化应激、下丘脑 - 垂体 - 性腺轴和神经病变。
- 糖尿病对生育能力的直接影响是通过精子参数的改变、氧化损伤和类固醇生成问题来实现的。
- 糖尿病影响勃起功能、射精功能和性欲，对男性生殖系统和生育能力有显著影响。
- 医生应该意识到与糖尿病相关的生殖和性生活问题，并与患者讨论适当的血糖控制。

## 第一节 介 绍

糖尿病（DM）是一组多病因引起的因胰岛素分泌不足和（或）胰岛素利用障碍引起的碳水化合物、脂肪和蛋白质代谢紊乱性疾病，以高血糖为主要标志[1]。糖尿病是最常见的疾病之一，影响了全球约 4.2 亿人（占世界人口的 8.5%）[1]。根据世界卫生组织的报告，自 1980 年以来，糖尿病患者的数量几乎翻了两番。在美国，每年约有 150 万人被确诊为糖尿病，几乎占人口的 10%[2]。糖尿病分为两大类：1 型糖尿病和 2 型糖尿病[2, 3]。

1 型糖尿病，以前被称为青少年糖尿病或胰岛素依赖型糖尿病（IDDM），约占糖尿病人口的 4%，美国估计有 125 万人[2, 3]。它是一种自身免疫性疾病，其特征是 T 细胞介导的分泌胰岛素的 β 细胞被破坏[2]。IDDM 与遗传因素关系密切，而不是通常描述为 2 型糖尿病的其他环境因素[2]。

2 型糖尿病，也被称为成人型或非胰岛素依赖型糖尿病（NIDDM），是糖尿病最常见的亚型，占糖尿病患者的 90% 以上[2, 3]。它是胰岛素产生和分泌缺陷伴随胰岛利用受损的结果（胰岛素抵抗）。肥胖和超重是 2 型糖尿病的最大危险因素[1, 2, 4–6]。然而，其他因素，如家族史、女性妊娠期糖尿病史和种族也在 2 型糖尿病的发展中起着关键作用[1]。

糖尿病前期包括其他几种导致血糖升高的情况，但不足以达到糖尿病的诊断标准[3, 7]。糖尿病和糖尿病前期的诊断标准包括其中以下一项或多项血液测试至少 2 次的记录值：血红蛋白 A1c、空腹血糖、随机血糖和口服葡萄糖耐量[3]。随着糖尿病前期患者数量的增长，这种情况在临床上变得越来越严峻，因为糖尿病前期患 2 型糖尿病的风险增加[3]。

高达 90% 的糖尿病男性有性功能障碍，包括性欲下降和不育症[8]。生育能力受损和性功能障碍在糖尿病男性中并不少见。糖尿病对以下方面有影响：精子发生、睾丸退行性改变、类固醇生成、精子成熟、勃起、射精、精子参数和支持细胞（血睾屏障）的葡萄糖代谢[9–11]。糖尿病通过一系列机制影响生殖系统，如内分泌病变、神经病变和氧化应激增加。

# 第二节　发病机制

## 一、氧化应激

糖尿病通过各种直接和间接机制引起男性不育[12]。氧化应激已经公认与多种退行性疾病相关，如衰老和类似糖尿病的全身疾病[8, 13]。氧化应激是由活性氧（ROS）和抗氧化剂清除物之间的平衡被破坏而引起的，最终导致 DNA 链断裂。这会引起广泛的细胞效应和途径的激活。糖尿病和高血糖导致细胞损伤的关键代谢途径包括多元醇、氨基己糖、蛋白激酶 C 和晚期糖基化终末产物的增加[8, 14, 15]。几项研究表明，氧化应激与糖尿病的各种并发症有关，如不育症。例如，赵等人使用小鼠模型来证明氧化应激在糖尿病诱导的睾丸细胞凋亡和不育症中的作用[14]。具体地说，由于多不饱和脂肪酸水平高，细胞质缺乏，因此抗氧化机制差，缺乏 DNA 修复机制，精子容易受到氧化应激的损害[16–18]。生理水平的 ROS 有利于维持正常精子功能，但过量的 ROS 会导致精子 DNA 断裂和形态损伤[16, 17, 19]。通过精子质膜的 NADPH 氧化酶系统和线粒体 NAD 依赖的氧化还原酶系统，均可导致 ROS 失衡，从而引起不育症[16, 19, 20]。抗氧化剂已经在动物和人类研究中被证明可以降低活性氧，防止 DNA 断裂，并改善精液参数[16, 21]。关于抗坏血酸（维生素 C）和 α- 生育酚（维生素 E）的多项研究表明精液参数有所改善[21]。在男性不育环境中研究的其他抗氧化剂包括谷胱甘肽、辅酶 Q10、番茄红素和碧萝芷[16]。因此，在由高血糖状态引起的 ROS 环境中，抗氧化剂可能对男性不育症有间接的好处。

## 二、下丘脑 - 垂体 - 性腺轴

下丘脑 - 垂体 - 性腺（HPG）轴是男性生育所必需的各种激素的中心。脑垂体释放的黄体生成素（LH）作用于间质细胞产生睾酮。卵泡刺激素（FSH）作用于支持细胞，控制精子生成，促进睾丸成熟。因此，HPG 轴上任一环节出现问题都可能导致精子损伤。据报道，糖尿病患者的 FSH 和 LH 水平降低，以及沿着这一轴的其他激素的异常。HPG 轴功能障碍与不育症和（或）勃起功能障碍之间存在相互矛盾的证据。Pitteloud 等人描述了一种相反的关系，即胰岛素抵抗减少了间质细胞数量和睾酮代谢物[22]。Garcia-Diez 等人结果显示，1 型糖尿病男性的精液量较低[23]。正常形态的精子的浓度、活力、活动力和比例也较低[23]。相比之下，Faerman 等人在不育糖尿病患者中没有发现睾丸间质细胞数量或睾丸形态异常[24]。

## 三、神经病变

糖尿病神经病变影响高达 50% 的糖尿病患者，其中周围神经病变是最常见的神经病变形式[25, 26]。糖尿病的神经病变导致勃起功能障碍和继发性不育。自然生理性阴茎勃起需要完整的海绵体神经。此外，神经元型一氧化氮合酶（nNOS）是启动和维持阴茎勃起所必需的。Yen 等人使用了小鼠主要的骨盆神经节组织进行研究，结果显示，与正常葡萄糖暴露的组织相比，高糖组织中的 nNOS 阳性神经纤维和轴突生长明显减少 [27]。

### 四、感染

糖尿病患者也有多种感染性病因，发病率较高。影响生殖系统的感染可能导致不孕不育，即使在某些情况下进行适当的治疗也是如此。表 70.1 总结了在糖尿病患者中发现的一些可能影响生育能力的感染，改编自 Gandhi 等人的表 [12]。

**表 70.1　糖尿病泌尿生殖系统并发症**

| 泌尿生殖道器官 | 感染 |
| --- | --- |
| 精索 | 脓肿、黄色肉芽肿性精索炎、输精管钙化 |
| 附睾 | |
| 睾丸 / 附睾 | 附睾睾丸炎、气肿性附睾睾丸炎、黄色肉芽肿性睾丸炎、黄色肉芽肿性附睾炎、附睾睾丸软斑、坏疽 |
| 阴茎 | 坏疽、龟头炎 |
| 阴囊 | 脓肿、擦烂 |

注：基于参考文献中的数据 [61]。

## 第三节　类固醇的生成

糖尿病可以通过影响男性生殖系统的方方面面（睾丸前、睾丸和睾丸后）来影响生育能力 [11]。睾丸前的部分包括 HPG 轴及其内分泌控制系统。下丘脑释放促性腺激素释放激素（GnRH）来刺激垂体前叶。然后，垂体前叶释放各种刺激激素，包括促卵泡刺激素（FSH）和黄体生成素（LH）。FSH 通过支持细胞启动睾丸中的精子生成，支持细胞是调节血睾屏障的主要细胞。LH 刺激睾丸中的间质细胞释放睾酮。胰岛素、葡萄糖调节和 HPG 轴之间存在紧密联系 [28]。胰岛素激活 HPG 轴，并在应激时帮助调节 HPG 轴 [29, 30]。胰岛素受体也存在于下丘脑和脑垂体，因此在精子生成中起着不可或缺的作用 [31]。胰岛素在体内有很多作用，包括充当瘦素的替代标记物。瘦素是一种调节能量的激素，与动物满足生殖需求的能力有关 [26, 31]。未控制的糖尿病和瘦素水平降低有关，这可能导致不孕不育 [31]。

已经描述了 HPG 轴内的许多机制来解释糖尿病男性中出现的不育症和低生育力。其中一种机制源于糖尿病神经病变，它可能会减弱下丘脑、垂体前叶和睾丸的受体活性 [11]。葡萄糖失调会改变膜结合 LH 受体的糖蛋白成分，并影响激素的相互作用 [11]。Baccetti 等人研究表明有生育问题的糖尿病男性对促性腺激素释放激素（GnRH）反应显著降低，其精液质量也降低 [32]。低促性腺素性性腺功能减退症与 2 型糖尿病有关，并已在多项研究中得到了证明。在 Tripathy 等人的一项研究中，50 名患有 2 型糖尿病和低游离睾酮的男性中最常见的是低 FSH 和低 LH [33]。Lopez-Alvarenga 等人研究了 20 名 1 型糖尿病男性患者，发现他们被内源性和外源性促性腺激素释放激素（GnRH）刺激后 LH 水平均受到抑制 [34]。类似地，Maneesh 等人研究了 1 型糖尿病患者，发现与健康男性对照组相比，他们的睾酮、LH 和 FSH 水平明显降低 [35]。所有前述研究都主要包括年轻男性，平均年龄在 20 多岁和 30

多岁之间。Dhindsa 等人研究了一组患有 2 型糖尿病的稍年长的男性（平均年龄 55 岁），也发现睾酮、LH 和 FSH 水平异常低[36]。

男性糖尿病患者体内过多的雌二醇也被认为是性腺功能减退的原因之一。雌二醇通过影响促性腺激素释放激素（GnRH）、促卵泡生成素（FSH）和黄体生成素（LH）起负反馈作用，从而降低睾酮水平。研究发现，男性糖尿病患者由于脂肪细胞中芳香化酶活性增加，导致雌二醇水平升高，雌二醇的增加随后会导致睾酮水平的下降。

相反，一些研究表明糖尿病和睾丸病理之间没有关系。Fairman 等人通过光镜检查睾丸活检，未发现勃起功能障碍糖尿病男性患者的睾丸间质细胞数量或睾丸形态异常[24]。

此外，在一些动物模型中胰岛素的治疗并没有引起正常精子参数的恢复或生育力的提高[31, 37]。

## 第四节　精子生成与精子参数

总的说来，对男性糖尿病患者的精液分析发现其活力降低、浓度降低、形态异常、精子畸形率增加。糖尿病患者精子生成和精子参数受损的主要机制包括 HPA 改变引起的内分泌功能障碍、神经病变和氧化应激[8]。这些影响精子产生和成熟的环境变化可能导致糖尿病患者中男性不育和生育力低下的比例增加[8, 9, 38]。此外，血睾屏障（BTB）的改变可能对精子发生有显著影响（表 70.2）。

表 70.2　糖尿病对精子参数的影响总结

| |
|---|
| 精子生成受损（激素和环境） |
| 精子数量减少 |
| 精液量减少 |
| 运动能力受损 |
| 精子质量改变 |
| 血睾屏障破坏 |
| 氧化损伤 |
| 表观遗传失调 |
| 精浆成分改变 |

注：基于参考文献 [43] 中的数据。

BTB 或支持细胞屏障将生精上皮分成基底室和近腔室，将生殖细胞发育的不同阶段分开[10]。睾丸中发现的支持细胞是精子发生的重要组成部分[10]。BTB 高度依赖于葡萄糖代谢和激素控制。因此，糖尿病引起的血糖失调会影响 BTB 的功能，对精子生成、睾丸结构和生育能力有很大的负面影响[10]。

在高血糖的作用下，精子可能由于氧化应激而出现缺陷的线粒体，造成精子运动不良，最终导致不育[8, 39]。此外，氧化应激环境中的 DNA 损伤会导致生殖细胞凋亡和精子数量减少[39]。Agbaje 等人的一项比较研究中，发现与健康对照组相比，糖尿病男性精子的核和线粒体 DNA 损伤水平增加[40]。然而，在这项研究中，除精子形态外，糖尿病男性和健康对照组之间的精液参数是相似的[40]。Amiri 等人研究发现，患有糖尿病的男性体内硝酸盐 / 亚硝酸盐和 8- 羟基 -2- 脱氧鸟苷（8-OHdG）水平显著升高，这 2 种化学物质与活性氧和 DNA 损伤有关[41]。La Vignera 等人也发现了氧化应激的另一个标志物丙二醛。在患有 2 型糖尿病的不育男性中，这一比例会增加，对精子浓度、活动率和精子数量产生负面影响[42]。

表观遗传修饰定义了细胞的表型，在正常胚胎发育的原始生殖细胞中是必不可少的[43]。糖尿病对男性生殖结构和精子发生的损害在这一发育的关键阶段，源于母亲的高血糖，可能会对后代生殖系和后代的生育力产生永久性影响[43]。因此，母亲糖尿病可能会对其后代的生育力产生潜在的后续影响[43]。

许多动物和人类的临床研究都观察了胰岛素治疗后的精液参数和结果。Kim 等人结果显示，1 型糖尿病小鼠的精子浓度、活动率和受精率显著降低，胰岛素治疗后这些参数显著改善[44]。同样，Scarano 等人的研究结果也是如此。此外 Scarano 等人还研究了用链脲佐菌素造模的糖尿病大鼠精子，结果显示附睾精子和睾丸精子数量减少[45]。附睾中的精子损伤会对精子成熟、储存和转运产生有害影响。Bartak 等人是最早描述糖尿病男性精子变化的人，包括精子的活力和形态显著下降[46]。Delfino 等人同时研究了 1 型和 2 型糖尿病的男性，显示出精子活力和形态的改变，而精子浓度没有显著差异[38]。Agbaje 等人发现 1 型糖尿病男性的精液量有轻微但有显著意义的下降[40]。La Vignera 等人研究发现患有糖尿病和神经病变的患者表现出精囊收缩无力，病程较长的患者超声出现特征性变化[47]。

到目前为止的研究表明，男性糖尿病患者的精子质量会发生改变，但这种改变会因病程和血糖控制情况而有所不同。重要的是要认识到，1 型和 2 型糖尿病可能有不同的发病机制，导致他们的精子参数发生变化。1 型糖尿病的精子改变可能是由自身免疫介导的。然而，2 型糖尿病患者的变化可能是多因素的，与代谢综合征和睾酮的变化有关。

## 第五节 性功能障碍

性功能障碍在糖尿病男性中很常见。虽然研究集中在勃起功能障碍（ED），但性功能的其他异常包括射精功能障碍、性欲下降和不育。高达 90% 的糖尿病男性至少患有其中一种性问题[8]。

### 一、勃起功能障碍

任何导致勃起功能障碍的过程都可能导致不育症[48]。35%~75% 的糖尿病男性存在勃起功能障碍[49]。内皮功能障碍和自主神经系统神经损伤是糖尿病男性 ED 的主要病理生理机制[26, 50]。除了这些问题外，内分泌改变和药物副作用也可能导致 ED。

平滑肌舒展对勃起至关重要。在糖尿病患者，血管内皮依赖性的平滑肌舒张功能受损，影响阴茎微血管，导致动脉性和静脉性 ED 2 种类型[51]。这种损伤是通过增加内皮细胞黏附分子 ICAM-1 和 VCAM-1 的表达和氧化应激来介导的[26]。高血糖会增加晚期糖基化终末产物（正如先前在“一般机制”部分所讨论的那样），并且被认为也是糖尿病患者阴茎血管问题的原因之一。结果，随着血糖显著升高勃起功能明显下降[49, 52]。作为终末器官，阴茎易患微血管病和大血管病[26]。大血管疾病导致动脉粥样硬化和阴茎循环受损[53]。微血管疾病导致失明和终末期肾病等疾病的发生[54]。VArdi 等人的研究发现存在糖尿病微血管病变的男性中 ED 患病率较高[55]。

正常的勃起需要一个完整的神经系统。勃起是由产生海绵体神经的 S2-S4 神经根通过副交感神经级联实现。这种神经反应还感知和分析阴茎的感觉。射精是由胃下神经通过 T10-L2 神经根的交感反应控制的。最后，在 S2-S4 神经根的躯体反应中，射精是通过阴部神经控制的。糖尿病引起的高血糖和氧化应激直接导致神经纤维损伤以及随后的运动和感觉改变[26]。副交感神经兴奋减少是糖尿病自主神经系统功能障碍导致 ED 的主要机制，因为海绵体平滑肌松弛需要副交感神经兴奋[26, 56]。糖尿病患者的自主神经病变与其他性功能障碍、膀胱功能障碍和逆行射精相关[26, 49]。糖尿病神经病变还会减少一氧化氮的合成，一氧化氮是勃起过程中静脉血流出阻力的重要组成部分。

引起糖尿病性 ED 的激素变化源于 HPG 轴的异常。通常与糖尿病相关的促性腺激素减退症也会导致 ED[33]。

最后，多种药物也会导致糖尿病男性的 ED。常见的罪魁祸首是降压药物，如利尿剂和 β- 受体阻滞剂[49]。然而，许多精神药物，如选择性 5- 羟色胺再摄取抑制剂，会使糖尿病男性的勃起更加困难，进而影响性功能[49]。

### 二、射精功能障碍

射精障碍是导致糖尿病患者不育的最常见的性功能障碍。射精是通过阴部神经的躯体反应和坐骨海绵肌和球脊髓肌的节律性收缩来控制的。中枢神经系统、周围神经系统和自主神经系统统筹协调一套复杂的综合机制作为射精的重要组成部分。射精功能障碍包括早泄、射精延迟、逆行射精（RE）和不射精症。正常的射精是精子进入阴道穹窿并在受精前经历获能和顶体反应，逆行射精（RE）和不射精症与糖尿病密切相关，与其他射精障碍相比，它们对生育能力的影响更大。

约 10% 男性的不射精症由糖尿病引起[26, 57]。在糖尿病男性中，射精是由于自主神经功能障碍阻碍附睾和精囊膜的蠕动，阻止精液到达尿道[26]。糖尿病患者的自主神经功能障碍也是逆行射精的病理生理的一个重要因素。它是由涉及尿道内括约肌的异常机制引起的。在正常的射精生理中，支配膀胱的交感神经纤维使膀胱颈闭合，促进精液顺行进入尿道。糖尿病患者自主神经系统失调损害了正常的膀胱颈高压闭合。神经病变导致射精过程中膀胱颈的低压闭合，导致射精部分或全部进入膀胱。在 Dinulovic 等人的一项早期研究中，年轻糖尿病男性射精障碍的发生率约为 6%[58]。在 Fedder 等人的一项病例对照研究中，糖尿病男性表现出逆行射精发生率显著增加，而在非糖尿病男性中未发现逆行射精病例[59]。此外，患有逆行射精的糖尿病男性更容易表现出相关的 ED[59]。糖尿病男性中逆行射精和其他射精障碍的真实发病率尚不清楚。例如，由于患有 2 型糖尿病的男性年龄较大，逆行射精和生育力可能没有报告。然而，逆行射精和其他射精问题应该通过对患有不育症的年轻糖尿病男性进行射精后尿液分析来评估[11, 26]。

### 三、性欲

性欲下降在糖尿病男性中也很常见，这在很大程度上是由于 HPG 轴的变化导致了促性腺激素分泌减少和性腺功能减退导致的睾酮水平下降，由此导致性欲受损，以及之前讨论过的其他性功能障碍问题。在 Malavige 等人的一项大型横断面观察性研究中，在大约 250 名男性中，糖尿病男性性欲降低的患病率约为 25%[60]。在同一项研究中，ED 与性欲减退和早泄密切相关。在生育方面，性欲下降可能是有问题的，因此也必须加以管理。睾酮和性欲低下的糖尿病患者可能受益于保留生育能力的激素治疗来解决这一问题。此外，更严格的血糖控制也可能有助于减轻这种糖尿病并发症的影响。

## 第六节　结　论

糖尿病是一种多因素的代谢性疾病，具有多系统影响和并发症。通过激素变化、自主神经和周围神经病变以及氧化应激，糖尿病对男性生殖系统产生负面影响。糖尿病通过类固醇生成和精子生成的改变，直接或间接地影响生育能力。糖尿病引起的微血管和大血管病变从本质上损害生育能力，也会导致性功能障碍。生殖医学专科的医生应该意识到糖尿病影响生育的各种机制。谨慎的做法是，鼓励寻求生殖选择的夫妇和个人严格管理糖尿病。

## 第七节　审查标准

使用 PubMed、MedlinePlus、Google Scholar 和 Scopus 搜索研究 1 型和 2 型糖尿病在男性不育中的作用的研究。搜索的开始日期是 2000 年 1 月，结束日期是 2018 年 12 月。研究识别和数据提取的总体策略基于以下关键词："糖尿病和不孕症""2 型糖尿病性功能""1 型糖尿病性功能""2 型糖尿病不育症""1 型糖尿病不育症""糖尿病性功能障碍""泌尿系糖尿病""糖尿病影响""糖尿病机制""糖尿病激素变化""糖尿病勃起功能障碍""糖尿病性欲""糖尿病射精功能""糖尿病神经病变""糖尿病氧化应激"和"糖尿病辅助生殖"。收录的文章必须是英文的。如果理解和适当引用原著所需，还会包括搜索日期以外的引用日期。属于社论文章、对论文的回应或非学术文章的论文不在考虑之列。

（Denise A. Asafu-Adjei 和 Paul R. Gittens 著；姜宏卫和李付军 译）

71

# 第七十一章　特发性男性不育的经验治疗

**要点：**

- 特发性男性不育是指没有发现可识别的男性不育因素，但在精液分析中仍然发现异常的男性不育。
- 用于治疗低促性腺素性腺功能减退症的激素类药物，如促性腺激素、雄激素、选择性雌激素受体调节剂和芳香化酶抑制剂等，已被用作特发性男性不育的经验性医学治疗。
- 超范围使用选择性雌激素受体拮抗剂和芳香化酶抑制剂已经在治疗特发性男性不育方面取得了一些进展，但需要有妊娠结局数据的大规模随机对照试验才能做出结论性的建议。
- 过量的活性氧导致氧化应激增加和随后对精子 DNA 的损伤被认为是特发性男性不育的另一个原因。
- 在设计不佳的小型研究中，特发性不育症患者的抗氧化治疗已被证明能改善精液参数。还需要有妊娠结局数据的精心设计的大型试验。

## 第一节　介　绍

在所有接受生育评估的夫妇中，约有 50% 与男性不育症有关[1]。生育评估通常可以确定男性不育的遗传、内分泌和解剖学原因，并提供适当的有针对性的治疗或辅助生殖技术。在 30%~40% 出现不育症的男性中，特发性男性不育症是在没有发现可识别的男性因素，但精液分析仍可看到异常的情况下做出的诊断。特发性男性不育患者以前没有已知的影响生育的病史，有正常的体检和正常的遗传、实验室和内分泌检查。特发性男性不育的原因仍然是一个谜，但目前假设是由于几个可能的因素，包括未知的遗传或表观遗传缺陷、活性氧，以及环境污染[2]。由于导致特发性男性不育的确切原因尚不清楚，对这类男性的治疗可能是具有挑战性的。对于这种情况，已经尝试了广泛的经验性治疗，从激素治疗到维生素补充。2012 年对美国泌尿协会成员的一项调查显示，2/3 的受访者使用各种经验性疗法治疗特发性男性不育症。然而，对于哪些患者将从经验性治疗中受益，或者什么是理想的经验性治疗还没有达成共识[3]。在这一章中，我们将回顾有关特发性男性不育经验性治疗的现有文献和常见的治疗方法。

# 第二节　激素治疗

激素治疗被广泛用于特发性男性不育的经验性治疗，因为患有特发性男性不育的患者通常有标准激素谱检测不到的激素异常。一些激素类药物包括促性腺激素、雄激素、选择性雌激素受体拮抗剂和芳香化酶抑制剂。使用这些药物的目的是改变下丘脑 - 垂体 - 性腺轴，以改善精液参数和提高妊娠率。

## 一、促性腺激素

促性腺激素在治疗低促性腺素性腺功能减退症方面显示出良好的疗效。随之，使用促性腺激素，如促性腺激素释放激素、促卵泡激素，以及人绒毛膜促性腺激素（HCG）治疗特发性男性不育被推断出来，但其益处尚未得到很好的证实。

促性腺激素释放激素（GnRH）是一种由下丘脑释放的激素，它有助于调节垂体前叶的卵泡刺激素（FSH）和黄体生成素（LH）的释放（图 71.1）。在特发性男性不育中使用 GnRH 的基本原理是，GnRH 的增加会导致 FSH 和 LH 水平的升高，进而导致睾酮水平和精子生成的增加。在 1988 年最早的一项研究中，Bdenoch 等人随机选择 19 名男性接受促性腺激素释放激素激动剂布舍瑞林与生理盐水对照，为期 12 周。在研究结束时，上述 2 组的精子浓度在统计学上没有显著差异[4]。Crotazz 等人在 1992 年发表了另一项研究，观察了 28 名患者随机分为 GnRH 组和安慰剂组。在这项研究中，GnRH 组的精液参数略有改善，与安慰剂组的 3 名患者相比，GnRH 组中有 5 名患者怀孕；然而，这些结果没有统计学意义[5]。2000 年发表的一项研究检查了 19 名男性在 3 个月内使用 100 μg 布舍瑞林进行促性腺激素释放激素（GnRH）鼻腔治疗的情况。虽然这些患者没有遭受与 GnRH 治疗相关的任何可能的副作用，如浅层血栓性静脉炎或注射部位刺激，但他们也没有表现出任何显著的精液参数改善[6]。总体而言，使用 GnRH 治疗特发性男性不育症的证据很少，并不被认为是这些男性的有效治疗选择。

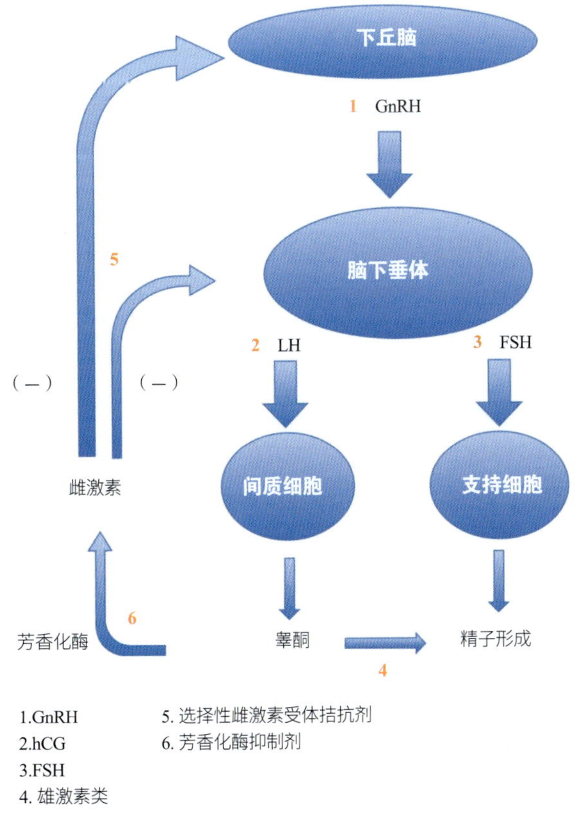


**图 71.1**　激素对下丘脑 - 垂体 - 性腺轴的作用。代表了用于治疗特发性男性不育症的激素制剂的作用途径

HCG 是一种由合体滋养层细胞产生的激素。HCG 的 α 亚基与黄体生成素（LH）具有相似的结构，因此 HCG 具有与 LH 相同的生物活性。HCG 已被证明能显著提高睾丸内睾酮浓度，并与其他促性腺激素一起被常规用作治疗低促性腺素性腺功能减退症的有效方法。在特发性男性不育症的治疗中，HCG 已

经被证明可以改善多达 69% 的患者的精液参数，妊娠率高达 36%；然而，这些结果是在较老的非对照研究中发现的[7]。在一项随机的、安慰剂对照的试验中，19 名男性被置于 HCG 治疗组 13 周。这些患者接受每周 2 次注射 2500IU 的 HCG 和每周 3 次注射 150IU 的人绝经期促性腺激素。在研究结束时，HCG 组的精液参数与安慰剂组相比没有显著差异。HCG 组确实有 2 名患者怀孕，而安慰剂组没有患者怀孕。HCG 治疗的副作用包括痤疮、睾丸疼痛、男性乳房发育和动脉血栓栓塞[8]。虽然 HCG 是一种公认的治疗低促性腺素性腺功能减退症的方法，但其对特发性男性不育的有效性尚未得到证实。

促卵泡生成素（FSH）由垂体前叶释放并刺激睾丸支持细胞促进精子生成（图 71.1）。与其他促性腺激素一样，FSH 已被用于治疗低促性腺素性腺功能减退症，对这些患者的成功治疗使其有可能被用作特发性男性不育症的经验疗法。在 Paradisi 等人于 2006 年进行的一项研究中，有 30 名男性接受了 300 IU 重组 FSH（rFSH）治疗 4 个月或更长时间。在治疗结束时，精子数量显著增加，精子活力略有增加，但其他精液参数没有变化，也没有关于妊娠的数据[9]。另外，2012 年的一项随机前瞻性研究比较了 2 组不同治疗的精液差异，其中一组 65 名男性在 90 d 内用 150IU 的 rFSH 治疗，另一组 64 名男性用非抗氧化维生素治疗，精液参数没有差异[10]。2013 年 Cochrane 在促性腺激素对特发性男性不育影响的综述中分析了 6 项随机研究，5 项是 rFSH，1 项是 HCG。当将促性腺激素与安慰剂组比较时，活产率为 27% 比 0%，自然妊娠率为 16% 比 7%[11]。虽然结果令人鼓舞，但鉴于这些研究的质量差和样本数量少，很难令人信服地支持使用促性腺激素治疗特发性男性不育。

## 二、雄激素

内源性雄激素对于正常男性发育和精子形成至关重要。然而，有研究显示外源性雄激素可抑制垂体 FSH 和 LH 的释放，从而导致睾丸内雄激素减少并最终停止生精[12]。在一项针对不育诊所就诊的 59 名接受外源性雄激素治疗男性的研究中，有 88% 是无精子症[13]。尽管已知下丘脑 - 垂体 - 性腺轴上外源性雄激素疗法的负反馈抑制作用，2012 年美国泌尿科协会的一项调查显示，有 25% 的泌尿科医师按常规开具外源性雄激素治疗特发性男性不育症[5]。这可能是由于误解，即外源性雄激素治疗是对精子生成和反弹性精子生成的直接刺激（一旦外源性雄素被去除，就会导致促性腺激素的短暂增加和随后的精子生成）。一项来自 1993 年的随机双盲研究报道，外源性雄激素疗法可显著改善精子形态和妊娠率，这似乎支持了这种误解[14]。然而，随后的一些 meta 分析表明，雄激素不能改善特发性不育男性的精液参数或妊娠率[15]。使用外源性雄激素会有一些重大副作用，例如痤疮、体重增加、血脂异常、红细胞增多症、男性乳房发育、深静脉血栓形成以及心脏和肝功能障碍[16]。总体而言，不建议使用外源性雄激素治疗特发性男性不育，因为有充分的证据表明外源性雄激素治疗会减少精子生成或引起无精子症。

## 三、选择性雌激素受体拮抗剂

枸橼酸氯米芬和他莫昔芬是选择性雌激素受体拮抗剂（SERM），已成为对特发性男性不育症进行研究最多的经验疗法。枸橼酸氯米芬和他莫昔芬是抗雌激素药，可在下丘脑和垂体水平阻断负反馈反应（图 71.1）。枸橼酸氯米芬和他莫昔芬的使用已显示可增加 LH 和 FSH 水平，并继而增加雄激素水平和精子生成。然而，SERM 治疗后妊娠率的改善并不一致[17]。

对于经验性治疗，在 3~6 个月的治疗期内，一般以 25~50 mg/d 的剂量服用枸橼酸氯米芬，以

10~30 mg/d 的剂量服用他莫昔芬[7]。一项 2007 年对 65 名男性进行的前瞻性研究表明，每天用 25 mg 的枸橼酸氯米芬治疗 3 个月后，精子浓度和活力均得到改善[18]。在 2010 年的 32 名男性的前瞻性研究中，Moradi 等人还发现枸橼酸氯米芬 25 mg/d 治疗 3 个月后，精子浓度和运动能力有统计学意义上的显著改善[19]。我们将注意力转向使用他莫昔芬的研究，这是一项由 Cakan 等人进行的前瞻性随机对照研究。使用他莫昔芬每天 20 mg 治疗 3 个月，精子浓度和运动能力显著改善，但这些参数未达到世界卫生组织定义的正常水平[20]。在最近由 Nada 和唐等人进行的 2 项前瞻性非控制试验中[21, 22]，服用他莫昔芬治疗 6 个月后，精子浓度有改善，但精子活力无明显改善。

虽然以上数据令人鼓舞，但是上述研究均未报告妊娠数据[21, 22]。2000 年对他莫昔芬和枸橼酸氯米芬治疗特发性男性不育症进行了综述，其中包括 10 项随机对照试验。经治疗的男性性激素参数显示出统计学意义上的显著改善，但是，没有观察到怀孕率的显著变化。该综述已被撤回，因为它已超过 10 年没有更新，而且治疗参数和其他因素也存在显著差异[23]。2013 年的一项 meta 分析了 11 项随机对照试验，其中 9 项妊娠数据使用他莫昔芬或枸橼酸氯米芬进行特发性男性不育症的经验性治疗。这项研究发现，SERM 的使用可导致精子浓度和精子活力的显著增加。更重要的是，与对照组相比，该研究表明 SERM 治疗后的怀孕概率增高 2.4 倍（$P = 0.004$）。统计学上发现，他莫昔芬 20~30 mg/d 和枸橼酸氯米芬 50 mg/d 分别有增加了 2.8 倍和 5 倍的怀孕机会。枸橼酸氯米芬 25 mg/d 的剂量与妊娠率增加没有显著相关。治疗组和对照组之间的不良事件没有显著差异[24]。

一些研究着眼于使用 SERM 来提高精子数量，以便将卵胞浆内单精子注射（ICSI）与体外受精结合使用。在一项对 42 位接受枸橼酸氯米芬治疗的患者的研究中，从治疗前的精母细胞到治疗后的精子细胞，精子生成成熟阻滞的水平得到了改善[25]。但是，晚期和早期成熟阻滞的临床意义值得怀疑[26]。有趣的是，2 项设计不佳的研究报告称 SERM 治疗后 ICSI 精子回收率达到 100%，一项研究使用枸橼酸氯米芬，另一项使用他莫昔芬[25, 27]。尽管特发性男性不育的外科手术治疗不在本章范围之内，但重要的是要知道，如果仅通过药物治疗不足以获得妊娠，SERM 的经验性药物治疗可能会帮助患者改善将来的手术结果。

总体而言，SERM 通常具有良好的耐受性，且副作用极小，例如潮热、男性乳房发育、头痛和恶心。已报道的严重但罕见的不良事件包括癫痫发作、心悸和肺栓塞[17]。迄今为止，枸橼酸氯米芬和他莫昔芬的治疗是研究最多的疗法，有望实现成功的妊娠结局。

## 四、芳香化酶抑制剂

芳香化酶是一种细胞色素 P450 酶，可将睾酮转化为雌二醇，存在于女性生殖道、脂肪组织、睾丸、肝脏和大脑中。芳香化酶抑制剂是阻止睾酮向雌二醇转化的化合物[28]（图 71.1）。由于雌二醇是男性雌激素的主要来源，因此芳香化酶抑制剂已被用于降低雌二醇水平，同时增加内源性睾酮水平。据推测，睾酮与雌二醇（T/E2）比值的增加有助于促进特发性男性不育症患者的精子发生[17]。Pavlovich 等人研究发现，不育症患者的 T/E2 比为 6.9，而精子发育正常的男性的平均 T/E2 比为 14.5。基于这一观察结果，有人提出 T/E2 比值低于 10 是异常的，随后的研究集中在 T/E2 比值异常且血清睾酮水平低的男性中使用芳香化酶抑制剂[29]。

2 种类型的芳香化酶抑制剂已被用作经验性药物治疗：非选择性芳香化酶抑制剂（睾内酯）和非

甾体可逆抑制剂（阿那曲唑和来曲唑）。1989 年的一项随机对照研究将 25 名男性分配给 2 g/d 的睾内酯组，为期 8 个月。在这项研究中，睾酮和雌二醇水平没有显著变化。2 组均未观察到精液参数的改善，也未发生妊娠[30]。其他使用睾内酯的研究不仅关注特发性男性不育症，因为睾酮水平低的男性也被纳入了研究。目前睾内酯在美国不再应用于临床。

尽管有几项研究集中于使用非甾体芳香化酶抑制剂治疗男性不育症，但很少有针对非特发性男性不育症使用非甾体芳香化酶抑制剂的前瞻性研究。与睾内酯相比，阿那曲唑是更具选择性的芳香化酶抑制剂，而与阿那曲唑相比，来曲唑是更有效的芳香化酶抑制剂。最早提出使用阿那曲唑的论文之一是在 2002 年发表的，其中 Raman 等人比较了 140 例 T/E2 异常的不育患者，每天 100~200 mg 睾内酯或每天 1 mg 阿那曲唑治疗。尽管研究人群并不严格只包括特发性不育男性，但在 2 个治疗组中均观察到激素水平和精液参数的显著增加。作者得出的结论是阿那曲唑与睾内酯在治疗具有异常 T/E2 比值的不育男性方面同样有效[28]。Saylam 等进行了一项前瞻性非对照试验，该试验对 27 名 T/E2 比值低，特发性男性不育的男性进行了 2.5 mg/d 的来曲唑治疗 6 个月。他们发现血清睾酮水平，T/E2 比值和所有精液参数都有明显改善。但是，精液参数未达到正常水平。研究中的 10 个男性中有两个实现了自然怀孕[31]。2012 年对 T/E2 低的男性进行的非随机研究比较了来曲唑 2.5 mg/d 和 6 个月阿那曲唑 1 mg/d 和 6 个月。2 组均注意到精液参数有显著改善，而阿那曲唑组则观察到数值上更大的改善[32]。Cavallini 等人进行了一项随机对照试验，将 22 例接受来曲唑 2.5 mg/d 治疗 6 个月的患者与 24 例对照组进行了比较。治疗后注意到精子浓度和运动力显著增加，但没有可用的妊娠数据[33]。最终，在 2017 年对 86 名每天接受 1 mg 阿那曲唑治疗的不育男性的研究中，对 21 名 T/E2 值低的少精子症男性进行了亚组分析，阿那曲唑治疗后精液参数和激素水平有了显著改善。但无精子症、隐匿精子症和正常精子症患者的症状没有改善[34]。

总体而言，芳香化酶抑制剂已证明在睾酮水平低和 T/E2 比值异常的患者中，精液参数和激素水平得到改善，同时显示出令人鼓舞的妊娠结局数据。对于特发性男性不育症，应鼓励 T/E2 比值低于 10 的男性使用芳香化酶抑制剂来治疗。通常，芳香化酶抑制剂耐受性良好，且副作用极小，如头痛、恶心、呕吐、潮热、性欲改变和一过性肝功能的变化[32]。

总之，激素治疗已被证明对性腺功能减退症患者有益处。超说明书使用 SERM 治疗特发性男性不育症已经取得了最有希望的结果，其次是芳香化酶抑制剂，但是需要进行大规模的随机对照试验来获得妊娠结局数据。在患者开始这类治疗之前，重要的是要讨论支持其使用的当前证据，并经历一个共同的决策过程，来权衡治疗的益处和风险（表 71.1）。

**表 71.1　治疗特发性男性不育的激素类药物**

| 药剂 | 报告的剂量 | 机制 | 已知的益处 | 证据水平 |
| --- | --- | --- | --- | --- |
| GnRH | 不定量 100 μg | 刺激 LH/FSH 释放 | 精液参数的改进 | 差 |
| HCG | 2500 IU | 刺激间质细胞 | 精液参数的改进 | 差 |
| FSH | 150~300 IU | 刺激支持细胞 | 精液参数的改进 | 有待提高 |
| 雄激素 | 不定量 | 刺激生精 | 精液参数的改进 | 差 |
| 氯米芬 | 25~50 mg/d | SERM 阻断雌激素负反馈 | 精液参数和妊娠数据的改善 | 高 |

续表

| 药剂 | 报告的剂量 | 机制 | 已知的益处 | 证据水平 |
|---|---|---|---|---|
| 他莫昔芬 | 10~30 mg/d | SERM 阻断雌激素负反馈 | 精液参数和妊娠数据的改善 | 高 |
| 阿那曲唑 | 1 mg/d | 芳香化酶抑制剂 | 低 T/E2 比值男性精液参数的改善 | 有待提高 |
| 来曲唑 | 2.5 g/d | 芳香化酶抑制剂 | 低 T/E2 比值男性精液参数的改善 | 有待提高 |

注：治疗特发性男性不育症的激素药物综述。证据水平：良好，基于对良好的随机对照试验（RCT）或单独进行良好的 RCT 的回顾。有待提高，设计良好的个人研究，但需要更大规模的研究。差，研究质量差，需要设计良好的更大规模的研究。

## 第三节　抗氧化治疗

除了激素异常，引起精子损伤的氧化应激也被认为是导致特发性男性不育的原因。活性氧（ROS）是一种含氧分子，在正常的生理水平上被认为有利于精子功能和精子成熟并增强整体的细胞信号传导通路[35]。正常情况下，过量的 ROS 会被身体的抗氧化系统抑制或稳定下来；然而，当活性氧的产生不受控制时，氧化应激就会发生[36]。ROS 水平升高会导致蛋白质损伤、脂质过氧化、细胞凋亡和 DNA 损伤。精子缺乏抗氧化剂修复系统，其膜富含多不饱和脂肪酸，因此易受 ROS 损害，使它们易于脂质过氧化[35]。研究发现，20%~40% 的不育男性精液中的 ROS 水平明显高于可生育男性精液中的 ROS 水平[37]。此外，有报道表明，氧化应激的增加与精液参数的降低以及受精率和妊娠率的降低有关[38, 39]。因此，通过抗氧化剂的摄入降低氧化应激，可以观察到精液参数和生育率的提高。大量的口服抗氧化剂可以改善男性的生育能力。本节将重点介绍用于特发性男性治疗的更常用的口服抗氧化剂补充剂的数据。回顾抗氧化补充剂数据的挑战之一是使用了广泛的剂量范围，以及在仅针对特发性男性不育患者的研究中缺乏严格的纳入标准。

谷胱甘肽是谷胱甘肽过氧化物酶 / 还原酶的关键部分，这是一种天然的抗氧化剂，可以保护附睾和睾丸中的脂质过氧化，从而保持精子的活力和运动性[40]。Rajimakers 和 Ochsendorf 等人的研究，发现可育男性精液中的谷胱甘肽水平显著高于不育男性[41, 42]。一项 1992 年对 20 例精索静脉曲张或生殖道炎症患者进行的随机、安慰剂对照、双盲、交叉试验表明，谷胱甘肽治疗后精液参数显著增加。但是，该研究没有检测治疗前后的 ROS 或谷胱甘肽水平，没有怀孕数据，并且治疗也没有纳入特发性男性不育患者。谷胱甘肽具有良好的耐受性，且副作用极小，但考虑到肠内吸收不良，首选肠外给药[43]。

虽然临床研究涵盖了所有不育男性，体外研究表明谷胱甘肽对精子特征和精液参数有保护作用，尚无高质量的证据支持使用谷胱甘肽治疗特发性男性不育症。

维生素 E（α- 生育酚）是一种脂溶性抗氧化剂分子，可保护多不饱和脂肪酸免受过氧化作用[7]。Therond 等人研究发现运动精子的百分比与精液中 α- 生育酚水平显著相关[44]。维生素 E 经常用于男性不育的经验性治疗，但回顾性研究发现，当维生素 E 与其他抗氧化剂联合服用时，出现了与令人鼓舞的数据相矛盾的结果。但是，Rolf 等人从 1999 年开始进行了一项随机对照研究，未能显示出维生素 E 和维生素 C 联合治疗的任何益处[45]。Chen 等人于 2012 年发表的最新前瞻性研究，单独补充维生素 E 也未能显示精液参数或妊娠率有任何改善[46]。总体而言，维生素 E 具有良好的耐受性，且副作用最小，毒性风险低。从理论上讲，维生素 E 应该是对特发性男性不育症的有益经验治疗。但是，目前的数据没有提供任何确凿的支持证据。

维生素 C（抗坏血酸）是一种水溶性化合物，具有中和羟基、超氧化物和过氧化氢自由基的能力，并随后具有抗氧化性的保护作用[48]。维生素 C 水平已证明与精子活力和正常精子形态百分比呈正相关[35]。2006 年一项针对 13 名男性特发性男性不育患者的前瞻性非对照研究显示，精子活动力和精子数量显著增加[49]。使用多种抗氧化剂进行了其他支持使用维生素 C 的研究表明，仅凭维生素 C 就很难得出对男性生育的有益作用的结论[35]。如维生素 E 部分所述，Rolf 等人于 1999 年进行了一项随机对照研究。维生素 E 和维生素 C 的联合治疗未能对男性不育症的精液参数显示任何益处[45]。与维生素 E 相似，维生素 C 具有良好的耐受性，且副作用极小。然而，目前的数据也缺乏最终支持在经验性特发性男性不育症治疗中使用维生素 C。

肉碱是一种水溶性抗氧化剂，也参与精子的代谢和运动[35]。尽管在男性不育患者中观察到了较低的肉碱水平[50]，但 2006 年一项针对 21 名患者的随机对照研究未能证明肉碱治疗后精液参数有任何显著改善[51]。然而，2010 年一项前瞻性非对照研究对 20 例接受 2 g/d 肉碱治疗 3 个月的患者进行了研究，结果显示精子数量和运动能力显著增加[19]。同样，2012 年对 60 例接受 1 g/d 肉碱治疗的患者进行的前瞻性非对照研究显示，精子活力和抗氧化能力显著提高，并且妊娠率达 23%[8]。总体而言，使用肉碱治疗特发性男性不育症的数据似乎很有希望，但仍需要更大规模更前瞻性的双盲研究。

辅酶 Q10 是细胞呼吸和能量产生的重要组成部分。此外，它在精子线粒体中含量很高，被认为对精子活力至关重要，并具有抗氧化特性[52]。正如所讨论的其他一些抗氧化剂一样，精子辅酶 Q10 水平与抗氧化剂能力和精子活力之间也存在正相关关系[53]。一项前瞻性、双盲、安慰剂对照试验，对 47 名男性，每天 200 mg 治疗 12 周，其精液参数未见任何明显改善，但确实报告说其抗氧化能力增强[54]。Safarinejad 等人的一项前瞻性、非对照研究中，297 名每天接受 600 mg 辅酶 Q10 治疗 1 年的男性表现出精液参数的显著改善和妊娠率为 34.1%[55]。2013 年对三项补充辅酶 Q10 的随机对照试验的 meta 分析显示，精子活力和浓度显著改善，但妊娠率没有增加[56]。该研究支持用辅酶 Q10 经验性治疗特发性男性不育的益处。但是，没有提出统一的剂量，也缺乏阳性妊娠结局数据。

N- 乙酰半胱氨酸（NAC）是一种具有抗氧化特性的氨基酸，用 NAC 进行的体外研究表明，精子活力增强，ROS 水平降低[57]。2009 年对 120 名特发性不育患者进行每日 600 mg NAC 治疗的随机安慰剂对照研究表明，与安慰剂相比，精子活动性显著改善[58]。硒是必不可少的微量元素，硒缺乏与精子活动力下降和精子中期形态异常有关[59]。硒作为一种经验性治疗方法已与其他抗氧化剂补充剂一起进行了研究。一项包含 3 个治疗组的研究：NAC 600 mg、硒 200 mg、NAC 与硒（600 mg + 200 mg）和安慰剂，在联合治疗组中，所有治疗组的精液参数均得到了显著改善，并具有添加剂的改善[60]。尽管这些结果对 NAC 和硒均令人鼓舞，但尚无有关妊娠率改善程度的数据。

锌是一种具有抗氧化特性的必需矿物质，参与 DNA/RNA 代谢。锌缺乏与精子结构异常有关，包括鞭毛异常[35]。1987 年的一项研究对 14 名患有特发性男性不育症的男性，每天服用 220 mg 锌治疗，结果显示精液参数有所改善，14 名患者中的 3 名妻子怀孕[61]。2008 年进行的一项研究将 45 名男性随机分为 4 组，即锌、锌 + 维生素 E、锌 + 维生素 E+ 维生素 C 和空白对照组，结果显示单独使用锌疗法或与其他维生素联合治疗组，精液参数显著改善，但是没有可用的妊娠数据[62]。

番茄红素是最有效的抗氧化剂之一，其在不育男性的睾丸和精液中含量较低[63]。2002 年的一项前瞻性、不受控制的研究显示，30 名男性接受 2 mg 治疗，每日 2 次，连续 3 个月，精子浓度和活力有显著改善。然而，没有在治疗前后测量番茄红素水平，只有在基线精子浓度大于 500 万 /mL 的男性中才观察到精液参数的改善[64]。其他一些设计不佳的研究表明，使用番茄红素处理可改善精液参数，但总的来说，当前可用数据的质量较差。

叶酸（维生素 B9）对于核酸合成和氨基酸代谢非常重要，并具有清除自由基的特性。但是，尚无明显证据表明叶酸可用于治疗特发性男性不育[34]。

其他一些被认为具有抗氧化特性的化合物已被用于治疗男性不育症，包括但不限于镁、己酮可可碱和精氨酸。虽然文献中确实有研究报告改善了精液参数或研究抗氧化剂的精液浓度，但这些研究要么设计不佳，不是随机对照，使用抗氧化剂联合治疗，要么缺乏妊娠数据。因此，很难支持使用这些化合物治疗特发性男性不育[65–67]。

特发性男性不育症治疗的另一个趋势是使用抗氧化剂联合治疗以达到协同效益[68]。2013 年的一项研究对 20 名不育男性进行了治疗，分别用 1500 mg 肉碱，60 mg 维生素 C，20 mg 辅酶 Q10，10 mg 维生素 E，10 mg 锌，200 μg 叶酸，50 μg 硒和 1μg 维生素 $B_{12}$ 持续 3 个月，显示精液参数显著改善，DNA 完整性显著改善[69]。Busetto 等人对 96 名男性进行了前瞻性不受控制的研究，每天使用肉碱（145 mg）、乙酰肉碱（64 mg）、果糖（250 mg）、柠檬酸（50 mg）、硒（50 μg）、辅酶 Q10（20 mg）、锌（10 mg）、抗坏血酸（90 mg）、氰钴胺（15 μg）和叶酸（200 μg），持续 4 个月。精子运动性显著增加，16/96（16.7%）患者已经怀孕[70]。2014 年的 Cochrane 对 48 项随机对照试验的评论得出结论，只有低质量的证据表明抗氧化剂的补充可以提高妊娠率和活产率。总体而言，抗氧化剂治疗的不良反应发生率较低[47]。

总之，研究表明，使用抗氧化疗法治疗特发性男性不育有益处，副作用最小。然而，研究设计质量差和规模小，抗氧化剂量的多变性，以及对个体与联合抗氧化治疗缺乏共识，因此很难为使用抗氧化剂的经验性治疗提供明确的建议。在提出任何实质性建议之前，还需要进一步的大规模、随机对照试验（表 71.2）。

**表 71.2　特发性男性不育患者的抗氧化剂**

| 药物 | 报告的剂量 | 机制 | 已知的益处 | 证据水平 |
|---|---|---|---|---|
| 谷胱甘肽 | 不定量（IM 或鼻腔） | 清除过氧化脂质和过氧化氢 | 精液参数的改善 | 差 |
| 维生素 E | 200~400 mg PO | 中和羟自由基和超氧阴离子 | 精液参数的改善 | 差 |
| 维生素 C | 500~1000 mg PO | 中和羟基、超氧化物和过氧化氢自由基 | 精液参数和氧化应激的改善 | 差 |
| 卡尼汀 | 500~1000 mg PO | 抗氧化剂、精子运动能源 | 精液参数和妊娠数据的改善 | 有待提高 |
| 辅酶 Q10 | 100~600 mg PO | 细胞呼吸、能量生产 / 精子活力、抗氧化剂 | 精液参数的改善 | 有待提高 |
| N- 乙酰半胱氨酸 | 300~600 mg PO | 自由基清除剂 | 精液参数和氧化应激的改善 | 有待提高 |
| 番茄红素 | 2~8 mg | 强有力的自由基清除剂 | 精液参数的改善 | 差 |

续表

| 药物 | 报告的剂量 | 机制 | 已知的益处 | 证据水平 |
|---|---|---|---|---|
| 锌 | 50~250 mcg | 精子结构保护作用、抗氧化性能 | 精液参数的改善 | 差 |
| 硒 | 50~200 mcg | 对精子结构很重要 | 精液参数和氧化应激的改善 | 差 |
| 谷胱甘肽 | 不定量（IM 或鼻腔） | 清除过氧化脂质和过氧化氢 | 精液参数的改善 | 差 |

注：抗氧化剂治疗特发性男性不育综述。证据水平：良好，基于对做得好的随机对照试验（RCT）或个别做得好的随机对照试验（RCT）的审查。有待提高，设计良好的个人研究，但需要更大规模的研究。差，需要精心设计的更大规模的研究。

## 第四节　结　论

激素药物和抗氧化剂被广泛用于特发性男性不育的治疗。一些激素药物，如 SERMs 和芳香化酶抑制剂，以及一些抗氧化剂，如肉碱和辅酶 Q10，已经在特发性男性不育的治疗中显示出令人鼓舞的结果。然而，为了真正评估这些药物和补充剂的有效性，需要进行大型前瞻性、随机对照试验。如果要使用激素药物和抗氧化剂，在治疗开始之前，必须与患者共同进行决策过程，讨论经验性药物治疗的成本、风险和益处，以及延迟更明确的治疗（即手术治疗）的风险和好处，因为经验性药物治疗由于精子成熟过程的时间（通常为 72~84 d）的好处可能在至少 3 个月内无法观察到。据我们所知，目前尚无新的治疗特发性男性不育的方法。但是，如果要开发新的治疗方法，经验性的药物治疗应该是理想地增加内源性睾酮的水平，改善精液参数，降低氧化应激，并且对试图怀孕的男性伴侣产生最小的副作用。

## 第五节　审查标准

使用诸如 Google Scholar 和 PubMed 等搜索引擎对特发性男性不育的经验性医学治疗方法的使用情况的研究和综述论文进行了广泛的搜索。研究识别和数据提取的总体策略基于以下关键词：“特发性男性不育症”“治疗”“药物治疗”“激素”“抗氧化剂”“不育男性”“不孕不育”“精液参数”和“怀孕率”，以及特定激素和抗氧化剂的名称。此外，还考虑了以英语以外的语言发表的文章。仅在会议或会议记录、网站或书籍中发表的数据不包括在内。

（Tejash Shah 和 David Shin 著；冯科，姜宏卫和郭海彬 译）

# 第七十二章　睾酮治疗男性不育

**要点：**

- 正常的精子生成依赖于内源性睾酮的产生和高浓度的睾丸内睾酮。
- 外源性睾酮是一种避孕药，它通过对 HPG 轴的负反馈作用减少 GnRH 的释放。
- 能保持正常精子生成的睾酮疗法也能维持正常的 HPG 轴功能，并利用其生理机能来促进内源性睾酮的产生。
- 鼻腔凝胶剂是唯一一种可以维持正常精子生成的外源性睾酮疗法，这种疗法可以保持正常的 GnRH 脉冲性释。
- BMI 升高与继发性性腺功能减退有关，BMI 降低有助于血清睾酮水平升高和性腺功能减退症状的改善。

## 第一节　介　绍

男性的睾酮水平通常在 30 岁后期开始下降 [1, 2]；然而，多达 12.4% 的 39 岁以下男性受到睾酮水平过低的影响而寻求治疗 [3]。这一统计数据表明，有相当数量因睾酮水平过低而寻求治疗的男性处于生育年龄，这突显了对寻求睾酮治疗的患者进行适当咨询的重要性，因为这与生育计划有关。在想要生育的男性中进行睾酮替代治疗的挑战在于，外源性睾酮是一种已知的避孕药 [4]。目前有许多治疗低睾酮的方法：下面描述这些治疗方法的风险、获益和对男性生育能力的影响。

## 第二节　HPG 轴及其与男性生殖的关系

睾酮在男性健康的几个方面起着至关重要的作用，如性功能、骨骼健康、脂肪代谢、肌肉质量和力量，以及生育能力 [5]。正常的精子发生依赖于内源性睾酮的产生，以及比血清浓度高 50~100 倍的睾丸中睾酮浓度 [6, 7]。睾酮的产生和调节受下丘脑 - 垂体 - 性腺（HPG）轴的信号通路来调节的。在 HPG 轴中，下丘脑最初以脉冲式释放促性腺激素释放激素（GnRH），刺激垂体前叶释放黄体生成素（LH）和卵泡刺激素（FSH）。LH 和 FSH 依次与睾丸内的不同细胞结合。LH 刺激间质细胞释放睾酮和胰岛素样生长因子 1（IGF-1），IGF-1 可以上调睾丸内的 LH 受体 [8]。FSH 刺激支持细胞释放抑制素 B 和性激素结合蛋白（ABP），这有助于将睾酮集中在生精小管中。除了刺激 ABP 的产生，

FSH 已经被证明在促进精子发生方面具有独立的作用，这表明除了高水平的睾酮，还有其他因素在正常的精子生成中发挥了作用[7,9]。

HPG 轴有自我调节负反馈回路的作用，其中的最终产物下调轴的整体活动。睾丸间质细胞和支持细胞产生的睾酮和抑制素 B 分别由下丘脑感知，下丘脑反应性减少 GnRH 的释放[10]。雌二醇也会减少促性腺激素释放，雌二醇是由芳香化酶将睾酮转化为雌二醇而产生的[10]。

## 第三节 睾酮替代治疗对男性生育能力的影响

睾酮替代疗法（TRT）通常用于性腺功能减退（图 72.1）和睾酮水平低下的男性。根据 2018 年美国泌尿外科协会关于评估和处理睾酮缺乏的指南声明，低睾酮定义为多次清晨血清睾酮水平低于 300 ng/dL[11]。TRT 是治疗低睾酮的最简单的方式，因为它只是通过摄入外源性睾酮来提高患者的血清睾酮水平，缓解他们的性腺功能减退症状。TRT 有几种方式：透皮贴剂、鼻内凝胶、长效和短效注射剂以及皮下埋置胶丸。每种睾酮的给药方式都有其独特的优缺点。

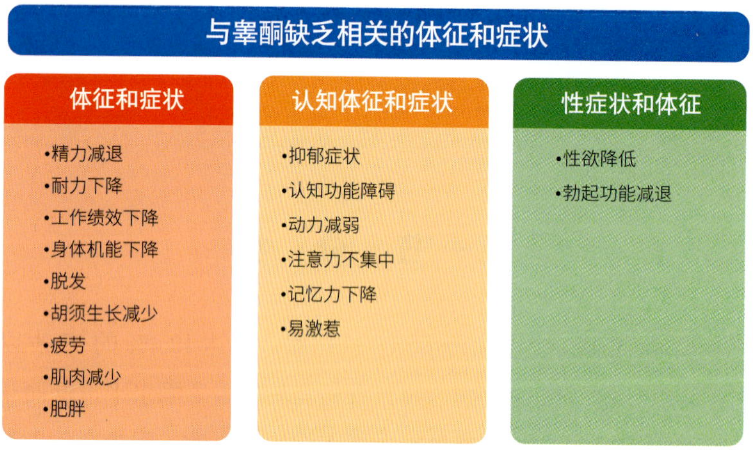


**图 72.1** 与睾酮缺乏相关的体征和症状[11]

### 一、透皮凝胶剂和贴剂

透皮睾酮疗法直接应用于皮肤并通过皮肤吸收。凝胶通常涂抹在患者选择的皮肤区域。稳态睾酮水平通常在 24~72 h 内达到，停药后 4 d 内恢复到治疗前基线水平[12]。透皮凝胶的吸收率为 13%~20%，使用敷料密封可使吸收增加 2.5 倍[13, 14]。随着时间的推移，剂量应该根据每个人的激素状况和症状来决定。透皮凝胶的风险是最小的，包括局部反应和睾酮转移给其他人[15]。使用外源性睾酮凝胶的人应该谨慎行事，不要无意中将他们的睾酮转移到他们周围的人，特别是妇女和儿童[11]。

利用密封敷料与透皮凝胶的协同效应，透皮睾酮贴片由睾酮、渗透剂和通过微孔膜从皮肤上分离出来的凝胶基质的混合物组成[11]。睾酮贴剂往往会在数小时内将睾酮提高到超出治疗范围的水平，然后在使用后的 12 h 内逐渐降低到治疗水平[16]。经皮贴剂去除后的半衰期约为 2 h[17, 18]。经皮贴剂的使用及其睾酮水平波动的性质有一个优点是已被证明夜间应用与内源性睾酮的昼夜节律性质非常相似，在早上达到峰值，在晚上达到低谷[19]。根据患者的激素水平和症状反应，每天一或两个贴剂[20]。与透皮贴剂相关的风险大多与给药部位的刺激性有关，因为转移的风险比透皮凝胶低得多[11]。

## 二、长效和短效注射剂

睾酮注射剂有短效和长效 2 种剂型。短效睾酮注射剂可用于肌肉注射和皮下注射。与皮下注射相比，肌肉注射睾酮水平达到峰值的时间更短，峰值更高[21]。肌肉注射的 7 d 平均睾酮值也较高，但总半衰期较短（10 d）[21]。除了短效睾酮注射剂目前还没有公认的最佳剂量策略，但是频繁的注射被认为可以让临床医生更严格地控制睾酮峰值和谷值[11]。

长效睾酮或十一酸睾酮目前只有单一肌肉注射剂型，品牌名称为 Nebido® 和 Aveed®[11]。前 2 次给药需要间隔 2 周，以后每 10 周给药一次。与短效睾酮相比，长效注射睾酮的优点是降低了峰值和谷值之间的波动性[22, 23]。

短效和长效注射睾酮的缺点包括注射部位刺激、血红蛋白和血细胞比容异常升高[24–26]。短效睾酮的独特缺点是，当睾酮变为亚治疗状态时，可能会出现睾酮低谷[11]。长效睾酮是独一无二的，但罕见的不良反应是药物油基制剂引起的肺微栓塞相关的剧烈咳嗽[27, 28]。因此，长效睾酮必须在医院内使用，且在注射后对患者进行 30 min 监测[11]。

## 三、皮下埋植睾酮胶丸

在目前可用的 TRT 给药方法中，皮下埋植睾酮胶丸的给药频率最低。使用锋利的套管针将含有 75 mg 睾酮的药丸植入到皮下间隙。不同的药丸剂量用来实现不同的患者达到治疗水平的睾酮。增加药丸的数量会增加睾酮的释放量，但不会增加睾酮的半衰期，也不会减少给药的次数[29]。目前的给药方案是每 3~6 个月给药 6~8 粒，在给药后 4 周监测血清睾酮水平看是否达到峰值，在给药 3 个月后每 2 周监测一次睾酮水平[29–31]。皮下植入睾酮微丸的缺点有植入部位疼痛和瘀斑，甚至可能挤压微丸本身[32]。其他影响有植入睾酮引起的血小板减少，但发生率较低[29]。

上述所有 TRT 方法的共同点是，它们为使用者提供了稳定的基础水平的睾酮，该水平会随着时间的推移缓慢下降。将基础的、非波动性的外源性睾酮信号输送到下丘脑会阻止 GnRH 的产生。在没有 GnRH 产生的情况下，垂体前叶将不会释放 LH 和 FSH 来刺激睾丸产生睾酮和 ABP，从而阻止正常的精子发生[33]。因此，对男性来说外源性睾酮是一种有效的避孕药，会导致大多数使用者出现无精子症[33]。事实上，TRT 是男性不育的一种越来越常见的病因[34]。

## 四、鼻内凝胶剂

一种相对较新的 TRT 给药方法在男性生育问题上显示出了应用前景，就是鼻内凝胶剂型。鼻内凝胶通过鼻腔内释放凝胶的形式提供外源性睾酮，每天给药 2 次。鼻内凝胶能短暂提高血清睾酮水平，理论上更接近于内源性睾酮的波动性，防止形成对下丘脑的负反馈，进而引起无精子症[35]。在最近的一项Ⅱ期临床试验中，发现鼻内睾酮凝胶可以使 90% 的性腺功能减退研究对象恢复正常的睾酮水平[36]。正在进行的Ⅳ期临床试验的初步结果显示，鼻内睾酮凝胶可以增加血清睾酮水平，同时可以保持正常的精液参数[35]。

## 第四节　提高睾丸内睾酮水平的治疗方案

临床医生在治疗希望生育的低睾酮男性时面临的挑战是避免简单地提供外源性睾酮的陷阱。幸运的是，有几种药物利用了 HPG 轴的生理学特点，能够绕过外源性睾酮的负反馈，因为外源性睾酮最终会影响正常的精子生成。

### 一、促性腺激素：GnRH 和 HCG

在功能正常的 HPG 轴中，促性腺激素释放激素（GnRH）从下丘脑释放出来，刺激垂体前叶释放促性腺激素 LH 和 FSH。LH 和 FSH 分别作用于睾丸内的间质细胞和支持细胞。间质细胞释放睾酮，支持细胞释放抑制素 B 和 ABP，从而增加睾丸内的睾酮。作为外源性睾酮的替代方案，在合适的患者中，我们可以通过补充 GnRH 来刺激 LH 和 FSH 的产生，从而刺激内源性睾酮的生成[37, 38]。GnRH 通过皮下便携式输注泵给药，以模拟正常 GnRH 信号脉冲式输送 GnRH[39]。由于持续给药的依从性挑战，GnRH 目前仅在实验环境中使用[39]。

人绒毛膜促性腺激素（HCG）与 LH 具有结构相似性，因此可以刺激睾丸内间质细胞上的 LH 受体。然后，功能正常的间质细胞刺激后可以释放内源性睾酮。HCG 通常每周皮下注射 1~3 次。与人绒毛膜促性腺激素治疗相关的最显著的副作用是男性乳房发育，这是由于维持生育所必需的超生理剂量的 HCG 的摄入[40]。

促性腺激素治疗适用于低促性性腺功能减退症的患者，而对高促性性腺功能减退症的患者效果较差。在男性不育症患者中，促性腺激素需要具有正常功能的睾丸组织作为靶点来进行睾酮治疗，以结合和发挥其作用。HCG 疗法已被证明可以保持低促性性腺功能减退男性的生育力，平均需要 7~10 个月的治疗时间，直到怀孕[40, 41]。

### 二、枸橼酸氯米芬

HPG 轴显示的负反馈主要依赖于睾酮的存在来下调 GnRH 的释放。然而，雌激素也可以类似的方式对下丘脑产生负反馈。枸橼酸氯米芬是一种选择性雌激素受体拮抗剂（SERM）。SERM 的作用机制是激动或拮抗雌激素受体。SERM 最初是用在体外受精过程中刺激排卵的，但被超适应证的用于治疗男性性腺功能减退症[42, 43]。枸橼酸氯米芬是下丘脑水平的雌激素受体拮抗剂。它竞争性地抑制雌激素与下丘脑受体的结合，从而阻止由雌激素提供的负反馈。其下游效应是维持 GnRH 的释放，释放垂体前叶的促性腺激素，以及释放下游的内源性睾酮[44]。枸橼酸氯米芬本质上是欺骗下丘脑，使其感受到循环中的雌激素比实际存在的少，从而阻止负反馈。用枸橼酸氯米芬保存 HPG 轴可以维持睾丸内足以产生精子的睾酮水平，同时刺激足够的内源性睾酮来治疗性腺功能减退的症状[45–47]。枸橼酸氯米芬通常每天口服 2 次。最常见的副作用是男性乳房发育症和体液潴留[48]。

## 第五节　芳香化酶抑制剂

与 SERM 相似，芳香化酶抑制剂通过限制雌激素的负反馈来限制 HPG 轴的抑制。芳香化酶主要集中在睾丸，但也存在于全身的各种组织中，包括大脑和脂肪组织。芳香化酶将睾酮转化为雌二醇，雌二醇向下丘脑提供雌激素反馈，导致促性腺激素产生减少[49]。芳香化酶抑制剂降低睾酮向雌二醇的外周转化率，从而将睾酮与雌激素的比值恢复到正常范围内[50]。随后增加的睾酮水平有效地治疗了性腺功能减退的症状，同时维持完整的 HPG 轴，保护正常的精子发生[51, 52]。芳香化酶抑制剂的不良反应通常很轻微，包括恶心、骨密度降低和性欲减退[48]。

## 第六节　改变生活方式

一些可改变的危险因素已被发现与低睾酮和性腺功能减退的症状有关。这些危险因素包括但不限于体重指数（BMI）> 30、是否为吸烟者，以及是否存在一种或多种疾病（心脏病、高血压、癌症、支气管炎、哮喘、消化性溃疡、癫痫、糖尿病、肝病、肾病、前列腺疾病和中风）[53, 54]。显而易见，避免或改变这些危险因素会增加内源性睾酮水平[55]。有数据表明，减肥可以提高血清睾酮水平，反之亦然，补充睾酮可以降低 BMI[56]。最重要的是，改变生活方式作为治疗低睾酮的方法可以保护 HPG 轴，从而保护正常的精子发生，使生育能力不受影响。

## 第七节　精索静脉曲张修复术

精索静脉曲张是由精索静脉丛扩张引起的，是男性不育的常见可逆性原因。精索静脉曲张出现在高达 20% 的青春期后男性中，并且更有可能出现在精液参数异常的男性中[57]。精索静脉曲张导致睾酮降低的机制有些争议。精索静脉曲张被认为会引起间质细胞功能障碍，实质上造成睾丸或原发性性腺功能减退[58]。功能失调的间质细胞不能合成睾酮来应答 LH，从而引起性腺功能减退和精子生成异常的症状。然而，需要注意的是，并不是所有精索静脉曲张的男性血清睾酮水平都低或精液参数异常。精索静脉曲张修复术已被证明可以改善精索静脉曲张和不育症患者的精液参数；然而精索静脉曲张修复术和提高血清睾酮水平之间的联系值得怀疑[59, 60]。从理论上讲，精索静脉曲张修复术应该可以通过增加内源性睾酮来维持完整的 HPG 轴进而缓解间质细胞功能障碍，然而，缺乏一致的数据。

## 第八节　间质干细胞

最近间质干细胞在动物模型中显示出作为希望保持生育能力的低睾酮男性的潜在治疗前景。R.Ramasamy 和 J.M.Masterson 的几个实验已经证明，移植到睾丸中的间质干细胞具有分化为产生睾酮的间质细胞的能力[61–64]。Arora 等人最近的一项初步研究发现，移植到去势小鼠皮下组织的自体间质干细胞能够分化为成熟的睾丸间质细胞，产生内源性睾酮，并受 HPG 轴的调控[65]。这些实验结果鼓舞人心，因为它们提供了另一种治疗方式，可以增加内源性睾酮，从而保护精子生成。

## 第九节 结 论

血清睾酮水平过低会影响到许多想要生育的男性。在这一人群中治疗睾酮过低的体征和症状的挑战在于，外源性睾酮是一种已知的男性避孕药，因为它对 HPG 轴有负反馈作用。外源性睾酮在维持生育方面唯一有希望的方式是鼻内凝胶，这是因为睾酮释放的脉冲性，从而维持了 HPG 轴的正常功能。其他治疗低睾酮的疗法，如促性腺激素、氯米芬、HCG 和芳香化酶抑制剂，保留了 HPG 轴的天然生理功能，并促进内源性睾丸内睾酮的上调。

## 第十节 审查标准

使用 PubMed 和 Google Scholar 等搜索引擎，对探讨有生育意愿的低睾酮男性的治疗的研究进行了广泛的搜索。这次搜索没有任何发表日期的限制。鉴定和数据提取研究的总体策略基于以下关键词："低睾酮""性腺功能减退""生育能力""不育症""精子发生""睾酮替代疗法"以及特定睾酮疗法的名称。用英语以外的语言发表的文章不被考虑。仅在会议记录、网站或书籍中发布的数据不包括在内。网站和图书章节引用仅提供概念性内容。

（Ranjith Ramasamy 和 John M. Masterson 著；冯科，姜宏卫和郭海彬 译）